脊柱及相关疾病诊治学

（上）

杨家福等◎主编

吉林科学技术出版社

图书在版编目（CIP）数据

脊柱及相关疾病诊治学/ 杨家福等主编. -- 长春 : 吉林科学技术出版社, 2016.3
ISBN 978-7-5578-0158-8

Ⅰ. ①脊… Ⅱ. ①杨… Ⅲ. ①脊柱病--Ⅳ. ① R681.5

中国版本图书馆CIP数据核字(2016) 第039886号

脊柱及相关疾病诊治学

JIZHU JI XIANGGUAN JIBING ZHENZHIXUE

主　　编　杨家福　王慧东　柯西江　郝玉升 马国涛 吴银松
副 主 编　周鹰飞　郭润栋　彭　宏　冯居平
　　　　　谭小欣　谭红略　郑永红　郭　利
出 版 人　李　梁
责任编辑　孟　波　张　卓
封面设计　长春创意广告图文制作有限责任公司
制　　版　长春创意广告图文制作有限责任公司
开　　本　787mm×1092mm　1/16
字　　数　1031千字
印　　张　42
版　　次　2016年3月第1版
印　　次　2017年6月第1版第2次印刷

出　　版　吉林科学技术出版社
发　　行　吉林科学技术出版社
地　　址　长春市人民大街4646号
邮　　编　130021
发行部电话/传真　0431-85635177　85651759　85651628
　　　　　　　　　85652585　85635176
储运部电话　0431-86059116
编辑部电话　0431-86037565
网　　址　www.jlstp.net
印　　刷　虎彩印艺股份有限公司

书　　号　ISBN 978-7-5578-0158-8
定　　价　165.00元
如有印装质量问题　可寄出版社调换

主编简介

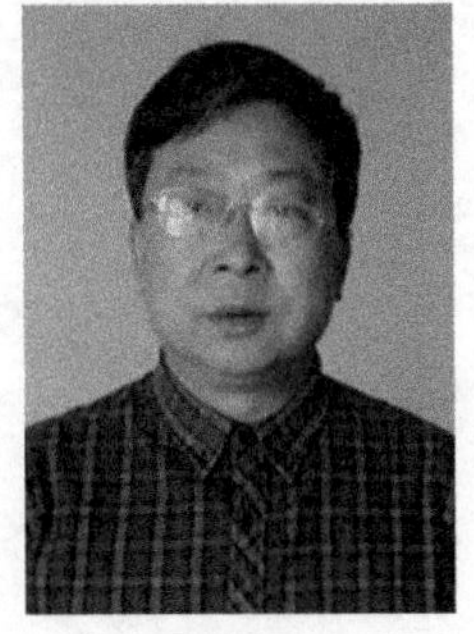

杨家福

1965年出生，毕业于成都中医药大学，现任职于西南医科大学附属中医医院，骨科教授，主任中医师，西南医科大学中西医结合学院硕士研究生导师，中西医结合学会四川分会委员。从事创伤骨科工作近30年，擅长各种创伤骨折、脱位的的手法整复及手术治疗，特别是对骨盆骨折施行闭合复位空心螺钉内固定治疗有独到的见解，同时对老年性膝骨性关节炎及股骨头坏死的保守治疗及关节置换治疗也得心应手。主研和参与科研课题5项，其中主研课题1项，已发表科研论文20余篇。

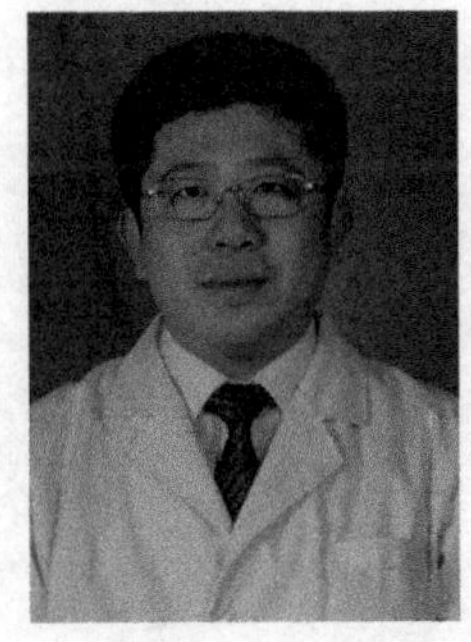

王慧东

1975年出生，本科学历，河北省南皮县人民医院骨一科，主治医师。1997年毕业于华北煤炭医学院临床医疗系，从事骨科临床专业18年。专业是脊柱外科及创伤骨科，擅长脊柱、四肢骨折创伤的诊断及治疗，尤其是脊柱创伤骨折、脱位及脊柱退行性病变的诊断与治疗，临床经验丰富。在国家及省级专业刊物发表论文6篇。

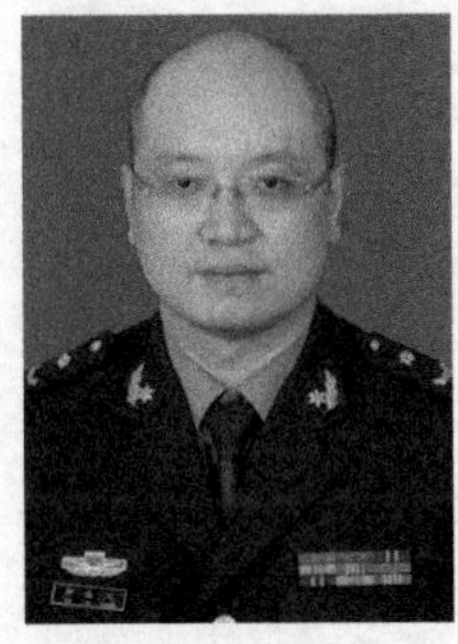

柯西江

1972年出生，中国人民解放军第一一三医院，骨科，副主任医师。1995年毕业于江西医学院临床医疗专业。从事骨科临床工作20年，对骨科常见病多发病的诊治有较丰富的临床经验，对现代脊柱微创手术、疑难颈腰痛的诊治尤其擅长，有自己独特的经验和见解。在国家级别期刊上发表论文多篇，参与编写专业著作1部。

编 委 会

主　编　杨家福　王慧东　柯西江

郝玉升　马国涛　吴银松

副主编　周鹰飞　郭润栋　彭　宏　冯居平

谭小欣　谭红略　郑永红　郭　利

编　委　(按姓氏笔画排序)

马国涛　河南省平顶山市第一人民医院

王慧东　河北省南皮县人民医院

邓　凯　河北医科大学第二医院

石　鲲　兰州军区兰州总医院

冯居平　河南省南阳市中医院

李志强　河南省洛阳正骨医院　河南省骨科医院

杨家福　西南医科大学附属中医医院

吴银松　中国人民解放军第四〇一医院

张昌盛　河南省洛阳正骨医院　河南省骨科医院

张海波　河南省洛阳正骨医院　河南省骨科医院

周鹰飞　湖北医药学院附属人民医院

郑永红　河南省安阳地区医院

郝玉升　沧州市人民医院

柯西江　中国人民解放军第一一三医院

郭　利　中国人民解放军第四六三医院

郭润栋　郑州市骨科医院

唐华羽　佳木斯大学附属第一医院

彭　宏　河南省南阳市中医院

谭小欣　河南省平顶山市第一人民医院

谭红略　河南省洛阳正骨医院　河南省骨科医院

魏千程　兰州军区兰州总医院

前言

近年来，随着现代科技、基础医学、临床医学的发展，脊柱外科领域的新理论层出不穷，让人应接不暇。脊柱外科很多手术方法和技术发生了重大变化，传统术式持续得到改良，更不断涌现出新的术式，如微创手术正以惊人的速度发展和普及。

本书系统的介绍了脊柱外科常见病及相关微创技术，内容新颖，实用性强，有助于临床医师对疾病做出正确诊断和恰当的处理。为各基层医院的住院医生，主治医生及医学院校本科生、研究生提供参考使用。

本书在编写过程中，虽力求做到写作方式和文笔风格的一致，但由于作者较多，加之篇幅和时间有限，因此难免有一些疏漏和缺点错误，期望广大读者予以批评指正。

编　者

2016 年 3 月

目录

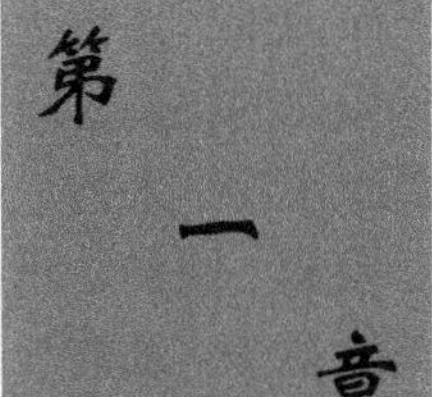

第一章 脊柱的相关生物力学基础与脊柱的运动

骨科生物力学是应用物理学和工程力学法则和概念来描述人体不同节段的活动，分析其不同部位在活动中的受力情况，解析骨骼系统疾病及损伤与力的相互关系，以达到更科学、更有效的预防和治疗骨科疾患的目的。

脊柱由椎骨通过椎间盘、关节及韧带连接而成，构成人体的中轴，具有传递载荷、保护脊髓，提供三维生理活动等功能。是人体的中轴，身体任何部位受到的冲击力或压力，均可传导至脊柱并造成损伤。脊柱生物力学从强度、疲劳和稳定性等三个方面研究脊柱的功能：对诸如椎间盘、脊柱韧带和椎骨的生物力学性质的了解，加深了对脊柱功能和脊柱损伤机制的认识。脊柱某一结构的破坏导致脊柱强度的减少，但并不一定导致脊柱稳定性的丧失。故从脊柱稳定性，即脊柱维持其正常运动功能能力的角度，研究脊柱部分结构损伤及其重建对脊柱稳定性的影响。可以为临床上脊柱外科术式的改进和创新提供生物力学依据。

第一节　脊柱的解剖功能和生物力学

生物力学是指对载荷与生物系统的机械反应之间关系的研究。了解脊柱生物力学有助于理解脊柱的正常生理功能和脊柱伤病的病理改变，为临床深入研究脊柱伤病的诊断和治疗提供可靠的理论依据。脊柱生物力学与其功能解剖特点密不可分。根据解剖和功能不同，脊柱可分为前后两部分，分界线位于椎体的后部。前部结构包括椎体、椎间盘和前、后纵韧带，而相应的椎弓、椎间关节、横突、棘突和所属韧带构成其后部结构。前部结构的主要作用为支持躯干和吸收震荡，而后部结构控制脊柱的运动形式。两者联合作用共同保护脊髓。

一、椎体

椎体承载轴向压缩力是椎体的主要功能。颈椎承载轴向载荷是2000N，胸椎是2000~4000N，腰椎是5000~8000N，但随着年龄的增大，椎体的强度有下降的趋势。如腰椎椎体能承受的最大压缩载荷在小于40岁时为8000N，40~60岁为该值的55%，60岁以后为该值的45%。这是由于骨量随年龄增大而减少的缘故。

椎体主要由多孔的骨松质构成，表面为薄层密质骨。呈短圆柱状，中部略细，两端膨大。上、下面粗糙，可分为两个区域：中心部凹陷多孔，由软骨板（终板）填充至边缘的高度；边缘部突起且为密质骨，与椎间盘牢固附着。椎体是由软骨板、骨松质及密质骨组成的复合结构。这些不同的成分具有各自独特的生物力学性能。椎骨依赖其先天的构造来抵抗各种应力的作用。从本质上讲，椎骨几乎全部是由骨松质构成（呈网状结构的骨松质），只是其外部包裹着一层坚硬的骨外壳：扫描电镜（SEM）显示椎骨骨小梁的形态呈片杆状结构，也有人称之为束样结构。椎骨的骨小梁依据力线的作用方向而呈三个方向的排列。由于椎骨的轴向应力最大，因此在垂直方向上的骨小梁最为坚硬。骨小梁依正常应力的轨迹方向（轴心力）而排列，以发挥其最大的生物学功能。80%的椎骨表面载荷是通过其骨小梁传递的。呈水平走行的骨小梁起着侧方支架的作用，以防呈垂直状的骨小梁弯曲变形。同样，垂直的骨小梁也并非笔直，这种形态是与功能相适应的。因为笔直的垂直骨小梁在任何轴向载荷都可使脊椎的弯矩增加。这种弯矩可大大地增加外力作用于骨骼上所产生的各种应力，椎骨网状结构的功能是抵抗轴向应力（R）（载荷）和弯矩（M）。宏观上，作用力是通过骨小梁传递，而在微观上，作用力是通过骨小梁中原子的聚集而传递的。骨骼对所加载弯矩的抵抗能力取决于这种物质的弹性模量。弯矩使得骨内产生应力或应变梯度。载荷应力使得骨骼发生变形，正是这种变形和应力分布的破坏使得骨骼内出现极化。

椎体主要是承受压缩载荷。随着椎体负重由上而下地增加，椎体也自上而下地变大，如腰椎椎体的形态与胸椎和颈椎相比，又厚又宽，能承受较大的负荷。椎体的力学性能与解剖形状、骨量相关。

从第3～6颈椎椎体平均截面积和骨矿含量逐渐增大，第3颈椎截面积为333.8mm^2，骨矿含量（BMC）为2.18g。最大压缩载荷也从第3颈椎的1060N提高到第6颈椎的1787N。

椎体在承受压缩负荷方面起重要作用。不同椎体承受负荷所占体质量的百分比均有所不同，总的趋势是自上而下逐渐拉大，由L_1～L_5分别为50%、53%、56%、58%、60%。成人椎体的强度随年龄增长而减弱，尤其是40岁以后表现更为明显。当椎体骨量减少25%时，其抗压强度可减低50%，而这一变化对于患者的椎体松质来说，由于骨量的减少，容易出现微骨折，是出现疼痛的原因之一。

椎体骨密质和骨松质承受压缩负荷的比例与年龄有关：40岁以前分别为45%和55%，40岁以后则达到65%和35%。骨松质被破坏前可压缩9.5%，而骨密质仅有2%，这说明骨密质在压缩负荷作用下更容易发生骨折。因此，在压缩载荷下，骨密质首先骨折。如载荷继续增大，才出现骨松质破坏。骨髓的存在有助于增加骨松质的抗压强度和吸收能量的能力，在较高的动力性载荷下这种作用更有意义。骨松质能量吸收的机制是骨小梁间隙减小。因此，椎体内骨松质的功能似乎不仅是与骨密质外壳一起分担载荷，而且，至少在高速加载时，是抵抗动力性峰载的主要因素。国人腰椎的动态和静态强度研究表明，上腰椎的静、动态强度分别为6.7kN和10.8kN，下腰椎的静、动态强度分别为9.2kN和12.8kN，说明上、下腰椎椎体的强度有显著差异，椎体的动态强度高于静态强度。

在压缩载荷下，首先破坏的结构是终板。在腰椎，椎体在40岁以前可承受大约8000N的压缩负荷，40～60岁时降低至55%，60岁以后则进一步降低到45%，当椎体因压缩而破坏时，终板总是首当其冲。其骨折形式可分为三种类型：中央型骨折、边缘型骨折及全终板骨折。正常时椎间盘变化最易造成中心型骨折，压缩载荷使髓核产生液压力，该压力使纤维环的外层纤维拉伸并使终板中心承受压缩载荷，因应力与弯矩成正比，终板中心的弯矩最大，所以最可能首先骨折。当椎间盘退变时，髓核不能产生足够的液压，压缩载荷大部分传递到下一椎体的周围，以致终板四周骨折，而中心变形很小。载荷极高时导致整个终板骨折。终板及其附近骨松质的骨折可影响其本身的通透性，从而破坏椎间盘髓核的营养供给，即使骨折愈合后通透性亦仍然受到妨碍，从而导致椎间盘的退变。而这一薄弱区域也可能被髓核穿过向椎体内凸入，形成所谓 Schmorl 结节。

关于胸腰段和腰骶段椎体终板的生物力学特性，Perry 用直径 1cm，平底的压头对第 12 胸椎至第 5 腰椎的椎体终板进行了压缩实验，认为椎体终板最大破坏力随着年龄的增大逐渐下降，并且终板的中央区、两侧及前区之间的最大破坏力并没有统计学差异。国内有学者在颈椎终板结构生物力学特性的实验研究中得出以下结论。

（1）颈椎上终板后部、下终板后外侧区是椎体力学强度最大的区域。颈椎节段由上而下最大压缩力及刚度均逐渐变小，同时下颈椎下终板平面的最大压缩力及刚度比相邻的上终板大，由此推测，在进行颈椎椎间植入物置入时下颈椎较易发生“沉陷”并发症，而且“沉陷”可能多发生于颈椎上终板平面。

（2）颈椎终板对颈椎的生物力学性能影响很大，去除终板会明显减低椎体对植入物的支撑作用。但去除终板对终板平面生物力学的分布影响不大。进行颈椎前路融合术或改进椎间植入物设计时应考虑到颈椎终板的作用。

（3）椎体骨密度对颈椎终板结构生物力学特性有显著影响，随着椎体 BMD 的降低，颈椎的主要承力部位并没有发生变化，但颈椎的承力强度明显减少。

（4）颈椎椎间盘退变对终板结构生物力学特性有显著影响，随着退变程度的增加，颈椎终板承力能力迅速降低。但对终板平面力学分布而言，颈椎椎间盘退变对上终板的力学分布没有影响，而对下终板平面的分布有影响。

载荷从椎体上方的软骨终板通过椎体的皮质骨和松质骨传递到椎体下方的终板。随着年龄的增长和骨量的丢失，压缩力量主要集中在松质骨上。骨髓的存在有助于增加松质骨的抗压强度和吸收能量的能力，在较高的动力性载荷下这种作用更有意义。松质骨能量吸收的机制是骨小梁间隙减小。因此，椎体内松质骨的功能似乎不仅是与皮质骨外壳一起分担载荷，而且在高速加载时，是抵抗动力性峰载的主要因素，这一点在分析和理解椎体损伤时有重要意义。

二、椎间盘

椎间盘位于相邻椎体之间，将相邻椎体牢固连接从而维持椎管的排列，厚度约占骶骨以上脊柱全长的 1/4，椎间盘是一种黏弹性固体材料，具有蠕变、松弛和滞后等特性，可以吸收震荡能量。在较小的负载作用下，卸载后变形消失，若负载过大，则出现不可逆变形。椎间盘由髓核、纤维环和软骨终板三部分组成。髓核是一种液态团块，位于椎间盘中央，在下腰椎则较偏向后方，是胚胎时期脊索组织的遗留物，内含大量亲水性氨基葡聚糖，呈凝胶样组织。其含水量随年龄及载荷不同变化较大，出生时含水量达 90%，18 岁时约为 80%，但随着人的衰老，水分含量逐渐降低，70 岁时可下降至 70%。当水分含量变化时，椎间盘的黏弹性就会改变。在压缩载荷作用下，髓核中的水分通过终板外渗，髓核体积减小，压缩载荷减小后，水分再进入，髓核体积又增大。在负荷情况下，髓核呈流体静力状态，在相邻椎体间形成一个垫，贮存能量并分散载荷。纤维环由纤维软骨组成，纤维软骨内有多层相互交叉的胶原纤维束，纤维与椎间盘平面呈 30°角，相邻的两层纤维束的走向相互交叉，呈 120°夹角。纤维环纤维的独特排列方向使椎间盘具有一定程度的抗扭转能力。纤维环的后部与后纵韧带相编织。纤维环内层纤维附于软骨终板，而外层纤维则直接止于椎体的骨性部分，这些纤维叫做 Sharpey 纤维，在后部与后纵韧带编织。

椎间盘可承受并分散负荷，同时能制约过多的活动，这是其重要的生物力学功能。压缩载荷通过终板作用于髓核和纤维环，髓核内部产生的液压使纤维环有向外膨胀的趋势，外层纤维环承受了最大张应力，内层纤维环承受的张应力较外层小，但承受了一部分压应力。

髓核是一种含水量较多的黏蛋白样物质，内含软骨细胞和纤维母细胞，具有一定的张力和弹性，其形状和压力可随外界压力变化而改变。正常髓核位于椎间盘的中央，在下腰椎则较偏向后方。非变性椎间盘传递载荷是通过胶冻样髓核的缓慢流动来完成的。在压力增高时髓核产生蠕动效应，从而把载荷的受力中心传导到椎体终板。变性和脱水的椎间盘不能在髓核内建立充分的流动压力，压力的传递机制发生改变，由于流动压消失，终板承受相对小的载荷，较大的压力载荷传递通过环状纤维从一个终板传递到另一个终板的外围部分，环状纤维紧张、疲劳时可破裂，从而导致髓核突出。

正常髓核在承受载荷时，可均匀地向各方向传递，以维持应力的平衡，使纤维环的纤维变长或改变方向而分散应力，防止纤维环或软骨终板某一部分因遭受过多应力而引起损伤。髓核在脊柱前屈、后伸时分别向后、前移动，起着类似轴承的作用。髓核在压力下不能压缩，但能变形，起着吸收震荡的作用。

椎间盘承受压缩载荷时，髓核内的压力为外压力的1.5倍，纤维环承受的压力为0.5倍。而后部纤维环的张应力是外压力的4～5倍。胸椎纤维环内的张应力比腰椎的小，原因是胸椎与腰椎的椎间盘直径与高度之比不同。

节段运动可以使椎间盘的部分承受拉伸载荷。例如当脊柱弯曲时，脊柱的一侧承受拉伸，另一侧承受压缩：因此，弯曲载荷在椎间盘产生拉伸和压缩应力，各作用于椎间盘的一半。研究表明，椎间盘的拉伸刚度小于压缩刚度。造成椎间盘损伤的是弯曲载荷和扭转载荷，而不是纯压缩载荷。

扭转是引起椎间盘损伤诸负荷中的最主要类型，扭转载荷在椎间盘的水平面和垂直面上产生剪切应力，其应力大小与距离旋转轴的距离成正比。在椎骨椎间盘的轴向扭转试验中，记录扭转载荷与扭转角度，绘制载荷一角度曲线，可以将曲线划分为三个节段：初始节段的扭曲范围0°～3°，所需载荷很小；往后的3°～12°扭角范围内，载荷与扭角呈线性关系；大约在20°时，扭矩达到最大，椎骨－椎间盘－椎骨结构破坏。纤维环对抗扭转负荷的能力较弱，这是由其各向异性特点所决定的：纤维环层间纤维相互交叉，当其被扭转时仅有一半纤维承负；同样，外层纤维所受扭力要大于内层纤维，因而也就容易发生断裂。有研究表明，正常腰椎节段最大扭矩为80Nm，髓核摘除后节段的最大扭矩为49.9Nm，而单纯腰椎间盘的最大扭矩为45.1Nm，破坏形式为椎间盘破裂、椎体和关节突骨折。退变椎间盘的破坏扭矩比正常椎间盘的小25%。

纤维环由纤维软骨组成，主要作用是为髓核的流动提供空间，阻止髓核突出。纤维软骨内有多层相互交叉的胶原纤维束。各层纤维以30°～60°角交叉编织排列，在横切面上呈同心环状，在椎间盘受到扭曲力的作用时，应力集中在同一方向排列的斜行纤维上，而相反方向的纤维则变得松弛，从而限制脊柱的扭转活动，并且缓冲震荡。纤维环前部宽而厚，后部薄，再加上前方有坚强的前纵韧带保护，因而髓核组织最常见的突出部位是椎间盘的后方（图1－1）。

在椎体与椎间盘之间为软骨终板，由透明软骨构成。

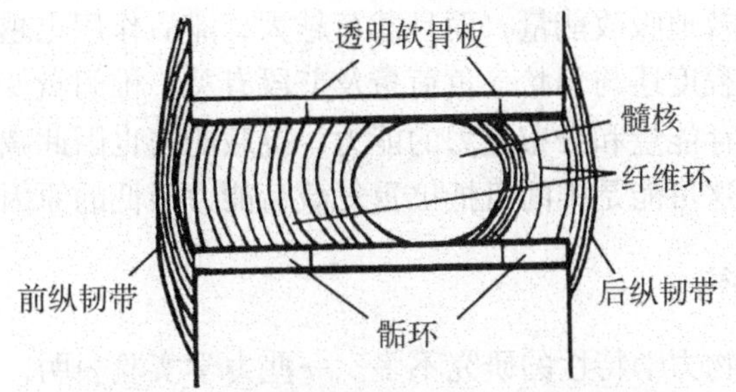

图1-1　纤维环前部宽而厚、后部薄示意图

软骨终板位于椎体上、下表面与椎间盘的纤维环和髓核之间，它和纤维环一起形成一个自行限制的密闭“容器”，将胶冻状的髓核密封，起缓冲外力和传递应力的作用。近年来，对终板生物力学的研究结果显示，相当多的下腰痛患者有终板和（或）椎间盘的损害。离体的研究证实，大多数脊柱前柱的损害是因压应力导致的终板骨折所致。对椎体进行高速动力性试验时发现，有三种形式的终板骨折：中心型、边缘型和整个终板骨折。椎间盘正常时终板最易出现中心型骨折，压缩载荷使髓核产生液压力，该压力使纤维环的外层纤维拉伸并使终板中心承受压缩载荷，因应力与弯矩成正比，终板中心的弯矩最大，所以可能首先骨折。当椎间盘退变时，髓核不能产生足够的液压，压缩载荷大部分传递到下一椎体的周围，以致终板四周骨折，而中心变形很小。载荷极高时导致整个终板骨折。终板损伤后，相邻髓核的压力载荷减少25%，应力位移集中于纤维环后侧，故极易发生纤维环劳损和髓核后突。尽管有作者认为保留终板在前路椎间植骨融合手术中不能明显增加植入物的抵抗力，但大多数学者认为保留终板手术的生物力学强度要大得多。Emery 和 Kozak 等采取保留终板的手术方式，取得了较好的效果。Martin 等认为颈前路融合后发生的植骨块下陷是由于过分去除皮质终板所致，提示了在颈前路融合手术中保留终板的重要意义：但毫无疑问，取出松质骨后单纯的中空皮质骨外壳是不能承受椎体负荷的，椎体强度的维持是松质骨和皮质骨外壳共同作用的结果：在椎体的受力中，应力的承受应该主要是经终板向下传导，稀疏的骨小梁在应力的分散中有重要作用。而目前生物力学的研究主要是应用测定离体标本或有限元分析的方法，侧重于终板和松质骨在椎体应力中的分享关系，但活体中椎体究竟承担多大应力？终板承担多少？松质骨承担多少？去除终板后松质骨能否承受压负荷而不被压缩？这些问题有待进一步研究。

椎间盘还具有黏弹特性，主要表现为蠕变和松弛。所谓蠕变系指在一段时间内在负荷持续作用下所导致的持续变形，也就是变形程度因时间而变化。而应力松弛或负荷松弛则指材料承受负荷后变形达到一定程度时应力或负荷随时间而减低。

椎间盘的黏弹性使其自身能够有效地缓冲和传递负荷。负荷量越大，所产生的变形就越大，蠕变率也就越高：已有研究发现，腰椎的前屈范围在正常情况下傍晚要比早晨大5°左右，而向尸体腰椎活动节段施加前屈蠕变负荷以模拟一天的活动时发现其抵抗前屈的能力明显减弱。这说明前屈负荷比早晨所产生的应力更大，腰椎也因此更容易受到损伤。椎间盘的退行性改变对其自身的黏弹性亦有明显的影响。当椎间盘发生退变后，蠕变率与初始松弛率均增加，达到平衡时的负荷也将减低。这说明椎间盘发生退行性改变后缓冲和传递负荷的功能相应减弱。椎间盘的黏弹性还表现为具有滞后特性。滞后指黏弹性材料在加负与卸负过程中的能量丢失现象：卸负后负荷变形曲线如低于加负时，则表示有滞后现象出现：通过滞后这一过程，椎间盘可有效地吸收能量，而且载荷越大，滞后作用也越大，从而具有防止损伤的功能。椎间盘的滞后程度还与年龄、负荷量及节段有关。椎间盘变性后，水分减少，以致弹性降低，逐步丧失储存能量和分布应力的能力，抗载能力也因此减弱。当椎间盘第二次承载时其滞后作用减小，这可能是椎间盘抵抗重复载荷能力很低的原因之一。

三、后部骨结构

目前对有关椎弓生物力学特性的研究不多。一些力学实验表明，椎弓的破坏多发生于椎弓根和椎弓峡部，采用三维有限元方法分析亦证实这两个部位均为应力集中区域：但椎弓根部的损伤临床上非常少见，多数椎弓峡部裂患者亦无明显外伤，故目前多数意见认为腰椎椎弓峡部裂是由局部应力异常增高所导致的疲劳骨折。

脊柱节段的活动类型取决于椎间关节关节面的方向，而关节面方向在整个脊柱上有一定的变化。下颈椎的关节面与冠状面平行，与水平面呈45°，允许颈椎发生前屈、后伸、侧弯、旋转和一定程度的屈伸。腰椎关节面与水平面垂直，与冠状面呈45°，允许前屈、后伸和侧弯，但限制旋转运动。

关节突除引导节段运动外，还承受压缩、拉伸、剪切、扭转等不同类型的负荷，其承受负荷的多少因脊柱的不同运动而变化，后伸时关节突的负荷最大，占总负荷的30%（另外70%由椎间盘负荷）。前屈并旋转时关节突负载也较大。以往腰椎关节突关节承受压缩负荷的作用常被忽视，但据椎间盘内压测定结果显示，关节突关节所承受的压缩负荷占腰椎总负荷的18%。关节突关节承受拉伸负荷主要发生在腰椎前屈时，当腰椎前屈至最大限度时所产生的拉伸负荷有39%由关节突关节来承受。此时上、下关节突可相对滑动5~7mm，关节囊所受拉力为600N左右，而正常青年人关节囊的极限拉伸负荷一般在1000N以上，大约相当于人体重量的2倍。

以往认为，后部结构的作用主要是限制椎体的活动，而在承受载荷尤其是压缩载荷方面作用很小。因此，以往的有限元模型往往将后部结构省略，以简化模型。后来的研究发现：后部结构在承受传递载荷方面起十分重要的作用，椎体后伸时尤为明显；前屈时载荷主要经过韧带的传递，而后伸时则通过椎弓根，椎板和小关节。就腰椎而言，当后伸力矩为60（N·m）时，在下关节突的尖部产生的最大压应力达113.5MPa，而下关节突的关节面产生很大的拉应力，提示这些部位容易发生骨折，关节囊也易于发生损伤。许多学者对椎体其他部位的三维有限元分析表明：椎体承受压缩载荷时，以椎体前方或前下方、终板的中央部位、椎弓根为最大主应力产生的部位。这些研究均为脊柱损伤机制的研究提供了一定的力学基础。

椎弓根为连接椎体与椎弓的坚强结构，在椎体与椎弓间载荷的动态平衡中起杠杆作用。通过对椎弓进行加载的生物力学试验表明，椎弓根骨折最易发生，小关节骨折占1/3，当加载速度加快时，小关节骨折增多。解剖学的研究发现靠近椎弓根处的椎体后缘骨皮质明显变薄，易产生应力集中，这可能是胸腰椎骨折产生的解剖学基础。Hongo等研究发现椎弓根部为明显应力集中区域，其应力水平在前屈位和后伸位时明显高于整个后部结构的平均应力水平。邻近上终板的椎体后上缘由于紧靠椎弓根底部，其应力集中较椎体后下缘更为明显。这一力学现象可解释为何胸腰椎骨折多表现为上终板骨折。

小关节对脊柱活动起控制作用，脊柱各节段的关节面方向，相对于横截面和冠状面发生变化。上颈椎关节面与横截面平行，故在$C_1 \sim C_2$间有充分的旋转活动，下颈椎的关节面方向与横截面呈45°角，与冠状面平行，允许做屈伸、侧屈和旋转活动。胸段脊柱的小关节面与横截面呈60°角，与冠状面呈20°角，可做侧屈、旋转和一定的屈伸活动，但受到肋骨架的限制。腰段关节面与横截面呈60°角，与冠状面呈45°角，允许做屈伸和侧屈活动，但几乎不能做旋转活动。腰骶关节与腰椎间关节不同，允许做一些旋转活动。此外，小关节方向与椎间盘病变之间的重要关系已逐步得到认识，手术和放射学检查均发现，小关节不对称与椎间盘病变高度相关，小关节越倾斜，该侧坐骨神经痛发病率越高。

近年来的研究表明，小关节在稳定脊柱和传递载荷方面起到了重要的作用。通过对脊柱有限元生物力学模型分析后认为，椎小关节的作用主要是防止脊柱过伸旋转及向前移位进而稳定脊柱。L_1 小关节的所产生的张应力最大，并随着小关节面的矢状角和水平角的增加而增大。从 $T_{12}\sim L_1$，小关节面与矢状面的角度急剧增大，而与水平面所成的角度增加较小，整个腰椎小关节面的矢状角都很大。由于小关节所承受的载荷与小关节在矢状面的角度增加成正比，因此腰椎小关节承受的载荷明显高于胸椎。由此可以看出，从 T_{12} 到 L_1 小关节角度的聚变引起的载荷增高与临床上骨折的好发部位（胸腰段）是相吻合的。这充分说明小关节载荷影响脊柱骨折的发生。

当腰椎承受剪切负荷时，关节突关节大约承受了总负荷的1/3，其余2/3则由椎间盘承受。但由于椎间盘的黏弹性受负荷后发生蠕变和松弛，这样几乎所有的剪切负荷均由关节突关节承受，而附着于椎弓后方的肌肉收缩使上、下关节突相互靠拢，又在关节面上产生了较大的作用力，而在承受向前的剪切负荷时不起主要作用。腰椎关节突关节的轴向旋转范围很小，在1°左右。试验表明，当轴向旋转范围超过1°~3°时即可造成关节突关节的破坏。因此，限制腰椎的轴向旋转活动是腰椎关节突关节的主要功能。

四、韧带

韧带的主要成分为胶原纤维和弹力纤维，胶原纤维使韧带具有一定的强度和刚度，弹力纤维则赋予韧带在负荷作用下延伸的能力。韧带大多数纤维排列近乎平行，故其功能多较为专一，往往只承受一个方向的负荷。脊柱韧带的功能主要是为相邻脊柱提供恰当的生理活动，同时也可产生所谓“预应力”以维持脊柱的稳定。脊柱体外标本在牵拉负荷作用下仍保持一定的椎间盘内压，这种预应力在相当程度上来源于韧带的张力，以黄韧带最为突出。所有韧带均具有抗牵张力的作用，但在压缩力作用下疲劳很快。韧带强度与韧带的截面积密切相关。实验研究发现，韧带的疲劳曲线呈典型的三相改变。在初始时，施加轴向载荷就很容易牵拉韧带，此相是韧带的中性区，阻力很小就可以出现较大形变；随着载荷增大，韧带出现形变的阻力也增大，此相为弹性区。最后，在第三相，随着载荷增大，韧带迅速出现形变，此相发生邻近破坏之前。在脊柱韧带中，腰椎韧带的破坏强度最高。另一点必须考虑韧带与骨界面。界面部的破坏由这两种结构的相对强度决定。在严重骨质疏松患者，骨质破坏比韧带破坏更容易出现。脊柱的韧带承担脊柱的大部分牵张载荷，它们的作用方式犹如橡胶筋，当载荷方向与纤维方向一致时，韧带承载能力最强。当脊柱运动节段承受不同的力和力矩时，相应的韧带被拉伸，并对运动节段起稳定作用。

脊柱韧带有多种功能。首先，韧带的存在既允许两椎体间有充分的生理活动，又能保持一定姿势，并使维持姿势的能量消耗至最低程度。其次，通过将脊柱运动限制在恰当的生理范围内以及吸收能量，对脊柱提供保护。第三，在高载荷、高速度加载外力下，通过限制位移，吸收能量来保护脊髓免受损伤。上述功能特别是能量吸收能力，随年龄的增长而减退。

一般认为，前纵韧带最坚韧，与后纵韧带一起能够阻止脊柱过度屈、伸，但限制轴向旋转、侧屈的作用不明显：小关节囊韧带在抵抗扭转和侧屈时起作用：棘间韧带对控制节段运动的作用不明显，而棘上韧带具有制约屈曲活动的功能。研究发现，棘上韧带具有很高的破坏强度，实际上结合它们与旋转瞬间轴的距离，此韧带在脊柱稳定性方面发挥重大的作用。横突间韧带在侧屈时承受最大应力，该韧带与侧屈活动的瞬时旋转中心 IAR 相距较远，杠杆臂较长，故有良好的机械效益。在所有脊柱韧带中，黄韧带在静息时的张力最大，单纯切除不会引起脊柱不稳定，但动态运动条件下尤其是屈曲和后伸时其确切的作用尚不清楚。有一点可以明确，脊柱不稳定会促进黄韧带的退变及骨化。

脊柱韧带有很多功能。首先，韧带的存在既允许两椎体间有充分的生理活动，又能保持一定姿势，并使维持姿势的能量消耗降至最低程度。其次，通过将脊柱运动限制在恰当的生理范围内以及吸收能量，对脊髓提供保护。第三，在高载荷、高速度加载压力下，通过限制位移，吸收能量来保护脊髓免受损伤。上述功能特别是能量吸收能力，随年龄的增长而减退。

前纵韧带为人体最长且坚韧的韧带，起于枕骨的咽结节，经诸椎体前面抵于 S_1 或 S_2 前面，其作用主要是限制脊柱过度后伸。临床上对胸腰椎压缩骨折施行后伸复位或患者进行腰背肌锻炼时，此韧带均可防止脊柱过度后伸，后伸时该韧带承受最大应力。后纵韧带起自枢椎，沿诸椎体后面抵于骶管。前纵韧带的强度是后纵韧带的 2 倍，一般的伸屈活动不能撕裂它们。其力学强度随着年龄的增长而降低，同时吸收能量的能力也下降。

横突间韧带在侧屈时承受最大应力，该韧带与侧屈活动的 IAR 相距较远，杠杆臂较长，故有良好的机械效益。小关节囊韧带在抵抗扭转和侧屈时起作用：棘上韧带和棘间韧带可制约屈曲活动，侧弯时两者均无应力。

黄韧带纵向连接于上下椎弓之间，主要由弹性纤维构成，在脊柱伸展位时缩短、变厚，屈曲位时延伸、变薄，而其张力保持恒定。年轻人的黄韧带在压力作用下缩短、增厚，不易突入椎管，随着年龄的增加，黄韧带的弹性降低，则易发生皱褶并突入椎管产生脊髓压迫。

有学者通过对颈椎尸体标本进行生物力学试验，探讨颈椎后方韧带结构在维持颈椎稳定性中所起的作用，结果表明：切除颈椎后方韧带结构后，颈椎总体位移、水平位移、倾角扭角及 C_5、C_6 椎体前缘应变值异常增高，总体压缩刚度、扭转刚度显著下降，前屈状态下参数改变更为明显。因此，颈椎后方韧带结构在稳定颈椎方面具有重要生物力学作用，它的损伤或切除，可能引发颈椎的急、慢性失稳。

体外标本实验中，由于肌肉已失去产生力的功能，所以通常是被完全剔除，就使这类实验难以确切反映和说明临床实际问题。在体测量分析结合有限元素分析是未来发展的趋势。

五、肋骨框架

对于脊柱来说，肋骨架具有三种生物力学功能：①使脊柱在前方和侧方免受直接打击。②肋椎关节及其周围韧带的存在，加强了脊柱对位移的抵抗能力和能量吸收能力。③更重要的力学功能为明显增加惯性矩，使胸段脊柱对抗旋转的能力大大加强。

有研究证实肋椎关节对胸段脊柱的稳定起重要作用，因此，临床如发现有肋椎关节破坏，即应考虑脊柱是否还有承担正常生理载荷的能力。

六、肌肉

没有肌肉的脊柱为一极不稳定的结构。肌力为保持体位的必需条件。神经和肌肉的协同作用产生脊柱的活动。主动肌引发和进行活动，而拮抗肌控制和调节活动。

放松站立时，椎体后方肌肉的活动性很低，特别是颈、腰段。据报道，这时腹肌有轻度的活动，但不与背肌活动同时进行，腰大肌也有某些活动，这些发现可用生物力学知识进行解释。支持躯体重量的脊柱在中立位具有内在的不稳性，躯体重心在水平面的移动，要求对侧有一有效的肌肉活动以维持平衡。因此，躯体重心在前、后、侧方的移动分别需要有背肌、腹肌和腰大肌的活动来保持平衡。

前屈包括脊柱和骨盆两部分运动，开始60°由腰椎运动节段完成，此后25°屈曲由髋关节提供。躯干由屈曲位伸展时，其顺序适与上述相反，是骨盆后倾后伸直脊柱。

腹肌和腰肌可使脊柱的屈曲开始启动，然后躯干上部的重量使屈曲进一步增加，随着屈曲亦即力矩的增加，骶棘肌的活动逐渐增强，以控制这种屈曲活动，而髋部肌肉可有效地控制骨盆前倾。脊柱完全屈曲时，骶棘肌不再发挥作用，被伸长而绷紧的脊柱韧带使向前的弯矩获得被动性平衡。

在后伸开始和结束时，背肌显示有较强活动，而在中间阶段，背肌的活动很弱，而腹肌的活动随着后伸运动逐渐增加，以控制和调节后伸动作。但做极度或强制性后伸动作时，需要伸肌的活动。

脊柱侧屈时骶棘肌及腹肌都产生动力，并由对侧肌肉加以调节。也就是说，侧屈时两侧背部肌肉的活动均增加，但开始时以侧弯侧（凹侧）为著，以后上部躯干因重力继续弯曲，而主要由凸侧肌肉加以控制调节。

脊柱旋转动作由两侧背肌协同产生，腰肌仅有轻微活动，但臀中肌和阔筋膜张肌有强烈活动。

（杨家福）

第二节　脊柱的功能单位

人体脊柱是一个复杂的结构，其基本生物力学功能有三个方面：①运动功能，提供在三维空间范围内的生物运动。②承载功能，自头颈和躯干将载荷传递至骨盆。③保护功能，保护椎管内容纳的脊髓及神经。椎体、椎间盘及前、后纵韧带主要提供脊柱的支持功能以及吸收对脊柱的冲击能量，而运动功能主要依靠椎间关节复合体来完成。躯干肌及韧带也提供脊柱的稳定性以及维持身体姿势，正常脊柱的功能必须依靠脊柱的结构完整性、稳定性与柔韧性之间的相互作用以及肌肉的强度和耐力，这些相互之间协调关系的破坏就会出现临床上脊柱的疾患。

从本质上讲，脊柱是由可以单独考察的相互类似的运动节段组成。这些运动节段即脊柱功能单位（FSU）。脊柱功能单位是指两个相邻椎体及其结构，包括椎间盘、韧带、关节突及关节囊的复合体，是代表脊柱运动的基本单位。脊柱节段运动的叠加构成了脊柱在空间的三维运动：从生物力学的观点，了解了FSU的力学行为，就可以描述某段脊柱甚至是整体脊柱的力学特性，所以目前大多数的脊柱生物力学研究是以FSU作为研究对象，以简化研究对象，便于数学计算以及数学模型的建立。此研究模型的主要缺陷是无法考察对脊柱稳定性影响很大的椎旁肌的作用，以及无法了解运动节段对另一节段的影响。

FSU 从结构上大致可分为前、后两部。前部结构包括两个相邻椎骨的椎体、椎间盘和前、后纵韧带；后部结构包括椎弓、关节突、棘突、横突和后部韧带。

脊柱作为一个柔性负载结构，其运动形式是多样的。整个脊柱在空间中的运动范围很大，但组成脊柱的各个节段的运动幅度却相对较小。节段间的运动与椎骨间的连接结构（椎间盘、韧带和小关节）的变形相关：声段间的运动是三维的，表现为两椎骨间的角度改变和移位，如节段间的前屈后伸、左右侧弯和左右轴向旋转运动的角度改变，以及节段的上下、左右和前后方向的移位。一个节段承受力偶矩便会产生节段间的角度改变，承受力则会出现角度的移位。

脊柱节段运动的复杂性还表现在脊柱各种运动之间的耦合。所谓耦合，系指沿一个方向的平移或旋转同时伴有沿一个方向的平移或旋转运动。脊柱的活动不仅仅是单方向的，而是多方向活动的耦合，不同方向移位运动之间，不同方向角度运动以及移位运动与角度运动之间均可出现耦合。在脊柱生物力学中，通常将与外载荷方向相同的脊柱运动称为主运动，把其他方向的运动称为耦合运动。如当脊柱承受轴向旋转力偶时，脊柱的轴向旋转运动称为主运动，而伴随的前屈或后伸及侧弯的运动称为耦合运动。耦合作用的意义相当重要，意味着一个 FSU 出现异常运动，可能其他邻近的运动单位也会出现异常运动：

必须了解的另外一个重要概念是瞬时旋转轴。物体在平面运动的一瞬间，其体内总有一不动线，该线叫作瞬时旋转轴或旋转中心（IAR）。平面运动可以用 IAR 的位置和旋转量来完整描述。每一种脊柱运动都有不同的 IAR，而每一种运动又是由平移和旋转组成的。这些运动产生不同的 IAR，且互相关联。在脊柱运动分析中，一般将椎骨视为不变形体，也称为刚体，将椎间盘、韧带看成是可以伸缩的变形体，脊柱节段运动就是上、下两椎骨间的相对运动，属三维运动，有 6 个自由运动度，需要用 6 个独立变量来描述，其中 X 轴为冠状轴，沿此轴出现前屈、后伸和左右侧向平移；Y 轴为纵轴，沿此轴出现轴向压缩、轴向牵张和顺、逆时针旋转；Z 轴为矢状轴，沿此轴出现左、右侧屈及前后平移：此三轴相互垂直。这种基于三维坐标系的描述非常便于实验中对测试体进行测量，以及图像重建分析。

脊柱节段运动通常可以用 3 个角度位移和 3 个线位移来表示。3 个角度位移量分别是前屈后伸、左右侧弯和左右轴向旋转，3 个线位移量分别是上下、左右和前后的位移。脊柱在 6 个自由度中的平移和转动范围称为活动幅度。脊柱节段运动的幅度称为脊柱运动范围（ROM）。在脊柱生物力学中将 ROM 划分为中性区（NZ）和弹性区（EZ）。NZ 代表前屈与后伸、左侧弯与右侧弯或左轴向旋转与右轴向旋转运动的零载荷之间的运动范围的一半，即零载荷与中立位之间的运动范围；EZ 表示从零载荷至最大载荷的脊柱运动范围。

生物力学研究中，脊柱运动范围的测量常采用的脊柱三维运动测量系统有：①普通双摄像头采集测量，精度低，后期处理较复杂。②红外线摄像头采集测量，精度较高，后期处理较简单。③角位移传感器测量，精度较高，无需后期处理。④三维扫描测量，精度极高，后期处理非常复杂。

（杨家福）

第三节　脊柱的运动学

运动学是力学的一个分支，脊柱运动学是指脊柱在没有承担外部载荷的情况下运动的研究。脊柱的运动学特征取决于关节表面的几何形状和关节间软组织的性能。脊柱的运动方式分为两种：旋转运动（角度运动）和平移运动（线性运动）。两种运动都可用Cartesian三维坐标系来表示，具有6个自由度（图1－2）。在临床上，通常以沿X轴的旋转运动代表脊柱的伸屈运动；沿y轴的旋转运动代表轴性旋转；沿Z轴旋转代表侧屈运动。然而，由于颈、胸、腰椎结构上的变化，其运动学特征也有区别。

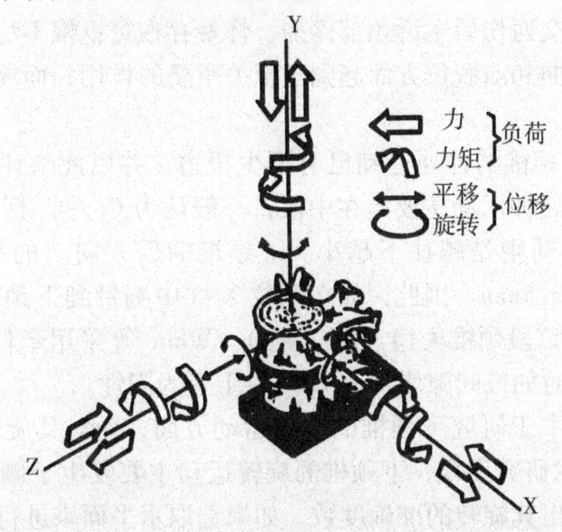

图1－2　Cartesian三维坐标系示意图（引自White）

一、颈椎的运动学

有多种因素有利于颈椎活动，如无肋骨、椎间盘相对较厚、椎板不互相重叠等。因此，颈椎是脊柱活动度最大的部分（图1－3）。

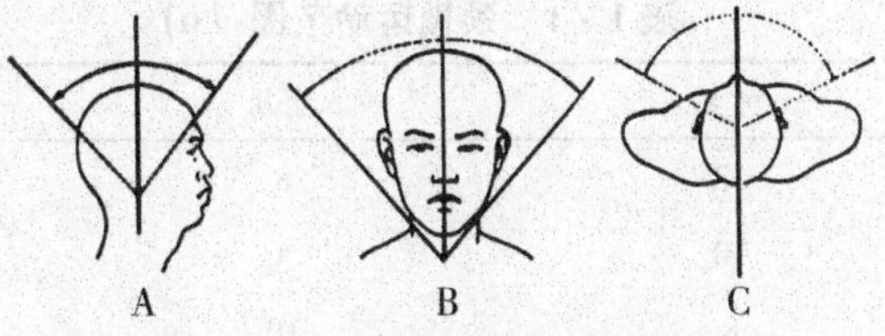

图1－3　颈椎活动范围示意图

A. 后伸35°～45°，前屈35°～45°；B. 左（右）侧屈45°；C. 左（右）旋60°～80°

（一）运动范围

1. 寰枕关节　该关节平移活动很小，为0～1mm，大多数人认为超过1mm者为病理性。屈曲时，伴有其他方向上微小的运动，包括1.5°的伸屈和2.70的侧屈。伸屈活动度约为13°，而轴向旋转则为0°，一旦出现轴向运动即提示骨、韧带出现病理变化。这是由于关节面几何形状的缘故，在矢状面上枕骨关节面拱起与寰椎的杯状关节面相嵌合，从而阻止了旋转动作。临床上利用寰枕关节没有轴性旋转这一特点，通过拍摄标准的颅骨侧位片即可获得真正的寰椎侧位片，并以此来判定寰枕关节之间有无关系异常。

2. 寰枢关节　与寰枕关节相比，寰枢关节之间的前后平移较大，为2.5mm，大于3mm者提示横韧带可能断裂。只有在做侧屈和轴性旋转时才会发生侧向平移，大于4mm者可视为异常。

尸体上，寰枢间可达到47°的旋转度，10°的屈伸度和5°的侧屈。但在活体，由于X线片无法精确测量其旋转角度，只能依据X线片做出推测。采用二维投照X线法测量枕骨髁C2间的旋转度为75.2°，而且伴有14°的伸展和大约24°的对侧方向上的侧屈。同样，寰椎的轴向旋转运动也伴随一定程度的伸展运动。CT扫描也可用来研究寰椎的旋转运动。Dvorak等首先在人尸体上对于寰椎横韧带的解剖、寰椎的运动进行了详尽的研究，他们将该技术应用于正常人和交通伤后主诉颈部疼痛，怀疑存在寰枢椎不稳的患者。结果证实了寰椎横韧带在限制寰椎屈曲和前脱位方面起到了至关重要的作用；而翼状韧带的作用主要为限制寰椎的旋转运动。

3. 下颈椎　对于下颈椎的伸屈运动已有不少报道，并以此来评定颈椎的稳定性。（表1－1）中显示，下颈椎屈伸活动主要是在中段，一般认为$C_5\sim C_6$活动度最大，特别是在矢状面上。侧屈与旋转活动则是越往下越小。下颈椎前后方向上的平移上限，直接测量为2.7mm，放射学测量为3.5mm。因此，如在侧位X线中测量到下颈椎前后方向的椎间平移大于3.5mm，即可认为该段颈椎失稳（图1－4）。White等采用牵伸试验来测定轴性位移，发现牵引力为1/3体重时如椎间隙增加1.7mm以上者为阳性。

以往的研究大都集中于研究下颈椎的伸屈运动方面，而对其旋转运动关注较少。应用CT及二维X线片的技术研究发现，下颈椎的旋转运动主要发生于侧方小关节平面，但却没有学者在此平面上测量出其旋转的准确度数。如果选取水平面来进行研究，其旋转的同时必然伴有向同侧的侧屈，因此，常规CT检查在这两个平面上无法揭示真实的旋转运动。也正因为如此，利用CT得来的研究结果只是接近于准确数值，而不是下颈椎旋转的精确度数。更为准确的数据可以依据三维重建旋转运动来获得，这就需要双平面X线片技术。已经有学者采用该项技术获得了颈椎旋转运动的标准化数据，所得结果比CT扫描的极限旋转度数要略大。

表1－1　颈椎运动范围（o）

颈椎段	伸屈	侧屈	旋转
$C_0\sim C_1$	13	8	0
$C_1\sim C_2$	10	5	47
$C_2\sim C_3$	8	10	9
$C_3\sim C_4$	13	11	11
$C_4\sim C_5$	12	11	12
$C_5\sim C_6$	17	8	10
$C_6\sim C_7$	16	7	9
$C_7\sim C_1$	9	4	8

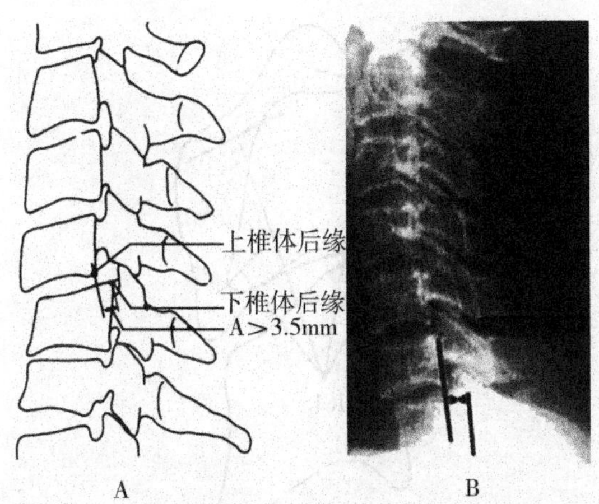

图 1-4　椎体后缘相对下一椎向前或向后水平位移，其绝对值 >3.5mm 提示为颈椎不稳

A. 示意图；B. 侧位 X 线片所见

（二）共轭特征

一般认为寰枢关节有显著的共轭现象，多数学者观察到 C1 在纵轴上的轴性旋转总伴有纵轴方向上的平移，认为这与该关节的双凸形状和齿突的方向有关。

在下颈椎，侧屈时棘突转向凸侧，如做头向左的侧屈活动时，棘突必然同时转向右侧（图 1-5）。这种共轭现象对了解颈椎小关节脱位有重要意义，对整复单侧小关节脱位也很有帮助。当外伤暴力导致关节超越正常活动范围时，即生理性侧屈与轴性旋转的共轭活动幅度被超越时，将使一侧小关节突过分移向尾侧，另一侧小关节突过分移向头侧并致单侧小关节脱位。不同平面侧屈时所伴随的轴性旋转角度如下：C_2 每侧屈 3°，伴有 2°旋转；C_7 每侧屈 7.5°，伴 1°轴性旋转。从 $C_2 \sim C_7$，伴随侧屈的轴性旋转度越来越小，这可能与小关节面的倾斜度自上而下逐渐增加有关。

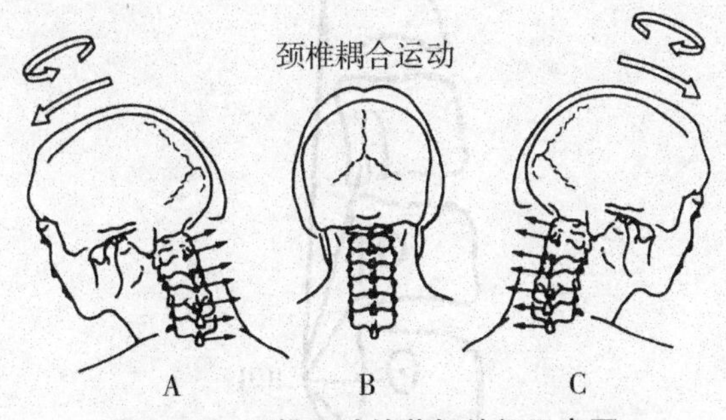

图 1-5　颈椎运动的共轭特征示意图

A. 左侧屈，头向左侧屈，棘突必然同时转向右侧；B. 中立位；C. 右侧屈，头向右侧屈，棘突必然同时转向左侧

（三）旋转运动中心

一个颈椎椎体从过伸到过屈的过程中，其运动的路线呈一弧形，其圆心位于该椎体下方的某一位置，该圆心称为瞬时旋转中心（ICR）。ICR 可用简单的几何学来定位，即该椎体在不同位置上同一点连线的垂直平分线，垂直平分线的交点就是 ICR（图 1-6）。

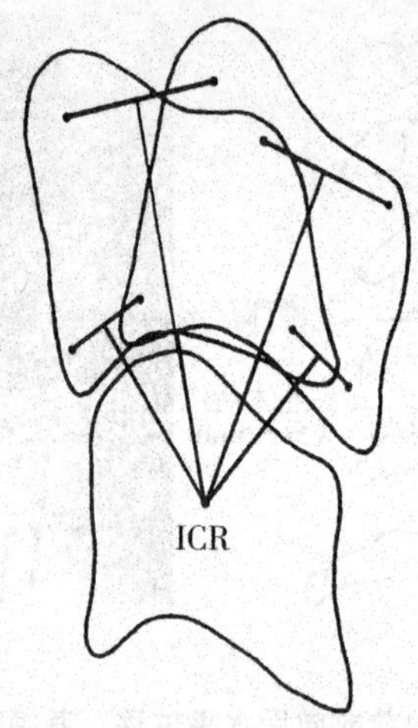

图 1－6　颈椎瞬时旋转中心（ICR）几何学定位示意图

Penning 依据所测量的颈椎 ICR 数据，最先提出了不同颈椎节段的 ICR 位置不同。从上至下，ICR 的定位越来越高，下颈椎的 ICR 位于相应椎间盘附近（图 1－7）。以后的研究对颈椎 ICR 的定位更加准确，且多次证明 ICR 的可靠性。van Mameren 等的研究显示某个椎体的 ICR 可以可靠、稳定地计算出来，只有很小的技术误差。而且，虽然椎体有一定的运动范围，但是 ICR 的位置却是固定的，不管是前屈还是后伸，而且更重要的是不同时间的 ICR 是稳定的。因此，ICR 是一个可靠的、稳定的评估椎体运动性质的参数，由 ICR 可以发现脊柱异常的运动。

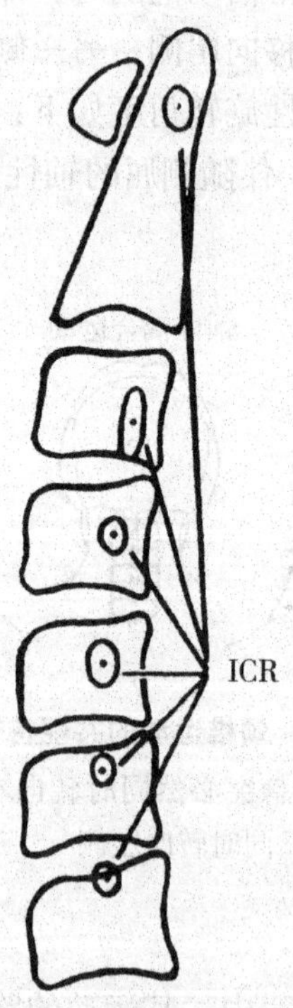

图 1－7　不同颈椎节段的 ICR 示意图

Amevo 等对 109 个伤后颈部疼痛的患者进行了研究。在颈椎伸屈位 X 线片上确定从 C_2 到 C_7 所有椎间运动的 ICR，并与正常的 ICR 比较，发现 77% 的颈部疼痛患者至少一个椎间的 ICR 异常，ICR 位置是否正常和疼痛之间的关系统计学差别十分明显，这就说明疼痛和异常运动方式的关系。

二、胸椎的运动学

胸椎是活动度较大的颈椎与负重较大的腰椎之间的过渡部分。因此，上部胸椎的某些运动特点与颈椎相似，而中、下段胸椎的某些运动特点又与腰椎相似。

（一）活动幅度

在矢状面，上胸椎屈伸活动的平均值为每一节段 4°，中段胸椎为 6°，下胸椎（T_{11} ~ T_{12} 和 T_{12} ~ L_1）为 12°。在冠状面，上胸椎侧屈活动幅度为 6°，最下两个节段的活动为 8°或 9°。胸椎轴性旋转的活动幅度自上而下减小，上段胸椎的活动范围为 8° ~ 9°，下三个节段的旋转角度仅为 2°。

（二）共轭特征

胸椎有多种形式的共轭运动，其中侧屈和旋转之间的共轭运动具有临床意义。在颈椎和上胸椎，侧屈和轴性旋转之间存在明显而一致的共轭运动，即侧屈时棘突同时转向凸侧。中、下部胸椎的共轭运动较不明显，而且共轭的轴性旋转方向与上胸椎相反，即侧屈时棘突转向凹侧。有人认为中、下段胸椎的这种共轭运动形式与脊柱侧凸症的发病有关。

（三）瞬时旋转中心

胸椎伸或屈，其旋转轴均位于椎间盘的前部区域。左侧屈时，瞬间旋转轴（IAR）位于椎体右侧；而右侧屈时，旋转轴位于椎体左侧。（图 1 – 8）显示胸段脊柱瞬时旋转中心的大体位置。

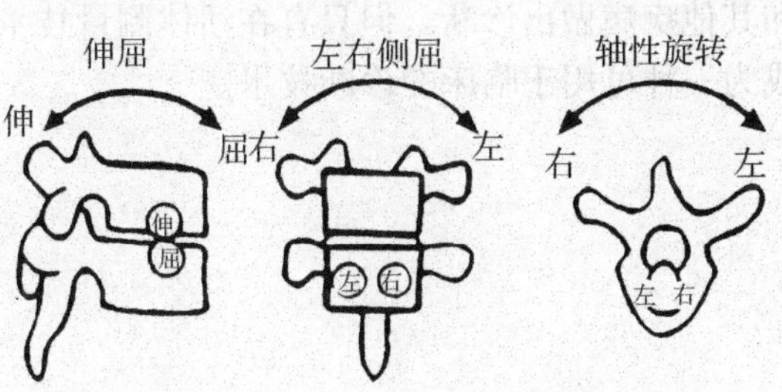

图 1 – 8　胸椎活动时 1AR 位置示意图

三、腰椎的运动学

（一）运动范围

从 L_1 ~ L_5，屈伸活动范围从 L_1 ~ L_2 的 12°逐渐增加到腰骶关节的 20°。腰椎各节段的侧屈幅度基本相等，但腰骶关节仅 3°。腰椎的轴性旋转各节段也基本相等，但明显低于颈椎和中上段胸椎，均为 2°，但是腰骶关节活动范围可达 5°。

（二）共轭特征

腰椎有数种共轭运动形式，最明显的共轭运动之一是侧屈和屈伸活动之间的共轭。轴性旋转与脊柱的侧屈之间的共轭关系与颈椎和上胸椎相反，棘突转向凹侧。

（三）瞬时旋转中心

早在 1930 年 Calve 和 Galland 提出腰椎屈伸运动的瞬时旋转轴（IAR）位于椎间盘的中心，也有人认为从中立位做前屈活动时，旋转轴位于椎间盘的前部区域。还有些研究者认为腰椎伸屈活动时的 IAR 虽然有时位于椎间盘内，但多数情况下位于椎间盘之外。左侧屈时，瞬间旋转轴位于椎间盘右侧；而右侧屈时，旋转轴位于椎间盘左侧（图 1－9）。在以后的研究发现，腰椎 IAR 位于后部髓核和纤维环区域，旋转轴的位移形式与椎间盘退变之间无明显关系。

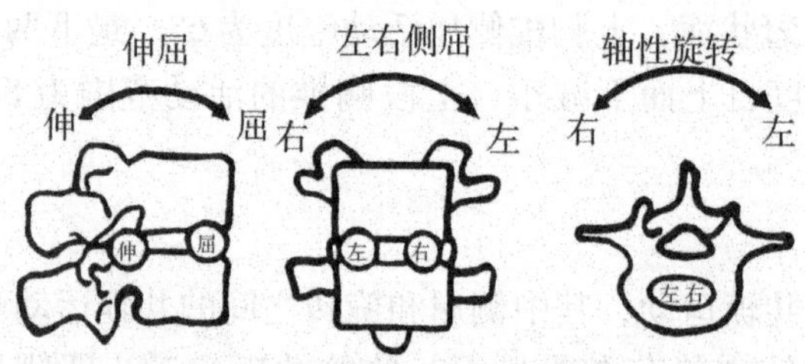

图 1－9　腰椎活动时 IAR 位置示意图

对腰椎 IAR 位置的研究已日益引起重视，其目的是为了寻找正常腰椎和异常腰椎之间的不同，来解释腰椎疼痛和形态学变化的起因，并使 IAR 定位成为一种疾病诊断和临床研究的有效方法。如正常椎间盘在矢状面和冠状面上的 IAR 分布在一个相对集中的区域内。然而，当椎间盘发生退变时，IAR 的分布呈明显的离散趋势，这样就有可能通过 IAR 的异常轨迹来对椎间盘退变和其他疾病做出诊断。但只有在活体测量技术达到一定的精确度和可重复性之后，才能使其成为一种可用于临床的诊断技术。

（杨家福）

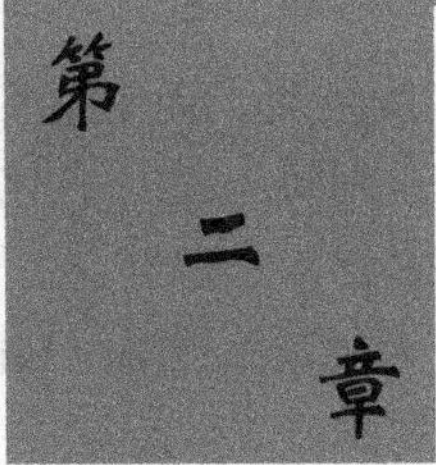

第二章 脊柱外科诊断学

第一节 临床检查和诊断

一、全身检查

脊椎损伤通常由暴力所致，其本身较为严重，病死率和致残率较高，致伤瞬间可因致伤物的作用导致脊柱以外其他部位的损伤，如颅脑、胸腹脏器损伤和骨关节损伤等。系统的全身检查有利于脊椎损伤全面准确的诊断，避免误诊和漏诊，对于治疗方法的选择有着重要的意义。

（一）一般检查

一般检查是对全身状况的大体观察，其检查方法以视诊为主，辅以触诊和其他方法。

1. 全身状况检查

（1）体温：临床上通常以体温计测量，成人常用腋表，儿童常用肛表，注意有无发热及热度和热型。一般按腋测法计：低热为37.3℃～38℃；中等热为38.1℃～39℃；高热为39.1℃～41℃；超高热为41℃以上。热型分为稽留热、间歇热、波状热、弛张热、回归热、不规则热等。

（2）呼吸、脉搏、血压：正常成人呼吸为16～18次/分；脉搏为60～100次/分，>100次/分为心动过速，<60次/分为心动过缓，颈髓损伤后可出现神经源性心动过缓；血压：收缩压≥140mmHg或舒张压≥90mmHg为高血压。约20%颈椎损伤患者有低血压表现，70%的低血压为神经源性，30%为循环血容量减少。

（3）发育和营养：临床上，发育一般分为瘦长型（无力型）、矮胖型（超力型）、匀称型（正力型）；而营养状态分为良好、中等和不良，异常主要为消瘦或肥胖。

（4）意识状态：一般分为清醒、模糊、谵妄、嗜睡、昏迷。

（5）面容和表情：观察患者的面容和表情，了解患者对疾病的反应与态度，对诊断和治疗很有帮助。不同疾病往往有不同的面容和表情，如急性病面容、慢性病面容、特殊面容（包括贫血面容、二尖瓣病面容、结核病面容、脱水面容、肢端肥大面容）等。

（6）音调和语态：患者声音、语调的改变也有诊断意义，如喉头疾病和喉返神经麻痹时有声音嘶哑，上运动神经元病变时可有语音含糊不清等。

（7）体位和步态：患者在疾病的发生、发展过程中可表现为不同的体位、姿势和步态，临床上具有十分重要的鉴别诊断意义。

体位是患者静态时的姿势。主要有：自主体位，是指患者身体各部位能活动自如，不受限制；被动体位，是指患者不能自己调整或变换体位，常见于昏迷、极度衰弱或瘫痪患者；强迫体位，是指患者为缓解疾病的痛苦而不得不采取的体位。

步态则是患者在走路时所表现的姿势，主要靠骨骼结构、肌肉的紧张度维持，而中枢神经系统功能则起重要作用。常见的步态有：剪刀步态、跨阈步态、鸭步态、涉水步态、共济失调步态等，详见神经系统检查。

2. 皮肤　主要观察皮肤的颜色、湿度与出汗、弹性、有无皮疹、有无脱屑、出血、蜘蛛痣、水肿、瘢痕、皮纹、皮下气肿以及毛发情况。

3. 淋巴结　正常淋巴结大多不能触及，无压痛。而感染、恶性肿瘤时则可能会触及异常肿大有压痛的淋巴结。检查中应注意其相关的淋巴供应区域。

（二）身体各部位的检查

1. 头颈部

（1）头颅：注意其大小、形状有无异常，有无瘢痕、血肿、伤口，临床上可以此推断损伤机制，提示可能的伤情、伤处而进一步作重点检查，发现隐匿的疾病，如面部的伤痕提示可能有颈椎过伸性损伤。颈椎损伤易伴发颅脑损伤，占颈椎损伤的10%～20%，特别是上颈椎的损伤更应引起注意。

（2）眼：注意眼睑有无肿块、压痛、内翻、外翻、倒睫、水肿、下垂、闭合障碍等。单侧眼睑下垂见于动眼神经麻痹，双侧眼睑下垂见于重症肌无力。单侧眼睑闭合障碍见于面神经麻痹。

（3）颈部：注意有无包块、异常隆起、搏动。胸锁乳突肌有无紧张、挛缩。颈部是否对称、正直，活动是否自如，气管是否位于正中。颈静脉是否怒张。有无异常血管性杂音。检查甲状腺的大小、对称性、质地、表面情况、有无震颤、压痛、血管性杂音。

2. 胸部　注意胸壁有无异常隆起、塌陷、异常搏动，有无皮下气肿、静脉曲张；胸廓有无畸形；脊柱损伤因致伤机制不同可合并气胸及肋骨骨折等。

（1）肺：

1）视诊：注意胸部有无膨隆、有无塌陷、呼吸方式（腹式或胸式）、幅度、左右是否对称、频率、节律（潮式呼吸、间歇呼吸、呼吸抑制）。

2）触诊：注意检查呼吸幅度、左右是否对称、有无胸膜摩擦感、语颤是否正常。

3）叩诊：叩出肺的上下界，注意有无病理叩诊音及其部位。

4）听诊：注意呼吸音的特征（肺泡呼吸音、支气管呼吸音、支气管肺泡呼吸音或病理性呼吸音：响亮呼吸音、微弱呼吸音、瓮性呼吸音、金属性呼吸音），有无干、湿啰音（提示有肺炎）、哮鸣音（提示有支气管痉挛、狭窄）、胸膜摩擦音（胸膜炎症）等。

（2）心脏：

1）视诊：注意心前区有无异常膨隆，搏动（部位、强弱）。

2）触诊：注意心前区有无搏动、部位、性质（有无猫喘、心包摩擦感、抬举样搏动等）。

3）叩诊：叩出心脏的边界。

4）听诊：注意心音的特征心率，有无心律不齐，各瓣膜听诊区有无病理性杂音（部位、性质、强弱），有无心包摩擦音（提示心包炎）。

3. 腹部　注意检查防止遗漏腹内脏器损伤及大出血等致命伤。

（1）视诊：观察腹部有无膨隆、凹陷，注意呼吸方式、幅度，腹壁静脉有无曲张，有无蠕动波、肠型、紫纹、瘢痕等。

（2）触诊：检查腹壁紧张度，注意有无压痛、反跳痛及其部位，有无包块及其部位、大小、表面形状、硬度、质地、活动度，有无压痛、搏动，注意与邻近结构的关系。有无波动。注意检查时应屈曲双下肢以松弛腹部肌肉，便于检查。

触诊肝脏、脾脏，应注意其大小、质地、表面、边缘、有无压痛及其动态变化。注意胆囊有无肿大及触痛。肾脏一般不能触及。膀胱充盈时可于下腹正中触及。

（3）叩诊：叩出肝脏、脾脏的边界，胃泡鼓音区的部位、大小，注意有无异常。注意肾脏区有无叩击痛，其程度如何。注意检查腹部有无移动性浊音。

（4）听诊：注意肠鸣音的特征频率，以及有无振水声、异常血管音等。

4. 会阴区　关于生殖器官的检查详见专科参考书。

5. 脊柱、四肢及关节

（1）四肢及关节检查：注意四肢有无形态异常（如杵状指、肢体水肿、膝内、外翻等畸形）、有无肌肉萎缩及异常运动（手足徐动症、手指震颤等）。关节有无肿胀、发红、发热、疼痛、异常形状、波动感，关节活动度是否正常。注意结合神经系统检查的发现进行有重点的检查。

（2）神经系统检查：详见“神经系统检查”。

二、神经系统检查

准确、有序的神经系统检查对于判断脊髓损伤的部位和程度，以及诊断与鉴别诊断具有十分重要的意义。对于所有急性脊柱损伤的患者，首先应粗略地检查四肢、关节和肌肉运动及皮肤感觉情况，判断有无神经系统的损害，如疑有脊髓或马尾神经损伤应系统地进行神经系统检查。检查内容主要包括：步态和肢体姿势观察、有关的脑神经检查、感觉检查、运动检查、反射及病理反射检查、自主神经功能检查等。

（一）步态与姿势

步态与姿势与本体感觉、各部位的肌力、肌张力，以及小脑、前庭等功能密切相关，是一系列复杂的神经功能与反射活动综合起来所表现的主要肌肉活动结果。对全瘫患者要注意其卧位时的姿势，对不全瘫的患者还要注意坐位、立位及行走的姿势。

1. 步态　即行走时表现的姿态，是检查神经系统和肌肉功能的重要方法之一。临床上对脊柱脊髓损伤诊断和鉴别诊断有意义的步态有如下几种。

（1）剪刀步态：瘫痪双下肢强直内收，步行时一前一后交叉呈剪刀状，步态小而缓慢，足尖擦地行走。脊髓损伤伴痉挛性截瘫多见。

（2）偏瘫步态：瘫痪侧上肢屈曲和内旋，下肢伸直，步行时下肢向内侧画圆圈，足内翻和下垂。

（3）蹒跚步态：行走时前扑后跌，躯干左右摇晃，不能走直线。小脑疾病、前庭疾病患者多见。

（4）慌张步态：行走时躯干强硬前屈，双臂不动，步伐小，伴有突进现象。

（5）踵步态：行走时难以掌握平衡，步态不稳，足抬高，脚踵用力拍地。

（6）跨阈步态：腓总神经麻痹和足下垂行走时患肢高抬，以免足趾擦地，类似鸡步。

（7）肌病步态：行走时步态缓慢，腰前突，足尖步行，类似鸭步态。进行性肌营养不良、先天性髋关节脱位患者多见。

2. 姿势　指举止状态，主要靠骨骼结构和各部分肌肉的紧张度来维持。

枕颈部损伤，常呈强迫头位，如头稍前屈、侧屈或枕部朝向患侧肩峰；卧位时，只采取一种姿势，如强令改变头位，将引起剧痛，或甚至有眩晕、呕吐等。

急性颈脊髓损伤患者早期呈弛缓性瘫痪状态，肢体位置由医务人员根据治疗需要放置，不具特征性。稍晚期，肢体可出现某些姿势，可借以判断脊髓损伤节段。如 C_5 平面脊髓节段损伤，上肢运动功能丧失，但双上肢置于身体两侧，肘关节呈屈曲旋前位，腕关节背伸或呈自然伸展状态；C_6 水平脊髓损伤，双上肢置于头两侧，肩关节外展外旋位，肘关节屈曲及腕部伸展状态；C_7 水平脊髓损伤肩关节轻度屈曲，肘关节完全屈曲位，双腕部下垂，手指呈半握状。

急性颈脊髓损伤早期下肢呈自然伸展位，晚期如出现痉挛性瘫痪则可呈现屈膝、屈髋，严重者四肢均可出现痉挛，表现为痉挛状态。腰椎损伤累及一侧腰骶神经根时，患者常有侧凸，腰椎曲度变平，甚至后凸等。

（二）可能有关的脑神经检查

下颈椎损伤一般不累及脑神经。而上颈椎损伤有时可出现后 4 组脑神经受损表现，因此在上颈椎损伤的诊断中，后 4 组脑神经的检查具有一定的意义。

1. 舌咽神经（Ⅸ）和迷走神经（Ⅹ）

（1）病史：应仔细询问患者有无吞咽困难、喝水有否逆流及呛咳，说话有无声音嘶哑、鼻音及失音等。

（2）运动：令患者张口发“啊”的声音，观察软腭运动是否下沉，双侧是否对称，腭垂是否偏斜。

（3）感觉：用棉签轻触咽部黏膜，检查一般感觉，用酸、甜、咸等试舌后 1/3 味觉，双侧分别进行。

（4）咽反射：用压舌板分别轻触两侧咽后壁黏膜，引起作呕及软腭上抬动作为阳性。其反射弧传入传出为舌咽、迷走神经，中枢为延髓。

2. 副神经（Ⅺ）　观察患者有否斜颈、塌肩及胸锁乳突肌和斜方肌有无萎缩。嘱患者做转头和耸肩动作，检查两侧胸锁乳突肌和斜方肌的肌力，并双侧对比。

3. 舌下神经（Ⅻ）　令患者伸舌，观察有无偏斜，舌肌有无萎缩及肌纤维颤动。嘱患者用舌尖分别顶推两侧颊部，用手指自外向内按压，舌下神经检查法（见图 2-1）。

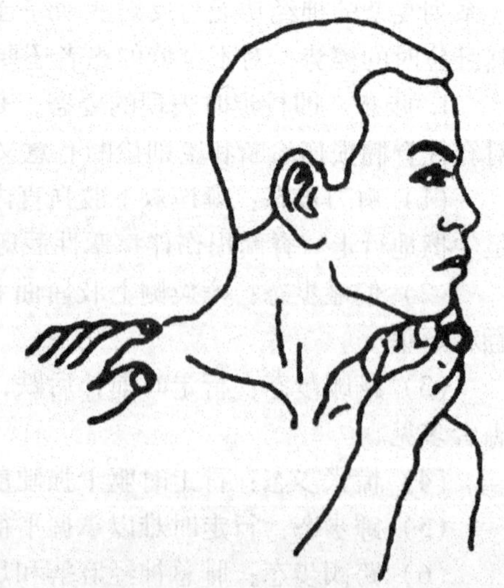

图 2-1　舌下神经检查法

（三）感觉系统检查

检查感觉系统时，应注意两侧对称部位的比较，排除患者的主观臆想，更要防止对患者有任何暗示。检查要从感觉缺失或减退区开始逐渐向过敏区及正常区。为避免错误，应反复检查核实，注意感觉障碍的程度、性质及其范围。

感觉程度分为6级：0级，无知觉；1级，深区感觉存在；2级，触觉及浅区感觉存在；3级，能辨别尖锐及钝性感觉；4级，能分辨触觉部位；5级，两点辨别觉及形体感觉正常。

皮肤感觉区域与脊髓节段有一确定的对应关系（见图2-2）。可以此确定感觉障碍平面。

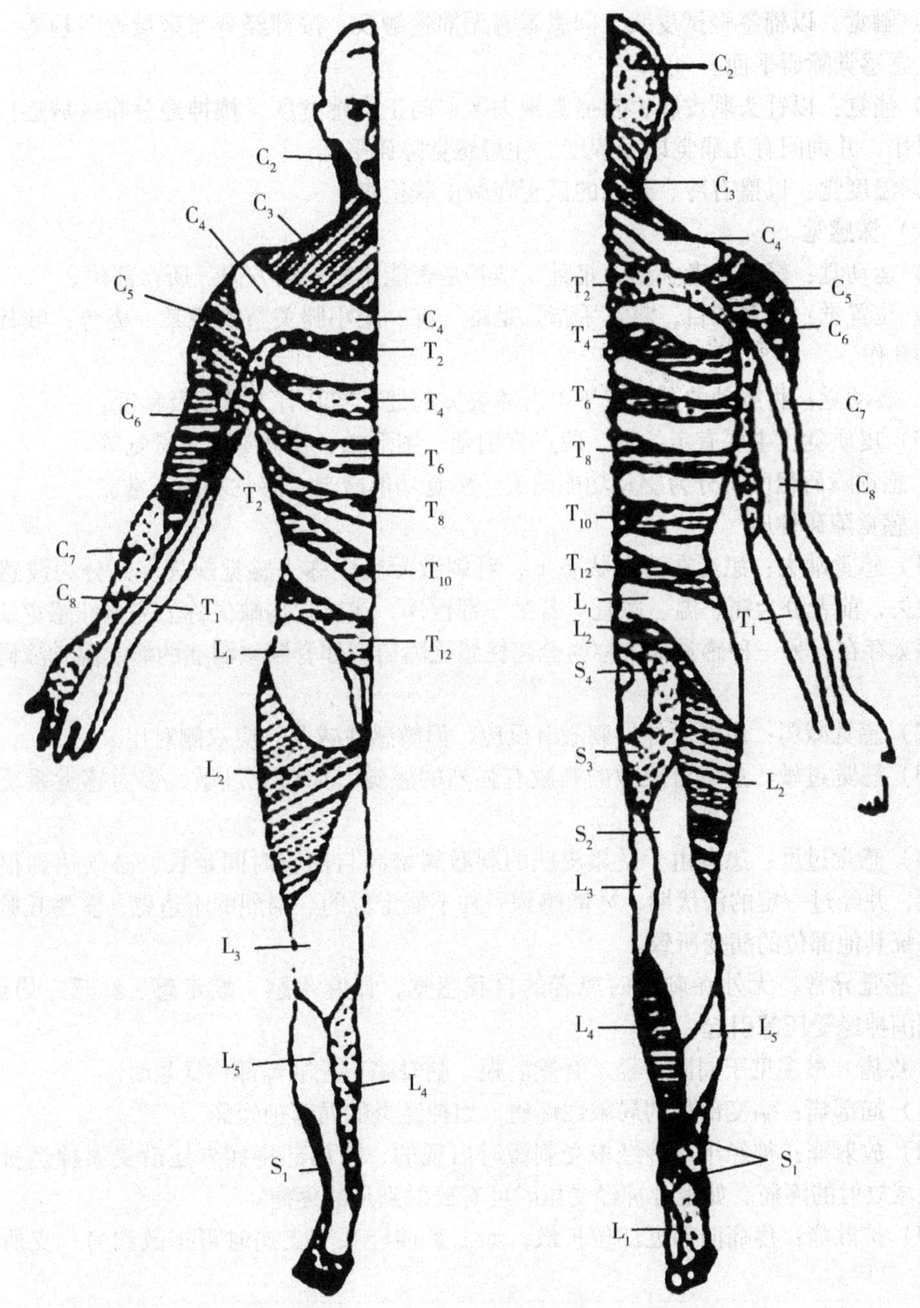

图2-2 躯体皮肤感觉神经节段分布

1. 感觉检查内容

(1) 浅感觉：触觉、痛觉、温度觉。应注意有无分离性感觉障碍。

（2）深感觉：运动觉、位置觉、震动觉。

（3）皮质觉：主要有定位觉、两点辨别觉、图形觉、实体觉、重量觉等。

2. 感觉检查方法

（1）浅感觉

1）触觉：以棉签轻拭皮肤，问患者有无棉签触及。按神经分布区域逐段检查，双侧对比，注意感觉障碍平面。

2）痛觉：以针头刺皮肤，自痛觉缺失区移向正常感觉区。按神经分布区域逐段检查，、双侧对比，并询问有无痛觉以及程度。注意感觉障碍平面。

3）温度觉：以盛有冷、热水的试管轻触皮肤检查。

（2）深感觉

1）运动觉：轻移患者手指、足趾，试其是否能觉察运动方向、所在部位。

2）位置觉：患者闭目，将其手指、足趾、腕、距小腿关节摆成某一姿势，嘱其对侧做同样的动作。

3）震动觉：将震动的音叉置于患者体表突起处，问其有无震动及程度。

（3）皮质觉：主要有定位觉、两点辨别觉、图形觉、实体觉、重量觉等。

3. 感觉障碍程度　分为感觉功能消失、感觉功能减退、感觉功能正常。

4. 感觉障碍性质

（1）感觉缺失：患者在清醒状态下，对刺激无反应称为感觉缺失。又分为浅感觉和深感觉缺失，前者分为痛、温、触觉。若某一部位深、浅感觉均缺失称为完全性感觉缺失；若某种感觉存在，另一种感觉缺失称为分离性感觉障碍，如脊髓空洞症的痛、温觉障碍，触觉保留等。

（2）感觉减弱：患者对外界刺激有反应，但敏感性减弱。应双侧对比。

（3）感觉过敏：患者对轻微的刺激有强烈的感觉。如痛觉过敏，多为感觉系统受刺激引起。

（4）感觉过度：患者由于受累皮肤的刺激阈增高与反应时间延长，必须达到很强的刺激强度，并经过一定的潜伏期，才能感到一种不能定位的、强烈的不适感，多为丘脑及中枢神经系统其他部位的病变所致。

5. 感觉异常　无外在刺激时患者的自我感觉，如麻木感、蚁走感、针感、灼热感等，多为周围神经受压等引起。

6. 疼痛　最多见于周围神经、脊髓后根、脑脊膜、丘脑等部位受累时。

（1）局部痛：病变部位的局限性疼痛，如神经炎的局部神经痛。

（2）放射痛：神经干或神经根受刺激时出现的、除局部疼痛外还沿受累神经所支配的感觉区域放射的疼痛。如坐骨神经受压时可有放射到足的疼痛。

（3）扩散痛：疼痛向邻近部位扩散，如三叉神经某一支痛时可扩散到另一支所支配的区域。

（4）灼性神经痛：多为周围神经的不完全性损伤，表现为烧灼样的强烈疼痛。

（5）幻肢痛：截肢后残端发生的疼痛。

（6）闪电痛：表现为下肢发作性触电样剧痛，多见于脊髓后束或后根损伤。

（7）牵涉痛：又称感应痛。多因受累内脏的疼痛扩散到脊髓后角，引起与支配内脏相同的脊髓节段所支配的体表皮肤也发生疼痛，如心绞痛时的左上肢内侧疼痛，肝脏病时的右肩痛等。

7. 感觉障碍定位

（1）末梢型：为综合性、四肢远端感觉障碍，呈手套、袜筒样分布，伴运动神经及自主神经障碍，以多发性神经炎为代表。

（2）神经干型：受累神经的皮肤分布区域内完全性感觉障碍，如股外侧皮神经损伤。

（3）神经丛型：感觉障碍的性质同神经干型，但比其范围要大。如臂丛损伤时的同侧肩部以下整个上肢感觉、运动障碍。

（4）神经根型：为节段性的各种感觉障碍以及剧烈的神经性疼痛。若神经节受损，可在受累节段对应的皮肤上出现带状疱疹。

（5）脊髓型

1）后角型：为单侧节段性、分离性感觉障碍。受累节段的皮肤痛、温觉障碍，而深感觉及触觉保留。

2）前连合型：双侧节段性、分离性感觉障碍。

8. 脊髓传导束型

（1）后索型：受损平面以下的深感觉障碍及感觉性共济失调。

（2）侧索型：受损平面以下对侧以痛、温觉障碍为主。

（3）半脊髓横断型：又称 Brown－Sequard 综合征。损害平面以下同侧中枢性瘫痪及深感觉障碍，对侧痛、温觉障碍。

（4）全脊髓横断型：受累平面以下所有感觉、运动及自主神经功能障碍。

9. 脑干型

（1）延髓前内侧型：对侧肢体的浅感觉保留、深感觉障碍，为损害内侧丘系所致。

（2）延髓外侧型：为患侧面部、对侧肢体的痛、温觉障碍，即交叉性感觉障碍。也可为双侧面部、对侧肢体的痛、温觉障碍。

（3）脑桥、中脑型：为对侧面部、半侧肢体的深、浅感觉障碍。

10. 丘脑型　为对侧肢体完全性感觉障碍。深感觉障碍重于浅感觉，远端重于近端，上肢重于下肢，常伴自发性疼痛、感觉过度或感觉倒错等。

11. 内囊型　对侧肢体深、浅感觉障碍，并伴偏瘫或偏盲。

12. 皮质型　刺激病灶时出现局限性感觉性癫痫，受累区域出现阵发性的感觉异常；破坏病灶时则以对侧单肢感觉障碍多见，并以精细的复合感觉受损严重，而痛、温觉障碍轻或正常。

（四）反射与病理反射

反射是机体对感受刺激引起的不随意运动性反应，是神经活动的基本形式。完成每个反射必经反射弧，包括感受器、传入神经、反射中枢、传出神经和效应器，反射弧的任何部位中断或抑制均可致反射消失或减弱。

检查反射时应注意：保持患者全身肌肉放松，并分散其注意力；被检查肢体被动放置于适当位置，使肌肉保持适当张力；检查时做到双侧肢体姿势相同，叩击或划擦部位的力量一致，检查结果双侧对比。若腱反射引不出则可用加强法，即让未检查的肌肉同时收缩，例如检查上肢反射可让患者同时咬牙、夹紧双膝或另手握拳，若检查下肢则嘱患者同时用力扣住双手；被检查部位有无影响检查结果的因素，如外伤、瘢痕、炎症、挛缩、畸形等。

1. 浅反射　指刺激体表感受器（如皮肤、黏膜等）引起的反射。

（1）常用浅反射检查法（见表2-1）。

（2）临床意义：①浅反射消失或减弱表示反射弧中断或抑制。②腹壁、提睾、足底反射除有节段性反射弧外还有皮质反射弧，即反射的冲动通过脊髓至大脑皮质后再沿锥体束至脊髓前角细胞，当该反射弧受损时上述反射亦可出现减弱或消失，多见于锥体束病损或周围神经病变。③提睾反射在正常人亦可双侧不对称。④肛门外括约肌受双侧会阴神经支配，故一侧锥体束或马尾神经损害时肛门反射仍存在，而两侧均有损害时反射减弱或消失。

表2-1　常见浅反射检查法

反射	检查法	反射表现	肌肉	神经	节段定位
腹上	锐器从腹外侧沿肋部缘下向上快速划过	上腹壁收缩	腹横肌	肋间神经	T_7，T_8
腹中	自腹中部外侧快速反射向脐孔方向划过	中腹壁收缩	腹斜肌	肋间神经	T_9，T_{10}
腹下	从腹下部向耻骨联合快速划过	下腹壁收缩	腹直肌	肋间神经	T_{11}，T_{12}
提睾反射	轻划股内侧	同侧睾丸上提	提睾肌	生殖股神经	L_1，T_2
肛门反射	轻划或刺激肛门附近	外括约肌收缩	肛门括约肌	肛尾神经	S_4，S_5
跖反射	轻划足底外侧	足趾和足向跖屈曲	屈趾肌	坐骨神经	S_1，S_2

2. 深反射　指刺激肌肉、肌腱、骨膜和关节的本体感受器而引起的反射。

（1）常用深反射检查法（见表2-2）。

（2）临床意义：①深反射减弱或消失表示反射弧抑制或中断。②深反射亢进通常由上运动神经元病损所致，如锥体束病损，导致脊髓反射弧的抑制释放，亦可见于甲状腺功能亢进及神经症。③深反射对称性改变不一定是神经系统病损所致，而不对称改变（如一侧增强、减弱或消失）则是神经系统损害的重要体征。④髌阵挛和踝阵挛是腱反射亢进的表现，在锥体束损害时出现。

表2-2　常用深反射检查法

反射	检查法	反射表现	肌肉	神经	节段定位
肱二头肌反射	屈肘，检查者一手托肘部，拇指按肱二头肌腱部，用槌击拇指	肱二头肌	前臂屈曲	肌皮神经	C_5，C_6
肱三头肌反射	肘略屈，叩击三头肌腱始部	肱三头肌	前臂伸展	桡神经	C_6，C_7
桡骨膜反射	肘微屈，前臂旋后，轻击桡骨外下1/3	腕指背曲	旋前圆肌	肌皮神经	$C_5 \sim C_8$
膝腱反射	膝略屈，叩击膝腱	膝关节伸展	股四头肌	股神经	$L_2 \sim L_4$
跟腱反射	仰卧，髋外展外旋，一手托足跟，叩击跟腱	距小腿关节跖屈	腓肠肌	坐骨神经	S_1，S_2

3. 逆转反射　又称倒错反射，是指某肌腱反射消失而其拮抗肌或邻近肌腱反射出现亢进的特殊现象。逆转反射是因刺激部位的深感觉传导在脊髓前角细胞发生扩散作用引起拮抗肌反射性收缩。引起该反射的脊髓病变部位和正常部位是密切邻近的，特别对颈膨大和腰膨大的病变定位有重要的意义。如合并锥体束损害则该反射更加明显。常用逆转反射检查法（见表2-3）。

表2-3　常用逆转反射检查法

名称	检查法	表现	定位节段
肱二头肌腱逆转反射	同肱二头肌腱反射叩击法	不出现肱二头肌腱反射征象，出现肱三头肌腱反射-伸肘	C_5，C_6
肱三头肌腱逆转反射	同肱三头肌腱反射叩击法	不出现肱三头肌腱反射征象，出现肱二头肌腱反射-屈肘	C_7，C_8
桡骨膜逆转反射	同桡骨膜反射叩击法	不出现桡骨膜反射征象而出现屈腕动作	C_5，C_6
膝腱逆转反射	同膝腱反射叩击法（必须坐位）	不出现膝腱反射征象而出现小腿屈曲	L_2，L_3
跟腱逆转反射	同跟腱反射叩击法（必须跪位）	不出现跟腱反射征象而出现足背屈	S_1，S_2

4. 病理反射　指当中枢神经系统损害，主要是锥体束受损，对脊髓的抑制作用丧失而出现的异常反射。临床意义如下。

（1）病理反射出现表示皮质运动区或锥体束的病损。

（2）Babinski 征可在 1 岁以下的婴儿、深睡状态及昏迷者出现，往往为双侧性，也可在周围神经疾病或肌病足屈肌麻痹、伸肌腱健全时出现。

（3）Hoffmann 征偶见于正常人，无病理意义，仅在反应强烈或双侧明显的不对称时才具有临床意义。

（4）当一侧病理反射阳性，伴有深反射亢进、浅反射减弱或消失时，提示皮质运动区或锥体束受损。

（5）病理反射阴性，而深浅反射均减弱或消失时常提示周围神经病损或肌病。

（6）病理反射阴性，深反射正常，浅反射活跃常提示神经功能性障碍，如癔症等。常用病理检查法（见表2-4）。

表2-4　常用病理反射检查法

名称	检查法	表现
Hoffmann 征	前臂旋前，掌面向下，检查者向掌侧弹拨中指指甲	拇指和其他各指迅速屈曲
Babinski 征	锐器在足底外侧缘，自后向前快速划过	踇趾背伸，外侧余趾呈扇形分开
Chaddock 征	以锐器自外踝处由后向前快速划过	趾背伸
Oppenheim 征	检查者用拇指沿胫骨自上而下擦过	趾背伸
Rossolimo 征	快速叩击足跖的跖面	足趾跖屈
Gordon 征	检查者用手挤压腓肠肌	趾背伸

5. 脊髓自动反射　亦称缩回反射或防御反射，是指脊髓横贯性损害，脊髓与大脑系中断，刺激脊髓损伤平面以下皮肤或剧烈跖屈诸趾，引起髋、膝、距小腿三关节屈曲运动的

现象。

6. 自主神经检查

（1）一般观察

1）皮肤、黏膜：是反映自主神经系统功能的重要部位。观察皮肤黏膜有无苍白、红斑、潮红、发绀等；外表是否光滑、变硬、增厚、脱屑、发油、潮湿、干燥等；有无皮疹、水肿、疱疹、溃疡及压疮等。

2）毛发、指甲：毛发的分布是否异常，有无脱发、多毛、少毛，质地、颜色光泽如何等；指甲是否变脆、起条纹、凹陷、发绀等。

3）唾液、流泪、出汗情况：有无异常。体温、脉搏、呼吸、血压是否正常，有无特殊规律。

（2）括约肌功能

1）排尿障碍：有无尿急、排尿困难、尿潴留及失禁等。一般有：①膀胱传入神经病变表现为尿潴留合并充盈性尿失禁。②骶髓病变为真性尿失禁。③颈、胸、腰段脊髓病变早期出现尿潴留合并充盈性尿失禁，中期为间断性尿失禁，晚期为自动性膀胱。④双侧锥体束及旁中央小叶病变为尿急或间断性尿失禁。

2）排便障碍：便秘及大便失禁是神经系统病变时较常见的功能障碍之一。①圆锥病变可出现大便失禁。②绝大多数神经系统疾病表现为便秘。

3）性功能障碍：当自主神经的低级中枢发生损伤则出现阳痿和月经失调。

（3）自主神经反射

1）眼心反射：患者安静仰卧，压迫单侧眼球，约 20 分钟后脉搏减慢，若减慢超过 15 次/分则为迷走神经兴奋过强；若加快，则为交感神经兴奋过强。注意：在检查时应做好可能发生的心跳骤停的预防和救治准备。

2）皮肤划痕症：以一钝物在皮肤上划一条线，20 秒内出现白色条纹，为交感神经兴奋增加、毛细血管扩张所致。正常为先白后红的条纹。

3）发汗试验：以碘酒涂于患者身体上，喝大量热水或于高温环境，使之出汗。正常出汗，皮肤变蓝；而不变色区为不出汗者，提示交感神经功能障碍，以此判断脊髓神经病变范围和节段。

三、运动系统检查

运动由锥体系和锥体外系及小脑支配完成，其中随意运动由锥体系支配，共济运动由锥体外系、小脑支配，只有三者协调合作才能完成各种运动。对瘫痪患者首先确定运动功能障碍是否确由神经系统损伤引起，或由于骨关节、肌肉、肌腱疾患引起。运动系统的检查，包括肌容积、肌张力、肌肉的不自主运动、共济运动及肌力的检查。

（一）肌容积

1. 检查法　可以软皮尺测量、对比，应选最能反映肌营养状况，有明显生理标志处测量。但要注意，上肢差 1.0cm 以内、下肢差 1.5cm 以内，均不能定为肌萎缩，应该继续观察。

2. 临床意义　一般将有无肌萎缩作为区分上、下运动神经单位损伤的体征之一。马尾神经损伤或神经根损伤多系伴有肌萎缩，但上运动神经单位损伤由于长期缺少肌肉锻炼也可伴有不同程度废用性肌萎缩，肌源性肌萎缩多以肢体近端为主，其进展可急可缓。

（二）肌张力

肌张力是指肌肉安静状态下的肌肉的紧张度。

1. 检查法

（1）一般检查法：先嘱患者放松肢体，触摸肌肉的硬度，或做被动运动测定抵抗力的强弱，并注意有无关节过屈、过伸现象。

（2）肢钟摆试验：患者坐于床边，双下肢放松下垂，检查者将其抬起后迅速放掉，正常者双下肢如钟摆样前后摆动。若肌张力过高，则摆动较慢，且停止较早。

2. 肌张力低下　肌张力明显低下者有关节过伸、过屈现象，多见于小脑疾病、先天性肌病等，也可见于周围神经性病损或脊髓后束病损。

3. 肌肉不自主运动　指患者不自主地发生一些无目的的异常运动，可发生于身体的任何部位，可有多种形式，如震颤、肌纤维与肌束颤动、痉挛、抽搐、舞蹈样运动、手足徐动、肌阵挛、痛性痉挛等。

主要通过观察，应注意其幅度、速度、部位、程度，收缩与放松的时间，有无规律，运动形式，是否均匀一致，并应观察、询问患者在随意运动、休息、睡眠、情绪紧张、某种姿势等情况下，不自主运动是否加重或消失。

4. 肌力　指肌肉自主运动时肌肉收缩的力量。

（1）肌力分级：目前通用的是 Code 六级分法。

0 级：无肌肉收缩。

1 级：有肌肉收缩但无肢体运动。

2 级：肢体能在床上移动，但不能抬离床面。

3 级：肢体能抬离床面。

4 级：能在较轻的阻力下移动。

5 级：正常肌力。

（2）肌力检查法：观察肌肉主动运动是否有力，两侧对比，并给以阻力（于最大杠杆处上施加），测试其肌力。

1）胸锁乳突肌：对应的脊髓节段及神经（C_3，C_4，副神经）。

检查方法：将患者的头向一侧倾斜，脸转向对侧，并给以阻力；或后仰位前伸，并给以阻力，便可分别测试同侧、双侧的胸锁乳突肌肌力。

运动功能：头颅屈曲、旋转。

2）斜方肌：对应的脊髓节段及神经（C_3，C_4，副神经）。

检查方法：检查者面对患者背部，患者抗阻力耸肩，可测试其上部肌肉肌力；患者抗阻力向后并拢双肩、内收肩胛骨，可触摸其下部肌肉的收缩。

运动功能：向上、后、下移动肩胛骨。

3）菱形肌：对应的脊髓节段及神经（C_4，C_5，肩胛背神经）。

检查方法：双手叉腰，肘抗阻力后移。

运动功能：肩胛骨内收和上抬。

4）冈上肌：对应的脊髓节段及神经（C_5，肩胛上神经）。

检查方法：上臂抗阻力外展 15°。

运动功能：上臂外展15°。

5）冈下肌：对应的脊髓节段及神经（C_5，C_6，肩胛上神经）。

检查方法：屈肘90°，上臂外旋，检查者从前臂外侧加以阻力。

运动功能：上臂外旋。

6）前锯肌：对应的脊髓节段及神经（$C_5 \sim C_7$，胸长神经）。

检查方法：双手臂前伸推向墙壁，肩胛离开胸臂，呈翼状肩胛，然手双手下垂时，患侧肩胛向脊柱中线移位。

运动功能：肩胛骨向外、向前。

7）肩胛下肌：对应的脊髓节段及神经（C_5，C_6，肩胛下神经）。

检查方法：屈肘90°后前臂内旋，检查者从前臂内侧加阻力。

运动功能：上臂内旋。

8）胸大肌：对应的脊髓节段及神经（$C_5 \sim T_1$，胸前神经）。

检查方法：患者将上举高于水平面的双上臂下放并抗阻力内收，可测试其锁骨部分（$C_5 \sim C_8$）；将平举的上臂抗阻力内收，可测试其肋骨部分（$C_6 \sim T_1$）。

运动功能：上臂内收、内旋。

9）背阔肌：对应的脊髓节段及神经（$C_6 \sim C_8$，胸背神经）。

检查方法：上臂外展至水平位，抗阻力内收、内旋、后伸。

运动功能：上臂内收内旋后伸。

10）三角肌：对应的脊髓节段及神经（C_5，C_6，腋神经）。

检查方法：上臂抗阻力外展向水平位，上臂与躯干成角：小于90°而大于15°。

运动功能：上臂外展。

11）肱二头肌：对应的脊髓节段及神经（C_5，C_6，肌皮神经）。

检查方法：患者前臂完全旋后，屈肘位，抗阻力屈肘。

运动功能：前臂屈曲外旋。

12）肱三头肌：对应的脊髓节段及神经（C_7，C_8，桡神经）。

检查方法：托住上臂，微屈肘，抗阻力伸直前臂。

运动功能：前臂伸直。

13）肱桡肌：对应的脊髓节段及神经（C_5，C_6，桡神经）。

检查方法：前臂在半旋前旋后的中立位抗阻力屈曲。

运动功能：前臂屈曲、内旋腕。

14）旋后肌：对应的脊髓节段及神经（C_5，C_6，桡神经）。

检查方法：前臂伸展，用力旋后。

运动功能：前臂旋后。

15）旋前圆肌：对应的脊髓节段及神经（C_6，C_7，正中神经）。

检查方法：伸展前臂，用力旋前可触及该肌。

运动功能：前臂旋后。

16）桡侧腕伸肌：对应的脊髓节段及神经（C_5，C_6，桡神经）。

检查方法：伸直五指，抗阻力伸腕并外展（桡偏）。

运动功能：腕背屈、向桡侧外展。

17）尺侧腕伸肌：对应的脊髓节段及神经（C_7，C_8，桡神经）。

检查方法：抗阻力向尺侧伸腕。

运动功能：腕背屈、向尺侧内收。

18）指总伸肌：对应的脊髓节段及神经（C_7，C_8，桡神经）。

检查方法：屈指骨间关节、伸掌指关节，抗阻力伸示指至小指掌指关节；或抵抗使掌指关节屈曲的阻力。

运动功能：示指至小指掌指关节伸直。

19）拇长展肌：对应的脊髓节段及神经（C_7，C_8，桡神经）。

检查方法：拇指抗阻力向垂直于手掌面方向外展，或每一掌骨向桡侧外展。

运动功能：拇指外展。

20）拇长伸肌：对应的脊髓节段及神经（C_7，C_8，桡神经）。

检查方法：患者用力抵抗屈曲拇指指骨间关节的阻力。

运动功能：拇指指骨间关节伸直。

21）拇短伸肌：对应的脊髓节段及神经（C_6，C_7，桡神经）。

检查方法：患者用力抵抗屈曲拇指掌指关节的阻力。

运动功能：伸直拇指的掌指关节。

22）桡侧腕屈肌：对应的脊髓节段及神经（C_6，C_7，桡神经）。

检查方法：抗阻力向桡侧屈腕。

运动功能：腕屈曲、外展。

23）尺侧腕屈肌：对应的脊髓节段及神经（C_7~T_1，尺神经）。

检查方法：抗阻力向尺侧屈腕。

运动功能：腕屈曲、内收。

24）指浅屈肌：对应的脊髓节段及神经（C_7~T_1，正中神经）。

检查方法：固定患者示指至小指的任一近节指骨，使患者在远端指骨间关节伸直的同时，抗阻力屈曲近端指骨间关节。

运动功能：屈曲示指至小指的中节指骨。

25）指深屈肌：对应的脊髓节段及神经（C_7~T_1，正中神经、尺神经）。

检查方法：固定示指至小指的中节指骨于伸直位，患者抗阻力屈曲远端指骨间关节。

运动功能：屈曲示指至小指的末节指骨。

26）拇长屈肌：对应的脊髓节段及神经（C_6，C_7，正中神经）。

检查方法：固定患者腕部于中立位，固定拇指近节指骨，使患者抗阻力屈曲末节指骨。

运动功能：屈曲拇指末节指骨。

27）拇短展肌：对应的脊髓节段及神经（C_8，T_1，正中神经）。

检查方法：患者拇指置位于甲面垂直手掌面，伸直，抗阻力外展拇指，同时保持甲面垂直于手掌面。

运动功能：拇指外展。

28）拇对掌肌：对应的脊髓节段及神经（C_6，C_7，正中神经）。

检查方法：抗阻力使拇指轻触小指，同时保持拇指甲面与手掌面平行。

运动功能：拇指对掌运动。

29）拇收肌：对应的脊髓节段及神经（C_8，T_1，尺神经）。

检查方法：拇指内收，夹持一纸片或手指于其和第二掌骨之间，同时保持拇指甲面与手掌面垂直。

30）蚓状肌：对应的脊髓节段及神经（第一、第二：C_6，C_7，正中神经；第三、第四：C_8，T_1，尺神经）。

检查方法：患者伸直手指指间关节，抗阻力屈曲掌指关节；或固定腕部于稍伸直位、掌指关节于过伸位，抗阻力伸直近侧指骨间关节（此法包括骨间肌的作用）。

运动功能：屈曲近节指骨、伸直中节指骨。

31）背侧骨间肌：对应的脊髓节段及神经（C_8，T_1，尺神经）。

检查方法：手平放于桌面上，抗阻力外展示指、中指、环指。

运动功能：除拇指外，使手指分开。

32）掌侧骨间肌：对应的脊髓节段及神经（C_8，T_1，尺神经）。

检查方法：手平放于桌面上，抗阻力内收小指、中指、环指。

运动功能：除拇指外，使手指并拢。

33）闭孔外肌：神经根来源及神经（L_3，L_4，闭孔神经）。

运动功能：股外旋运动。

34）内收短肌和股内收长肌：神经根来源及神经［$L_2 \sim L_4$，闭孔神经（前支）］。

检查方法：患者两大腿内收夹紧，检查者将其并拢大腿分开；或患者侧卧位，嘱患者上侧大腿上抬（外展），使下方大腿内收并靠近大腿，检查者用手予以抵抗。

运动功能：股内收、屈曲和股外旋运动。

35）股薄肌：对应的神经根来源及神经［$L_2 \sim L_4$，闭孔神经（前支）］。

检查方法：患侧大腿内收，小腿屈曲，检查者用手抵抗。

运动功能：股部内收和小腿屈曲及内旋。

36）内收大肌：对应的神经根来源及神经（$L_2 \sim L_5$，闭孔神经后支和坐骨神经）。

检查方法：患者取仰卧位，大腿自外展位内收，检查者予以抵抗。

运动功能：股内收。

37）髂腰肌：对应的神经根来源及神经（$L_1 \sim L_4$，股神经）

检查方法：患者取仰卧位或坐位，髋关节屈曲，检查者予以抵抗或嘱患者做仰卧起坐运动。

运动功能：使大腿屈曲并外旋，在固定的情况下使腰弯曲。

38）缝匠肌：对应的神经根来源及神经（L_2，L_3，股神经）。

检查方法：取仰卧位，使髋关节或膝关节轻度屈曲并使大腿内旋，检查者予以抵抗。

运动功能：屈髋、膝，并使大腿外旋。

39）股四头肌：对应的神经根来源及神经（$L_2 \sim L_4$，股神经）。

检查方法：取仰卧位或坐位，屈曲髋关节和膝关节，伸展小腿并用力予以抵抗。

运动功能：大腿屈曲，膝关节伸直。

40）梨状肌：对应的神经根来源及神经（S_1，S_2，骶丛肌支）。

41）股方肌：对应的神经根来源及神经（$L_4 \sim S_1$，骶丛肌支）。

梨状肌、闭孔内肌、孖肌、股方肌的检查方法：取俯卧位，小腿屈曲 90°，小腿内收，检查者予以抵抗或嘱患者仰卧位使两足外旋。

梨状肌、闭孔内肌、孖肌、股方肌的运动功能：大腿外旋。

42）臀中肌、臀小肌：对应的神经根来源及神经（L_4 ~ S_1，臀上神经）。

检查方法：取仰卧或侧卧位，使大腿在同一平面外展，检查者予以抵抗。

运动功能：大腿外展。

43）臀大肌：对应的神经根来源及神经（L_5 ~ S_2，臀下神经）。

检查方法：患者取俯卧位，使小腿屈曲，检查者提起大腿，予以抵抗。

运动功能：大腿伸直及稍外展，大腿固定时使骨盆后倾。

44）半腱肌、半膜肌：对应的神经根来源及神经（L_4 ~ S_2，坐骨神经）。

检查方法：取俯卧位，小腿自15°~160°并使小腿内旋，检查者予以抵抗。

运动功能：小腿屈曲及内旋。

45）股二头肌：对应的神经根来源及神经（长头，S_1，S_2，短头 L_4 ~ S_1，坐骨神经）。

检查方法：患者取仰卧位，膝关节与髋关节屈曲抬起，然后再用力屈膝，检查者予以抵抗；或取俯卧位，小腿屈曲稍外旋，检查者予以抵抗。

运动功能：小腿屈曲及外旋。

46）腓肠肌：对应的神经根来源及神经（L_4 ~ S_2，胫神经）。

检查方法：取俯卧位，膝关节屈曲至15°，检查者予以抵抗；或仰卧位，足用力跖屈，检查者予以抵抗。

运动功能：膝、距小腿关节屈曲。

47）比目鱼肌：对应的神经根来源及神经（L_4 ~ S_2，胫神经）。

检查方法：患者取俯卧位，膝关节屈曲至90°，使足跖屈，检查者予以抵抗。

运动功能：足跖屈。

48）胫后肌：对应的神经根来源及神经（L_5，S_1，胫神经）。

检查方法：患者足跖屈同时内收及提足内缘，检查者予以抵抗。

运动功能：足内收、跖屈并提举足内缘。

49）趾长屈肌：对应的神经根来源及神经（L_5、S_1，胫神经）。

检查方法：患者第2~5趾末节屈曲，检查者予以抵抗。

运动功能：第2~5趾末节屈曲。

50）踇长屈肌：对应的神经根来源及神经（L_5、S_2，胫神经）。

检查方法：患者踇趾末节屈曲，检查者予以抵抗。

运动功能：踇趾屈曲。

51）腓骨长肌：对应的神经根来源及神经（L_1 ~ S_1，腓总神经）。

检查方法：患者外展和提举足外缘，同时使足跖屈，检查者予以抵抗。

运动功能：足外展与提举足外缘并跖屈。

52）腓骨短肌：对应的神经根来源及神经（L_4 ~ S_1，腓总神经）。

检查方法：同腓骨长肌。

运动功能：同腓骨长肌。

53）胫前肌：对应的神经根来源及神经（L_4 ~ S_1，腓深神经）。

检查方法：患者足伸直，内收并提举足内缘，检查者予以抵抗并触摸收缩的肌肉。

运动功能：伸足，足内收及提举足内缘。

54）趾伸长肌：对应的神经根来源及神经（$L_4 \sim S_1$，腓深神经）。

检查方法：患者伸直第 2 ~5 趾的近端趾节，检查者予以抵抗并触摸紧张的肌腱。

运动功能：伸第 2 ~5 趾，伸足并使足外展及旋前。

（3）轻瘫试验（Barres 试验）：嘱患者平举双上肢，掌心向下，瘫痪侧上肢表现为旋前、掌心向外并下垂，即上肢 Barres 试验；嘱患者俯卧，两小腿抬高约 45°并保持此姿势，瘫痪侧肢体自然缓缓下落，即下肢 Barres 试验。

（4）临床意义

1）单瘫：指仅出现一个肢体瘫痪者。如周围神经丛或神经根受损则可导致单瘫伴肌肉萎缩，腱反射减低或消失，肌张力低下，符合神经支配区的感觉障碍；脊髓前角病损可有肌萎缩，肌张力低下，但无感觉障碍；若伴分离性节段性感觉障碍则考虑为脊髓空洞症；大脑中央前回的某一局部病变则表现为上运动神经元性的单瘫；瘫痪肢体不恒定，与情绪波动有关，伴有不符合神经支配区域的感觉障碍及不符合神经解剖的体征，则多为癔症性单瘫。

2）偏瘫：指一侧上、下肢及面、舌瘫，为皮质运动区、内囊、脑干及脊髓的病损所致。其鉴别点：一般皮质及皮质下偏瘫多不完全，或上肢重、或下肢重，可伴有癫痫发作，及失用、失语、失认等症状；内囊性偏瘫者多为三偏征，即偏瘫、偏侧感觉障碍、偏盲；脑干性偏瘫者为交叉性偏瘫，即患侧病变平面脑神经周围性瘫，对侧平面下中枢性脑神经瘫及上、下肢瘫；脊髓性偏瘫者为不伴面、舌瘫的上、下肢瘫。

3）截瘫：指双下肢瘫痪；也有将双上肢瘫者称为颈性截瘫。绝大多数为脊髓胸段的病变所致。有外伤、感染、血管病、中毒、遗传变性病、脱髓鞘病、肿瘤等。还有脑性、癔症性截瘫。

4）四肢瘫：指四肢均出现瘫痪。可为神经性或肌源性。双侧大脑及脑干病变者可有真、假延髓性麻痹、精神症状、意识障碍、痴呆等；高位颈髓病变者可伴有延髓性麻痹，但无痴呆、面瘫等；颈膨大病变者为双上肢弛缓性、双下肢中枢性瘫痪；周围神经病变中可表现为四肢弛缓性瘫。常伴有主观感觉障碍，如疼痛、麻木等，以及客观感觉障碍，如手套、袜筒样痛、温觉减退等。

四、脊柱的局部检查

对脊柱的物理检查应当在光线充足、温度适宜的条件下进行。检查时根据情况解去衣裤，充分显露病变部位和可能的相关部位．急性损伤应采取卧位，需要翻身转体时，一定要轴向翻身。陈旧性损伤时可采取坐位或立位。特殊检查时可采取相应的体位。检查动作要规范，对急性损伤检查手法要轻柔，以免加重损伤，局部检查应与全身检查相辅而行。

（一）颈椎的局部检查

（1）视诊：颈部外形长短、粗细及有无肿胀。颈短而粗，呈翼状颈，颈部皮肤宽阔，发际低平常提示短颈畸形（Klippel - Feil 综合征）。对颈部肿胀应考虑损伤，颈后部肿胀提示颈椎后结构广泛破坏。胸部损伤伴皮下气肿可致颈前及上胸部弥漫性肿胀。

1）头颈部姿势：头颈有否偏斜，颈椎是否僵直，有否后凸畸形。头颈旋转或斜颈畸形多见于上颈椎损伤，如寰椎骨折或齿状突骨折，齿状突发育不良伴寰枢椎不稳等，小儿寰枢椎半脱位常以头颈旋转畸形为首发症状。颈部肌肉扭伤、颈椎间盘损伤、小关节损伤表现为颈部僵直。明显的畸形常提示严重的骨折脱位、椎骨破坏。

2）颈部伤口和瘢痕：常由锐器或火器等直接暴力创伤在颈部留下创口，由于创口外径通常较小，易被疏忽。气管切开口瘢痕多为颈椎骨折脱位早期抢救的标记。

（2）触诊：棘突、棘间隙和椎旁肌触诊：自颈棘突依次向上用拇指按压。在下颈椎以 C_7 棘突最为突出，上颈椎以 C_2 棘突最为明显，在乳突和下颌骨间可能触及部分寰椎侧块。颈椎项韧带骨化或钙化常可在棘突表面触及硬性条状物，可推动。两个棘突之间凹凸不平或凹陷表示该节段棘间韧带损伤或骨折脱位。在棘突骨折或椎板骨折患者可触及浮动棘突，对此类患者切不可用力按压，以免加重脊髓损伤。颈项部常见的压痛点（见图 2－3）。

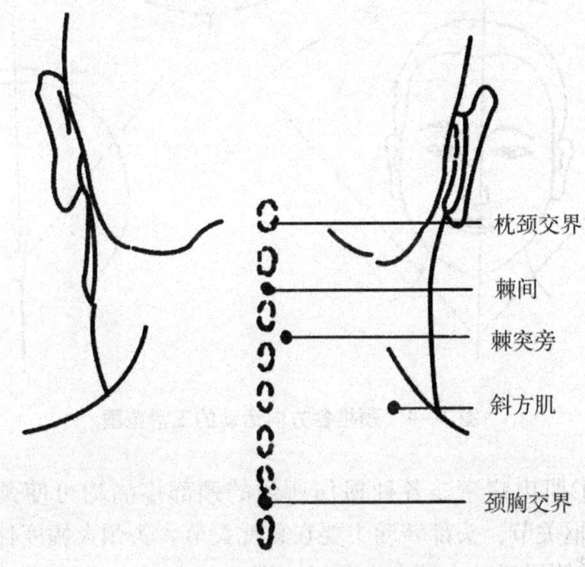

图 2－3　颈项部常见压痛点

1）颈椎椎体前方触诊：用示指和中指在胸锁乳突肌和颈动脉鞘内侧将甲状腺、气管及食管推过中线，即可触及颈椎椎体和椎间盘前部，如有明显压痛可能提示该部损伤。

2）颈部肌肉状态：颈阔肌及颈后部肌群紧张常表现于急性扭伤，颈后部肌群痉挛往往是继发于损伤的一种保护性反应。

（3）运动检查：颈椎运动并非单一方向的简单运动，而是各个方向综合复杂的运动过程。伸展、屈曲、侧曲和旋转是颈椎的主要活动方式，亦是运动检查的主要内容。

1）检查法：嘱患者脱去上衣，躯干固定，两肩不能摆动，做主动运动和被动运动检查。测量时，取中立位为零度，用量角器测量各方向的运动范围并作记录。颈椎各方向运动的正常范围（见图 2－4）。

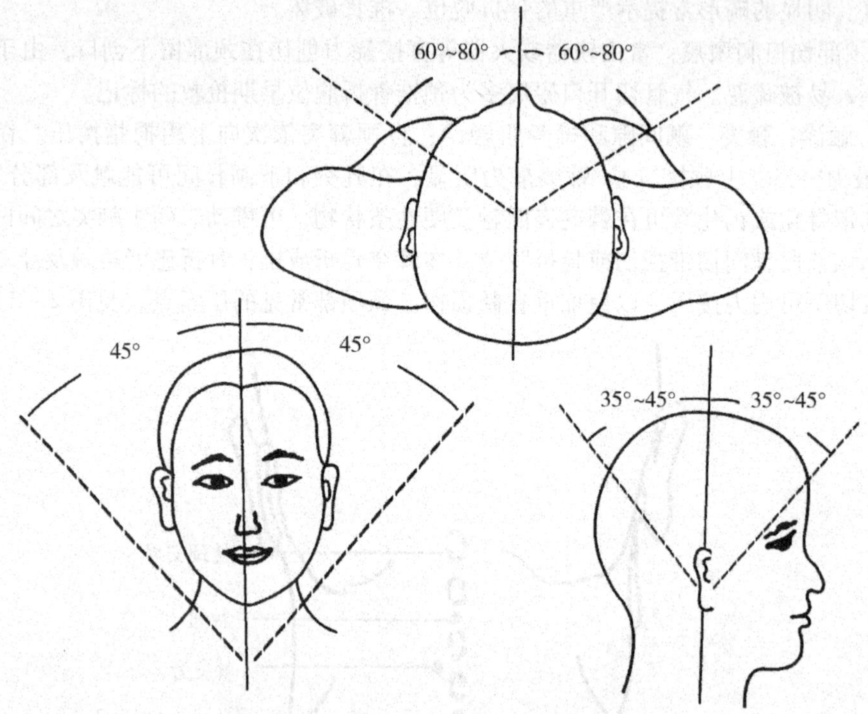

图 2－4　颈椎各方向运动的正常范围

2）临床意义：①肌肉痉挛、各种损伤所致的颈部疼痛均可使颈椎的活动范围受限。②头部点头发生于寰枢关节，头部转动主要在寰枕关节，头颈大幅度伸屈主要在下颈椎，尤为 $C_5\sim C_7$ 节段；颈椎侧屈运动主要在中颈段，即 $C_3\sim C_5$ 各方向运动范围受限均提示相应节段颈椎损伤。③颈椎运动时出现颈脊神经根、椎动脉等受压症状者有其临床意义。

3）注意事项：①急性颈椎损伤时，严禁做颈椎被动运动检查，必要时仅可令患者做有限的动作。在颈椎颈脊髓损伤状况不明确的情况下，任何多余的颈椎动作都是危险的。②对陈旧性颈椎骨折，只要软组织已愈合便可进行运动检查。③对于急性损伤者，必要的运动检查必须由有经验的医师进行。

（二）胸腰椎的局部检查

胸腰椎的局部检查包括视诊、触诊、叩诊及运动的检查。检查时，可采取立位、坐位、仰卧位、俯卧位，但在急性损伤时应避免立位及坐位检查。

（1）立位检查：立位检查主要进行胸腰背部视诊及活动范围的测量。

1）视诊

脊柱有无侧弯：从臀裂向上延伸做一条想象的中线，作为比较标准，这样易于发现脊柱侧弯。检查时应注意原发曲度是发生在胸部还是腰部，凸向何侧。如不易看出，可嘱患者向前弯腰，上肢在胸前交叉，双手置于双侧肩上，在这种姿势下，任何畸形必然更加明显。亦可用有色笔依次在各棘突上做一标记，有无侧弯可一目了然。

有无驼背畸形及其程度：从侧面观察有无驼背畸形，是圆形驼背还是角状驼背，同时患者头部是否歪倾，患畸形性骨炎为圆形驼背，骨折脱位为成角畸形。

生理曲线有无改变：肥胖者伴腹部膨隆及脊柱滑脱者腰前凸增加。胸部驼背、髋关节屈曲畸形、先天性髋关节脱位、扁平髋及双侧跟腱短缩等亦可继发腰前凸增加。

两下肢有无异常：两下肢长短不等时，两侧髂后上嵴及髂嵴不在同一水平线上。膝内、外翻畸形及足部各种畸形如扁平足等，均可造成腰背形态异常。

行走姿态有无变化：一侧或两侧髋关节、膝关节强直于不同位置，行走时可出现不同程度的跛行，脊柱向患侧倾斜，当腰部运动受限时，两上肢的前后摆动在行走时也不自如。

2）腰部运动检查

前屈：患者取直立位，全身肌肉放松，向前做弯腰动作，正常时中指尖可达足面，腰椎呈弧形，一般可达90°。检查时应注意前屈有无疼痛，屈曲至何种程度时出现疼痛。当腰椎或腰骶关节损伤时，腰椎前屈运动即受限制，出现腰部僵直。屈曲主要靠髋关节活动完成，骨盆与腰椎同时前倾。骶髂关节损伤时，腰椎及腰骶关节仍可屈曲，但范围明显减小。这是由于脊柱、骨盆前屈时，股后肌群牵拉坐骨结节，使髂骨后倾，导致骶髂关节因摩擦产生剧痛，屈曲即行停止。故腰椎间关节、腰骶关节及骶髂关节有损伤时，脊柱屈曲运动均受限并产生疼痛。

后伸：患者直立位，两膝伸直固定，逐渐后伸脊柱，正常可达30°。当腰椎间关节及腰骶关节有损伤时，脊柱后伸时可出现疼痛，此时应注意疼痛时脊柱伸展的度数。

侧屈：患者直立位，足部靠拢，足跟不能抬起，两手在股部外侧上下滑动，正常左右各为30°，检查时同样要注意有无疼痛及疼痛出现时侧屈的角度。腰椎间关节及腰骶关节损伤时可出现侧屈活动受限及疼痛。

旋转：患者直立位，固定骨盆，使患者躯干做左右旋转运动，测量两肩连线与骨盆横径所成的角度即为脊柱旋转的程度，正常左右各为30°。

（2）坐位检查：坐位检查与立位检查有所区别，因为坐位时脊柱不受骨盆和下肢因素的影响，对鉴别某些部位的损伤更有意义。检查时患者端坐于无靠背的方凳上，双足平放于地面，检查者从患者背后进行，注意检查以下内容。

坐的姿势：腰痛患者多喜偏坐，或一手扶凳而坐，如患者只能用一侧坐骨结节坐凳，大多为骶髂关节或尾骨损伤。

坐位时脊柱畸形有无变化：下肢不等长在立位时引起脊柱侧凸；髋关节屈曲畸形在立位时导致腰椎前凸，这些畸形在坐位时则完全消失。如畸形在坐位时仍存在或只有部分消失，说明脊柱已有器质性病变。

脊柱运动有无变化：坐位检查时可进行脊柱的屈、伸、侧弯及旋转活动。如疼痛表现与立位检查相同，说明病变在腰椎。如阳性体征减轻或消失，则病变可能在骶髂关节。如立位时脊柱前屈受限而坐位前屈正常，则提示为下肢后方肌肉短缩。此时可做如下试验证明：患者坐于检查床边，两腿自然下垂，腰部尽可能屈曲，检查者用一手压住其膝部，另一手握住距小腿关节做伸膝动作，如患者系下肢后方肌肉短缩，由于骨盆受牵制而向后倾斜，腰部就被迫挺直。

（3）仰卧位检查：此体位为一般体格检查及胸腹外科损伤检查以及神经系统检查的体位。腹肌痉挛或假性急腹症常见于胸腰段骨折。主要原因是由于椎体骨折所致腹膜后血肿刺激局部神经丛造成。反射引起腹肌紧张或痉挛，个别病例甚至可出现酷似急腹症患者的症状与体征。仰卧位检查时，还应进行一些与腰骶部损伤相关的特殊检查。

(4) 俯卧位检查：在进行俯卧位检查时，应仔细观察患者上床及卧倒的姿势。有骶髂关节损伤者常用健肢踩小凳上床。有腰椎间盘损伤，椎间关节损伤者，则动作小心、缓慢，俯卧姿势不自然。检查时为使全身肌肉放松，宜除去枕头，两上肢下垂置于身旁，头偏向一侧或下颌置于床上，做俯卧位检查。

压痛：先让患者指出疼痛部位，然后判断疼痛所在部位的深浅及与脊柱的关系以及有无放射痛。检查者拇指指腹自上而下地按压棘突、棘间、脊肋角、横突、骶棘肌、腰骶三角、髂嵴及臀大肌起点等处，记录压痛部位系表浅压痛或深在压痛。一般情况下，压痛部位即说明该处组织有损伤。疼痛表浅者为棘上、棘间韧带或肌肉附着点撕裂伤。深在压痛则表示椎体损伤等。压痛并伴下肢放射痛者说明病损深及坐骨神经。腰骶椎压痛点（见图 2－5）。

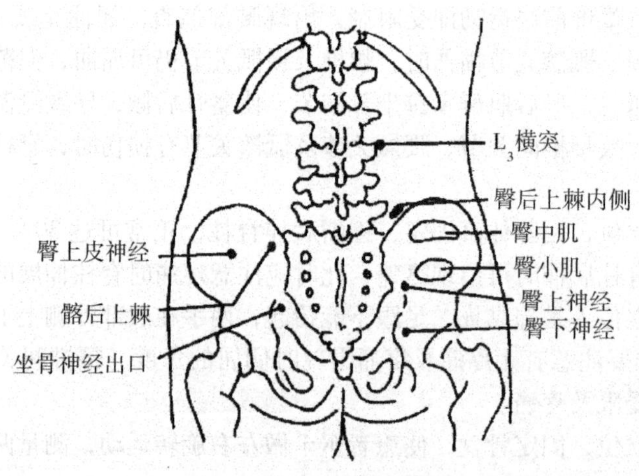

图 2－5　腰骶椎压痛点

棘突上压痛：见于棘上韧带损伤、棘突骨折。

棘间韧带压痛：见于棘间韧带损伤。

脊肋角压痛：即在第十二肋与骶棘肌外缘相交处压痛，见于 L_1 横突骨折等。

腰背肌压痛：骶棘肌两侧局限性或为散在性压痛，见于腰肌损伤。

棘突旁压痛：即腰椎棘突旁开 1.0～1.5cm 处压痛，重压时并可出现下肢放射痛，见于腰椎间盘及小关节损伤。

腰骶、棘间压痛：见于腰骶关节损伤、游离棘突、钩状棘突、杵臼棘突等。

叩痛：用叩诊槌顺序叩击脊柱的棘突，有助于诊断触诊所不及的深在疼痛，如小关节、椎体等处的损伤，对椎体压缩性骨折，叩痛有重要的诊断意义。

肌肉紧张：肌肉紧张可由外伤所致。检查时，除用手可以触到肌肉紧张外，与健侧比较时还可看到局部肌肉隆起。俯卧位时如骶棘肌仍处于持续痉挛状态，可以肯定脊柱有疼痛性损伤。常见的原因有脊柱韧带损伤、脊柱骨关节严重的损害。

（三）骶尾椎的局部检查

(1) 视诊：局部不同程度的肿胀，皮下瘀血及皮肤擦划痕迹；不敢取坐位。

(2) 触诊：①骶骨后压痛：继发于急性劳损或挫伤的肌肉痉挛。②髂嵴压痛：见于肌肉损伤。③骶髂关节压痛：见于骶髂后韧带损伤。④骶尾骨交界处压痛：见于骶尾部韧带损伤。⑤肛门指诊：示指伸入肛门，拇指按住骶骨部向背侧轻轻摆动，可引起骨折部位疼痛。

五、实验室检查

（一）常规实验室检查

包括血液检测（血常规检查、血液流变学、血生化及血清酶学等）、骨髓检查、内分泌功能检查、肝肾功能检查及尿常规检查等。由于脊柱是恶性肿瘤骨转移、骨髓瘤等恶性肿瘤及自身免疫性疾病、代谢性骨病的好发部位，因此还应根据需要进行以下项目的检查。

1. 红细胞沉降率（ESR） 创伤、感染以及自身免疫性疾病等均可使 ESR 增快。ESR 增快经常是脊柱非特异性感染（如椎间隙感染）的敏感指标。动态连续观察 ESR 的变化对脊柱结核、脊柱非特异性感染、强直性脊柱炎等的严重程度、预后判断以及治疗效果评价等有重要价值。

2. 血清无机磷 恶性肿瘤骨转移、多发性骨髓瘤、甲状旁腺功能减退、维生素 D 使用过多、慢性肾炎晚期、肾功能不全或衰竭及尿毒症等可引起血清无机磷增高。甲状旁腺功能亢进、佝偻病及软骨病、肾小管疾病、乳糜泻以及胰岛素过多使糖的利用增加等均可引起血清无机磷降低。

3. 血清钙 血液中的钙与骨骼中的钙保持着动态平衡，其含量变化反映骨组织的代谢状况。恶性肿瘤骨转移、甲状旁腺功能亢进、多发性骨髓瘤、维生素 D 使用过多、急性骨萎缩及艾迪生病等可引起高钙血症，而甲状旁腺功能减退、佝偻病、骨软化症、慢性肾炎、尿毒症、严重乳糜泻等可使血钙降低。

4. 血清碱性磷酸酶 原发于脊柱的成骨肉瘤使血清碱性磷酸酶活性增高，当肿瘤被切除或经治疗临床症状得以改善时，酶的活性降低。如果肿瘤复发或转移时酶活性也随之升高。多发性骨髓瘤血清碱性磷酸酶正常或轻度升高。

5. 血清酸性磷酸酶 酸性磷酸酶主要用于诊断前列腺癌，无骨转移的前列腺癌患者有 10% ~20% 血清酸性磷酸酶活性升高，有骨转移者则有 80% 血清酸性磷酸酶活性升高。此外，乳腺癌、胃癌和结肠癌、甲状腺癌、肾癌和卵巢癌、霍奇金病、多发性骨髓瘤、Paget 病、甲状旁腺功能亢进和成骨不全症患者血清酸性磷酸酶活性均有增高。

6. 尿液本 - 周蛋白 本 - 周蛋白（Bence - Jone's protein）是一种单克隆（单细胞株）游离免疫球蛋白的氢链及其二聚体或四聚体，通常是由恶性浆细胞合成。由于多发性骨髓瘤是一种浆细胞恶性肿瘤，因此多发性骨髓瘤患者尿本 - 周蛋白多为阳性。

7. 尿液羟脯氨酸 羟脯氨酸（Hydro - xylproline，Hyp）是胶原纤维的代谢产物，骨基质中的胶原纤维分解释放出羟脯氨酸并经尿液排出。骨肉瘤及恶性肿瘤骨转移患者尿中羟脯氨酸排出量增多，Hyp/肌酐比值上升，治疗有效时比值下降。严重骨折、灼伤或其他软组织损伤时，尿中羟脯氨酸排出量也可增加。

（二）免疫病理学检查

1. 类风湿因子（RF） RF 是针对人类 IgG Fc 段抗原决定簇产生的特异性自身抗体，见于多种自身免疫性疾病及与免疫有关的慢性感染，如类风湿性关节炎、系统性红斑狼疮、慢性肝炎等。RF 包括 IgG、IgA、IgM、IgD 和 IgE 5 种类型，血清中主要是 IgM 型 RF，关节液中以 IgG 型为主。正常人群中 RF 阳性率占 2% ~5%，而且随着年龄增长有增高的倾向，因此 RF 阳性不一定就是类风湿性关节炎，但类风湿性关节炎患者血清中 IgM - RF 的滴度往往高于正常人和其他风湿性患者。成年类风湿性关节炎患者3/4 RF阳性，高滴度的RF常与关节受累和全身并发症的严重程度大致相平行，并提示预后较差。而在病情好转时RF滴度可下降消失。

此外，类风湿性关节炎患者血清中抗类风湿性关节炎协同核抗原抗体（抗RANA抗体）的阳性率为93%～95%，而正常人或其他关节炎患者的阳性率低于20%，可协助诊断类风湿性关节炎。

2. HLA－B_{27}　HLA（Human Leukocyte Antigen，人白细胞抗原）是人的主要组织相容性系统（Major Histocompatibility System，MHS），有Ⅲ类基因，分别编码Ⅰ、Ⅱ和Ⅲ类抗原。其中Ⅰ、Ⅱ类抗原与移植免疫有关，Ⅲ类抗原中的C2、C4和B因子在补体激活早期阶段起着重要的作用，在自身免疫性疾病的发生和炎症发生发展中有重要意义。HLA－B_{27}，与强直性脊柱炎及Reiter综合征密切相关，强直性脊柱炎患者中约有95%以上的个体呈B_{27}阳性。临床中HLA－B_{27}是诊断强直性脊柱炎的重要指标。

3. C反应蛋白　C反应蛋白（C－Reactive Protein，CRP）是组织损伤和炎症的非特异性标志物，广泛分布在人的体液中。CRP能激活补体，促进粒细胞和吞噬细胞的吞噬和运动，随手术、损伤或急性感染诱发，在肝脏内合成并迅速在血清中升高，并随损伤或炎症的治愈而下降，因此CRP可作为术后感染一项指标，动态连续观察更有价值。一般术后3～4天CRP开始恢复正常，如术后4～6天CRP含量升高，应考虑有感染存在。一般细菌性感染，CRP升高最为显著，病毒感染呈中度上升。因血沉易受多种因素的影响，CRP作为活动性风湿性疾病观察指标较血沉更为可靠。

（唐华羽）

第二节　脊柱外科影像诊断学

影像学检查（Imaging Examination）在脊柱外科的诊断学中占有重要的地位，无论是对脊柱脊髓伤病的诊断、治疗方案的制定，还是对外科治疗后情况的判断都具有极其重要的价值。科学技术的发展，电子计算机的运用，使得影像学检查技术和手段日新月异。脊柱影像学检查包括普通X线、各种造影、电子计算机断层扫描（CT）、磁共振成像（MRI）等。

一、普通X线检查

（一）平片检查技术

脊柱摄片检查主要有下列选择：

（1）正、侧位片：按常规摄片，正位和侧位两个相互垂直的位置，基本上能显示整个脊柱的形态。

（2）伸屈动态侧位片：摄片时令患者作最大限度过度伸展和屈曲，屈曲时不可加压，伸展时也不可加外力，然后再摄X线侧位片（见图2－6）。通过观察脊柱的运动幅度、椎间盘及脊柱生理弧度的改变情况，了解脊柱稳定的功能状况及脊柱损伤或退行性变的状况。

（3）斜位摄片：通常左右两侧斜45°拍摄为宜。以显示椎间孔、关节突关节的形态和位置变化。腰椎最常用，也适宜对寰椎后弓的显示。

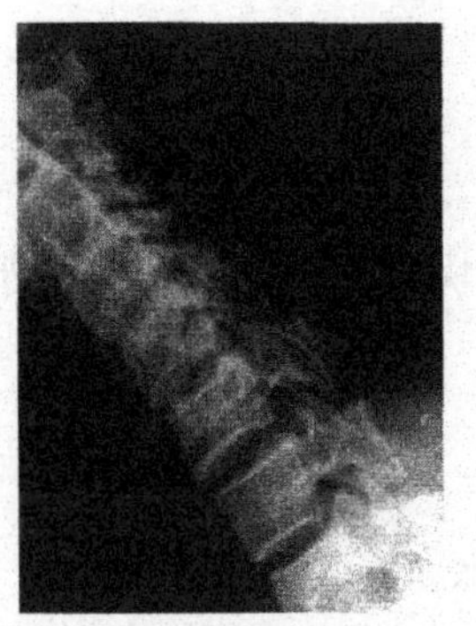
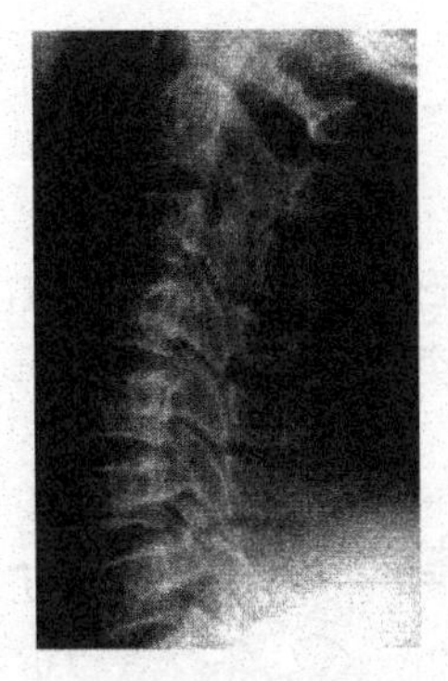
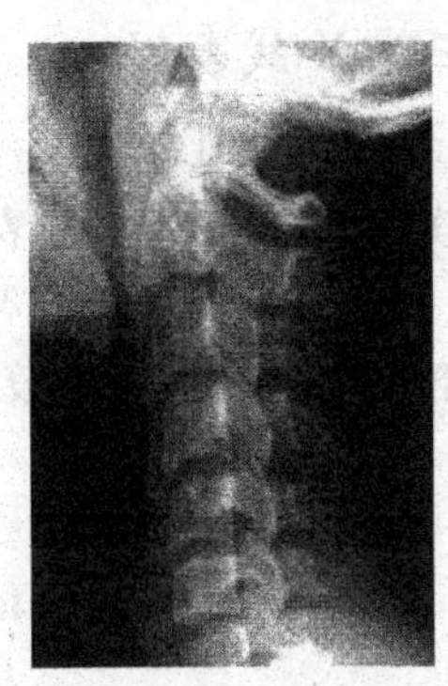

图 2-6　颈椎伸屈动态侧位摄片 + 颈椎侧位片

（二）特殊摄片

（1）C_1，C_2 开口位摄片：通过口腔投照摄片，可避开下颌骨的重叠，显示 C_1，C_2 解剖形态及其相互关系的变化。遇有损伤或病变者常显示不清，往往需多次拍片。

（2）上颈椎摄片：包括头颅侧位片和颅颈伸屈侧位片，对于诊断枕颈损伤、畸形及其骨性标志的测量极为有用。

（3）C_7 和 T_1 摄片：C_7 和 T_1 位置深在，自然体位常因肩部阴影的重叠，使之显示不清，时有造成诊断错误。通常采用坐位或站立位，而手提携重物，使肩部下降；如患者不能站或坐位，则宜令家属握住手腕向远侧用力牵拉，使肩部下垂，避免肩部重叠。有时也可采用轻度旋转（约 10°），避开肩部影像重叠。

（4）断层摄片：X 线曝光时球管和胶片保持协调反向的运动，这样 X 线始终通过的某一层面持续投影在胶片的同一部位被清晰地显示，其他层面由于不能持续投影于胶片的同一部位故而影像就模糊（见图 2-7）。

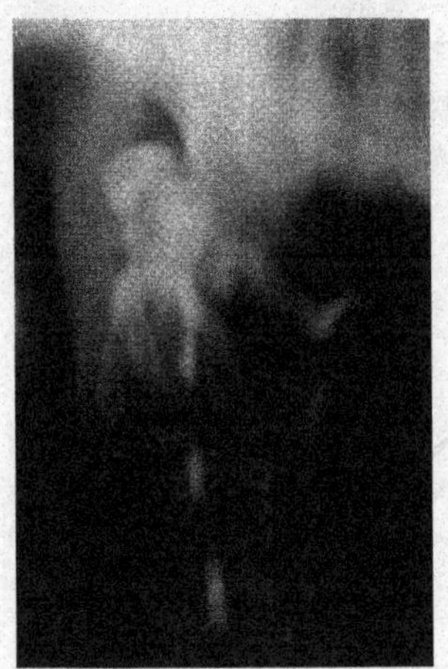
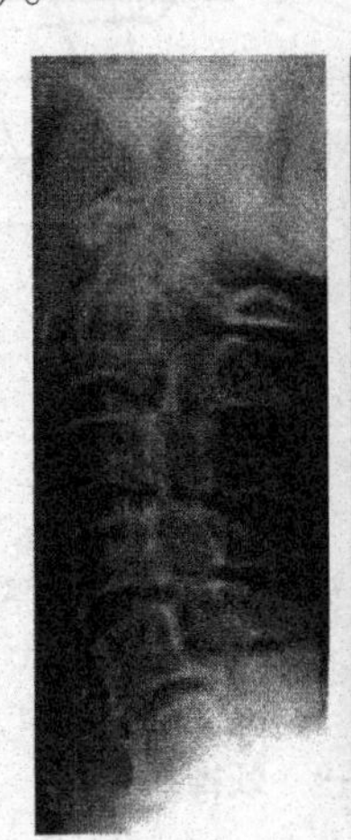
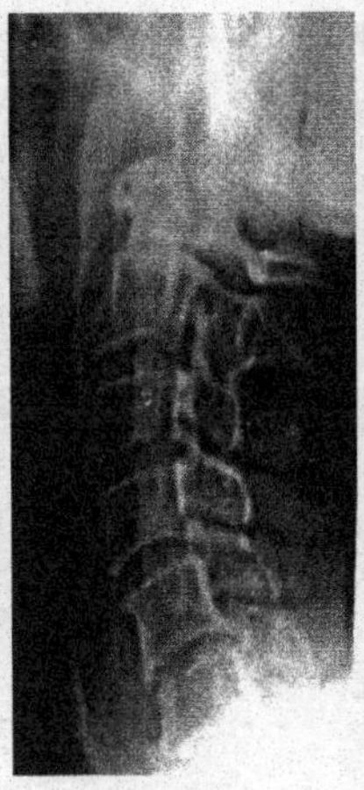
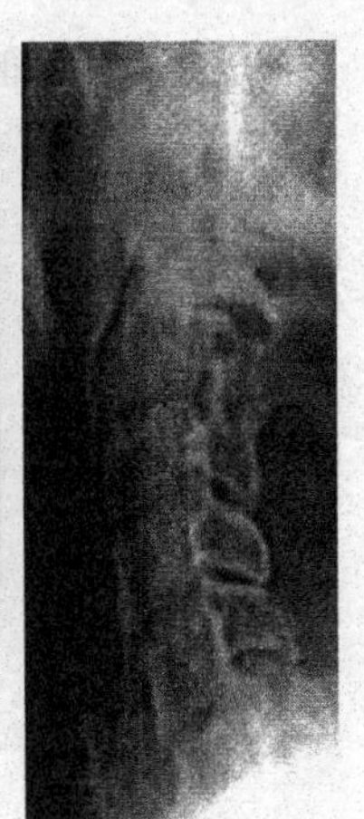

图 2-7　颈椎断层摄片

（三）X 线表现

1. 颈椎 X 线征象

（1）正常颈椎 X 线片表现

1）寰、枢椎结构特殊与其他椎体表现不同。寰椎由两侧块、前后弓共同构成骨环，无棘突和椎体。枢椎则椎体较小，齿突较大（见图 2－8）。

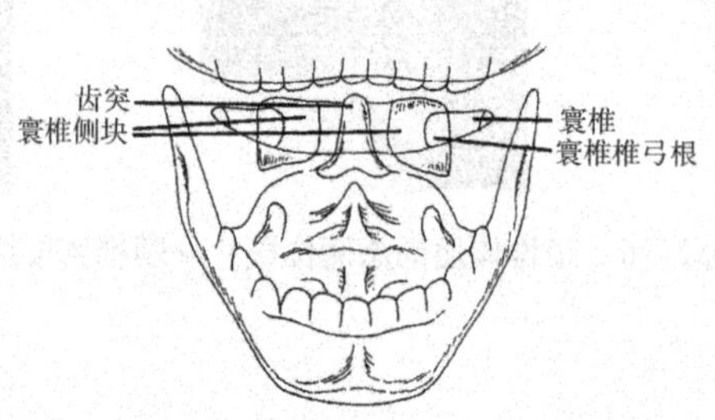

图 2－8　寰、枢椎张口前后位

2）$C_3 \sim C_7$：均有椎体、椎弓根、椎板、横突、上下关节突、关节突峡部和棘突等结构。正位 X 线片示颈椎自上而下基本等大且边缘呈直线，棘突位于椎体中央，横突位于两侧，棘突和横突间显示椎板和椎弓前后面，于椎弓断面上下可见关节突（见图 2－9）。椎体两侧为钩椎关节（Luschaka 关节）。侧位 X 线片示颈椎前凸呈弧形排列，各椎体呈方形，上下面平整，椎间隙前高后低，椎体后方为密度减低的椎弓，其后为棘突，并可显示明显的 4 条弧线，即椎体前缘、椎体后缘、关节突和棘突基底部（见图 2－10）。

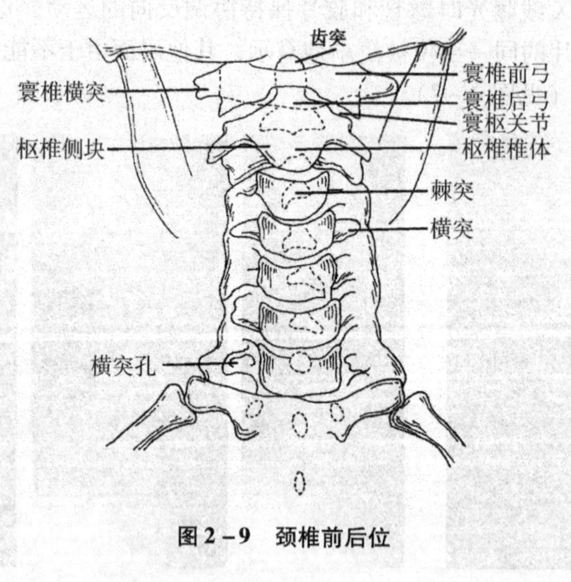

图 2－9　颈椎前后位

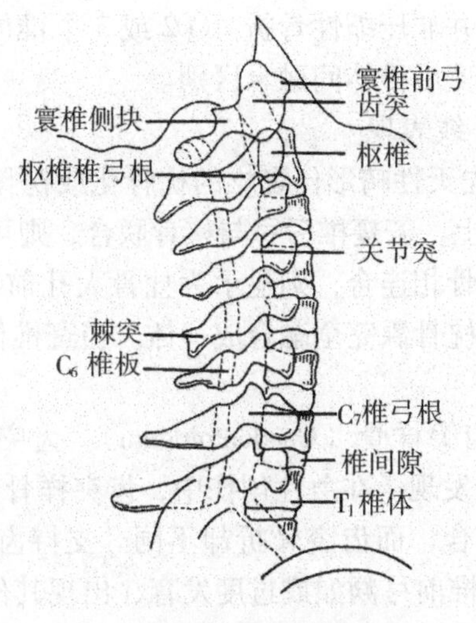

图 2－10　颈椎侧位

（2）颈椎 X 线片中常见变异的表现：在阅读颈椎 X 线片时，会遇到各种各样的正常变异。不同年龄的椎体形态可表现异样，不要误认为病变。故应该了解以下变异现象。在发育中的小儿颈椎，椎体形态略扁并有血管沟可见。椎体与椎弓之间为软骨结合，在 X 线片上显示分离状。至 4～7 岁才显示骨性融合。枢椎的齿突呈双峰状，其顶端有一骨化核（见图 2－11）。

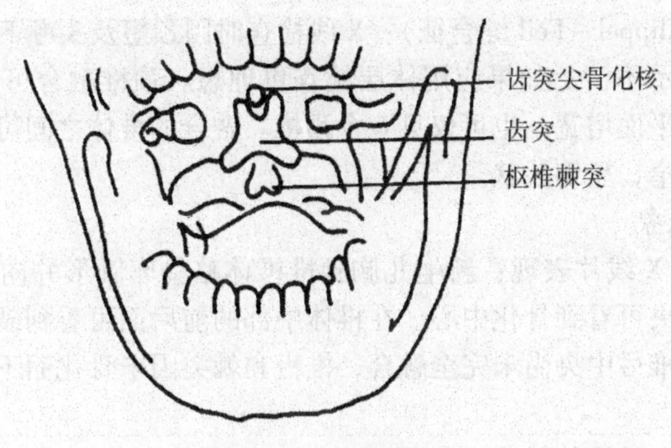

图 2－11　齿突骨化核

1）婴儿：①椎体呈椭圆鸡蛋形。②贯穿椎体中部由前向后的透明线状影是血管沟影。③椎体与椎弓结合处呈裂隙状。④椎体间距较宽，是由于椎间软骨板较厚。⑤新生儿在椎体前后部出现一中心切迹，使椎体中心呈葫芦形状。

2）幼儿：①枢椎齿突可呈分裂缺损。②齿突基部的骺软骨影不可误认为骨折线。

3）儿童：①椎体近似四方形，边缘圆钝。②椎体前部内陷。③发育期间椎体边缘可出现切迹，特别是上下角常呈阶梯状，为骺核所在，不可误认为骨质破坏或缺损。

4）青少年：①椎体上下缘的环形骨骺开始钙化，侧位片上可呈多数细小点或花样，后期可呈环状。②椎体前部可呈轻度楔形，并非压缩性骨折。

5）成年人：①枢椎棘突分叉最常见，在 C_3～C_6 偶尔也可见。②颈肋的长度和侧别不一。③颈椎前部也可呈楔形，并非压缩性骨折。④2 或 3 个椎体先天性融合，高度相当于正常椎体，结构也正常，可与病变后椎体间融合区别。

（3）颈椎先天性异常的 X 线表现

1）先天性扁颅底：颅底先天性畸形伴寰椎的枕骨化或枕骨的发育不全致齿突位置高于 Chamberlenia 线。侧位 X 线片上，若寰椎后弓与枕骨联合，则可见枕骨大孔后缘与发育较小的后弓相连；若寰椎前弓与枕骨相连合，则显示为枕骨大孔前缘与一椭圆形的小骨块相连，齿突位置上移。寰椎两侧块与枕骨髁完全融合成一体。当寰椎枕骨化时，常伴有寰枢关节脱位、颅底凹陷等。

2）先天性齿突异常：①齿突样骨（Osodontoideum）。齿突不与枢椎椎体联合。患者多无症状，往往在 X 线片检查时发现。在急性创伤中，齿突样骨必须与齿突的骨折进行鉴别，齿突样骨呈圆形，与枢椎体联合，而齿突骨折却不同。支持齿突样骨是先天性畸形的证据有：寰椎椎管前后径变短，寰椎前弓阙如或过度发育，出现其他畸形，如 Klippel - Feil 畸形和寰椎、枢椎或 C_3 椎体的部分融合。②齿突阙如。由于发育障碍而没有齿突一次骨化中心者，不能形成齿突。③齿突分叉畸形。如果齿突的两个一次骨化中心不联合，则于齿突中心形成纵形裂隙。④终末骨。齿突尖部二次骨化中心不与齿突基底部联合，则与齿突上方终末韧带内出现一分离小骨块。

3）寰椎后弓部分阙如：寰椎后弓的部分缺如通常无临床意义，有时可能被误诊为骨折。偶尔可有四肢的间歇性感觉异常和四肢麻痹，可能是在头颈部运动中，寰椎后弓向前方的运动导致脊髓的压迫。

4）短颈畸形（Klippel - Feil 综合征）：X 线检查时因颈短及头颅下陷，拍常规照片比较困难，且椎体结构显示不清。如果应用体层检查更理想。颈椎融合可有两个椎体或多个椎体，椎体可表现为扁平而增宽，也可仅见 6 个颈椎。融合的椎体之间可以没有椎间隙，也可有间隙，但较正常为窄，呈细线状。

2. 胸腰椎 X 线征象

（1）正常胸腰椎 X 线片表现：新生儿胸腰椎椎体略呈卵圆形并向上、下面凸出，后壁稍短。在有些椎体中央可看到骨化中心。在椎体中部的前后面可看到裂隙，即相当于窦状静脉池。椎弓根较大，椎弓中央尚未完全融合，椎板和棘突因未骨化而不能显示。新生儿椎管的矢状径较其椎体宽。

成人胸腰椎的特点是椎体较大，椎弓根较厚，椎弓较坚实。自 $T_1 \sim T_{12}$ 椎体逐次变大，$L_1 \sim L_5$ 的形态有所不同，上部各节的侧面双凹较明显，矢状切面时近于长方形。较少见而有意义的，是在腰椎 X 片中偶尔发现与终板平行的“生长线”，可能系生长发育中的残留痕迹。

胸椎横突的大小与形态亦各有相同，胸椎横突较小且与肋骨形成微动关节。腰椎基本上符合“三平、四翘、五宽大”的规律，即 L_3 的横突较平而长；L_4 横突较 L_3、L_5 的小而且向外上方翘起；L_5 横突相比较粗大。以上特点往往有助于对椎体的识别。

腰骶关节的倾斜度具有临床意义。骶髂关节面与水平面所成三角，正常时为 $33° \sim 35°$。若此角明显增大，腰骶关节即有不稳定的情况存在。当角度增大时，前后位片 L_4、L_5 腰椎的棘突相互靠拢即吻棘，形成真骨盆后缘的骶骨较长，而下方骶骨影缩短。

（2）胸腰椎先天性异常的X线表现

1）移行椎：常见。不同脊椎交界处可部分或全部具有邻近椎骨解剖形态。脊椎骨总数不变，各段椎骨数目互有增减。腰骶部移行脊椎分为：腰椎骶化、骶椎腰化与骶尾椎，即骶尾骨融合。腰椎骶化有利于下腰部稳定，骶椎腰化后腰椎杠杆延长，稳定性减弱，对负重不利。

2）脊椎裂：胚胎期成软骨中心或成骨中心发育障碍，两侧椎弓后部不愈合，棘突及椎板部不同程度裂隙，成为脊椎裂，多见只累及骨骼，称隐性脊椎裂；如同时伴有脊膜或脊髓膨出，则称显性脊椎裂。脊髓及神经根粘连于畸形的部位或膨出囊内，脊髓受牵扯，并不能因脊椎的增长而向上升，引起神经症状和继发性畸形（见图2－12）。

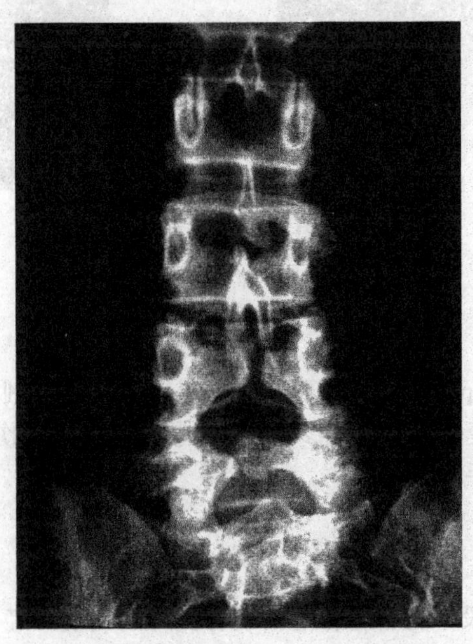

图2－12　脊柱裂

3）蝴蝶椎：胎儿时期，椎体有4个骨化中心，若椎体两半部不融合或部分融合，形成裂椎；若成对的骨化中心的一个或这对中心的各一半发育不良，形成楔形椎，可表现为侧半椎体、前半椎体或后半椎体（见图2－13）。正侧位X线片上，裂椎表现为椎体中央部很细，或由两个不相连的楔形所构成，故又称半椎体。在正侧位X线片上分别表现为左侧或右侧的楔形及前方或后方的楔形椎体，同时伴有脊柱屈度改变。

最后，在观察X线腰椎平片时还必须强调，它是由软组织以及骨皮质、骨松质相互重叠的阴影，皮质的密度较高而松质骨的密度较低。因此，脊椎的X线片常常不足以显示细小的病变区域，有时进一步的影像学检查如体层摄影、CT及MRI的检查可提供更为详细的信息。

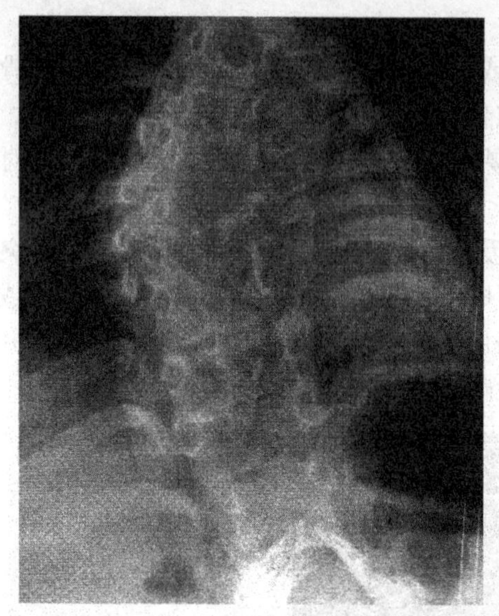

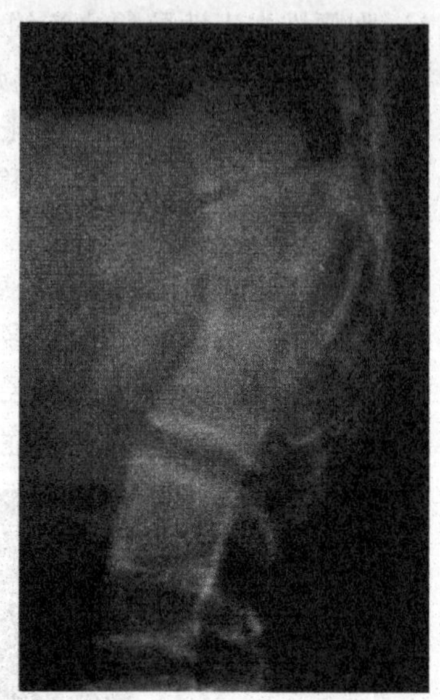

图 2-13　脊椎半椎畸形

二、椎管造影术

椎管造影术（Myelography）又称脊髓造影，是一种将造影剂注入脊髓蛛网膜下隙，用X线透视以了解椎管内病变的方法，是诊断椎管内损伤和了解外伤所致椎管形态变化以及发现椎管内其他疾病的有效手段之一。

（一）适应证和禁忌证

1. 适应证

（1）采用其他检查手段不能明确脊髓内或脊髓外的病变，经脑脊液动力学检查证明蛛网膜下隙有梗阻，但病变部位和范围又不十分明确，可选择造影做出诊断。

（2）经临床检查病变性质不明确，脊髓内、外或椎管周围结构（椎体后缘、椎间盘、黄韧带和关节突关节）等病变，造影有助于确诊。

（3）多节段的神经损害，椎管内肿瘤约有4%是多节段占位，多节段的椎间盘突出也不少见。这种病变在临床上有时很难判断，椎间盘突出和肿瘤极少共存，故采用全脊髓造影非常必要。

（4）为确定某些患者在椎板切除术后症状复发的原因，也可选择造影术。这种术后变化常是蛛网膜炎、神经根粘连、硬膜囊瘢痕压迫或椎间盘突出复发，椎管造影可显示其病理变化。

2. 禁忌证

（1）全身情况差，不能承受脊髓造影检查的操作搬动和刺激的患者。

（2）穿刺局部皮肤有炎症和碘剂过敏者应列为造影禁忌证。

（二）椎管造影的方法

椎管造影有2个途径，腰椎穿刺椎管造影和小脑延髓池穿刺椎管造影。前者为上行性造影，后者为下行性造影。造影前禁餐，术前30~60分钟注入地西泮（安定）5mg。

（1）腰椎穿刺颈椎造影（上行性造影）：患者侧卧，选用20号或22号腰椎穿刺针，选择$L_{4\sim5}$或$L_{3\sim4}$棘突间隙作为穿刺点，证实针头完全进入蛛网膜下隙，留取脑脊液2份各3～4ml，备做常规和生化检查。将备用的Omnipaque抽取10～15ml（每ml含碘量250mg或300mg）注入蛛网膜下隙（针头斜面向头侧），并要求在10s内注射完毕。即透视下观察造影剂分布状况，然后将摄片床迅速倾斜，使造影剂流向颈段，并准备摄片。

（2）小脑延髓池穿刺造影术（下行性造影）：通常适用于蛛网膜下隙完全梗阻，颈胸腰椎退变或畸形严重，腰椎穿刺失败者以及腰椎穿刺部皮肤感染者需另辟造影途径。患者取侧卧位，使小脑延髓池与脊髓位于同一水平面，术者以左手拇指触摸确定枕外粗隆与C_2棘突之间凹陷；右手持针，于其间连线之下2/5的上界处进针，沿眉弓与外耳门连线平行的正中方向缓缓刺入。通常在针尖刺入3.5cm之后，每刺入0.5cm时，将针芯取出一次，看有无脑脊液流出，防止穿刺过深，避免伤及延髓。自皮肤至小脑延髓池距离，成年人为3.5～5.0cm，小儿为2.5～3.0cm。小脑延髓池深1.0cm。如果穿刺相当深而无脑脊液流出，则应拔出穿刺针矫正方向，或重新穿刺。留取脑脊液，并注入造影剂（同腰椎穿刺造影）。

（三）椎管造影征象

1. 正常征象

（1）颈椎椎管造影的正常征象：颈椎造影应在造影剂注入后，立即在电视荧光屏上了解造影剂在蛛网膜下隙的运行和流速，并能看到在正常和病变条件下造影剂通过或梗阻状况，在透视观察的同时摄片。颈椎造影与腰椎造影不一样，在造影剂注入后，很难较长时间保持相对稳定状态，随体位变化造影剂的流动也会发生改变。摄片的瞬间把握至关重要，尽可能保持影像的质量。

（2）腰椎椎管造影正常征象：正常造影剂柱的宽度为15～25mm，L_1处宽度为椎弓根间距离的3/4，向下骤减，至L_5处为1/2。造影剂两侧为对称的枯树枝状影像，为神经根的影像。俯卧侧位影像，造影剂柱前缘光滑呈弧形或平直。造影剂后缘和椎体后缘间软组织形成的透亮间隙约为5mm，当患者直立将造影剂适当充盈后，尾囊呈锥形，其末端约在S_2水平呈圆形或尖削状。正常或较宽的腰椎其外缘有斜形向下的根囊，为神经根穿出处，此种袖形的根囊形状不一。

2. 椎管造影异常征象

（1）椎间盘突出：椎间盘突出在清晰的造影X线片上可有相当肯定的证据。典型表现是椎管前壁椎间盘突出物突向椎管并形成压迫（见图2－14），相应椎间盘平面的硬膜囊充盈缺损。正位可见于压迹居中央，但多数还是偏离中央旁侧并伴有该侧神经根袖消失（即呈单峰状形态），少数患者呈不全梗阻。

（2）椎管狭窄症：正位造影剂呈节段性中断或狭窄（见图2－15）或“宝葫芦”状或“蜂腰”状变化，侧位（仰卧水平）可显示病变部位的硬膜囊背侧充盈缺损或凹陷（见图2－16）。

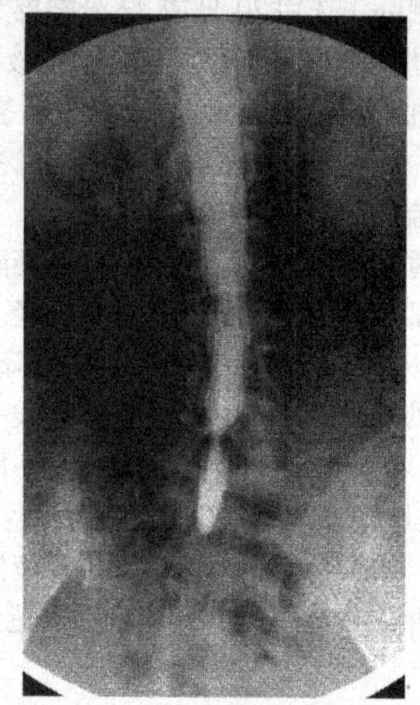

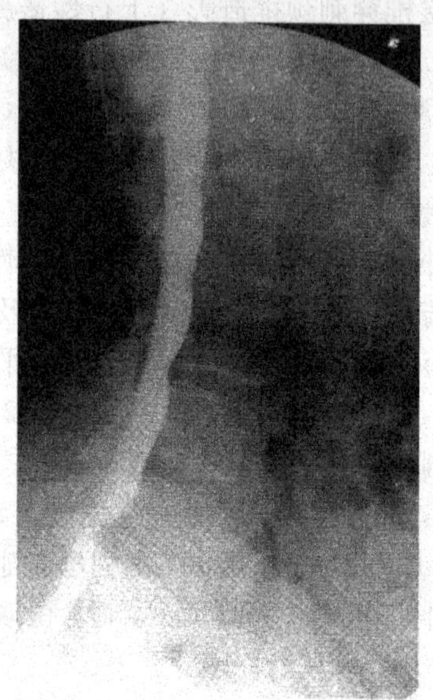

图 2－14　腰椎椎间盘突出椎管造影

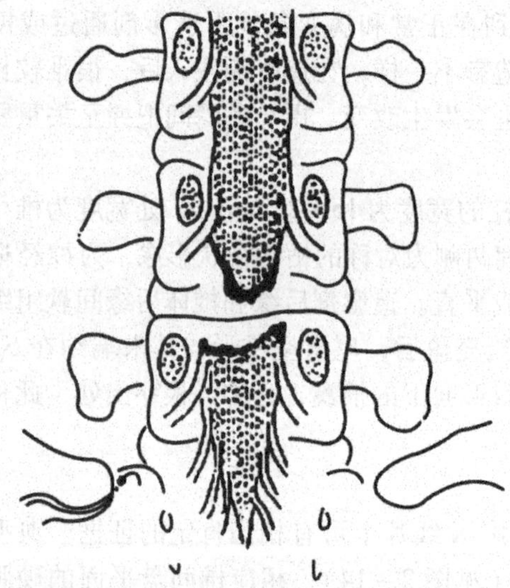

图 2－15　椎管狭窄造影剂连续性中断

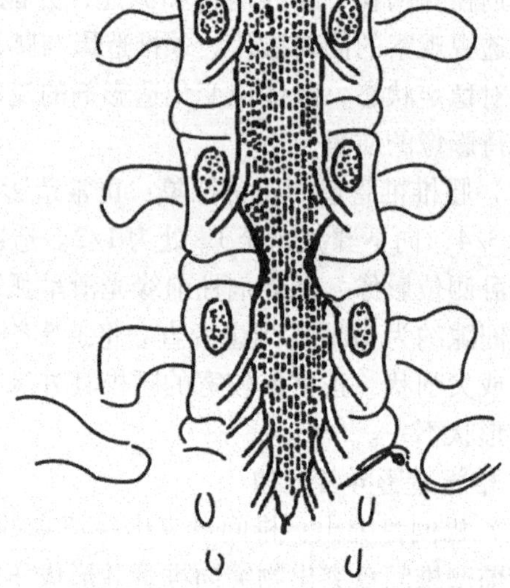

图 2－16　椎管狭窄显示“蜂腰”状充盈缺损

（3）神经根管或侧隐窝狭窄：主要表现为造影剂不能完全充盈神经根袖，即神经根袖呈锯齿状或截断状改变。

3. 椎管内肿瘤

（1）髓内肿瘤：在正位和侧位都可以明显显示脊髓的柱状阴影，呈局限性梭形增粗。这种脊髓增粗呈对称性膨胀，也可能向一侧突出明显，有时突向脊髓外方。脊髓内肿瘤可能占据并非一个节段并呈梭形膨大，因此造影征象不明显。蛛网膜下隙呈不完全梗阻，造影剂在肿瘤部位呈“分流”状态。肿瘤较大者呈现完全梗阻，或不规则的阻塞，或非典型的杯口状充盈缺损。

（2）硬膜下脊髓外肿瘤：这类肿瘤多为神经纤维瘤、脊膜瘤及神经鞘瘤。其造影表现如下：病变节段呈现充盈缺损，造影剂环绕肿物边缘，脊髓受压可被推向另一侧。充盈缺损呈现圆形、卵圆形、杯口状，压迹常在一侧（见图 2－17）。对造影阴性者并不能排除本病。在颈椎，尤其在上颈椎，由于缓冲间隙大，时有因造影技术问题或造影剂充盈不良而疏漏。

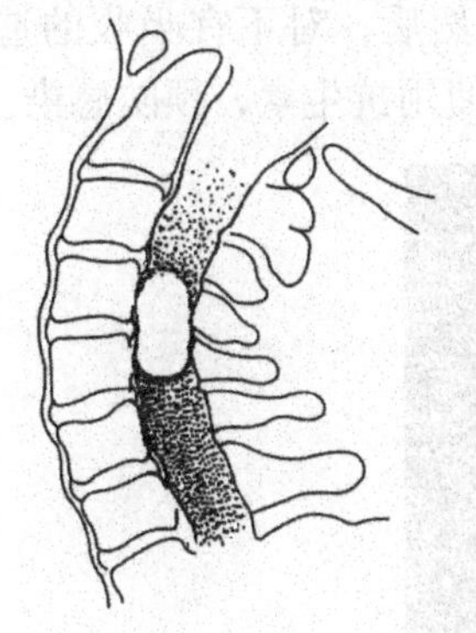
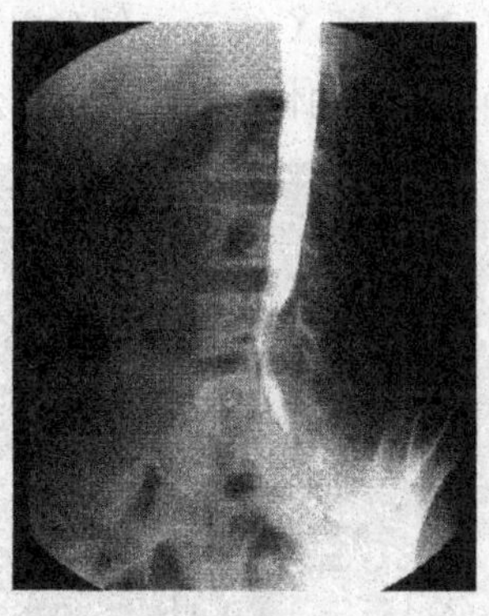
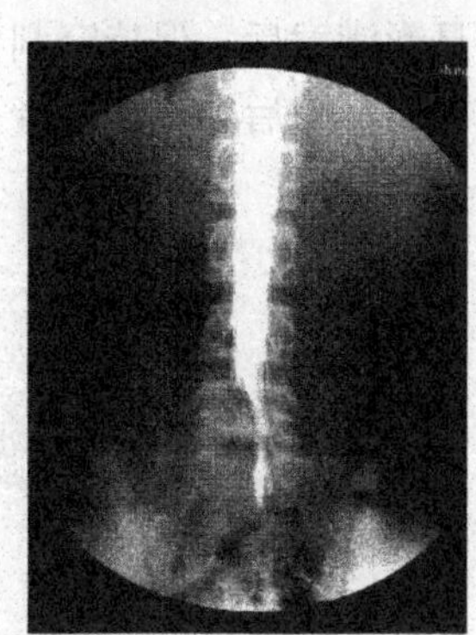

图 2－17　髓外硬膜下肿瘤造影

（3）硬膜外肿瘤：这类肿瘤多见于原发恶性和转移性肿瘤。从造影结果来看，早期不易与结核相区别，必须结合临床和病史。造影剂在病变节段呈不规则的斜坡状或笔尖状。

三、椎间盘造影术

椎间盘造影术（Discography）又称髓核造影，是将阳性造影剂通过穿刺注入髓核内，直接显示髓核的形态，来反映椎间盘的病理特点。对髓核疾病的诊断和定位有相当的价值，是椎间盘介入治疗的基础。但该造影操作较复杂，尤其是在两个或两个以上椎间盘造影时，造影的范围受到限制，加之造影过程中可引起较明显的疼痛，故在造影的选择上除了最迫切的原因外，宜十分慎重。目前颈椎间盘造影在临床上应用较少。

（一）适应证

（1）临床上有下腰部疼痛及神经根疼痛，疑有椎间盘突出者。

（2）腰部外伤后反复腰背痛，但临床无髓核突出和神经根压迫症状的患者也应考虑选用。

（3）在神经根压迫症手术中，欲了解髓核病变情况，可同时做髓核造影检查。

（4）颈椎间盘伤病的定位诊断，可确定颈椎间盘损伤、退变和突出的程度。

（5）颈椎融合术前判定邻近椎间盘的退变程度。

（二）禁忌证

（1）碘过敏、全身情况差及穿刺部位有炎症者。

（2）怀疑其他病变如腰椎感染和肿瘤患者。

（3）有椎间盘突出可能性极小者。

（4）对于多个椎间盘突出者，应考虑行其他影像学检查。

（三）椎间盘造影方法

造影前应摄脊柱正、侧位片，仔细阅读，观察有无其他疾患，确定穿刺部位（见图 2－

18），造影前给予适量的镇静剂，如地西泮 5～10mg，做碘过敏试验。在正常的椎间盘内注入 0.3～1.0ml，推入时阻力大，需要相当的压力方可推入，而且无明显疼痛。如椎间盘有病变，则推入造影剂时阻力较小，推入的造影剂增多，可容纳 1～3ml，而且因注入造影剂后压力升高，推压破裂的髓核，压迫神经根而引起疼痛。

对显影满意后，保持穿刺针尖不动，摄 X 线正、侧位片，然后，对不宜吸收的造影剂应尽量抽出。术后处理，患者平卧 6h，卧床休息几天，并常规使用抗生素，预防感染。

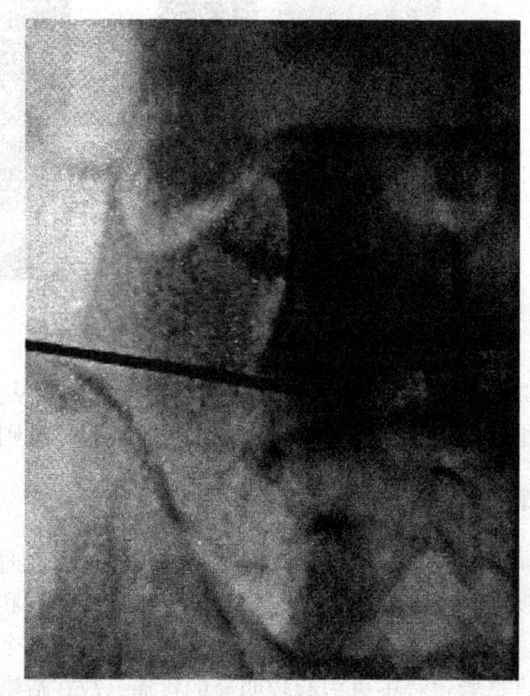

图 2－18　腰椎椎间盘髓核穿刺

（四）椎间盘造影表现

1. 正常表现　在侧位片上，髓核呈圆形或四边形的均匀高密度影像，其中可见一水平走向的透亮带，而使髓核呈扁的“8”字形。髓核长为 1.0～2.5cm。髓核的上、下界为软骨板，呈一细的透亮带。纤维环在侧位像上呈透亮区，前部宽为后部的 2 倍。正位像上，髓核居中，双侧为纤维环。

2. 异常表现

（1）髓核突出：髓核除显示正常的中央阴影之外，还可见另外几条分支。如纤维环完整，表现为髓核移位；如纤维环破裂，表现为髓核位于椎间隙之外。

（2）核退变：髓核呈多枝状或分散状。前者为小的中心核，有多条不同枝状伸出，后者无中心核，表现为多条不规则的枝状高密度影。

四、介入血管造影

介入血管造影（Digital Subtract Angiography，DSA）已成为脊柱外科诊治的重要部分。主要应用于脊柱肿瘤、血管畸形、椎间盘突出及椎动脉损伤的诊治。通常经股动脉插管进入髂动脉到降主动脉，然后超选择进入脊髓动脉的各分支。由于脊髓血供由多支血管供应，除了椎动脉发出的脊髓前、后动脉供血，还有不同的节段性脊髓动脉供血。脊髓动脉造影用于了解脊髓和周围组织缺血性、血管性和肿瘤性病变，目前常用于检查动、静脉畸形。

（一）脊髓动脉造影的目的

（1）确定病变的位置、范围及血供，明确其病变侵及脊髓的范围和与周围组织结构的关系。

（2）指导手术方案的确定，如显示动静脉畸形，测量血管径及长度，考虑术中是否结扎等。

（3）诊断性治疗。通过脊髓动脉造影确定病变的性质，同时可根据造影状况来进行治疗，如对某些不易手术的肿瘤进行插管化疗，对动、静脉畸形进行栓塞性治疗等。

（4）诊断和鉴别诊断。根据脊髓动脉造影的表现（如肿瘤出现的肿瘤染色，外伤后脊髓动脉的中断、破裂和栓塞等）可排除某些疾病，确定某些疾病的诊断。

（二）脊髓动脉造影的适应证

（1）脊髓动、静脉畸形或血管性脊髓肿瘤（如多血管母细胞瘤等）。

（2）术前脊髓动脉定位（如脊柱侧弯矫正术、动脉瘤切除术等），以免术中损伤脊髓动脉。

（3）对脊髓损伤的观察。

（4）对肿瘤的介入性治疗等。

（三）腰椎的血管数字减影检查禁忌证

（1）碘过敏者。

（2）出、凝血机制障碍者。

（3）患者体质差，不能耐受该造影者。

（四）并发症

（1）注入造影剂一般均产生皮肤轻至中度的烧灼性痛，可伴暂时肌痉挛。

（2）下肢麻木与麻痹感，引起的主要因素是造影剂的化学结构与浓度。

（五）正常脊髓血管造影表现

脊髓血供除了由椎动脉发出的脊髓前、后动脉外，还有节段性脊髓动脉来加强脊髓前后动脉；它随脊神经穿过椎间孔进入椎管，发出分支分布脊椎和硬膜囊。主支再分成前后根动脉至脊神经前、后根，前根动脉发出 7 ~ 8 支前髓支，后根动脉发出 7 ~ 15 支后髓支，这些髓支又分出升、降支，分别与上下节段的动脉分支吻合，共同加强脊髓前、后动脉。由于下胸段、腰段圆锥到终丝的脊髓动脉血供一般起源于 T_8 ~ L_1 的肋间或腰动脉，其中主要的一根动脉是大根髓动脉，又称 Adam Tickwicz 动脉，此动脉 66% ~80% 来自左侧。在圆锥末端，脊髓前、后动脉形成一襻，髂内动脉或骶中动脉也发出分支到骶部，供血终丝、圆锥脊髓。

（六）脊髓动脉造影

造影前给予适量的镇静剂，如地西泮 5 ~ 10mg。患者仰卧，腹股沟的股动脉区域消毒、铺巾，Seldinger 穿刺后，透视下将导管经股动脉、髂动脉送至主动脉，选择性做肋间动脉或腰动脉造影。

（1）脊髓血管畸形的血管造影：脊髓血管畸形可贯穿脊髓全长，显示的主要部分为引流静脉，供血动脉常为单支，也可多支。发现脊髓动静脉畸形时，应注意病变的输入动脉、引流静脉的部位，病变大小、位置，中央动脉长度，脊髓前动脉与病变的长度等。

（2）脊柱肿瘤的血管造影：发现供血动脉供应椎体肿瘤染色，通过动脉栓塞治疗，使肿瘤缺血（见图2－19），控制其生长。如椎体进展型血管瘤，由于其血供丰富，手术成功率不高且出血等并发症较多。栓塞前，须对病变椎体的上、下肋间动脉进行正侧位血管造影，辨认脊髓前动脉并进一步超选插管，避开脊髓前动脉行栓塞治疗。

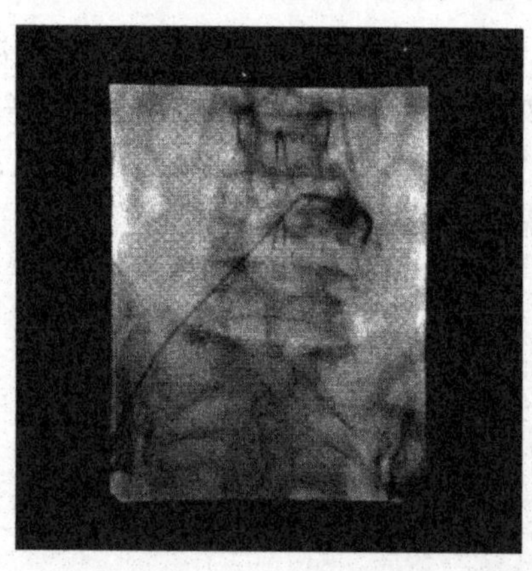

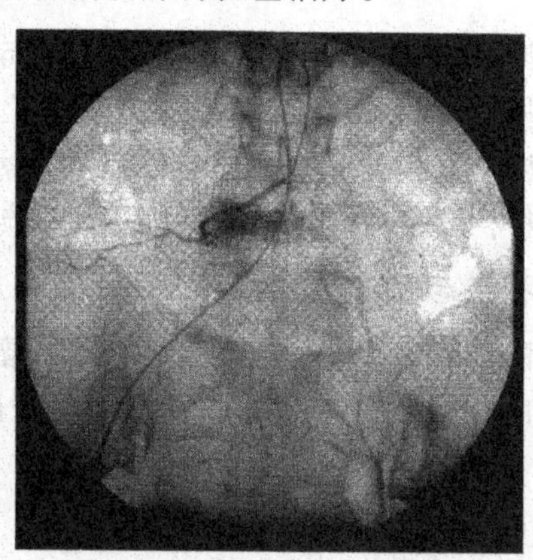

图2－19　腰椎肿瘤DSA栓塞

五、脊椎CT扫描

电子计算机断层扫描（Computed Tomography，简称CT扫描）作为诊断脊柱损伤和疾病的手段已有20多年历史，现逐渐为临床广泛应用。由于CT机的性能改善，具有较高的空间分辨力，能够清晰显示脊柱各横断层面的骨性和软组织结构。对于脊柱脊髓损伤、肿瘤和脊柱退行性疾患的诊断有独到作用。

（一）CT扫描的常用技术

1. 平扫（非增强扫描，Non－Contrast Scan）　患者常规仰卧，先摄定位片，再确定扫描层面，扫描分为椎体连续扫描及椎间盘扫描，椎间盘扫描层面需与椎间隙平行。软组织与骨窗的窗宽分别为300及1500，窗中心为40及350，分别观察腰椎管内结构及骨性椎管的改变。

2. 增强扫描（Contrast Scan）　对平扫不能明确病变性质或鉴别诊断时，在静脉内注入造影剂（如泛影葡胺等）。注射造影剂一般使用高压注射器，在造影剂注入的同时行同层CT扫描。

3. 动态扫描（Dynamic Scan）　短时间内对同一层面或不同层面反复连接扫描数次，用于观察该层面病变的血供状况，从而给诊断提供更多的信息。

4. CT脊髓造影（CTM）　常规脊髓造影后，行CT扫描，这种方法比单纯腰椎CT扫描，提供的诊断信息率高，尤其是对椎管内病变。

5. 椎间盘造影后CT扫描　椎间盘造影后，用CT对该椎间盘进行断层扫描，以获得该椎间盘及髓核的细微结构。

6. CT 导向穿刺活检（CT - Mediated Biopsy） 一般穿刺活检在电视透视下进行即可，CT 导向穿刺活检定位更准确，易确定病变的深度。如对肿瘤的活检，容易穿刺肿瘤的实质部分。避免穿刺于坏死部分，导致穿刺失败。

7. 多平面图像重建（MPR） 当对患者进行一定数量的层面扫描后，可应用这些数据重建三维空间中其他平面的图像，通常进行矢状及冠状重建。对脊椎骨折等改变、整形、修复有特别作用。

8. 最大强度投影（MIP） 选择所需成像的阈值，使兴趣结构密度以上的像素编码，使观察者得到旋转兴趣区结构的立体显示。该方法最初用于血管成像，也可用于其他如仿真内镜。

9. 遮盖表面显示（SSD） 用于骨骼、血管等结构的三维成像。首先确定选择兴趣区的 CT 阈值的切割参数，取得成像容积内的二维影像，后将 CT 阈值以上的连续性象素构筑成像。此法立体感强，利于显示重叠结构的三维空间关系，缺点为该方法对 CT 值的界定敏感，当 CT 值界定不当，可能丢失信息。

（二）CT 扫描的征象

由于 CT 检查提供了脊柱大体病理解剖方面的变化，并可以形态学的变化来判断脊髓和神经根的功能改变。

1. 椎间盘突出 颈椎椎间盘突出在 CT 图像上的表现较腰椎间盘突出不甚明显，主要与其椎管内容物不同，颈椎椎管内为脊髓，而腰椎椎管内为马尾神经，其扫描图像的密度差别较大。时有因扫描技术问题而难以判断。椎间盘后缘与终板边缘平行，当椎间盘突出时，椎间盘后缘呈局部突出。

由于脱出的髓核密度较硬脊膜囊和脂肪层的密度高，故在横断层面的 CT 扫描图像上很容易判断。椎间盘突出的部位，可以根据密度增高的软组织阴影来确定。硬脊膜囊可以同时被各种类型突出的椎间盘压迫，形成压迹并变形（见图 2 - 20）。后中央部突出，临床表现为脊髓压迫症；侧方突出，临床表现为神经根刺激或压迫症，有时也会出现脊髓压迫症。症状严重程度并不与 CT 图像的表现成正比。

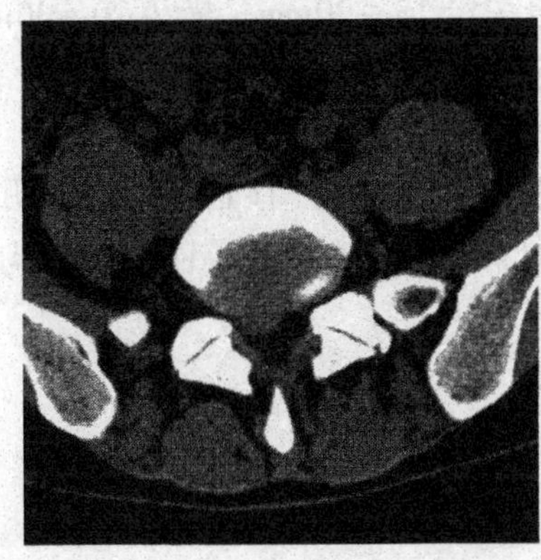
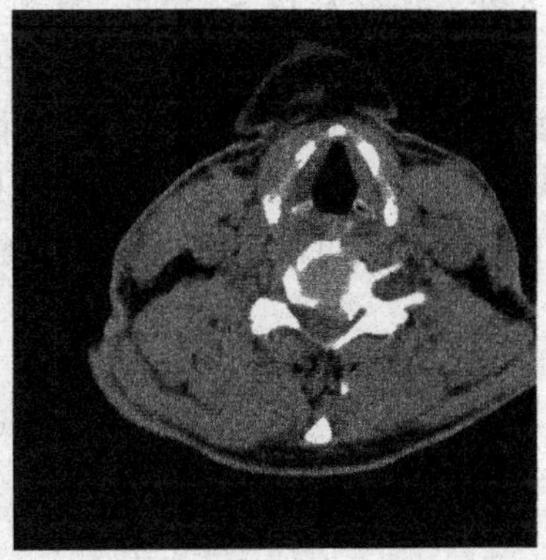

图 2 - 20 椎间盘侧方突出 CT 平扫

2. 骨折或骨折脱位　椎体、椎弓、椎板、关节突和棘突骨折，在该层面上很容易表现出来，并可显示骨折与椎管的关系（见图 2－21、图 2－22）。

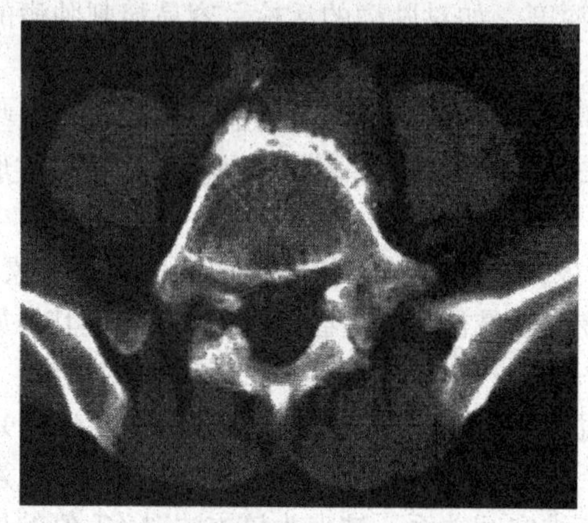

图 2－21　腰椎椎弓崩裂

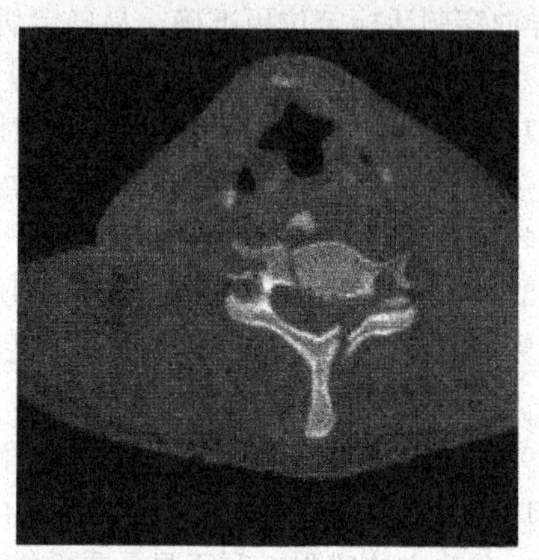

图 2－22　颈椎骨折

脊髓在椎管内受压的部位和致压物的形态对于手术减压有一定的指导意义。在普通 X 线片上仅能从正侧位显示骨折脱位的类型和严重程度，但不能确定骨折与椎管之间的关系，当然 CT 扫描也难明确骨折脱位在整个脊柱序列的变化情况。

3. 脊椎椎管狭窄症和脊椎病　椎管狭窄症大体可分为发育性椎管狭窄和退变性椎管狭窄，两者在 CT 横截面的图像并非一致。发育性椎管狭窄症，其突出的表现为椎弓短小，椎板下陷致矢状径缩短；退变性椎管狭窄，显示椎体后缘增生并突入椎管，椎板增厚，小关节增生并伴有骨赘形成，同时常合并椎间盘突出或变性，也占据椎管的一定容量，导致椎管矢状径变小。由于 CT 扫描所切的层面不同，表现图像也不同。例如在椎体间和椎间盘间的层面各提示的变化仅代表该层面的结构病变，阅片时必须将各切层联系起来判断。

在骨性标志来看，C_1 和 C_2 椎管矢状径可达 26～30mm，除去齿突与脊髓所占，尚有 8～10mm 的缓冲容量。因此，C_1，C_2 椎管狭窄尚属少见。C_3～C_7 椎管矢状径在 12～14mm，以 C_4～C_6 椎管矢状径为最小，且该部又容纳颈脊髓膨大部，故易发生脊髓压迫症。胸椎椎管矢径除 T_{12} 稍大外，其余为 14～15mm。腰椎管矢径 13～20mm，横径 20～30mm。腰椎椎板厚（6～7mm），椎板厚 >8mm 可引起椎管狭窄。

4. 肿瘤或感染　通过 CT 平扫显示椎体骨小梁结构或骨皮质结构的破坏，有时可发现椎旁软组织肿块（见图 2－23），如为结核可见破坏与增生并存且椎旁脓肿明显（见图 2－24）；对椎管内肿瘤可通过诸如椎间孔扩大等征象间接判断，但总体不如 MRI。

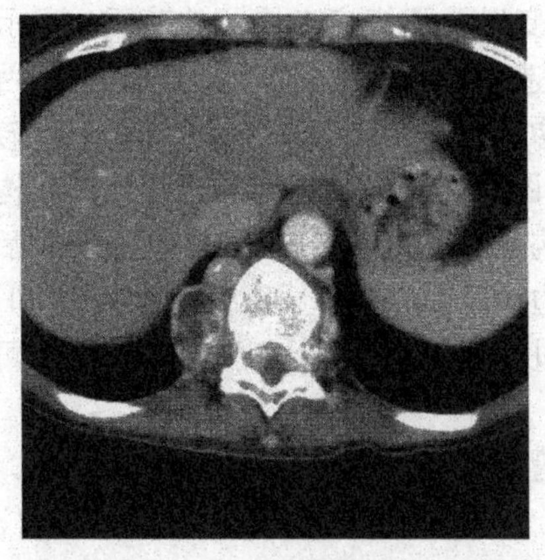

图 2－23　脊柱骨巨细胞瘤

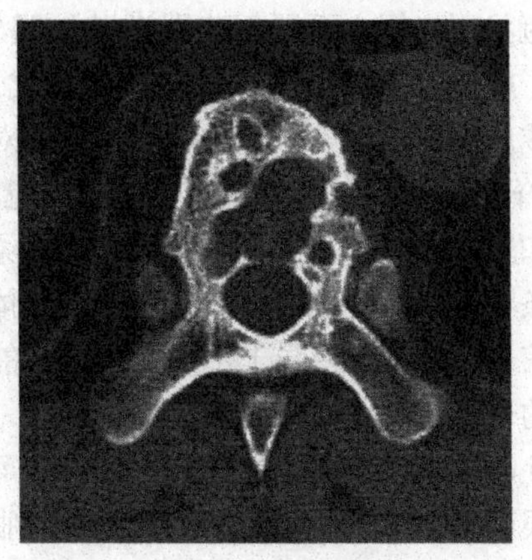

图 2－24　脊柱结核

六、脊柱脊髓 MRI 检查

（一）MRI 图像特点

MRI 图像的特点是体内各组织 MRI 信号的差异构成图像中各种亮区及暗区，而不是混同为 X 线、CT 的 X 线衰减系数所形成的明、暗的差异。脉冲序列中，决定 MRI 图像亮度的组织特性参数有 3 个。

1. N（H）组织的质子密度　单位体积内同类质子的数目越多，其产生的信号也越强，而缺乏质子的区域组织，基本上无信号区，如鼻旁窦区空腔、骨皮质等。

2. T_1　T_1 短的组织，轴向恢复得快，T_1 长的组织，轴向恢复就慢，在后续的脉冲激励时，恢复得快、恢复得完全的组织，产生的信号就强。CSF（T_1 = 1155ms），类脂组织的 T_1 要比 CSF 的 T_1 短，信号就强。

3. T_2　T_2 短的组织，由于横向磁化强度的衰减快，故回波信号弱。反之，T_2 长的组织由于横向磁化强度的衰减慢，故回波信号强。决定 MRI 成像可选择的参数主要为：TR（脉冲重复作用时间间隔），在其他参数一定的情况下 TR 越长，信号强度增强，反之则弱；TE（回波时间），在 TR 不变的情况下，TE 越长，信号越弱。组织 MRI 图像信号强度与以下 5 个参数间的关系是：质子密度越大，T_1 越短，T_2 越长，TR 越长，TE 越短，信号强度就越强，在 MRI 图像上的亮度就越高。反之则 MRI 信号越弱，图像上表现越灰黑。

（二）MRI 的临床应用

脊柱是 MRI 临床应用的重要领域之一，它通过获得直接的多平面图像，清晰显示了脊柱骨骼及椎间盘、椎管、脊髓、蛛网膜下隙等复杂的解剖结构，并通过信号变化显示各组织的病理特性。

1. 脊柱 MRI 扫描方法　检查时受检对象取仰卧位，双脚伸直，根据所需检查的解剖部位定位，而后选用恰当的成像范围，用不同序列成像。一个完整的磁共振检查须同时采用 T_1 加权、T_2 加权成像，最后结合不同平面的图像以做出正确的诊断。技术参数：腰椎检查矩阵一般采用 256 × 512，TSE 序列，T_1WI：TR/TE = 500 ～ 700ms/30ms，T_2WITR/TE：4500 ～ 9600ms/120ms，层厚为 5mm，采用脊柱线圈。一般情况下选用矢状及横断面，脊柱脊髓的冠状面应用主要用于鉴别脊髓的髓外病变以及了解病变侵及的范围，显示病变的全貌。由于脑脊液的搏动，可在脊髓 MRI 成像时造成伪影，降低图像的信噪比，因此一些学者研究或应用门控技术来减少脑积液搏动对图像的影响，并已取得成功，但技术较复杂。

2. 脊柱 MRI 的正常表现　矢状面和冠状面图像上可显示脊髓的连续解剖结构。椎体在矢状面和冠状面图像上可显示方形，骨小梁结构显示不清，在矢状面上可见椎体后缘的中部有短的条状凹陷，为正常椎静脉所致。椎体的边缘及前纵韧带、后纵韧带在 T_1 和 T_2 加权上均呈低信号，在信号差异上不能区分，只能通过解剖部位来辨认。矢状面层面上可显示椎间盘突出的理想位置。

脊柱的椎管呈椭圆形或三角形，MRI 可测量椎管的各径线、侧隐窝及大小，脊髓及神经根能很好地显示。硬膜外间隙含有较多脂肪，在 T_1 及 T_2 加权上均呈高信号，位于硬膜囊的前方及前外方。蛛网膜下隙宽广，尤其 L_2 椎体平面即圆锥端平面以下蛛网膜下隙明显变宽。MRI 不但可显示蛛网膜下隙，而且可清楚地显示脊髓圆锥、终丝及其周围的马尾神经。

正常椎体充满骨髓，在 T_1 加权图像中，信号强度高于椎间盘，且均匀一致，在 T_2 加权上也呈高信号。脊柱的椎体附近包括椎弓、椎板、棘突、横突和上下关节突等，这些附件的骨皮质 MRI 影像均呈低信号，附件的松质骨因其内含有骨髓，在脂肪 T_1 加权上呈略高信号，在 T_2 加权上呈中等信号。

椎间盘因为是纤维组织，T_1 加权呈灰色信号。T_2 加权因椎间盘髓核含有水分，故信号升高呈高信号。当椎间盘变性时椎间盘信号在 T_2 加权上下降。

脊髓在 T_1 加权上呈等信号，T_2 加权上信号略降低；蛛网膜下隙的脑脊液信号，T_2 加权像呈高信号，故呈类似脊髓造影征象。

3. 异常表现

（1）脊柱脊髓损伤的 MRI 表现：MRI 在脊柱损伤的诊断中不仅能显示出椎体骨折（见图 2－25）与椎间盘破裂向后压迫硬脊膜囊的范围和程度，而且可反映脊髓损伤后的病理变化。急性期椎体骨折常发生骨髓水肿，磁共振上椎体呈长 T_1 长 T_2 信号变化，慢性期则呈等 T_1 短 T_2 信号变化，椎体出血主要表现为 T_2WI 等信号并随时间延长逐步变高。脊髓损伤包括长 T_1 长 T_2 信号的水肿（见图 2－26），脊髓血肿主要见低信号（急性期）逐渐向等信号发展，至慢性期仍为低信号，椎间盘或韧带撕裂表现为韧带区域信号连续性中断。

（2）脊柱退变的 MRI 表现：当椎间盘发生退行性变后，其信号强度也随之明显减低。无论是在矢状位或横切面上都能准确地诊断出椎间盘的突出（见图 2－27），椎间盘突出的部分与残余的髓核均显示出同等信号强度。而在同一水平的脊髓则因受压而变扁或成反向凹陷。

磁共振在椎管狭窄症中，显示压迫部位及范围的精确度可与 X 线、CT 和脊髓造影术相媲美，T_2 加权上 MRI 可较好地观察到脊膜管的硬膜外压迹，MRI 能显示蛛网膜下隙完全性阻塞时梗阻的上、下平面，而不必像造影般向梗阻的上、下椎管内注入造影剂。

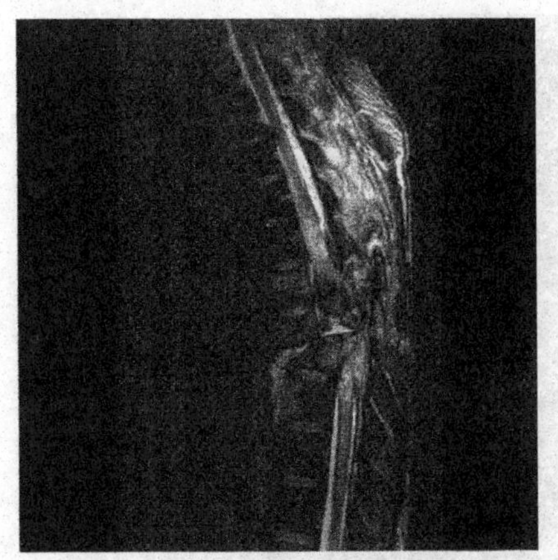

图 2-25　脊柱骨折脱位，脊髓血肿

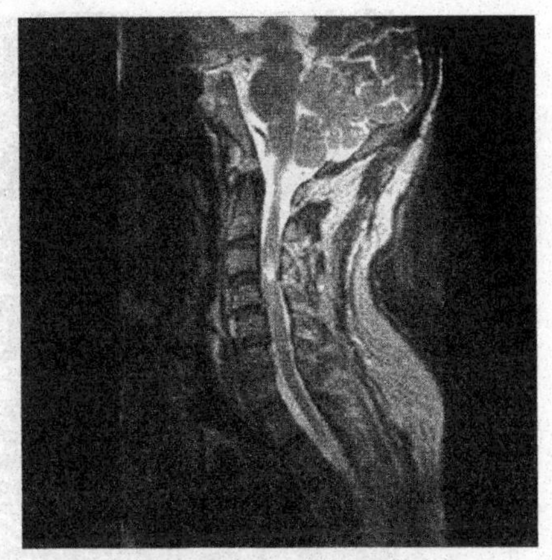

图 2-26　脊髓外伤水肿

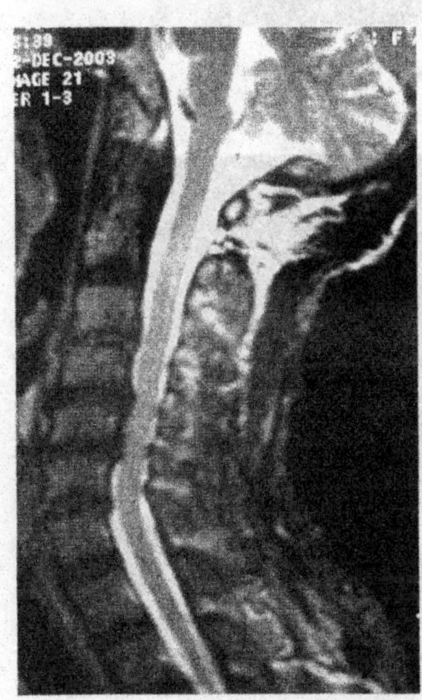

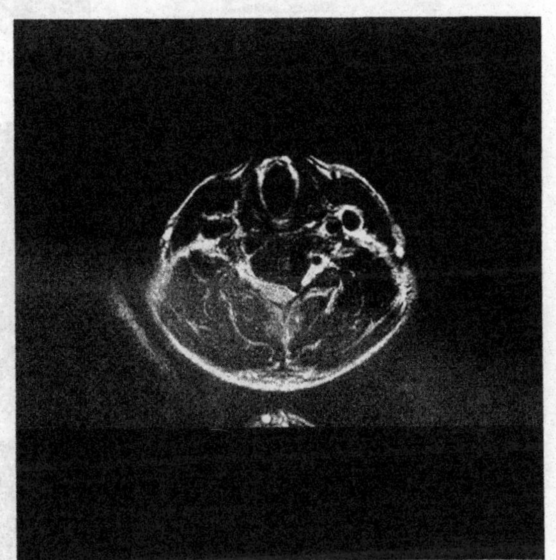

图 2-27　$C_{4/5}$，$C_{5/6}$椎间盘突出

（3）脊椎感染性病变的 MRI 表现：MRI 已成为评价椎间隙感染最具敏感性与特异性的方法。

MRI 对椎骨及椎间盘的感染显示为 T_1 加权上信号下降，在 T_2 加权上显示信号增强，同时髓核内的缝隙消失，可同时显示椎体周围软组织状况。如椎旁脓肿（见图 2-28），在 T_1 加权图像上椎体和椎间盘信号强度减弱，同时邻近的终板和椎间盘界线消失；在 T_2 加权图像上邻近椎体的信号增强，椎间盘本身亦显示为信号增强的异常结构。

（4）脊柱肿瘤的 MRI 表现：MRI 对脊椎原发或继发肿瘤，均由于弛豫时间 T_1 和 T_2 的延长，表现为 T_1 加权上信号减弱，T_2 加权上信号增加，对肿瘤侵犯的部位及脊髓等变化能非常清楚地显示（见图 2-29）。

（5）其他：MRI 对椎体放射病极敏感，照射后在 T_1 加权图像上信号增加。其他方面，MRI 对显示脊髓空洞及蛛网膜囊肿、血管畸形等均有独特优点。

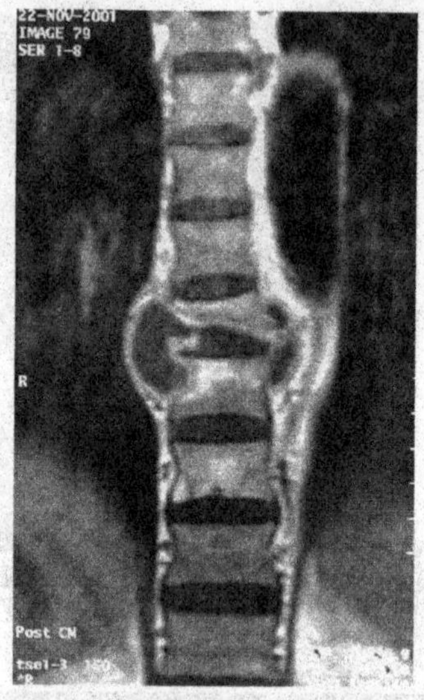

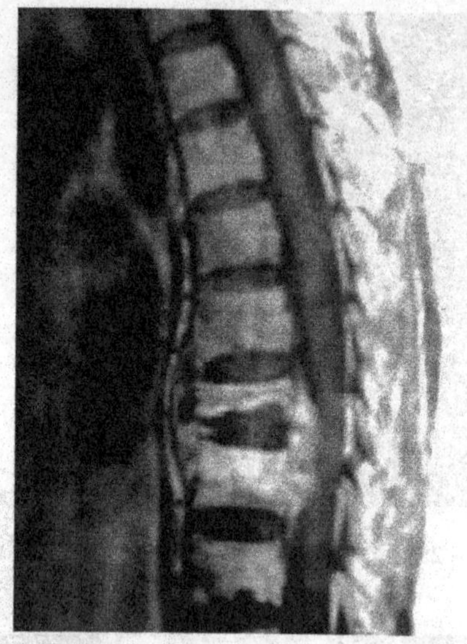

图2-28　胸椎椎体结核

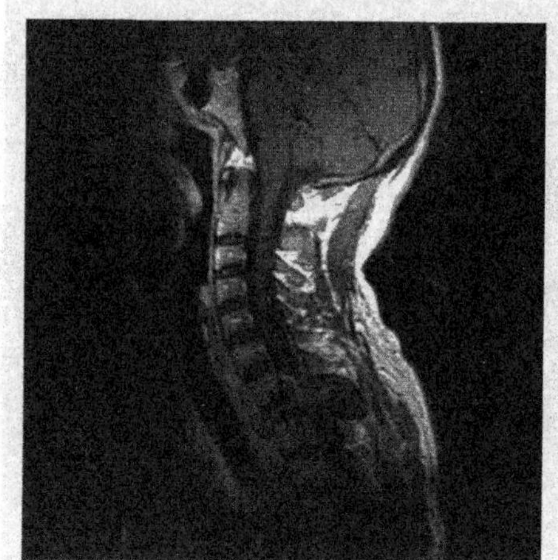
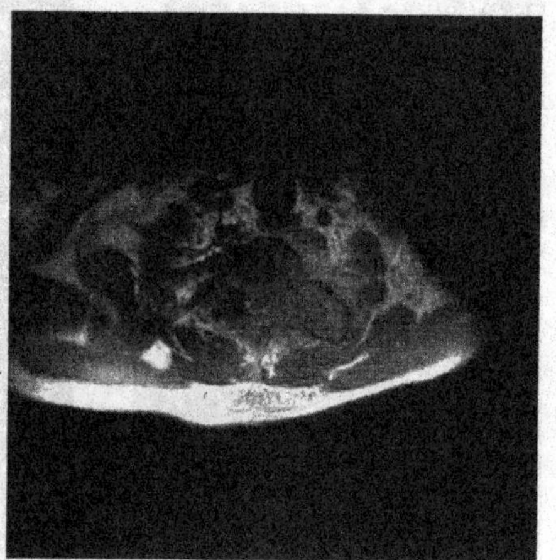

图2-29　颈椎转移性肿瘤

（王慧东）

第三节　脊柱外科其他特殊检查

一、肌电图

神经肌肉系统通过动作电位传导各类信息，这是最基本的人体生理活动之一，也是人类适应环境和改造自然的基础。动作电位起源于细胞体或轴索起始，并沿神经轴索传递，可以通过突触影响其他神经元或者通过运动终板到达横纹肌纤维。因此，如果刺激感觉神经纤维记录神经轴索电位的传导，或者刺激运动神经纤维记录周围神经和肌肉的动作电位，就能了解两种神经的传导功能，进而推测相关疾病的解剖位置、范围和发展程度，此即电生理诊断学的基本内容。

脊柱疾病的中心环节即脊髓、马尾及神经根的损害。除常规的临床检查之外，目前诊断更多地依赖 CT、MRI 等先进的影像学检测技术。但是，毋庸置疑的是 CT、MRI 并不能判断神经功能损害程度，这在某种程度上导致临床诊断缺陷和对疗效及预后评判不足的尴尬局面。迄今为止，电生理学检查仍然是脊柱疾病功能性诊断的基础之一。

（一）正常肌电图

包括肌肉松弛时的肌电活动和肌肉运动时的肌电活动，前者包括正常的插入电位、电静息、终板噪声和神经电位；后者包括运动单位电位，随肌肉用力程度不同，又分为单纯相、混合相和干扰相。

（二）异常肌电图

1. 插入电位异常　针极插入后，触发的电位不立即消失，可持续数秒至数十秒后才消失。如挪动针极，又可出现上述电位，称为插入电位延长，多由纤颤及正相电位组成。当触发电位波幅及频率逐渐递增而又渐行下降时，出现类似飞机俯冲时的音响，称为肌强直电位。

2. 自发性电位　正常肌肉在静息时无自发性电位，发生神经肌肉病变时可出现。包括：①纤颤电位：肌肉松弛时出现的短时限、低电压的自发电位，时限为 0.5～4ms，电压为 50～500μV，频率为 2～20Hz，波形常为单相或双相，多见于肌肉去神经支配后早期，故又称失神经波。②正相电位：又称正锐波，是肌肉去神经支配后晚期出现的自发电位。波形正相宽大，负相低矮，故呈“V”形或锯齿状。时限可长达 10ms 以上，电压 200～2000μV，频率大于 100Hz。③束颤电位：肌肉放松时出现的自发运动单位电位，时限为 5～15ms，电压为 100～6000μV，频率少则 1～3/分钟，多则 50/分钟不等，放电间隔常不规则。波形呈双相、三相或多相，常伴有肉眼可见的肌肉束颤。常见于前角细胞病变，但必须与纤颤、正相电位同时存在才有意义。④群放电位：为肌肉放松时出现的节律性、阵发性放电，系由群化的双相、三相或多相运动单位组成。见于肌阵挛、癫痫、抽搐及帕金森病等。

3. 运动单位电位的改变　包括时限延长或缩短，电压的增高或降低以及多相电位数量增加等，提示异常。

4. 肌肉不同程度收缩时运动单位电位波形改变　肌肉强力收缩时，应出现干扰相。如有病变而致运动单位电位数量减少则不能综合成干扰相，而是随病变程度不同出现混合相或单纯相，有时可见单个电位组成的高频放电。

5. 被动牵张时的异常肌电图　包括：①痉挛性放电：指肌肉被动牵张后约 150ms 出现的痉挛排炮式放电现象，停止牵张后逐渐衰减而消失。表现为动力性运动单位特征，主要反映锥体系的疾患。②强直性放电：牵张时肌肉后出现的持续性排炮式放电，表现为张力性运动单位特征，反映了锥体外系病变。③混合性放电：指肌肉被动牵张后出现的阵发性放电，停止牵张后仍持续数秒才消失。

二、放射性核素检查

（一）放射性核素显像的适应证

骨扫描显影对骨的定量变化是高度敏感的，但对疾病的性质和病理状况的特异性不高。

骨扫描最大的价值是对骨肿瘤的诊断，尤其是对检查肿瘤的骨转移。已经证明骨扫描对诊断脊柱的各种肿瘤具有不可替代的价值。

（二）放射性核素骨显像的表现

1. 正常骨显像

（1）正常骨扫描显像：全身骨骼放射性核素呈对称性、均匀性分布。由于各部位的骨骼结构不同、代谢及血运情况不一，放射性分布也有差别，代谢旺盛或成骨活跃的松质骨摄取的放射性显像剂较多，而长骨的骨干密质骨较多，血供也不丰富，摄取的显像剂较少。因此，在显像图上，扁平骨较管状骨清晰，管状骨骨骺端较骨干清晰，大关节较小关节清楚。小儿影像普遍增强，老年人则变淡，且显像延迟。

（2）骨骼三相显像正常图像

1）血流相：在静脉注射显像剂后8～12s，可见较大血管显影，随之骨和软组织呈现放射性轻度增高，其后软组织轮廓逐渐显示，两侧放射性核素分布对称。

2）血池相：显像剂大部分存留在血液中，仍可见大血管显像，软组织轮廓更加清晰，放射性分布均匀增高，骨骼区放射性仍较软组织低，两侧对称。它反映的是软组织内的血运，并不是显像剂在骨骼的直接沉积，但可观察骨骼有无充血。

3）延迟相：实际为骨的静态像，反映显像剂在骨骼内浓聚情况，其正常图像与骨显像相同。

2. 肿瘤

（1）恶性原发性骨肿瘤。

（2）转移性骨肿瘤。

（3）良性骨肿瘤。

3. 骨折　绝大多数骨折皆可由X线片确诊，但对一些轻微骨折和附属结构的骨折及病理性骨折有时仅凭X线片较难做出诊断，而骨显像很有价值。

4. 移植骨的监测　放射性核素骨显像对移植骨的监测主要在于：①移植骨是否存活。②显示骨移植后移植区的骨代谢，观察人工材料对界面骨生长的诱导作用。③利用计算机进行ROI计数法定量地研究移植骨的成骨代谢。④反映移植骨的生物相容性过程，能动态地反映骨代谢情况。因此，骨显像对监测移植骨的存活、了解移植骨的血供和新骨生成情况对临床有重要意义。

5. 骨关节病　骨显像可以观察全身关节在出现关节痛和X线片异常之前即可显示异常，并有助于观察病变累及的范围、大小和活动程度，能较灵敏地反映病情变化和随访疗效。骨显像也有助于骨关节病的鉴别诊断，如区别无菌性坏死、关节炎或感染。

6. 代谢性骨病　许多代谢性骨病除骨质疏松外，都有骨更新快并伴有甲状旁腺激素升高为共同特征。甲状旁腺激素的增高可加快骨吸收，因为骨吸收和形成是直接相关的，成骨活动之后伴随着破骨性活动，其最后结果是骨生成增多和对^{99m}Tc－MDP亲和力增强。因此，代谢性骨病的骨显像具有以下基本特点：①中轴骨浓集放射性增高。②长骨放射性增加。③于骺端和关节周围放射性增高。④颅骨和下颌骨放射性分布明显浓集。⑤肋软骨呈串珠征。⑥领带样胸骨影。⑦肾显影不清，甚至不显影。⑧散在的假性骨折表现。

三、其他影像检查

PET（派特）意为正质子发射计算机断层扫描，是利用正电子发射体标记的葡萄糖、胆碱、胸腺嘧啶、受体的配体及血流显像剂等药物为示踪剂，以解剖图像方式，从分子水平显示集体及病灶组织细胞的代谢、功能、血流、细胞增殖和受体分布情况，为临床提供更多的生理和病理方面的诊断信息，因此，也称为分子显像或生物化学显像。

（一）PET 显像基本原理

PET 显像的物理原理是利用回旋加速器，加速带电粒子（如质子、氘核）轰击靶核，通过核反应产生带正电子的放射性核素如^{11}C、^{13}N、^{15}O、^{18}F 等，并合成相应的显像剂，引入机体后定位于靶器官，这些核素在衰变过程中发射带正电荷的电子，这种正电子在组织中运行很短距离（数毫米）后，即与周围物质中的电子相互作用，发生湮没辐射，发射出方向相反、能量相同的两光子。PET 成像是采用一系列成对的互成 180°排列并与符合线路相连的探头，在体外探测引入体内的示踪剂所产生的湮没辐射的光子，并显示脏器内示踪剂分布的断层图，显示病变的位置、形态、大小和代谢功能，对疾病进行诊断。

PET 显像的特点：①由于 C、N、O 是人体组成的基本元素，而 F 的生理行为类似于 H，故应用^{11}C、^{13}N、^{15}O 和^{18}F 等正电子核素标记人体的生理物质如糖、氨基酸和脂肪，可在不影响内环境平衡的生理条件下，从静态或动态影像中获得某一正常组织或病灶的放射性分布（形态显示）、放射性标记药物浓集速率、局部葡萄糖及氨基酸和脂肪代谢、血流灌注、受体的亲和常数、氧利用率以及其他许多活体生理参数等。②应用光子准直和符合探测技术，提高了空间定位，大大提高了探测灵敏度。其灵敏度比 MRI 高，比 SPECT 高 10 ~ 100 倍；改善了分辨率（可达 4mm），可检出 1cm 大小的病灶，图像清晰。③能从一定体积的组织快速获取 35（或更多）层面的断层图像（CT、MRI 均无法做到）。④可以获得全身各方向的断层图像，对肿瘤转移和复发的诊断尤为有利。⑤可以进行三维分布的定量分析（精度 ± 10%），远优于 SPECT ±（25% ~50%）。⑥正电子核素为超短半衰期核素，适合于快速动态分析。PET 不但可以提供解剖学为基础的图像技术所提供的信息，而且可以定量评价在疾病发生发展过程中体内生化改变的信息，因此在基础及临床研究领域均得到越来越广泛的应用。

（二）示踪剂

1. ^{18}F-FDG　^{18}F-FDG（2-fluorine-18-fluoro-2-deoxy-D-glucose，2-氟-18-氟-2-脱氧-D-葡萄糖）是葡萄糖的类似物，是临床最常用的显像剂。^{18}F-FDG 与天然葡萄糖的代谢途径相似，但因其结构差异（2 位碳原子上的羟基被^{18}F 替代）而有所不同。静脉注射^{18}F-FDG 后，在葡萄糖转运蛋白的帮助下通过细胞膜进入细胞，细胞内的^{18}F-FDG 在已糖激酶（Hexokinase）作用下磷酸化，生成 6-PO_4-^{18}F-FDG，由于 6-PO_4-^{18}F-FDG 与葡萄糖的结构不同（2 位碳原子上的羟基被^{18}F 取代），不能进一步代谢，而且 6-PO_4-^{18}F-FDG 不能通过细胞膜而滞留在细胞内达几小时。

在葡萄糖代谢平衡状态下，6-PO_4-^{18}F-FDG 滞留量大体上与组织细胞葡萄糖消耗量一致。因此，^{18}F-FDG 能反映体内葡萄糖利用状况。快速增生的细胞具有很高的代谢率，特别是葡萄糖酵解速率，故肿瘤灶的葡萄糖利用率较周围正常组织明显增高，故造成在肿瘤细胞内的浓聚增高，为 PET 显像诊断肿瘤奠定了基础。^{18}F-FDG 对正常人除脑、心、膀胱外，其他部位几乎不显影，肿瘤图像清晰，无干扰。

恶性肿瘤细胞一般具有高代谢特点，特别是恶性肿瘤细胞的分裂增殖比正常细胞快，能量消耗相应增加，葡萄糖为组织细胞能量的主要来源之一，恶性肿瘤细胞的异常增殖需要葡萄糖的过度利用，其途径是增加葡萄糖膜转运能力和糖代谢通路中的主要调控酶活性，恶性肿瘤细胞糖酵解的增加与糖酵解酶的活性增加有关，相关的酶有已糖磷酸激酶、6-磷酸果糖激酶、丙酮酸脱氢酶等。目前，已明确在恶性肿瘤细胞中的葡萄糖转运信息核糖核酸（mRNA）表达增高，导致葡萄糖转运蛋白增加。因此，肿瘤细胞内可积聚大量^{18}F-FDG，经 PET 显像可显示肿瘤的部位、形态、大小、数量及肿瘤内的放射性分布。同时肿瘤细胞的原发灶和转移灶具有相似的代谢特性，一次注射^{18}F-FDG 就能方便地进行全身显像，^{18}F-FDG、PET 全身显像对于了解肿瘤的全身累及范围具有独特价值。临床上，^{18}F-FDG 主要用于恶性肿瘤的诊断及良性和恶性的鉴别诊断、临床分期、评价疗效及监测复发等。根据大脑葡萄糖的代谢特点，^{18}F-FDG 主要用于癫痫灶定位、早老性痴呆、脑血管疾病、抑郁症诊断及研究，也用于研究大脑局部生理功能与糖代谢关系如视觉、听觉刺激、情感活动、记忆活动等引起相应的大脑皮质区域的葡萄糖代谢改变。对于心肌主要用途是估测心肌存活。

2. 氨基酸　是人体必需的营养物质，在体内主要代谢途径为合成蛋白质；转化为具有重要生物活性的酶、激素等；氨基酸转运、脱氨、脱羧，变成二氧化碳、尿素等，而被其他组织利用或排出体外。其中蛋白质合成是主要代谢途径。疾病或生理、生化改变可出现蛋白质合成的异常，标记氨基酸可显示其异常变化。

目前，用于人体 PET 显像的标记氨基酸有 L-甲基-^{11}C-蛋氨酸（^{11}C-MET）、L-1-^{11}C-亮氨酸、L-^{11}C-酪氨酸、L-^{11}C-苯丙氨酸、L-1-^{11}C-蛋氨酸、L-2-^{18}F-酪氨酸、O-（2-^{18}F-氟代乙基）-L-酪氨酸（FET）、L-6-^{18}F-氟代多巴（^{18}F-FDOPA）、L-4-^{18}F-苯丙氨酸、^{11}C-氨基异丙氨酸及^{13}N-谷氨酸等。^{11}C 和^{18}F 标记氨基酸显像，肿瘤组织比正常组织的放射性比值高，图像清晰，有助于肿瘤组织与炎症或其他糖代谢旺盛病灶的鉴别。与^{18}F-FDG 联合应用可弥补^{18}F-FDG 的不足，提高肿瘤的鉴别能力，且可用于鉴别肿瘤的复发与放疗后改变。

3. 核苷酸类　^{11}C-胸腺嘧啶（^{11}C-TdR）和 5-^{18}F-氟尿嘧啶（5-8F-FU）是较常用的核酸类代谢显像剂，能参与核酸的合成，可反映细胞分裂繁殖速度。TdR 主要用于肿瘤显像，研究结果表明^{11}C-TdR 血中清除速度很快，给药后 20 分钟脑肿瘤即能得到清晰图像，5-8F-FU 可用于评价化疗疗效。此外，5-^{18}F-脱氧尿核苷和^{11}C-胸腺嘧啶脱氧核苷也可用于肿瘤显像。

4. 胆碱　甲基-^{11}C-胆碱是较常用的胆碱类代谢显像剂，主要用于前列腺痛、膀胱癌、脑瘤、肺癌、食管癌、结肠癌等显像。目前也有使用^{18}F 标记胆碱，如^{18}F-氟代甲基胆碱、^{18}F-氟代乙基胆碱及 18P-氟代丙基胆碱等，其中^{18}F-氟代甲基胆碱与甲基-^{11}C-胆碱显像效果相类似。胆碱代谢显像剂的优点是肿瘤/非肿瘤放射性比值高，肿瘤显像清晰，静脉注射后短时间即可显像检查。

5. ^{11}C-乙酸盐　^{11}C-乙酸盐可被心肌细胞摄取，在线粒体内转化为^{11}C-K，酰辅酶 A，并进入三羧酸循环氧化为二氧化碳和水。能反映心肌细胞的三羧酸循环流量，与心肌氧耗量成正比。用于估测心肌活力，也可用于肿瘤显像。

6. 脂肪酸类　脂肪酸的 β-氧化是心肌的主要能量来源。^{11}C-棕榈酸（^{11}C-Palmiticacid，^{11}C-PA）约占循环脂肪酸的 25%～30%，是心脏主要能源之一，而且与体内天然代谢底物脂肪酸的化学结构接近，主要用于研究心肌脂肪酸代谢。引入血循环的^{11}C-PA 与血浆白蛋白结合，心肌摄取^{11}C-PA 最初是以扩散形式进入肌细胞，并与白蛋白分离。

分离后的脂肪酸或扩散返回到血管内，或在细胞内硫酯化。硫酯化的脂肪酸在线粒体内进行 β-氧化，或结合到三酰甘油或者磷脂分子上。^{11}C 从心肌逸出是双相的：早期相与^{11}C-棕榈酸的 β-氧化过程一致；第二相是慢合成期，表明^{11}C-PA 结合到脂质池的三酰甘油或者磷脂分子上。^{11}C-PA 在正常心肌内均匀分布，PET 显示放射性均匀的图像；心肌缺血可使局部脂肪酸氧化减低、^{11}C-PA 摄取明显减少。

研究结果证实能正常摄取^{11}C-PA 是心肌细胞存活的标志。^{11}C-PA 主要用于估价心肌存活及评价溶栓疗效。

7. Na^{18}F　Na^{18}F 是一种亲骨性代谢显像剂。^{18}F 通过与羟基磷灰石晶体中的羟基进行离子交换沉积于骨质中。Na^{18}F 主要用于骨转移癌的诊断及移植骨的监测。

8. 乏氧显像剂　^{18}F-fluoromisonidazole（^{18}F-MISO）是一种硝基咪唑化合物，与乏氧细胞具有电子亲和力，可选择性地与肿瘤乏氧细胞结合，是一种较好的乏氧显像剂。^{18}F-MISO 可通过主动扩散通过细胞膜进入细胞，硝基（NO_2）在硝基还原酶作用下被还原，在非乏氧细胞内，硝基还原产物立即被氧化；而在乏氧细胞内，硝基还原产物则不能发生再氧化，还原产物与细胞内大分子物质发生不可逆结合，滞留于乏氧细胞中，其浓聚程度与乏氧程度成正比。

研究结果证明，对于放射治疗，细胞在有氧状态下比在乏氧状态下更敏感。因此，乏氧显像可用于预测放疗效果。^{18}F-MISO 主要用于头颈部肿瘤如鼻咽癌的放疗效果预测，也可用于估价心肌存活状态。

9. ^{15}O-H_2O　^{15}O-H_2O 能自由扩散通过细胞膜，代谢上为惰性，在组织细胞摄取和滞留过程中基本无代谢变化，而且与血流灌注量呈线性关系，是较理想的血流灌注显像剂。主要用于研究脑、脏及肿瘤等血流灌注。

10. ^{13}N-NH3 · H_2O　^{13}N-NH3 · H_2O 能通过自由扩散进入组织细胞，不受 Na^+、K^+、ATP 酶的影响，首次通过摄取率接近 100%。^{13}N-NH3 · H_2O 可在谷氨酰胺合成酶催化下，转变为谷氨酸和谷氨酰胺，但并不影响首次通过摄取率。主要用于脑、心肌血流灌注显像，与^{18}F-FDG 联合应用估测存活心肌。

11. 受体显像剂　多巴胺受体显像剂、5-羟色胺受体显像剂、苯并二氮杂卓受体显像剂、阿片受体显像剂、甾体激素受体显像剂等。

（三）PET 的临床应用

PET 是诊断和指导治疗肿瘤、心脏病和精神神经疾病（如癫痫、痴呆症、抑郁症）等严重威胁人类生命健康疾病的良好手段。其中 PET 在肿瘤学中的应用占 70% ~80%。PET 对恶性肿瘤的诊断是基于示踪原理，利用肿瘤组织的一些特有的生物学或生理学及生物化学代谢特点，如恶性肿瘤组织生长快、代谢旺盛、具有高度的糖酵解能力，以及蛋白质、DNA 合成明显增加等，而有些恶性肿瘤如乳腺癌、前列腺癌、神经内分泌肿瘤等，肿瘤细胞存在某些受体（如雌激素、雄性激素、生长抑素受体等）或抗体高表达现象。利用恶性肿瘤这些病理生理改变，采用正电子核素标记葡萄糖、氨基酸、核苷酸、配体拮抗剂或抗体等为显像剂，引入机体后在病灶内聚集经 PET 显像显示肿瘤的位置、形态、大小、数量取放射性分布，属于肿瘤阳性显像，突出病灶。

利用 PET 研究肿瘤，主要有下述手段：①肿瘤血流灌注显像。②肿瘤代谢显像。③肿瘤受体显像。④肿瘤细胞增殖及其活性的研究。⑤抗癌药物动力学研究和研制亲肿瘤的靶性药物等。具体应用有以下方面：①辨别肿瘤的良、恶性。②评定恶性程度。③肿瘤的临床分期。④有淋巴结转移者寻找原发灶。⑤评价疗效。⑥确定复发病灶。对于肿瘤标志物增高或发现转移灶，而 CT、MRI 及纤维内镜等临床常规检查未发现原发灶的患者更具有优势。

PET 在骨科学领域的应用研究较少，而脊柱外科方面的应用报道则更少。其应用价值主要在于明确比较难以鉴别的脊柱破坏病灶的性质，如脊柱原发性肿瘤、脊柱转移癌、非典型性脊柱结核、多发性骨破坏等鉴别诊断，以及寻找脊柱转移性破坏的原发性病灶，检测脊柱肿瘤术后复发。PET 设备投资大，检查费用较高，目前国内仅个别大型医院拥有此设备。因此一般选择临床怀疑脊柱转移癌或原发肿瘤的病例进行 PET 检查。

在脊柱转移癌原发病灶不明情况下，以及一些肿瘤早期恶性程度难以确定情况下进行 PET 检查具有较好的优越性。值得注意的是，临床上也有发现病理报告为骨巨细胞瘤Ⅰ级，但是 PET SUV 值却高达 4.0，也说明肿瘤的病理分级与生物学行为之间不一致，是否意味此类高代谢的肿瘤容易复发或恶性变，尚需观察。

总之，PET 为脊柱肿瘤的诊断和外科治疗提供了一个新的检查和监测手段，值得进一步深入研究。

四、脑脊液检查

正常人脑脊液量为 140～180ml，平均 150ml，其中在脊髓蛛网膜下隙中仅 10～15ml。脑脊液的采集方法已在脊髓造影一节中介绍。

（一）动力学检查

本检查目的在于了解蛛网膜下隙有无阻塞及阻塞程度。对于颅内压明显增高大于 2.0KPa（200mmH_2O），脑瘤或其他占位性病变，严重颅内病变如蛛网膜下隙出血以及高位颈脊髓病变患者应视为禁忌。

脑脊液动力学检查最常用的方法为 Quecken－Stedt 试验，即压颈试验。当腰椎穿刺测量脑脊液初压后，助手将缠于患者颈部的血压计气袋迅速充气至 2.6KPa（20mmHg）。此时起每隔 5s 报告脑脊液压力一次，直至测压管水柱升至最高或 30s 之后。然后由助手迅速将气袋内空气放出，仍每隔 5s 报告脑脊液压力一次，至水柱降至原来高度或不再下降时为止，分别记录每次读数。再按同样方法分别于颈部加压至 5.3KPa（40mmHg）及 8.0KPa（60mmHg），记录这两组压力读数。将 3 次结果绘成曲线图以作分析。检查过程中患者应全身放松，腹部不得用力，以免造成误差。在正式检查之前应先做一次压腹检查以核对穿刺针是否在蛛网膜下隙内。

当蛛网膜下隙通畅无梗阻时，脑脊液压力升降迅速。加压后 15s 左右升至最高点，减压后 15s 左右回降至初压水平。加压 8.0KPa（60mmHg）时常可升至 4.9KPa（500mmH_2O）左右。

蛛网膜下隙部分梗阻时，加压后脑脊液压力上升及下降均较缓慢，但上升速度较下降快。并在解除颈静脉压迫后压力常不能降至原来初压水平。如蛛网膜下隙已完全梗阻，则压颈后脑脊液压力完全不上升。

（二）实验室检查

脑脊液标本送验应及时，收到后立即检验。

1. 常规检查

（1）外观：正常脑脊液为透明无色的水样液质。脑脊液发生混浊通常由于细菌感染或多核粒细胞增多所致，而血性脑脊液则可能由穿刺后损伤椎后静脉丛或自发性蛛网膜下隙出血引起。脊髓肿瘤、陈旧性蛛网膜下隙出血或蛛网膜下隙粘连等疾病的脑脊液可呈黄色，其程度与脑脊液中蛋白质的含量成正比。

（2）Pand 试验：为蛋白定性试验。当脑脊液总蛋白量达 0.4g/L 以上时可呈阳性反应。

（3）细胞计数：正常脑脊液中含有少量细胞，以淋巴细胞为主，少量为单核细胞，中枢神经系统感染性疾患可致脑脊液细胞增多，如为化脓性炎症则以中性粒细胞为主。而结核则急性期以中性粒细胞为主；慢性期以淋巴细胞、单核细胞增多为主。

2. 生化检查

（1）蛋白质：正常脑脊液中蛋白质含量为 0.2 ~ 0.4g/L，以清蛋白为主，炎症时脑脊液中蛋白质含量增加，增加部分主要为球蛋白。而脊髓肿瘤的脑脊液蛋白质含量也可不同程度增加。

（2）葡萄糖：正常脑脊液中葡萄糖含量为 2.50 ~ 4.44mmol/L，化脓性或结核性脑膜炎时，由于细菌的分解作用，使脑脊液中含糖量降低，其病程中改变可提示疾病的预后。

（3）氯化物：正常脑脊液中含量为 196.7 ~ 214.4mmol/L，主要用于脑膜炎的鉴别诊断。

3. 细菌学检查　主要用于确定有无细菌感染。

（李志强）

第三章

颈椎损伤

第一节 枕颈（寰）部损伤

一、概述

枕颈（寰）关节损伤在临床上十分罕见，1981 年以前全世界的文献报道仅 8 例，几乎没有存活者；因其中大多数易在现场立即死亡，少数伤者于数天内死亡，存活者多属幸运者骨折（损伤）类型；其占骨科损伤死亡率首位。治疗主要是轻重量（1 ~ 1.5kg）骨牵引。目的是维持其位置，并警示说明是重型颈椎损伤。常伴随的神经损伤包括脑损伤、脑干损伤或高位颈髓损伤。上述神经损伤时多伴有意识丧失及自主呼吸消失，需要永久的人工呼吸。常与颅底骨折或上颈椎骨折伴发。X 线片难以诊断，当发现硬膜外与枕下有血肿出现时，应考虑这种损伤的存在。MR 及 CTM 可以确诊。

二、致伤机制

枕颈（寰）关节呈水平状而易引起脱位，但其周围不仅有多条坚强的韧带组织，且周围肌群也较发达，因此，在一般情况下，造成此处骨折脱位的机会并不多见。相反，下一椎节的寰枢关节却极易引起损伤。但如果作用于头颅部的横向暴力来得突然而迅猛，以致这股剪应力集中至枕颈关节处时，则可引起这对椭圆形关节的位移。以交通事故为多见，好发于步行者与汽车相撞的交通意外中，头部易最先受到暴力而引起枕寰急性脱位，且大多死于事故发生地。如仅仅引起半脱位，尚未对延髓造成致命性压迫时，患者则有可能存活下来；此种侥幸者十分少见。引起上颈椎损伤最为多见的直接原因是交通事故，其次是高处坠落及运动伤，包括潜泳或高台跳水。

三、临床分型

枕颈（寰）关节损伤主要分为以下两型。

（一）完全脱位型

完全脱位型可引起四肢瘫痪及生命中枢危象，多伴有脑干损伤，并在受伤当时或短期内死亡。其死亡原因主要是由于自主呼吸消失，以致引起呼吸及循环系统功能衰竭。而伤后立即死亡者则系伤及脑干或延髓，因生命中枢受累之故。此种病例亦可合并枕骨髁骨折。有学者曾先后遇到 5 例，存活最长者不超过 1 个月（图 3 - 1A）。

（二）枕寰失稳型

枕寰失稳型即外伤仅引起部分韧带及肌群受损。主要表现为颈痛、活动受限、被迫体位及枕颈交界处压痛等。严重者可能有四肢电击感（多在体位不正时出现）或突发性四肢瘫痪。此种类型亦可见于先天性颈椎融合病（Klippel－Feil syndrome）等因代偿作用而致应力增加所出现的枕颈不稳（图3－1B）。

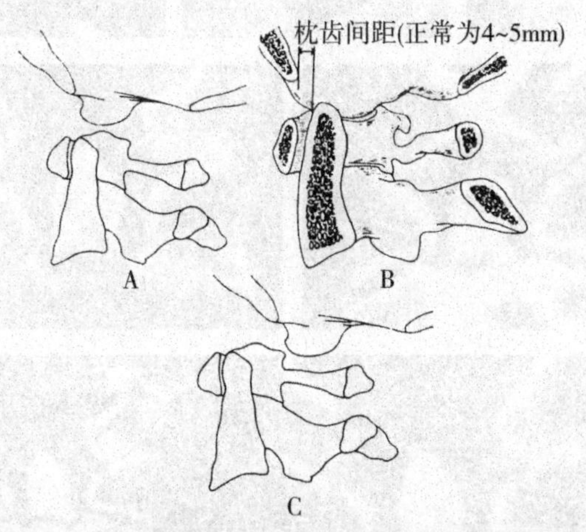

图3－1　寰枕脱位分型及枕齿间距测量示意图

A. 枕齿间距测量；B 寰枕失稳型；C. 完全脱位型

四、诊断

枕颈（寰）关节损伤主要依据以下内容诊断。

（一）病史与症状

1. 病史　均有较明确的外伤史。

2. 临床症状　主要为枕颈段局部的损伤症状，并伴有颈髓以上的神经功能障碍，轻重不一。轻型者表现为脊髓刺激症状与体征；重型者则出现意识丧失和自主呼吸消失，并有永久性人工呼吸机依赖现象。

（二）影像学检查

X线片上除显示椎前阴影增宽外，主要是用于除外其他类型的上颈段损伤及对枕齿间距的测量（图3－1C）。在正常情况下，成年人的枕齿间距为4～5mm，超过6mm则表明枕（寰）关节半脱位或脱位。CT或MR对诊断具有决定作用，并可显示枕骨髁骨折征（图3－2）。

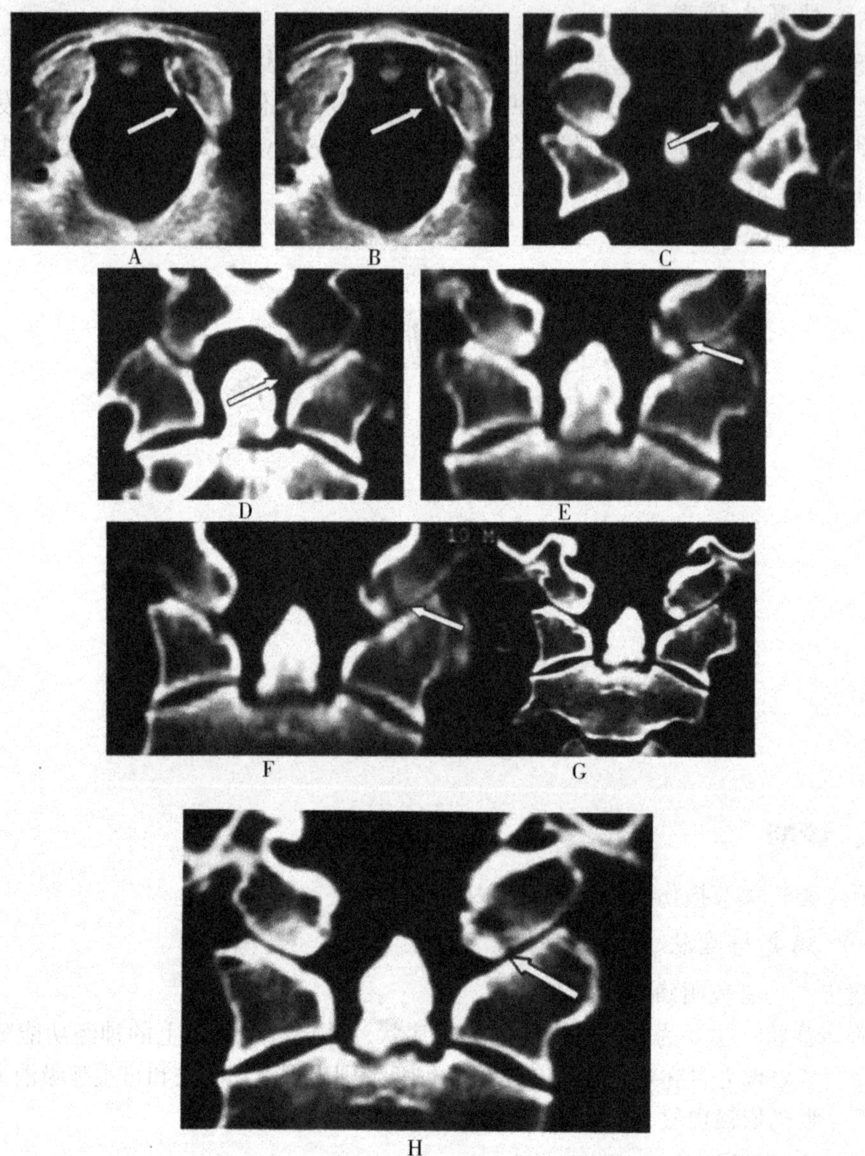

图 3-2 枕骨髁骨折

A~D. 受伤后 CT 扫描不同层面所见；E~H 牵引 6 周后，CT 扫描不同层面所见，齿状突骨折复位，枕骨髁部骨折呈愈合状

五、治疗原则

（一）基本疗法

1. 早期病例

（1）头颅固定与制动：一旦怀疑枕颈（寰）关节损伤，应立即采用最稳妥的办法将头颈部固定，其中以 Halo 颅骨牵引装置最为常用（图 3-3）。

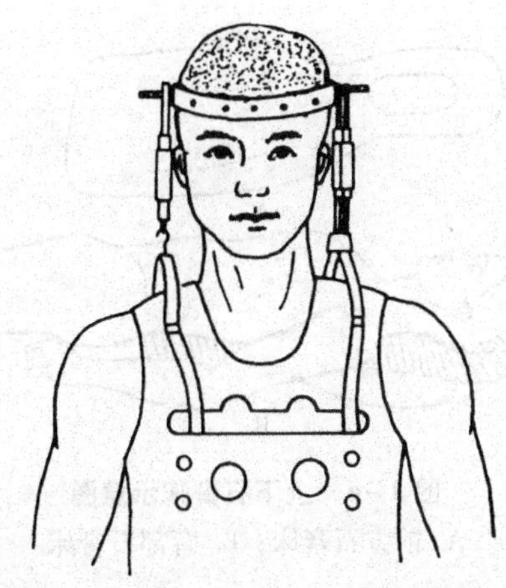

图 3－3　Halo－vest 支架固定示意图

（2）呼吸机的应用：伴脊髓损伤者，多需立即用呼吸机控制呼吸，并对心脏、血压及全身状态进行监护。

（3）脱水剂：用量稍大于一般颈髓损伤，持续时间亦不应少于 5d，并注意胃肠道应激性溃疡等并发症。

（4）其他：包括气管切开，预防褥疮、尿路感染及坠积性肺炎等并发症。

2. 后期病例　指伤后 3 个月以上者，如寰枕不稳，可行后路植骨融合术。常用的术式有：枕骨骨瓣翻转枕颈融合术及枕颈钢板或鲁氏棒内固定术。对伴有神经压迫症状者，尚应切除寰椎后弓。

（二）手术疗法

手术种类较多，主要为减压术与椎节融合固定术，多需借助复杂的技术与设备，在选择时应注意；现按不同术式分段阐述于下。

六、枕骨骨瓣翻转枕颈融合术

（一）手术适应证

枕骨骨瓣翻转枕颈融合术主要用于各种原因引起、一般不伴有神经受压症状的枕颈不稳者，因本术式影响颈椎的旋转功能，因此，不宜用于寰枢椎不稳者。

（二）特殊用品准备

1. 器械　除一般颈后路术式常用器械外，还应准备各种规格锋利骨凿数把。

2. 上下石膏床备用　如图 3－4 所示，分为前面（上方）石膏床和背部石膏床，使用时（搬动及翻身等）可将上下两片石膏床合拢在一起，再用绷带缠扎，既安全又方便（图 3－5）。

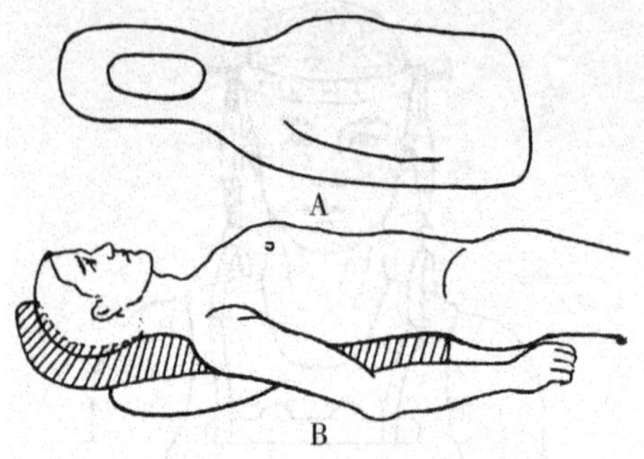

图 3-4　上下石膏床示意图

A. 前方石膏床；B. 背部石膏床

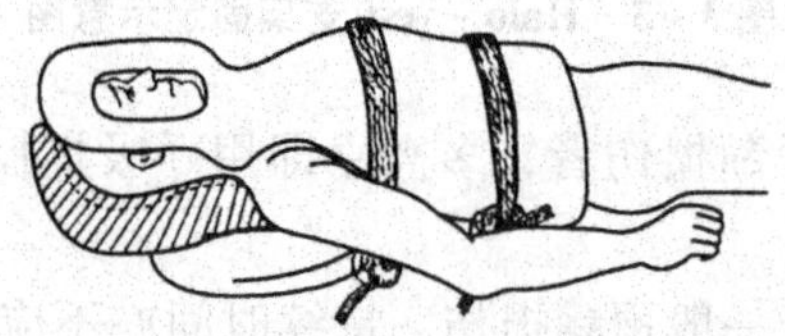

图 3-5　上下两片石膏床用绷带缠扎后状态示意图

（三）手术步骤

现将临床上常用的术式操作程序介绍如下。

1. 麻醉及体位　常规取俯卧位，头部固定于特定的制式或自制式头颈固定架上（图3-6）。可选用局部浸润麻醉（沿手术区分层注射，图 3-7）、气管插管麻醉或清醒插管加局部麻醉。

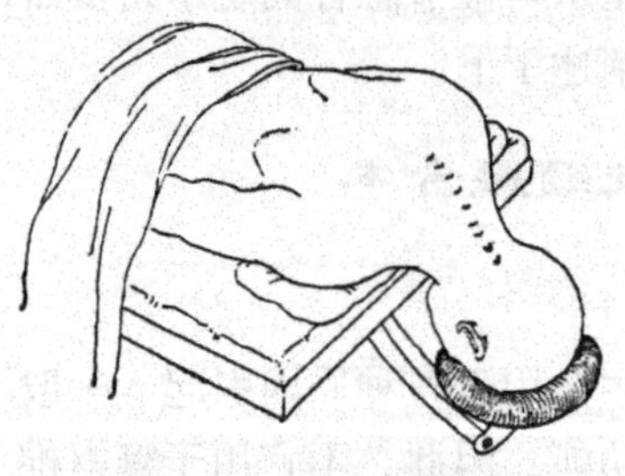

图 3-6　体位示意图

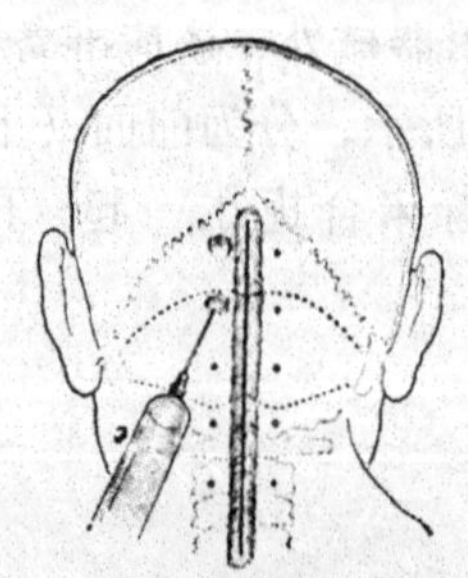

图 3-7　局部浸润麻醉示意图

于切口线皮内、皮下和椎旁肌内分层注入加有去甲肾上腺素的0.5% ~1.0%普鲁卡因，总量<1g

2. 切取髂骨条　先切取髂骨块备用。一般以长条状为宜，其大小（宽×长）为（1~1.5）cm×（7~12）cm，并将其自中央部劈开分成两片；或选用人造骨取代。

3. 显露术野　按一般颈后路术式，但应偏上方达枕骨粗隆部。此处出血甚多，可采用皮肤夹止血，或使用梳式拉钩快速将其牵开止血。锐性剥离两侧椎旁肌，首先暴露 C_2 ~ C_3 棘突，并用纱布条充填止血。之后向上分离，显露枕骨粗隆部，达枕大孔后缘1cm处（图3-8）。在此过程中应保留粗隆外层骨膜和部分肌纤维及其血供，尤以中部重要（图3-9）。

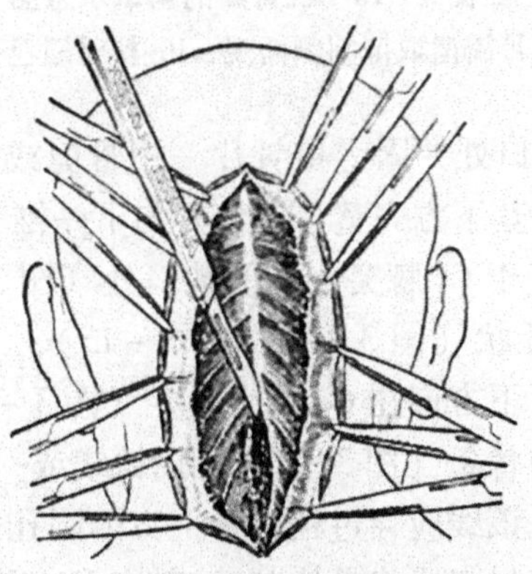

图3-8　沿后枕部及项部正中切口示意图

切开皮肤、皮下组织，止血后再由中线向外剥离椎旁肌，自枕骨粗隆部达 C_3 棘间韧带处

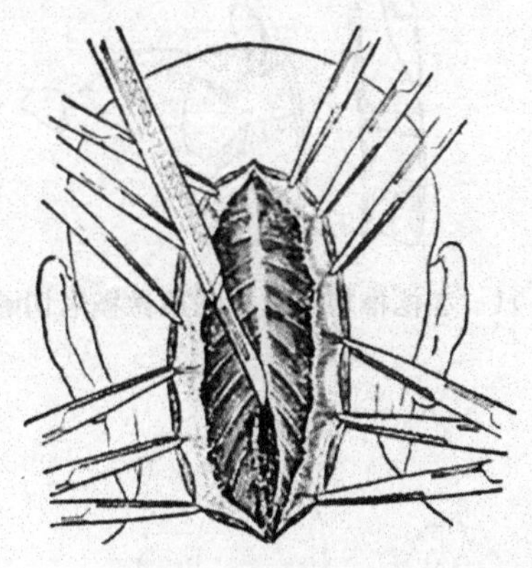

图3-9　暴露枕骨粗隆至 C_3 棘突示意图

4. 凿取带骨膜瓣的枕骨骨片　先用尖刀片于枕骨粗隆部呈条状切开骨膜，其宽2~2.5cm. 长4~5cm，而后按此大小用锋利的骨凿由上而下将枕骨粗隆部外板呈片状凿下。操作时应边凿边将骨片向下翻转，并务必保持骨片的完整性与连续性；终止于枕骨大孔后缘1~1.5cm处，并与局部骨膜和肌瓣相连。翻下的骨片其粗糙面向外，顶端达 C_2 棘突处（图3-10）。

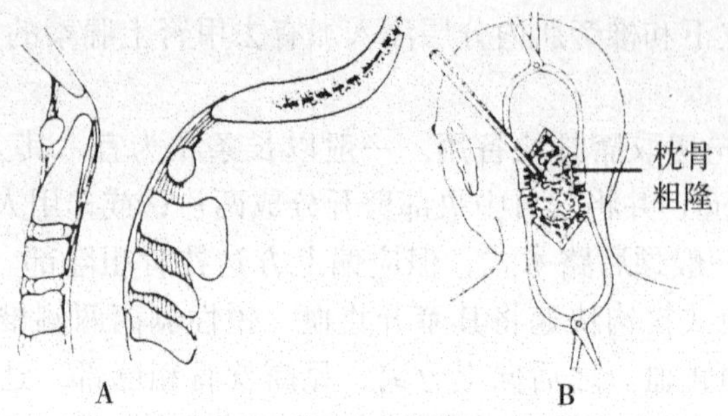

图 3－10　枕骨瓣的凿取示意图

A. 枕骨瓣凿取范围侧面观；B. 枕骨瓣已凿下

5. 翻转骨片至 C_2 棘突缺口处并固定植骨片　用骨剪或三关节咬骨钳将 C_2 棘突上方自基底部呈“V”形剪除，保留其下方完整，并使其与下一椎节的棘间韧带相连（图 3－11）；之后将枕骨片向下翻转，并嵌于 C_2 棘突上方的缺口处（图 3－12、图 3－13）；与此同时另组医师切除髂骨，骨块多呈片状（图 3－14、图 3－15），之后将骨片置于枕骨骨瓣外方，其顶端与枕骨缺损处相抵住，下方嵌在 C_2 棘突上方（图 3－16）。植骨片左右各一，亦可用同种异体长骨条取代，包括肋骨条（图 3－17）。用钛缆或一般的 10 号尼龙线将植骨片及翻转的枕骨粗隆骨片一并结扎，该线应穿过植骨片上方的圆孔以防滑脱。此后检查植骨块是否稳定，对不稳定者，可用同一材料线将骨块与 C_2 棘突下方的棘间韧带缝合。

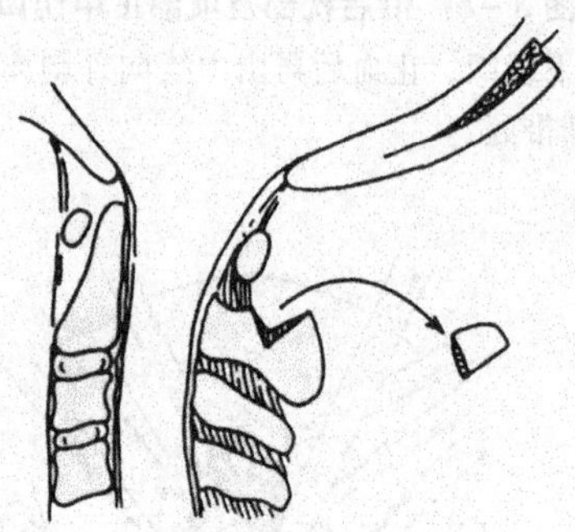

图 3－11　在枢椎棘突上缘骨质做楔形切除示意图

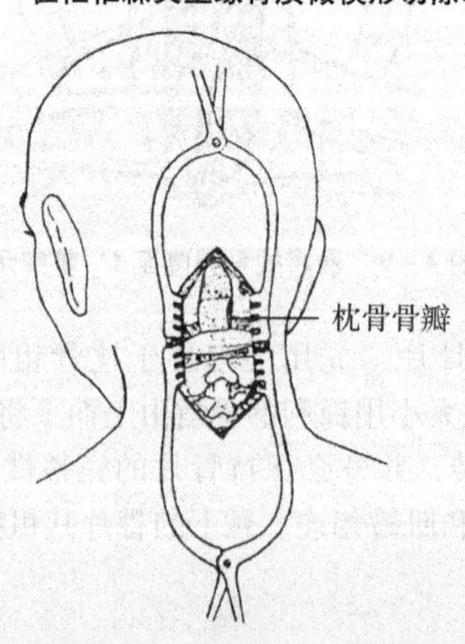

图 3－12　将凿下的枕骨瓣翻下（后面观）示意图

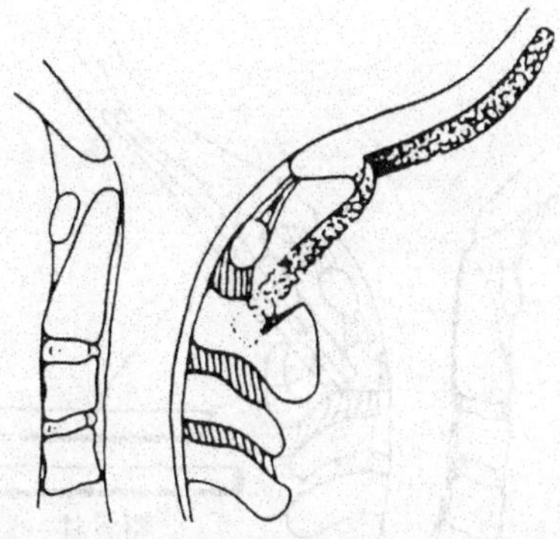

图 3 – 13　将枕骨骨瓣翻下插至枢椎棘突上方缺口处示意图

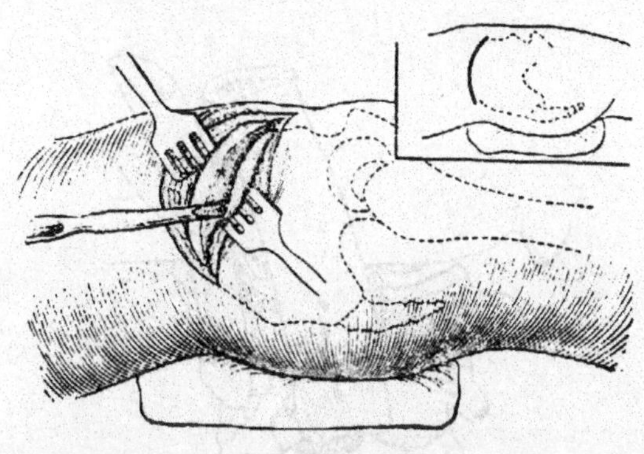

图 3 – 14　髂骨骨片取骨术示意图

患者取仰卧位，术侧骨盆垫高，沿髂嵴切开皮肤、皮下、骨膜和髂骨两侧肌肉附着处。对髂骨外板在骨膜下进行锐性剥离，纱布填塞止血

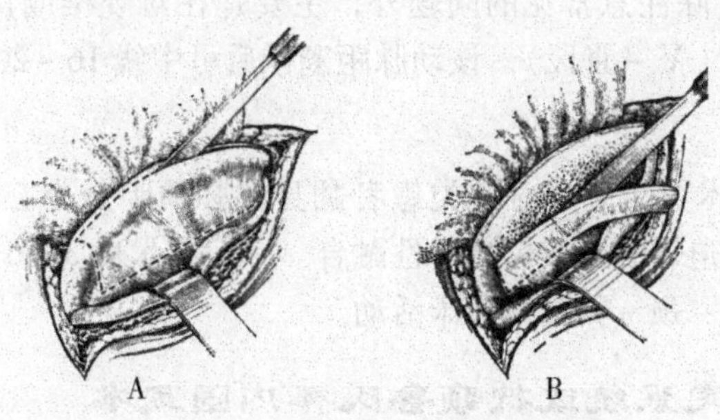

图 3 – 15　髂骨骨片切取术示意图

A. 按所需骨块的长度、宽度，在髂骨上做好标志，用平骨凿沿髂嵴在内侧骨板处自上而下劈开，并凿断；B. 亦可根据需要，分次从髂骨外侧凿取骨片或骨块

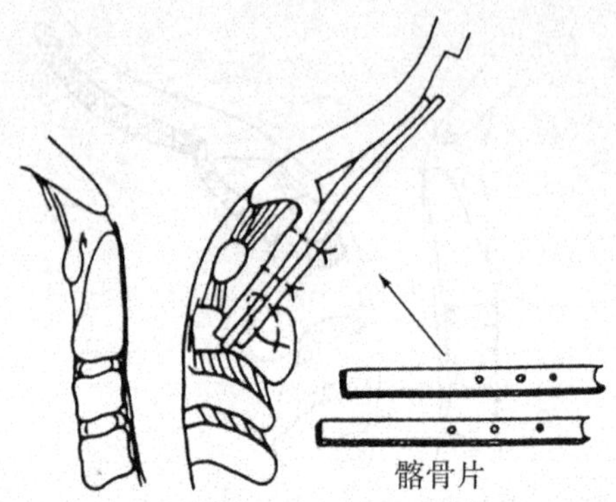

图 3－16　将髂骨片置于枕骨瓣上方，用粗丝线、钛缆或钢丝结扎示意图

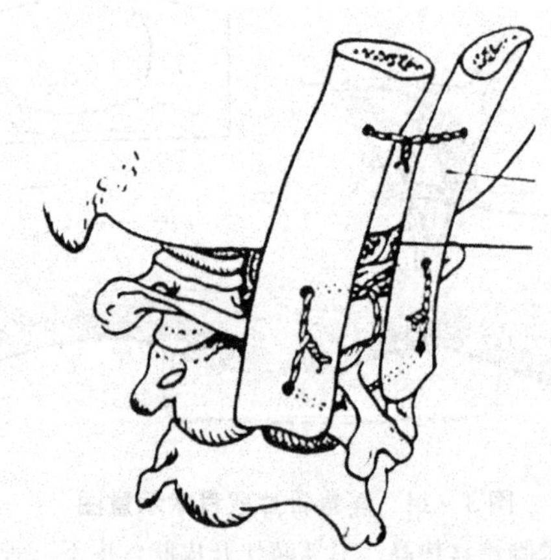

图 3－17　选用义骨（肋骨等）代替自体髂骨示意图

6. 手术注意要点　除注意常见的问题外，主要是在对寰椎或枕寰关节显露或操作时，一定要避免伤及椎动脉（Ⅴ－Ⅲ段），该动脉距寰椎后弓中线 16～20mm。

（四）术后处理

除按一般颈后路手术要求外，对此类患者翻身时必须十分小心，以防骨块滑动而通过 C_1 上方或下方刺伤或压迫脊髓，或影响骨性融合。一般在术后 3～6 周内采用上、下石膏床翻身。3～6 周后可上头－颈－胸石膏起床活动。

七、枕颈内固定系统或枕颈鲁氏棒内固定术

目前，临床上较多选用钉－棒技术将枕颈融合或如图 3－18 所示，将预制成与枕颈部曲度相似的鲁氏棒固定至枕骨粗隆、C_1 及 C_2 椎板处。上述操作应细心，包括贯穿钢丝或螺钉钻入等应特别小心，切勿伤及神经及血管等组织。

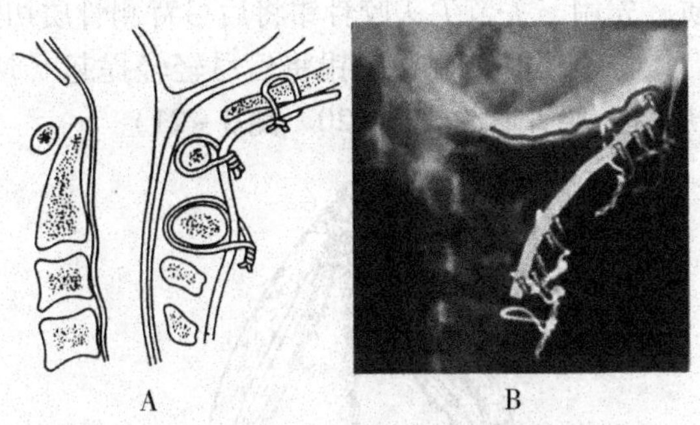

图 3－18　鲁氏棒技术枕颈融合固定

A. 示意图；B. 术后侧位 X 线片

八、寰椎后弓切除加枕颈融合术

（一）手术适应证

寰椎后弓切除加枕颈融合术主要用于枕颈（寰）或寰枢脱位患者，尤其是寰椎后弓直接压迫脊髓引起症状甚至瘫痪，并经保守疗法无效者，均可考虑选用此术式。

（二）手术特种器械

除前者所需器械外，尚应包括分离、显露及切除寰椎后弓的各种器械（用于寰椎后弓前缘的松解及分离等）及四关节尖头咬骨钳（又称 C_1 咬骨钳），其咬口内侧为齿状面，使其在咬骨时起到持住和防滑作用。

（三）手术步骤

1. 显露、游离后弓　按前法依序切开、分离诸层组织，充分暴露枕骨粗隆至 C_3 解剖段。用尖刀于寰椎后弓中部横向切开骨膜，再用特种剥离子将其向上下两侧剥离，直达后弓前方。其宽度一般为 1.8～2.0cm，操作时切勿过深过宽，以防误伤深部生命中枢所在的延髓及第 3 段椎动脉（图 3－19）。

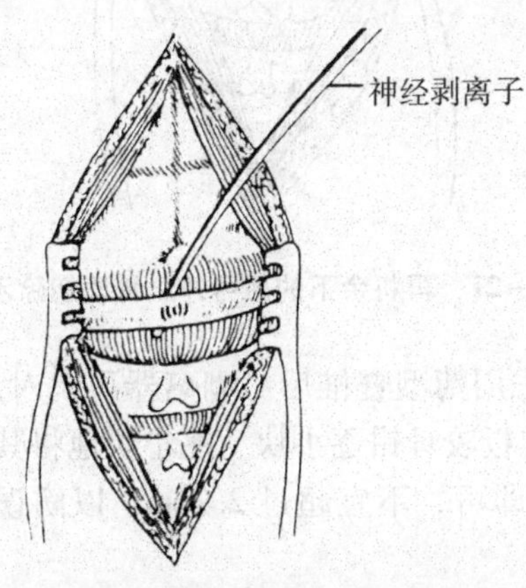

图 3－19　显露寰椎后弓，用薄型神经剥离子将后弓前方松解、分离示意图

2. 切除后弓后部骨质　先用三关节尖头咬骨钳将后弓背侧骨质切除（后断面的1/3～1/2），宽度在1.5cm左右。操作不便时可用手巾钳将后弓轻轻提起（切勿突然松手，更不可向前方加压），再行切除后弓外层骨质（图3－20、图3－21）。

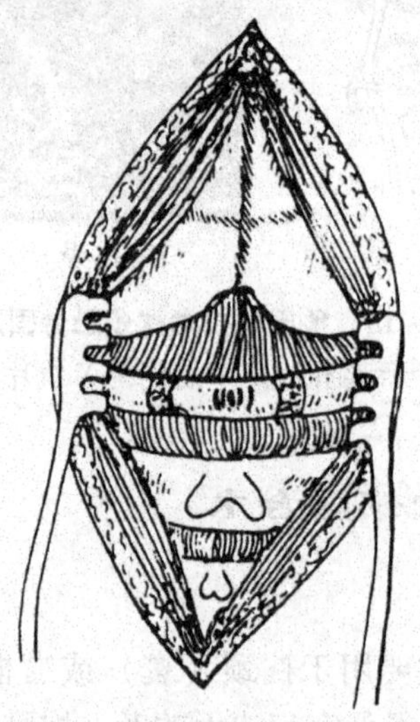

图3－20　于寰椎后弓两端将外侧骨质呈槽状切除示意图

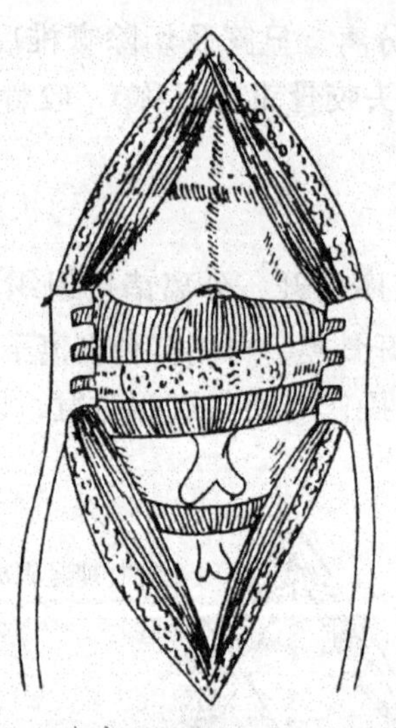

图3－21　再将余下的后弓外层骨质切除示意图

3. 切除后弓前部骨质　先用薄型寰椎后弓剥离器再次对后弓前方进行分离，确认与硬膜囊壁无粘连后用特种薄型椎板咬骨钳逐小块、逐小块地将其切除；每次咬骨之前仍需先行分离，总宽度达1.5～2.0cm即可，不宜超过2.2cm，以防误伤椎动脉。之后将残端修平，切勿残留骨刺（图3－22）。

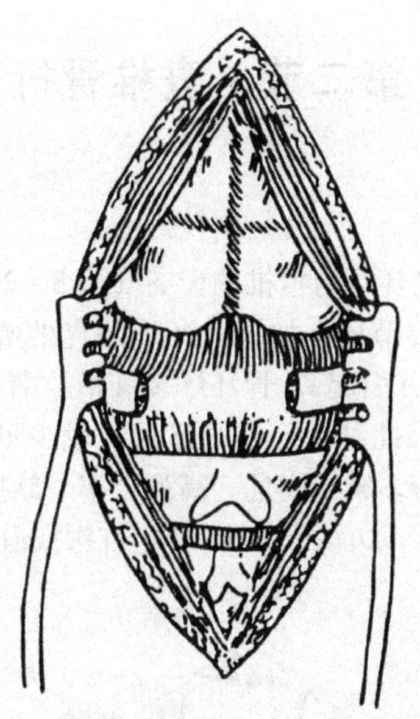

图 3－22　最后再逐块切除寰椎后弓中段前方骨质，显示后弓中段已被完全切除示意图

4. 切取枕骨骨瓣及植骨　按前法进行。切取前应将 C_1 后弓缺损处加以保护，一般多采用明胶海绵及带线脑棉覆盖其表面；操作时务必小心，防止各种器械突然坠落该处而发生意外。

（四）术后处理

与前者基本相同。此外，尚须注意以下三点。

1. 一般处理

（1）术后使用脱水剂：一般持续 3～5d。

（2）翻动身体时应小心：翻身时需用前后两片石膏床固定或在颅骨牵引下（Halo 装置亦可）进行。

2. 特别注意防止对手术处振动　切忌对上颈部引起振动的动作，亦应避免对头颈部的扭曲及侧向暴力（或较一般为重的外力），稍有不慎易引起死亡。有学者曾遇一例术后 15d，其神经症状恢复良好的患者，其妻在替他洗下肢时两人发生口角，妻子用力将大腿向上（头侧）一推，患者当即呼吸心跳停止，经急救无效死亡。

九、枕颈（寰）关节损伤的预后

枕颈（寰）关节损伤预后大多较差，尤以损伤严重及初期处理不当者，除现场或在急救中死亡者外，一般多伴有程度不同的残留症状，包括脊髓神经刺激症状及枕颈部症状等，其中最严重的后果是永久性人工呼吸依赖。

（张昌盛）

第二节　寰椎骨折

一、概述

寰椎如图 3－23 所示，其呈环状与枢椎的齿突（图 3－24）呈叠状构成活动自如的寰枢关节，其为颈椎生理活动的主要节段，如果此环形的寰椎遭受轴向压缩和头部向后、下转伸，经枕骨髁作用于 C_1 侧块，并引起 C_1 骨环爆裂（散）骨折。C_1 之前弓与后弓双侧骨折，以致侧块被挤压而向四周分离。此种损伤在临床上虽较少见，但如处理不当可发生严重意外；实际上其属于枕颈损伤范畴，属于高危、高死亡率一族损伤，应高度重视。

寰椎骨折又称 Jefferson 骨折，由该氏于 1920 年首次报道，故以此命名。

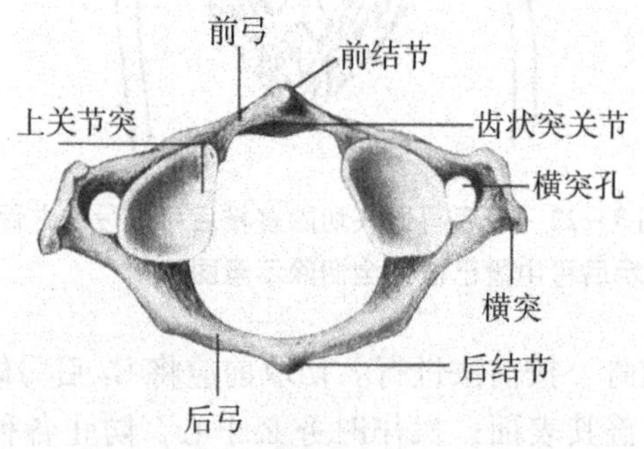

图 3－23　寰椎的上面观示意图

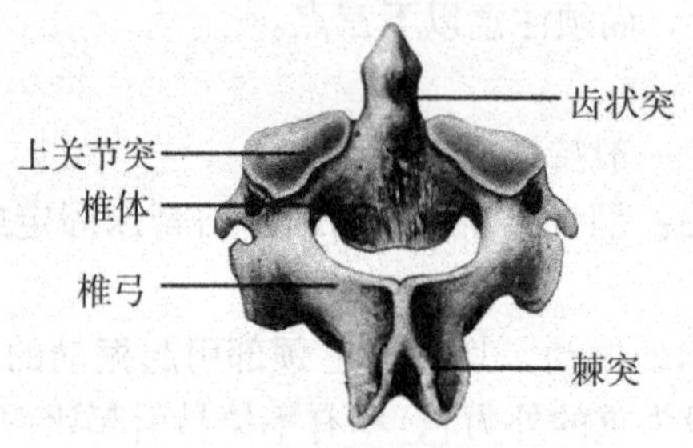

图 3－24　枢椎的上面观示意图

二、致伤机制

寰椎损伤的机制为轴向压缩－后伸，其并非一种模式。其中大多系来自头顶部纵（轴）向挤压暴力所引起，除高处重物坠落引起外，高台跳水时头顶直接撞击池底为其另一多发原因，且后者易当场死亡（图 3－25）。此类伤者多伴有脑外伤。由于受伤时垂直暴力通过枕骨髁向下传导，使两侧寰椎侧块多呈分离状，因此其骨折线一般好发于结构薄弱的前后弓与侧块的衔接处（图 3－26），视 C_1 侧块移位的程度不同，其对椎节的稳定性影响也不同，当侧块向两侧方移位大于 7mm 时，表明横韧带断裂（图 3－27），并加重了 C_1～C_2 间不稳定和 C_1 向前的移位，间距越大稳定性越差，尤其是当头颈处于仰伸位时，骨折块多向四周移位，致使该处椎管扩大，故少有神经症状者。当头颈处于屈曲状态时，则易引起寰椎前弓粉碎性骨折。由于致伤物先作用于头顶部，因而齿状突及其后方的寰椎横韧带亦易伴有损伤。如横韧带完全断裂，齿状突后移并压迫脊髓，可立即引起死亡或出现四肢瘫痪后果。

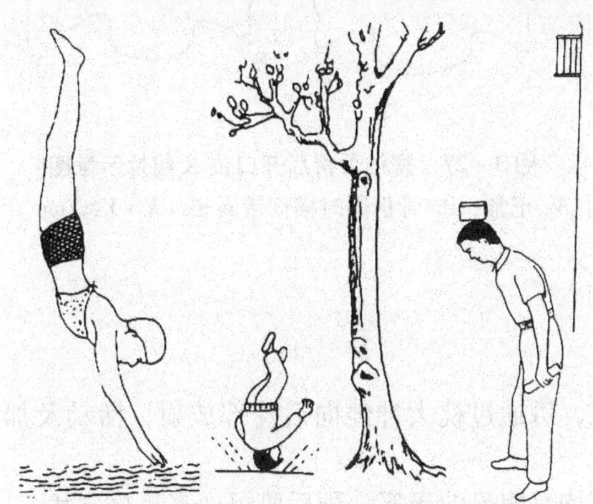

图 3－25　寰椎骨折常见致伤机制示意图

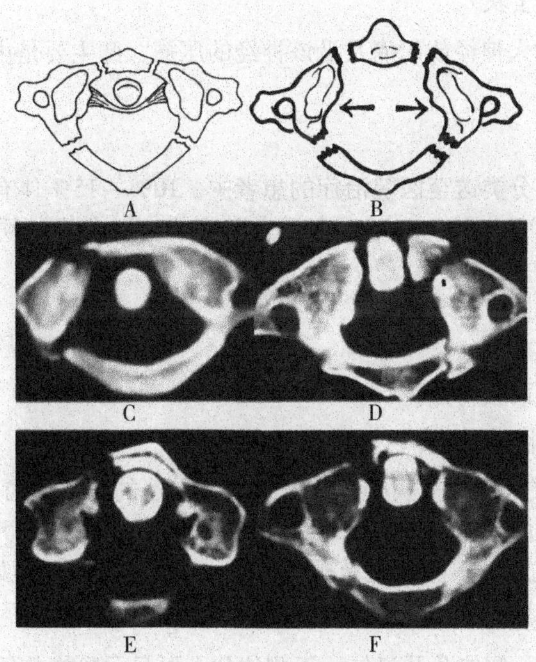

图 3－26　寰椎骨折好发部位

A、B. 显示椎管内径呈扩大状态；C～F. 临床举例；C. 侧块（前后弓）骨折；D. 侧块粉碎性骨折；E. 侧块骨折，椎管明显扩大；F. 前弓双侧＋后弓骨折

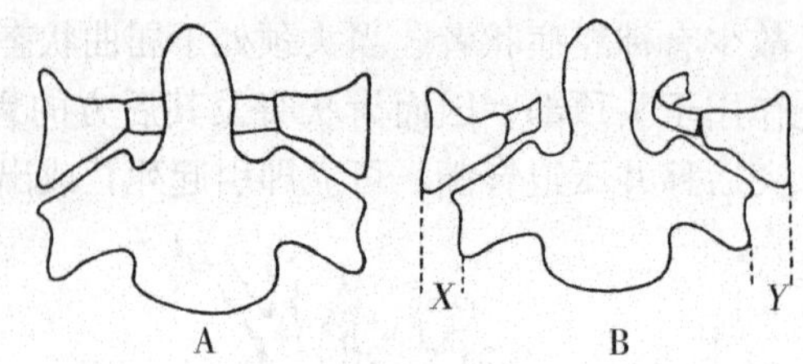

图 3-27　寰椎骨折后开口位 X 线片示意图

A. 正常；B. 骨折同时横韧带断裂（$X+Y\geq7$mm）

三、临床表现

（一）一般症状

1. 颈痛　较为局限，可通过枕大神经向后枕部放射，活动及加压时加剧，而在休息及牵引下则减轻。

2. 压痛　于枕颈部均有明显的压痛，颈后肌组亦多呈痉挛状。

3. 活动受限　因疼痛而使头颈部活动明显受限，尤以旋转动作为甚。

（二）枕大神经症状

约半数病例可有枕大神经放射痛及沿该神经的压痛，此主要是由于局部外伤性反应及血肿压迫与刺激所致。

（三）脊髓症状

在经过现场处理及分类送至医院治疗的患者中，10% ~15% 伴有完全性脊髓损伤，不完全性脊髓伤占 15% ~20%；60% ~70% 可无脊髓症状，但常伴有颈椎不稳现象，患者喜双手托头。

四、诊断

诊断主要依据以下两大特点。

（一）外伤史与临床症状

1. 外伤史　除直接从询问中获取外伤史外，对昏迷的病例尚可从头颈部有无皮肤挫裂伤或头部皮下血肿及颅脑损伤的特点等诊断。

2. 临床特点　见前所述，除脊髓受损症状外，主要是后方枕颈处的颈椎局部症状。

（二）影像学检查

X 线片应包括正位、侧位及开口位，于侧位片上可显示寰椎前后径增宽；开口位亦可发现寰椎左右增宽，且与齿状突距离双侧常呈不对称状。如双侧侧方移位总和超过 7mm 者，则表示寰椎横韧带断裂，易引起意外，应注意。CT 扫描时可清晰地显示骨折线的数量、走向及骨块位移等情况。MR 检查对骨折的观察不如前者清晰，主要用于判定脊髓受累情况及对寰椎横韧带断裂的判定。

五、治疗

一旦拟诊寰椎骨折，应先将头颈部制动，并力求在牵引下对其进行各种检查与处置。对诊断明确者，可按以下两型选择相应的治疗措施。

（一）单纯型

指不伴有颅脑损伤及脊髓神经症状者，一般用 Glisson 带，以维持重量（1.5 ~ 2.0kg）牵引 5 ~ 10d，再以头 - 颈 - 胸石膏固定 10 ~ 12 周。

（二）复杂型

1. 伴有脊髓神经症状者　需采用颅骨牵引，观察神经症状的恢复情况，并注意保持呼吸道通畅。对此类病例一般均需行气管切开，待病情稳定、神经症状基本消失后再按前法治疗；卧床牵引时间一般不少于 3 周。

2. 伴有颅脑等其他损伤者　优先处理危及生命等更为严重的损伤，但应注意对颈部的制动与固定，以防引起意外。

3. 对手术疗法应慎重　此种损伤早期阶段一般不应采取手术疗法，以防由于过多的搬动而引起或加重颈髓损伤。待病情稳定后可选择相应的内固定技术，目前以椎弓根钉（图 3 - 28）或枕颈融合术（图 3 - 29）为多用。对晚期病例，尤其是当神经症状恢复到一定程度即停滞不前的不完全性脊髓损伤，如影像学上显示有致压物者，可行减压 + 枕颈融合术。骨折较为稳定，也可选用颈后路椎弓根螺钉固定技术。

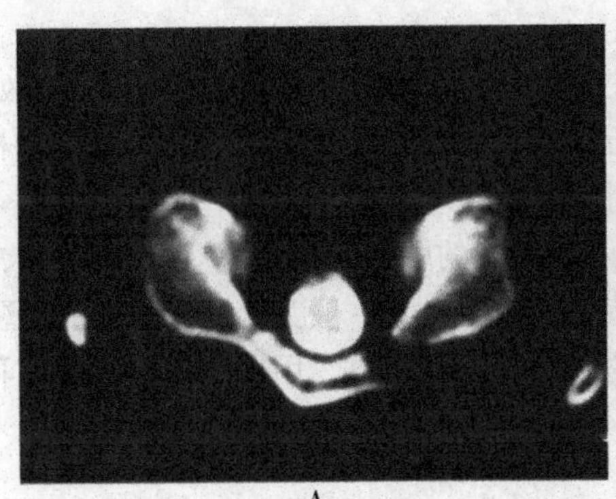

A

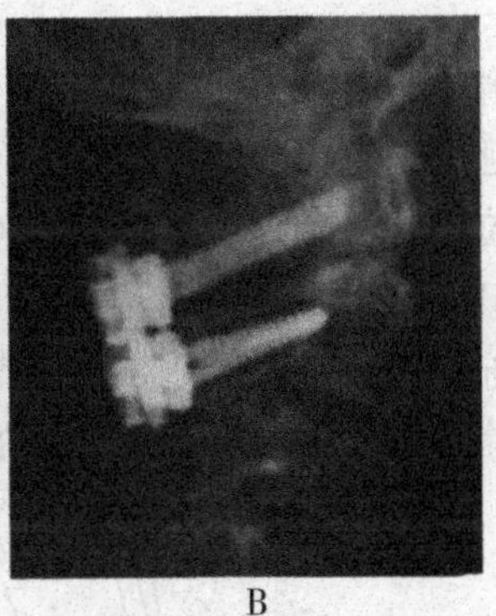

B

图 3 - 28　寰枢椎后路椎弓根钉技术

A. 术前 CT 扫描；B. 术后 X 线侧位片

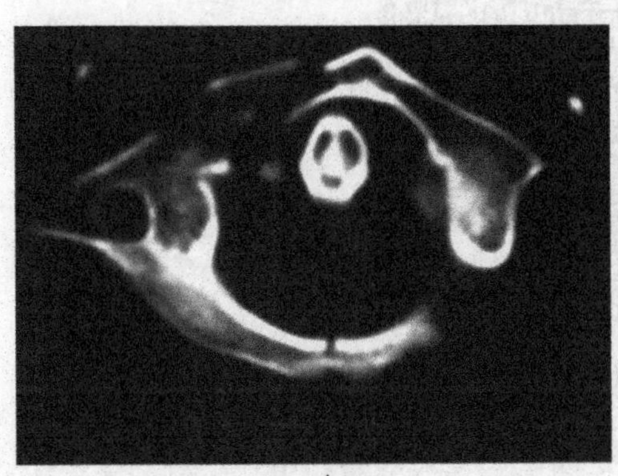

A

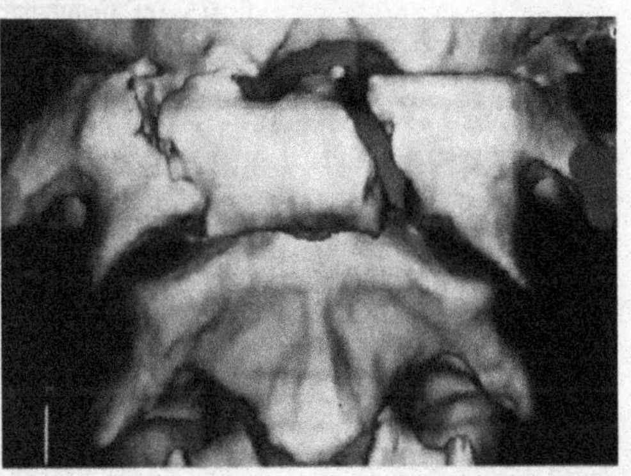

B

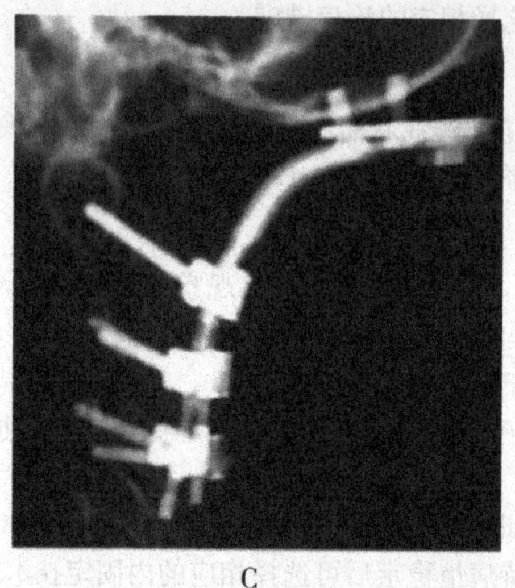

C

图 3－29　寰椎骨折及寰枕不稳定行枕－颈融合术（椎弓根技术）

A. 术前 CT 扫描，显示粉碎性骨折；B. CT 三维重建；C. 枕 C_2 ~ C_4 椎弓根钉固定融合术后侧位 X 线片

4. 操作要细心、精心　寰枢椎椎弓根钉为近年来开展的新技术，由于该处解剖部位不仅深在，且为延髓及高位颈髓和椎动脉所在地，易发生意外；因此，作为椎弓根钉技术的关键点是进钉部位、方向和角度，需认真对待。

寰椎的进钉点位于后弓两侧，与 C_2、C_3 侧块的中轴线相对应（图 3－30），从此点呈水平位向侧块中轴线方向、对准寰椎前结节的中点钻入，一般为 2.8 ~3.0cm（图 3－31）。操作时先用开孔器开洞，再用可控制深度的手摇钻钻出隧道，用探针确认无误后再用丝锥攻丝及旋入长 2.8 ~3.0cm 螺钉即可。

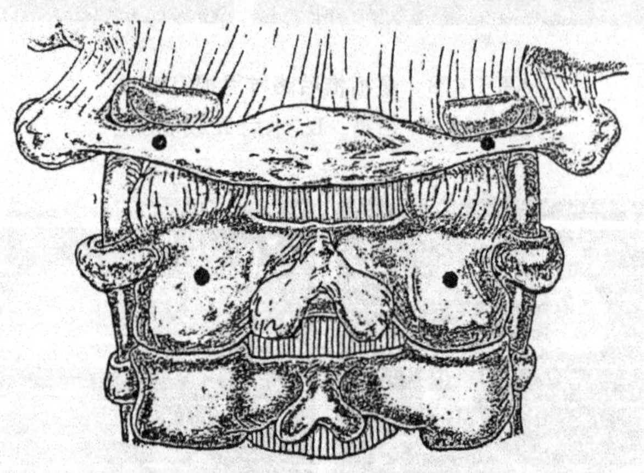

图 3－30　寰枢椎椎弓根后路进钉点示意图

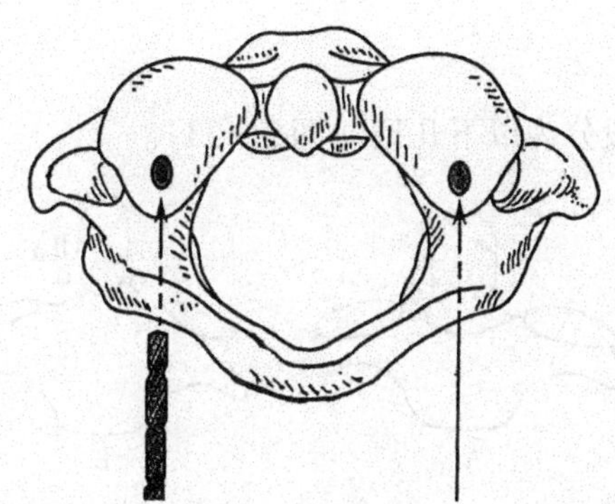

图 3-31　寰椎椎弓根后路进钉点示意图

5. 精确选择进钉点　枢椎椎弓根钉的进针点位于枢椎下关节根部中点，即在椎弓根峡部纵轴的延长线上（图 3-30），之后向前、向头侧呈 25°角度钻入，深度为 2.2~2.5cm（图 3-32）。操作方式同前，即开孔、钻洞、探针确认、攻丝及旋入螺钉。螺钉长度较前者为短，一般为 2.2~2.5cm。术中应反复使用 C 臂 X 线透视机观测，并确认和矫正钉道的方向与深度。

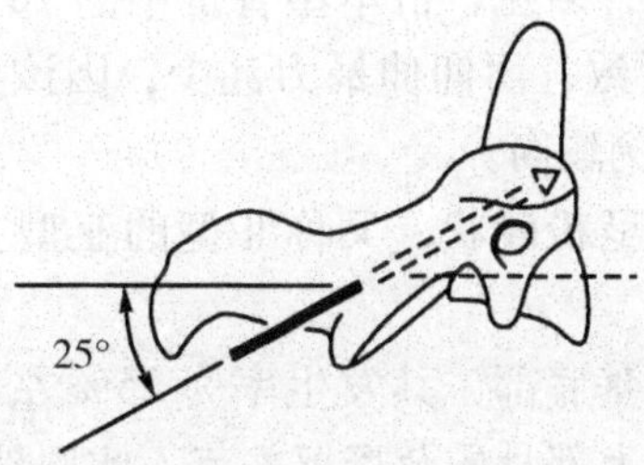

图 3-32　枢椎椎弓根后路进钉点方向与角度示意图

六、预后

单纯型者预后均较好，仅个别病例可继发枕大神经痛而需做进一步治疗。伴有颅脑等并发伤者，易漏诊而影响及时治疗，常伴有后遗症。伴有脊髓完全性损伤者，多于伤后早期死亡；而不完全性损伤者，恢复率较高。

（张海波）

第三节　枢椎齿状突骨折

一、致伤机转

引起齿状突骨折的外力以头颈部屈曲性暴力最为多见，而仰伸及旋转所引起的枢椎齿状突骨折多伴有寰枢关节脱位，在此过程中由于暴力突然中止所引起的单纯性齿状突骨折则相对少见，占颈椎骨折总数的 8%左右；因此，在临床上应注意观察，以防漏诊。

二、分型

单纯性齿状突骨折一般分为以下几型（图 3－33）。

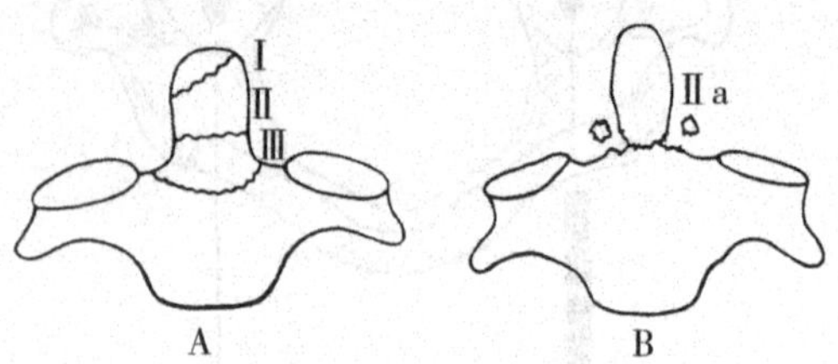

图 3－33　齿状突骨折的分型示意图

A. Ⅰ、Ⅱ、Ⅲ型示意图；B. Ⅱa 型示意图

Ⅰ型：本型齿状突尖部骨折并不常见，其可能是翼状韧带撕脱的结果。因为齿状突尖韧带与两个斜行的翼状韧带附着于齿状突的尖部，这一部位的骨折大多是稳定的。骨折线多呈斜行撕裂状，其发生率约为 5%，其稳定性可从伸屈动力性侧位 X 线片上得到证实；由于本型大多无移位，因而并发症少，预后较佳。

Ⅱ型：为齿状突腰部骨折，多见，占本型骨折中的 70% 左右，大多因头部侧屈暴力所致。此型骨折亦可因后伸力所致，而仰伸暴力甚少；因该处血供不佳，愈合率约为本型的 1/4 左右，因此需要手术的比例较高。

Ⅱa 型：即Ⅱ型骨折线处呈粉碎状，又称Ⅱ型的亚型。此型稳定性差，治疗上难度较大，预后欠理想。

Ⅲ型：骨折线位于齿状突基底部，其发生率为 25% 左右；主要为头颈部遭受屈曲暴力所致；骨折线常延及枢椎椎体上部骨质及寰枢关节。此型骨折较为稳定，如无愈合不良，预后一般较好。

但在临床上可遇到伴有相邻部位或椎节的其他损伤，应注意观察，以防漏诊、误治（图 3－34）。

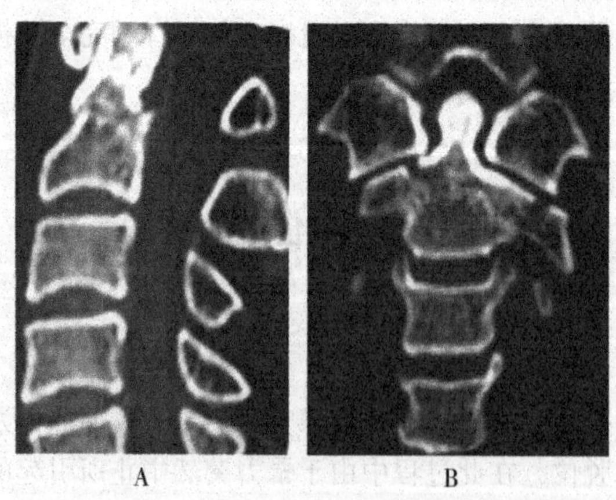

图 3－34　伴有侧块骨折的齿状突骨折

男性，44 岁；A. CT 扫描侧位观；B. 冠状位显示伴有侧块骨折

三、临床表现

与前者轻型病例的临床症状及体征基本相似，以颈部疼痛、局部压痛、活动受限（尤其是旋颈活动）及双手托头被迫体位等为主。应注意有无伴发脑震荡及其他损伤。不伴有寰枢脱位的病例，一般无颈髓受压症状；但在搬动及诊治过程中，如操作不当亦可能引起不良后果，应注意。

四、诊断依据

（一）外伤史与临床

1. 外伤史　应详细询问。

2. 临床表现　主要是颈部症状，并注意头颈被迫体位。

（二）影像学检查

对确诊及分型具有重要作用。常规的 X 线片及断层摄影可获得清晰的图像（开口位尤为重要）；CT 及 MR 检查不仅有助于显示骨折线，且对寰椎横韧带的状态便于观察。读片时应注意骨折移位程度，位移超过 5mm 者，愈合多延迟。此外，急性期尚可依据颈咽间隙增宽（即咽后壁与 C_3 椎体之间的距离，正常为 4mm 以内）。在观片时应注意与先天性齿状突发育不全相鉴别。

五、齿状突不连的判定

在临床上齿状突不连是齿状突骨折后期最易发生的并发症。尤好发于骨折线通过齿突腰部的Ⅱ型及Ⅱa 型骨折，该型骨折易发生错位，多因齿突尖韧带与翼状韧带的牵拉使骨折分离所致；也可因后方的横韧带的推挤而位移。此外，附着于齿状突腰部前方的两条副韧带，易使骨折的头端与 C_2 椎体端之间呈现分离状态。加之，$C_1 \sim C_2$ 关节的伸屈旋转活动传至骨折部位等均构成骨不连的因素。

六、非手术疗法

非手术疗法主要用于Ⅰ型、Ⅲ型及Ⅱ型中的无移位者，较为安全，操作亦简便。一般采用颅骨或格氏带牵引，重量以 1.5～2kg 为宜，切勿过重，以防引起愈合延迟。牵引 1～2 周时，床边摄片观察骨折线对位情况。持续牵引 3～4 周后，更换头、颈、胸石膏或 Halo 装置，而后逐渐起床活动。

七、手术疗法

（一）适应证

手术疗法主要用于伴有移位的Ⅱ型骨折或假关节形成，以及骨折愈合延迟的第Ⅲ型者，前者占绝大多数。

（二）具体操作

多在全身麻醉下采用经口腔或经颈部的前路术式。

对骨科医师大多选择经颈入路较为方便、安全；术中先暴露 $C_2 \sim C_3$ 椎间隙，用手摇钻或电动钻呈斜位向上方钻孔（图 3-35）；同时不断用 C 臂 X 线机透视，纠正钻头方向，而后旋入螺钉（图 3-36、图 3-37）。

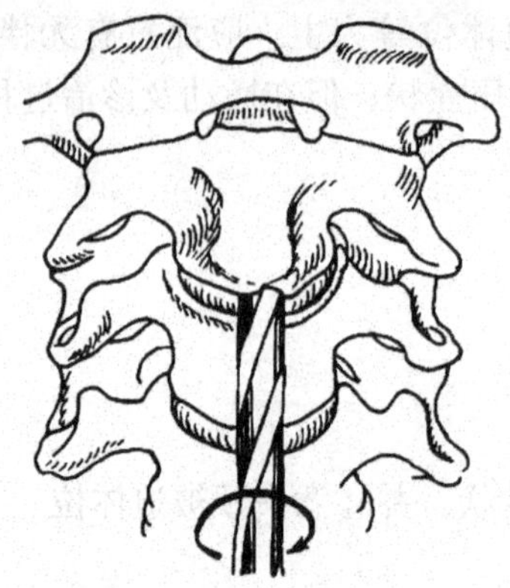

图 3-35　从 $C_2 \sim C_3$ 椎节下方向齿突处钻孔（20°~30°角度）并用 C 臂 X 线机透视示意图

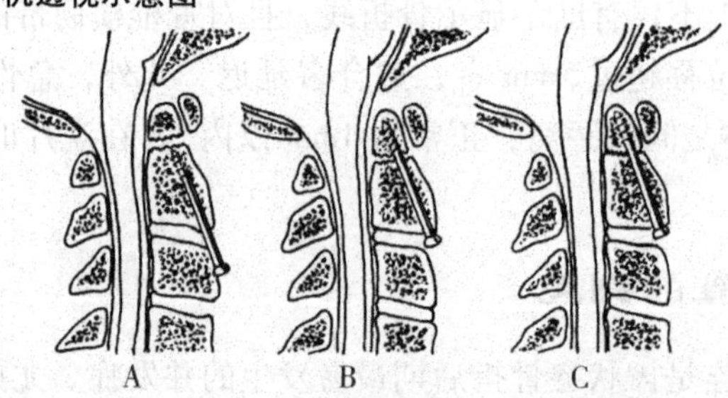

图 3-36　按钻孔方向旋入拉力螺钉示意图

A. 螺钉旋至骨折线处；B. 螺纹末端超过骨折线；C. 旋紧使骨折端靠拢

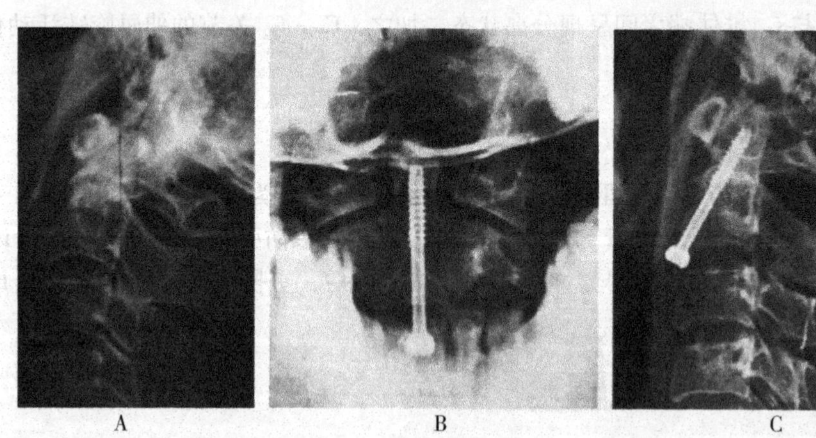

图 3-37　齿状突骨折单螺钉内固定术

A. CT 扫描显示齿状突骨折（Ⅲ型）；B. 螺钉固定后正位 X 线片；C. 螺钉固定后侧位 X 线片

对新鲜骨折者，如操作方便，亦可旋入两根细长的螺钉（图 3-38）。

对伴有粉碎性骨折及陈旧性骨折不愈合者，可行寰枢椎融合术，前路或后路均可；其中在齿状突中下段呈粉碎性骨折的病例，由于椎节不稳应先予以颅骨牵引，在病情稳定的情况下方可施术；此时若行前路螺钉固定术，不仅难以成功，且易发生意外。建议在此情况下传统的颈椎后路复位固定术较为安全有效（图3－39），目前亦有学者探索采取侧前方入路施融合术。

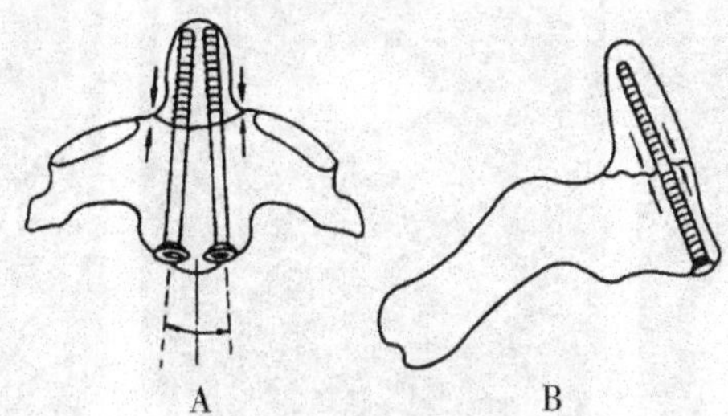

图3－38　齿状突骨折双螺钉内固定术示意图

A. 正面观；B. 侧方观

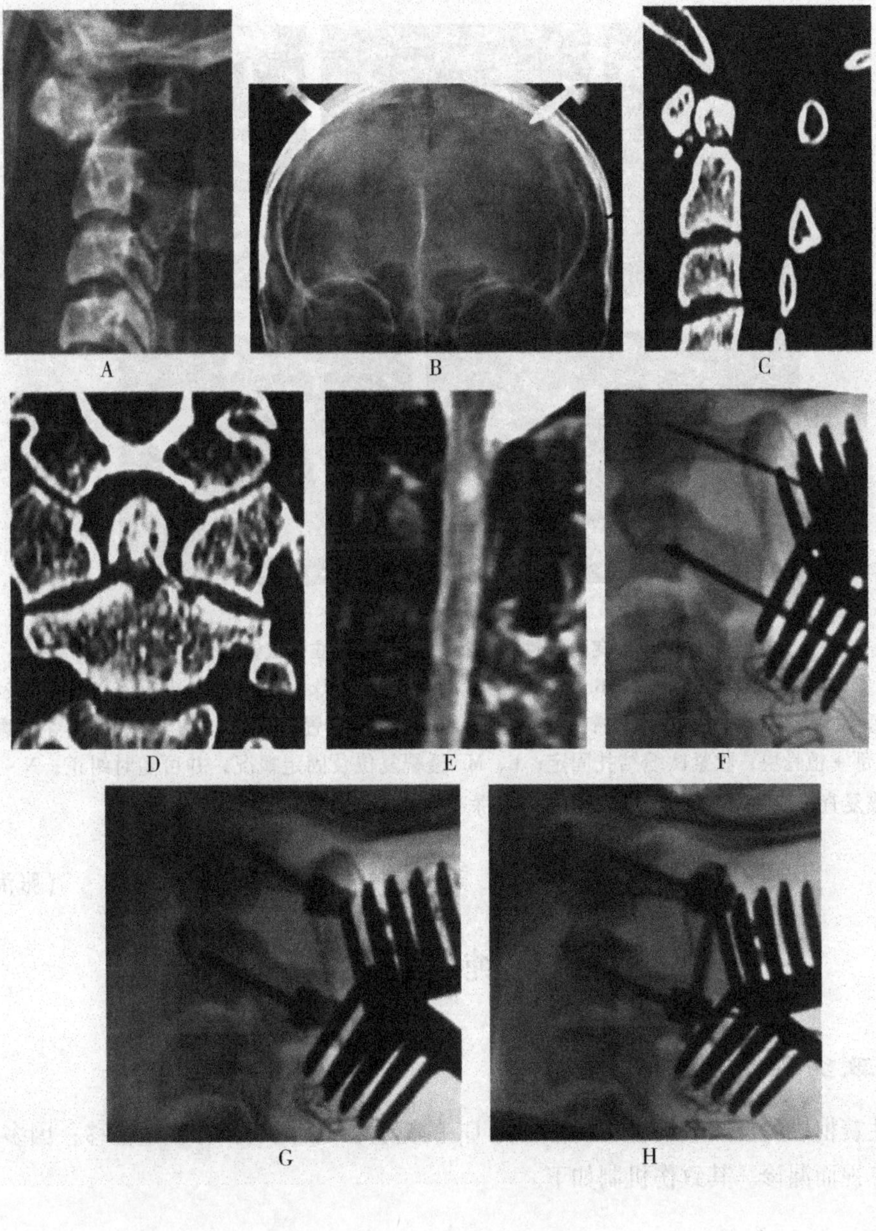

A　B　C

D　E　F

G　H

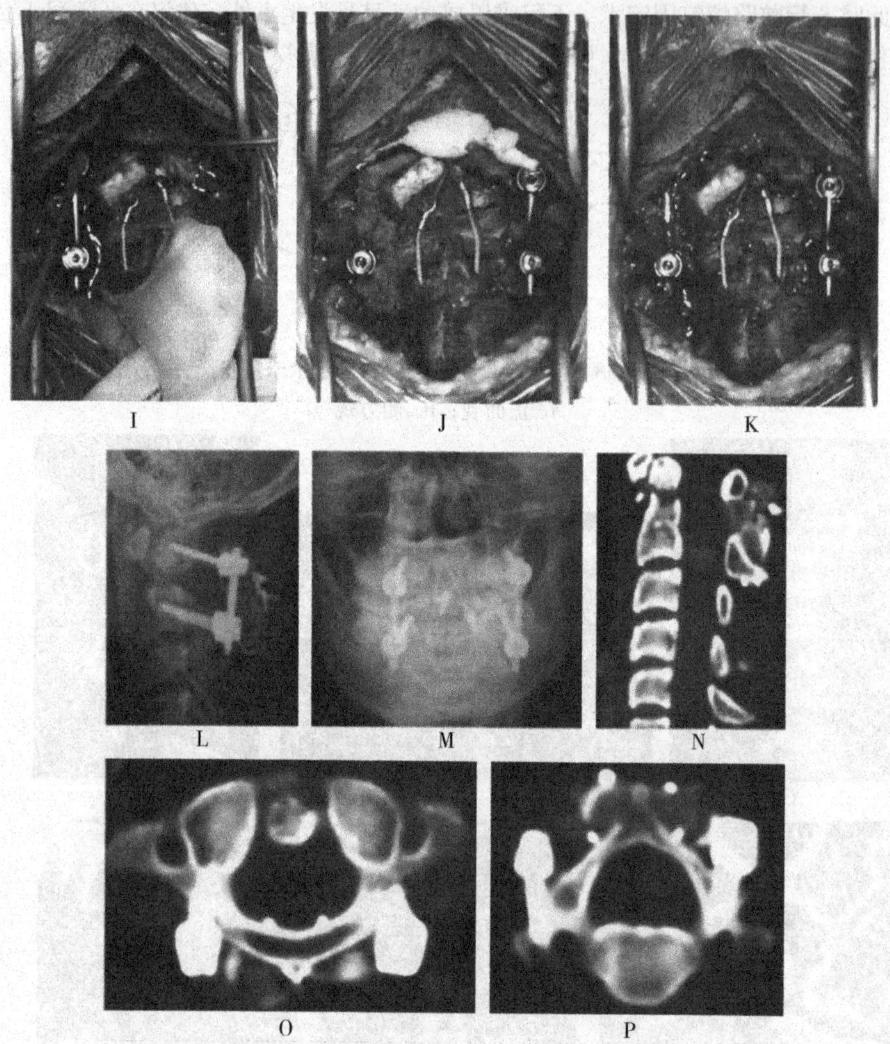

图 3-39　齿状突粉碎性骨折行后路复位及椎弓根钉内固定术

男性，18 岁；A. 术前侧位 X 线片；B. 先行颅骨牵引 3 天；C、D. 术前 CT 扫描所见；E. MR 矢状位，显示脊髓受累；F、G. 术中定位及进钉；H. 进钉后透视；I. 装置连接杆；J、K. 用钛缆穿过寰椎及 C_2 棘突根部 + 植骨块，收紧钛缆结扎固定；L、M. 透视复位及固定概况，并可随时纠正；N ~ P. 术后 CT 扫描复查对位及固定情况，螺钉切不可过深进入横突孔而伤及椎动脉

（张海波）

第四节　单纯性寰枢椎脱位

一、致伤机制

单纯性寰枢椎脱位属于旋转半脱位，是 C_1 的侧块在 C_2 侧块上方发生位移；因多无明显症状易被忽视而漏诊。其致伤机制如下。

1. 外伤型　寰枢关节除周围具有坚强的韧带外，于寰椎中部尚有同样坚强的寰椎横韧带连接于两侧块之间，并将前方的齿状突紧紧包绕，起约束寰椎向前滑动的作用。凡作用于头颈后部的外力均有可能致寰椎横韧带断裂而引起寰椎向前滑出的前脱位（且多伴有侧向及旋转），包括重手法推拿时用力过猛，其中以屈曲性损伤所引起的寰椎前脱位为多见。如移位程度超过椎管的有效间隙时，则可造成高位颈髓损伤（图 3－40、图 3－41），严重者多死于现场或搬运途中。因此，横韧带断裂所引起寰椎脱位时的颈髓损伤，较齿状突骨折者为重，死亡率高。

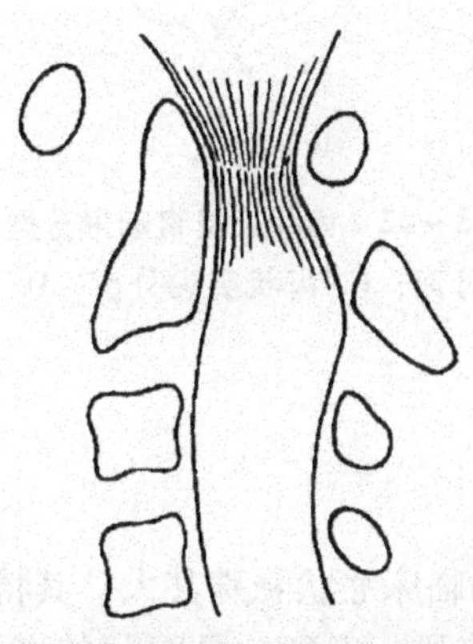

图 3－40　严重的寰椎前脱位易致颈髓受压示意图

2. 病理性　尤多见于儿童，主因咽后部慢性炎症造成局部肌肉、韧带及关节囊的水肿、松弛及局部骨质脱钙而引起横韧带的松动、撕脱，并逐渐引起寰椎向前脱位；神经症状一般较轻；但如附加外伤因素，则易导致意外。此外，侵及颈段的类风湿关节炎患者，亦有 20% 左右病例可能出现此种后果。

此外，伴发各种齿状突畸形者更易引起寰枢脱位，常见的畸形分类见图 3－42。

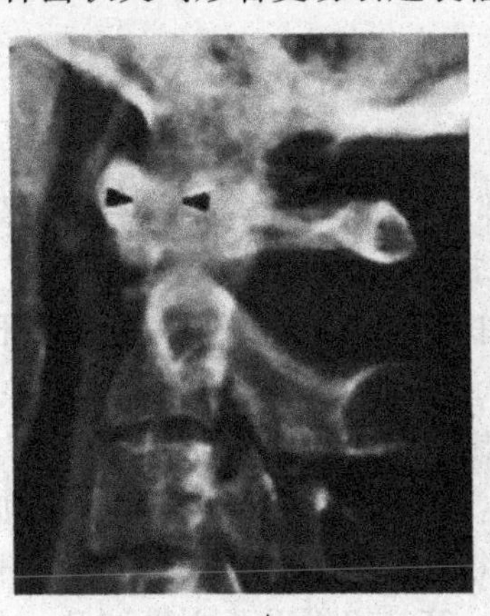

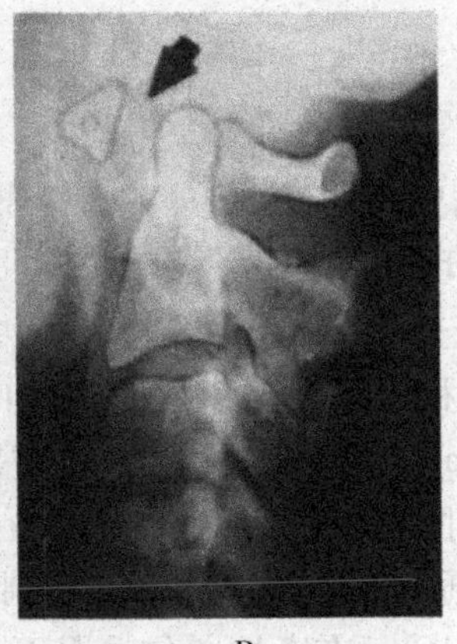

A　　B

图 3－41　寰椎前脱位 X 线侧位片

A. 中度；B. 重度

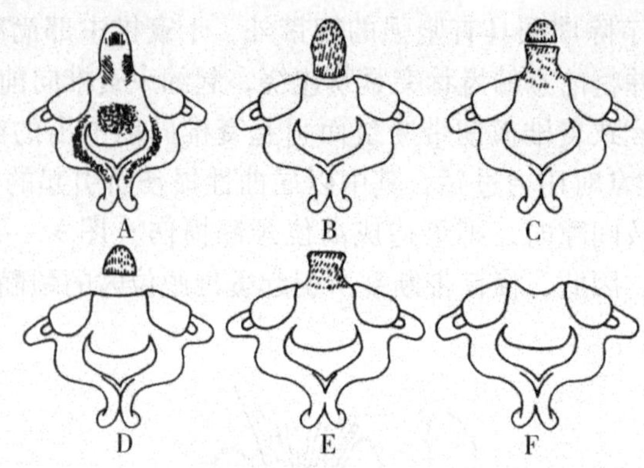

图 3－42　齿状突发育畸形分型示意图

A. 正常；B. 齿状突基底分离；C. 齿状突尖分离；D. 齿状突体分离；E. 齿状突尖缺如；F. 齿状突缺如

二、临床表现

视移位程度及致伤机制不同临床症状悬殊甚大，其特点如下。

1. 重型死亡率高　如暴力较强、迅猛，易因颈髓高位损伤而死于现场或运送途中。即使不完全性脊髓损伤者，也易死于各种并发症。

2. 颈部不稳感及被迫体位　自觉头颈部被一分为二似的不稳定感，以致不敢坐起或站立（自发性者则较轻）。平时喜用双手托扶头部，从而加重了活动受限的程度，包括张口困难等。

3. 颈痛、斜颈、肌肉痉挛及活动受限　外伤性者较剧烈，尤以伤后数天内头颈部呈歪斜状，并拒绝任何方位的活动，严重者张口亦感困难。病理性者较轻，颈部活动受限亦不明显。

三、诊断

1. 外伤史、病史及临床表现　除头颈部外伤外，儿童病例主要了解咽喉部有无慢性炎症等病史。临床表现以头颈部不稳为主，并常规检查有无神经症状。

2. 影像学检查　X 线片除以 C_1、C_2 为中心的正侧位片外，尚应摄开口位；观察颈椎椎体前阴影是否增宽和关节脱位的程度和方向，并加以测量，以便诊断及对比观察。寰齿关节间隙正常为 2～3mm，>4mm 者则为寰椎横韧带断裂，>7mm 者可能伴有翼状韧带、齿尖韧带及副韧带断裂（图 3－43）。酌情加拍左右各 15°的斜位开口位片，并加以对比观察（图 3－44）。此外，普通 CT、CTM 和 MR 检查将有助于对此种损伤及对脊髓受累情况的判定（图 3－45、图 3－46）。在寰枢脱位情况下，第三段椎动脉亦受波及，尤其是位移较多时，从寰椎上方走出的椎动脉（Ⅴ－Ⅲ）可随寰椎位移的方向与程度而引发相同后果（图 3－47）；当寰椎复位，Ⅴ－Ⅲ段椎动脉亦随之复原。

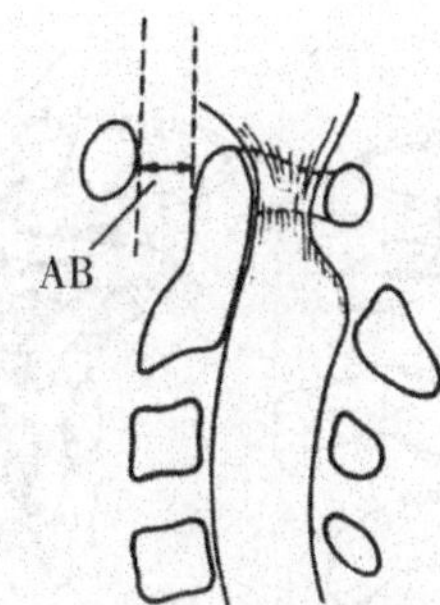

图 3-43　寰齿间距（AB）大于 4mm 提示寰枢椎脱位

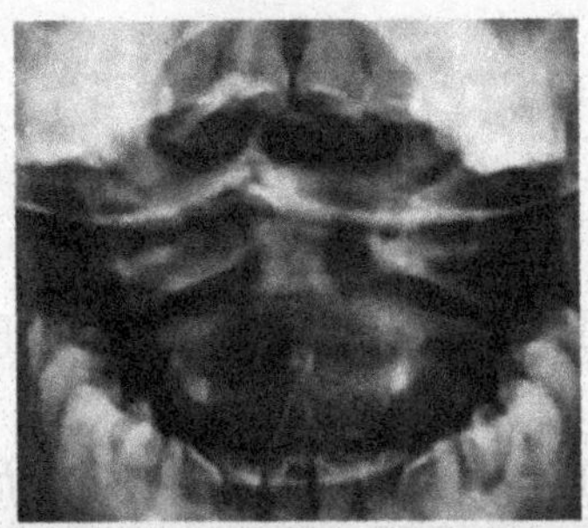

图 3-44　开口位 X 线正位片，显示侧方间距不对称状

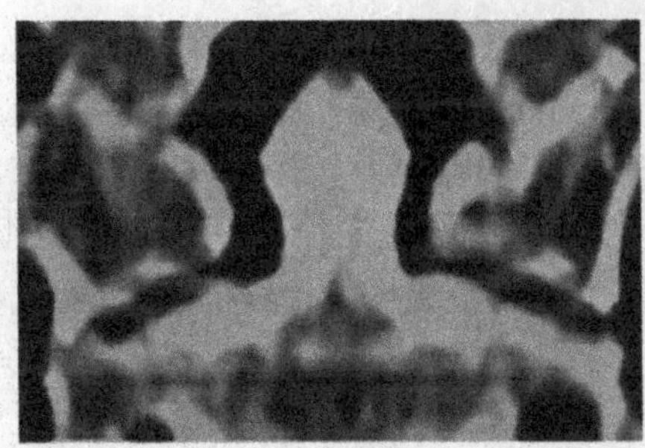
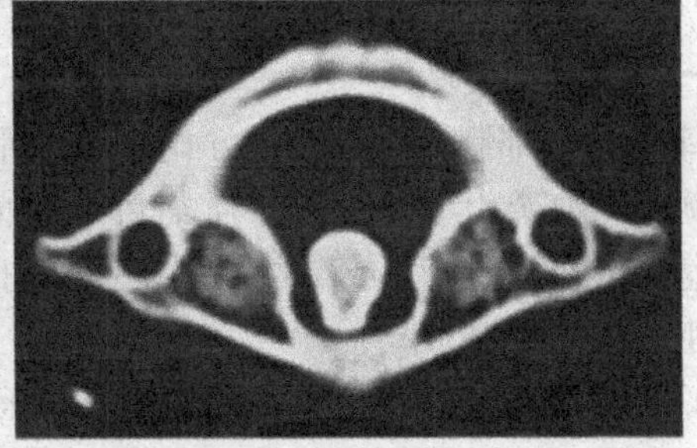

A　　B

图 3-45　CT 扫描显示齿状突侧方间距变异

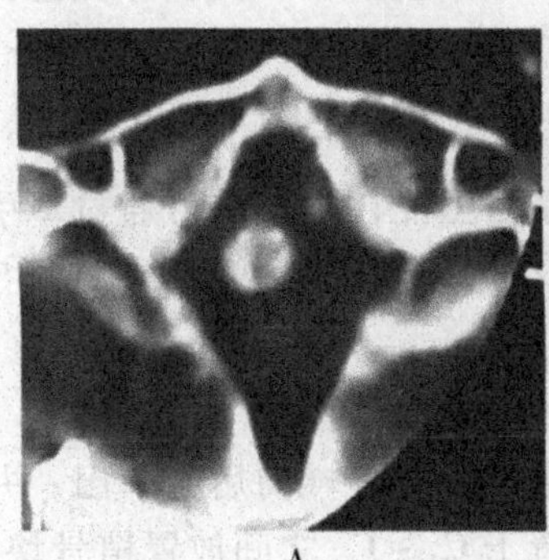
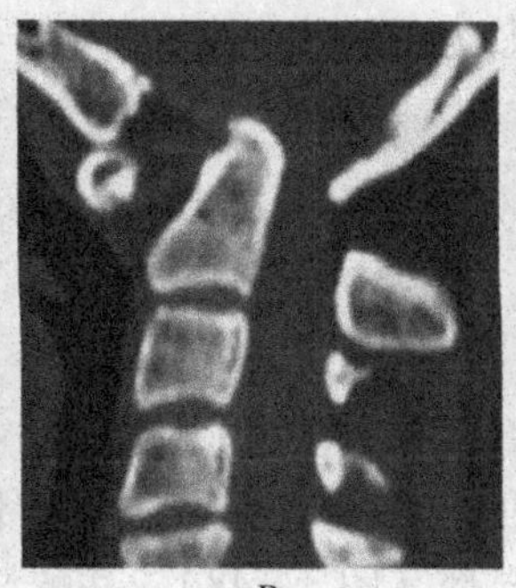
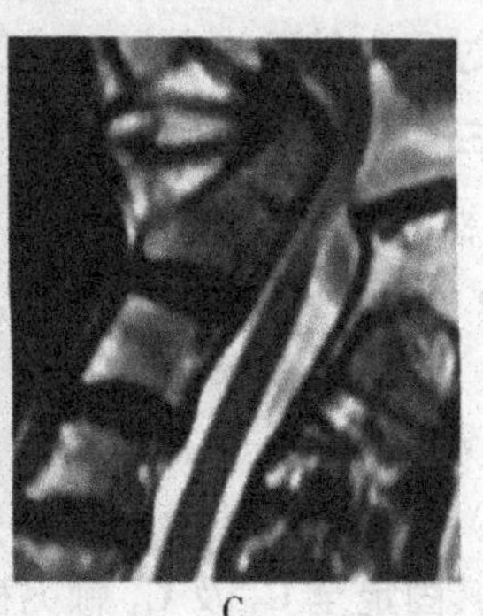

A　　B　　C

图 3-46　寰枢椎脱位 CT 及 MR 所见

A. CT 横断面显示寰椎间距不等及变形；B. CT 矢状位重建图；C. MR 矢状位显示移位程度及脊髓受压情况

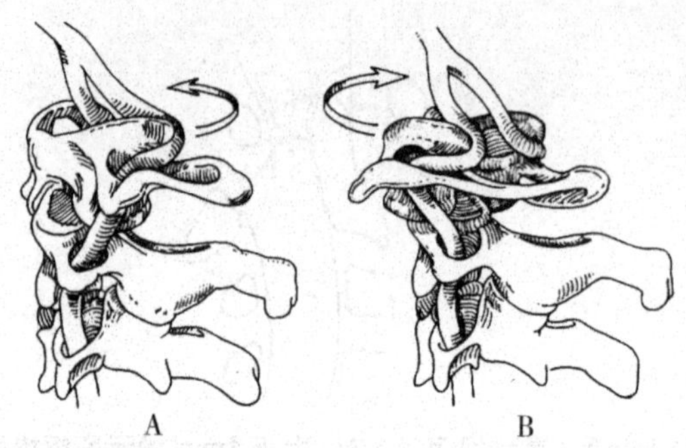

图3－47　寰椎脱位后，V－Ⅲ段椎动脉亦随之位移示意图

四、治疗

（一）基本原则

1. 按危重病例处理　无论是否伴有脊髓损伤，均按危重患者处理，包括各项急救措施的准备，同时向院方及家属发出病危通知。

2. 严格制动　因该椎节处于不稳状态，异常及过度的活动易引起颈髓受压，因此务必保持局部的稳定，尤其是卧床状态下，在不牵引情况下颈部应予以制动。在牵引下可让患者做正常的定期翻身活动。

（二）非手术疗法

1. 牵引与颈部制动　常用的方式为颅骨骨牵引及Glisson带牵引，后者主要用于轻型及小儿病例；此种牵引十分有效，唯需卧床时间较长。此外，病情稍重者亦可采用Halo头环－骨盆固定装置牵引，或是选用头－颈－胸石膏，石膏固定适用于后期病例。

2. 脱水及气管切开

（1）脊髓脱水疗法：凡有脊髓刺激或受压症状者，均应予以脱水疗法。

（2）保持呼吸道通畅：尤其是脊髓有受压或刺激症状者，应及早行气管切开术。

3. 预防并发症及功能锻炼　包括褥疮、栓塞性静脉炎、坠积性肺炎及尿路感染等。在治疗全过程中鼓励患者做以四肢为主的功能锻炼。

（三）手术疗法

1. 概述　急性期手术应十分慎重，主要是由于颈髓受压征在早期多可通过牵引等而获得矫正；在此处手术十分危险，不仅术中易引起意外，在搬运过程中稍有疏忽即可出现严重后果：

2. 术式　临床上可供选择的术式主要有以下几种。

（1）单纯性寰椎复位加内固定术：即从后路暴露术野，将寰椎向后方牵出，并用中粗钛丝将其固定至C_2及C_3棘突根部（图3－48），并酌情于C_1～C_2之间放置植骨块（图3－49）。但此种方法易因钛丝固定力度欠佳易引起骨折而失败。

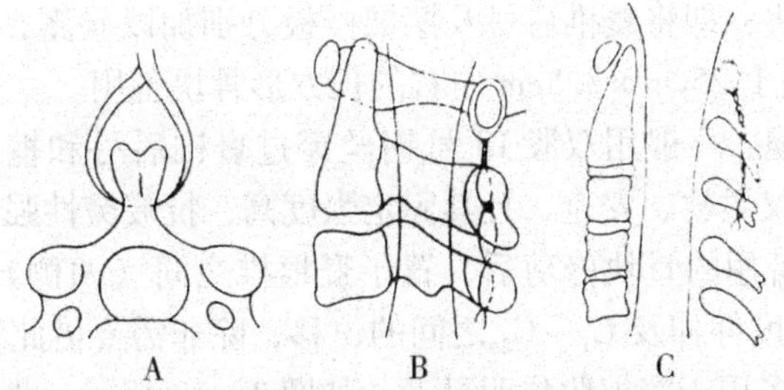

图 3－48　单纯性寰椎复位钛缆（或钢丝）固定示意图

A. 棘突穿孔；B. 用钛缆或钢丝将寰椎固定至下方棘突（穿孔）处、扎紧；C. 如棘突分叉较大，亦可直接用钛缆结扎

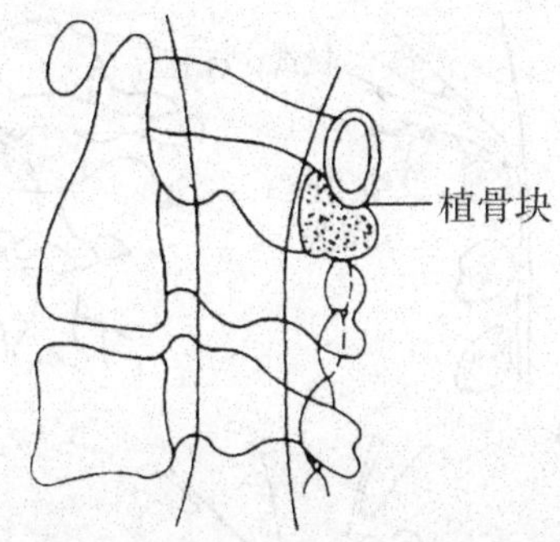

图 3－49　钛缆（钢丝）固定后可在 C_1 和 C_2 之间放置植骨块

（2）Brook 手术：多用于无需进行复位的单纯性寰枢不稳者，将钛丝穿过植骨片、并使之与枢椎靠拢（植骨块下方中央有一缺口，可骑跨至枢椎棘突上）、收紧钛缆即达固定融合目的，尤适合于年幼的患者（图 3－50、图 3－51）。其具体操作如下。

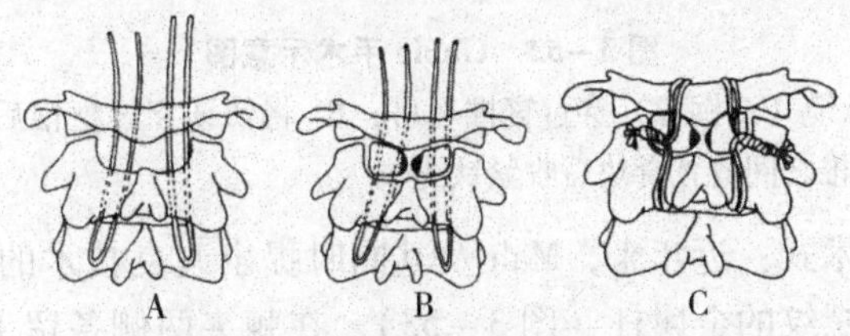

图 3－50　Brooks 手术示意图

A. 椎板下穿钛缆；B. 在 C_1 和 C_2 间隙处放置植骨块；C. 收紧钛缆，固定植骨块

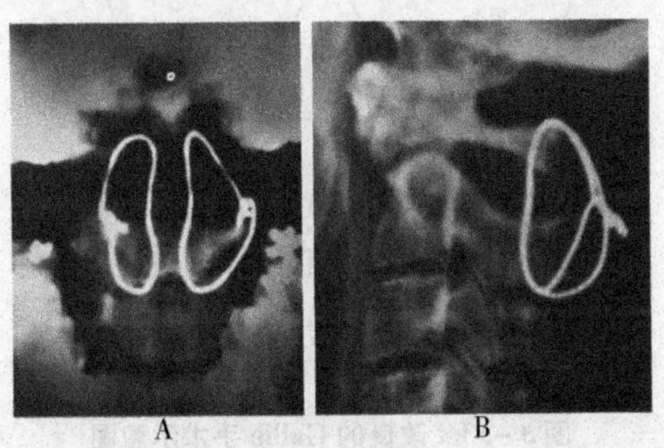

图 3－51　单纯性寰椎横韧带断裂行后路钢丝或钛缆内固定术后 X 线正侧位观

A. 正位；B. 侧位

1）准备术野及骨块：即将寰椎后弓及枢椎椎板分别加以暴露，并除去软组织。再从髂骨（或义骨）切取两块 1.25cm×3.5cm 左右的长方形骨块备用。

2）穿过钢丝或钛缆：一般用双股 18 号钢丝穿过寰椎后弓和枢椎椎板，亦可选用带固定扣的钛丝（缆），不仅柔软、安全，且其固定强度高，抗疲劳性强。

3）结扎骨块：将备用的骨块修剪后，置于寰枢椎之间（两侧），并将其打结扎紧。在此过程中应防止颈椎过度仰伸及 $C_1 \sim C_2$ 之间的位移，除非需要借此复位者。

（3）Gallie 手术：多用于寰枢脱位明显者，如图 3－52 所示，先切取植骨块将其修成相应大小及所需的形状，之后将钢丝穿过寰椎后弓，再穿过枢椎两侧后弓下方，收紧钢丝，使骨块嵌于 $C_1 \sim C_2$ 棘突之间即达复位及融合目的。本法的骨融合成功率较前者为低，但对转颈活动影响较少。

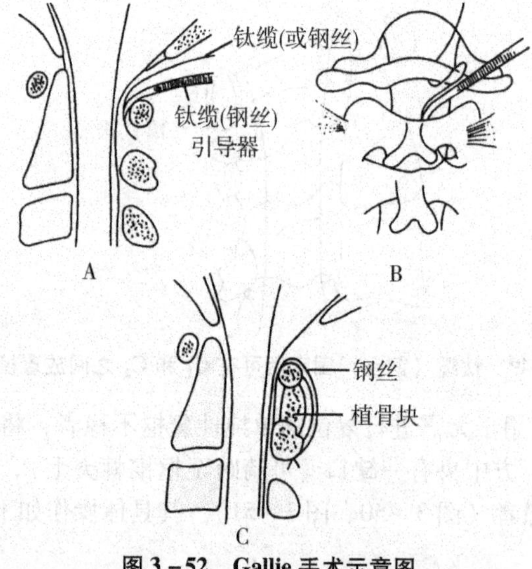

图 3－52　Gallie 手术示意图

A. 引导钛缆（或钢丝）穿过寰椎后弓；B. 将钛缆穿过枢椎后；C. 在寰椎和枢椎之间放置骨块后收紧钛缆

（4）改良的 Gallie 术式：近年来，Mah 及其同时提出改良技术的特点是在 C_2 棘突基底部穿过一枚较粗、且带螺纹的金属杆（图 3－53）。在棘突两侧各留 1cm 长度，使固定钢丝（或钛丝）向下绕过金属杆的两端后，在中线处拧紧。

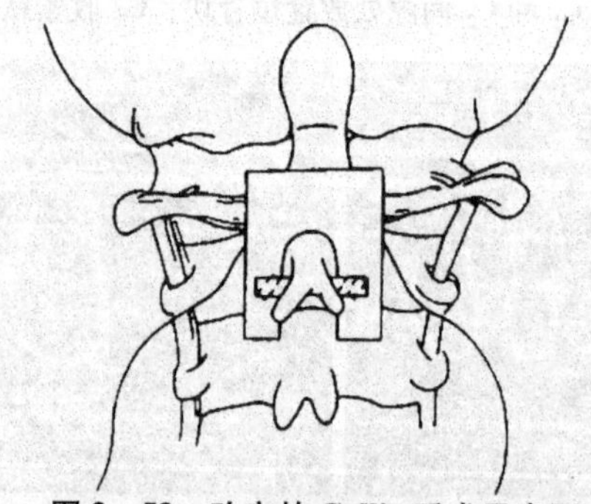

图 3－53　改良的 Gallie 手术示意图

将带螺纹的金属棒穿入枢椎的棘突基底部，植骨块尾端被修成缺口结构，钛缆或钢丝袢穿过寰椎后弓并绕过下方打结临床上亦可采取单钛缆（或钢丝）+植骨的术式，即先将 C_2 棘突上方后缘骨质切除，再从寰椎下缘穿过钛缆，将修成缺口状的髂骨块嵌至 $C_1 \sim C_2$ 之间，收紧、结扎（图3-54）。

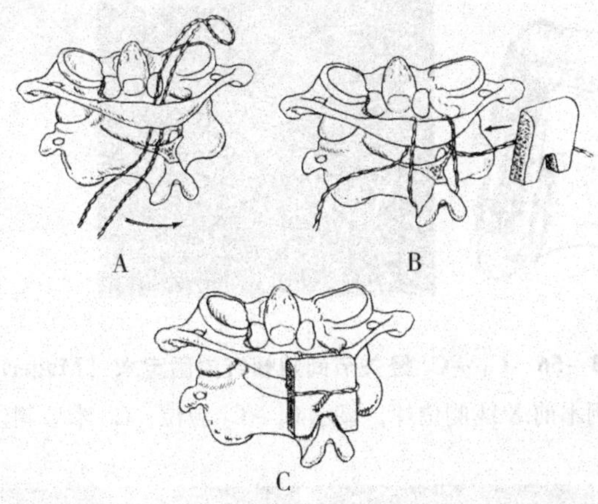

图3-54　$C_1 \sim C_2$ 后路钛缆+髂骨块融合固定术示意图

A. 咬除 C_2 后上缘骨质，从 C_1 下方穿过钛缆；B. 将钛缆挂至 C_2 棘突下方；C. 将髂骨块放在 $C_1 \sim C_2$ 之间扎紧

（5）椎板夹复位固定法：为钛金属制成，使用时先将椎板夹的一侧钩住 C_1 后弓上方，再将另侧钩住 C_2 下缘椎板，通过旋紧螺丝（或收紧钢索）达到复位及固定目的；目前对椎板夹有多种设计，可根据病情选择相应的型号及规格（图3-55）。

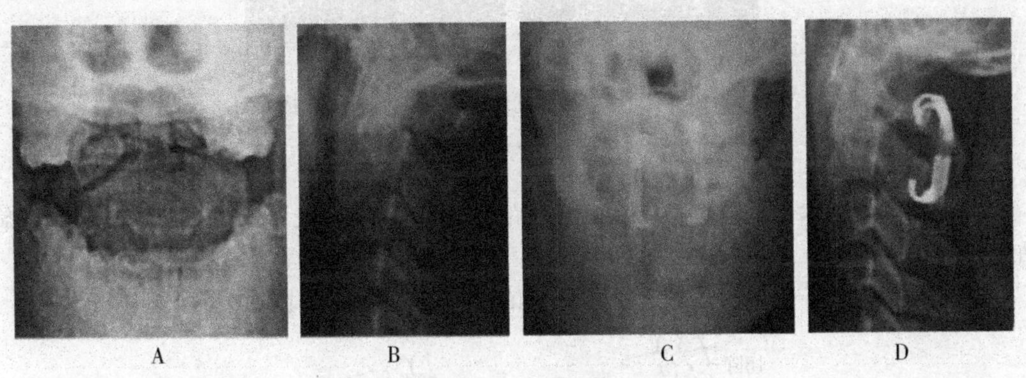

图3-55　寰枢椎脱位用椎板夹双侧固定

A. 术前正位X线片；B. 术前侧位X线片；C. 术后正位X线片；D. 术后侧位X线片

（6）后路经寰枢椎椎弓根螺钉技术：为近年来新开展的术式，寰椎置钉时螺钉既可经由寰椎后弓和后弓峡部（相当于椎弓根部）至寰椎侧块内，也可经寰椎后弓下缘与寰椎侧块后缘的移行处直接沿寰椎侧块纵轴置入，螺钉长度一般为24mm左右，螺钉应内斜0°~5°，上斜5°，避免损伤椎动脉第三段及伴行静脉。枢椎置钉选择椎弓根方向植入，长度为28mm左右。应强调的是寰枢椎钉棒系统术中复位作用有限，术前必须进行有效的颅骨牵引，达到良好复位。亦可按Magerl法，螺钉从 C_2 小关节，经 C_1、C_2 小关节及椎间隙斜向寰椎，后方再行植骨+钛缆固定（图3-56）。对稳定性欠佳者，也可辅加侧块螺钉及棘突钛板螺钉（图3-57）。

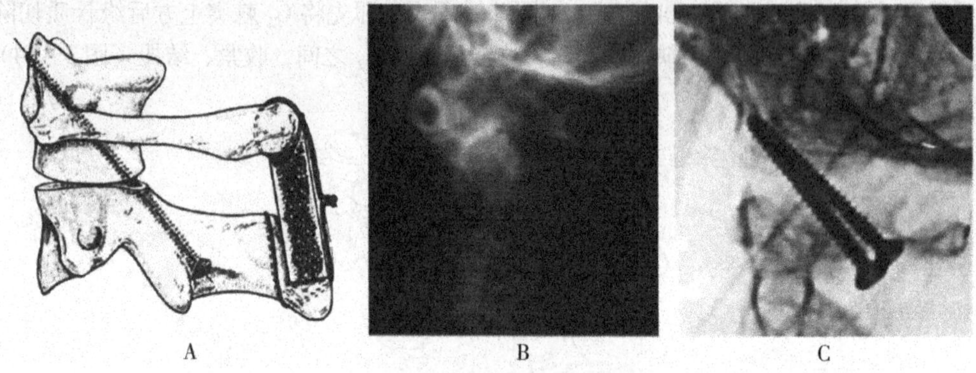

图 3-56　$C_1 \sim C_2$ 经关节间隙螺钉内固定术（Magerl 法）

A. 示意图；B. 临床病例术前 X 线侧位片，显示 $C_1 \sim C_2$ 脱位；C. 术后侧位片，复位及固定满意

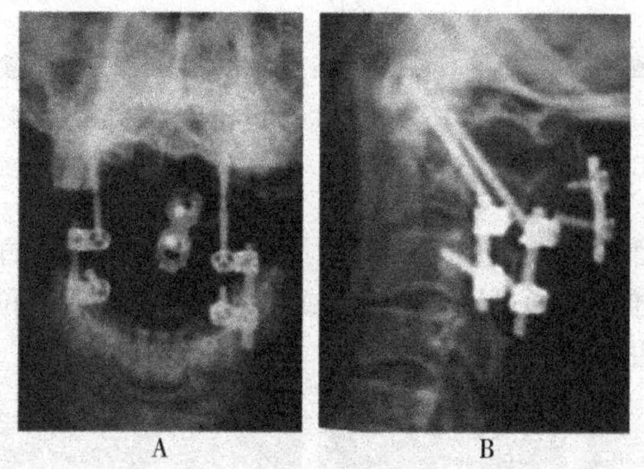

图 3-57　C_1、C_2 椎体间螺钉 + 棘突植骨及钛板螺钉

A. 正位；B. 侧位

（7）前路融合术：从前路显露，侧方入路达 $C_1 \sim C_2$ 椎间关节侧方，以开槽植骨或旋转植骨等方式将其融合（图 3-58）。此种入路手术难度较大，初学者不宜选用。

（8）其他术式：包括前述用于枕颈不稳诸术式可酌情用于此类损伤病例。

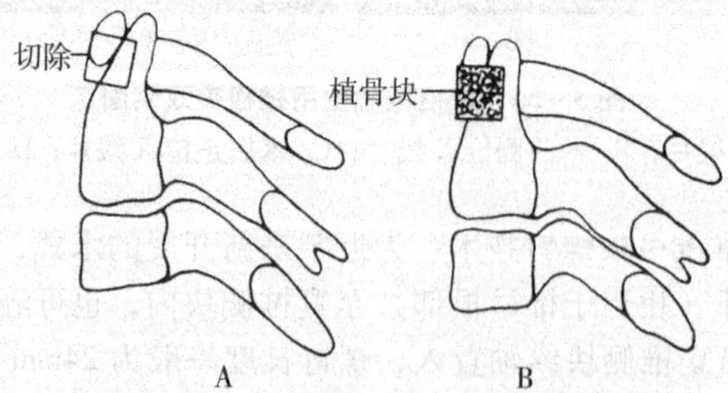

图 3-58　寰枢椎前路植骨融合术示意图（侧方观）

A. 切骨范围；B. 植骨融合

（冯居平）

第五节　颈椎过伸性损伤

颈椎过伸性损伤是颈椎过度伸展性暴力造成的颈脊髓损伤，通常有较轻微或隐匿的骨损伤，X线多无异常征象，故易被疏漏，影响治疗。这种损伤并不少见。据报道，该损伤占全颈椎各类损伤的29%～50%，并常常合并中央脊髓损伤综合征，多见于中老年人。

一、损伤机制

颈椎过伸性损伤大多见于高速行驶的车辆急刹车及撞车时。此时，由于惯性的作用，面、颌、额部等遭受来自正前方的撞击（多为挡风玻璃或前方座椅的靠背），而使头颈向后过度仰伸。此外，来自前方的其他暴力，如仰颈位自高处跌下，以及颈部被向上后方暴力牵拉等均可产生同样后果。这种暴力视其着力点不同，除可造成颈椎后脱位、Hangman骨折及齿突骨折伴寰枢后脱位等各种损伤外，有时可以伴有颈椎椎体前的撕脱性骨折或颈椎前部结构损伤、出血、水肿，表现为颈椎前间隙增宽。本骨折最为严重的后果是对脊髓的损害。在正常颈椎仰伸时，椎管内脊髓及硬膜囊前部被拉长，而后部呈折叠样（手风琴式）被压缩变短；但若损伤时颈椎前纵韧带断裂、椎间隙分离，则可使脊髓反被拉长。此时的硬膜囊具有一定的制约作用，可以有一定程度的保护作用。在此情况下，如该伤者颈椎椎管较狭窄，则易使脊髓嵌夹于突然前凸、内陷的黄韧带与前方的骨性管壁之中；尤其是在椎管前方有髓核后突或骨赘的情况下，易引起脊髓中央管处的损伤，致该处周围充血、水肿或出血。如中央管周围受损程度较轻，则大部分病理过程有可能完全逆转痊愈；但如果脊髓实质损伤范围较大，伤情较重，一般难以完全恢复，而易残留后遗症。

二、临床表现

1. 颈部症状　除颈后部疼痛外，因前纵韧带受累，可同时伴有颈前部的疼痛。颈部活动明显受限，尤以仰伸为著（切勿重复检查）。颈部周围多伴有明显的压痛。

2. 脊髓受损症状　因病理改变位于中央管周围，越靠近中央管处病变越严重，因此锥体束深部最先受累。临床上表现为上肢瘫痪症状重于下肢，手部功能障碍重于肩肘部。感觉功能受累主要表现为温觉与痛觉消失，而位置觉及深感觉存在，此种现象称为感觉分离。严重者可伴有大便失禁及尿潴留等。

3. X线平片　外伤后早期X线侧位片对临床诊断意义最大，应争取获取一张清晰的平片。典型病例在X线片上主要显示：①椎前阴影增宽，损伤平面较高时（少见）主要表现为咽后软组织阴影增宽（正常<4mm）；而损伤平面在C_4、C_5椎节以下时，则喉室后软组织阴影明显增宽（正常不超过13mm）。②椎间隙增宽，受损椎节椎间隙前缘的高度多显示较其他椎节为宽，且上一椎节椎体的前下缘可有小骨片撕下（占15%～20%）。③其他，大多数病例显示椎管矢状径狭窄，约半数病例可伴有椎体后缘骨赘形成。④部分患者表现受损椎体前缘纤维环附着处撕脱性骨折。

4. CT扫描　对骨骼损伤及髓核脱出具有良好的分辨率，对判断亦有重要作用，CT扫描可以排除隐匿骨折或罕见的椎板骨折征。急性期不宜选用脊髓造影。

5. MRI　对椎间盘突出、软组织损伤及脊髓受累程度，主要是脊髓损伤程度有重要诊断意义。

三、诊断

临床对此损伤误诊和漏诊的不少见。主要是不熟悉这种损伤，缺乏对颈椎过伸性损伤基本病理变化和X线表现的认识，尤其对症状轻微者或老年人更易误诊。临床上应该注意以下几点：①详尽病史的采集，常能提供损伤机制；颅脑伤患者，也应设法了解损伤时的姿势和暴力。②颅及面部损伤都应摄颈椎X线片，对任何有怀疑的患者，把颈椎摄片列为常规，以避免因其他部位损伤掩盖了颈椎损伤。③侧位X线片上必须清晰显示上下颈椎结构，上颈椎损伤而神经症状表现低位时，必须注意观察低位颈椎有无变化，伸屈侧位X线片有一定价值。④典型的脊髓损伤中央综合征，常能提示颈椎过伸性损伤，而其他类型脊髓损伤，必须结合其他各项检测再做出判断。⑤考虑其他机制引起的颈椎脊髓伤。例如，椎体垂直压缩性骨折等也可能造成脊髓中央综合征。

四、治疗

颈椎过度伸展性损伤的机制和病理变化提示该损伤并不存在因外伤所致的持续椎管的骨性狭窄，或需要复位的明显骨折脱位。

1. 非手术治疗　一经确诊，即常规应用Glisson带牵引，其重量为1.5~2.5kg。牵引位置宜取颈椎略屈15°，持续牵引2~3周，然后采用头颈胸石膏或塑料颈围以保护1~2个月。在牵引期间，应用呋塞米（速尿）和地塞米松静脉点滴，脱水并提高机体应激能力。牵引目的是使颈椎损伤节段得到制动，略屈曲位能使颈椎椎前结构（韧带等）愈合，后结构如折皱的黄韧带舒展并恢复常态。

2. 手术治疗　如患者本身有颈椎退变增生、颈椎后纵韧带骨化等，此时颈椎过伸性损伤同时诱发其他的颈椎疾病，非手术治疗常收效甚微。因此，应该选择采用手术减压椎管，为脊髓功能恢复创造良好的条件。适应证：①脊髓损伤后非手术治疗无明显效果并确定有准确损伤节段。②影像学检查X线、CT或MRI检查有明显的骨损伤并对脊髓有压迫者。③临床症状持续存在，在保守治疗过程中有加重趋势。④合并颈椎病变和后纵韧带骨化，因外伤而诱发者，待病情稳定后手术治疗。颈椎减压手术根据脊髓致压物的部位和范围，选择适宜的入路和减压方法。以前方为主的压迫，如单个或少数节段宜施行前路减压，减压部位给予植骨、融合，同时进行内固定，重建颈椎椎间隙高度和颈椎稳定性。脊髓压迫以后方为主的或广泛的后纵韧带骨化者，应选择后路减压，采用椎板切除或椎管成形术，同时给予后路颈椎内固定。

（冯居平）

第六节　下颈椎骨折

下颈椎骨折以C_4~C_6多见。根据暴力作用的大小和头颈在受伤时的姿态，可分为单纯椎体楔形压缩性骨折和垂直压缩性骨折。前者系过屈暴力伴垂直压缩外力的同时作用，导致受力节段的椎体相互挤压引起椎体楔形骨折。后者是一种严重的损伤，主要由于高处重物坠落打击或人体从高处坠下时头顶部撞击地面所致。自从 CT 技术应用以来，对横断面病理变化的认识有了进一步提高。利用 CT 三维图像重建，可以更直观地了解椎体骨折与椎管的关系，从而有助于临床诊断及治疗方案的确定。MRI 的应用，不但可以识别损伤节段椎体骨质对后方的压迫情况，而且可以根据脊髓信号的变化，判断颈脊髓是否受损以及受损的程度。

一、颈椎椎体单纯压缩骨折

（一）损伤的机制和病理

颈椎椎体的骨折，纵向压缩力是主要原因。当外力作用时，上下颈椎的终板相互挤压。当同时受到过屈暴力时，受压缩力大的椎体前部皮质变扁，随之受累椎体的前缘松质骨也同时压缩变窄，垂直高度将减少，造成单纯椎体楔形压缩骨折。除椎体受压骨折外，后结构的小关节也可能发生骨折。由于脊椎后结构承受张应力，后韧带复合结构也常发生撕裂，从而致脊柱前后柱同时遭到破坏。如果压缩骨折的椎体仅限于椎体前部，则椎管形态不会发生改变，脊髓也极少受到损伤；若合并椎间盘损伤并向椎管方向突出，则可导致脊髓受压。

椎体压缩骨折较多见。当椎体前缘压缩超过垂直径 1/2 时，该节段出现大约 18° 成角畸形；压缩 2/3 时，成角达 25° 左右；如椎体前缘完全压缩，则成角可达 40°。因此，被压缩椎体数量越多，程度越重，则角度越大，并可出现下列后果。①椎管矢状径减少：其减少程度与畸形角度大小成正比，并易引起对椎管内组织的压迫。CT 扫描可以帮助判断矢状径减少程度。②椎管延长：由于成角畸形，其后方椎间小关节囊因呈展开状而使椎管后壁拉长，使得脊髓组织也同时拉长，脊髓组织内血管处于紧张状态。过度的牵拉使血管和神经组织均遭受损伤，而脊髓后方更易遭受牵拉性损伤。当脊髓牵拉长度 > 20% 时，损伤的发生率增高。

（二）临床表现

1. 病史　外伤史是了解病情的重要依据。颈椎的损伤方式往往与受伤时颈椎的位置和暴力作用方向密切相关。屈曲纵向暴力可导致颈椎楔形压缩骨折；颈椎处于侧屈位时，遭受纵向暴力可造成侧方或侧前方楔形压缩骨折。

2. 局部症状　主要表现为颈部疼痛，颈部运动受限或运动功能丧失。椎体楔形压缩骨折以局部症状为主。患者有时头颈部呈前倾僵直状态，即屈颈强迫体位，抬头困难。根据损伤的严重程度，可表现为广泛压痛或局限性压痛，以损伤椎节的棘突和棘间压痛最明显。自气管食管后方轻压椎体可发现受伤的椎体也有压痛。椎体压缩骨折程度轻者，仅有局部症状。少数压缩程度较严重者，可出现相应节段的神经根刺激症状，如疼痛、痛觉过敏、麻木及肌力下降等。

（三）影像学检查

1. 侧位 X 线片　显示损伤的椎体前部压缩，整个椎体呈楔形改变，有时有小关节骨折。有时可以合并椎体前方软组织阴影增厚。若合并后结构的损害，如棘间韧带及项韧带的损伤，可见棘突间距增大。由于保护性肌痉挛，可有生理弧度的改变。

2. MRI 检查　严重的屈曲暴力可造成脊髓的损伤。在 MRI 图像上，除可见骨折外，尚可见早期脊髓信号的改变，损伤平面脊髓水肿。

（四）治疗

轻度压缩骨折，可直接用头颈胸石膏或石膏颈领固定。椎体压缩程度重，有明显楔形改变者应采用枕颌带牵引，颈椎略呈伸展位，为20°～30°。牵引可减轻椎体前方压力，形成张应力，使受损的椎体得以复位，并可使后结构复位愈合。

压缩骨折的复位比较困难，这一点与腰椎椎体的压缩骨折不同。后结构的修复是治疗的关键，对于恢复颈椎的稳定性有重要意义。牵引3周后，改为头颈胸石膏固定2～3个月。即使楔形的椎体没有恢复，只要后结构能够坚强愈合，颈椎的运动功能也不会受影响。

如果合并有脊髓损伤，应当进一步检查以确定致压原因，根据情况进行减压和稳定手术。常用的方法是前路减压，椎间植骨融合术。明显后结构损伤者，可行后路椎板切除减压侧块螺钉固定。

二、颈椎椎体垂直压缩（爆裂）骨折

颈椎的爆裂性骨折是较强暴力所致的一种严重损伤。由于暴力较大，椎体结构严重破坏，骨折碎片向各个方向移位。借助于CT及三维CT图像重建，可进一步了解该类损伤的病理特点，从横断面及立体的影像资料上判断伤情并确定手术方案。

（一）损伤机制

椎体爆裂性骨折的常见原因是高处重物坠落打击至头顶或伤者从高处跌落头顶撞击地面。火器伤也可以造成爆裂性骨折，但往往死亡率较高。

颈椎在中立位时，强大的垂直暴力自头顶部传递到枕寰部和下颈椎，可首先造成寰椎的爆裂性骨折，暴力进一步通过枢椎的侧块达C_2～C_3椎间盘，可造成枢椎的骨折或寰枢复合骨折。暴力也可以继续向下传导，通过椎间盘达椎体，导致下颈椎椎体的爆裂性骨折。椎体的骨折除与暴力大小有关以外，还与损伤瞬间、受累椎体应力集中有关。骨折片自椎体中央向四周分离移位。正常情况下，前、后纵韧带有阻止骨折片移位的作用，当暴力作用超过韧带的极限张力时，椎体周围韧带结构严重破坏，骨碎片向前后方移位，向椎管方向移位的骨碎片则构成对脊髓的压迫和损伤。有时骨折片挤进椎间孔，并引起脊髓和神经根的损伤。除碎骨片外，创伤造成的椎间盘后突也可能造成脊髓的压迫。由于椎体的碎裂和塌陷，椎体的正常高度丧失，相应的后结构如椎弓、椎板和棘突也可因猛烈撞击而骨折。

由于颈椎骨折使得维持颈椎稳定性的三柱皆遭破坏，脊柱处于不稳状态，颈脊髓的损伤也可于运送途中发生或加重。

（二）临床表现

1. 局部　颈部疼痛、广泛压痛，以损伤的椎节的棘突和棘间压痛最明显。椎体前方也可有压痛。颈部运动功能丧失，轻度活动可引起剧痛，颈肌痉挛。

2. 脊髓损伤症状　根据损伤的严重程度，可表现为完全性损伤和不完全性损伤。前者损伤平面以下感觉、运动和括约肌功能障碍。不完全性损伤包括典型的Brown－Sequard综合征、脊髓前侧综合征、脊髓后侧综合征及脊髓中央综合征。脊髓中央综合征可因颈椎损伤时引起根动脉及脊髓前动脉受阻导致脊髓灰质前柱、侧柱和后柱等缺血所致。

除脊髓外，还可表现为神经根的损伤，出现肩、手部麻木，疼痛或感觉过敏。

（三）影像学表现

1. X 线　X 线片的特征性表现是诊断的重要依据。一般正位片显示受累椎体变形，高度降低。侧位片显示损伤椎节前间隙软组织阴影增宽。颈椎生理弧度消失。骨折片向前突出超过颈椎前缘弧线，向后突入椎管。以损伤椎节为中心，可出现成角、脱位等改变。

2. CT　CT 横断层面扫描，可以清楚显示椎体爆裂的形态和分离移位的特点，尤其能显示骨折片在椎管内的大小、位置及其与脊髓之间的关系。

3. MRI　MRI 可以早期观察脊髓受压的情况，可动态观察脊髓组织的创伤反应变化。

（四）治疗

1. 急救　颈椎爆裂性骨折可发生于平时和战时。建筑施工单位发生率较高。损伤现场救护人员搬动时要注意保护头颈部，以免加重原有损伤；运送途中，颈椎应用沙袋或头颈支架加以固定。目前国外利用充气式支架和可调式颈颌托具，可减少运送途中的意外。

2. 非手术治疗　经急救和对合并伤的处理后，应施行颅骨牵引，纠正成角畸形，力图恢复颈椎的正常排列，牵引重量不宜过大，以防加重损伤或损伤脊髓。但是，牵引无法使突入椎管的骨折片复位。若前、后纵韧带均已破坏，更应注意。

3. 手术治疗　从病理角度来看，椎体爆裂性骨折是一种不稳定性骨折，且三柱均遭损伤。解除脊髓压迫，重建稳定性是治疗的关键。脊髓压迫多来自椎管前方骨性组织和椎间盘组织，故应采用颈前路减压。术中应显露受损椎体的前部，将粉碎的椎体骨折片，特别是突入椎管内的骨碎片逐一清除。骨折椎体上下方的椎间盘，包括软骨板在内也需彻底清除。减压完成后，选取略大于减压范围的移植骨块植入，其目的是提供一定的支撑作用，促进椎体间融合。

手术治疗分早期和晚期。损伤早期施行急诊手术，必须有充分的术前准备和具备必要的手术条件。术前应处理好合并伤，纠正血容量的不足，纠正水、电解质紊乱，保持呼吸道通畅。术中出血多，则应注意补充。在减压时，先清除游离碎骨片，再逐渐扩大减压范围。晚期处理时，损伤节段已有一定程度的融合，可先处理上下椎间隙，然后咬除之间的骨质。

自 Cloward 于 1958 年首次开展前路减压融合术以来，减压的方式和植骨融合材料不断得到改进。首先使用的是自体骨骼，包括单面皮质骨、双面皮质骨和三面皮质骨。以后也有人采用腓骨移植，因其有更好的生物力学强度。然而自体取骨来源有限，增加手术创伤和手术出血，且易造成供区并发症，如皮神经的损伤、深部血肿、切口感染、切口疼痛、隐性瘢痕形成等。有许多作者建议采用异体骨，包括新鲜异体骨，深低温冷冻骨，冷冻干燥骨等。有研究表明不同的消毒方式将影响异体骨的融合率。目前较常采用辐照灭菌和环氧乙烷消毒。然而，使用异体骨有传播疾病的危险。各种处理方法尽管在一定程度上消除了异体骨的抗原性，也使其力学强度和成骨诱导活性也降低。因此，羟基磷灰石等替代物品被应用于颈前路融合术，其优点是无传播疾病的危险，有良好的生物相容性，也不会发生供区并发症。但多孔羟基磷灰石弹性模量差，易碎裂。近年来，有作者采用钛网作为植骨的载体，将术中切除的碎骨块重新填塞于钛网中。经临床观察，钛网具有组织相容性好，稳定性高，融合率与传统的髂骨块相似等优点。但是对于老年骨质疏松的患者，钛网可能会出现下沉，另外对于两个椎体的骨折行减压后也尽量避免应用钛网，因其在交界处的应力过高。经验表明，自体骨仍是融合效果最好的移植材料。随着脊柱内固定器械的发展，各种钢板应用于减压和植骨后的固定，这样既可以保障植骨块的稳定，避免发生植骨块移位所引起的并发症，又可以使患者早期活动，避免了长期卧床引起的并发症。

术后采用颈托维持3个月直至骨折愈合。

（五）预后

颈椎爆裂性骨折的预后，主要取决于暴力大小和脊髓损伤程度。完全性脊髓伤预后差，但仍有手术指征。手术可使截瘫平面下降1～2个节段，有利于上肢功能的恢复，提高生活质量。

（邓　凯）

第七节　下颈椎脱位

颈椎活动度大，椎体相对较小，后方小关节与水平面的夹角远小于胸椎和腰椎。这些解剖特点注定颈椎在遭受暴力作用时，易发生脱位。根据暴力作用的方向、大小的不同以及在遭受暴力时颈椎本身所处状态的不同，可发生各种形式的颈椎脱位。常见的颈椎脱位包括：双侧关节突关节脱位、单侧关节突关节脱位、颈椎前半脱位、颈椎后脱位及颈椎骨折脱位。

一、颈椎半脱位

颈椎半脱位多发生于成人，小儿少见。它是颈椎的一种不稳定性损伤。由于颈椎半脱位比较隐匿，容易漏诊或误诊。

（一）损伤机制

当颈椎遭受屈曲暴力，或处于屈曲位的颈椎受到纵向压缩力时，受作用椎体的前方压应力增加，而颈椎的后部结构受到张应力的作用。椎体的前屈运动过程中，相邻椎体的瞬时旋转中心位于椎间盘中心偏后位置，此时椎体前部为支点，张应力侧为关节囊、棘间韧带、黄韧带等。弯曲力和压缩力的持续作用可产生两种情况：若压缩暴力较大，有可能导致椎体前方塌陷，有时也可使颈椎间盘后突出；若暴力不致导致椎体骨折，张应力侧的关节囊、韧带可撕裂，严重者后纵韧带也同时受损。外力持续作用导致上位颈椎的两个关节向前滑动并分离移位。后方小关节突的这种向前滑动与椎间盘的病理基础有关。若椎间盘在受力过程中功能良好，则瞬时旋转中心不变，后方小关节所受的外力主要是牵张力，只有当关节囊撕裂时才有可能脱位。当椎间盘退变，高度降低，椎间盘周围纤维环及韧带松弛，椎间节段存有潜在不稳因素，暴力过程中，椎体间发生移位或瞬时旋转中心后移或下移，颈椎的弯曲运动在后方小关节突之间产生巨大剪切力而相互滑动，导致韧带的撕裂和小关节囊的撕裂，后纵韧带的损伤也是椎间盘功能受损的原因之一。外力中止后，颈部肌肉的收缩作用可使已半脱位的关节又回复原位。但也有因关节囊的嵌顿或小骨折片的阻碍而保持半脱位状态。

（二）病理基础

对损伤机制的分析表明任何创伤性颈椎半脱位均存在颈椎间盘功能的下降，都有颈椎不稳。其次，后结构的软组织，即后韧带复合组织广泛撕裂、出血及血肿，这是所有屈曲性损伤共有的病理变化。关节囊撕裂致小关节松动和不稳，还可能合并纤维环破裂和后纵韧带撕裂和分离。近1/3～1/2的撕裂韧带不愈合，如损伤后没有足够的制动使得这些软组织损伤得以修复，可能使不稳状态得以保持，造成迟发性颈椎不稳症。尤其是中老年患者，伤前椎间盘韧带结构已有退变，在损伤外力较小时，忽略治疗，后期颈椎不稳发生率较高。

（三）临床表现

颈椎前半脱位的症状比较轻，主要表现在局部，如颈部易劳累，局部疼痛、酸胀、乏力；头颈伸屈和旋转功能受限；颈部肌肉痉挛，头颈呈前倾，自身感觉僵硬；损伤；节段的棘突和棘突间隙肿胀并具有压痛，椎前侧也可有触痛。

神经系统症状较为少见，即使发生也多不严重，有时表现为神经根受刺激的症状和体征。但颈椎半脱位的真正意义还在于其容易造成日后不稳，椎间盘的退变加剧。若椎体间的这种不稳持续存在，根据 Wolff 定律，椎间盘上下方椎体必然通过骨质增生、增加椎体间接触面来增加稳定性。骨质的增生可造成椎管矢状径变短，严重时压迫脊髓，使脊髓慢性损伤，其临床表现与颈椎病相似。

（四）X 线表现

急性期侧位 X 线片可能无异常征象。如果小关节仍维持在半脱位状态时，侧位片可显示关节的排列异常。侧位 X 线片的典型征象为：脱位的椎体向前移位的距离为椎体前后直径的 1/3，至多不超过 1/2。在脱位的椎体平面上，丧失了关节突关节的相互关系。有时可以应用伸、屈位动力性摄片以显示损伤节段的不稳定。

（五）治疗

1. 牵引治疗　牵引通常可以复位，但不必使用颅骨牵引，枕颌带牵引就足以复位。牵引时，取头颅正中位，重量 2 ~ 3kg。拍片证实复位后，持续牵引 3 周。由于复位后存在严重不稳倾向，极易再发脱位，因此，复位后应以头颈胸石膏固定，为期 2 ~ 3 个月。拆石膏后再以颈部支架维持一段时期。手法复位并不足取，若必须做，则需谨慎操作，防止加重损伤。

2. 手术治疗　急性期不主张手术。如在后期仍然存在损伤节段的不稳定或伴有迟发性脊髓或神经根压迫症者，应手术治疗。取颈前路椎间盘摘除、减压及植骨融合术。若有脊髓压迫，应施行扩大减压和植骨固定术。

二、双侧关节突关节脱位

颈椎双侧关节突关节脱位是典型的屈曲性损伤，可以发生在 $C_2 \sim T_1$ 之间的任何节段，但以 C_4 以下节段最多见。

（一）损伤机制

多见于高处跌落，头颈部撞击地面，或重物直接袭击，致枕颈部受到屈曲性暴力作用。挥鞭样损伤也可造成脱位。在乘坐高速行驶的车辆骤然刹车时，头颈部因惯性作用则猛烈屈曲。当头颈部遭受屈曲暴力时，颈椎活动的支点位于椎间盘中央偏后部。由于颈椎的小关节突关节面平坦，且与水平面呈 45°角，骤然屈曲的外力，引起上位颈椎的下关节突前移并将关节囊撕裂，而后向后上方翘起。随着外力的继续作用和头颅重量的惯性作用，已移位的下关节突继续向前滑动，整个上位椎体也随之前移。作用力消失后，因颈部肌肉收缩作用，可形成 3 种状态：一是随之复位，日后可有颈椎不稳症或伤后呈半脱位状态；二是颈椎脱位部呈弹性固定，上下关节突关节相互依托，形成顶对顶的“栖息”状态；三是上位椎体下关节突越过了下位椎体的下关节突，形成小关节突背靠背的形态，即所谓的“交锁”状态。

（二）病理变化

主要病理变化是损伤节段的两侧小关节突的脱位。由于过度屈曲性外伤，在损伤节段运动单位的全部韧带结构，包括前纵韧带、后纵韧带、黄韧带、棘间韧带、关节囊均遭撕裂。椎间盘也不例外，可有纤维环的破裂及软骨板的损伤。上位椎体向前下方脱位，可伴有小关节突骨折。项韧带等后方结构受张应力而撕裂，相邻节段棘突间距增宽。有时也可伴有椎体的轻度骨折。

由于椎体的相互移位，椎管形态遭受严重破坏，椎管在相应平面截面缩小，脊髓受到上位椎节的椎板及下位椎体后方的对压作用而损伤，严重时可造成脊髓的横断性损伤。

（三）临床表现

1. 外伤史　应了解有无促使颈椎极度前屈的暴力；如头部朝下的坠落伤；乘车时急刹车；橄榄球运动员头颈部撞击伤。此外，应注意了解受伤瞬间头颈部有无旋转。

2. 局部表现　颈部呈强迫体位，由于小关节交锁，头颈被迫前屈位，并弹性固定。头颈部剧痛，主要由于脱位状态时，关节周围软组织所受的拉应力和张应力大增，使疼痛加剧。由于疼痛及受伤节段的力学异常，颈部肌肉明显痉挛；头部不能被动活动；颈部压痛广泛。

3. 神经脊髓损伤症状　表现为相应节段的症状，如四肢瘫、下肢瘫或不完全性瘫痪，有神经根损伤者，表现为该神经根分布区域皮肤过敏，疼痛或感觉减退。

（四）影像学检查

1. X 线检查　X 线特征性表现是诊断的关键。侧位 X 线片典型征象为：脱位的椎体向前移位的距离为椎体前后径的 2/5，上位颈椎的下关节突位于下位颈椎上关节突的顶部或前方，两棘突间距离增大。前后位片可见钩椎关节关系紊乱，小关节相互关系显示不清，斜位片显示神经孔变形。断层摄影更有利于诊断。

2. MRI 检查　可发现椎管变形，脊髓受不同程度的压迫；若有损伤和水肿，也可由信号的改变表现出来。

（五）治疗

1. 急救　应保持呼吸道通畅。如出现呼吸功能障碍，应立即行气管切开或人工呼吸机保持呼吸通畅，维持呼吸并合理给氧。

2. 牵引复位　应尽可能利用颅骨牵引，按脱位机制，先在略微前屈状态下持续牵引，并通过床边透视和摄片来确定小关节交锁是否已经解除。一旦发现脱位已纠正，应立即将牵引改为仰伸位，以 1.5 ~ 2kg 的重量持续牵引 3 ~ 4 周，再用头颈胸石膏固定 3 个月。牵引的目的在于复位，复位阶段必须注意以下几个方面。

（1）牵引方向：一开始切忌仰伸，应从略向前屈或中立位开始；否则易引起或加剧脊髓损伤。

（2）牵引方式：不宜选用枕颌带牵引，更不可徒手牵引，应选择颅骨牵引更安全有效。

（3）牵引重量：牵引重量也从 3 ~ 4kg 起，逐渐加大牵引重量，每过 30 分钟床旁拍摄一次颈椎侧位片，观察复位情况。原则上每半小时增加 0.5kg，总重量不宜超过 15kg。在复位过程中应密切注意血压、脉搏的变化。

（4）牵引时间：牵引复位，不可操之过急。牵引时间一般为 5 ~ 8 小时，太快易造成医源性损伤。

3. 手术复位　绝大多数颈椎双侧小关节突脱位可经牵引复位得以纠正。以下情况是手术复位的指征：少数伤后 1 周以上者，经 5 ~ 8 小时牵引复位仍无法纠正；在牵引过程中，脊髓损伤症状逐渐加重者；陈旧性骨折脱位伴有不全截瘫者。

手术方法分后路和前路两种。

（1）后路手术（图 3 – 59 ~ 3 – 60）：应在颅骨牵引下进行。采用气管内插管麻醉。俯卧位，头部置于头架上略呈屈曲位。取后正中切口暴露棘突、椎板及脱位的关节突。在直接暴露下将其复位，如有困难，将脱位的关节突的上关节突作部分切除，用钝骨膜剥离器伸入下关节突的下方间隙，在牵引下缓慢撬拨使之复位。如果关节突关节交锁影响复位者，可将其障碍部分切除以利复位。如合并椎板和关节骨折并陷入椎管内，则必须将其切除减压。合并有脊髓损伤，可在复位后施行损伤节段椎板切除减压。复位后，将颈椎伸展并用侧块螺钉固定。

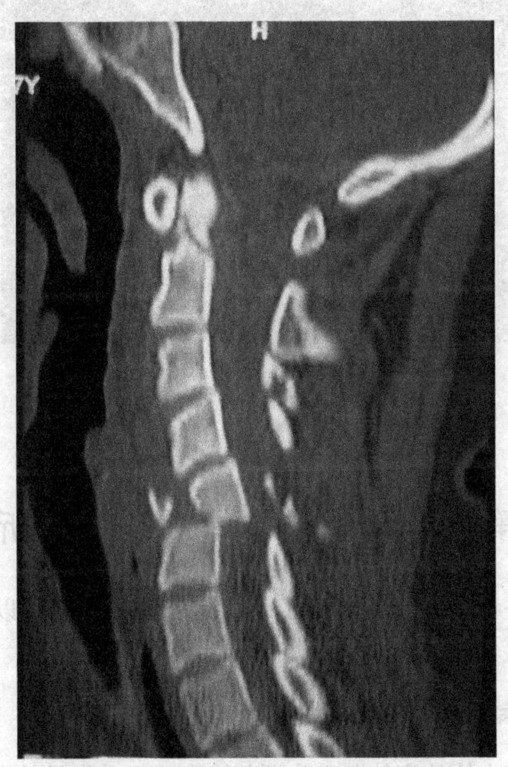

图 3 – 59　颈椎骨折脱位关节突绞锁术前

（2）前路复位、减压和融合术：也需在颅骨牵引下进行。取仰卧位，经胸锁乳突肌内侧缘和颈内脏间隙进入，暴露损伤节段。准确定位后，将损伤的椎间盘切除。在持续颅骨牵引下，用骨膜剥离器伸入椎间隙，以下位椎体作为杠杆支点，逐渐加大撬拨力量，用手指推压脱位的椎体使它复位。复位后，如有骨折片突入椎管，则应用刮匙细心刮出。取自体髂骨植入减压部间隙固定融合。为保证稳定性，可加用前路钛合金接骨板。前路复位存在一定的盲目性，操作经验对复位十分重要。条件允许，应在电视透视监测下进行。

术后应静脉滴注地塞米松及脱水剂以处理由于手术操作对脊髓的影响，枕旁置沙垫以免颈部过度活动。拆线后可改用头颈胸石膏固定3个月，拍片复查证实已有骨愈合后去除石膏固定。

除伴有脊髓伤外，一般预后良好。若合并有小关节创伤性关节炎，可行关节间融合术。

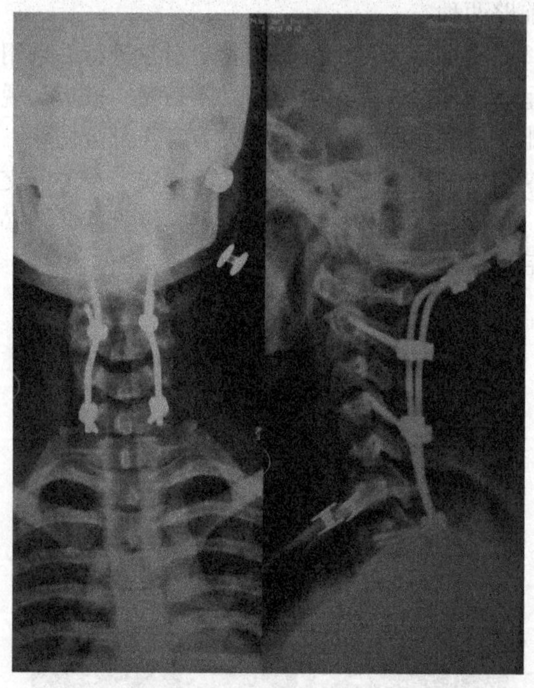

图3-60 颈椎骨折脱位关节突绞锁术后

（邓 凯）

第八节 颈椎椎体爆裂性骨折

椎体爆裂性骨折是一种严重的颈椎损伤。自CT扫描技术应用以来，认识了椎体爆裂性骨折的横断层面的病理变化，提高了对此类损伤的认识和诊治水平。

一、病因和发病机制

高处重物坠落打击或人体从高处跌落头顶部撞击地面是常见的致伤原因。

颈椎在中立位时，突然受到来自垂直方向的暴力打击，外力通常自头顶传递到枕寰部和下颈椎，可以造成寰椎爆裂性骨折（Jefferson 骨折）。暴力自上而下，垂直通过椎间盘达椎体，也可能导致下颈椎椎体爆裂性骨折。骨折片自椎体中央向四周分离移位，前、后纵韧带同时破裂（图3-61）。

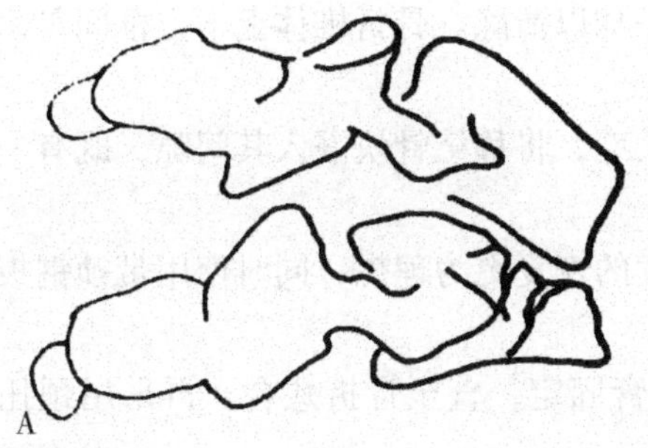

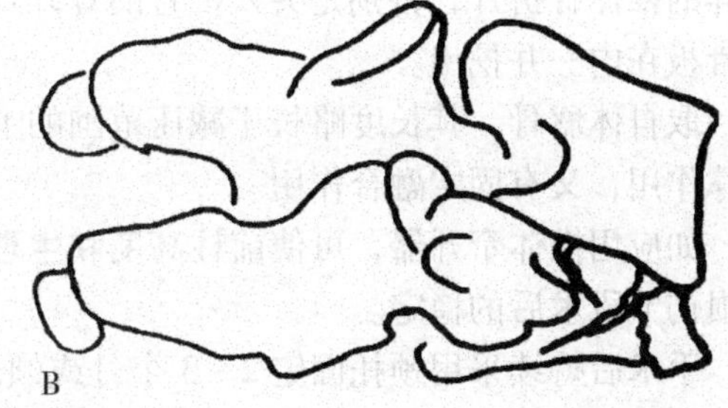

图 3-61 椎体爆裂性骨折

二、病理变化

椎体爆裂性骨折实质上是属于粉碎性骨折的一种类型。强大的暴力使周围韧带结构严重破坏，椎体的骨折碎片向 A 椎体前部相迸造成骨折，B 椎体全部骨折外爆裂分离，既能突出椎体前缘，又可向椎管方向移位，有时骨片挤进椎间孔，并引起脊髓和神经根损伤。椎体的正常高度丧失，相应的后结构，如椎弓、椎板和棘突可伴有骨折。

三、临床表现

(1) 局部症状：颈部疼痛和运动功能丧失，压痛广泛，以损伤椎节的棘突和棘间压痛最明显。颈椎前方也可触及压痛。

(2) 脊髓损伤症状：该损伤多比较严重，甚至造成脊髓完全性损伤。损伤平面以下感觉、运动和括约肌功能障碍。有时可引起脊髓前动脉损伤或压迫，导致脊髓前侧损害的特殊临床征象。神经根受压，出现肩臂和手部麻木、疼痛或感觉过敏，严重者肢体瘫痪。

四、诊断

X 线片的特征性表现是诊断的重要根据。

侧位 X 线片显示椎体粉碎性骨折，骨折片向前突出颈椎前缘弧线，向后突进椎管，颈椎生理弧消失，正位片显示椎体压缩性骨折。

CT 扫描的横断层面，可以清楚显示椎体爆裂的形态和分离移位的特点，尤其能显示骨折片在椎管内的大小和位置及其与脊髓之间的关系。

五、治疗

(一) 非手术治疗

这种类型损伤多较严重，经急救和对合并伤的处理后，应施行颅骨牵引，纠正成角畸形，力图恢复颈椎的正常排列，但突入椎管内的骨折片经牵引也很难复位。椎体爆裂性骨折，从其病理角度来说是一种不稳定性骨折，而且三柱均遭损伤。因此，牵引力不宜过大，以防损伤加重或损伤脊髓。任何试图应用加大重量牵引来获得复位的想法都是错误的治疗指导思想。

(二) 手术治疗

脊髓损伤多来自椎管前方骨性组织和椎间盘组织，应取颈前路减压。显露椎体前部，将粉碎的椎体骨折片，特别是突入椎管的骨碎片逐一加以清除。骨折椎体上下方椎间盘，包括软骨板在内一并挖出。

取自体髂骨，其长度略长于减压范围的上下长度，将移植骨块嵌入其间隙，既有一定的支撑作用，又有固定融合作用。

如应用椎体牵开器，可使前柱高度和生理弧度的恢复更为理想，同时使用带锁钢板更有利损伤节段术后的稳定。

手术后持续采用颈托固定 2 ~3 个月或颌颈石膏固定，直至骨折愈合，再采用颈托维持 3 个月。

损伤早期施行急诊手术，必须有充分的术前准备和具备必要的手术条件。伤员全身状况准备，包括纠正水、电解质紊乱，保持呼吸道通畅。通常新鲜损伤，术中出血比较多者，应及时补充必需物质。

（张昌盛）

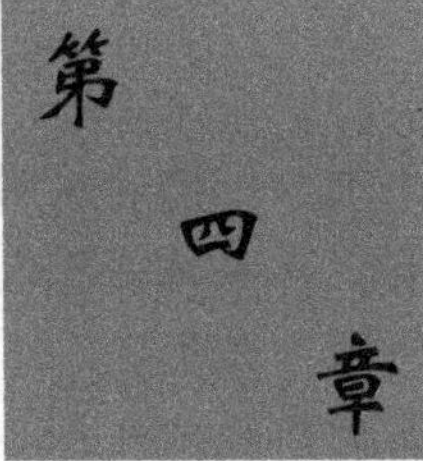

第四章 胸腰椎损伤

第一节 胸椎损伤

一、胸椎损伤的分类

脊柱骨折多见于颈段及胸腰段，而发生于胸椎者比较少见。在一组1209个脊柱损伤的部位统计显示：颈椎26.1%，$T_{1\sim10}$占8.65%，$T_{11}\sim L_1$占42%，$L_{2\sim5}$占22.4%。通常将$T_{1\sim4}$称为上胸椎，$T_{5\sim10}$称为中胸椎，$T_{11\sim12}$称为下胸椎。下胸椎位于胸腰段，其发病类型、治疗方法均与腰椎类似，被列入腰椎骨折章节中讨论，本节重点讨论上胸椎和中胸椎骨折的诊治。

与腰椎不同，胸椎脊柱是一完整坚固的骨韧带复合体。它包括肋骨和胸骨，其完整性明显影响胸椎的稳定性。正常情况下，胸椎的椎体前高低于后高2~3mm，从而形成胸椎生理后凸。椎体的前后径由上至下逐渐增大，椎体横径由$T_{1\sim3}$逐渐减小，尔后又逐渐增加。其压缩载荷由椎体来承受，拉伸载荷由后方椎弓韧带等承受。胸椎的椎板短而宽，呈叠瓦状，与小关节突一起可防止胸椎的过伸活动。胸椎椎管狭小，故骨折后易造成脊髓损伤。在$T_{1\sim10}$水平关节突关节的关节面呈冠状位，因此允许胸椎有一定范围的轴向旋转活动，并对向前的移位有较强的抵抗作用。胸椎的稳定性大约为胸腰段的2~3倍，主要归因于肋骨框架的加强：在前方肋软骨于胸骨构成胸肋关节，在后方则由肋骨头与相应椎体、椎间盘及横突形成肋椎关节。

由于胸椎在解剖学及生物力学方面的特殊性，其损伤主要有以下特点：①由于胸椎稳定性加强，如发生损伤，所需致伤暴力也更为强大。损伤原因以交通伤和坠落伤为主。②胸椎椎管相对狭窄，当骨性结构破坏时，脊髓损伤发生率也相对较高。③胸椎损伤多由前屈及轴向压缩载荷所致，很少发生旋转移位。

由于脊柱脊髓解剖结构及受伤机制的复杂性，胸腰椎损伤的分类目前尚难以有统一的方法。随着影像诊断学及脊柱生物力学的发展，对脊柱运动节段的三维立体概念有了更确切的了解，亦对胸腰椎损伤分类的完善提供了相关理论基础。下面简要介绍 Hanley 和 Eskay 分类、Magral 及其同事提出的 AO/ASIF 分类以及 Vaccaro 提出的胸腰椎损伤严重度评分系统（thoracolumbar injure score system，TLISS）分类。

（一）Hanley 和 Eskay 分类

(1) 压缩性骨折：由轴向压缩载荷与前屈暴力引起，以椎体前部塌陷和前柱破坏为特征。当椎体高度丢失 < 50%、成角 <30°时一般为稳定性骨折；反之，如椎体高度丢失 >

50%、成角>30°时则为不稳定骨折。在后者常同时合并后部结构的损伤，如椎板骨折、关节突骨折或脱位、肋骨骨折等。

（2）骨折脱位：一般向前脱位，因同时累及三柱，为不稳定骨折。

（3）爆裂性骨折：为轴向压缩载荷引起的前中柱损伤，以椎体后高丢失、椎体后缘骨折凸入椎管及椎弓根间距增大为特征，为不稳定骨折。由于胸椎的生理后凸，中柱承受轴向压缩载荷比例较小，故此类骨折较少见。

（4）爆裂脱位：由轴向压缩载荷及向前的暴力引起，表现为上一椎体的前脱位和下一椎体的爆裂性骨折，亦属不稳定骨折。其与骨折脱位的区别在于：骨折脱位时相对于向前移位的上一椎体下方椎体较为固定，容易对脊髓造成牵拉损伤；而在爆裂脱位时下一椎体呈爆裂性且多有后部结构的破坏，可能会在损伤瞬间对脊髓产生减压作用，脊髓损伤程度相对较轻。

（二）AO/ASIF 分类

见表4－1。

表4－1　脊柱损伤分类

A型 椎体压缩	B型 前方及后方结构牵张性损伤	C型 前方及后方结构旋转性损伤
A1 嵌压骨折	B1 后方韧带结构损伤	C1A 型损伤（压缩）
A1.1. 终板嵌压	（屈曲牵张型损伤）	伴有旋转
A1.2. 楔型嵌压	B1.1. 伴有椎间盘的横贯损伤	C1.1. 楔型旋转骨折
1. 上方楔型嵌压骨折	1. 屈曲半脱位	C1.2. 分离旋转骨折
2. 侧方楔型嵌压骨折	2. 前方脱位	1. 矢状面旋转骨折
3. 下缘楔型嵌压骨折	3. 屈曲半脱位/前方脱位	2. 冠状面旋转骨折
A1.3. 椎体塌陷	伴关节突骨折	3. 钳夹样旋转骨折
A2 分离型骨折	B1.2. 伴有A型椎体骨折	4. 椎体分离旋转骨折
A2.1. 矢状面分离骨折	1. 屈曲半脱位＋A型椎体骨折	C2B 型（屈曲牵张型损伤）

（三）TLISS 分类

Hanley 和 Eskay 分类过于简化，很多骨折类型未能分类；而 AO/ASIF 分类过于繁杂，故都不能很好地用来决定手术适应证。2005 年，Vaccaro 详细阅读各种胸腰椎骨折分类治疗的文献，选取循证医学长期检验，由来自美、加、奥、德、法、瑞典、荷兰和印度的 15 家一级创伤中心的 40 位专家开会研讨后认为新分类必须包括：①骨折的主要形态学特征。②严重性分析。③机械损伤和神经损伤评估。④再生可能性。⑤对前瞻性研究的作用。⑥未来临床研究的适用性。新标准分类决定将胸腰椎骨折通过下述三个方面来评定：①形态学类型（压缩、扭曲、分离）。②后柱复合体状态。③神经状态（椎管形态和脊髓）。最后，三大指标下的每个亚指标都有对应的分数，1 分最轻，4 分最重。形态学：单纯性压缩骨折 1 分，爆裂骨折 2 分，侧移或旋转骨折 3 分，分离骨折 4 分，疑似骨折不积分。后柱复合体完整性：无损伤不积分，不确定损伤积 2 分，明显断裂积 3 分。神经状况：完全损伤积 3 分，这样构成 TLISS。被评为 3

分或3分以下不需要手术治疗。4分介于手术和非手术之间，需要综合考虑。5分或5分以上必须手术治疗。

二、临床表现

患者常有明确的外伤史，如高处坠落、车祸或重物砸伤等的病史。伤后有胸背部的疼痛、活动受限，有脊髓损伤时可出现截瘫症状：双下肢的感觉、运动功能障碍或大、小便功能障碍。有神经根受压时亦可以表现为明显的肋间神经疼痛。损伤局部可以见到软组织肿胀及皮下瘀血，可有后凸畸形。局部有明显触痛及深部叩击痛，有后部韧带结构撕裂时可以触及增宽的棘突间隙。

导致胸椎骨折损伤的暴力通常较为强大，尤其是对于车祸伤或高处坠落伤患者，要密切监测患者的生命体征，注意处理创伤性或失血性休克，检查并及时治疗颅脑、心、肺和腹盆等重要脏器损伤，如创伤性湿肺、血气胸、内脏破裂出血。同时，还应注意全身其他部位的骨折或损伤的处理，如车祸伤容易引起全身多发骨折，而高处坠落常导致颅底、脊柱与跟骨骨折。

对脊髓损伤预后一般难以评估，至少在脊髓休克期后方可进行。若损伤平面以下运动和感觉丧失，而反射恢复，或24～48h后，神经损伤无恢复，则属永久性脊髓损伤。若脊髓损伤平面以下存在少量感觉和运动，则脊髓可能最终完全恢复或至少部分恢复，上述属不完全性脊髓损伤。

三、检查与诊断

胸椎骨折的诊断：胸椎骨折的诊断包括病史采集、物理检查及影像学检查。

详细、准确的病史采集是临床诊断的关键。根据胸椎骨折的特点，病史询问既要系统、全面，又要突出重点，其内容应包括年龄、外伤史、疼痛性质、特点及相关伴随症状等方面，既要了解脊柱骨折局部情况，还要掌握全身整体状况，避免只注重脊柱骨折而忽略内脏器官或其他部位的损伤，以避免不良后果的发生。

其次，正确、熟练的物理检查不仅可以了解脊柱的形态与功能变化、疼痛的具体部位与特征，还可以及时发现并确定全身其他部位的骨折或损伤。其中，对胸椎骨折后神经系统功能的检查与评价也是物理检查的重要内容之一。检查脊髓损伤的诊断方法中，最重要和最敏感的方法是体格检查。伤后应尽早检查患者，由同一检查者在伤后48h重复数次。伤后很难立即确定脊髓损伤的分类。在起初24～48h内，脊髓休克可表现为上运动神经元损伤，即支配区的感觉和运动功能丧失，48h后脊髓功能恢复。小块的皮肤感觉或轻微的肌力是相当重要的发现，但是易被忽视。应正确记录完全性或不全性神经损伤支配区感觉、肌力、反射，并采用标准神经分类法分类。

当然，对于胸椎骨折的准确定位、骨折的分型、治疗方案的选择以及对预后的评估，在很大程度上仍依赖于相关的影像学检查。对于所有怀疑有胸椎骨折的患者均应常规行胸椎正、侧位X线摄片检查。在X线（片）上可以获得整体、直观的印象，可以了解椎体有无骨折、骨折的类型与严重程度、脊椎后突的角度、椎管矢径的改变，以及有无椎板、关节突、横突或棘突的骨折。由于肋骨和胸骨的参与使胸椎成为坚强的整体，活动度很小。冠状面旋转超过50或者移位大于2.5mm，提示胸椎不稳。但若要进一步了解骨折的类型、粉碎程度及椎管内占位情况，仍需行CT检查，以明确骨折的不稳定程度及制订相应的手术治疗方案。CT检查在脊柱骨折脱位也被列为常规检查。MRI可以清晰显示脊椎有无骨折，椎间盘、黄韧带有无破裂，椎管内有无出血，同时，对于爆裂骨折或骨折脱位的病例，还可以准确了解脊髓及神经根受压的程度，椎管内血肿的大小，以及脊髓信号的改变情况与累及范围。而且，MRI还可以区别新发骨折和陈旧性骨折，特别是对于骨质疏松性骨折患者新发骨折部位的判断而言，有着特殊的意义。因为此类患者常有多个椎体的楔形改变（骨折），有时单凭X线（片）或CT常难以准确区分，此时，MRI就有着明确诊断的作用。因为在新发骨折部位，T_1加权像上可以见到组织水肿的信号（骨折椎的低信号改变），而T_2加权像上则可以见到骨折椎的高信号改变。

四、胸椎损伤的治疗

（一）非手术治疗

1. 全身治疗　卧床休息，注意生命体征的监测与维持水、电解质平衡，保证充足的营养及规律的排尿、排便习惯，防止卧床相关并发症，如肺部感染、泌尿系统感染、压疮、深静脉血栓等，并要注意积极观察和治疗其他部位的损伤。

2. 药物治疗　对于有急性脊髓损伤的患者，可采用药物治疗，以减轻脊髓水肿及一系列继发性病理损害。

（1）激素治疗：急性脊髓损伤后8h内，可采用甲泼尼龙冲击疗法。药物越早使用越好，初始剂量为30mg/kg甲泼尼龙，在持续的医疗监护下，15min内静脉注射。大剂量甲泼尼龙注射后应暂停45min，随后以5.4mg/（kg·h）的速度持续静脉滴注23h。以后每天1g，静脉滴注，连用3~5d。使用期间注意预防应急性溃疡出血，可同时加用雷尼替丁或奥美拉唑。

（2）脱水剂治疗：可交替采用甘露醇和呋塞米脱水治疗。20%甘露醇（每6~8h，1~2g/kg，连用3~5d），呋塞米（20mg，每天1~2次，连用3~5d）。使用期间要注意监测肾功能，特别是老年患者。

（3）神经营养药物：胸椎骨折合并脊髓或神经根损伤的患者，可采用维生素及神经生长因子治疗。如口服维生素B_1（10mg，tid）、维生素B_{12}（如弥可保0.5mg，tid）及神经生长因子［如单唾液酸四己糖神经节苷脂（GM-1）］，对脊髓或神经损伤的恢复可能有一定的帮助。

（二）常规手术治疗

一般认为胸椎骨折不稳的手术适应证有：椎体前柱压缩>50%，同时伴有后柱损伤；后凸畸形>23°；骨折—脱位和脱位；神经损害进行性加重等。

胸椎骨折的手术方式可分为后路手术、前路手术及前后联合入路手术。具体的手术方式取决于骨折的类型、部位及椎管受侵犯的程度，同时也取决于医师熟悉的手术方式及其治疗倾向。一般而言，如果椎体前柱压缩>50%，同时伴有后柱损伤，神经系统检查正常，适于后路脊柱固定并融合术。椎板切除减压是胸椎损伤的禁忌证。对于不全性脊髓损伤主张前路减压。上胸椎多选择前路，中胸椎多选择后路（图4-1-4-2）。

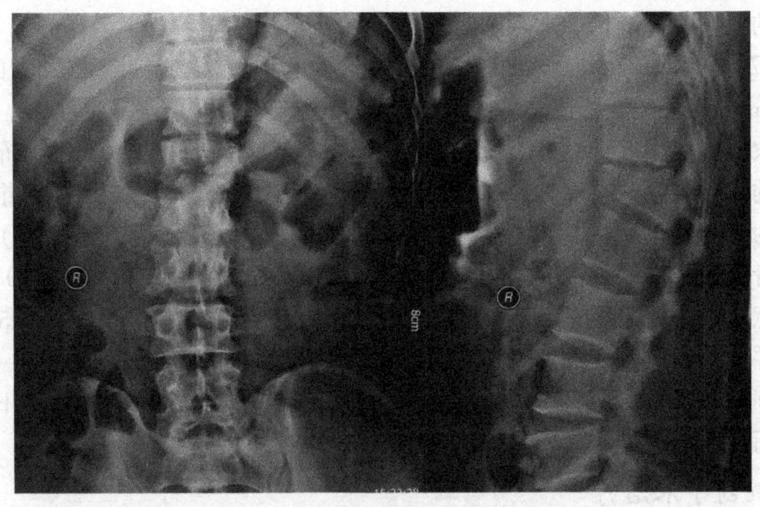

图 4－1　胸椎骨折 8 根钉术前

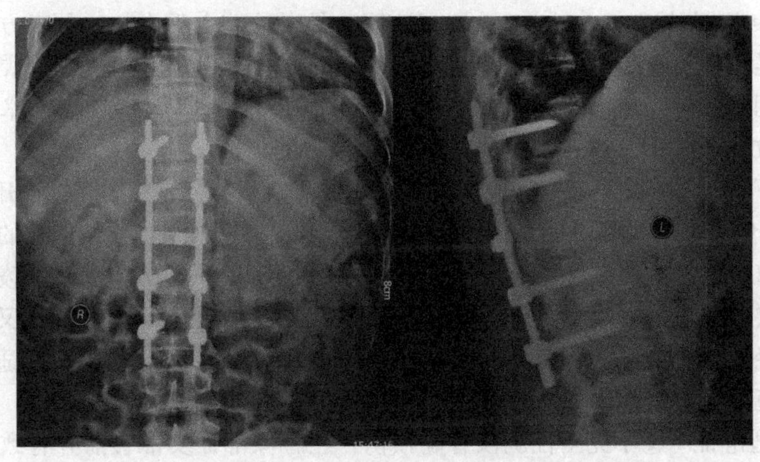

图 4－2　胸椎骨折 8 根钉术后

1. 后路手术　后路手术临床上应用相对广泛，手术创伤相对较小，技术上容易掌握，手术并发症相对较少。标准入路包括后正中、经椎弓根和后外侧入路。

（1）后路复位机制：研究表明，轴向撑开力是使椎管内骨折块复位的主要力量。椎管内骨折块的复位是在轴向撑开力的作用下借助于后纵韧带的伸展，使附着在椎体上的纤维环及其周围的软组织牵引骨折块完成的。但是，对于后纵韧带及后柱结构完全损伤、椎管内骨折块向前旋转、椎管狭窄 >50%，以及陈旧性骨折患者，单纯经后路闭合复位则较难取得满意结果。

（2）后路内固定：后路内固定主要包括钉板系统、钉棒系统、钉钩系统三种方式，而固定节段亦由长节段固定发展为短节段三柱固定。三柱短节段固定的主要优点是：①三柱固定较为牢固。②固定节段短，能最大限度地保留脊柱的运动功能。③通过撑开可以起到间接复位、减压的作用。④可经椎弓根或后外侧直接减压。⑤可同时行后外侧植骨融合。

2. 前路手术　前入路的优势在于可直接暴露脊髓和神经根，对神经组织彻底减压而不需施加任何牵拉动作，减压和融合所涉及的活动节段相对较少。但手术创伤相对要大，并有损伤大血管的危险。标准的手术入路为经胸膜腔切口和胸膜外切口。

20 世纪 70 年代，Dunn 等最先报道胸腰椎骨折前路器械固定技术。此后，Mcaffee、Kaneda、Dunn 等相继开展了前路手术，并证明前方入路是一项安全的手术。由于前路手术能直接解除致压物，恢复脊柱的对位；同时，前柱承载着脊柱主要的载荷分布，而前柱手术能实现前柱的骨性融合并重建脊柱前柱的高度。因此，前路手术正日益受到推崇。

一般认为，前柱手术的适应证为：①胸椎陈旧性骨折（伤后 2 周以上），脊髓前方受压。②严重骨折脱位椎管侵占 >50%，椎体高度丢失 >70%，后凸 >20° ~30°。③后路内固定复位不满意，脊髓前方压迫未解除。④后路内固定失败，脊髓重新受压。⑤陈旧性胸椎骨折后凸畸形并发迟发性截瘫。常用于胸椎前路固定的器械类型有 Kaneda、Z－plate、Ventrofix 等胸腰椎前路固定系统，特别是 Z－plate 及 Ventrofix 系统以其可通过撑开来矫正后凸及侧方畸形，而且压缩时可嵌紧骨块的优点而在国内被广泛使用。

（三）微创手术治疗

微创外科的目的是减少组织创伤，减轻术后疼痛，尽快功能恢复，电视辅助的胸腔镜手术（video－assisted thoracoscopic surgery，VATS）是脊柱前方手术的一种新方法。脊柱前方椎体的结构是轴向负重的主要因素，当脊柱畸形和椎体压缩时，恢复脊柱正常生理曲线和维持脊柱稳定固定结构以及解除脊髓腹侧受压，VATS 手术和 EMI－VATS 手术是一种较为理想前路手术方式。

胸腔镜下前路手术优点在于肋间切口小，不需要切除肋骨和使用肋骨牵开器械。利用高清晰度 30°或 0°胸腔镜可提供手术区优良的成像质量和视感效果，达到有效的安全的椎管前方减压，失血少，术后伤口疼痛轻，加速康复过程，降低围术期及其术后并发症。但其缺点为手术麻醉要求高，手术操作难，术者及助手既要掌握传统开胸手术技巧，又要掌握镜下操作技能，要经过长期学习培训；手术时间长。应用此项技术应严格掌握手术适应证，充分术前准备，规范术中操作，认真术后处理，才能达到预期目的。

1. 手术适应证　①不完全性胸段脊髓损伤，经影像学证实椎管前方有致压物，而后方无致压物者。②有明显的脊髓前方压迫症状者。③前柱损伤严重或爆裂骨折，而后部结构未完全破坏的不全瘫者。④逐渐发生瘫痪的晚期病例或陈旧性爆裂骨折者。⑤进行性后凸畸形者。⑥前、中柱不连者。⑦已行后路减压但前方仍有压迫者。

2. 手术禁忌证　①严重骨折脱位者。②不完全性胸段脊髓损伤，影像学检查证实椎管后方有效压物，而前方无效压物者。③后部结构破坏而无前方受压的不全瘫者。④同 VATS/EMI－VATS 技术手术禁忌证。

3. 术前准备　①根据影像学检查分析确定骨折类型、椎体破裂程度、损伤范围和椎管堵塞状况。②仔细检查受伤平面及其相应的神经支配功能。③仔细检查胸椎创伤是否并发气胸、血胸及连枷胸。④仔细检查胸椎创伤是否并发胸腹部脏器损伤。⑤全面检查心、肺、肝、肾及出凝血功能。⑥作好 VATS/EMI－VATS 的常规准备工作。⑦告知患者和家属实施此项技术的优点和缺点，以及术中可能发生脊髓神经、交感神经、腔静脉、奇静脉、胸导管、输尿管（胸腰段）直接或间接损伤，有可能转为开胸手术，以及交代清楚术后可能发生的并发症，征得患方同意和支持。

4. 手术方法

（1）VATS 技术。

1）手术操作器械：①常规手术器械。②视频内镜：三芯片摄像头、30°硬端头、氙灯光源、图像逆转监视器、图像记录仪、打印机、光谱仪等。③胸腔镜下器械：骨凿、拉钩、探针、咬骨钳、髓核钳、刮匙、把持器、锤子、起子等。

2）麻醉：双腔导管插管单肺通气麻醉。

3）体位：左侧或右侧卧位。

4）定位：在 X 线透视下确定病变椎体，在皮肤上标出骨折椎体边界，工作通道位于目标的中心，内镜通道于脊柱轴线距离目标椎体头端 2～3 个肋间隙处。吸引或灌洗通道和牵开通道于工作通道及内镜通道前方约 5～10cm 处。

5）入路：手术切口开始于内镜通道，在肋间隙切开皮肤，钝性分离胸壁肌肉，暴露胸膜，切口胸壁，开始单肺通气，插入套管（Troca），沿套管插入 30°透镜，然后在内镜监视下，将 2、3、4 个套管插入胸腔。

6）分离：以 T_{12}～L_1 为例，通过前方通道插入扇状牵开器暴露病变区。利用牵开器向下牵拉膈肌，暴露其在脊柱的附着点，以单极电凝标记出膈肌切开线，然后沿此借助内镜剪切开膈肌，保留距脊柱附着处 1cm 边缘，以便术后闭合膈肌。

7）暴露：切开膈肌，腹膜后脂肪即暴露出来，将其自腰大肌附着点前方推开，自椎体处解剖腰大肌附着处，小心隐藏在腰大肌下方的节段血管，给予分离结扎。暴露 T_{12}、L_1、L_2 椎体。

8）切除：用骨凿打开压缩椎体上终板或下终板处的椎间隙，切除椎间盘和破裂的骨性终板。小心取出椎体骨折的骨块，注意不要去掉脊柱非骨折部。

9）减压：需要行椎管内减压者，应将邻近椎管的部分骨质以高速磨钻去除。先以钝性探子找到椎弓根下缘，然后用 Kerrison 咬骨钳或高速磨钻自上向下去除椎弓根基底部，直至显露出硬膜囊，这样就可以摘除压迫椎管的骨折碎块。

10）植骨：准备植骨床，以双角规测量植骨床的长度和深度，自髂嵴取下三面皮质骨块植入骨缺损部，或用钛网重建脊柱生理曲度。

11）固定：在 C 形臂 X 线机透视下，在椎体侧方，肋骨头外缘处，植入椎体螺钉，置入钢板，锁紧螺帽，完成钢板螺钉内固定。

12）闭合：内镜下常规缝合膈肌裂孔，冲洗胸腔，去除血凝块，于肋膈角最下方处放置胸腔引流管。取出套管，缝合所有通道。

（2）EMI－VATS 技术。

1）麻醉、体位：同 VATS 技术。

2）定位：C 形臂 X 线机透视下绘出骨折椎体在体表的投影及相应肋间隙和肋骨位置。

3）入路：背正中线与腋后线之间，即骶棘肌外侧缘，以骨折椎体为中心，沿相应肋间隙或肋骨做 5～7cm 长的皮肤切开。切开肋间肌，暴露肋骨并将肋骨切除 5～6cm，取下备作植骨材料。在肋骨床上切开胸膜，让肺脏逐渐塌陷。在相应腋后线上做胸腔镜光源切口，插入 Troca 安装胸腔镜，并安装显微窥视器撑开操作切口。

4）以 T_{12}～L_1 为例，牵开膈肌，在距离椎体附着点 1cm 处切开膈肌脚，此时可暴露腹膜后脂肪及腰大肌。推开腰大肌附着点，暴露椎体及节段血管，电凝或结扎节段血管，暴露骨折椎体。

5）电刀切开压缩椎体上下椎间盘纤维环，摘除椎间盘和破裂的终板软骨。小心摘除向椎管移位的骨碎块，注意摘除时不要破坏非压缩骨折部分。当去除骨碎块时，椎体有大量渗血，可用骨蜡涂封。当脊髓硬膜外静脉丛出血时可用双极电凝止血。

6）脊髓充分减压后，可在压缩椎体的上下椎作凹槽，取三面皮质骨之髂骨块或肋骨嵌入骨缺损部，再以侧方钢板或用钛网、钢板重建脊柱稳定性。

7）缝合膈肌后冲洗创口，肋膈角最低处置胸腔引流管。

5. 操作注意事项

（1）定位结扎骨折椎体及上下椎体的椎横血管。

（2）用电刀切开椎旁软组织，剥离牵开。用骨刀或磨钻头切断肋骨头，暴露骨折椎的椎弓根。在切除肋骨头时必须保护交感神经链，胸导管及肋间动、静脉及肋间神经，必要时可一一结扎。

（3）用磨钻头磨除椎弓根，显露骨折椎的后缘，此时可见骨折块向后压迫硬膜囊。当暴露或切除压迫硬膜囊的骨折块时，出现椎体渗血较多，可以用骨蜡填封。硬膜囊外血管出血，采用双极电凝止血或蛋白胶海绵止血，禁用单极电凝止血。

（4）仔细用骨刀或咬骨钳将压迫脊髓的骨块切除，彻底减压脊髓。在椎体缺损部位填塞髂骨块或异体骨或自固化磷酸钙等补缺。

（5）在减压椎的上、下椎体外侧方钻孔，穿透对侧皮质骨，必须在 C 形臂 X 线机透视下进行，以免损伤椎体周围的重要组织。见钻孔定位位置良好，然而按步骤扩大钉道、拧入螺钉、安装钉板系统或钉棒系统，进行椎体前缘撑开。

6. 术后处理

（1）严密观察术后生命体征，对于阻塞性肺病、心血管疾病及高龄患者需术后 24h 保持人工通气。术后给予小剂量低分子肝素预防血管栓塞。

（2）麻醉清醒后严密观察感觉、运动及括约肌功能变化，并作详细检查和记录。

（3）严密观察胸腔引流瓶的水柱变化、引流量及颜色变化，通常术后 24～48h 后拔除引流管。

（4）术后应用抗生素及神经营养药物。

（5）术后摄片观察内固定物情况，分别于术后 3d、1 个月、6 个月、12 个月复查内固定物情况。

（6）术后第 2 天开始物理治疗，1h/d；术后第 3 周起行强化理疗，2～3h/d；术后 4～6 周下地负重。

（彭　宏）

第二节　腰椎损伤

一、腰椎损伤的分类

引起脊柱节段性不稳的因素包括创伤、肿瘤、感染、退变等，其中因急性创伤所致的腰椎骨折是引起腰椎不稳的常见原因之一。

不同的伤力及受伤机制决定了骨折的类型与严重程度。早在1944年，Bohler就提出了胸腰椎骨折的5种损伤机制，即屈曲、伸展、旋转、剪切和轴向负荷。此后，Nicoll于1949年增加了屈曲旋转及侧屈2种损伤机制，并将胸腰椎损伤分为稳定性和不稳定性。1963年，Holdsworth修改和补定了Nicall分类法，认为骨折是否稳定要视后方韧带复合结构的完整性而定。1968年，Kelly和Whitesides提出两柱理论，即椎管形成的空心柱和椎体形成的实心柱，认为骨片向后移位的爆裂型骨折是不稳定的。1983年，Denis提出脊柱三柱分类概念：前柱包括前纵韧带和椎体前1/2，椎间盘的前半部；中柱包括椎体后1/2，椎间盘后半部和后纵韧带；后柱包括椎弓、黄韧带、椎间小关节和棘间、棘上韧带。脊柱稳定性有赖于中柱的完整性。1984年，Ferguson和Allen进一步完善了Denis三柱概念。前柱包括前纵韧带、椎体和椎间盘前2/3；中柱包括椎体和椎间盘后1/3，后纵韧带；后柱包括椎弓、椎间小关节、棘间和棘上韧带，同样认为中柱完整性代表脊柱稳定性。Roy－Camille、Saillant提出的三柱体概念略有不同，中柱包括椎弓根和关节突；后柱包括椎板、横突、棘突及其棘间、棘上韧带，概念更广泛，但同样认为中柱损伤属脊柱不稳定。因此，对包括骨折的三维形态学特征分析及后柱复合体结构完整性等综合因素的评价，是判定腰椎骨折的稳定性与严重性程度，以及决定手术或非手术治疗方式的重要依据。

由于脊柱脊髓解剖结构及受伤机制的复杂性，胸腰椎损伤的分类目前尚难以有统一的方法。随着影像诊断学及脊柱生物力学的发展，对脊柱运动节段的三维立体概念有了更确切的了解，亦对胸腰椎损伤分类的完善提供了相关理论基础。下面简要介绍胸腰椎骨折的Denis分类、Gertzbein分类、载荷分享分类。

（一）Denis分类

Denis分类系统是由Denis三柱理论发展而来的。三柱中两柱或两柱以上骨折导致脊柱不稳，以稳定程度决定手术还是非手术治疗。Denis根据三柱改变将骨折分为4个主要类型，即压缩骨折、爆裂骨折、安全带型骨折和骨折脱位。压缩骨折属一柱损伤，有固有的稳定性，分为4个亚型；爆裂骨折由轴向压缩暴力使前、中柱受累，分为5个亚型；安全带型骨折是伸展位后、中柱破坏，分为4个亚型；骨折脱位是压缩、拉力、旋转或剪应力下三柱破坏，最不稳定，分为3个亚型。

1. 压缩骨折（分为4个亚型）　A型：骨折同时累积上、下终板（占16%）；B型：骨折仅累积上终板（占63%）；C型：骨折仅累积下终板（占6%）；D型：上下终板均无损伤，前面皮质骨折（占15%）。

2. 爆裂骨折（分为5个亚型）　A型：骨折同时累积上、下终板（占24%）；B型：骨折仅累积上终板（占49%）；C型：骨折仅累积下终板（占7%）；D型：中柱发生爆裂骨折，同时合并旋转损伤，导致侧方半脱位或倾斜（占15%）；E型：中柱发生爆裂骨折，前柱受到不对称性的压缩（占50%）。

3. 安全带型骨折（分为4个亚型）　A型：经过一个水平的骨折（即Chance骨折，占47%）；B型：经过一个水平的韧带损伤（占11%）；C型：两个水平的损伤，中柱骨折（占26%）；D型：两个水平的损伤，中柱经过韧带或椎间盘（占16%）。

4. 骨折脱位（分为3个亚型）　A型：屈曲、旋转损伤；B型：骨折剪切、脱位损伤；C型：双侧关节突脱位。

（二）Gertzbein 分类

Gertzbein 分类是基于三种损伤机制：压缩、分离、旋转或剪应力所提出的分类系统，即压缩类、牵张类、轴向旋转类；而且又根据形态学标准把 3 个主要类型各分为 3 个不同亚型。

1. A 型　压缩、轴向载荷有或无屈曲暴力，均有椎体高度丢失，但无后部软组织损伤。A1：楔形压缩骨折；A2：椎体矢状或冠状面上劈裂；A3：爆裂骨折。

2. B 型　分离、暴力横贯前后部分。B1：同 Denis 屈曲分离损伤伴后部软组织损伤；B2：同 Denis 屈曲分离伴椎板、椎弓破坏；B3：伸展分离暴力，始于前方穿过椎间盘，通过后方椎弓或软组织损伤。

3. C 型　多方向移位，有显著移位、不稳定。C1：前后移位；C2：侧方移位；C3：旋转移位。轴向暴力可能结合 C1 或 C3 经椎体压缩或爆裂骨折。

（三）载荷分享分类（load – sharing classification）

Mc Cormack 根据骨折椎体的解剖以积分的方式提出载荷分享分类：

1. 矢状面 CT 扫描椎体粉碎程度　1 分：<30% 椎体粉碎骨折；2 分：30% ~60%；3 分：>60% 椎体粉碎骨折。

2. 骨折片移位程度（水平面 CT 扫描）　1 分：0 ~1mm 移位；2 分：<50% 椎体横面积至少 2mm 移位；3 分：>50% 椎体横面积 > 2mm 移位。

3. 后凸畸形程度　1 分：3°；2 分：4° ~9°；3 分：≥10°。

三组相加即为最后总分，分数越高，该段损伤承受轴向载荷的能力越小，该分类不涉及韧带损伤，与损伤机制无关，载荷分享分类不能用来决定手术的适应证。但它可以帮助骨科医师对负荷共享经骨折部位及内固定后脊柱的内植物处传递的特性，可以根据载荷分享指数高低选择前入路或后入路的参考依据。例如，Parker 等依椎体粉碎程度、骨块进入椎管的范围以及后凸畸形程度等三个方面进行打分评定（载荷分享评分）来决定手术入路方式，并通过对一组采用此种评定方式的手术患者进行超过 5.5 年的临床随访研究，效果良好。具体打分标准是：①在 CT 片矢状面上了解椎体粉碎程度：粉碎程度 <30% 为 1 分，30% ~60% 为 2 分，>60% 为 3 分。②在 CT 片横断面上了解骨块进入椎管情况：椎管未受侵为 1 分，骨块移位至少 2mm 但受侵 <50% 为 2 分，受侵 >50% 为 3 分。③X 线侧位片上观察后凸畸形程度：畸形≤3°为 1 分，4° ~9°为 2 分，≥10°为 3 分，3 ~6 分可单独行后路手术，≥7 分行单独前路手术。

（四）Vaccaro 分类

Denis 分类过于简化，很多骨折类型未能分类；而载荷分享分类不涉及韧带损伤及损伤机制，故都不能很好地用来决定手术适应证。2005 年，Vaccaro 分类中对骨折形态学描述的三种主要特征（压缩、移位/旋转、分离）见图 4 –3。

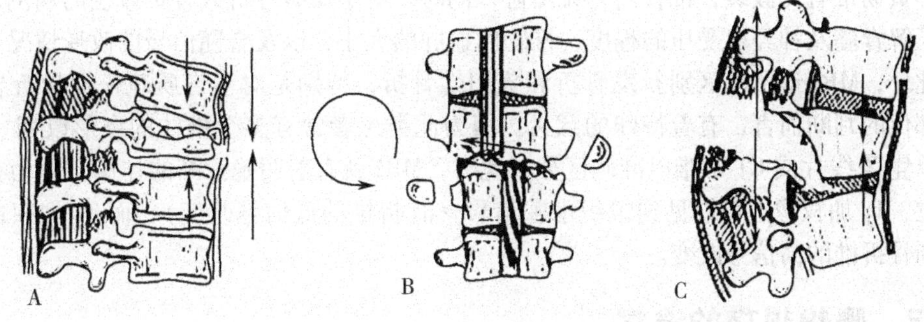

图4-3 Vaccaro分类中对骨折形态学描述的三种主要特征

A. 压缩；B. 移位，旋转；C. 分离

二、临床表现

患者常有明确的外伤史，如高处坠落、车祸或跌倒摔伤的病史。伤后有腰背部疼痛、活动受限，脊髓或神经根损伤时可出现下肢的感觉、运动功能障碍或大小便功能障碍，有神经根受压时亦可以表现为明显的根性疼痛。损伤局部可见软组织肿胀及皮下瘀血，可有后凸畸形。局部有明显触痛及深部叩击痛，有后部韧带结构撕裂时可以触及增宽的棘突间隙。

导致腰椎骨折损伤的暴力通常较为强大，尤其是对于车祸伤或高处坠落伤患者，要密切监测患者的生命体征，注意处理创伤性或失血性休克，检查并及时治疗颅脑、心肺和腹盆等重要脏器的损伤，如创伤性湿肺、血气胸、内脏破裂出血。同时，还要注意全身其他部位的骨折或损伤的处理。如车祸伤容易引起全身多发骨折，而高处坠落常导致颅底、脊柱与跟骨骨折。

三、检查与诊断

腰椎骨折的诊断包括病史采集、物理检查及影像学检查。

详细、准确的病史采集是临床诊断的关键。根据腰椎骨折的特点，病史询问既要系统、全面，又要突出重点，其内容应包括年龄、外伤史、疼痛性质、特点及相关伴随症状等方面，既要了解脊柱骨折局部情况，还要掌握全身整体状况，避免只注重脊柱骨折而忽略内脏器官或其他部位的损伤，以避免不良后果的发生。

其次，正确、熟练的物理检查不仅可以了解脊柱的形态与功能变化、疼痛的具体部位与特征，还可以及时发现并确定全身其他部位的骨折或损伤。其中，对腰椎骨折后神经系统功能的检查与评价也是物理检查的重要内容之一。

当然，对于腰椎骨折的准确定位、对骨折的分型、治疗方案的选择以及对预后的评估，在很大程度上仍依赖于相关的影像学检查。对于所有怀疑有腰椎骨折的患者均应常规行腰椎正、侧位X线摄片检查。在X线片上可以获得整体、直观的印象，可以了解椎体有无骨折、骨折的类型与严重程度、脊椎后突的角度、椎管矢径的改变，以及有无椎板、关节突、横突或棘突的骨折。对于陈旧性腰椎损伤，有时还需要加摄腰椎动力位片，以了解是否存在腰椎不稳。但若要进一步了解骨折的类型、粉碎程度及椎管内占位情况，仍需要行CT检查，以明确骨折的不稳定程度及制订相应的手术治疗方案。MRI可以清晰显示脊椎有无骨折，椎间盘、黄韧带有无破裂，椎管内有无出血，同时，对于爆裂骨折或骨折脱位的病例，还可以准确了解脊髓及神经根受压的程度，椎管内血肿的大小，以及脊髓信号的改变情况与累及范围。此外，MRI 还可以区别新发骨折和陈旧性骨折，特别是对于骨质疏松性骨折患者新发骨折部位的判断而言，有着特殊的意义。因为此类患者常有多个椎体的楔形改变（骨折），有时单凭 X 线片或 CT 常难以准确区分，此时，MRI 就有着明确诊断的作用。因为在新发骨折部位，T_1 加权像上可以见到组织水肿信号（骨折椎的低信号改变），而 T_2 加权像上则可以见到骨折椎的高信号改变。

四、腰椎损伤的治疗

（一）非手术治疗

1. 一般治疗　卧床休息，注意生命体征的监测与维持水、电解质平衡，保证充足营养及有规律的排尿、排便习惯，防止卧床相关并发症，如肺部感染、泌尿系统感染、压疮、深静脉血栓等，并要注意积极观察和治疗其他部位的损伤。

2. 药物治疗　对于有急性脊髓损伤的患者，可采药物治疗，以减轻脊髓水肿及一系列继发性病理损害。

（1）激素治疗：急性脊髓损伤后 8h 内，可采用甲泼尼龙（MP）冲击疗法。药物越早使用越好，初始剂量为 30mg/kg 甲泼尼龙，在持续的医疗监护下，15min 内静脉注射，然后暂停 45min，随后以 5.4mg/（kg·h）的速度持续静脉滴注 23h。以后每天 1g，静脉滴注，连用 3～5d。使用期间注意预防应急性溃疡出血，可同时加用雷尼替丁或奥美拉唑。

（2）脱水剂治疗：可交替采用甘露醇和呋塞米脱水治疗。20% 甘露醇［1～2g/（kg·6～8h），连用 3～5d］，呋塞米（每次 20mg，1～2 次/d，连用 3～5d）。用药期间要注意监测肾脏功能，特别是对于老年患者。

（3）神经营养药物：腰椎骨折合并脊髓或神经根损伤的患者，可采用维生素及神经生长因子治疗，如维生素 B_1（10mg，3 次/d）、维生素 B_{12}（如弥可保 0.5mg，3 次/d）以及神经生长因子（如 CM－1），对脊髓或神经损伤的恢复可能有一定的帮助。

（二）常规手术治疗

腰椎骨折的手术方式可分为后路手术、前路手术及前后联合入路手术。具体的手术方式取决于骨折的类型、部位及椎管受侵犯的程度，同时也取决于医师熟悉的手术方式及其治疗倾向。

1. 后路手术　后路手术临床上应用相对广泛，手术创伤相对较小，技术上容易掌握，手术并发症相对要少。标准入路包括后正中、经椎弓根和后外侧入路。

（1）后路复位机制：研究表明，轴向撑开力是使椎管内骨折块复位的主要力量。椎管内骨折块的复位是在轴向撑开力的作用下借助于后纵韧带的伸展，使附着在椎体上的纤维环及其周围的软组织牵引骨折块完成的。但是，对于后纵韧带及后柱结构完全损伤、椎管内骨折块向前旋转、椎管狭窄 >50%，以及陈旧性骨折患者，单纯经后路闭合复位则较难取得满意结果。

（2）后路内固定：后路内固定主要包括钉板系统、钉棒系统、钉钩系统三种方式，而固定节段亦由长节段固定发展为短节段三柱固定，以保留腰椎更多的活动度。三柱短节段固定的主要优点是：①三柱固定较为牢固。②固定节段短，能最大限度地保留脊柱的运动功能。③通过撑开可以起到间接复位、减压的作用。④可经椎弓根或后外侧直接减压。⑤可同时行后外侧植骨融合。

2. 前路手术　前入路的优势在于可直接暴露脊髓和神经根，对神经组织彻底减压而不需施加任何牵拉动作，减压和融合所涉及的活动节段相对较少。但手术创伤相对较大，并有损伤大血管的危险。标准的手术入路为胸腹联合切口和腹膜外切口。

20 世纪 70 年代，Dunn 等最先报道胸腰椎骨折前路器械固定技术。此后，Mcaffee、Kaneda、Dunn 等相继开展了前路手术，并证明前方入路是一项安全的手术。由于前路手术能直接解除致压物，恢复脊柱的对位；同时，前柱承载着脊柱主要的载荷分布，而前柱手术能实现前柱的骨性融合并重建脊柱前柱的高度。因此，前路手术正日益受到推崇。

一般认为，前柱手术的适应证为：①胸腰椎陈旧性骨折（伤后 2 周以上），脊髓前方受压。②严重骨折脱位椎管侵占 >50%，椎体高度丢失 >70%，后凸 >20°～30°。③后路内固定复位不满意，脊髓前方压迫未解除。④后路内固定失败，脊髓重新受压。⑤陈旧性胸腰椎骨折后凸畸形并发迟发性截瘫。常用于胸腰椎前路固定的器械类型有 Kaneda、Z－plate、Ventrofix 等胸腰椎前路固定系统，特别是 Z－plate 及 Ventrofix 系统以其不但可通过撑开来矫正后凸及侧方畸形，而且压缩时可嵌紧骨块的优点而在国内被广泛使用。

（三）微创手术治疗

微创手术是近年来发展起来的新技术，具有创伤小、出血少、疼痛轻、功能恢复快、减少围术期及其术后并发症的优点。但其缺点为手术操作难度高，需要较长的学习曲线，要求术者既有传统开胸、开腹及脊柱外科手术操作，又要有镜下操作的技能。所以此项技术应严格掌握手术适应证，充分术前准备，规范术中操作，认真术后处理，才能达到预期目的。

（四）后正中小切口前后联合内固定椎体重建术

对根据载荷分享原则确定需行前后路联合手术的胸腰椎爆裂骨折，采用后正中小切口行椎弓根内固定，经半椎板减压和椎弓根切除前方减压，同时行前方椎体重建术，可在使用后路椎弓根器械撑开，矫正后凸畸形的同时，切除小关节突和椎弓根行脊髓前方充分减压，同时行椎体间钛网植骨融合重建前方椎体。手术可在采用一个手术入路的情况下进行后路撑开和脊髓前方椎体减压及椎体重建，同时避免了前路手术的创伤，对需行前后联合手术的胸腰椎爆裂骨折的治疗具有积极的临床意义，而这已得到类似解剖学研究的支持。

国内池永龙等对超过 20 例根据 Mc Cormack 分类均为前后路手术适应证的患者进行了后正中小切口椎体重建的前后联合手术。经椎弓根器械撑开，椎体高度恢复 96%～100%。经 CT 扫描未见椎管内骨块残留，后凸畸形矫正 100%。经影像学评定及短期随访，未见内固定松动、断裂和失效。临床疗效评定佳。

1. 适应证和禁忌证

（1）手术适应证：根据 McCormack 分类为前后路手术适应证的患者。

（2）手术禁忌证：①腰椎单纯压缩性骨折或稳定的爆裂性骨折。②严重心肺疾病及凝血功能障碍。

2. 麻醉和体位

（1）麻醉：气管插管麻醉或局部神经阻滞麻醉。

（2）体位：患者取俯卧位，胸部及两髂棘部垫软枕，腹部悬空，据骨折部位调整手术床伸屈度。

3. 手术步骤

（1）术中定位：将C形臂X线机正位投照，通过体表放置克氏针来确定伤椎的准确部位。

（2）以伤椎为中心做后正中纵切口约6cm，切开皮肤及皮下；潜行切开深筋膜，分离双侧椎旁肌，暴露伤椎及上下相邻椎体的椎板及关节突。

（3）C形臂X线准确定位，伤椎上下椎体双侧椎弓根穿刺，置入椎弓根螺钉各一枚，C形臂X线示位置佳；装双侧连接棒，固定撑开。

（4）取出需减压侧连接棒，切除伤椎减压侧部分椎板、小关节突及部分椎弓根，平行击入2根细克氏针于拟切除椎体的上下缘，可紧贴椎体上下终板。

（5）用骨刀平行于两克氏针间切除椎体骨质，并采用刮匙及椎板咬骨钳切除对侧椎体内骨质，并切除突出于椎管内的骨块，对脊髓及神经根彻底减压。

（6）用咬碎的骨块将椎体前缘填充紧实，注意勿将骨块落入椎管。

（7）选择合适长度及直径的钛网，将咬碎的骨块填充紧实，植入椎体正中。若植入两个钛网，可将先植入钛网推向对侧，然后植入第二个钛网。

（8）严格止血，冲洗；放置引流管，固定；逐层缝合椎旁肌，皮下组织，皮肤。并拍摄术后X线片及CT扫描，检查术中器械置入的位置。

4. 注意事项

（1）准确定位：准确定位可以确定具体的切口部位，避免切口过大，组织剥离范围过大。

（2）皮下筋膜组织需通过小切口潜行切开，范围只要显露伤椎上下椎体的进针点即可，不必广泛暴露。

（3）通常先行椎体撑开后再减压：减压时尽量保留伤椎上方椎体的下关节突，对伤椎减压侧的上关节突及椎弓根只做部分切除即可。

（4）插入椎体内定位的克氏针必须尽量与终板平行，椎体切除必须在此范围内进行，防止切破终板，否则将导致钛网放置不稳，易引起术后椎体高度塌陷。

5. 术后处理

（1）严密观察生命体征，观察运动、感觉及括约肌功能变化。

（2）严密观察引流管是否通畅，以及引流物的颜色、数量。若有较多的淡血性液体引出，则可能为脑脊液漏，此时需及早拔出引流管，防止颅内低压及脑疝。若引流血量较多，注意及时补液、输血支持治疗。

（3）术后抗感染3~5d，防止感染。

（4）加强患肢功能锻炼，术后10~12周在腰围保护下可逐渐坐起。

6. 并发症及防治

（1）脑脊液漏：若术后持续引出大量较清亮液体，因考虑脑脊液漏。此时需嘱患者去枕平卧，并及时将引流管拔除，避免颅内低压或脑疝形成。

（2）脊髓或神经根损伤：术中注意用神经剥离子牵开保护脊髓、神经，避免被骨刀或钛网的锯齿状边缘划伤，但亦要避免过度牵拉脊髓和神经，以免损伤。一旦损伤，可于术中及术后给予甲泼尼龙治疗。

(3) 钛网位置欠佳：术中切除椎体骨质时需平行切除，并且要切除充分；钛网植入时需注意位置，必要时术中需 C 形臂 X 线透视满意后方可关闭切口。

（彭 宏）

第三节 骶骨损伤

一、骶骨骨折的分型

对于骶骨骨折的分型目前各家意见还不尽一致。

骶骨骨折可由直接暴力或间接暴力致伤，造成开放性骨折和闭合性骨折，其中开放性骨折以火器伤为主，虽常同时合并有内脏损伤，但骨折多局限于后骨盆环，对骨盆的稳定性破坏较小；直接、严重的钝性创伤可导致骶椎粉碎性骨折，通常伴有骶神经损伤。闭合性骨折则以高处坠落伤所致较多，多见于年轻人，系由骨盆或腰椎所传导的暴力所致。

根据骨折线形态，将骶骨骨折分成纵形、斜形及横形骨折。纵形骨折可发生于骶骨的任何部位，纵形骨折可经过骶骨翼或骶孔；同样斜形骨折也可发生于骶骨任何部位，而横形骨折相对较少，多发生于位于 S_2 和 S_3 之间的骶骨后凸顶点，也有发生于 S_1 和 S_2 之间的高位横骨折。Roy Camille 等发现高处坠落伤时高位骶骨横形骨折多为自杀所致，并将其称为自杀者骨折（suiclde jumpers fracture）。根据受伤时腰椎所处位置可将骨折分为 4 型。Ⅰ型：屈曲骨折，无移位；Ⅱ型：屈曲骨折，向后方移位；Ⅲ型：伸展骨折，向前方移位；Ⅳ型：中立位骨折，即粉碎性骶骨横形骨折，无移位，但有明显的直肠和膀胱症状。

Denis 法按骶骨按解剖区域划分将骶骨骨折分成 3 型：DenisⅠ型（骶骨翼区骨折），骨折通过骶骨翼，无骶孔区及骶管的损伤；DenisⅡ型（骶孔区骨折），骨折通过一个或数个骶孔，可累及骶骨翼，但不累及骶管；DenisⅢ型（骶骨管区骨折），骨折通过骶管，可累及骶骨翼及骶孔区，骶骨横形骨折亦属于该型。该方法的优越性在于将骨折形态与临床表现、治疗方法的选择联系起来，但没有将整个骨盆环的稳定性考虑在内。Ⅰ与Ⅱ型损伤一般仅累及一侧神经根，而Ⅲ型骨折常可损伤双侧神经根，并引起膀胱或直肠症状。

Tile 法从骨盆的整体来考虑，将骶骨骨折分为 3 型。A 型骨折（单纯骶尾骨骨折），骨盆后弓保持完整，骨盆稳定性不受影响。B 型骨折，由旋转暴力而致伤，骨盆环的完整性受到不完全性破坏，骨折表现为旋转不稳。B_1 型为单纯“翻书样”外旋损伤；B_2 型为侧方挤压性内旋损伤，骶骨前方受到撞击而发生压缩性骨折，同时合并对侧或双侧的耻骨支骨折；B_3 型损伤则更为严重，表现为双侧的翻书损伤或内旋损伤。C 型骨折，一侧或双侧骨盆环的完全性骨折，表现为旋转不稳，且存在垂直不稳，此时骶骨骨折应按不稳定性骨盆骨折的一部分来处理。

二、临床表现

多有明确的外伤史，如高处坠落、车祸、直接暴力打击等，需从骶骨骨折本身、骶骨骨折并发症来观察和检查。

（一）骶骨骨折本身

骶骨骨折局部可表现为肿胀、压痛；患者主诉骶尾部疼痛、惧坐，因行走时骶骨周围肌群收缩而牵拉骨折部位所致。对于因高能量损伤所致骨盆骨折并有骶骨骨折的患者，往往合并有其他损伤如颅脑伤、胸腹部损伤，骶骨骨折的症状易于被掩盖而漏诊，此时应在全身一般检查及抢救威胁生命的严重创伤的同时，尽可能详细地询问受伤经过，高能量损伤如交通伤、高处坠落伤患者应强调骨盆部的检查，对脊椎检查时不应将骶骨遗漏。

（二）骶骨骨折并发症的临床表现

1. 休克　骨盆后段（包括骶髂关节、骶骨和髂骨翼后部）有髂内动、静脉及其主要分支，如骶外侧动脉走行于骶骨前面，髂腰动、静脉越过骶髂关节至髂骨前面；并且此段血管排列稠密，静脉丛无静脉瓣阻挡回流，加以松质骨骨折本身出血较多，所以移位明显骶骨骨折和（或）骶髂关节脱位的患者，致骶外侧动脉和（或）髂腰动、静脉撕裂，可有大量出血积聚于后腹膜后，表现为轻度或重度休克。因此，对移位明显的骶骨骨折和（或）骶髂关节脱位，同时并发有骨盆骨折的患者，首先要检查血压、脉搏、意识、血红蛋白、血细胞比容（红细胞压积）等，以便对有休克者及时救治。

2. 神经损伤　骶骨骨折患者合并神经系统损伤的比率大大超过骨盆骨折患者。髂骨翼骨折、骶骨孔骨折以及骶髂关节的损伤都可能对一侧腰骶神经丛和（或）神经根形成压迫、牵拉以至撕裂损伤，而当骨折累及中央椎管时，则可能导致马尾和双侧神经根的损伤。骨折部位不同，神经损伤的部位也不同，临床表现也不尽相同，如经骶管的骨折可损伤支配括约肌及会阴部的马尾神经，以及相应节段的神经根；S_1 侧翼骨折可损伤 L_5 神经根。患者可出现单侧/双侧下肢运动障碍或者丧失，伴有或不伴有感觉障碍，鞍区感觉障碍或丧失，括约肌功能障碍或丧失，阴茎球海绵体反射消失，以及尿失禁或尿潴留等。Gibbons 等将骶骨骨折引起的神经系统损害分成 3 种类型：①一侧感觉障碍。②一侧运动功能减退（同时伴有或不伴有感觉减退）。③直肠和（或）膀胱功能损害（同时伴有轻微运动和感觉减退）。一般认为，一侧神经根损伤尚不至于引起直肠及膀胱损害，当出现直肠或膀胱括约肌损害症状时，往往提示马尾或两侧神经根损害。但骶骨骨折患者常常同时合并有全身其他部位的损伤，当多发伤较为严重时常使病情被掩盖。此外，对于膀胱功能损害者应注意鉴别其是由神经根损伤还是由骨折直接损伤所致。

三、诊断

骶骨骨折的患者多为复合伤，容易漏诊。应根据外伤史、症状以及骶骨骨折体征、神经损伤症状，同时应仔细检查有无直肠、尿道及阴道损伤，再辅以影像学检查，诊断不难做出。

1. X 线　X 线检查是诊断骶骨骨折的最基本手段。由于有生理性后凸，所以骶骨骨折尤其是 S_1 和 S_2 骨折在骶骨前后位 X 线片上常常不能有令人满意的显示；同时又有软组织影和髂骨翼的重叠以及肠道气体的影响，也会给骶骨骨折的诊断带来一定困难。阅片时应注意观察骶骨皮质骨边缘、椎间孔轮廓以及骶髂关节下缘有无连续性中断，两侧骶孔是否保持对称。单纯骶骨骨折在正位 X 线片上可见横形骨折线，或两侧骨皮质不连续，往往容易遗漏；而侧位 X 线片上可见骶骨皮质边缘连续性中断，前缘骨皮质嵌入，向后成角；新鲜骨折如直肠充气，侧位 X 线片可见骶骨、直肠间软组织增厚、局部血肿。但是，也应特别防止一些假象造成误诊：有人骶骨下部钩状变形，侧位 X 线片可见前缘骨皮质凹陷，甚至成角，但无骨折透亮线；有时骶骨下部两个侧缘和后面凹凸不平，侧位 X 线片上相互重叠，造成前面皮质局部隆突不平，易误认为皮质皱折、隆起或假性嵌入征象。因此，前后位可摄向头侧倾斜 30°的 Ferguson 像，侧位摄片应以骶骨为中心，必要时可摄骨盆的入口位和出口位片，前者可清晰显示骶骨翼和骶骨体，而后者对骶骨孔的显示要更为理想。

骶孔线是重要的 X 线解剖标志，表现为 3 条连续的凹面向下的弓形致密线影，两侧对称，S_1 骶孔线向外下斜行角度较大，S_2 骶孔线走向较水平，一般达骶髂关节下缘与 S_1 骶孔线汇合，S_3 骶孔线较短，有时未达骶骨外缘即消失。椎间盘线在 Ferguson 像上表现为 4 对致密的横线。如骶孔线、椎间盘线模糊、消失或中断、扭曲变形、左右不对称，通常提示有骶骨骨折。一些骨折已愈合的病例，骨折线虽已消失，但存在有畸形性改变的骶孔线，密度更加致密，是陈旧性骶骨骨折的诊断依据。此外，骶前、后孔相互间的位置改变也提示骶骨骨折。

2. CT 扫描　CT 扫描无疑是诊断骶骨骨折乃至骨盆骨折最为重要的影像学手段，可以较好地显示骨折的部位、形态和程度。多层螺旋 CT（multi - slice CT，MSCT）其三维容积成像技术可以逼真地再现骨骼系统及其与周围结构的空间形状，立体、直观且较全面地显示骨骼系统的解剖关系，为诊断、制订合理的手术方案以及术后疗效的评价提供了极大的帮助。多平面重建（multi - planar reconstruction，MPR）可显示横断面图像上的任何二维重建图像，包括冠状面、矢状面、任意斜面和任意曲面的图像重建，特别是用于脊柱病变。表面遮盖显示（shadedsurface display，SSD）可重建大体解剖外形，解剖关系清晰，但细节不够丰富，对于移位不明显线样骨折不易显示，无法观察到内部形态和密度。容积重建（volume rendering，VR）在显示细小骨折方面优于 SSD，空间立体感不如 SSD。MSCT 对于判断骶骨骨折的类型、骶神经受压的部位、决定治疗方案均有重要的价值；同时，由于骶骨骨折多为复合伤患者，螺旋 CT 的快速扫描尤其适合。

3. MRI 检查　虽然高分辨率 CT 能够显示骶丛神经近端结构，但无法满意地将骶丛神经与周围软组织区分开，而 MRI 对神经、软组织有良好的显像，在确诊骶骨骨折合并神经损伤的部位、范围有明显的优势；采用先进 MRI 技术，使用适当的表面线圈和脉冲序列能够很好地显示清楚骶神经影像。

在 MRI T_1 加权像上，骶丛神经与肌肉等信号，T_2 加权像上信号较肌肉信号稍高。周围神经由贯穿全长、数目恒定的多条神经束汇聚而成，而每条神经束由神经纤维构成；神经内外膜之间由脂肪组织隔开。因此，在 MRI 像上周围神经具有特征性条纹结构，相对于相邻肌纤维影像，骶神经在 MRI T_2 加权像上的条纹征象细致且规则。通过平行于梨状肌的 MRI 多维扫描可展现骶神经全长，能够准确定位神经损伤的部位和范围；同时，MRI 断面影像可细致显示骶丛神经的解剖结构以及与周围组织结构的关系，对确定手术方案有重要指导意义。

在正常的骶骨冠状位 MRI 影像上，4 对骶神经对称出现．神经外存在大量脂肪组织，如神经外脂肪消失，神经异常增粗或变细，骶孔、椎管的骨块压迫均为神经病变征象。

MRI 的垂直冠状位（与腰椎长轴平行）和水平轴位（与垂直冠状位垂直）能够很好地显示 L_4、L_5 神经根及腰骶干、坐骨神经近端，可观察评估骶丛神经的根段、丛段、干段结构；骶骨长轴冠状位 MRI 像最适合于观察走行于骶骨体，骶孔内、外段的 $S_1 \sim S_4$ 神经根，而水平轴位层面是显示坐骨神经干横断面的最佳层面。

四、骶骨骨折的治疗

骶骨骨折多伴有多发损伤，周围血管神经组织丰富，外伤后出血量大，早期、及时、正确的处理可减少死亡率，为后期进一步治疗奠定基础。但现今对骶骨骨折的治疗存在较大分歧。

（一）非手术治疗

当骶骨骨折无移位或者移位不明显时，保守治疗多可达到满意疗效。对于稳定的Ⅰ型骶骨骨折和无神经损伤、移位很小的Ⅱ型骨折，应卧床休息及避免局部受压及早期负重，给予镇痛治疗；有移位的Ⅰ型、Ⅱ型骶骨骨折可在手法复位后行牵引治疗，牵引重量一般为患者自身重量的1/5～1/4，牵引应在伤后 24h 内开始，且不应少于 8 周；或者使用髋“人”字石膏治疗。同时合并的骨盆骨折仍需相应处理。

（二）手术治疗

对于骨盆稳定性受到破坏、存在有神经系统损害的骶骨骨折患者，非手术治疗效果并不令人满意，往往后期出现局部疼痛、步态不稳、骨盆倾斜以及代偿性脊柱侧弯等；此时需积极手术治疗，使用内固定或外固定重建骨盆环与腰骶关节稳定性，纠正和防止骨盆环、腰骶关节的后凸和平移畸形，解除神经压迫及避免进一步损伤。以下情况应考虑手术治疗。①稳定性：骶骨高位横形骨折多伴有神经根损伤症状，骨折块有明显移位时；骶骨纵形骨折常伴有骨盆骨折，应在治疗骨盆骨折时一并考虑。②神经根损伤：通过骶骨椎板减压可探查影响下肢感觉运动功能的下腰和上骶部神经根，以及影响肛门、尿道括约肌和性功能的下骶部神经根。同时可清除血肿、解除压迫、矫正畸形、修复损伤的硬膜以及回纳外露马尾神经根。③严重的轴位或矢状位脱位。但神经功能的最终恢复与神经根损伤的类型、程度有关。

以往骶骨骨折的手术治疗主要限于骨折片突入椎管压迫神经者，手术也仅仅是椎板切除、骶椎管减压；因没有合适的内固定器材，很少行骨折复位、矫正畸形的。近年来，骨盆骨折内固定技术取得了突破性进展，加上对骨盆的稳定越来越重视，对于伴有明显后凸畸形的横形骨折应行骨折复位固定术，可使骶神经根受压得到解除；而瘦小的患者骨折复位后，可避免皮肤受压出现压疮。手术过程中如果手法过于粗暴，则可引起直肠穿孔。手术入路通常采用后侧入路，也可经前路固定，但前路手术创伤大、显露困难、操作复杂、出血多。

1. 骶骨横形骨折　横形骨折后出现后凸畸形，可将神经根向后顶起，以及移位骨折块直接压迫神经根。此外，在剪切暴力作用下骨折端还容易产生水平移位；此时如单纯行椎板切除术，不仅不能对神经根减压，而且也无法纠正后凸畸形；即使将近端骨折片凸向椎管内部分切除，也会因骨折的水平移位对神经根形成卡压。因此应先行手术复位，然后再用钢板内固定，清理任何未能复位的骨折碎块。如果骨折块稳定或粉碎性骨折相互间呈嵌插状，没有明显成角以及远端平移者，可只需行椎板切除、松解神经根后给予固定；如骨折为斜形，则应行腰骶融合及内固定术；如移位明显则可将融合范围延伸至 L_4。

骶椎横骨折大多发生于 $S_1 \sim S_3$ 之间。患者俯卧于手术台上，髋膝关节轻度屈曲，后正中切口显露 $L_5 \sim S_4$ 棘突。骨折线比较倾斜的，则应显露至 L_4 水平，包括 L_5 神经根。$S_1 \sim S_4$

椎板切除，显露神经根，向侧方扩大显露，直至完全看清骨折线。椎管内探入一刮匙，在骨折线附近行椎板下清除，清除碎骨片，取出椎管前壁——骶骨后凸部位处的骨质，防止复位时对神经根造成的损伤。利用两把 Cobb 骨膜剥离子轻柔地插入骨折线内，以杠杆作用使骨折复位，然后准备行内固定。于两侧 $S_1 \sim S_4$ 节段椎弓根部位（相邻骶后孔之间），靠近骶后孔边缘，钻螺钉孔，钻头直径为 2.0mm，钻头外侧倾斜 30° ~ 45°，钻透两侧皮质、攻丝，采用 4.0mm 松质骨螺丝钉。选择恰当长度和孔距的钛合金（或不锈钢）骨盆重建板，用两把 Cobb 骨膜剥离子维持复位，两侧钢板同时固定，依次拧紧所有螺钉。切忌利用钢板作为复位的工具。如果是粉碎性骨折，为达到固定强度，可将近端螺钉固定至骶髂关节；如骨折累及 $L_5 \sim S_1$ 椎间关节或 L_5 椎弓根，可将螺钉固定至 L_5 椎弓根，此时神经根的减压范围也需相应扩大。

有一种特殊类型的骶骨横形骨折，即“U”形骶骨骨折，其发生率较低，占骨盆骨折的比率约为 2.9%，特点是左右各有一纵形骨折，同时 $S_1 \sim S_2$ 或 $S_2 \sim S_3$ 之间还有一横形骨折线。Sean 等将其分为 3 种类型。Ⅰ型：骨折块之间无明显移位，仅有轻度后凸；Ⅱ型：远骨折块向前移位；Ⅲ型：远骨折块向后移位。诊断时需要有骨盆反向入口位 X 线片显示骶骨上部和 CT 三维重建片，治疗方案同样是依据损伤的程度、骨折的稳定性和神经根损伤情况采取保守治疗或手术治疗，其特殊点是同时既有垂直骨折又有横形骨折，可采取经皮骶髂关节空心螺钉固定骨折块，然后可根据需要给予后方减压和固定。

2. 骶骨纵形骨折　经皮骶髂关节空心螺钉固定不仅适用于骶髂关节脱位，亦可用于 DenisⅠ型骨折；但骨折块间加压固定技术的前提是骨折的准确复位，不准确复位的情况下可造成骶孔或骶管受压或误入骶孔或骶管，从而导致医源性神经损伤。因此，对于 DenisⅡ型、DenisⅢ型骨折及粉碎性骨折不适用。

CT 引导下经皮骶髂关节空心螺钉固定方法：患者俯卧于 CT 检查床上，先行骨折复位；经 CT 扫描证实复位满意后，在臀大肌起点的前方 1.5 ~ 2.0cm 处作臀后线的平行线，将髂嵴和坐骨大切迹之间的长度三等分，其等分点即为进钉点。进钉方向：在横断面上向前倾斜 20°左右，冠状面上向尾部倾斜 8° ~ 10°，螺钉的前界为骶骨翼斜面的皮质，后界为 S_1 神经孔皮质。CT 扫描可观察螺钉的位置和方向。术中应用体感诱发电位可及早发现神经受损情况，从而调整进钉的方向和角度。经皮固定能大大减少手术损伤、感染及出血。

同样，CT 引导下经皮外固定架安置术可用于不稳定性骶骨骨折的早期急救，能够迅速稳定骨盆环，缓解出血及疼痛，并能借助于支架本身的加压或撑开作用整复骨折—脱位，使其断端获得稳定，防止进一步损伤。但外固定架对垂直、旋转不稳定性骨盆骨折效果不好，不能提供充分的稳定，尤其对后环的稳定效果差，且护理困难。应此，对垂直、旋转不稳定性骨盆骨折，病情稳定后还应该内固定治疗。

（冯居平）

第四节 尾骨损伤

滑倒时臀部着地或座位跌下致伤。

一、诊断

伤后尾骨部有难忍的疼痛，坐卧皆痛。尾骨局部压痛。用食指伸入肛门进行双合诊，可摸到骨折处有异常活动感觉，并引起剧痛。

X 线摄片可供参考。

二、治疗

治疗：①局部封闭疗法可以减轻疼痛。②肛诊手法复位，很难维持复位状态。可给予对症处理，如镇痛消炎药、局部冷敷等。③少数患者日后可遗留顽固的尾骨疼痛。用醋酸泼尼松龙骶裂孔注射效果好。无效时可行尾骨切除术。

（冯居平）

第五节 脊髓损伤

一、脊髓损伤病理

（一）脊髓损伤的病理分类

根据脊髓损伤的致伤原因，可将脊髓损伤分为四类，即脊髓撞击伤、脊髓压迫伤、脊髓缺血性损伤、脊髓横断损伤。

按照脊髓损伤后病理生理变化的轻重程度不同，可分为三类：脊髓震荡、脊髓挫伤、脊髓横断损伤，这三者多联合存在，很少单独发生。

1. 脊髓震荡　脊髓损伤最轻的就是脊髓震荡，又称生理性脊髓横断，神经症状一般于伤后数小时或 1～2d 内迅速消失，不留任何神经系统的后遗症。

2. 脊髓挫伤　脊髓挫伤最为常见，它可来自于受伤当时脊髓受到的直接外力，也可由脊柱骨折脱位时脊髓周围骨折块或血肿等结构的直接压迫引起。根据其病理及临床症状不同又可分为不完全性损伤和完全性损伤。

（1）不完全性损伤：受伤当时脊髓解剖连续性完好，脊髓功能部分丧失，临床表现为不完全性截瘫，其程度可有轻重差别。根据脊髓内损伤部位不同，尚有中央型脊髓损伤、前脊髓损伤、后脊髓损伤及脊髓半横贯损伤等类型。

（2）完全性损伤：受伤当时脊髓解剖连续性也完好，但脊髓功能完全丧失，临床表现为完全性截瘫，其病理过程不断发展，最终脊髓内神经组织均退变坏死。

3. 脊髓横断损伤　是脊髓损伤的最严重类型，受伤当时，脊髓即在解剖学上断裂，或解剖学连续性存在，但脊髓功能完全消失，两者均表现为完全性截瘫。

（二）脊髓损伤的病理改变

脊髓损伤后的病理改变是相当复杂的，在形态学上涉及构成脊髓的各种组织，如灰质、白质、神经细胞、神经纤维、脊髓内血管、胶质细胞等。

1. 脊髓震荡　脊髓震荡是无肉眼可见的器质性改变，也无压迫，脑脊液通畅无阻。但是，scheinket 经实验和病理证明，脊髓震荡在细胞学上仍存在变化。由于脊髓灰质较白质有更丰富的血管和神经源性结构，因此脊髓震荡主要的受累区为灰质。早期，仅见灰质中有数个点状出血灶，以后逐渐恢复，只有少数神经细胞及神经轴突退变，绝大多数神经组织正常。

2. 脊髓不完全性挫伤　脊髓挫伤后肉眼可见挫伤区脊髓肿胀呈紫红色，各层脊膜出血，脊髓血管瘪缩。镜下观察伤后 1～3h，中央管内有渗出及出血，灰质中有点状或灶状出血，神经细胞和白质可无任何改变。伤后 4～6h 灰质中微静脉内皮出现破坏、血肿和空泡，微血管周围的星状细胞突肿胀，神经细胞开始退变，白质中也出现超微结构的改变。24h 少数白质轴突开始发生退变。4～8 周，脊髓中已无出血灶，神经细胞存在，只有少数仍呈退变；白质中有众多正常轴突，但有部分轴突退变浊肿，少数空泡。较重的损伤则有坏死囊腔。

3. 脊髓完全性挫伤　在伤后 15min～3h，可见中央管出血，中心灰质中多灶性出血，出血区中的神经细胞有的已开始退变。6h 灰质中的出血灶增多，遍布全部灰质，有些达到脊髓横截面积的一半，有的可见中央动脉出血，白质轴突尚无明显改变。12～16h，白质中发现出血灶，轴突髓鞘出现退变；灰质中大片出血灶者，有的已开始坏死，形成囊腔，神经细胞大多退变。24～48h，脊髓中心坏死区大小不一，但灰质中神经细胞几乎不能找到，白质中不少神经轴突退变浊肿，有的白质已开始坏死。伤后 1～2 周脊髓大部分坏死，仅周边白质有退变轴突及空泡。6 周时脊髓的神经组织已无法找到，全为神经胶质所代替。

4. 脊髓横断伤　脊髓横断伤除具有以上完全性损伤的病理改变，即中央出血坏死向周围发展外，还有脊髓断裂所特有的病理改变。横断伤后，在远侧和近侧断端，中央灰质呈片状出血，出血向脊髓两端可达 1～2cm；伤后 2h，灰质中神经细胞逐渐发生退变，胞浆淡染，尼氏体消失，出血面积逐渐扩大，白质中神经纤维仅少数受累。伤后 6h 中心灰质处有的神经细胞已开始液化坏死，24h 断端中心灰质损失殆尽，并向断端两侧发展。坏死的脊髓端灰白质出血，已不能找到神经细胞，轴索退变浊肿，有的已成为空泡；与全部灰质损失的同时，邻近白质也发生坏死。在 72h 坏死进展到最大程度，3～6d 无明显进展，以后则断端坏死区干瘪，最终损伤区内为胶原纤维瘢痕所替代，没有髓神经纤维。

动物实验表明，脊髓横断后断端处形成瘢痕，而其头、尾两端则出现神经纤维溃变，尾端重于头端，后角重于前角，神经元也退变。到伤后 6～9 个月，头尾端的传导束已萎缩，未见恢复现象，但神经元已明显恢复，头端恢复稍好。

（三）脊髓损伤的病理机制

目前认为以下三方面可能是导致脊髓损伤后病理改变的机制：①微循环障碍。②神经生化机制。③细胞凋亡。

脊髓损伤后早期即出现微血管反应，局部发生出血、水肿、血液循环障碍，这些微血管变化可导致组织缺氧，并产生多种生化因子，如氧自由基、一氧化氮、血小板激活因子（PAF）、肽类、花生四烯酸代谢产物、强啡肽、内皮素等，均可损伤微血管，使其通透性增高、血小板聚集、血管栓塞、收缩，进一步加重脊髓缺血和损伤，引起神经元的继发性损害。由于血管分布的不同，脊髓灰质与白质的血流量之比是 3 ∶ 1，因此受伤后灰质更容易受影响，损伤的脊髓主要表现为中央区尤其是灰质进行性出血。

此外，兴奋性氨基酸（主要包括谷氨酸和天门冬氨酸）、一氧化氮等是中枢神经系统的正常递质，但当脊髓损伤后，此类物质均过度释放，具有神经细胞毒性作用，导致了脊髓进一步损害。

最近发现，神经细胞凋亡也是引起脊髓损伤后继发病理改变的机制之一。大量证据表明少突胶质细胞在决定急性脊髓损伤后神经功能方面起重要作用。已经明确细胞死亡发生在脊髓损伤的当时以及在其后几天到几周的继发性损伤时期。在损伤的中心部位，大部分细胞发生坏死，同时巨噬细胞和小胶质细胞吞噬坏死细胞碎片，然而脊髓白质中细胞坏死却沿脊髓轴向外扩展达几周时间，这与少突胶质细胞的凋亡有关。目前，对细胞凋亡在脊髓损伤中的确切机制尚不明确。

总之，原始脊髓的严重损伤是造成继发性损伤的首要主导因素，而继发性损伤又可加重原发损伤。在不完全性损伤，由于损伤轻，出血及微循环障碍程度轻，故不形成进行性加重而转向恢复。完全性损伤，则将出现多种损伤机制连锁反应，恶性循环，病理改变进行性加重，最终出现脊髓坏死。

（四）脊髓损伤病理改变的临床意义

脊髓损伤后会发生一系列复杂的病理生理变化，由此导致了临床症状的不断变化发展。对创伤病理的研究，有利于我们判断脊髓损伤程度，指导临床治疗。

脊髓损伤后在数小时之内即可发生继发性损害，并根据损伤程度，进行性加重。因此，我们在治疗脊髓损伤时应注意：①治疗时间越早越好。特别是对于有一定恢复希望的非横断性脊髓损伤，在伤后6h内，脊髓灰质已多处出血，但尚无坏死，周围白质尚无明显改变，此时进行有效治疗，可减轻或阻断创伤病理过程。②采用综合疗法治疗脊髓损伤。由于脊髓损伤后的病理机制是多因素的，因此，采用针对性综合疗法如高压氧、甲泼尼龙等药物以及早期手术减压等，都可减轻脊髓继发损伤，有利于神经功能恢复。

二、脊髓损伤的临床表现

脊髓损伤后根据损伤程度和损伤平面的不同，具有不同的临床表现。在早期，由于存在多发伤、脊髓休克的可能，很难判断脊髓损伤的真实情况，尤其是脊髓实质的病理变化。因此，在伤后的几天内应密切观察患者神经症状和体征的动态变化，判断脊髓损伤确属完全性横断还是不完全性，以指导我们的治疗和对预后的估计。

对脊髓损伤后症状和体征的观察须解决以下几个问题：①脊髓损伤平面。②脊髓损伤是完全性还是不完全性。③脊髓损伤是进行性加重还是逐渐恢复。

（一）颈段和胸段脊髓损伤

1. 损伤早期表现　脊髓颈、胸段实质性损伤的早期即出现脊髓休克，损伤平面以下的脊髓功能处于抑制状态，表现为暂时性的弛缓性瘫痪，高位颈髓损伤出现四肢瘫，低位颈髓和胸段脊髓损伤出现双下肢瘫痪，脊髓腰骶段所支配的运动、感觉和反射功能均完全丧失。脊髓休克的持续时间，成年人可达1~2周，最长可达2个月。

脊髓休克终止的标志是出现下列反射：①球海绵体反射（又称阴茎反射）：挤压龟头，可在阴茎根部或直肠内触到球海绵体肌收缩，即为阳性反射。②肛门反射：针刺肛门周围皮肤，可引起肉眼可见的肛门外括约肌收缩。③病理反射（椎体束阳性体征）：如 Babinski 征阳性。并逐渐由低位向高位出现跟腱反射、膝腱反射等腱反射。

2. 脊髓损伤平面的判断　脊髓休克期之后，功能可部分恢复或不恢复。通过神经系统检查可判断脊髓损伤的平面、程度。由于体表感觉呈节段性分布，各肌组的运动支配也有一定规律，因此，可根据感觉丧失平面和四肢各肌组肌力的变化，大致判断脊髓损伤的平面。

（1）上颈髓（$C_{1\sim4}$）损伤：上颈髓损伤，由于可波及呼吸中枢而导致呼吸困难，早期即可丧命，存活者常需要人工辅助呼吸。患者可感到面部，耳部，枕颈部疼痛、麻木，锁骨下感觉消失，四肢及躯干所有肌肉均瘫痪，脊髓休克期后四肢呈痉挛性瘫痪。同时可出现心律不齐、血压不稳、张口呼吸、咳嗽困难等表现，部分患者有自主神经功能障碍，出现单侧或双侧 Hornner 征，表现为瞳孔缩小、眼睑下垂及同侧汗腺分泌障碍。

（2）中颈髓（$C_{5\sim7}$）损伤：为颈膨大部，因支配膈肌的运动纤维由第 3 ~ 5 颈髓节发出，此节段损伤时呼吸可借膈肌维持，但如病变部位发生水肿，向上波及，则可发生呼吸困难。患者除颈肩部及上臂、前臂外侧部分感觉保存外，所有感觉均消失。肩部因有肩胛提肌、斜方肌的牵拉而耸起，肩关节可外展，上肢常为弛缓性瘫痪，而下肢多为痉挛性瘫痪。因脊髓损伤常为多节段损伤，腱反射根据神经损伤水平表现为正常或减弱，也可出现 Hornner 征。

（3）下颈髓及胸髓损伤：在损伤节段平面以下感觉减退或消失，主要表现为下肢瘫痪，C_8、T_1 损伤主要表现为手部肌肉肌力减退，而胸髓损伤上肢肌力和腱反射可正常。T_5 以上节段损伤时，腹壁反射、提睾反射、膝腱反射及跟腱反射均消失，T_{12} 节段损伤时，则腹壁反射正常，提睾反射、膝腱反射及跟腱反射消失。

3. 脊髓完全性损伤和不完全性损伤的鉴别　脊髓休克期后，球海绵体反射或肛门反射已恢复，而任何感觉、运动功能仍处于丧失状态，则可认为是完全性损伤。如在损伤平面以下感觉、运动完全丧失，则大小便功能障碍，肛门会阴区感觉及括约肌运动均丧失。如持续 48h 仍无恢复，也可认为脊髓完全损伤。

凡脊髓休克期后骶区感觉存在，同时损伤平面以下任何一处有刺痛觉，或某一足趾可以活动，或括约肌反射不完全丧失，均表明脊髓是不完全损伤。

几种特殊类型的颈髓不完全损伤的临床表现：

（1）颈髓中央综合征：常由颈椎过伸型损伤造成，部分患者原来就有后纵韧带骨化（OPLL）或椎管狭窄等疾病，过伸损伤后脊髓前后受压，由于在皮质脊髓侧束内，支配上肢的纤维排列在内侧，支配下肢者在外侧，颈髓中央损伤时上肢感觉、运动障碍明显重于下肢。如有广泛脊髓内出血，可引起四肢瘫。脊髓中央综合征预后较好，随着脊髓水肿的消退，功能可按一定顺序恢复，下肢运动恢复较上肢快。

（2）脊髓半横断损伤综合征：脊髓半横断后，由于皮质脊髓侧束、后索、自主神经降支切断，并且损伤平面前角运动神经元受到破坏，在损伤平面以下同侧肢体出现完全性上运动神经元瘫痪，表现为痉挛性瘫痪、深反射亢进、病理征阳性；并有深感觉丧失；受累节段支配的肌肉出现萎缩，肌张力下降；还可出现同侧 Hornner 征阳性，远侧肢体出汗障碍。由于脊髓丘脑束中断，对侧肢体痛、温觉丧失。

（3）前脊髓损伤综合征：颈髓前方遭到致压物的压迫后，出现损伤平面以下运动丧失，浅感觉如痛、温觉减退或丧失，但位置觉等深感觉存在。

（4）后脊髓损伤综合征：较少见，表现为运动与痛、温觉良好，但存在损伤平面以下深感觉障碍和神经根刺激症状。

（二）胸腰段脊髓圆锥与马尾神经损伤

脊椎 T_{12} ~ L_1 水平以下椎管内为脊髓圆锥和马尾神经。脊髓圆锥损伤时，主要表现为 $L_{4\sim5}$ 神经支配区以下的下运动神经元瘫痪，足底与鞍区感觉麻木或消失，伴有膀胱直肠功能障碍和性功能障碍。第2腰椎以下骨折脱位合并马尾神经损伤，大多为神经根挫伤或部分神经根断裂，预后良好，主要表现为严重的根性疼痛，部分患者膀胱、直肠和下肢反射消失。

脊髓损伤常为多节段水平同时受损，只不过有的节段损伤轻，有的节段损伤较重，并且许多神经分布是交叉或重叠的，因此损伤程度不同临床表现也各异，临床检查时应仔细加以辨别。

三、急性颈髓损伤综合征

颈髓损伤后的急性期常出现颅脑和一系列自主神经系统的症状，主要包括：低血压、心动过缓、体温降低、定向障碍等，称为急性颈髓损伤综合征。

（一）病因

交感神经系统来自脊髓胸腰段，副交感神经系统来自脑干及脊髓骶段。当颈段脊髓损伤后，由于对交感神经节前神经元下行刺激驱动丧失，早期即失去了交感神经控制，肢体血管扩张，散热增多；而同时由于肌肉瘫痪，不能收缩，产热量减少，引起体温下降，特别在寒冷季节．因为血管不能收缩更容易发生。另外，有些四肢瘫痪患者在伤后1~2d或数小时内体温明显下降，但随后又迅速升高，这可能与体温传导通路阻断，失去调节能力，或周围环境温度高等因素有关。

颈髓横断后，包括由颈上、中、下交感神经节节后纤维组成的心上神经，以及由 $T_{1\sim5}$ 脊神经内交感神经支配的主动脉将与脑失去联系，与此同时，包含于第3、第7、第9、第10对颅神经内的副交感神经却不受影响。尤其是迷走神经对心脏的作用较强，交感神经系统与副交感神经系统失去平衡，引起心血管功能紊乱，出现心动过缓等表现。

低血压与多方面因素有关，当体温降低时，全身血管舒张，周围阻力下降，循环容量减少；同时，由于四肢瘫痪，肌肉不能收缩，导致静脉回流血量减少，心搏量降低，因此导致低血压的发生。另外，颈髓损伤患者不能很好适应由于体液丢失及补充而引起的血流动力学变化，当循环容量不足时，不能靠交感神经使血管收缩以维持心脏充盈、升高血压。此外，血压还与体位有关，当四肢瘫患者头高足低位时，血压显著下降，这也与交感神经功能障碍有关。急性颈髓损伤综合征导致的低血压与创伤性休克引起的低血压不同，临床上前者脉率减慢、有力，毛细血管床血供正常，无主要脏器缺氧表现；后者脉率增快、微弱，皮肤、眼睑、甲床毛细血管床缺血，主要脏器有缺氧表现。

颈髓损伤早期还会出现低钠血症，其发生率高达45%~77.8%，发生机制目前尚未明确。有学者认为颈髓损伤后，交感神经兴奋性下降，抑制了肾脏对肾素的合成和分泌，继而醛固酮的合成分泌随之减少，使尿钠、尿氯的排出量增加而引起低钠血症；另外，有效循环血量减少引起的低血压导致抗利尿激素（ADH）的分泌增多，水合作用增强，也是低钠血症的可能原因之一。低钠血症可引起脑水肿，同时低血压、体温下降也可导致患者反应迟钝及定向力差等表现。

这种急性期自主神经功能紊乱大多只是暂时的，较运动、感觉神经恢复快，在脊髓损伤后1个月或几个月后会达到一种新的平衡，约需2年才趋于完善。但仍有某些自主神经功能障碍终身无法恢复。

(二) 处理

遇到急性颈髓损伤综合征时应积极治疗，主要是对症处理，改善因低血压造成损伤部位的缺血，以免影响神经功能的恢复。

1. 低温的处理　对体温失去调节的患者，首先应注意室温，使其维持在20～30℃之间，根据情况增减被褥或衣着加以调节。

2. 低血压的处理　急性颈髓损伤患者入院后，应立即给予吸氧、心电监护，保持呼吸道通畅。此时，维持足够的循环血容量，保证血压的稳定对脊髓的血液灌注十分有利。但是，由于颈髓损伤患者不能靠交感神经增加静脉容量使血管收缩以维持心脏充盈，也不能靠动脉收缩而维持血压，在给予患者大量液体输注时，不能使心率加快及增加心脏收缩，容易发生肺水肿。因此，在大量补液时，可考虑行中心静脉压监测，避免肺水肿发生。

血压在一定范围内下降时，不会对组织的血流灌注产生明显影响，但收缩压应维持在11.97kPa（90mmHg）以上，以保证脊髓的血供。如血压无法维持，可考虑适当应用血管活性药物，如多巴胺（3×千克体重）mg加0.9%生理盐水至50ml，3～5ml/h微泵维持，根据监测血压进行剂量调节。

3. 心动过缓的处理　窦性心动过缓一般在急性颈髓损伤后1周内发生，患者常无明显主诉，持续约7～10天，严重时可出现心脏停搏。针对病因，应用抗胆碱能药物可以较好地抑制迷走神经张力，紧急情况下，可静脉注射阿托品0.5mg，能迅速增快心率。此外，近来有报道应用β肾上腺能受体激动剂沙丁胺醇，可有效治疗急性颈髓损伤后的窦性心动过缓，用法为2.4mg，口服3次/d，如心率未增至60次/min，可加倍服用，一般用药7～10d。

4. 低钠血症及颅脑症状的处理　早期应根据血压、中心静脉压监测结果和出入量平衡的原则限制液体摄入量，防止肺水肿和脑水肿的发生。严密监测血钠、尿钠浓度，如血钠浓度低于130mmol/L，应立即输入浓度3%左右的高渗盐水，根据尿钠浓度计算每日钠的补充量，尽量将血钠控制在125mmol/L～135mmol/L之间；发生肺水肿或脑水肿时可给予呋塞米、甘露醇脱水治疗。治疗过程中观察患者意识，如患者有烦躁等表现，可给予镇静药物等对症处理。

四、脊髓损伤的合并损伤

正常脊柱引起脊髓损伤需要强大的外力，因此，患者大多伴有其他部位的合并损伤。

(一) 诊断与鉴别诊断

根据暴力大小及性质的不同，合并伤的严重程度也不同，在做检查时，应避免漏诊，特别是可能危及生命的合并伤。颈椎骨折脱位常与颅脑损伤、胸腔脏器损伤、肋骨骨折等同时发生；胸腰椎骨折脊髓损伤时，常合并腹腔脏器损伤或骨盆骨折、四肢骨关节骨折脱位等。当患者有意识障碍时，更应该做详细体检，监测生命体征，做必要的影像学检查。如患者血压低，可能是因为复合损伤所致的血容量减少，也可能是急性颈髓损伤综合征引起，应注意鉴别。

（二）处理原则

对合并伤的处理应以“分清主次，快速有效”为原则，挽救生命是第一位的。脊髓损伤的患者首先要注意其呼吸功能，保持呼吸道通畅和气体的交换量。如并发血气胸，患者胸闷持续加重，呼吸急促，应及时做胸腔闭式引流等处理。如患者合并有胸腹腔脏器破裂，颅脑损伤有手术指征时，以及开放性损伤时，应尽快手术治疗，尽量维持血压、纠正休克，避免脊髓因缺血加重损伤。在合并伤的处理过程中，应注意避免进一步加重脊髓损伤，做好脊柱的临时固定。

五、脊髓损伤的治疗

目前，关于脊髓完全性损伤后的疗效方面尚未取得显著的进展，主要仍关注于脊髓不全损伤，抑制其发展恶化，促进早日康复。但是，对于早期一些临床体征为完全性的脊髓损伤，经过学者们的临床病理解剖观察，仍可能有不等量的未损伤神经纤维存在，因此，在脊髓损伤早期，防治脊髓继发性损害是减轻伤残的重要问题。

脊髓损伤的治疗面临两大难点：①如何预防脊髓损伤引起的脊髓细胞死亡，以及如何替代已死亡的脊髓细胞。②如何抑制损伤局部瘢痕形成，创造适合神经再生的微环境，促进诱导神经生长。近年来，研究者试图通过药物、神经营养因子、组织细胞移植以及转基因细胞移植等多种方法达到治疗脊髓损伤的目的。脊髓损伤病理生理过程的复杂性决定了治疗手段的多样性。

脊髓损伤的治疗原则：①治疗越早越好。②采用综合治疗方法。③手术减压，治疗脊柱骨折脱位。④预防及治疗并发症。

【治疗越早越好】

由于脊髓损伤后的病理改变非常迅速，伤后12h出血即波及白质，白质轴突开始退变，而灰质的坏死尚无有效方法挽救，因此早期治疗的目的是保持白质免于退变坏死。早期治疗需要先进的急救措施，能在最短时间内将患者运送到有治疗脊髓损伤经验的医院，并尽快用上有效药物，如甲泼尼龙，如有条件，可早期手术以解除脊髓压迫。

【采用综合治疗方法】

以非手术治疗为主的综合疗法近10年来已取得很大进展，但绝大多数以实验研究为主，真正实际应用于临床的非常少见。主要有以下几种方法。

（一）药物治疗

1. 糖皮质激素　糖皮质激素治疗急性脊髓损伤（SCI）的机制是：稳定溶酶体膜，抑制脂质过氧化，维持细胞内外正常离子的平衡，减轻水肿，改善血液循环，降低毒性物质的释放。美国国家第二次急性脊髓损伤研究会（NASCIS，1990年）认为，早期应用大剂量甲泼尼龙（Methyl-prednisolone，MP）可明显改善完全与不完全性脊髓损伤患者的神经功能。首次剂量最好在急性SCI后3h内给药，最迟不超过8h，若8h后给药则不良反应明显增加。

目前，还有许多关于甲泼尼龙治疗急性SCI的风险与效益比的争论，Matsumoto等对急性SCI患者进行双盲临床实验，发现甲泼尼龙组60岁以上患者的肺部并发症的发生率明显增高，因此认为对老年人应该慎用。Hasse等报道，甲泼尼龙增加了患者感染性疾病的发生率，部分原来没有糖尿病的患者治疗后出现了严重的高血糖。认为甲泼尼龙应避免用于多发性损伤的患者。虽然存在争论，大剂量 MP 仍然是美国急性 SCI 的标准治疗方法。

2. 脱水和利尿剂　能排除脊髓损伤后组织细胞外液中过多的水分，但对于低血压或血容量不足的患者应慎用。常用药物有：①20% 甘露醇，250ml 静脉滴注，每 6～8h 1 次。②呋塞米，每次 20mg，肌内注射或静脉注射，每日 1～2 次。③50% 的葡萄糖 60ml，静脉注射，每 4～6h1 次。使用脱水利尿剂时应注意预防电解质紊乱。

3. 神经节苷脂（Ganglioside，GM－1）　GM－1 是存在于细胞膜脂质双分子层上的主要成分之一，在中枢神经系统特别丰富，在正常神经元分化发育中起重要作用。体外实验发现 GM－1 与神经细胞膜结合后，能明显增加神经生长因子的功能，促进轴突生长。临床上应大剂量、长疗程使用，基本用法是：在伤后 72h 内应用，GM－1 静滴 100mg，每日 1 次，连续应用 3～5 周。GM－1 可与甲泼尼龙联合应用，治疗效果较单纯 MP 为佳。

4. 阿片受体拮抗剂　脊髓损伤后内源性阿片肽（内啡肽等）过量释放，使脊髓血流量减少，是脊髓缺血坏死的重要因素。常用阿片受体拮抗剂有：①纳洛酮，首次冲击剂量 5.4mg/kg，然后 4mg/（kg·h），维持 23h。②促甲状腺素释放激素（TRH），推荐用法为 2mg/（kg·h），连续 4 小时静脉输入。

5. 钙离子通道拮抗剂　脊髓损伤后细胞外钙内流超载，被认为是涉及细胞死亡的最后途径，钙离子拮抗剂可调节 Ca^{2+} 流入神经细胞，保护神经元，稳定其功能。常用尼莫地平，每次 30mg，每日 3 次，口服 3 周。

6. 其他实验应用的药物

（1）自由基清除剂：脊髓损伤后自由基生成较多，细胞膜因含磷脂和不饱和脂肪酸较多，易发生脂质过氧化，细胞膜受损而导致细胞死亡。维生素 E 等有抗脂质过氧化、稳定磷脂膜、清除自由基等作用。

（2）兴奋性氨基酸（EAA）受体拮抗剂：EAA 具有神经毒性，由 N－甲基－D－天门冬氨酸受体（NMDAR）介导，与多种损伤因素如内源性阿片肽释放、钙离子内流等密切相关。实验证实非竞争性选择性 NMDAR 拮抗剂 MK－801 可使神经细胞的死亡率从 74% 降到 10%。

（3）神经营养因子（NTF）：NTF 包括神经生长因子（NGF）、脑源性神经营养因子、神经素、成纤维细胞生长因子等。NGF 广泛存在于神经系统中，在中枢神经系统已发现许多部位存在神经生长因子受体（NGFR），NGF 与 NGFR 结合形成复合体，被逆行转运到神经细胞体内，促进蛋白质合成，发挥神经趋化作用。脊髓损伤后，运动神经元能诱导 NGFR 表达，将外源性 NGF 注射到脊髓损伤部位，则 NGF 与 NGFR 相结合，可以保护神经元，促进轴突再生。现在利用转基因技术，使神经营养因子在损伤局部源源不断地表达成为可能。

（4）拮抗神经瘢痕形成物质：脊髓损伤局部坏死后形成的胶质瘢痕，能抑制轴索生长和髓鞘形成，这可能与胶质瘢痕中硫化软骨蛋白多糖（CSPG）对轴突再生的抑制作用以及髓鞘细胞分泌的抑制分子 Nogo 蛋白等有关。Moor 等应用硫酸软骨素生物素复合物——软骨素酶 ABC（C－ABC）降解 CSPG，发现可减弱胶质瘢痕中 CSPG 对轴突再生的抑制作用。动物实验中应用：Nogo 蛋白抗体也可促进大鼠运动功能的恢复。

（5）某些免疫抑制剂：他克莫司（Tacrolimus，FK506）是一种大环内酯类抗生素，具有极强的免疫抑制作用。实验证实 FK506 在脊髓损伤后可有效地降低脂质过氧化，抑制炎症反应；还可抑制细胞凋亡蛋白酶－3 的激活，有助于少突胶质细胞在脊髓损伤后的存活。

（6）其他药物：如二甲亚砜（DMSO），能维持细胞膜的稳定性，增加脊髓血流量。东莨菪碱有调节和改善微循环的作用，减轻脊髓水肿，应用方法为0.3mg，肌内注射，每3～4小时1次，维持3d，于伤后尽早使用。

（二）高压氧治疗

临床上高压氧治疗急性脊髓损伤的报道很少。脊髓损伤早期数小时内，组织出现出血、水肿、微循环障碍等，必然使脊髓组织缺氧，因此高压氧治疗有其合理性。根据其早期进行性病理改变，建议用早期短程突击疗法，即在伤后6～12h内使用，以2～2.5个大气压的氧治疗，每次不超过2h，每日2～3次，持续2～3d。治疗过程中应避免氧中毒的发生，如有全身不适、耳鸣、恶心、头痛等症状时要及时停止。

（三）局部亚低温疗法

局部低温可降低细胞的代谢率，减少组织的氧耗量，故可增强脊髓缺氧的耐受性，减轻脊髓水肿。方法为在硬膜外放置2根塑料管作为冷疗液体的进出管，冷疗液可选用生理盐水、林格液或葡萄糖溶液等，开始2～8℃低温逐渐维持在15℃左右，持续7～8d。局部亚低温疗法适合于脊髓不完全性损伤患者，对于脊髓横断者无效，也可在手术中行局部冷疗。

（四）组织细胞移植

组织细胞移植目前主要还停留在动物实验研究阶段，但已取得一些令人鼓舞的进展，主要包括神经膜细胞移植、嗅鞘细胞移植、胚胎组织细胞移植、神经干细胞移植以及与基因治疗相结合的联合移植等。移植治疗的目的和机制是通过移植物和移植修复技术，为损伤神经提供一个合适的、有利的再生微环境，从而促进损伤神经的轴突再生。但是，目前移植物的来源和安全性问题以及外源性细胞在宿主体内长期存活、定向分化等等问题尚未得到解决。

【脊柱骨折脱位的手术减压治疗】

长期以来对创伤性截瘫的治疗原则存在分歧，目前比较公认的手术指征是：①不全脊髓损伤，表现进行性加重，怀疑椎管内有出血者。②影像上显示有骨片突入椎管或椎管变形、狭窄及挤压神经根造成严重疼痛者。但是对于完全性脊髓损伤也并非手术禁忌，严重的脊柱骨折脱位，手术复位后可缓解对神经根的牵拉，减轻疼痛；并且近年对脊髓修复的实验研究取得较大进展，一旦可应用于临床，但如果脊柱骨折脱位未得到恢复，也会给脊髓修复增加很大困难。

早期手术复位、减压、内固定，不但能保持脊柱稳定性，有利于脊髓残存功能的恢复和脊髓损伤患者的早期康复，并且可以防止晚期创伤性脊髓病的发生。手术的最佳时间是伤后8h之内，但由于病情和其他因素的影响，临床上很难做到，一般可等到患者病情平稳，伤后3～7d内进行手术。可经前方或后方入路减压、整复骨折脱位，在减压的同时选择合适的内固定并进行植骨。在后路手术时应避免切除过多椎板和关节突，以免造成脊柱不稳。

【预防及治疗并发症】

对并发症的预防和治疗贯穿于脊髓损伤的整个治疗和康复过程中，有效的治疗可降低患者死亡率。

（一）早期并发症

1. 体温异常　表现为高热或低温，与体温调节中枢失常或散热功能紊乱有关。对高热患者宜用物理降温，冰袋置于大血管走行部位，必要时应用冬眠合剂；对低温患者则应注意保温。

2. 呼吸困难或衰竭及肺部感染　由高位颈髓损伤引起，首先给予吸氧，必要时行气管插管或气管切开，或给予人工呼吸器辅助呼吸，气管切开者应注意加强护理，避免加重感染；肺部感染则应加强辅助排痰，应用化痰药物或雾化吸入，加强抗感染治疗。

3. 循环系统功能障碍　颈髓损伤患者因交感神经损伤及体位原因，常表现为低血压，可给予补液对症处理，将收缩压维持在 11.97kPa（90mmHg）以上。

4. 水电解质紊乱　伤后密切复查，根据实验室检查调整补液。

5. 消化道功能障碍　应激性溃疡、便秘等，伤后可根据病情应用制酸药物，训练排便反射，必要时给予灌肠、缓泻剂治疗。

6. 排尿障碍　行留置导尿，定期更换导尿管，定时夹管锻炼膀胱功能。

7. 褥疮　重在预防，加强护理。

8. 深静脉血栓　重在预防，鼓励主、被动活动，或行气泵辅助治疗。

（二）晚期并发症

1. 低蛋白血症　伤后定期监测，纠正负氮平衡。

2. 泌尿系结石、感染　注意饮食调节，给予对症治疗。

3. 关节周围异位骨化　关节周围较大异位骨块，影响活动时，可行手术切除。

4. 肌痉挛及关节挛缩　应加强早期护理及康复，可给予解痉等药物治疗，晚期可行矫形手术。

5. 肢体顽固性疼痛　一般局部处理、口服药物和脊髓切开均不起作用，可在疼痛部位或硬膜外行电刺激，抑制痛觉的传入冲动，有一定效果。如上述方法无效，可行脊神经后根切断术。

（冯居平）

第五章 小儿及高龄脊髓损伤

第一节 小儿脊髓损伤

一、概述

小儿脊髓疾病引起两下肢瘫者大多为外伤性，占50%以上；其次为脊椎裂、脊髓肿瘤。10~19岁年龄段的脊髓损伤与成人大致相同，但10岁以下则有很大差异，如X线上多无骨损伤的完全性瘫痪，感觉障碍的程度与部位等很难发现或做出正确判定。近年来，由于MR的广泛应用，在诊断方面已有显著进步。

二、特点与发生率

（一）小儿脊髓损伤的特征

小儿因系软骨性脊柱及韧带组织具有弹性，X线片上半数以上为无骨折脱位型脊髓损伤。小儿外伤时纵有脱位，多可自然复位，X线片上可无改变，所以伴有头部外伤意识障碍时，要注意神经学检查。脊柱损伤多在下颈椎及上部胸椎（图5-1）。10岁以下小儿，上部颈髓损伤时，多易出现严重的四肢瘫痪，此年龄段很难见到椎间盘突出。病变多局限于脊椎成长部的软骨板。

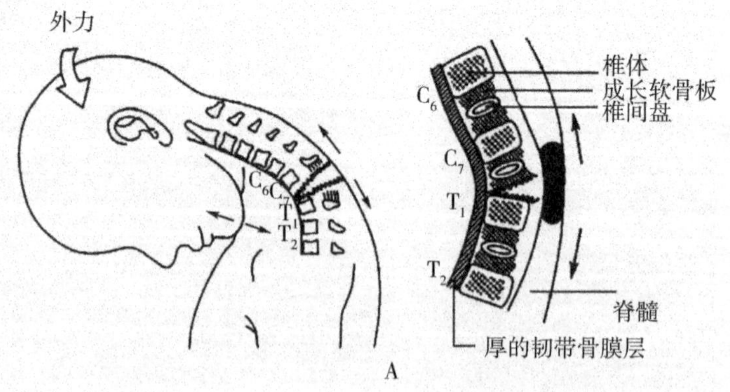

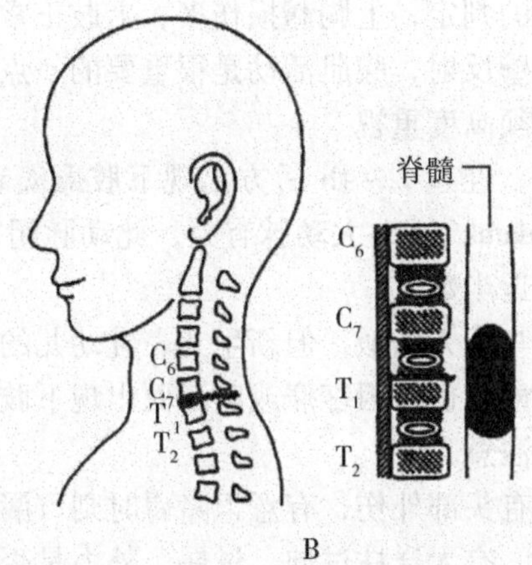

图5-1 小儿脊髓损伤发生机制模式图

A. 受伤时：头部受强大外力致颈椎前屈，下颚与胸壁相撞，屈曲外力以此为支点集中于下位颈椎至上位胸椎，使后方韧带断裂，椎体与成长软骨板连接处断裂，椎体前方因有前纵韧带及骨膜而不发生脱位，但同部位的脊髓局部因过度牵拉而易损伤；B. 复位后：因外力已消除，仰卧中间位即可复位，X 线片上无明显骨损伤，此种状态数日后小儿断裂部即可愈合并稳定

（二）发生率

与成人相比，小儿颈髓损伤较为少见，占脊髓损伤中的 2.0% 左右。明显外伤所致的颈髓损伤，10 岁以下更为少见，Burke 报道 700 例中为 13 例（1.8%），Melzak 报道 14 岁以下 4470 例中为 24 例（0.6%），Cheshir 等 13 岁以下 328 例中为 4 例（1.2%）。小儿受伤时外力较大，多为头部受到严重打击，因而有相当多病例现场及途中即已死亡。

三、致伤原因

交通事故占 50%，尤以被汽车撞倒而受伤者为多。其次为运动伤，占 35%。

没有骨损伤而出现完全性瘫痪，又集中于颈胸椎移行部。实验表明：脊椎延长 5.08cm，并无损伤，脊髓延长 1.27cm 即出现损伤，证明脊椎的弹性大于脊髓。进一步研究发现：脊髓易因屈曲及扭曲而损伤。此外小儿的脊髓血运尚在发育阶段，易出现血行障碍，加之上部胸髓是因为该部处于被臂丛固定的颈髓膨大部而易受累。

为什么不出现脱位？小儿头部较大而颈部肌肉不够发达，当屈曲外力集中作用于细的颈部与躯干连接部的颈胸椎移行部，引起后纵韧带断裂，下颌与胸部接触并以此为支点，屈曲力更进一步作用时则棘突间开大，并作用于脊髓局部而引起损伤，但无脱位，之后颈椎后屈而恢复原来状态，因此 X 线上见不到椎节损伤。

四、诊断

（一）神经学检查

因患儿的协作较为困难。主要依据客观观察（手动脚不动，对痛觉有无皱眉反应）及反射检查。应注意损伤平面的判定，上胸髓损伤多，上肢正常而双下肢瘫痪，注意勿与成人胸腰椎部损伤混同。有无腹壁反射、腹肌活动是很重要的一点。车祸及强外力伤后意识障碍的小儿常合并脊髓损伤，必须高度重视。

因外伤后当时并无瘫痪，经过 2～4h 后方出现下肢瘫痪者，部位多在下胸椎至上部腰椎，其原因可能与流入的 Adamkiewicz 大动脉有关，此动脉闭塞则可导致脊髓梗死，在无骨折、脱位的脊髓损伤中，占近半数。

小儿脊髓损伤时的症状与成人相似，但新生儿、乳幼儿的脊髓完全损伤时也可出现成人时的各种反射消失，完全性瘫痪也可因疼痛或刺激而出现下肢缩回的动作，因而有时将其认为不完全损伤，对此要予以注意。

小儿脊髓损伤，多同时有头部外伤，有意识障碍时则可漏掉脊髓损伤，要仔细检查受伤的情况，了解有无外力作用，有无脊柱过伸、过屈，外力是否为旋转性等。上部颈椎的不完全脱位可致斜颈、运动受限。

（二）影像学检查

1. X 线检查　除通常的 X 线拍片外，还要进行正、侧位断层摄影等，儿童脊柱中成长软骨多，是骨折还是骨性未愈合，有时正确判断困难，尤其高位颈椎部、寰椎、齿突的骨化核在 3～5 岁还是软骨性结合，在 10～13 岁时与成人类同。小儿椎体边缘发钝呈楔状，诊断楔形压缩骨折时要注意。遇上交通事故，小儿虽无瘫痪但诉有颈部疼痛时，要慎重进行运动超限与半脱位的鉴别，必要时可观察一段时间。颈椎椎体前方软组织阴影，特别是咽腔、后气管腔的扩大为重要所见。

X 线上无骨损伤是小儿脊髓损伤的一大特征，Melzak 报道 22 例中为 16 例，占 55%，Burke 等 37 例中为 33 例，占 86% 为无骨损伤或轻微损伤。虽无骨损伤但完全性瘫痪却很多，Burke 报道 24 例中 22 例，为 92%；Cheshire 报道 4 例中 3 例，75% 为完全性瘫痪，日本脊髓损伤中心 5 例均为完全性瘫痪。

2. 脊髓造影　脊髓造影梗阻之处可判定为损伤的部位，但尚不能判断系由脊髓肿胀或压迫所致，待急性期过后，肿胀消退则梗阻亦消失，即失去了造影的意义。

3. MR　MR 上的改变与成人相同，损伤部脊髓内呈低信号即表现为脊髓软化、脊髓萎缩，值得注意的是其部位均集中在 C_7、T_1、T_2 的颈胸椎移行部位，对小儿的下肢瘫痪，应注意颈胸椎移行部，不可忘记对该部进行 MR 检查。

急性期 T_2 加权像上因周围部位水分增加而出现高强度，高信号（high intensity）部分即为责任病灶。

五、治疗

（一）非手术疗法

非手术疗法应为首选治疗方法，主要是让患儿安静、休息、脱水疗法，对学龄期、能够合作的儿童，可予以静卧石膏床，以求减少椎节的异常活动而有利于脊髓功能的恢复，并密切观察病情的变化。

（二）手术疗法

对影像学片上显示有明确致压性病理改变者，则可选择手术清除术，患节给予固定；但在材料选择上以反应轻者为主。尽管年龄与手术选择无绝对关系，但仍应侧重年长的少年患者。年龄愈小，其自愈的概率愈高，应先观察一段时间，无需过早施术；但完全性脊髓损伤则难以实现，不宜选择手术疗法。

（冯居平）

第二节　高龄脊髓损伤

一、概述

70 岁以上的高龄人群占社会群体中 19% ~20%。统计材料表明，70 岁以上老人中的 26%，大多在死亡前经过 1 年以上的卧床状态。

高龄脊髓损伤患者较一般病例更为严重，越是高龄患者，在外伤时脊髓受损的倾向性越大。且自觉、他觉症状易呈非典型性，因而发现、诊断及治疗均被拖延。且恢复更费时间，在治疗经过中易合并压疮、肺炎、肾衰竭。所以高龄脊髓损伤患者，尤其高位高龄损伤者的疾病易重症化、复杂化。此外，老年人的循环、呼吸、心脏、肾等均呈老年状态，再加之其他问题：因高龄患者血清总蛋白及白蛋白减少而使压疮难以治愈。压疮不仅限制了活动，还可导致使体力低下，更可成为败血症等重症感染的原因。

总之、高龄脊髓损伤者，上述问题往往是连锁式加重，以致易形成恶性循环而使疾病复杂化。因此务必早期确诊，并尽早进行治疗。

二、高龄人群脊柱、脊髓损伤的特点

高龄者可因其增龄性脊椎病变或脊椎骨质疏松等而使脊髓更易受损，在此基础上更有胸腹部疾病，包括神经障碍在内的多种多样并发症，以致造成治疗及出院和回归社会的种种困难，总之高龄者的治疗上存在更多的问题。

高龄者如伴有椎间盘后突、后纵韧带骨化症（OPLL）或黄韧带骨化等，在外伤时均易引发颈椎损伤，尤其屈曲外力作用下（图 5 -2），临床上较为多见。颈椎过伸性损伤，老年患者亦非少见，尤其是交通意外时；如颈椎椎节已老化，其脊髓受损概率亦高（图 5 -3）。同样颈椎不稳定者易伤及脊髓（图 5 -4）。

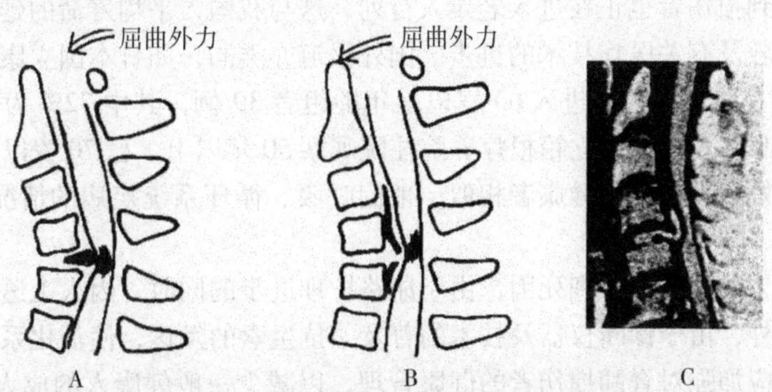

图 5 -2　颈椎间盘、后纵韧带骨化等可因屈曲外力致使颈髓损伤

A、B. 示意图；C. MR 显示 C_{4-5} 颈髓受累

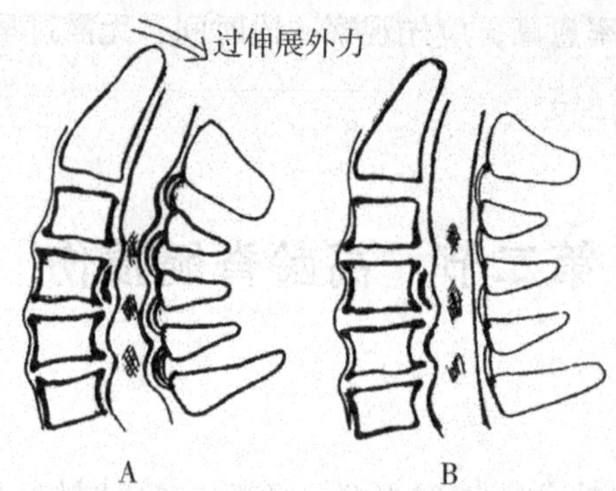

图5-3 高龄颈椎病患者的过伸损伤，可因局部骨刺形成、后纵韧带骨化及黄韧带肥厚而加重伤情，易引发脊髓损伤

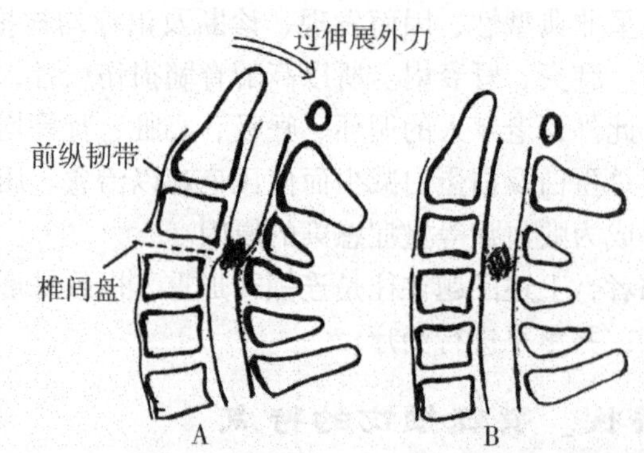

图5-4 在椎节不稳定情况下，过度仰伸易引发颈髓损伤

对脊髓损伤的治疗与青、壮年大体一致，但有些需要特殊注意之处，特别是高龄者脊柱、脊髓损伤的急性期处理。

三、年轻脊髓损伤者同样可以进入老龄化社会

近年来，随进入高龄化社会的同时，因颈髓不完全损伤回归社会的高龄者也在增加；同时，在成年期受到损伤者也正在进入老年人行列，这与我国人平均寿命的延长有关，同时也体现了我国在急救及有关医疗技术的进步。国外报道亦类同，如日本国立康复中心众多病例中，20岁年龄组从受伤到目前进入60岁以上年龄组者39例，其中72%为不完全损伤，内有10例伤后已50年。日本国立箱根疗养院住院观察50年以上、已70岁以上高龄组中，由于健康管理做得好，其增龄与健康者相似，他们呼吸、循环系统疾病的情况与70岁以上的正常人相同。

高龄化中最大的问题涉及到死因，由于尿路护理进步的同时，因人工透析的普及而使死亡明显减少。此外，由于诊断仪器及技术的普及，抗生素的发达，使消化系、呼吸系统的死亡率亦降低，但应加强对脊髓损伤者的健康管理，以减少一般健康人的成人疾病（如肥胖、高血压、高血脂、糖尿病等）。美国Samsa等报道称；对16~29岁时受伤者进行调查的结果，有半数存活45年以上，即1948年以前受伤者现仍有半数存活，并进入了高龄者阶段。

这一数值提示：对脊髓损伤者进行完善的健康管理，即护理好、健康状态即好，只要初期治疗能达到全面治疗和早期康复，并进行适当的健康管理，至少下位颈髓损伤者亦可获得与健康人同样长的寿命。脊髓损伤者能与健康人为伍加入高龄化社会，这即是医学和社会的进步，也是社会出现高龄化而必然的现象与结果。

四、并发症

（一）术后精神失常

常在术后 2 天左右的清醒期之后出现精神错乱、谵妄、幻觉等，发生率是老年伤者的 10% 左右。应设法杜绝外界刺激，选用能缩短 ICU 观察室停留及长期卧床的术式，扩大日常活动范围，请家人护理以及术前用详细的说明来增强患者的应激能力等。

（二）深部静脉血栓

深部静脉血栓多在术后由静卧起床或步行等时发病，出现急剧的进行性呼吸困难及口唇发绀等，甚至发生休克。因此，要求手术应限制在最小范围内，并在短时间内完成，减少对下腹部及髂部血管的牵拉，更应避免对深部静脉的损伤，防止瘀血。术后应利用深呼吸促进静脉血反流，少使用下肢静脉导管，抬高患肢、穿弹性袜子，在床上做下肢自动运动或被动运动尽可能早日下床活动。

（三）呼吸道并发症

老年人术后常并发肺不张、支气管炎、肺炎、血气胸等。为防止肺功能失调，要求注意以下几点。

（1）胸椎手术尽可能自胸膜外进行。

（2）术中应多次扩张肺部。

（3）关闭胸腔时应留置导管。

（4）术后胸部 X 线检查证实肺扩张状态。

（5）积极施行以深呼吸为主的肺功能康复法。

（6）经常为患者变换体位。

（7）肺活量在 40% 以下、PaO_2 在 65% 以下时，术前应进行增加呼吸功能的物理疗法。

五、诊断

对老年伤者的诊断并无困难，主要是根据外伤后所出现的各种症状予以早期诊断；由于高龄者反应迟钝，表达能力欠佳，因此切勿大意引起漏诊；并争取在第一时间内进行影像学检查，包括 CT 及 MR 等。

六、治疗

（一）非手术疗法

每例患者均应先施以正规的非手术疗法，包括绝对卧床休息、脱水疗法、头颈部牵引等，并注意全身处理，包括以下内容。

1. 输液　越是上位脊髓损伤越容易出现低血压及心动过缓，更因肠管麻痹而易呈高钠、低钾血症。因此，首先要求尽早输液，并根据失血量进行相应输血。要考虑到加重脊髓水肿及对心脏功能的影响；输液量要包括高张利尿剂，以2000ml以内为宜，使其呈轻度脱水的状态为佳。

2. 呼吸处理　对腹胀肠鼓者需留置胃管及肛门插管，同时原则上用面罩或口罩吸氧。定时测定血气，动脉血 PaO_2 在60mmHg以下或 $PaCO_2$ 达49mmHg以上时，要进行气管内插管或气管切开，进行间断正压呼吸（IPPB）或持续性正压呼吸（PPB）。同时要考虑到呼吸性碱中毒，氧气浓度适当。

3. 其他　要对高龄者易伴有动脉硬化性高血压、慢性呼吸疾病或糖尿病等均应进行处理。前列腺肥大对尿路通畅的影响较大，可请专科医师协同处理。

（二）手术疗法

1. 术前全面了解全身状态　在确定手术前，需全面了解伤者全身状态，尤应注意心脏、血压、糖尿病及肝肾状态，有无手术及麻醉禁忌证。

2. 及早施术　一旦确定手术应及早进行，由于老年人多伴有骨质疏松症，对内固定选择要全面加以注意。

3. 手术减压彻底，术时短而有效　手术要求减压彻底，术时不应过长，术后应早日起床（一般主张术后次晨即下地站立及行走）。

4. 术后注意防治并发症　术后务必注意避免各种并发症，包括坠积性肺炎、深静脉栓塞及尿路感感染等常见并发症。早期起床是最为有效措施。

（柯西江）

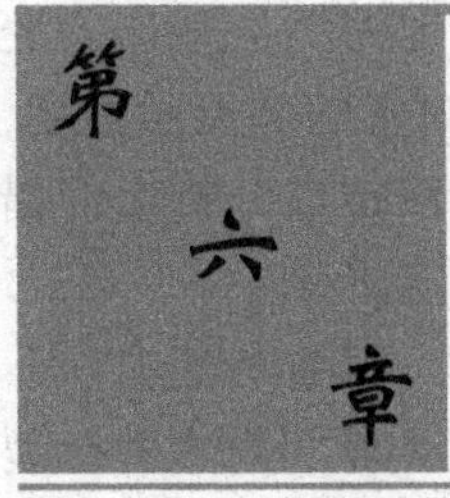

第六章 骨盆骨折

第一节 骨盆骨折的急救及合并伤的处理

骨盆骨折常为高能量损伤，可伴有严重的合并伤，死亡率相当高。对患者的急诊评估必须包括可能即刻威胁生命的并发症。例如患者合并脑外伤、胸部外伤、腹部外伤以及更加严重的腹膜后血管损伤。询问受伤史可了解能量来源和强度以及可能存在的并发症，低能量损伤并发症少见，但高能量损伤常合并严重并发症。有学者报道：75%的患者出血，12%合并尿道损伤，8%合并腰骶丛损伤，高能量骨盆骨折合并其他部位骨折常见。严重骨盆骨折死亡率高达15%～25%。对于这类损伤，最好由多科医师进行抢救。骨科医师参与初次抢救并尽可能早期恢复骨盆骨折的稳定性，根据骨折不稳定类型，在急诊室以最快速度予以外固定支架固定。应立刻监测循环系统，对于低血容量休克马上进行抗休克治疗，应尽快选择上肢或颈外静脉穿刺（因为下肢静脉通路可能存在盆腔静脉损伤而造成输液无效），建立2条通畅静脉快速补液通道，扩容抗休克，首选平衡液。可根据失血1ml补充3ml晶体液的原则给予补液，20min内至少补充2L的晶体液，然后，立即输血。

抗休克过程中必须监测循环情况，可通过观测毛细血管充盈、脉搏、皮肤颜色、皮温和体温来评估血液灌注压。动脉插管监测动脉压和中心静脉压监测有助于确定血容量情况。大量低于体温的液体输入会增加低血容量休克反应，低体温也会导致凝血障碍、室颤、感染率增高以及电解质紊乱。因而，输入的液体和血液应至少加热至32℃～35℃。

对于骨盆骨折给予快速输液和扩容后，患者仍无反应或只有暂时反应，说明患者存在活动性出血，需要进行紧急止血。对于腹腔内出血检查阳性的患者，立即进行腹腔手术处理腹腔内脏器损伤和止血。剖腹治疗腹腔、盆腔内脏器损伤后循环仍不稳定，可考虑行髂内动脉结扎止血。腹膜后血肿处理应十分慎重，不应贸然切开后腹膜探查止血，必须对腹膜后血肿进行评估，包膜完整、非扩散、非搏动性血肿不能打开，对于搏动性血肿可能伴有大血管损伤，有条件医院建议进行术中造影，对伴有大血管损伤患者，在补液输血准备充分后打开血肿、修复血管可以挽救生命。对于腹腔内出血检查阴性的患者，X片显示骨盆环不稳定者，立即行骨盆环外固定支架固定，以有效固定骨盆环，减少骨折端移动和出血。在积极复苏补液同时行DSA检查以明确出血部位，对于盆腔静脉丛和髂内血管出血可同时行栓塞止血。若患者病情稳定可以接受CT检查，CT增强扫描，对判断出血部位十分有价值。

腹腔器官损伤合并骨盆骨折病情严重，骨盆骨折时患者休克症状以及由于腹膜后大血肿引起腹膜刺激征，会掩盖某些脏器损伤征象。骨盆后环骨折患者80%伴腹膜后血肿，部分血肿可高达肾区及膈肌，向下可达腹股沟处，血肿容量可达2000～4000ml，此时常出现严重失血性休克。由此可见，腹部体征明显并不意味一定存在腹腔内脏损伤。在急性损伤，腹部查体并不可靠，腹腔穿刺是简单、安全、有效的检查方法。然而，伴有腹膜后血肿时腹腔穿刺不宜过深，穿刺点应选择脐以上部位。B 超检查可明确实质性器官损伤的部位及程度，对发现腹膜后血肿的范围具有重要价值，同时也可避免腹腔穿刺抽出血液造成分析上的错误。若经上述初次检查无阳性结果，应在抗休克的情况下做动态观察，重复检查。

开腹手术探查应全面，循序渐进，防止遗漏隐蔽性损伤及小的肠破裂。遵循先止血、后修补，简单、有效为原则。在具体处理上，应尽量缩短手术及麻醉时间，对常见严重脾破裂毫不犹豫施行全脾切除，以拯救生命。

（王慧东）

第二节　骨盆骨折的分型与治疗

一、概述

（一）骨盆骨折的分型

骨盆骨折的正确分型对骨盆骨折的治疗起着关键作用。国内外学者对骨盆骨折分型进行深入研究，近年来，随着大宗临床资料的总结、体外骨折模型的建立以及 CT、MRI 等影像技术的引入，骨盆损伤的研究工作取得了一定的进展。骨盆骨折正确分型目的在于指导临床治疗、评价伤情特征、了解损伤机制、判断病程转归及推测预后等。然而，目前各种分型方法都难以同时满足上述要求。相比之下，Tile 根据骨折的稳定程度及其移位方向所提出的分类标准得到了学术界较广泛的认可，1998 年 Tile 参照 AO 分型提出更为完善的损伤分型，具有明显的优点。①有助于制定个体化治疗方案。对稳定型骨折（A1～A3）一般采取保守疗法。对分离性旋转不稳定型骨折（B1）可使用外固定支架或前方钢板固定。对压缩性旋转不稳定型骨折（B2、B3）应视伤情而定：其中骨折相对稳定者只需卧床休息，而骨折失稳者应同时对前后环施行手术固定。对旋转及垂直均不稳定型骨折（C1～C3），前环损伤可使用外固定支架或前路钢板固定；后环骨折通常有 3 种处理方法：骶骨骨折可采用骶骨棒或骶髂螺钉固定，骶髂关节脱位可选择骨盆后环前路钢板固定或后路骶髂螺钉固定，复位满意病例也可应用骶髂螺钉固定。髂骨翼骨折可采用切开复位重建钢板和（或）拉力螺钉固定。②与损伤严重度评分（Injury Severity Score，ISS）有一定的相关性。③强调骨折的移位方向和稳定性。④可间接反映软组织的损伤情况。⑤能在一定程度上提示远期疗效。

据文献报道，骨盆骨折常继发于直接暴力，其侧方压缩型损伤（Lateral Compression，LC）占41%～72%，前后挤压型损伤（Anterior Posterior Compression，APC）占15%～25%，垂直剪力型损伤（Vertical Shear，VS）占6%，复合应力型损伤（Complex Mechanism of Injury，CMI）占14%。Young 和 Burgess 等在总结 Pennal 和 Tile 原分型的基础上，以损伤机制为重点，提出了新的修订方法。他们认为，该分类方法可作为判断骨盆损伤严重程度的预警性标准。其临床意义为：①注重暴力的传递途径及骨折发生的先后顺序，旨在减少对后环损伤的遗漏；②注意骨折局部及其伴发损伤的存在，并预见性地采取相应的复苏手段；③根据患者的全身情况结合骨折的具体表现选择恰当的治疗方法（图6－1）。

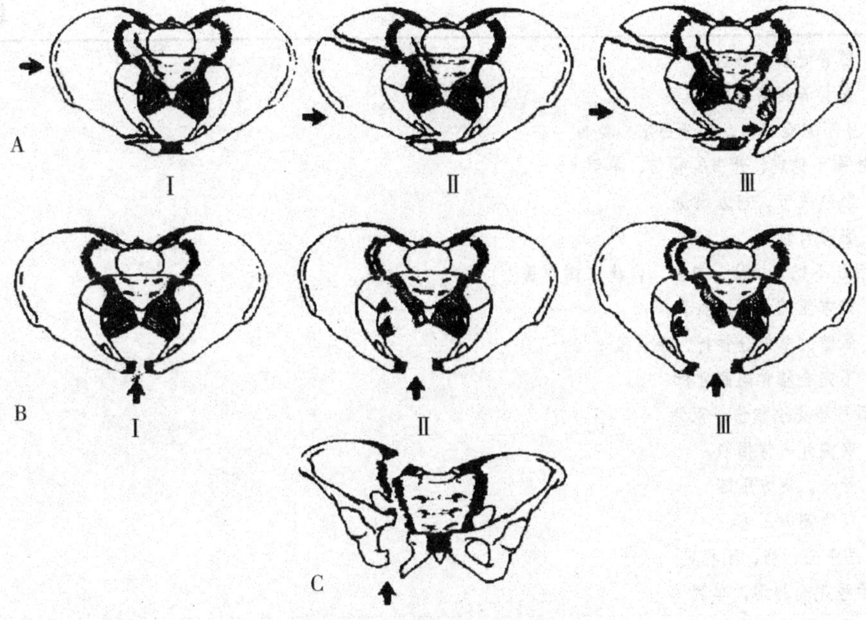

图6-1　骨盆骨折各种表现

A：侧方暴力。Ⅰ型：侧后方直接暴力所致骶骨压缩骨折及同侧耻骨支骨折。这种损伤是稳定的。Ⅱ型：侧方直接暴力所致骶骨骨折及耻骨支骨折，以及同侧骶髂关节损伤或髂骨翼骨折。这种损伤是同侧的。Ⅲ型：侧前方直接暴力，继续作用导致Ⅰ型或Ⅱ型的同侧的骨折及对侧的外旋损伤；骶髂关节对侧分开，骶结节韧带及骶棘韧带断裂。

B：前方暴力（AP）骨折。Ⅰ型：AP直接暴力打开骨盆但后方韧带结构完整，此型稳定。Ⅱ型：Ⅰ型损伤继续作用导致骶结节、骶棘韧带断裂，并且骶髂关节前方打开，这种骨折旋转不稳定。Ⅲ型：完全不稳定或垂直不稳定，伴所有支持韧带结构完全断裂。

C：垂直直接暴力或暴力作用在骨盆支持结构的角度上，导致骨盆支的垂直骨折及所有韧带结构的断裂。这种损伤等同于APⅢ型或完全不稳定，旋转不稳定骨折。

见表6-1、表6-2。

表6-1　改良 Tile AO Muller 骨盆骨折分类

A型：稳定，后弓完整
A1型：后弓完整，髋骨骨折（撕脱）
A1.1：髂嵴
A1.2：髂棘
A1.3：坐骨结节
A2型：后弓完整，髋骨骨折（直接损伤）
A2.1：髂骨翼骨折
A2.2：前弓单侧骨折
A2.3：前弓双侧骨折
A3型：后弓完整，骶骨（至骶2）的横行骨折
A3.1：骶骨尾骨脱位

续 表

A3.2：骶骨骨折无移位
A3.3：骶骨骨折有移位
B型：后弓不完全损伤，部分稳定，旋转
B1型：外旋不稳定，开书样损伤，单侧
B1.1：骶髂关节，前方损伤
B1.2：骶骨骨折
B2型：后弓不完全损伤，单侧，内旋（侧方暴力）
B2.1：前方压缩骨折，骶骨
B2.2：骶髂关节部分骨折，半脱位
B2.3：不完全髂骨同侧骨折
B3型：后弓不完全损伤，双侧
B3.1：双侧开书样损伤
B3.2：开书，侧方压缩
B3.3：双侧侧方压缩
C型：后弓完全损伤，不稳定
C1型：后弓完全损伤，单侧
C1.1：通过髂骨的骨折
C1.2：骶髂关节脱位或骨折脱位
C1.3：骶骨骨折
C2型：双侧损伤，一侧旋转不稳定，一侧垂直不稳定
C3型：双侧损伤，双侧垂直不稳定

表6-2 Young-Burgess骨折分类系统的损伤特点

分型	共同点	特异点
侧方压缩型（LC）		
LCⅠ	耻骨支横形骨折	侧方骶骨压缩骨折
LCⅡ	耻骨支横形骨折	髂骨翼新月样骨折
LCⅢ	耻骨支横形骨折	对侧开书样损伤
前后挤压型（APC）		
APCⅠ	耻骨联合分离小于2.5cm	耻骨联合分离小于2.5cm和（或）骶髂关节轻度分离，前后韧带拉长但结构完整
APCⅡ	耻骨联合分离大于2.5cm或耻骨支纵形骨折	骶髂关节分离，其前部韧带断裂、后部韧带完整
APCⅢ	耻骨联合分离或耻骨支纵形骨折	半侧骨盆完全性分离，但无纵向移位，前后方韧带同时断裂，骶髂关节完全性分离
垂直剪力型（VS）	耻骨联合分离或耻骨支纵形骨折	骶髂关节分离并纵向移位，偶有骨折线通过髂骨翼或（和）骶骨
复合应力型（CMI）	前和（或）后部 纵和（或）横形骨折	各类骨折的组合形式LC-VS，LC-APC等

(二) 骨盆骨折的治疗

合理的治疗必须依赖于正确的分型与诊断。稳定的无移位骨盆骨折（Tile A 型）不需手术治疗，采用早期制动和止痛药即可不必等到骨折完全愈合，但个别骨折块游离突出于会阴部皮下，愈合后影响美观和坐骑，以及髂前上棘、髂前下棘等撕脱骨折患者需要手术治疗。

Tile B、C 型骨盆环骨折非手术治疗有很高的死亡率和远期病残率，手术切开复位和内固定治疗不稳定骨盆后环骨折可明显提高治疗结果，可以矫正畸形，早期活动，减小后期疼痛，预防晚期骨不连和骨盆不稳，争取达到无痛和功能满意。

耻骨联合分离大于 2.5cm 或耻骨支骨折移位大于 2.0cm 者，或其他旋转不稳定的骨盆骨折伴有明显的下肢不等长超过 1.5cm 者均宜手术复位和固定。可行前方钢板固定或拉力螺钉固定，耻骨支骨折，可采用髂腹股沟手术入路，与髋臼前柱骨折进行内固定所用的切口相似（图6－2、图6－3）。

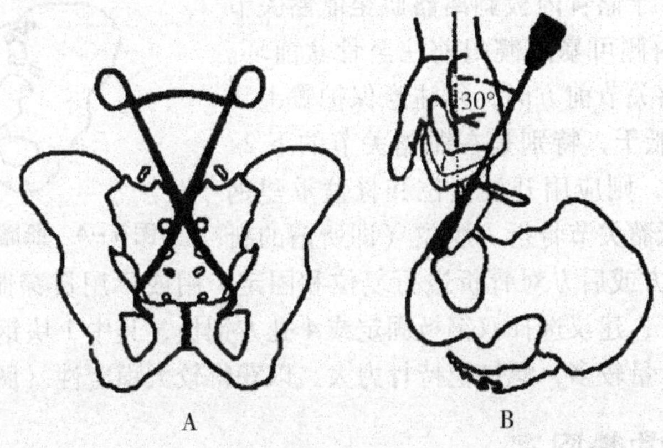

图6－2 耻骨联合复位及电钻方向

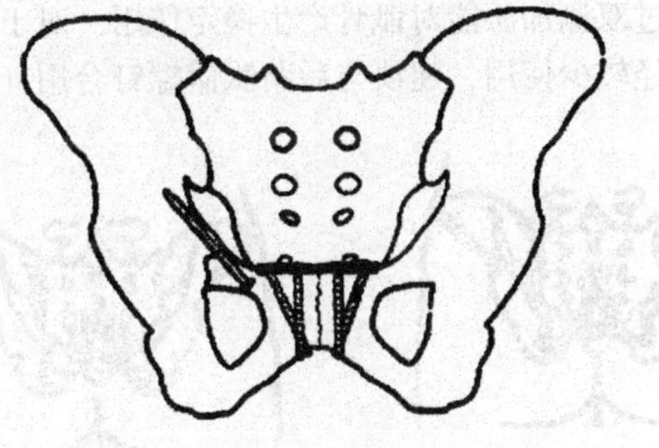

图6－3 耻骨联合钢板固定示意

骨盆后环是承载或负重的必经之路，最大限度地恢复骨盆后环结构的连续性和稳定性始终是外科治疗的主要目标。有关各种内固定模式的临床和生物力学研究也多集中于此。目前，能被多数学者认同的处理方法主要包括；①利用骶骨棒从一侧髂后上棘经骶骨后面贯穿至对侧固定；②使用 2 块 2 孔加压钢板、1 块 4 孔方形钢板或骶髂关节解剖钢板将骶髂关节经前路固定；③用松质骨拉力螺钉将髂骨经骶髂关节固定于 S_1、S_2 椎体。Shaw 等用几种不同的内、固定方法来稳定骶髂关节，结果发现其固定强度主要取决于骶髂关节的解剖形态和骨折的复位质量，采用同种固定方式处理不同个体的同类损伤时，其稳定程度各异，骶髂关节面粗糙不平和准确复位是取得满意疗效的主要因素。Simpson 等认为，后环的稳定程度除取决于骶髂关节的自身形状及其复位质量外，还与内固定器械的合理选择有关，用骶髂关节前路钢板或后路 3 枚松质骨螺钉的固定效果明显优于骑缝钉的力学强度。直径相同的 2 枚骶髂螺钉，其稳定作用较单根固定者有显著提高。Simonian 等的体外研究表明，单根螺钉对骶髂关节的制动作用与应用前路钢板的固定效果完全相同，而使用 2 枚骶髂螺钉固定，能起到良好的防旋转作用。近年来骨盆固定临床和生物力学研究表明后骨盆环的解剖复位程度将明显影响患者的治疗结果。有学者研究表明骨盆后环复位满意，50% 患者在未改变工作或生活方式情况下没有疼痛；而复位不满意的 C 型骨盆骨折患者，仅有 33% 患者恢复受伤前的工作。

二、前方钢板－螺钉固定

沿髂棘做切口，于髂骨内板剥离髂肌至骶髂关节前方，该切口向前内侧可暴露髋臼前柱至骨盆前环。应用该入路进入骶髂关节前方时，须注意保护臀上动脉、L_4 神经根、腰骶干，特别是在骶髂关节的下 2/3。对于髂骨翼骨折，则应用开放复位和骨盆重建钢板固定技术。对于骶髂关节骨折－脱位（即所谓的新月形骨折），可于前方或后方对骨折进行复位和固定，用或不用贯穿骶髂关节的内固定物。在保证安全的前提下，建议选择双钢板固定或 4 孔方钢板，其中 1 块钢板尽可能沿小骨盆环放置，因为该部位骨量较多，螺钉把持骨力大，以获得较大稳定性（图 6－4）。

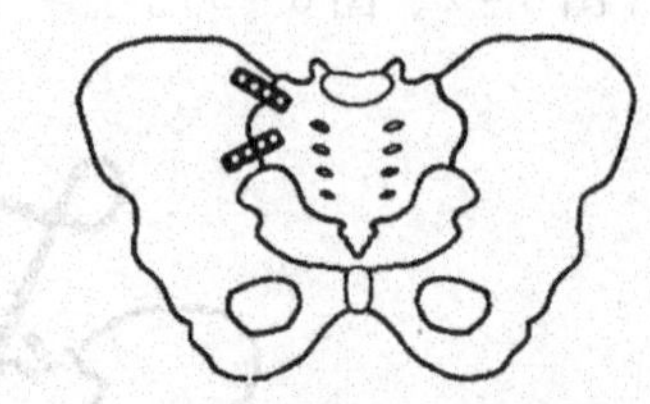

图 6－4　骶髂关节前方钢板固定

三、后方骶骨棒固定

治疗复杂的粉碎的骶骨骨折时，对骶骨本身进行内固定有时较困难，此时经双侧髂骨行螺栓或骶骨棒固定，通过双侧加压能对骶骨产生稳定作用。对于骶髂关节骨折－脱位因其力学稳定性较弱，目前已经较少使用，建议与后路骶髂螺钉合用（图 6－5）。

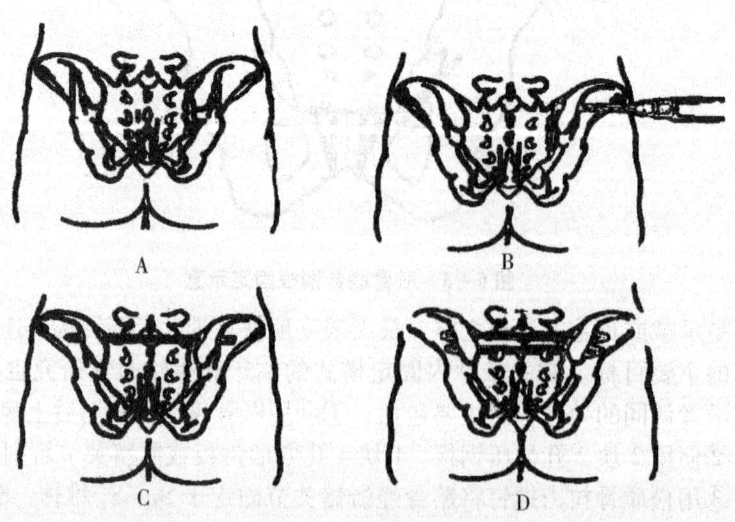

图 6－5　骶骨棒固定

四、骶髂拉力螺钉固定骨盆后环技术

1989 年 Matta 和 Saucedo 报道了骶髂拉力螺钉固定骨盆后环的技术；近年来骨盆固定临床和生物力学研究表明，骶髂螺钉自髂骨翼后外侧面植入穿过骶髂关节进入骶骨中上部椎体成为较为优越的骨盆内固定方式。下面将详细阐述骶髂螺钉固定骨盆后环骨折技术。

（一）骶骨及其毗邻结构的放射解剖学特点

Routt 等研究指出在正常骶骨翼前上方有一倾斜面，骶骨翼的斜坡由近端的后方走向远端的前方。在这一区域，骶骨冀前方走行的是 L_5 神经根和髂血管。骶骨翼倾斜的皮质是“安全区”的前界，供骶髂螺钉进入 S_1 椎体，安全区的后缘是 S_1 神经根孔。骶骨翼斜坡可由骶骨的真实侧位 X 线片上的髂骨皮质的致密影（ICD）估计出来，ICD 将骶髂关节髂骨前方增厚的皮质划分出来。骶骨翼斜坡在骶骨发育异常时倾斜更为明显，使螺钉经过的安全区变窄。髂骨皮质致密影与骶骨冀斜坡一致，或投影于真实骶骨侧位像的后方。这一特征成为决定安全区前线的有用的放射线标志。但 6% 骶骨翼发育异常者在轴位 X 线图像上表现为前方凹陷或隐窝，在真正的侧位像上髂骨皮质致密影投影于骶骨翼斜坡的前方。术前 CT 扫描对于确定安全区的三维结构和确认骶骨翼的凹陷是有益的。凹陷的骶骨翼使螺丝钉在“进→出→进”过程中易引起 L_5 神经根损伤。Routt 等强调骨盆后环必须准确地复位，以便坐骨大切迹和双侧髂骨皮质致密影投影于真实的侧位像上，以此作为螺钉拧入通道的必要标准（图 6－6、图 6－7）。

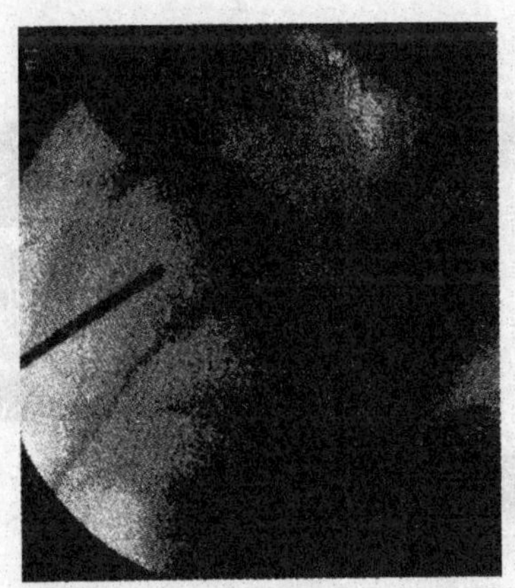

图 6－6　骶骨侧位像显示进钉位置

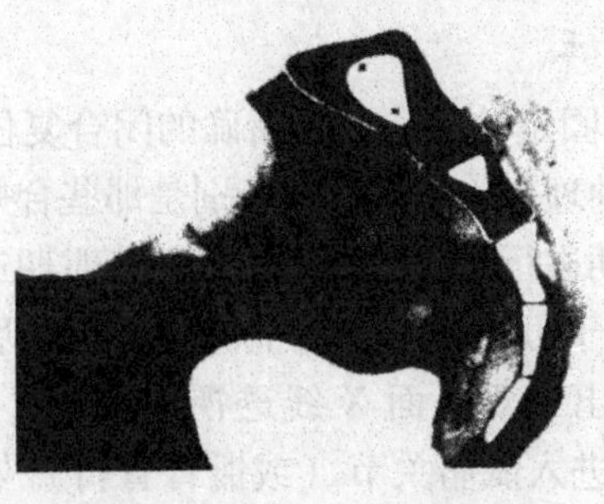

图 6－7　S_1、S_2 钉道示意

对骶髂关节螺钉固定钉道参数进行解剖学研究（中国成人），测得：S_1 椎弓根横截面呈椭圆形，S_1 椎弓根平均宽和高分别为 27.7mm 和 20.2mm。S_1 椎弓根直径较大，经 S_1 椎弓根水平可置入 2 枚直径为 7.3mm 骶髂螺钉（图 6－8）。

S_2 椎弓根横截面呈三角形，直径平均为 11.5mm；考虑到术中进针点定位的偏差，为便于调整，建议选择直径为 6.0mm 的松质骨螺钉较为适宜。骶髂螺钉进针方向垂直于正中矢状面，或选择与髂骨翼外侧面夹角为 60°作为进针方向（水平面）（图 6－9）。

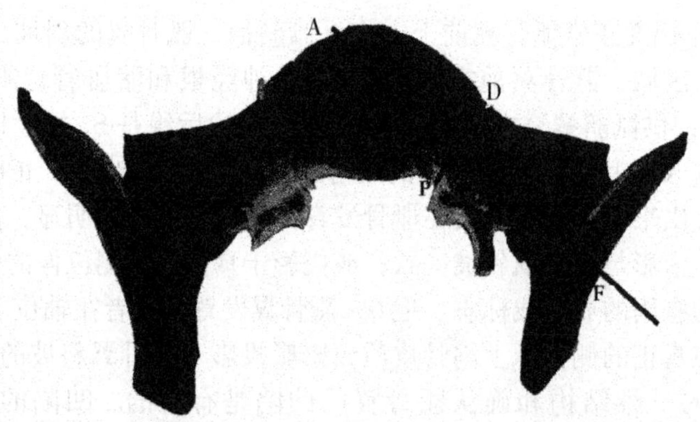

图 6－8　经 S_1 椎弓根水平骶髂关节螺钉固定钉道测量

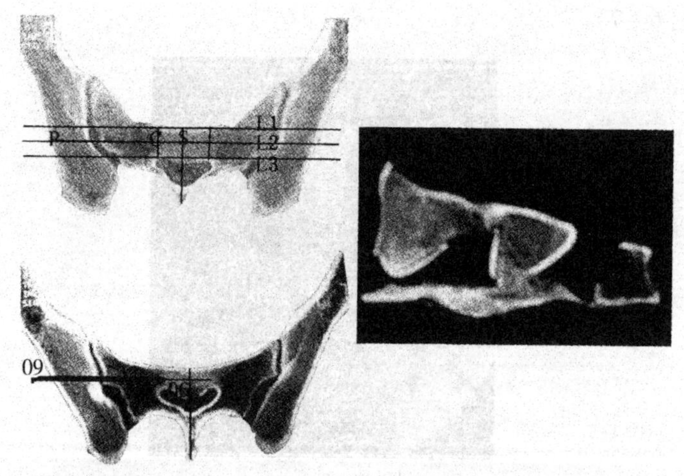

图 6－9　经 S_2 椎弓根水平骶髂关节螺钉固定钉道测量

（二）手术方法及适应证

1. 闭合复位经皮骶髂螺钉固定技术　早期精确的闭合复位和经皮骶髂螺钉固定是治疗不稳定骨盆后环骨折或脱位的一种理想治疗方法，特别是那些合并有严重的多发伤患者。闭合复位和经皮骶髂螺钉固定可以早期进行，甚至可在患者复苏时期进行，以减少患者骨盆出血。

（1）手术方法：患者仰卧于可透视手术台上。闭合复位后，应用 1 枚 0.45mm 的克氏针经皮穿过外展肌群，在入口和出口双平面 X 线透视导引下，确定侧方髂骨的进针位置。进针的位置和方向应自髂骨垂直进入骶髂关节（或骶骨骨折）处，在第 1 骶神经孔上方，L_5S_1 椎间盘下方，终止在第 1 骶骨椎体或对侧骶骨翼内。由于有骶骨前方斜坡，螺钉的位置应避开骶骨翼前部。进行间断双平面透视证实固定位置，驱动导针恰好到达同侧第1骶神经孔的外侧水平。摄侧位骶骨像判断针尖与骶骨翼斜坡的关系及前后位上与第1骶椎的关系。针尖应位于骶骨翼斜坡下方且安全进入椎体；对于骶髂关节分离者，针应直接进入第1骶椎中线；对于骶骨骨折，针尖应超过中线，以改善内侧的固定；导针进入对侧骶骨冀时，应摄侧位像保证针尖位于对侧骶骨翼斜坡的下方，用反标尺测量导针的正确深度，用空心钻和攻丝锥准备螺丝钉道，通过导针置入空心骶髂螺钉（图6－10）。

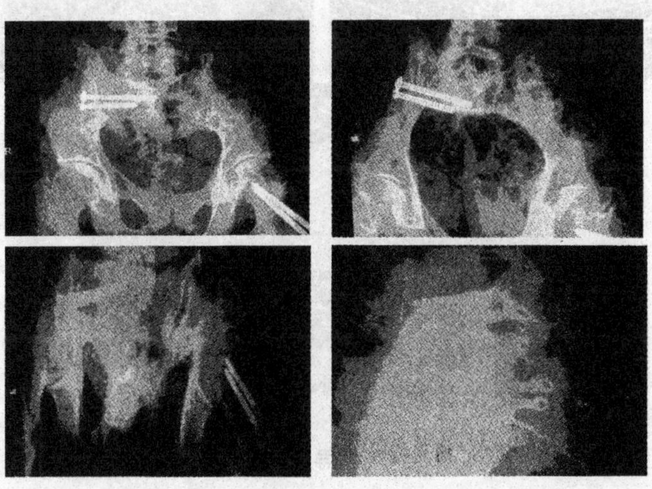

图6－10　骶髂螺钉固定术后

与常规X线透视下骶髂拉力螺钉置入治疗不稳定骨盆后环骨折相比，近年来开始采用CT导引下骶髂拉力螺钉置入。后者螺钉置入安全性更高，手术时间短，准确率高，术中可以动态观测拧入拉力螺钉时骶髂关节复位情况。对于骶骨骨折Ⅱ型常采用局麻下进行骶髂螺钉固定，术中仔细询问患者下肢疼痛、麻木和鞍区感觉情况，在16例患者中共置入24枚螺钉，无医源性神经损伤发生（图6－11）。

（2）适应证：闭合复位和经皮骶髂螺钉固定治疗不稳定骨盆环骨折适用于合并严重软组织挫裂伤，以致手术切开复杂或不能切开手术患者。这些患者具有：①严重的开放性骨盆后环骨折；②周围污染严重；③广泛的撕脱性损伤；④闭合复位能达到较理想复位。临床观测表明经皮骶髂螺钉固定提供骨盆空间稳定以支撑局部有生机的软组织，而避开大的手术切开暴露。

（3）禁忌证：对于有骶骨畸形或者其他不常见的骨盆解剖异常，不宜采用经皮骶髂螺钉固定技术。对于闭合方法不能达到精确复位的患者，建议前方手术切开复位行钢板固定或经皮骶髂螺钉固定。

2. 后方切开复位骶髂螺钉固定技术（Matta 和 Moed）　患者俯卧于可行前后位、头斜位和尾斜位透视的手术台上，采用标准髂后上棘的外侧1～2cm的后方垂直切口，自髂骨翼后部牵开臀肌后部，自骶骨掀开臀大肌起点，显露坐骨大切迹，检查复位情况。对于骶骨骨折，应提起多裂肌，显露骶骨板后方的骨折线。后方的骶后孔和骶骨可以直视。Matta 等以臀后线前方15mm髂棘与坐骨大切迹连线中点作为进针点，进针方向垂直于该局部髂骨表面。手术时外科医生可以暴露髂后下棘和坐骨大切迹，并通过坐骨大切迹触摸钻头和骶髂关节复位情况，以避免损伤前方的髂血管和骶神经。

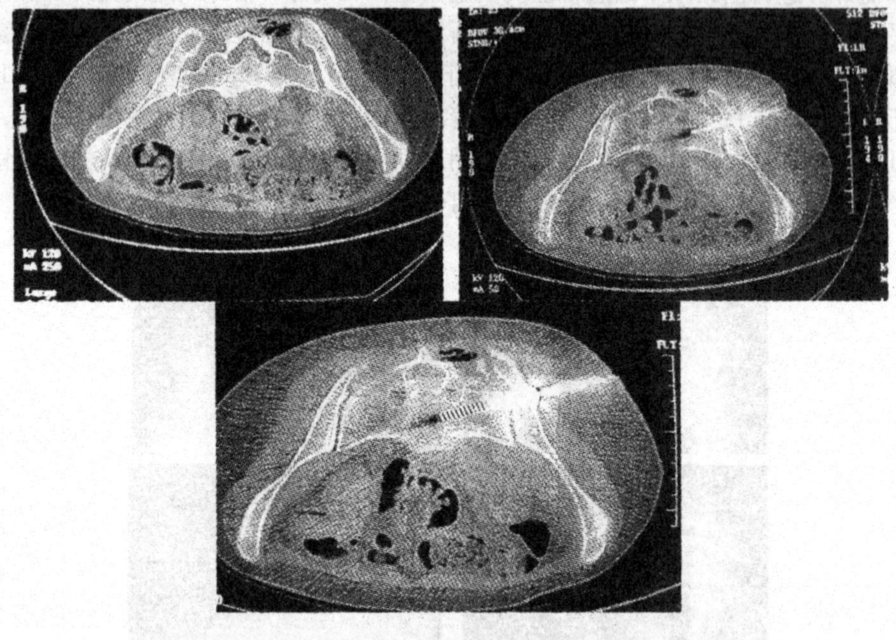

图 6－11　CT 引导下骶髂螺钉固定

（三）手术并发症

骶髂螺钉手术并发症包括内固定失败、位置不当、血管神经损伤、感染、骨盆后环复位不佳。术者必须了解骶骨的解剖变异，在骨盆出口位、入口位以及骶骨真实侧位像的三平面透视下精确复位后骨盆环，可使骶髂螺钉安全植入。Routt 等 C 形臂透视下植入的 244 枚螺钉 5 枚（2.05%）错位。Shuler 等以骶髂螺钉治疗 20 例不稳定骨盆骨折的后部损伤，1 例发生 S_1 神经根损伤。

精确复位对螺钉安全植入骶骨十分必要。复位不佳后骨盆解剖扭曲，使透视影像模糊，导致螺钉植入的安全区不复存在。Keating 等报道 7/40 例（17.5%）后骨盆复位不满意，6 枚螺钉失误（15%），48% 的愈合不良率提示初期复位进一步丧失。Routt 等报道 19 例（11%）患者后骨盆环复位不良，1/5 枚螺钉失败是由于骶髂关节复位不良。Routt 等报道经皮骶髂螺钉固定后骨盆环骨折，术后无 1 例感染，骨折不愈合率仅为 1.1%，并认为其原因可能是这种方法对损伤的后骨盆软组织的侵扰最小。Routt 等认为绝大部分的固定失败是由于术前计划不足和术后患者不配合所致。Zheng 等关于骶髂关节脱位的生物力学研究发现，长螺纹的骶髂拉力螺钉植入骶骨体产生的拉出力是短螺纹螺钉植入骶骨翼的 10 倍。Routt 等只用长螺纹拉力螺钉或全螺纹松质骨螺钉植入骶骨体，无 1 例出现螺钉退出问题。

（四）腰骶丛神经损伤术中监测

术中骶髂螺钉位置不良可造成腰骶丛神经损伤，这也是影响骨盆骨折远期疗效的重要因素之一。近年来术中应用诱发电位或辅以神经肌电图监测获得了满意的疗效。有临床研究表明，治疗骨盆创伤时，应用体感诱发电位（Somatosensory Evoked Potential，SEP）或连续神经肌电图（Electromyography，EMG）监测能使腰骶丛神经损伤的发生率下降至 2%。这两种监测系统的信号改变与神经组织受到牵拉、挤压、撕裂或热损伤等因素有关。其优点在于：

①及时提醒术者注意内固定物或手术器械可能已接近神经走行；②能早期发现一过性腰骶丛神经损伤，并采取相应的补救措施，以免加重损伤；③对术中神经损伤与原发性神经损伤能做出鉴别诊断。其缺点包括：①只有当神经受到一定程度的损害后才能出现信号改变；②无法判断致伤原因，并逆转其病理过程；③偶有假阳性结果发生。

有学者在局麻下置入骶髂螺钉固定骶骨骨折 DenisⅡ型，术中仔细观测和询问患者反应，植入 24 枚骶髂拉力螺钉，术后没有螺钉损伤神经症状。该方法简单有效，对于骶骨骨折尤为适合。

（五）三角形的骨连接

Schildhauer 等于 1998 年设计了一种三角形的骨折连接（Triangular Osteo Synthesis, TOS）方法。TOS 是在骶髂螺钉的基础上加用 L_4、L_5 椎弓根与髂骨翼固定从而形成的三角形框架结构，这样患者术后 2～3 天即可完全负重。其中 TOS 的实现可借助于 AO 脊柱内固定器械或其他椎弓根内固定系统（如 TSRH 技术等）。

目前，临床上应用 TOS 的病例尚少，其远期疗效仍有待观察。Schildhauer 等报道一组 34 例患者的病例，其主要并发症包括：①内置物松动 3 例（9%）；②复位丢失需再手术 2 例（6%）；③术后出现肺脂肪栓塞综合征 1 例（3%）；④术中医源性神经损伤 1 例（3%）；⑤皮肤切口边缘坏死 1 例（3%）、感染 1 例（3%）。Schildhauer 等对 TOS 固定的骨盆标本进行 10 000 次单腿站立测试及循环负荷试验，骨折移位仍在可接受范围。该实验结果表明，TOS 是迄今为止最坚固的内固定方法，其不足之处在于手术创伤相对较大。目前，TOS 作为一种新型固定装置，尚未得到普遍认可，其治疗价值还有待于进一步观察。探索能提高骨盆后环固定强度的治疗方法无疑是今后临床医师应关注的焦点（图 6－12）。

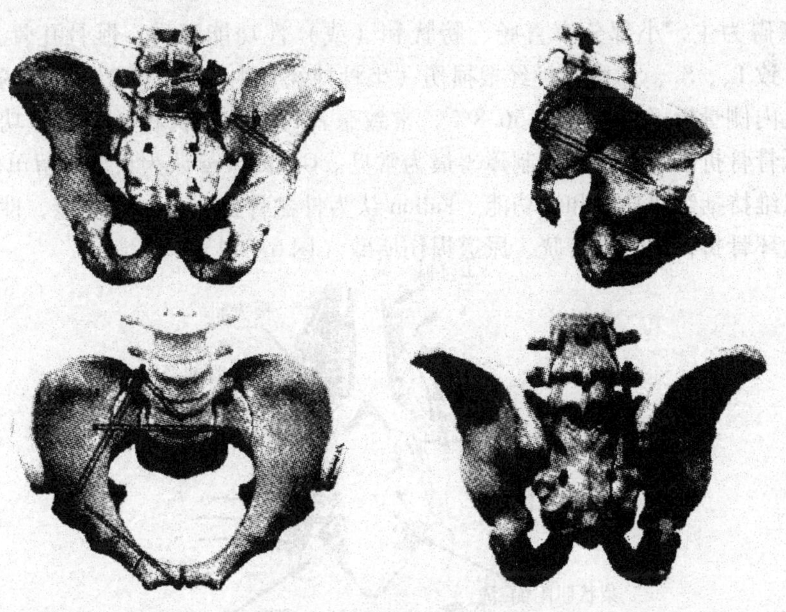

图 6－12　三角形的骨连接

（王慧东）

第三节 骶骨骨折

（一）骶骨骨折分类

Denis 将骶骨划分为 3 个不同区，并结合骶孔受累情况将骶骨骨折分为 3 类：①Ⅰ区骨折，指骶孔外侧面骶骨翼，L_5 神经根在其前方经过，易受伤；②Ⅱ区骨折，骨折累及骶孔，S_1、S_2、S_3 神经根易受到损伤；③Ⅲ区骨折，涉及骶管，骶管内马尾神经易受到损伤。在这个分类中，将骶骨横形骨折归属于Ⅲ区骨折（图 6－13）。

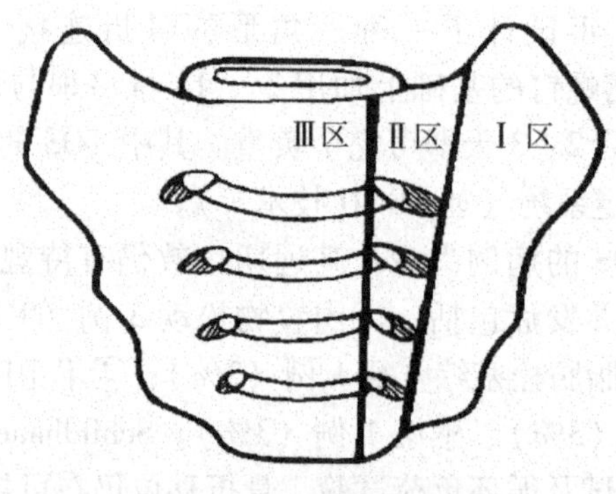

图 6－13 骶骨骨折分型

（二）骶骨骨折与神经损伤

骶骨翼骨折（Ⅰ区）神经损伤发生率为 5.9%，大多损伤 L_5 神经根，一般以坐骨神经轻微功能障碍为主，小部分有直肠、膀胱和（或）性功能障碍。骶骨孔骨折（Ⅱ区）为 28.4%，常致 L_5、S_1、S_2 腹侧神经根损伤（坐骨神经为主），部分患者有直肠和膀胱功能障碍；骶骨孔内侧骨折（Ⅲ区）为 56.8%，常致患者直肠、膀胱和（或）性功能障碍；涉及中央管的骶骨骨折出现括约肌控制障碍最为常见。Gunterberg 认为只要保留单侧 S_2、S_3 神经根，就足以维持括约肌功能和性功能。Fallon 认为骨盆骨折合并泌尿功能、性功能障碍主要由于前骨盆环骨折移位合并膀胱、尿道损伤所致（图 6－14）。

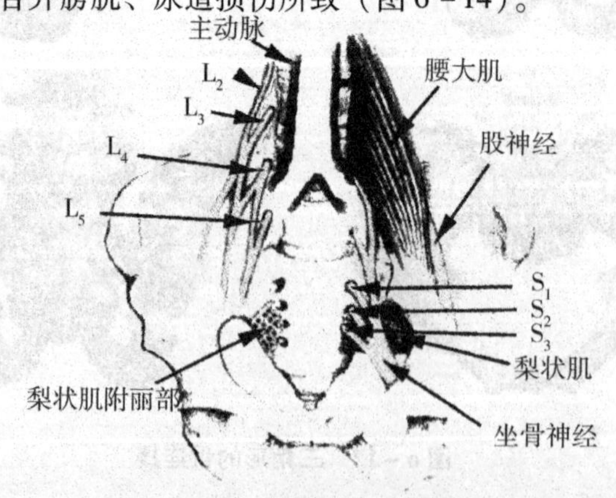

图 6－14 腰骶丛解剖组成

（三）骶骨骨折诊断

骨盆环损伤易合并骶骨骨折，单独骶骨骨折少见，对骶骨骨折的诊断要结合患者的受伤原因、症状、体征和影像学检查。①骶骨骨折常由高能量创伤引起，对与交通事故、高处坠下和严重的侧方挤压伤累及骨盆环时，应高度怀疑存在骶骨骨折可能；②骶骨骨折合并神经损伤常见，患者伤后存在相应区域的感觉和运动障碍，下肢放射性疼痛；③有骶尾部压痛和叩击痛时，应仔细检查有无直肠、膀胱和（或）性功能障碍；④骨盆平片仅能显示明显移位的骶骨骨折，对于骶骨骨折建议行 CT 扫描及其三维重建以明确诊断（图 6－15）。

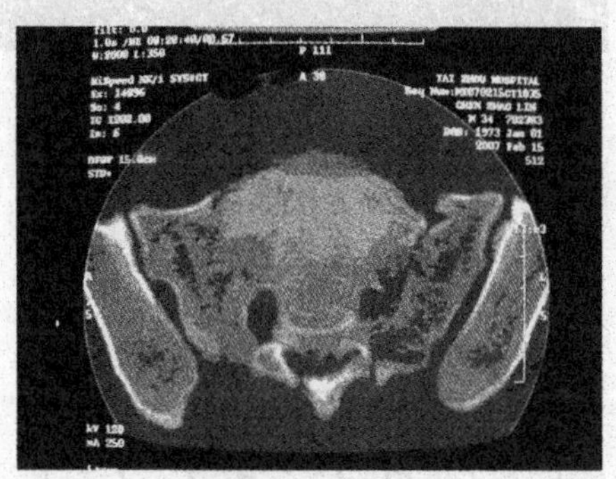

图 6－15　CT 扫描对骶骨骨折诊断非常有用

（四）骶骨骨折治疗

骶骨为骨盆环组成的一部分，对骶骨骨折的治疗计划应从属于骨盆环损伤的治疗。骶骨骨折易愈合，对于骨折移位不明显，不影响骨盆环稳定性，无明显马尾神经损伤者，建议非手术治疗，主要是卧床休息、股骨髁上牵引。在保守治疗期间定期进行神经系统检查及骶骨 CT 扫描，如骨折出现移位和神经嵌压症状，建议手术治疗。

1. 手术治疗适应证

（1）骶骨骨折影响骨盆环的稳定性，非手术治疗具有较高的病残率。

（2）骶骨骨折合并骶丛神经嵌压和马尾神经损伤症状，需要手术减压者。

2. 内固定技术

（1）骶髂关节螺钉固定，将 7.3mm 直径的空心螺钉自髂骨外板经骨折线固定到骶骨椎体，对骶骨纵行骨折尤其适合，且可以微创经皮进行固定。对于存在骶丛神经症状和马尾神经症状不适合此技术。骶骨纵行骨折线经过骶孔，螺钉加压可引起骶孔缩小，造成神经根卡压，以往建议采用全螺纹螺钉。有学者对这类骨折在局麻下进行骶髂关节拉力螺钉固定，术中螺钉拧入使骨折端加压时，应询问患者有无放射性疼痛、麻木等神经体征。

（2）骶骨粉碎骨折合并骶丛卡压，建议后路骶管减压，消除骶丛卡压，可使用下腰椎骨盆支撑，条件允许建议加用骶髂关节拉力螺钉固定。

（3）骶骨螺栓固定。

（4）骶骨后方张力带钢板固定。

见图 6－16、图 6－17、图 6－18。

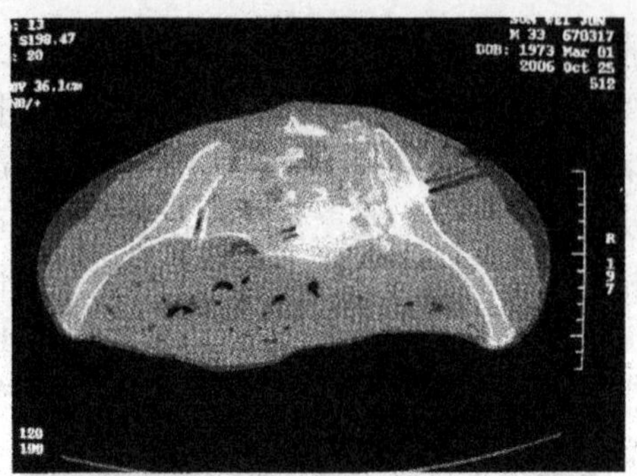

图 6－16　骶骨骨折治疗例 1

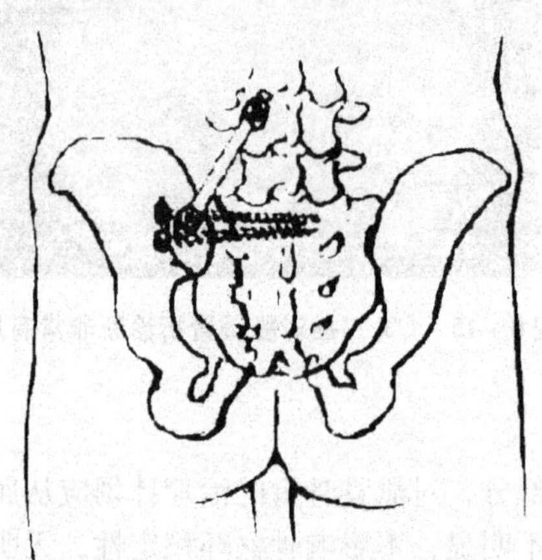

图 6－17　骶骨骨折治疗例 2

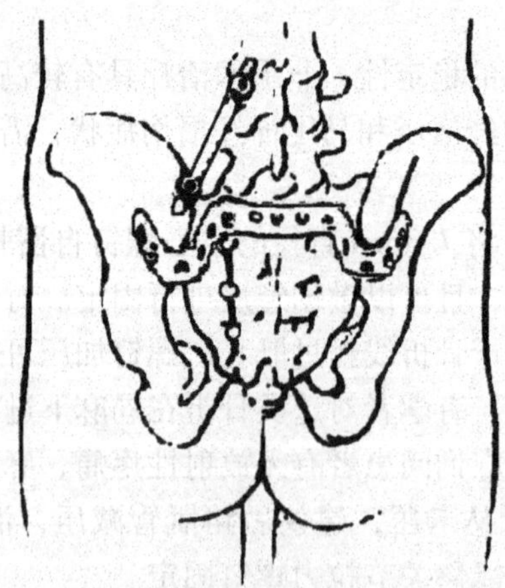

图 6－18　骶骨骨折治疗例 3

（王慧东）

第四节　开放性骨盆骨折与儿童骨盆骨折

一、开放性骨盆骨折

开放性骨盆骨折常为严重的多发性创伤。开放性骨盆骨折暴露于外界环境，骨折部位也可与直肠、尿道、阴道相通。骨折部位易受到外界污染，特别是直肠内容物污染。且开放性骨盆骨折常伴有严重骨盆畸形和周围广泛的软组织损伤。国外文献报道死亡率高达50%，远远高于闭合性骨盆骨折，死亡原因主要是严重的合并伤和并发症。Richardson及其同事强调，潜在的大血管损伤及其可能导致的致死性出血是这类损伤的严重并发症之一。

开放性骨盆骨折容易漏诊，坐骨骨折和骶尾骨折易合并直肠或肛管损伤，女性易合并阴道损伤，骨折端有可能刺破直肠或阴道。由于开放性骨盆骨折伤情复杂、变化快，常为严重的多发性创伤，大出血和休克发生率高，合并伤包括严重的颅脑、胸腹脏器损伤、四肢骨折等，发生率高达87.5%。骨盆骨折患者病情较重，掩盖这类损伤征象，延迟开放性骨盆骨折的诊断。阴部检查及肛门指诊有血是本合并伤的重要体征，对检查阳性者应做进一步检查，包括阴道窥镜、乙状结肠镜等检查。对所有开放性骨盆骨折患者均应仔细检查骨盆后方软组织情况。

开放性骨盆骨折处理原则包括抢救生命、控制出血、清创、处理相关损伤、固定骨盆环。开放性骨盆骨折不仅失血比闭合性骨折多，而且并发大血管损伤出血可能性更大。由于这类患者可能早期死于大出血，早期、快速、足量补充血容量，并将血细胞比容提高到25%左右，同时控制出血部位。用骨盆外固定器对不稳定骨盆骨折及早进行整复和固定是控制骨折部位出血的首要措施，有些学者建议早期急诊外固定以利于复苏。报告称其优点为：①通过减少腹膜后的容量，对腹膜后血肿产生填塞作用；②减少骨折端的活动，更有效地促进血凝块形成；③提高患者在运送和CT等检查时的运动性。必要时应在抗休克的同时尽早进行止血、清创术和骨盆骨折外固定术。

开放性骨盆骨折以会阴部软组织广泛损伤最为常见，创面往往波及泌尿生殖系和肛门直肠，伤口污染严重，腹膜后血肿极易发生严重感染、脓毒血症和MSOF。严重感染是开放性骨盆骨折患者复苏后期死亡的重要原因。预防措施是充分清创后Ⅰ期、延迟Ⅰ期或Ⅱ期闭合创口，骨折部位与直肠相通者，应急诊行转位性结肠造瘘。在结肠造瘘时，应该冲洗结肠远端和直肠，排空所有粪便内容物。对于肛门和直肠严重破坏者，行腹部会阴切开和结肠造瘘，避免开放性骨盆骨折的持续性污染，如果第一次清创不能确定去除范围，可以反复清创，术后选择广谱和敏感抗生素。

腹膜内膀胱破裂要进行手术治疗，在直视下修补破裂口，而腹膜外膀胱破裂只行导尿术。通过前路行骨盆骨折手术时，耻骨上膀胱造瘘术常常导致切口感染，因此应尽量避免行耻骨上膀胱造瘘术。对于阴道撕裂伤口可在彻底清创后一期修复。

开放性骨盆骨折死亡的主要因素是合并伤和并发症。与死亡直接相关的因素包括早期难以控制性大出血、失血性休克，以及随后出现的严重感染和MSOF等并发症。Hanson等分析，伤员年龄>40岁。开放和不稳定性骨盆骨折与开放性骨盆骨折是与死亡相关的3个高危因素，在43例患者中具备3项者5例，死亡率达100%。因此开放性骨盆骨折应重点处理大出血、严重感染、MSOF等并发症和合并伤，特别是严重颅脑、胸腹脏器损伤的诊治，这些是降低死亡率的关键。

二、儿童骨盆骨折

根据国外文献，一般将16岁以下统称为儿童。儿童骨盆骨折不常见，国外报道骨盆骨折的发生率为4.6%。儿童骨盆骨折表现与成人骨盆骨折相似，由于儿童骨盆处在发育期，对不稳定儿童骨盆骨折的处理及其预后与成人有所不同。尤其骨折累及次级骨化中心时，可造成髋臼Y软骨早期永久性闭合而致所谓的“小髋臼”。Torode和Zieg报道40例Ⅳ型儿童骨盆骨折随访结果，其中3例Y软骨早期永久性闭合。

由于儿童骨盆有较强再塑性的能力，通常非手术治疗的长期结果满意，但对于明显移位的严重骨盆骨折仍应该积极手术治疗，而且手术效果满意。常见的需要手术治疗的儿童骨盆骨折有：耻骨联合分离超过2.5cm者，或耻骨联合分离虽小于2.5cm，但存在明显骨盆前环不稳定者；骶髂关节脱位及保守治疗失败的髋关节中心性脱位者；骨盆骨折合并髋臼顶骨折移位者。根据有些学者的临床观察，在手术处理复杂的不稳定性儿童骨盆骨折时仍需注意以下2点。

1. 充分了解儿童骨盆骨折的特殊性　儿童骨盆、关节有良好的弹性，而软骨结构又能吸收能量，因此儿童骨盆具有良好的延展性；儿童骨盆周围的关节弹性大，可允许明显移位而只发生一个部位骨折，而不像成人常见的骨盆环多处骨折；骨突处软骨的固有性质比骨骼薄弱，所以撕脱骨折发生率较高；儿童骨盆骨折可累及髋臼Y形软骨损伤，从而导致肢体不等长和髋臼发育不正常。因此在计划儿童骨盆骨折手术时应充分考虑儿童骨盆环内骨骺的强大塑形能力，同时术中内置物的放置应避免损伤骨骺。但对儿童的耻骨联合分离和骶髂关节脱位必须争取解剖复位，因为该类损伤几乎没有塑形发生。对于年龄不到10岁儿童的骶髂关节脱位，因考虑到S_1椎体较小，将脱位的骶髂关节用螺钉将髂骨固定到骶椎是非常困难的，因此一般直接用螺钉将髂骨固定于骶骨翼，如骶髂关节面骨折严重无法用该手术方法，则用二块微型钢板固定髂骨与骶骨翼或用二块微型钢板按张力带原则将二侧髂骨固定在一起，而对该类患儿的耻骨联合分离可选用微型钢板固定，具体视年龄及骨盆大小选择合适钢板、螺钉。但对于年龄较大儿童则可考虑使用成人内固定方法修复骨盆环损伤。对髋臼软骨损伤，努力争取闭合复位，切开复位容易损伤骨骺，导致骨骺发育停止。

2. 手术前对儿童骨盆骨折类型及其相关合并症要充分评估　该类复杂骨折一般都为高能量损伤，其中以车祸为主要致伤原因，有统计车祸致伤的发生率可高达75%～87%。因此合并症多，失血性休克发生率高，因此在急诊抗休克同时，充分评估和积极处理合并损伤。比较常见的合并伤为尿道损伤，患儿主要表现为排尿困难及尿道口滴血，急诊请泌尿科医师处理。对于存在脑外伤、尿道、阴道及腹腔内脏等损伤的患儿，在控制合并伤且患儿生命体征基本稳定后应尽早行骨盆手术，一般争取在5～7d内对骨盆骨折行手术治疗，理论上超过7d，骨折表面形成新的骨痂，断端内填充瘢痕组织，使手术暴露、复位、内固定等都变得困难，增加手术难度。超过15d，骨折面重塑，各断端失去解剖匹配，与移位骨折片相连的肌肉也会因失去拮抗力而变短，必须行更广泛的显露，以期正确复位。超过3～4周，由于骨盆和髋臼周围血供丰富，骨痂生长迅速，此时X线片中仍有相当“清晰”的骨折线，在术中已很难辨认，更难以判断骨折在三维方向上的旋转情况，手术难度明显增加。如欲在直视下复位，应清除大部分骨痂，这将增加术中失血，且往往仍难以取得满意的复位。

术前对骨盆骨折损伤程度要充分评估，术前除拍摄各种方位 X 线片外，应该常规行骨盆 CT 扫描，并重建骨盆环，充分了解骨折移位情况，仔细设计手术方案；对于骨折可能损伤髂内、臀上动脉的患儿，给予 CT 引导下的动脉造影并进行三维重建，这对制定合适的手术方案十分有用。

3. 预后　儿童骨盆骨折的预后目前尚缺乏大宗病例的临床调查，Bryan 和 Tullos 报道 52 例儿童骨盆骨折，32 例稳定骨盆骨折，没有远期并发症发生；12 例不稳定骨盆骨折死亡率高达 33%，后期骨盆倾斜畸形、旋转畸形和下肢不等长等并发症常见。Klassen 和 Hall 对 181 例儿童骨盆骨折进行长期随访，除了永久性神经损伤和泌尿生殖系统等并发症，有学者强调了骨盆畸形造成了一系列并发症，包括畸形影响美观、患肢短缩和骨盆倾斜引起脊柱侧凸。也有报道，骨盆骨折非手术治疗后，尽管影像上骨盆明显变形，但功能良好。但有学者认为，对于明显移位的儿童骨盆骨折，仍然应该采取手术复位、内固定，尤其对于有耻骨联合分离及骶髂关节骨折脱位的儿童。

（王慧东）

第五节　骨盆骨折的术后并发症及防治

（一）早期并发症

1. 深静脉血栓（Deep Venous Thrombosis，DVT）　深静脉血栓形成是骨盆骨折的常见并发症之一，特别在合并下肢骨折时更为常见，文献报道 DVT 发生率约为 40% ~60%，栓子多位于骨盆内静脉丛，DVT 脱落最常见并发症为肺栓塞，造成危及生命的并发症。DVT 在创伤早期即可出现，此时血液处于高凝状态、局部或全身的静脉回流停滞以及周围软组织损伤严重，都易造成深静脉血栓形成。早期骨盆骨折复位固定、患肢早期活动以及抗凝药物应用可减少血栓形成，临床普遍采用低分子肝素，但在实际工作中因害怕骨盆骨折出血很少使用。对于已经发生的深静脉血栓可予以药物阻止其进一步发展，以期尽快再通，也可手术取栓。目前临床广泛应用下腔静脉滤网可有效预防静脉血栓脱落造成重要脏器栓塞，同时不必担心患者手术、搬运、检查时血栓脱落造成栓塞。

2. 脂肪栓塞（FES）　对四肢骨折时脂肪栓塞（FES）发生比较重视，而对骨盆骨折可能造成脂肪栓塞未引起注意。由于骨盆骨折患者病情往往较重，合并伤多且较为严重，脂肪栓塞症状通常不典型，常未能注意 FES 的发生。骨盆骨折创伤比较严重，出血较多可出现休克早期症状，易与 FES 的症状相混淆，两者可以同时存在，并彼此加重。当早期不明原因的高热，脉速，血小板及血红蛋白进行性下降，血气分析 PO_2 降低，即应高度怀疑急性脂肪栓塞的可能。当患者出现嗜睡、呼吸困难时仍以休克来解释，仅进行抗休克治疗，而延误了抢救。Gurd 诊断标准主要标准：①皮下出血；②呼吸系统症状，肺部 X 线片“暴风雪”样改变表现；③无颅脑外伤的神经症状。次要标准：①动脉血氧分压低于 8.10KPa（60mmHg）；②血红蛋白下降（10g 以下）。参考标准：①脉速快；②高热；③血小板减少；④尿中出现脂肪滴或少尿；⑤血沉快；⑥血清脂酶上升；⑦血中游离脂肪滴。其中有主要标准 2 项以上，或主要标准仅有 1 项，而次要标准或参考标准 4 项以上时可以确定脂肪栓塞的临床诊断。无主要标准只有次要标准 1 项及参考标准 4 项以上的，疑为急性脂肪栓塞。诊断的另外一个因素为，外伤骨折后至少间隔6~12h才出现FES的临床症状，因为FES的潜伏期为4~72h，这对合并头脑部外伤的FES的诊断有帮助。

对于脂肪栓塞的治疗我们遵循的原则是：①骨盆环骨折的固定以减少骨折端的活动，建议使用外固定架，尽量少搬动，以减少骨折端活动及组织再损伤。调整机体的应激反应，减少脂肪栓子的来源。②支持生命，保护肺、脑与重要受累器官。血容量降低极易造成FES的发生。Kroupa认为严重创伤后及时补充血容量，防止和治疗休克，是预防创伤后脂肪栓塞综合征是重要的措施，可以防止外周血管痉挛，保持循环通畅，维持酸碱平衡和正常的血凝集状态。支持呼吸，必要时机械通气，保护脑及神经系统机能，预防和治疗肺脑水肿，防止肾功能衰竭，是治疗脂肪栓塞的关键。早期大剂量皮质激素应用。我们的原则是早、足、短，即尽早，药量足，短时间大剂量，可以抑制脂肪酸对肺部炎症反应，减轻细胞水肿，抑制透明脂酸的活化，减少毛细血管的渗漏；防止血小板聚集和释放活性物质，降低血液高凝状态，减轻支气管痉挛；稳定膜作用，保护肺泡细胞和内皮细胞，促进肺泡Ⅱ型细胞增生，分泌表面活性物质，防止肺塌陷，增加氧弥散效率。预防性应用广谱抗生素，防止肺部继发细菌感染。防止弥散性血管内凝血（DIC）的形成。综上所述对于骨盆骨折患者要注意三防及三早原则，即防治休克，防治DIC，防治FES；早发现，早治疗，早期骨折固定（外、内固定），可以降低FES发生率及病死率，提高FES治愈率。

3. 内固定或外固定失败　骨盆骨折固定具有较高的失败率，最常见原因是骨盆后环术后再移位，术前缺乏对骨盆环稳定性损伤的认识，未能正确区分B、C型骨盆骨折。后环骨折或脱位手术切开复位未能达到解剖复位，骨盆环力学稳定性将受到严重影响。对于骨盆环固定效果的评价应在手术治疗结束以后，外固定或牵引常作为内固定的辅助。若术中感觉内固定不确切或复位不充分，建议术后加用外固定或牵引，延长制动时间直到骨愈合。对于单纯骶髂关节脱位患者，不管采用何种固定方法应力求解剖复位，残留的移位可造成复位的进一步丢失以及长期的腰骶部酸痛不适。我们对单纯骶髂关节脱位手术治疗46例，骶髂关节前方钢板固定12例，骶髂螺钉固定26例，骶骨棒固定8例，其中5例复位不佳，在后期均存在不周程度的复位丢失，3例腰骶部疼痛明显，1例术后2年予以骶髂关节融合，症状消失。而骶髂关节复位满意者，仅1例存在腰骶部疼痛。因而，我们对单纯骶髂关节脱位闭合复位不满意者果断采用切开复位经皮骶髂螺钉固定。

4. 感染　外固定支架常发生钉道感染，处理相对简单，可以通过调整钉道、开放感染部位的皮肤以及更换敷料而得到控制，如感染造成螺钉松动，建议拔出固定螺钉，经创口换药能较快愈合。对于骨盆环不稳定患者建议更换固定针位置以获得骨盆环稳定性。闭合性骨盆骨折内固定术后感染发生率较低，常发生于周围软组织损伤严重患者，切口软组织失活较多。这些并发症骨盆后入路较为常见。对于内固定术后感染应尽早切开引流及清创。内固定是否保留要仔细评估，若固定可靠则可留置，但创口必须引流充分；若内固定松动，建议取出并加用辅助外固定。骨盆骨折端感染易发生髋骨骨髓炎，使治疗相当棘手，术前同位素扫描对判断髋骨感染范围有相当帮助，在扩创时必须切除感染髂骨。

（二）晚期并发症

1. 后骨盆环复位不良　骨盆后环骨折脱位复位不满意、畸形愈合常导致严重的并发症。对于单纯骶髂关节脱位，手术不能达到解剖复位，不管使用何种固定，术后极易发生腰骶部位疼痛，术后可存在双下肢不等长，步态异常，而术后复位进一步丢失加重双下肢不等长。

而对于后方髂骨骨折，即使骨折存在一定的错位，下肢短缩小于1cm，愈合后也常无明显的腰骶部疼痛，而短缩大于2cm，将明显影响患者下肢行走功能。对于明确由骶髂关节复位不良造成的疼痛，可行骶髂关节融合术治疗，我们对1例单纯骶髂关节脱位术后2年的腰骶部疼痛患者进行骶髂关节融合术，术后患者疼痛症状消失。对于骨盆旋转畸形，特别是移位的耻骨支骨折端可能对膀胱造成损伤，对症状严重者可行骨切除以解除压迫，而对于尿道本身病变造成梗阻者，建议由泌尿外科处理（图6－19）。

2. 不愈合　经髂骨骨折不愈合发生率较低，常见发生于前方耻骨支或耻骨联合以及后方骶髂关节骨折或脱位。骨盆环骨折不愈合最初症状是骨盆的疼痛和不稳定，前后压缩损伤造成前部耻骨支不愈合，而且往往是无症状性的，而对于耻骨联合分离损伤不愈合常见遗留会阴区疼痛。后方骶髂关节骨折或脱位不愈合常遗留腰骶部疼痛以及下肢不等长。因而对患者症状和骨盆异常进行全面评价是必需的，外科手术的原则是稳定骨盆环和不愈合区植骨融合。

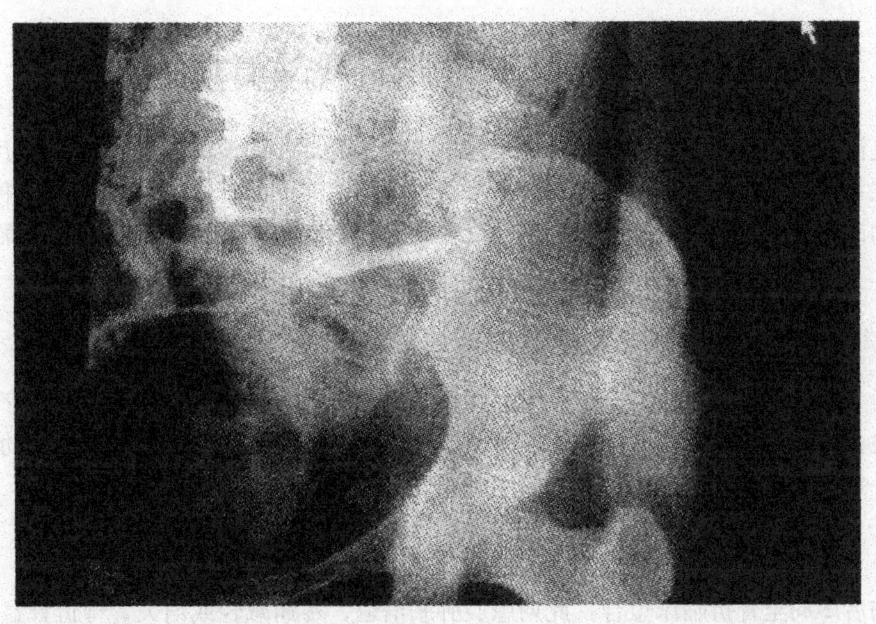

图6－19　骶髂关节复位后再移位

3. 永久性神经损伤　腰骶丛的主要部分位于骨盆内，受到稳定的骨盆骨性结构保护，故腰骶丛神经损伤临床较为少见。神经损伤的发生率和骨盆骨折的部位及其严重程度有关。Tile C 型骨折并发腰骶丛损伤发生率为50%左右，可表现为坐骨神经症状和直肠、膀胱和（或）性功能障碍。Denis 等报道骶骨骨折神经损伤发生率为22%，其中骶骨翼（Ⅰ区）发生率为5.9%，L_5 神经根部分损伤（坐骨神经为主）功能障碍轻微；骶骨孔（Ⅱ区）为28.4%，常致 L_5、S_1、S_2 腹侧神经根损伤（坐骨神经为主），部分患者有直肠和膀胱功能障碍；骶骨孔内侧（Ⅲ区）为56.8%，常致患者有直肠、膀胱和（或）性功能障碍；涉及中央管的骶骨骨折出现括约肌控制障碍最为常见。肌电图检查既可确定神经损伤的有无，又可为神经损伤的定位和定性诊断提供依据。Weis 报告28例骨盆骨折，临床未发现有神经损伤表现，经肌电图检查发现11例（40%）分别有腰骶丛、坐骨神经、L_5、S_1 神经根或股神经损害的肌电图改变。

对腰骶丛损伤以保守治疗为主：Reilly 等认为只要骨盆后环解剖复位、牢固固定，损伤神经的恢复有了最佳局部环境，多数患者能自行恢复功能。Dujardin 等认为神经损伤的恢复具有不可预知性，大多数神经损伤因牵拉所致，可以先行保守治疗，同时应用适宜的夹板或支具，防止畸形发生。手术探查、减压、神经修复慎用。但对于骶骨骨折，术前 X 线显示骨性嵌压一个或多个神经根、单纯骨折复位不可能解除嵌压时，可行骶骨椎板切除、神经根减压术。

4. 医源性并发症　骨盆骨折手术创伤大，解剖复杂，术中易发生血管损伤，造成危及生命的大出血，手术医师经验不足，暴露不充分，骨折复位及内固定位置不满意。在经髂腹股沟入路时易损伤股动脉、股静脉、股神经、Corona Mortise 血管以及精索或子宫圆韧带。在经骶髂关节螺钉固定时，螺钉位置不佳，螺钉进入骶管或穿出骶骨前方骨皮质损伤髂血管或腰骶丛。在处理骨盆前环时损伤膀胱和尿道。

（王慧东）

第六节　骨盆骨折康复治疗

康复治疗在骨盆骨折和髋臼骨折的治疗中占有十分重要的地位，手术只是治疗过程的一部分。在手术完成后，有效的康复有助于获得满意的功能恢复，减少可能存在的并发症。康复计划的制定必须结合骨折类型和手术情况。骨盆骨折和髋臼骨折术后的康复步骤一般分为 3 个阶段。

一、早期

伤后 2 周内，此时患肢肿胀、疼痛，骨折端不稳定，容易发生移位，康复治疗主要是改善患肢血供和减轻肿胀。先行下肢肌肉等长收缩，随着疼痛减轻，逐渐过渡到主动运动，期间配合一定的物理疗法，以消除患处的水肿，防止肌肉萎缩和髋关节粘连。

二、中期

指伤后 2 周至骨折临床愈合。此期患肢肿胀消退，疼痛减轻或消失，骨折日益稳定，被动运动转为主动活动。伤后 5 ~ 6 周，骨折处有足够骨痂形成，可逐渐过渡到各关节的主动屈伸运动，防止肌肉萎缩和关节僵硬。对于髋臼骨折有助于关节软骨的修复和关节面的塑形，同时防止关节内粘连。健侧肢体和躯体应尽可能维持其正常活动，改善全身状况，防止并发症的发生。

三、后期

指骨折已达到临床愈合或已去除外固定的时期。此时 X 线显示骨痂已明显形成，骨骼有了一定的支撑力，但多存在髋关节及其邻近关节活动度下降、肌肉萎缩等功能障碍。此期康复主要是受累关节的活动度、增加肌力和恢复肢体功能。加强患肢关节的主动活动和负重练习，恢复关节活动范围，最大限度地恢复肌力。

几种损伤程度较轻的骨盆骨折类型的康复：

1. 骨盆边缘孤立性骨折　包括髂前上棘、髂前下棘、坐骨结节撕脱骨折和骶尾骨横断骨折，这类骨折骨盆环完整性存在，不影响骨盆环力学稳定性，只需卧床休息，一般不需特别处理，髂前上棘撕脱骨折可于屈髋、屈膝位卧床，坐骨结节撕脱骨折则采用大腿伸直、外旋位固定。对于运动量较大的年轻患者，髂前上棘、髂前下棘、坐骨结节撕脱骨折可行切开复位内固定术。

2. 骨盆环单处骨折　包括髂骨骨折，一侧耻骨上、下支骨折，耻骨联合轻度分离，骶髂关节轻度脱位等几种情况，其中以骨折发生在一侧耻骨支最为常见。由于这类骨折往往无明显移位，比较稳定，建议卧床休息，症状减轻后即可下床活动。一侧无移位的耻骨支骨折，只要疼痛允许，无需卧床休息。耻骨联合轻度分离，一侧骶髂关节轻度脱位或一侧骶髂关节附近的髂骨骨折，应牵引手法整复，卧床休息。

3. 髋臼术后 CPM 机的使用及康复要点

（1）术后早期：指术后 2d 内，患侧髋关节于外展位 15°、屈曲 30°，根据术中骨折类型和骨折复位及内固定强度决定是否需要牵引。对于疼痛程度较轻的患者，鼓励患者进行主动膝、踝关节的屈伸活动及股四头肌的等长收缩锻炼，以加快下肢静脉回流、减轻肿胀。

（2）术后中期：术后第 3 ~ 14d，此时髋关节切口引流管已经拔除，对髋关节术后稳定的患者，应进行关节持续被动活动，CPM 机下做下肢功能锻炼，从 30°开始，每天 2 次，隔天关节活动度增加 5° ~ 10°。鼓励患者进行主动髋、膝关节屈伸运动，并持续股四头肌等长收缩锻炼，有助于防止关节僵硬、粘连和肌肉萎缩，促进髋关节功能恢复。

（3）后期：术后 2 周以后，切口已经愈合，患者可出院进行康复治疗，对于髋关节不稳定患者一定注意维持患肢的牵引。简单髋臼骨折一般维持 4 ~ 6 周，而较复杂的髋臼骨折应维持 6 周，牵引重量为体重的 1/14 ~ 1/16。康复医师指导患者在家里下肢主动屈伸运动、股四头肌锻炼、床边站立以及不负重行走，术后 8 周随访，根据 X 片及查体情况，增加髋关节外展肌及腘绳肌的锻炼，开始髋关节主动内收、外展运动练习。根据骨折类型、内固定的稳定程度逐渐开始部分负重行走，术后 12 ~ 14 周完全负重行走。

（王慧东）

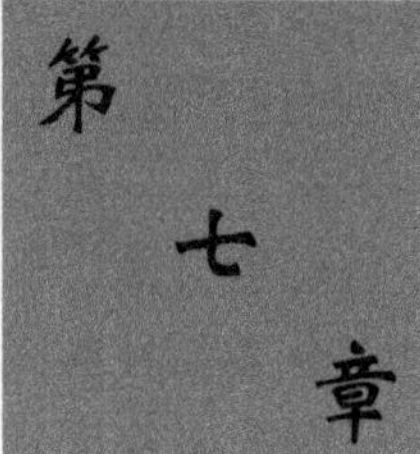

第七章 颈椎疾病

第一节 颈椎管狭窄症

一、病因和病理

（一）病因

1. 先天性因素 先天性颈椎管狭窄是软骨发育不全（Achondroplasia）、神经纤维瘤病、颈椎先天性畸形的相应表现，其椎体、椎弓形态往往也有异常。

2. 发育性因素 颈椎在胚胎发生和发育过程中，由于某种因素造成椎弓发育障碍，导致椎管矢状径小于正常的长度，椎管扁平。

3. 颈椎退行性病变 颈椎退行性变是后天继发性颈椎管狭窄的最主要原因，其病因主要是颈椎间盘退变、椎体后缘骨质增生、黄韧带肥厚、椎板增厚、小关节增生肥大等，这些因素都可引起椎管径的继发性狭窄。

4. 外伤 严重的颈椎外伤可引起外伤性颈椎管狭窄症。骨折的椎体向背侧突入椎管腔，使局部椎管变形；外伤性颈椎脱位、半脱位使相应节段颈椎管狭窄，引起颈髓或神经根受压。

5. 医源性病变 颈部的某些手术可致颈椎管狭窄。例如，颈椎板切除术后可产生硬膜外纤维化，而局部的纤维化常导致瘢痕形成，是医源性颈椎管狭窄的常见原因；颈前路椎间盘切除、自体髂骨植骨块或钛网置入太深，亦可造成颈椎管狭窄，甚至颈髓压迫。

6. 其他 后纵韧带骨化症、黄韧带骨化症、特发性弥漫性骨肥厚症、氟骨症、强直性脊柱炎等疾病均可伴有颈椎管狭窄。

（二）病理

由于发育性、退变性或其他原因所致的颈椎管狭窄症，均可引起脊髓血液循环障碍，导致脊髓压迫。因此，引起颈椎管狭窄症的病理改变也是多方面的。

（1）椎弓根变短，引起椎管矢状径较正常狭窄，但是单纯先天性狭小一般不致产生脊髓和脊神经根病变，只有在原有椎管先天性狭小基础上再附加有其他病变，使管腔有进一步的不规则狭小时，才产生神经系统的症状。

（2）椎体后缘骨质增生，后纵韧带骨化和髓核的突出或脱出等，均易造成脊髓前方受压，尤以仰伸时最为明显（图7－1）。

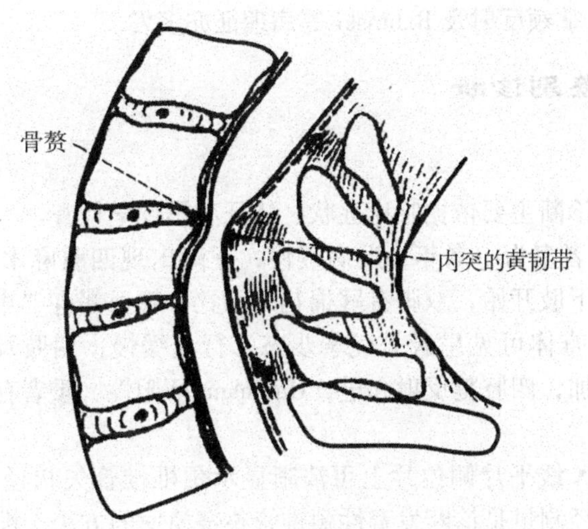

图 7－1 颈椎管狭窄

在椎管狭窄基础上，如椎管前方有骨刺或髓核突出，则脊髓更易受累，尤以仰伸时为甚

（3）椎板增厚、黄韧带肥厚、硬膜外瘢痕等在颈后伸时从后方刺激、压迫脊髓。

（4）小关节突增生肥大，从脊髓侧后方压迫脊髓。

（5）钩椎关节的增生性改变引起椎间孔的狭窄，从而导致颈椎神经根受刺激或压迫。

（6）上述病理改变可使构成颈椎管后壁、前壁和侧壁的骨性和纤维性结构均存在不同程度的增生、肥大，向椎管内占位，使椎管狭窄而压迫脊髓。另外，椎间孔狭窄亦属椎管狭窄的范畴，其狭窄症的表现以神经根受刺激而引起的根性神经症状为主。

二、临床表现

颈椎管狭窄症多见于中老年人，发病缓慢，好发于下颈椎，以 $C_4 \sim C_6$ 节段最为多见。颈椎管狭窄引起颈髓受压，从而出现颈脊髓损害的症状与体征，主要表现为四肢感觉运动与括约肌功能障碍。

1. 症状　大多数患者于本病的早期即可出现四肢麻木、皮肤过敏或感觉分离的感觉障碍的表现。这主要是由于脊髓丘脑束及其他感觉神经纤维束受累所致，其中 90% 以上的病例感觉障碍先从上肢开始，以手臂部尤为多发，亦可能先从肩部开始；而感觉障碍出现后一般持续时间较长，可有阵发性加剧，此多与各种诱发因素有关。而运动障碍出现多在感觉障碍之后出现，其中大多是在检查时发现，表现为椎体束征，患者大多从步态沉重、下肢无力、抬步困难、易跪倒及胸腹或骨盆区的束带感等症状开始，随着症状的逐渐加重而出现四肢瘫痪。另外，部分患者在本病的中后期可出现大小便障碍，以尿频、尿急及便秘为多见；后期则可引起尿潴留，甚至有大小便失禁等表现。

2. 体征　颈部症状不多，活动受限不明显。躯干及四肢常有感觉障碍，但很不规则，四肢肌肉萎缩、肌力减退、肌张力增高，而肌萎缩出现较早，且症状也多较明显，范围亦较广泛。浅反射诸如腹壁反射、提睾反射及肛门反射等多呈现减弱或消失；而深反射如上肢的肱二头肌反射、肱三头肌反射、桡骨膜反射，下肢的膝反射和踝反射等多呈对称性活跃或亢进，而 Hoffmann 征；掌颏反射及 Babinski 等病理征亦多发。

三、诊断和鉴别诊断

（一）诊断

颈椎管狭窄症的诊断主要依据临床症状、体征和影像学检查。

1. 一般特点　患者多为中老年，发病缓慢，逐渐出现四肢麻木、无力、行走不稳等脊髓受压症状。往往从下肢开始，双脚有踩棉花的感觉，躯干部有“束带感”。

2. 检查和体征　查体可见患者呈痉挛步态，行走缓慢，四肢及躯干感觉减退或消失，肌力减退，肌张力增加，四肢腱反射亢进，Hoffmann 征阳性，重者存在踝阵挛及 Babinski 征阳性。

3. X 线平片　在 X 线平片侧位片上可清晰显示颈椎椎管矢状径和椎体矢状径，而在标准侧位片行椎管矢状径测量是诊断发育性颈椎管狭窄简便的方法。椎管矢状径为椎体后缘中点到椎板棘突结合部之间的最短距离，一般以 C_5、C_6 椎节为标准，其他椎节也应逐一测量。实际测得的颈椎管中矢径绝对值小于 12mm，为椎管相对狭窄；小于 10mm 为绝对狭窄。为排除放大率的影响，测量颈椎管中矢状径与椎体中矢状径的比值更为准确。若 3 节以上的比值均小于 0.82，则提示椎管狭窄；当比值小于 0.75 则可确定为椎管狭窄（图 7－2）。

而继发性颈椎管狭窄症的影像学表现除上述所见外，尚可见到原发病的相应表现，如侧位片显示颈椎变直或弧度反曲、多发性椎间隙狭窄、颈椎不稳、关节突增生等；而动态测量颈椎过伸、过屈位颈椎管功能性矢状径对了解颈椎管的退变状况有意义。功能性矢状径Ⅰ：椎体后下缘到下位颈椎棘突根部前上缘的距离；功能性矢状径Ⅱ：下一椎体后上缘至自体棘突根部前上缘的距离（图 7－3）。

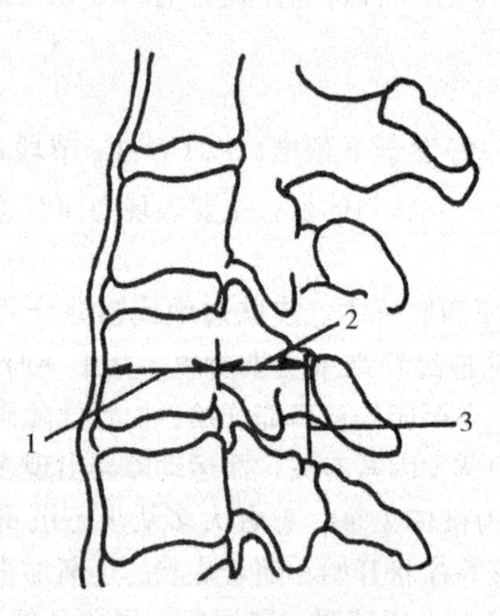

图 7－2　颈椎矢状径测量

1. 矢状径；2. 椎管矢状径；3. 棘突基底连线

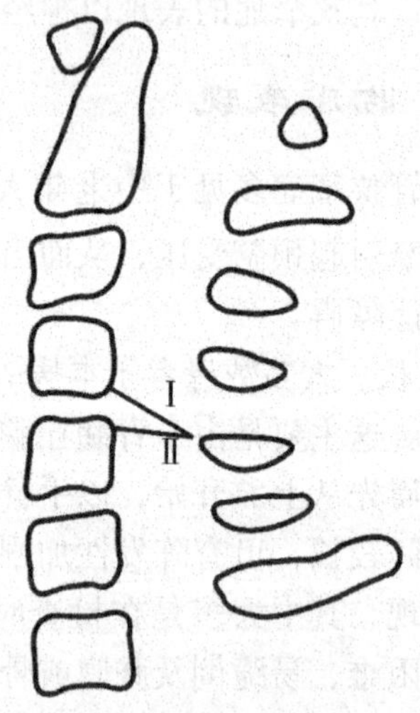

图 7－3　颈椎功能矢状径测量

Ⅰ：功能矢状径Ⅰ；Ⅱ：功能矢状径Ⅱ

而对于后天性颈椎管狭窄症，我们尚可计算有效颈椎管率，分别测量椎管矢状径（a）及其相应的椎体中矢径（b），测量如前述。因椎体的退变首发于椎体上下缘，我们测量同一椎体下缘的椎体矢状径（c），包括向椎管内突入的骨嵴，但不包括向椎体前方突出的骨嵴（图7-4）。有效颈椎管率 =（a + b - c）/c，当数值 <0.6 时，临床应考虑退行性颈椎管狭窄。

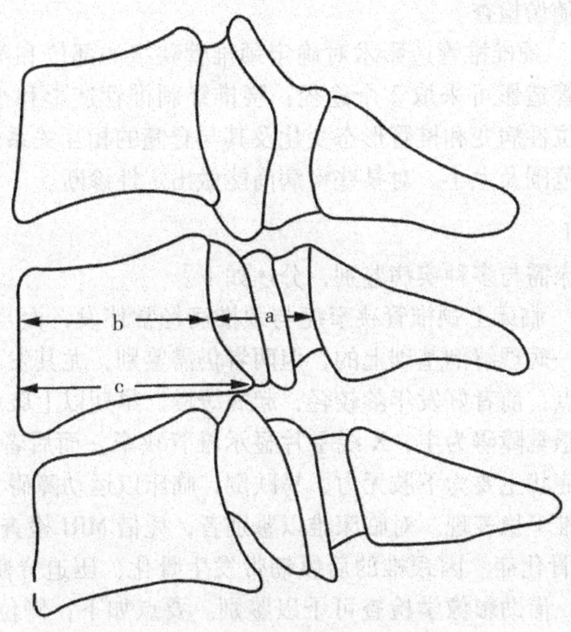

图7-4　有效颈椎管率测量

4. CT扫描　CT扫描可清楚地显示骨性椎管，但对软性椎管显示不良。CT的轴位断层扫描时须注意平面与椎管纵轴相互垂直，否则斜面扫描而呈椎管扩大伪像，影响测量效果。将增强造影和CT扫描结合在一起的CTM检查可清楚地显示骨性椎管、硬膜囊和病变的相互关系，可在CTM图像上对颈椎横断面的各种不同组织和结构的面积及其之间的比值进行测量，从而诊断病变程度和判定预后。有椎管内造影增强CT扫描（IntCECT）和静脉注入造影剂颈椎对比增强CT扫描（lvCECT）两种方法。IvCECT不能用来评定脊髓型的颈椎病，主要用来诊断神经根性的椎管狭窄，尤其是在带有特殊软件CT机上，可重组出椎管和颈椎45°角斜位三维立体图像，骨窗上可以非常准确地描绘出神经孔的形状和大小。另外，随着CT三维成像技术的迅速发展和不断完善，在颈椎管狭窄症的评价中，三维重建图像能更精确显示解剖结构和病变的立体毗邻关系，在骨性病变的评价上具有积极意义，为手术提供更多更丰富的影像信息。

而CT尚可通过测量椎管与脊髓的截面积来诊断椎管狭窄。正常人颈椎管截面积在 $200mm^2$ 以上，而椎管狭窄者最大横截面积为 $185mm^2$；椎管与脊髓面积之比值，正常人为2.24 : 1，而椎管狭窄者为1.15 : 1。

5. MRI检查　MRI技术是当前了解脊柱脊髓内在图像和各种病理变化最敏感的图像技术，它可了解椎管内外的解剖结构情况，对确定椎管的矢径、椎体后缘骨质增生、椎间盘退变程度及局部炎症情况等可提供准确的依据。但其不能清晰显示椎体、椎板骨皮质及骨化的韧带。颈椎管狭窄症的MRI特征表现为颈髓蛛网膜下隙的消失，伴有脊髓的受压变形、髓内改变和致压因素。MRI尤其在 T_2 加权图像上可看到象征伴随着椎管狭窄的软组织水肿或脊髓软化的髓内信号强度增强。Okado 等在 T_1 加权的横切面图像上定出颈髓正中矢径距和左右最宽横距，设计脊髓受压率的等式为：压迫率 = 矢状距/横距 * 100%，并可用求积仪测绘出颈髓横截面积。而且对于带有钛钢内植入的机体 MRI 可提供安全的检查，并且图像清晰，有助于手术后的随访检查。

6. 脊髓造影检查　颈椎椎管造影术对确定颈椎管狭窄的部位和范围及手术方案制定均具有重要意义。颈椎管造影可采取 2 个途径：腰椎穿刺椎管造影和小脑延髓池穿刺椎管造影。可诊断椎管内占位性病变和椎管形态变化及其与脊髓的相互关系。能早期发现椎管内病变，确定病变部位、范围及大小。对某些疾病尚能做出定性诊断。

（二）鉴别诊断

颈椎管狭窄症临床需与多种疾病鉴别，分述如下。

1. 脊髓型颈椎病　临床上颈椎管狭窄症与颈椎病经常伴发，而且约 80% 以上的颈椎病是建立在椎管狭窄这一病理解剖基础上的，但两者仍需鉴别，尤其发育性颈椎管狭窄症和脊髓型颈椎病。鉴别要点：前者好发年龄较轻，起病缓慢，早期以上肢或手部麻木、疼痛为早发症状，临床表现以感觉障碍为主，X 线平片显示椎管狭窄。而后者好发年龄多在 55 岁以后，起病较快，早发症状主要为下肢无力、易跌倒，临床以运动障碍为主，X 线主要显示椎间隙狭窄、骨刺及颈椎不稳表现。对临床难以鉴别者，凭借 MRI 检查多能做出诊断。

2. 颈椎后纵韧带骨化症　因颈椎的后纵韧带发生骨化，压迫脊髓和神经根，从而产生肢体感觉和运动障碍，借助影像学检查可予以鉴别。要点如下：侧位 X 线片上可见椎体后有长条状钙化阴影，必要时加摄断层片即可确诊；CT 片上则可见椎体后方有骨化块，从而临床可予鉴别。

3. 椎管内肿瘤　椎管内有占位性病变从而导致脊髓压迫的症状。鉴别如下：临床表现为脊髓呈进行性受压，患者症状逐渐增多，从单肢发展至四肢，感觉障碍及运动障碍同时出现。X 线平片可有椎弓根变薄、距离增宽、椎间孔增大等椎管内占位征象；如瘤体位于髓外硬膜下，造影可有杯口样改变；脑脊液蛋白含量增加，MRI 检查对鉴别诊断很有帮助。

4. 脊髓空洞症　多见于青年人，病程缓慢。痛温觉与触觉分离，尤以温度觉减退或消失更为突出。脊髓造影通畅，MRI 检查可见颈髓呈囊性变，中央管扩大。

5. 脊髓侧索硬化症　系运动神经元性疾病，症状以肢体无力为主，手部早发，呈进行性、强直性瘫痪，无感觉障碍及膀胱症状；可有明显肌肉萎缩，尤以双手为重；影像学检查可无阳性所见。另外，患者可多伴有发音障碍、舌偏斜及吞咽困难等症状。

四、治疗

1. 保守疗法　本病由于其病理解剖基础是器质性的椎管狭窄，因此保守疗法常难以解决根本问题。保守治疗主要用于本病的早期阶段及在手术疗法前后作为辅助疗法，而对于发病时间较晚的年迈患者，尤其是全身实质性脏器有病变的患者，临床亦以保守治疗为主。具体措施主要以颈部保护为主，辅以理疗及一般对症措施，对伴有颈椎间盘突出及颈椎节段性不稳的病例可行牵引疗法。对发育性颈椎管狭窄的患者，应慎重应用手法治疗，避免过度旋转及前屈、后伸等被动粗暴手法。而对颈椎管重度狭窄的高龄患者，手法治疗应列为禁忌证。平日应注意颈部体位，不可过伸，更不宜长时间或突然屈颈，尤其是在有骨刺的情况下，易引起脊髓损伤。

2. 手术疗法

（1）手术适应证：①广泛的发育性颈椎管狭窄，颈椎管前后径在12mm以下，或椎管矢状中径与椎体矢状中径比值小于75%，且有临床症状者。②颈椎后纵韧带骨化致广泛椎管狭窄，有相应临床症状者。③颈椎病3个椎间隙以上的多发性椎间隙退变致椎管狭窄，有相应临床症状者。④颈椎前路手术后，症状改善不佳，复查仍有颈椎管狭窄者。⑤黄韧带肥厚或骨化致相应临床症状者。

（2）手术入路选择：手术途径应根据压迫脊髓的组织来自脊髓前方或后方，以及椎管狭窄的范围进行选择，以达到使脊髓压迫彻底解除的目的。由于CT和MRI的广泛临床应用，不仅显示脊髓受压的方位，还可显示脊髓受压的范围和程度，对选择手术途径和方法提供了有利依据。

对于压迫来自脊髓前方，累及范围局限在2个椎间隙以内，选用前路手术可直接解除对脊髓的压迫，并植骨融合稳定颈椎以达到治疗效果，如仍有椎管狭窄症状则可酌情再行后路手术。而先天性颈椎管狭窄、黄韧带肥厚、后纵韧带连续性骨化造成的颈椎管狭窄以及虽然脊髓压迫来自前方，但累及3个椎间隙以上的颈椎退行性改变致椎体后缘增生，均应施行后路手术。

（3）前路手术：前路手术主要分为2类：一类为经颈前路手术，去除间盘组织、骨赘、骨化灶、开槽或椎体次全切除减压后行植骨融合术；另一类为颈椎前路椎管成形术，临床也称前壁漂浮法，主要用于明显的椎管狭窄及严重的后纵韧带骨化者，分述如下。

1）椎体次全切除植骨椎管扩大术：麻醉、体位与入路同颈椎前路手术。术中X线定位后，先用小尖刀、小刮匙和髓核钳切除拟次全切除的椎体上下端的2节椎间盘组织，用三关节咬骨钳咬除或用环钻钻除，或用刮匙刮除拟次全切除椎体宽度的中间约1/2椎体骨质（约1.2cm宽），深至后纵韧带浅层或硬膜囊浅层。刮除上下方的椎间隙椎体终板软骨并保留骨性终板组织，与被次全切除椎体相邻椎体的后缘骨赘宜切除干净。切取带三面皮质骨的髂骨块修整成型植入颈椎次全切除处，并予颈椎前路钢板固定。对于经济条件较好的患者可不取自体髂骨，颈椎次全切除处予钛网植入并加颈椎前路钢板固定，术后处理同颈椎前路手术。

2）颈椎前路椎管成形术（前壁漂浮法）：麻醉、体位与入路同颈椎前路手术。术中X线定位无误后，利用电钻、凿及刮匙先将病节椎体前方、中部及后部的大半全部切除，后方仅保留椎管前壁骨质（即椎体后缘）。范围视具体要求而定。用小号钻头将椎体后缘骨壳四周骨质磨薄，再磨透，使其呈游离状。当椎体前方骨壳呈漂浮状时，由于椎管内的压力较高，则可使已游离的骨壳自动地向前方漂浮，从而扩大椎管的矢状径而有利于改善脊髓受压状态。取自体髂骨块或钛网植入骨槽内并加予颈椎前路钢板固定，术后处理同颈椎前路手术（图7-5）。

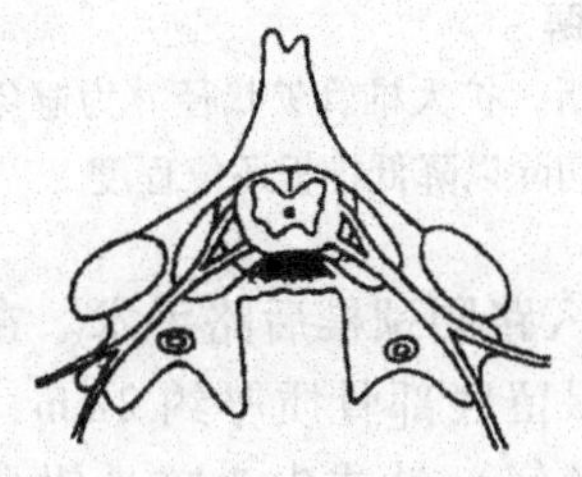
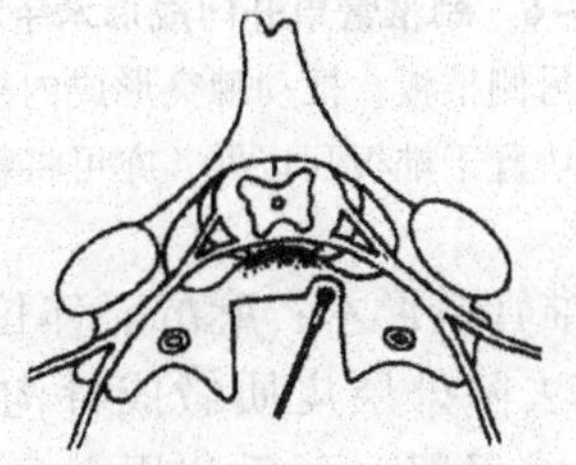
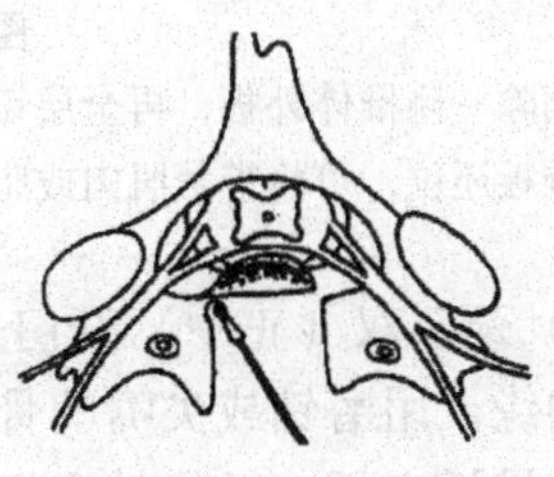

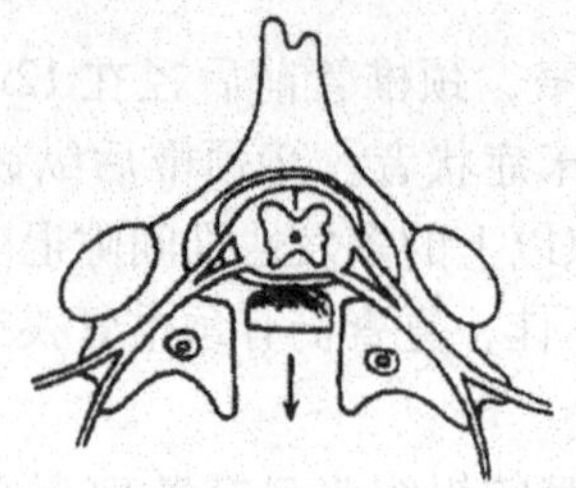

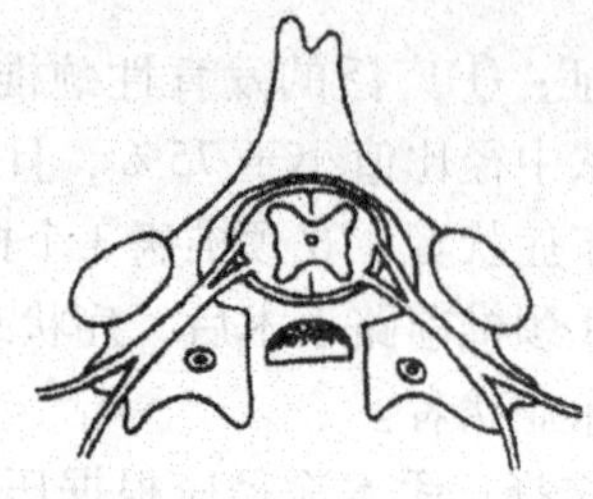

图 7-5　颈椎前路椎管成形术手术图解

切除前方骨质及椎间盘，磨去一侧椎体后缘骨质再磨去另侧椎体后缘双侧骨质磨去后，使后方的骨化物呈游离状物逐渐漂向前方，游离骨化从而达到减压目的

（4）后路手术：目前较常用的手术方法主要有 4 种：①颈椎管单开门成形术。②颈椎管双开门成形术。③棘突悬吊式颈椎管成形术。④颈椎后路“Z”字成形术，分述如下。

1）颈椎管单开门成形术：麻醉、体位与入路同颈椎后路手术。用尖嘴咬骨钳或高速磨钻切除一侧椎板之外板及另侧椎板全层。向半椎板切断侧推动棘突，形成内板骨折，扩大椎管矢状径。椎管矢状径扩大后，为维持其有效间隙的间距，防止再关门，最好将棘突缝合固定至椎板骨折侧的椎旁肌中，以降低关门率。而为避免椎板还位，可将带蒂肌肉或脂肪块置于椎板开口处，亦可以切除棘突，以降低椎板还位程度。关闭切口，逐层缝合（图 7-6）。

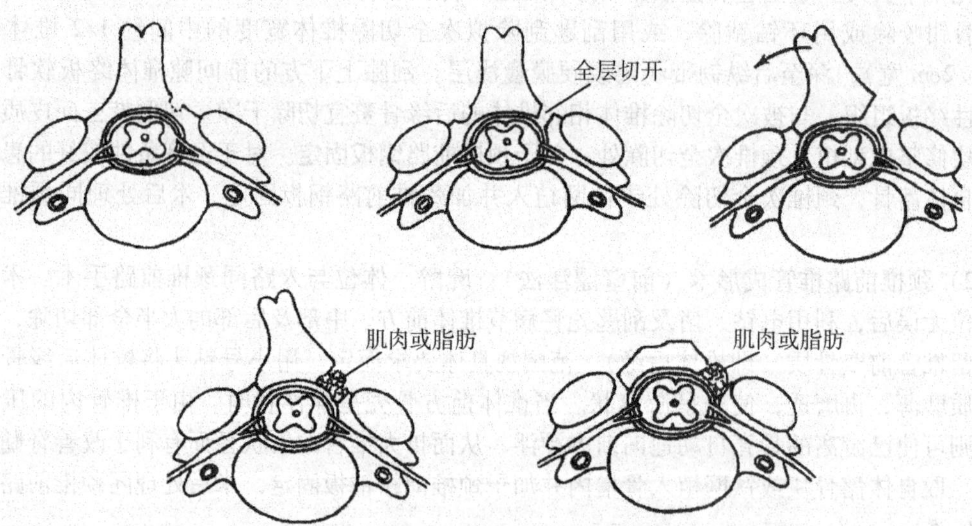

图 7-6　颈椎管单开门成形术手术图解

切除一侧椎体外板，再全层切断另侧椎板，推动棘突形成内板骨折，扩大椎管矢状径。为避免椎板还位，可将带蒂肌肉或脂肪块置于椎板开口处，亦可将棘突切除以降低椎板还位程度

2）颈部双（正中）开门式椎管成形术：麻醉、体位与入路同颈椎后路手术。在两侧关节内缘，用磨钻或尖嘴咬骨钳去除外层皮质做成骨沟，保留底部骨质厚约 2mm，两侧均保留椎板内板。可将棘突切除或保留，而后利用微型电（气）钻或尖头咬骨钳自中线

将棘突至椎弓后缘全层切开。将棘突向两侧掀分开，间距以0.8～1.2cm为佳，将咬除的棘突或髂骨块或异体骨块植入两侧掀开的中间部并予钢丝固定。关闭切口，逐层缝合（图7－7）。

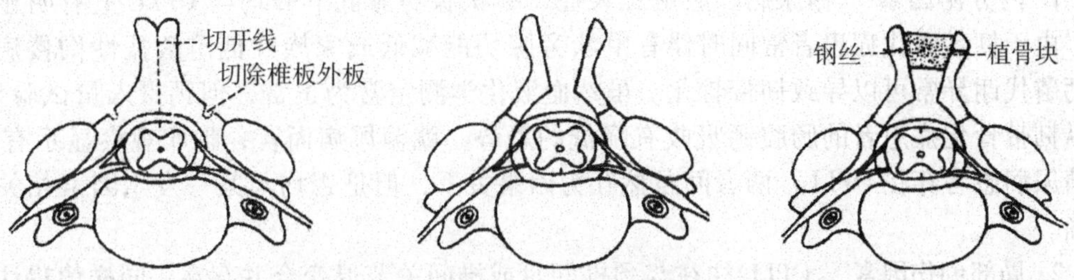

图7－7　将劈开的棘突分向两侧，后将植骨块嵌于分开的棘突固定

3）棘突悬吊式颈椎管成形术：麻醉、体位与入路同颈椎后路手术。用尖嘴咬骨钳或高速磨钻将拟减压节段的双侧椎板切断。咬除部分棘突，使之缩短；保留头侧棘间韧带，切断尾侧棘间韧带、椎板间韧带。拉紧棘突与尾侧正常棘突，用钢丝固定；或以棘突基部穿线拉紧与头尾侧正常棘突固定。关闭切口，逐层缝合。

4）颈椎后路“Z”字成形术：麻醉、体位与入路同颈椎后路手术。先将棘突切除，再将椎管后壁用微型锯等器械切成“Z”形。向两侧掀开以扩大椎管矢状径，并予丝线或钢丝固定扩大椎管矢径的椎板。关闭切口，逐层缝合（图7－8）。

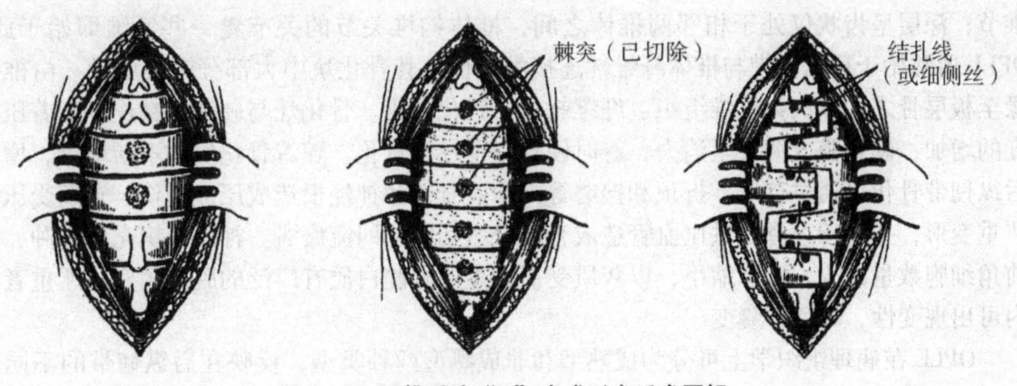

图7－8　颈椎后路“Z”字成形术手术图解

（郝玉升）

第二节　颈椎后纵韧带骨化症

一、病因

颈椎后纵韧带骨化（OPLL）的确切病因目前尚不清楚，可能与创伤、慢性劳损、炎症、颈椎间盘变性、遗传等因素有关。有人在研究中发现OPLL患者小肠钙的吸收减少，据此认为OPLL的发生与代谢有关；也有人对OPLL患者的家族史进行调查，提出OPLL发生为常

染色体显性遗传的可能性；还有人认为OPLL的形成与饮食习惯有关，较多进食植物蛋白质者易患OPLL。综合大量实验研究与临床观察结果，OPLL的发生可能与以下两种因素的关系最为密切。

1. 内分泌因素　糖尿病、肢端肥大症、甲状腺功能低下等均与OPLL上有明显相关性。由于韧带骨化症患者常同时伴有甲状旁腺功能减低或家族性低磷酸盐性佝偻病，提示钙磷代谢异常可以导致韧带骨化。虽然血液化学测定常为正常，但钙摄入量试验显示：后纵韧带骨化症患者的肠腔钙吸收有降低的趋势。就糖尿病而言，临床观察显示有16%的糖尿病患者存在OPLL，两者间虽然互为因果关系，但是否均与某一发生因素相关尚不明确。

2. 局部创伤因素　OPLL往往与颈椎间盘或椎间关节退变合并存在，同样值得注意的是不少OPLL患者曾经有过颈椎外伤史。由于后纵韧带和椎体后缘静脉丛之间关系紧密，当外伤或椎间盘后突时，静脉易遭创伤作用发生出血，并进入后纵韧带引起钙化、骨化。在颈椎退变的情况下，外伤后发生骨化的可能性将明显增加。

二、病理改变

后纵韧带位于椎管内，起自第2颈椎，沿诸椎体后面延伸至骶骨。韧带上宽下窄，在胸椎比颈、腰椎为厚。在椎间盘平面以及椎体的上下缘，韧带同骨紧密接触，在椎体的中间部分，韧带同骨之间有椎体基底静脉丛分隔。后纵韧带比前纵韧带致密、牢固，通常分为深、浅两层，浅层为一坚强韧带，自颅底垂直下行，在侧方延伸达椎间孔，连续分布3个或4个椎节；深层呈齿状仅处于相邻两椎体之间，椎体钩椎关节的关节囊一些纤维即始于此层。OPLL通常始于后纵韧带与椎体纤维性连接的部位，其骨化块中大部分为板层骨，由椎体后缘至板层骨之间依次为纤维组织、纤维软骨、钙化软骨。骨化灶与硬脊膜粘连，随着压迫程度的增加，硬脊膜变薄甚至消失，有时硬脊膜也发生骨化。随着骨化块的不断增大，增厚的后纵韧带骨化可通过挤压、折顶和挫磨等方式对脊髓和神经根造成压迫损伤，脊髓受压发生严重变形，并可压迫脊髓供血血管造成脊髓缺血和静脉回流瘀滞。神经组织充血水肿，脊髓前角细胞数量减少，形态缩小，以灰质受损较重，脊髓白质有广泛的脱髓鞘变。严重者脊髓内可出现变性，坏死，囊变。

OPLL在病理组织学上可分为成熟型和非成熟型两种类型，反映在后纵韧带的不同区域或节段其骨化程度不一致，即有的部位已完全成熟，而有的部位尚未骨化或刚刚出现软骨细胞。软骨内死骨在OPLL形成中可能起重要作用。

后纵韧带骨化的患者还有全身性增生的倾向，除合并脊柱骨质增生、强直性脊柱炎之外，还常伴有前纵韧带、黄韧带骨化。故有人认为，后纵韧带骨化可能是全身性骨质增生和韧带骨化的局部表现。此外，部分患者除颈椎后纵韧带骨化外，尚有胸椎黄韧带、腰椎棘上韧带或髌韧带等组织骨化，具有全身多部位骨化的倾向。在颈椎，整个颈椎后纵韧带都可以发病，但以颈5、颈4、颈6、颈7为最多，同时可向纵的方向和水平方向发展。后纵韧带骨化在沿着纵轴方向生长的同时，在水平方向也同时扩大，形成椎管内的占位性病变，使椎管容积变小、椎管狭窄，造成脊髓、神经根受压，脊髓被挤压呈月牙形状，并被推向椎管后壁，骨化块的后壁呈波浪状改变。

三、临床表现

OPLL 并非全部都出现临床症状，其中多数可终生未被发现或体检时偶然发现。只有在 OPLL 压迫脊髓和神经根时，才会出现临床症状，轻微的颈部外伤可诱发临床症状的出现造成原有症状的加重。

OPLL 症患者的临床表现与颈椎管狭窄症、颈椎病临床表现十分相似，既可有脊髓压迫症状，也可有神经根受压症状。在早期表现为颈部疼痛及轻度活动受限。在非成熟型 OPLL，由于骨化区相邻的椎间关节出现不稳，也可能引起头晕、恶心、心慌及呈非神经性分布的头面部或肢体的感觉障碍等交感神经刺激症状。随骨化块不断增大变厚，颈椎管逐渐狭窄，脊髓及神经根会受到愈来愈严重的挤压，脊髓缺血情况加重，从而引起神经功能的损害。典型者呈现慢性进行性痉挛及四肢瘫痪的症状与体征，表现为四肢麻木，无力，手指笨拙，步态痉挛致行走不稳，胸腹部呈束带样感觉，括约肌功能障碍等。体验可见肢体及躯干感觉障碍，深反射亢进，多伴有上肢及下肢病理反射。如果脊髓与神经根或脊髓前角细胞均受到损害，也可表现上肢反射减弱而下肢反射亢进的体征。在具有发育性颈椎管狭窄或存在椎间不稳及椎间盘突出者，上述症状与体征可出现更早，进展更快。对绝大多数患者而言，起病时往往无明显诱因，缓慢发病，但有近 1/5 的患者，因程度不同的外伤、行走时跌倒或乘车时头颈突然后仰等突发起病，或使原有症状加剧甚至造成四肢瘫。据统计，OPLL 患者最初出现临床症状的平均年龄男性为 51.2 岁，女性为 48.9 岁。

脊髓症状产生的原因包括：①后纵韧带骨化灶逐渐生长变厚，在脊髓前方直接产生压迫（脊髓丘脑前束及皮质脊髓前束）。②脊髓在受压并逐渐后移过程中，还受到两侧齿状韧带的持续牵拉，这种齿状韧带的牵拉可以在脊髓产生应力区，应力区集中在齿状韧带附着的邻近部位（皮质脊髓侧束）。③当患者颈部突然后伸时，肥厚的黄韧带向前方膨出压迫脊髓，使脊髓在前方的后纵韧带骨化灶及后方前突的黄韧带夹击下造成脊髓中央管损伤综合征，产生四肢瘫，且上肢症状远较下肢为严重。④骨化物突入椎管恰好对脊髓前动脉造成压迫时，可引起中央沟动脉的血供障碍，使脊髓中央部损害，也表现为脊髓中央管损伤综合征。

四、影像学检查

1. X 线表现及骨化类型　在颈椎侧位片上，OPLL 显示为椎体或椎间隙后方的高密度条索状或斑块状骨化影。可呈分节状或纵行连续性，边缘光滑整齐，长度与宽度不一，骨化带与椎体间有一线状透明间隙，这与钙化带浅层骨化明显而深层为增厚的非骨化区相符合。骨化易累及 $C_{4\sim6}$ 节段，此段亦常为骨化最厚的部位。据有关数据统计，平均受累的椎体节段为 3.1 节。早期 X 线平片难以发现，CT 检查可提高其显示率。根据骨化灶的形态和范围，有学者将其分为四型（图 7－9）。

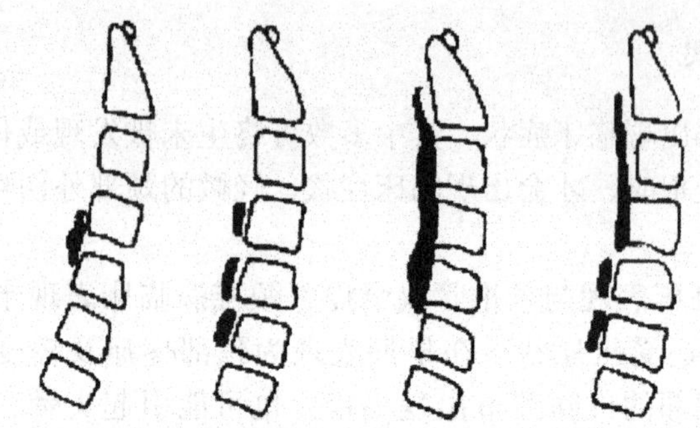

（1）孤立型　（2）间断型　（3）连续型　（4）混合型

图 7-9　后纵韧带骨化分型

（1）孤立型：骑跨于相邻 2 个椎体后缘上方及下方，即发生于椎间盘平面，占 7.5%。在 OPLL 中以 C_2 椎节最为多见，其次为 C_4 和 C_6 椎节。一般 2～5 个椎节为最常见的发病数，平均约 3 个椎节。

（2）节段型：骨化块呈云片状存在于每个椎体后缘，数个骨化灶可分别单独存在而无联系。该型最为多见，占 36%。

（3）连续型：骨化呈条索状连续跨越数个椎体，呈一长条索状，骨化物连续不断，甚至达胸椎水平。此型约占 27.3%。

（4）混合型：既有连续的骨化块又有节段的骨化块，相连续的骨化多位于 $C_{2\sim3}$ 水平，单个者多出现于下颈椎。此型占 29.2%。

为准确判断狭窄程度，可采用普通 X 线摄片和断层片来测量椎管的狭窄率。狭窄率是侧位片中骨化块最大前后径与同一平面椎管矢状径之比。椎管狭窄率的计算公式是：颈椎管狭窄率 = OPLL 最大厚度/椎管矢状径。

临床症状和体征情况在很大程度上取决于脊髓受压的程度，及椎管的有效空间。而椎管狭窄率又较为客观地反映了椎管的矢状径和骨化灶厚度的关系，间接地显示了脊髓受压情况。临床上观察到狭窄率大于 40% 者，症状、体征大多较为严重，患者表现为四肢肌力明显减退，行走困难，甚至瘫痪，多有明显的椎体束症状。狭窄率小于 30% 者，临床表现相对较轻，大多数日常生活能自理，部分患者尚能工作。由于下肢肌力减退，此类患者极易跌倒受伤，形成颈椎脊髓损伤，使病情骤然加重。狭窄率在 30%～40%，临床表现基本上介于两者之间。但椎管狭窄率与脊髓压迫也并非绝对平行。

2. 脊髓造影表现　脊髓造影术可观察到后纵韧带骨化灶对硬膜囊的压迫情况，影像上常表现为与骨化水平相一致的不全性或完全性梗阻。当 OPLL 骨化块增厚不显著时，仅可见到造影剂柱前缘有不同程度的长条状压迹，无椎管梗阻的征象。当 OPLL 骨化明显时，椎管可完全或部分梗阻，表现为造影剂柱前缘中断。如合并椎间盘突出时，可见硬膜囊呈弧形受压。OPLL 病变基本居中，椎管正中矢状径狭窄较明显，颈段造影剂柱的受压不限于椎间盘平面。要确定受压梗阻范围，须作上行性和下行性两次造影。脑脊液蛋白含量升高，Quekenstedt 试验表现为部分或完全性梗阻。

3. CT 扫描　CT 扫描是诊断后纵韧带骨化症的重要方法，可以在横断面上观察和测量骨化物的形态分布及其与脊髓的关系。显示 OPLL 的厚度、形态、累及范围及椎管狭窄情况较普通 X 线片更敏感和准确。

在 CT 扫描图像上，可见椎体后缘有高密度骨化块突向椎管，椎管狭窄，容量变小，脊髓和神经根受压移位变形。可用椎管横断面狭窄率来表示椎管狭窄程度，如果对横断面图像进行矢状面重建的骨化物在椎管纵向、横向的发展情况，从而对后纵韧带骨化的范围有更加全面的了解。在 CT 图像上，OPLL 骨化块可呈小圆块影、横条形、半圆形、卵圆形、椭圆形、飞鸟形、三角形、两半卷发形等多种形态。根据椎管最狭窄水平骨化块的形态，在横断面 CT 图像上可将其分为方型、蘑菇型、小山型三种类型。OPLL 的形态可因骨化厚度及骨化分布范围不同，而在不同层面的连续图像出现改变，且 CT 还可观察到 X 线平片不能发现的不成熟骨化灶。从 CT 扫描上观察，绝大多数患者的骨化灶位置居中，偏于一侧甚至同椎骨侧壁融合的较为少见。

CTM 与 CT 相比，除同样能显示 OPLL 在椎管水平断面的形态与大小外，还能清晰显示骨化块对硬膜囊压迫的程度及脊髓受压迫后的形态。

4. MRI 表现　MRI 可根据脊柱韧带的形态和信号变化判断韧带的正常或异常情况，在 MRI 的 T_1、T_2 加权像上，骨化的后纵韧带常呈低信号强度突入椎管，并可见硬膜囊外脂肪减少及硬膜囊受压。在相应横断面上，可见椎体后缘呈低信号的后纵韧带骨化影从椎管前方压迫脊髓及神经根。Tobias 认为，由于韧带骨化组织同其他骨组织一样含有骨髓及脂肪，因而在 T_1 加权像上也可表现为高信号强度变化。尽管 MRI 诊断后纵韧带骨化不及 CT 扫描和 X 线断层片，但其能在直接勾画出骨化灶范围程度的同时，反映出脊髓受压后的信号变化，对判断手术预后具有一定意义，并能排除其他原因造成的脊髓压迫症。

五、诊断

依据神经学检查，结合上述 X 线、CT、MRI 等影像学所见，常可做出明确诊断。但有两个问题需要明确：①后纵韧带骨化并不一定有临床症状出现，许多 X 线普查发现的后纵韧带骨化十分严重，但患者本人还可以正常生活而无明显的症状。同样，在某些广泛的颈椎后纵韧带骨化灶中，并不是每个平面都产生压迫症状的，必要时可采用神经诱发电位和肌电图来确定受累及的神经范围及平面。②除了后纵韧带骨化，骨化灶还可以发生在黄韧带，这两组韧带的同时骨化就会严重影响椎管的大小，产生明显的脊髓压迫症，若同时累及到胸、腰椎，则病情将更为复杂多变。

伴发疾病有：

（1）颈椎退行性改变：颈椎退行性改变随着年龄的增加而加重，其病理改变累及椎间盘、椎体、椎板、小关节、韧带等各个部位，如椎间盘脱水变性、突出、椎间隙狭窄、椎体后缘骨赘增生、小关节增生、椎板增厚、韧带肥厚等。颈椎退行性改变与后纵韧带骨化之间存在着密切关系，一方面，尽管后纵韧带骨化的病因尚未明确，但退行性改变是引起后纵韧带骨化的因素之一已为大家所公认；另一方面，当颈椎某一节段发生后纵韧带骨化而使活动受到限制时，该部位的上、下椎间隙和小关节承受的负荷活动将增加，可逐渐出现并加速退行性改变。

（2）弥漫性特发性骨肥厚症（DISH）：此病又称 Forestier 病，是老年人中常见疾患，大多数患者临床症状并不明显。其主要病理变化为脊柱连续数个椎体前、外侧钙化和骨化，伴有或不伴有神经压迫症，外周骨与肌腱和韧带附着处通常也发生钙化和骨增生。DISH 多见于下胸段和腰段，典型X线片表现为脊柱前外侧连贯性、宽大的骨化带，受累区域椎间隙正常。临床上发现相当多的OPLL伴发DISH，或者说DISH伴发OPLL，有学者认为OPLL是DISH的一种特殊类型表现，但经过流行病学调查后发现，DISH与OPLL两者间存在着差异，不应视为同一种疾病。

六、治疗

（一）非手术治疗

OPLL症的治疗包括保守治疗和手术治疗。对于症状轻微，或症状明显但经休息后能得到缓解者，以及年龄较大有器质性疾病不能耐受手术者，均可采用非手术疗法。非手术治疗的目的在于保护和固定颈椎，使骨化区以外出现不稳定的椎间关节变为逐步稳定，从而消除由椎间不稳定而产生的局部运动刺激因素。常用的有持续头颅牵引、卧床休息、颈托固定、理疗和药物治疗等。由于后纵韧带的骨化块既可以对脊髓产生直接接续的压迫，又可以在颈部活动时对脊髓产生摩擦，采用保守疗法将颈部固定后可以消除摩擦引起的刺激，取得的疗效往往较预期的为好。对于颈椎的间歇性牵引法与推拿疗法，有引起症状加重的报道，应慎重选用。药物疗法除注射消炎止痛、神经营养药物之外，近来有神经生长因子运用于临床，显示了一定的疗效。对OPLL患者应首先采取保守治疗，若经过一段时间的保守疗法仍无效时考虑手术治疗。

据有关报道，对轻症OPLL患者接受非手术治疗后5年的随访结果显示：无症状加重者占54.8%；症状有改善者占26%；症状加重者为18.5%。而重症OPLL患者经非手术治疗后几乎均无效果。

手法推拿不宜用做OPLL症的非手术治疗方法。临床上因推拿手法不当致OPLL患者症状加重的例子已有部分报道，推拿造成高位截瘫甚至死亡的病例也非属罕见。据此，手法推拿应视为OPLL症治疗的禁忌证。

（二）手术治疗

手术适应证：①症状严重，骨化明显，椎管矢状径在12mm以下。②症状和体征进行性加重，保守治疗无效者。③影像上骨化灶十分明显，此时颈椎管已极度狭窄，轻微外伤即可引起脊髓损伤，有人主张积极手术。

OPLL症的手术方式种类繁多，但以手术途径划分，可分为前侧经路、后侧经路及前后联合径路三种途径。各种方法均有其优缺点和适应范围，应用时须根据患者具体情况加以选择。其最终目的是解除骨化的后纵韧带对脊髓的压迫，扩大椎管。

1. 前路减压术颈前路　手术适应证：①颈3以下节段性后纵韧带骨化，骨化灶厚度小于5mm，椎管狭窄率小于45%，前路手术较安全。②对于3个或3个以下节段的后纵韧带骨化灶，前路减压加植骨融合为首选。

从理论上讲，后纵韧带骨化均应施行颈前路手术，直接切除韧带骨化灶解除脊髓压迫，但由于技术上的原因，对于某些较为特殊的后纵韧带骨化，外科医师不得不选择颈后路手术。颈前路手术又包括后纵韧带骨化灶的切除法和漂浮法两种。采用漂浮法时，先切除减压范围内椎间盘，再用咬骨钳将椎体部分咬除，并用微型钻头磨削切除椎体后缘骨质，使黄白色的后纵韧带骨化块逐渐显出手术视野，并将骨化灶四周完全游离软化呈浮动状态，减压后硬脊膜下脑脊液的搏动膨胀，骨化灶可以逐渐向前移动，从而达到减压目的。对于节段型OPLL合并显著椎间盘突出时，后者往往是造成脊髓或神经根病损的主要因素，通过椎间盘切除与椎间植骨融合术一般可取得治疗效果。对混合型OPLL合并椎间不稳的病例，如果骨化块增厚不显著，脊髓未受到挤压，而椎间不稳因素较突出时，单纯的椎间盘切除及椎体间植骨融合术多可奏效。

对施行的颈前路切除后纵韧带骨化灶手术进行随访总结后认为术中应注意以下问题：①严格掌握前路手术指征，是手术成功的关键之一。②彻底切除骨化灶，扩大减压范围，显露出骨化灶上下两端及左右两侧的正常硬脊膜。③彻底止血，保持手术野清晰，便于手术顺利进行。④术中操作准、轻、稳，防止脊髓伤害。⑤当椎管有效矢状径小于6mm时（椎管原始矢状径减去骨化灶厚度），更要注意无创操作，如果椎管矢状径小于3mm时，在术中发生瘫痪的可能性极大。⑥采用显微外科技术操作，切除相应的椎间盘和骨化灶，可提高手术疗效。⑦减压区域植入修整成形的髂骨或腓骨，但不要超过4个椎节，以免术后晚期发生颈椎曲度畸形。⑧颈椎伤口必须放置半管引流条24小时。⑨术中采用上下界面螺丝钉固定，或术后采用颈颏石膏固定3个月，直至植骨块融合。

2. 颈后路手术　颈后路手术适应证：①4个或4个以上节段的连续型或混合型后纵韧带骨化症。②后纵韧带骨化灶累及颈1~2者。③后纵韧带骨化灶波及颈胸段至颈以下椎节者。④后纵韧带骨化灶伴发急性颈脊髓损伤，须作广泛多节段椎板切除减压者。

包括椎板切除减压和椎管成形术两类。椎板切除术中又有半侧椎板切除术和全椎板切除术之分，前者切除一侧椎板，关节突内侧缘、棘突基底部及黄韧带，后者切除棘突及双侧椎板，切除的范围除受骨化灶压迫的脊髓节段之后，还须包括上下各一正常椎节的椎板。半椎板切除术操作简单，对脊柱稳定性影响较小，但椎管扩大范围有限，通常选择临床症状、体征较重的一侧进行颈椎半椎板切除，但有时骨化灶在椎体后缘的一侧较为严重，甚至与椎管侧壁相连，造成一侧椎管极为狭窄，此时若选择该侧进行半椎板切除，会增加脊髓损伤的机会，为此，可选择骨化壁的对侧进行减压，避免上述情况发生。全椎板切除术先将减压节段的棘突切除，再用咬骨钳咬薄椎板或采用微型钻头将椎板削磨到能隐约见到硬膜的菲薄程度，用剪刀将菲薄的椎板剪除，使减压范围内的硬膜与脊髓同时膨隆。全椎板切除减压较为彻底，手术也不复杂，但对脊柱稳定性破坏较大，并可因环形疤痕形成脊髓压迫，在对颈椎后纵韧带骨化行全椎板切除术后患者的长期随访报道中发现约1/3的患者骨化灶有不同程度的发展。颈椎曲度畸形率达到43%。

为此，有人对椎板切除术进行改进，设计了椎管成形术，有单侧开门和双侧开门术等。尽管有人认为在减压程度、神经恢复、脊柱稳定性和颈椎曲度畸形等方面椎板切除术和椎板成形术两者间无显著差异，但更多的研究证明，颈椎管成形术能增加脊柱稳定性，防止颈椎反屈畸形发生，并能控制颈椎后纵韧带骨化灶的发展。椎管成形术中重要的技术环节是维持脊椎后结构稳定在手术时的位置，保持对脊髓的减压效果。早期采用了将椎板棘突缝合在邻近肌肉及关节突上的方法，尽管手术操作较为简单，但由于缝合固定不确实，时常发生椎骨后结构重新恢复到手术前位置，而再次形成椎管狭窄。为避免上述关门现象的发生，人们又设计出了众多的椎板成形方法，采用这种手术，需要有精细的手控高速钻锯，术中采用植骨和内固定技术，同时，由于这种操作较为复杂使术中出血增多，手术时间延长，脊髓损伤的机会也相应增多。

3. 颈后路及前路联合减压术　在混合型 OPLL 并伴有巨大椎间盘突出或显著增厚的局限性骨化块时，有人采用分期手术的方法进行后路和前路联合减压。一期手术行后路减压及椎板成形，使椎管矢状径扩大，脊髓获得充分向后移行的空间，两周后再行第二期手术，切除前方较大的突出间盘或局限性骨化块。这种联合减压的方式使脊髓压迫解除得较为充分。在后路手术已使椎管扩大，脊髓缓冲间隙增加的情况下，再行前路的骨化块或椎间盘摘除也使手术变得更安全。

（郝玉升）

第三节　颈椎间盘突出症

一、病因

颈椎间盘突出症是脊柱外科的常见疾病之一，是颈椎间盘在尚无明显退行性改变的基础上，受到一定的外力作用而使纤维环破裂，引起髓核后突，突出的髓核直接引起颈髓和神经根受压，产生的一系列临床症状。

通常是由于颈部突然的过度活动或椎间盘发生退行性变而引起。颈部外伤，如颈椎过伸性损伤引起的上位椎体向后移位和屈曲性损伤所致的双侧小关节脱位或半脱位，均可使椎间盘后方张力增加，导致纤维环破裂，髓核突出，压迫颈髓和神经根。

椎间盘是人体各组织中最早、最易随年龄而发生退行性变的。随着年龄的增长，髓核失去一部分水分及其原有的弹性，致使椎间盘发生退变。颈椎间盘变性和破裂与颈椎伸屈活动频繁引起的局部劳损和全身代谢、内分泌紊乱有关，并且由于齿状韧带的作用，颈髓较为固定，当椎间盘纤维环和后纵韧带破裂时，髓核突出易压迫颈髓。颈椎后外侧的纤维环和后纵韧带较薄弱，颈部神经根在椎间盘水平呈横向走行进入椎间孔，即使突出的椎间盘很少，也可引起神经根受压。

二、病理

椎间盘又称椎间纤维软骨盘，是由纤维环、髓核及软骨板组成并连结于上、下两个椎体之间的重要结构。颈部椎间盘除了 C_1，C_2 间没有外，自 C_2 下方至 T_1 上方共有 6 个。

颈椎间盘的特点是：纤维环为其周边部的纤维软骨组织，质地坚韧而富弹性，在增加椎间关节的弹性，扭曲和旋转运动方面起重要作用。颈部椎间盘的总高度为颈部脊柱高度的 20%~24%。颈部椎间盘前部较高、较厚，髓核偏后，髓核易向后方突出或脱出。髓核富含水分（含水量在 80% 左右，随年龄增长而递减，老年人可低于 70%）和类似黏蛋白组织。髓核具有较高的膨胀性，受到压力时，含水量减少；解除压力时又吸收水分，体积增大，使髓核能较好地调节椎间盘内压力。椎间盘的血液供应随年龄增长而逐年减少，血管口径变细，一般在 13 岁以后已无血管再穿入深层。所以，在劳损和退变后，椎间盘的修复能力相对较弱。

正是由于颈部椎间盘上述特点，从而保持了颈椎的正常活动。但因前纵韧带宽大肥厚，髓核又偏居于椎间隙后方，在病变、运动负荷过大和外力因素作用下，易导致椎间盘纤维环后部破裂，髓核向狭窄薄弱的后纵韧带处突出或脱出，造成颈椎间盘突出症。尤其是在椎间盘发生一定退变的基础上，受到一定的外力作用，甚至是轻微的外力都可造成颈椎间盘突出或脱出。这种椎间盘的退变，一方面是由于年龄的增长，髓核失去水分和弹性所致；另一方面则与颈椎过度屈伸引起局部劳损有关。另外，全身代谢、内分泌方面的改变，也是颈椎间盘退变和破裂不可忽略的因素。

椎间盘突出症多见于腰段；胸段几乎很少发生；颈段则介于胸段、腰段两者之间，其发生率大约是腰椎间盘突出症的10%。因为颈椎间盘突出的部位不同，可分别压迫脊髓和脊神经根，产生一系列类似颈椎病的症状和体征。

三、临床表现

临床上经常由于轻度劳损或外伤引起，轻重程度主要视神经根受压的程度而不同。一般根据颈椎间盘向椎管内突出所压迫的部位的不同，分为中央突出型、侧方突出型。

1. 中央突出型　突出部位在椎管中央，此型以颈髓受压为主要表现。当颈椎间盘中央突出后，因脊髓受压，可出现不同程度的四肢无力，且下肢重于上肢，表现为行走不稳；严重时可出现四肢不完全性或完全性瘫痪以及大小便功能障碍，表现为尿潴留和排便困难。中央型的体征为：不同程度的肢体肌力下降；肢体肌张力增高；深、浅感觉异常，可因椎间盘突出的节段不同而显示不同的平面；四肢腱反射呈现亢进，病理征可显示阳性。

2. 侧方突出型　突出部位在后纵韧带的外侧，钩椎关节的内侧，该处有颈脊神经通过，因此突出的椎间盘可压迫脊神经根而产生根性症状。主要症状为后颈部疼痛，僵硬，活动受限，疼痛可放射至肩部或枕部；一侧上肢有疼痛和麻木感，但很少双侧同时发生；肌力改变不明显。在发作间歇期，患者可以毫无症状。查体时发现头颈部常处于僵直位，活动受限；病变节段相应椎旁压痛、叩痛；椎间孔挤压实验阳性，根性牵拉试验阳性；受累的脊神经根支配区感觉异常、肌力减退、肌肉萎缩、反射改变（表7-1）。

表7-1　颈椎间盘突出症的主要体征

椎间隙	受压神经	麻木区	疼痛区	肌力减退	腱反射
$C_{2\sim3}$	C_3	颈后部，尤其乳突周围	颈后部及乳突周围	无明显肌力减退	无改变
$C_{3\sim4}$	C_4	颈后部	颈后部，沿肩胛提肌放射	无明显肌力减退	无改变
$C_{4\sim5}$	C_5	三角肌区	颈部侧方至肩部	三角肌	无改变
$C_{5\sim6}$	C_6	前臂桡侧和拇指	肩及肩胛内侧	肱二头肌，拇指及示指屈伸肌	肱二头肌反射改变或消失
$C_{6\sim7}$	C_7	示指，中指	肩内侧，胸大肌	肱三头肌	肱三头肌反射改变
$C_7\sim T_1$	C_8	前臂尺侧，环指，小指	上肢内侧，手掌尺侧，环指，小指	握力减退	反射正常

四、诊断

根据本病的病史特点，临床表现以及影像学特点，诊断颈椎间盘突出症多无困难。

1. 临床诊断　本病可分为急性和慢性颈椎间盘突出症。前者多有轻重不等的颈部外伤史，起病后即可出现神经根或脊髓受压症状，如神经根放射痛、上肢麻木、手臂无力、腱反射亢进、病理反射阳性等，并伴有颈椎椎节局部症状。影像学上提示椎间盘有明显的突出或脱出，并压迫颈髓或神经根。本型无颈椎骨折或脱位征，但约 50% 的病例伴有椎管狭窄征。慢性颈椎间盘突出症与脊髓型颈椎病不同，一般发病年龄较轻，病情发展较快。多为缓慢或亚急性起病，大多在连续劳累多日后发生，临床上主要以颈髓或颈神经根受压症状，伴有颈椎椎节局部症状。影像学检查证实致压物为突出的椎间盘，不应存在骨性致压物。此外，根据椎间盘突出的部位及突出物与受压组织结构的关系，可分为中央型和侧方型椎间盘突出，前者指髓核从椎节后方中央突向椎管内者，临床上以颈髓受压所引起的四肢肌力减弱和感觉障碍为主要症状。MRI、CTM 等影像学检查显示椎间盘突出，并压迫硬脊膜或脊髓，大多伴有椎管狭窄。后者指髓核向侧方突出，以根性痛为主要临床表现，影像学检查可见椎间盘突出位于椎管的前外侧，以致颈神经根受压。

2. 影像学表现

（1）X 线检查：常规拍摄包括颈椎正位、侧位及动力位 X 线平片。可发现颈椎生理前凸减小或消失；受累椎间隙变窄，可有退行性变。在年轻或急性外伤性突出的病例，其椎间隙可无异常发现，但在颈椎动力位侧位片上可见受累节段不稳，并出现较为明显的梯形变（假性半脱位）。

（2）CT 检查：在常规的 CT 片上往往不能确诊。近年来，多数学者认为采用脊髓造影 + CT 检查（CTM）对诊断侧方型颈椎间盘突出症具有一定的价值。

（3）MRI 检查：MRI 检查对颈椎间盘突出症的诊断有着重要价值。其准确率明显高于 CTM，MRI 可直接显示颈椎间盘突出的部位、类型以及颈髓和神经根的受损程度，为颈椎间盘突出症的诊断、鉴别诊断、治疗方法的选择和预后判断提供可靠的依据。在 MRI 片上可直接观察到椎间盘向后突入椎管内，椎间盘突出成分与残余髓核的信号强度基本一致。中央型突出者，在 MRI 上可见椎间盘从后方中央部位呈团块状突出，压迫颈髓前方，受压颈髓弯曲变扁及向后移位，并且受压部位的颈髓信号异常。侧方型突出者，在 MRI 上椎间盘从后外侧呈块状或碎片状突出，压迫颈髓前外侧，受压颈髓信号改变，神经根向后外侧移位或消失。

五、治疗

本病的外科治疗包括非手术治疗和手术治疗。前者适用于轻型、无明显脊髓压迫或神经根压迫症状者。后者适用于重型、出现脊髓压迫或严重的神经根压迫症状者，以及病情反复发作，经非手术治疗无效者。治疗上宜遵循如下原则：①影像学显示颈椎间盘突出对脊髓、神经根压迫，但无临床表现，或仅有轻微症状，宜取保守治疗，并严密观察。②影像学显示颈椎间盘突出，有明显脊髓神经根压迫征象，有明显症状但无明显临床体征，虽经 3 个月以上正确的保守治疗，但无明显改善，或稍改善后又有进展时，应予手术治疗。③影像学显示颈椎间盘突出，脊髓神经根明显受压，有或无明显症状，但有轻微的神经系统体征者，宜早期手术治疗。④外伤后，无颈部和神经系统症状体征，影像学显示椎间盘突出对脊髓、神经根有重度压迫（MRI 显示超过该矢状面的 1/2）时，宜尽早手术治疗。这是防止术后并发外伤性脊髓空洞症的重要环节。

1. 非手术疗法

(1) 颈部牵引：可采取坐位或卧位用四头带（Glisson 带）牵引。重量从轻到重，开始一般用 2 ~ 3kg，以后逐渐增至 4 ~ 5kg，牵引时间为每次 1 ~ 2h，每日 2 次，2 周为 1 个疗程。也可采取卧位持续性牵引，重量变化同前，2 ~ 3 周为 1 个疗程。在牵引过程中如有不良或不适反应，应暂停牵引。牵引适用于侧方型椎间盘突出症。对中央型颈椎间盘突出症，牵引可能加重病情，应用时应慎重。

(2) 围颈保护：用一般简易的颈围保护可限制颈部过度活动，增加颈部的支撑作用和减轻椎间隙内压力。在颈部牵引后症状缓解者或者颈椎手术后，应用颈围保护，有利于病情恢复。

(3) 理疗和按摩：对轻型病例可选择应用理疗方法，如蜡疗和醋离子透入法。对于按摩或推拿，对一部分病例有效，但对部分病例可能加重症状，甚至瘫痪，应慎用。

(4) 药物治疗：可适当应用消炎止痛药物，如塞来昔布（西乐葆）、双氯芬酸（扶他林）、美洛昔康（莫比可）等，对缓解病情有一定作用。

2. 手术疗法　对反复发作，经非手术治疗无效，或是出现脊髓压迫症状者，应及早行手术治疗。对于单节段或双节段受累者，手术方法以颈前路为主，主要是颈前路减压、摘除突出椎间盘及椎体间植骨融合术。近年来，在颈前路摘除突出椎间盘后，行椎间融合器或前路钢板螺钉系统内固定等，已成为当前治疗颈椎间盘突出症的常用方法。采用颈后路手术不能去除脊髓和神经根前方致压物，只起到间接减压作用，仅适用于多节段受累伴椎管狭窄或后纵韧带骨化（OPLL）者。对合并有椎管狭窄的病例，可酌情在前路减压术后间隔 3 ~ 8 周，再行颈后路椎管扩大减压术。

(1) 颈前路减压、Cage 植入术：在行颈前路减压后，植入 Cage 是治疗颈椎间盘突出症的一种常用手术方法。Cage 具有支撑、稳定手术节段和诱导成骨的作用。从而达到椎间融合稳定。大多数学者认为手术成功的关键是严格掌握手术适应证、正确放置 Cage 的位置和术后行外固定 3 ~4 周。近来有文献报道，由于 Cage 的材料与颈椎骨质的弹性模量相差太大或局部植骨量有限等原因，出现 Cage 沉陷、脱出和假关节形成等并发症。

法国 Scient X 公司生产了一种钢板 - 融合器系统（PCB）。该系统为一体化设计，Cage 置入椎间隙并用两枚螺钉固定在上下方椎体上。临床应用结果表明，PCB 具有提供牢固的即刻稳定性，术后不需颈围外固定，恢复椎间高度和颈椎生理弧度，减少植骨和供骨部位相关的并发症等优点。

(2) 颈前路减压植骨、钢板系统内固定术：虽然颈前路减压、植骨融合术对颈椎间盘突出症是有良好的疗效，但对两个节段以上同时受累者，在行开槽减压后，植骨块稳定性较差。如发生植骨块向后移位可压迫颈髓，导致高位截瘫，甚至危及生命，如向前滑移可造成食管、血管、神经损伤等后果。此外，植骨块与上下椎体接触之间存在微动，可引起植骨融合失败，形成假关节，影响手术效果。为防止发生上述情况，术后搬动和翻身时，需特别小心，以防发生意外，日常需行石膏固定 2 ~3 个月。随着颈前路内固定系统（ACPS）和技术的不断问世和改进，在行颈前路减压、植骨同时行 ACPS 内固定已成为新的手术方法。

不少生物力学实验和临床研究证实 ACPS 具有显著的优越性。目前，临床上应用的 ACPS 种类很多。这些 ACPS 具有操作简单、可达到术后即刻稳定、防止植骨块移位、术后无需行石膏外固定和可显著提高植骨融合率等优点。

近年来，国内外有报道采用人工颈椎间盘置换术治疗颈椎间盘突出症。临床应用结果表明，人工颈椎间盘置换术可保留颈椎的活动范围，初步应用临床效果令人满意，但其远期疗效仍有待进一步观察。为确保手术效果，应严格掌握手术适应证和操作规程。

（郝玉升）

第四节 枕颈及颈椎不稳症

颈椎椎节的不稳不仅与颈椎各种伤患，尤其是颈椎病的发病、分型及症状学等关系密切，且与诸伤患的治疗，尤其手术疗法的选择关系更为密切。因此有必要对其充分认识。

所谓颈椎不稳症是指由于颈骨本身、椎旁韧带和（或）肌肉等组织的生理功能失调引起椎节的松动与移位，并伴有相应症状者。其中因颈段骨与关节器质病变所致者，称为继发性颈椎不稳症。根据这一基本概念，颈椎不稳症包括的范围较广，但为便于阐述，本节分为上颈椎不稳症与下颈椎不稳症两部分。对某些实质性病变，或已列专节描述疾患中的颈椎不稳现象本节不再详述。

一、上颈椎不稳症

上颈椎不稳症在临床上较为多见，尤以儿童多见。除先天性因素外，咽喉部炎症为其主要原因，且视处理时间不同，预后差别较大，故应引起重视，以争取及早处理。

（一）上颈椎不稳定的病因

造成上颈椎不稳定为多种因素，其中主要病因如下。

1. 先天性发育异常　上颈椎的稳定性首先取决于局部的正常解剖状态，尤其是齿状突及其周围的关节与韧带。但该处又是脊柱中最易引起畸形的部位之一，临床上较多见。

（1）齿状突畸形（图7－10）：此种畸形最为多见，主要表现为：

1）齿状突发育不良（或缺如）：齿状突完全缺如者十分罕见，多表现为齿状突发育不全。在青少年时可毫无症状，甚至到成年以后也仍无异常感。但如遇有外伤等诱因则易引起正经脱位或半脱位而造成致命后果（其中包括手术操作或者重量牵引治疗时发生者）。

2）齿状突分离：指在发育过程中齿状突的骨化中心与椎体的骨化中心未融合。游离的骨片大小不一，与基底部的间隙亦有多有少。此种畸形多在摄X线片时发现，易与齿突骨折相混淆。两者鉴别主要是根据前者无外伤史，表面光滑及无骨折线可见等特点。此种畸形除可引起头颈部畸形外，亦可因外伤而造成致命的后果。

归纳前两者，可将其分为齿状突缺如、齿状突发育不全（部分缺如）及齿状突分离三种类型。

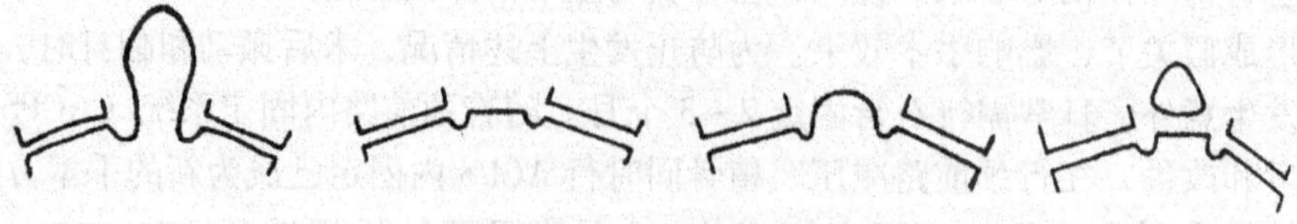

图7－10　齿状突畸形示意图

（2）先天性短颈畸形：由多种因素引起，在颈椎处以半锥体畸形或椎体融合（先天性）

为多见，其次为颅底凹陷症。这是因为颈椎的长度减少，外观呈短颈状，且多伴有斜颈等其他畸形外观。

（3）寰椎后弓缺如：较罕见，文献上仅有几例报道。

（4）寰椎枕骨化：或称为枕颈融合。此主要由于在胚胎发育过程中枕骨节与第1颈椎骨节分解不全所致。其又可分为：①完全性。即寰椎的前弓与后弓和枕大孔边缘完全相连，融合成一块状态。②部分性。多表现为前弓处融合而后弓则不融合或局部融合，或表现为一侧融合，而另侧不融合。

此种畸形由于寰枕间隙消失（或狭窄），以致颈部运动范围受限，颈部变短，且多合并有颅底凹陷症。

（5）颅底凹陷：可由多种畸形引起，包括发育性颅底扁平，Arnold - Chiari 畸形（小脑扁桃体下疝）及前述的枕颈融合和颈椎融合等。

（6）其他畸形：如副枕骨畸形、寰椎后方椎动脉沟骨环形成（或半环状）、前寰椎或副枕椎畸形等均与上颈椎不稳有关。

2. 局部炎症　咽喉局部各种炎症（化脓性、结核性及风湿类等）亦是造成颈部不稳的主要因素之一，尤其对儿童，是引起上颈椎自发性脱位的直接原因。主要是由于咽喉部软组织内炎性浸润造成韧带与关节囊的水肿、张力低下及松弛所致，此在临床上较为多见，且易被忽视以致延误诊断，因此必须加以重视。

3. 解剖因素　正常情况下寰椎椎管矢状径大多 20mm，一般为 28 ~ 32mm。其中前 1/3 为齿状突占据，中 1/3 容有脊髓，后 1/3 为代偿间隙，或称为安全间隙。因此外伤造成的半脱位如未超过椎管矢状径的 1/3 时，则一般不易引起脊髓的受压症状，尤其是慢性脱位者。但由于椎底、寰椎及枢椎之小关节面均近于水平状，因此在遭受外伤时易引起完全脱位（也都超过椎管矢状径的 1/3），以致脊髓受压引起瘫痪或致死。由于椎动脉从寰椎上方椎动脉孔穿出，并沿椎动脉沟进入颅内。因此，此处不稳定时椎动脉亦可被波及而引起狭窄、折曲或痉挛，以致出现椎基底动脉（Ⅴ ~ Ⅲ段）供血不全症状。

4. 外伤　任何头颈部外伤都可波及上颈段造成局部韧带、肌肉及关节囊的损伤而构成不稳的常见因素。尤其是近年来随着高层建筑的增多，高速公路及高速车辆的发展，此种情况明显增加。在临床上常见的挥鞭性损伤对上颈段的影响并不亚于下颈段，且早期不易被发现。在外伤情况下，如果颈椎本身再伴有先天性畸形，则更易引起颈髓或延髓的损伤，并可立即死亡。

5. 血供因素　上颈段血供一般较为丰富，但齿状突之血供类似股骨头，来源于中央动脉、周围动脉和局部韧带（翼状韧带与齿尖韧带）上的细微血管枝。如齿状突一旦骨折，前两者通过基底部来的血供中断，而仅靠顶端的细微血管枝，这当然不足以维持需要，以致影响愈合而增加上颈段的不稳因素。

6. 颈椎退行性病变　尽管其对上颈段的影响不如下颈段明显，但其对上颈椎不稳的发生与发展已起着促进作用。总之，造成上颈段不稳有多种原因，必须对每个病例具体分析。

（二）临床与影像学特点

因造成局部不稳的原因、类型、部位及具体情况不同，其临床与 X 线改变差异较大。因器质性病变所引起的不稳（颅底凹陷症、齿状突骨折脱位后等）症状多较重。而仅仅由于动力性因素引起的暂时性不稳，症状较轻，多表现为椎 - 基底动脉血供不全症状。病程长者其症状较轻，而畸形发生者则重；使椎管矢状径变宽的损伤（如 Hangman's 骨折、寰椎分离性骨折等）后期残留的不稳，从 X 片看十分明显，临床症状则轻；而椎管变狭者当然较重。由于上述各种原因，本病的临床症状及 X 线片特点可相差甚大，在观察判定与诊断上需要全面考虑。

1. 临床症状特点

（1）颈部症状：①被迫体位。常呈僵硬状及失去灵活感，患者喜用双手托住下颌以减轻头部的重量，或是采取卧位，而不愿多活动头部。②活动受限。多较明显，尤以旋颈时为甚，几乎可减少正常活动量的一半以上。③痛与压痛。多主述颈部痛感，压之尤甚，有时可出现电击样感，检查时应小心，切勿用力以防发生意外。

（2）神经症状：多表现为四肢锥体束征、肌张力增高、反射亢进等，以下肢为重，行走时不稳，似有踩棉花感。上肢主要为手部精细动作障碍。四肢可有麻木、疼痛及过敏等感觉障碍症状。位置觉及振动觉多减退，后期则出现痉挛性瘫痪。

（3）椎动脉供血不全症状：如上颈段不稳波及椎动脉时，则可出现明显的椎－基底动脉供血不全症状，尤其是寰椎后方椎动脉沟处有骨环或半骨环残留者更易发生。临床上约有半致病例仅仅表现此症状（却无脊髓或根性症状）。因此在对椎动脉型颈椎病诊断时，必须考虑到此处病变的可能性并加以除外。

（4）反射改变：除正常反射亢进外，Hoffmann 征多阳性，Babinski 征病理反射有时亦可引出。

（5）其他症状：视造成上颈段不稳的具体原因不同尚可有其他各组症状。因颅底凹陷瞬致者主要表现为短颈畸形，亦可伴有颅神经症状、小脑症状和延髓症状等。因炎性所致者，除咽部红肿外，多有低热、白细胞计数升高和红细胞沉降率增快等；因外伤后遗症所致者，多伴有其他体征，应注意检查。

2. X 线片特点　对上颈椎不稳定者除常规正侧位片外，主要强调：

（1）开口位：即让患者作下颌不停地张口动作时摄以颈 1、2 处为中心的正位点片，此时可以较清晰地显示出颈 1、2 处有无畸形及损伤征，并可判定颈 1、2 之间的咬合关系有无变异（侧方移位或旋转）。

（2）颈 1、2 为中心侧位屈伸点片：除观察有无颅底凹陷症、颈椎有无其他先天性畸形及测绘颅底各条连线（常用的有 McGregor 线、Chamberlain 线、Fischgold 线和 Metzger 线）（图 7－11、图 7－12）外，尚用测量寰齿间的前后距离以判定有无寰枢脱位并推断脊髓有否受压之可能。在正常情况下，寰椎前弓后下缘与齿状突前缘的间距（ADI）为 2～3mm（女性偏小），前屈时稍宽，仰伸时则狭窄，如超过 5mm，则属异常。另一方面亦可同时测量寰椎后弓前缘至齿状突后缘之间的距离（SAC）（图 7－13），并求出两者之比值。用 a 代表寰椎椎管矢径，b 代表 SAC，则：齿状突后方椎管比率（%）$=b/a\times100\%$

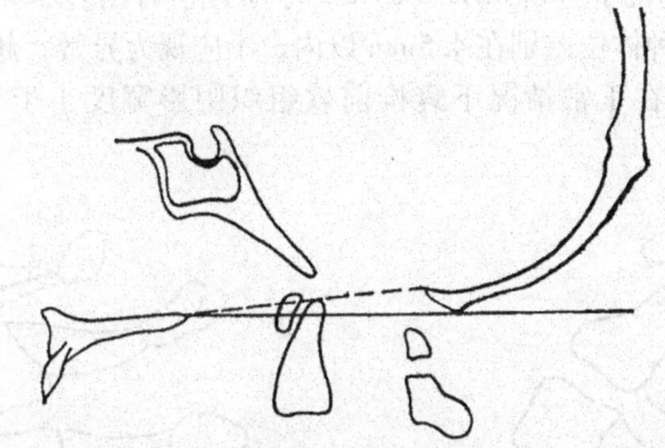

图 7－11　实线－McGregor 线　虚线－Chamberlain 线

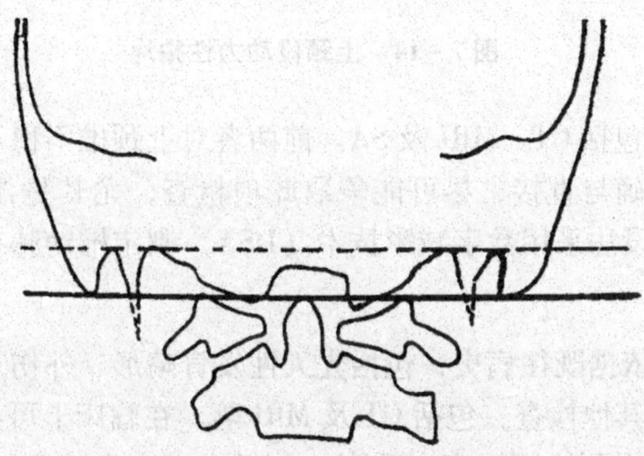

图 7－12　实线－Fischgold 线　虚线－Metzger 线

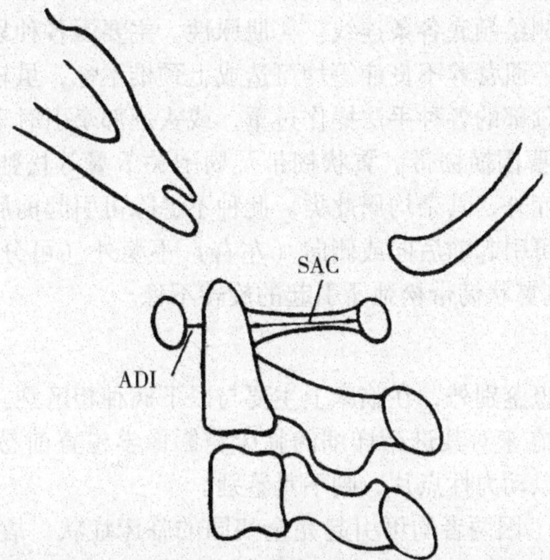

图 7－13　寰枢关节在正常状态下 ADI 与 SAC 关系

（3）其他：正常情况下应占62%～63%，小于此值者则表示异常（图7－14），尤其是儿童。如果其屈伸两种体位差别在4.5mm以内，不应视为异常，超过4.5mm以上时方考虑为自发性寰枢脱位，在正常情况下寰椎前软组织阴影宽度小于13mm，遇有炎症时则增宽。

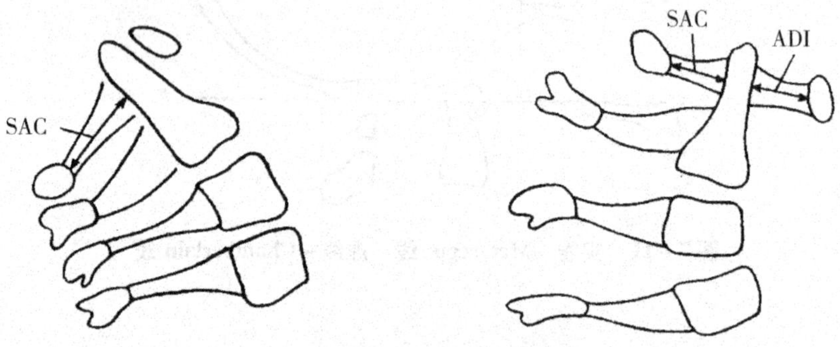

图7－14　上颈段动力性拍片

3. 其他辅助检查　包括CT、MRI及SA。前两者对上颈椎不稳及其属于何种不稳的判定较一般X线平片更为精确与直接，尽可能争取此项检查，尤其是伴有脊髓受压症状者。对有椎动脉症状者，则应设法采用数字减影技术（DSA）判定椎动脉有无受压及其受累情况。

（三）诊断

本病之诊断主要是依据既往病史，包括先天性发育畸形、外伤及咽喉部炎症等；临床症状特点，以及X线片或其他检查，包括CT及MRI等。在临床上可将其分为以下两类。

1. 器质性不稳　即因颈枕部病变所致者，包括：①自发性寰枢脱位。以儿童多见，多因咽喉部软组织内炎症所致。②陈旧性、外伤性寰枢脱位。由于急性期未获治疗，或治疗不当及损伤严重者，均可引起不稳症。③颅底凹陷症。并不少见，应注意早期诊断，主要在于对本病的认识，并注意测绘颅底各条连线。④肌原性。主要因各种累及颈部肌肉的疾患，包括高位脊髓侧索硬化症、肌营养不良症等均可造成上颈椎不稳，虽较少见，但预后不佳。⑤医源性。主要指由于对颈部的各种手法操作过重，或头颈部牵引时重量过大等所致。

2. 动力性不稳　主要因横韧带、翼状韧带及周围关节囊等松弛与不稳所致。除可查出明显原因归器质性不稳症外，其余均属此类。此种不稳除可引起前后向或侧向不稳外，其余均属此类。此种不稳除可引起前后向或侧向（左右）不稳外（可分别从X线侧位及正位片上判定），应注意因一侧翼状韧带松弛所引起的旋转不稳。

（四）鉴别诊断

本病除需与一般疾患鉴别外，在临床上主要与以下病种相区别。

1. 脊髓型颈椎病　在未对其进行详细的临床与影像学检查前易将两者混淆。但如能想及本病，并对上颈椎摄以动力性点片，则不难鉴别。

2. 椎动脉型颈椎病　因两者均可引起完全相同的临床症状，故易混淆，可借助于X线平片、CT片等加以鉴别，必要时行椎动脉造影判定之。

3. 偏头痛　在枕颈不稳时，由于第1颈神经受累而引起后头部剧痛易被误诊为偏头痛。此时可根据两者各自的临床特点加以鉴别外，对枕大神经行封闭疗法将有助于鉴别。

4. 颈部肿瘤　椎骨之肿瘤易被发现，但椎管内肿瘤，尤其是枕大孔附近肿瘤易被漏诊。有学者曾遇到4例脊髓造影阴性而实际为此处肿瘤的病例。因此凡疑及此种情况者，可及早行MRI检查，将有助于早期诊断。

5. 其他　尚应与颈型颈椎病、颈背部筋膜纤维织炎及颈部扭伤等鉴别。

（五）治疗

视病因及病情不同而酌情选择手术或非手术疗法，原则上应先试以非手术疗法，无效时方考虑手术疗法。

1. 非手术疗法

（1）适应证：①一般性上颈椎不稳，不伴有脊髓受压或神经刺激症状者。②儿童上颈椎不稳者，即便有神经刺激或压迫症状，亦应先行非手术疗法，多可好转或痊愈。③年龄在65岁以上，或合并全身性疾患不适于手术者。④其他包括不适合手术疗法的危重病例，术前待床或待手术者，手术失败及其他特殊情况者。

（2）具体方法：①颈部制动。可酌情选用吊带牵引、颅骨牵引（均维持重量1～2公斤，切勿过重）、带头颈段之石膏床、头－颈－胸石膏或Halo制动装置等。②避免外伤。任何外伤均可招致致命的后果，应设法避免。③脱水疗法。对有神经刺激或压迫者应采取各种有效的脱水剂，包括高渗葡萄糖液、地塞米松、甘露醇或低分子右旋糖酐等。④酌情选用相应的措施。呼吸困难者可行气管切开，感觉障碍者注意预防褥疮等并发症。

（3）注意事项：凡已确定上颈椎不稳者，均按重症处理，绝对卧床休息，尤以有脊髓症状者，切忌随意下地活动；对卧床病例，应保持呼吸道通畅。注意病房内通风及温度，并酌情以氧气、急救药品及气管切开包等备用；随时注意病情变化，需要手术者应及早施术，涉及神经本身疾患及颅内病变者应随时与神经内、外科保持联系，注意防止脑疝发生。

2. 手术疗法

（1）手术适应证：因上颈椎不稳（包括枕颈与寰枢不稳），已引起脊髓或延髓刺激或压迫症状，或椎动脉供血不全症状对非手术疗法无效者，或是虽有显效，一旦中止此种疗法症状复现者。

（2）手术禁忌证：高位颈髓受压已出现完全瘫痪及呼吸功能衰竭、靠呼吸机维持生命者，全身情况不佳、高龄、主要脏器实质性病变无法承担手术者，伴颅内高压症状者，应请神经科处理。

（3）术前准备：①术前训练大小便；训练俯卧位，并能持续3小时以上而无呼吸困难及缺氧症状。②预制前后两副石膏床，其长度自头顶至臀部，并经试用满意。③按颈后路手术常规，并按重大手术办理审批手术。④视手术不同备血200～1200ml。

（4）手术方法选择：①颈枕融合术。此为上颈椎较为常用的手术，但危险性较大，应慎重。此手术适用于伴有椎动脉受压症状之枕颈不稳者；枕颈不稳合并有脊髓刺激症状者；枕颈不稳合并轻度脊髓压迫症状，经颈部制动等疗法症状已经消失或可以消失的患者。②寰椎后弓切除加枕颈融合术。主要为寰－枢或枕寰脱位压迫脊髓引起瘫痪、经保守疗法无效者，施以该手术。③寰－枢椎植骨融合术。此为近年来国外开展较多的术式之一，主要为枕－寰脱位伴有脊髓刺激或压迫症状保守疗法无效者。术式可酌情选择前路或后路两种。④齿状突固定术。主要用于齿状突骨折复位满意者，可从前路以螺丝钉固定之。⑤颅后窝及寰椎后弓减压术。对颅底凹陷症者如通过切除寰椎后弓获取扩大减压目的则不仅手术困难，且相当危险，不如先从颅后窝处开窗，由此再向寰椎后弓处减压较为安全。

（六）预后判定

根据病情不同治疗方法及疗效差异较大，因此预后亦不尽相同，一般规律如下：①单纯性不稳者预后较好。②合并椎－基底动脉供血不全之不稳者，采取制动或手术融合亦可获得满意的疗效。③合并脊髓压迫症伴全瘫、尤以颅底凹陷所致者，预后欠佳。④全身情况不佳者预后差。

二、下颈椎不稳症

对颈2～3椎节以下的颈椎段椎节不稳定者，称为下颈椎不稳症，此在临床上十分常见，且其病情相差甚大。

（一）下颈椎不稳症的病因

其基本原因与上颈椎不稳症相似，但主次有别，后天性因素起着较为重要的作用。

1. 退行性变　自机体生长发育停止后所开始的退行性变过程，即意味着各组织将朝着失去自身形态与功能的方向发展。尽管这一过程持续到生命停止，但在不同阶段所造成的病理解剖特点与后果并不一致。从颈椎失稳这一角度来看，其程度不与退变的严重度相一致，而是表现为以下特征。

（1）退变早期－轻度不稳：指纤维环及髓核刚刚脱水、体积变小及弹性降低，在此情况下椎节必然出现松动。于侧位动力性X线片上显示椎节轻度梯形变，并易激惹后纵韧带及根管处的窦椎神经而引起局部症状。此期相当于颈型颈椎病或颈椎间盘症期颈椎病的病理解剖与病理生理基础。

（2）退变中期－明显失稳：指椎体间关节等退行性变进一步加剧，髓核明显脱水、破裂及移位，以及韧带骨膜下间隙形成，乃至引起椎节的明显松动、变位，严重者似半脱位状。在此情况下，视椎管的矢状径不同而在临床上有所差异。

1）大椎管者：指椎矢状径在正常范围内，患者可仅仅表现为窦椎神经受刺激所出现的颈部症状，少有脊髓或神经根受激惹之症状。

2）小椎管者：椎管愈小，椎节位移所引起的脊髓或神经根或椎动脉受压症愈明显。因此，其不仅具有颈型颈椎病症状，尚可出现根型、椎动脉型或脊髓型症状与体征。其特点是症状的变动幅度较大，与患者颈部的体位关系密切。

（3）退变后期－失稳恢复：此主要由于前期的明显失稳引起椎间隙四周韧带骨膜下出血、机化、软骨化、钙盐沉积及骨化，从而使失稳的椎节逐渐恢复原来的稳定。尽管前纵韧带、后纵韧带以及周围其他韧带为增生的骨赘所取代，并可对脊神经根、椎动脉或脊椎神经形成持续性压迫，但从椎节的稳定性来讲却获得恢复。此种人体的自然防御机制对小椎管者是有害的，而对大椎管者则十分有利，因为后者一般不引起神经组织的受压症状。

2. 外伤与劳损　突发性外伤与头部的慢性劳损均可引起椎节程度不同的松动与失稳，其即使构成颈椎病的重要发病原因之一，又可直接引起与前者早期或中期相类似的后果，尤其是发病突然，椎节位移明显及椎管狭窄者。

3. 咽喉部炎症　主要是局部炎症反应招致椎节周围韧带及关节囊的松弛，加之椎旁肌肉受累、无力，从而加剧颈椎的不稳。

4. 其他　包括颈椎的先天性畸形，大重量的持续牵引，不恰当的手法操作，以及其他引起颈部肌肉萎缩的伤患等均可引起或加重颈椎的失稳。

（二）临床与影像学特点

视颈椎不稳的程度、椎管矢状径大小的差异、受累椎节的高低及发病速度快慢等不同，其临床特点及影像学表现也有明显的差别。因此在 X 线片上显示典型的颈椎不稳，临床上可以毫无症状；而对于一位椎管明显狭小者，即使是少许的松动也可引起严重症状，甚至脊椎或脊椎前中央动脉受压（或刺激）而表现出精神症状。鉴于这一情况，对此类患者的临床与影像学特点必须全面考虑。

1. 临床症状特点　主要表现为以下四个方面。

（1）颈部症状：主要表现为颈型颈椎病症状，包括颈部不适、僵硬感、活动不便及疼痛等较为多见。

（2）根型颈椎病：当不稳的椎节由于椎节位移继发根管狭窄时，则可使脊神经根遭受刺激或压迫而引起程度不同的根性症状。

（3）椎动脉供血不全症状：主要由于Ⅴ～Ⅱ段椎动脉受椎体间关节位移引起钩椎关节变位以刺激或压迫椎动脉所致。

（4）脊髓症状：其原理与前者相似，主要是椎节的后椎体边缘刺激或压迫脊髓前方或通过脊髓前中动脉所致。此组症状较前者少见。

2. 影像学特点

（1）X 线平片：除常规的颈椎正位、侧位及斜位外主要摄过伸及过屈动力性侧位片，此刻清晰地显示出颈椎唯一的方向及程度，并加以测量。

（2）MRI 检查：对伴有脊髓症状者，应争取同时行 MRI 检查以判定脊髓有无受累及其程度等。

（3）其他：伴有明显椎动脉症状者应酌情行 DAS 检查；CT 及脊髓造影一般不用。

（三）诊断

如前所述，从病理解剖及病理生理角度来看，除外伤所引起的韧带及关节囊损伤以致椎节松动外，颈椎不稳症主要是颈椎椎间盘退变过程中的一个阶段，因此其与腰椎不稳症不同，当前很少将其视为以独立疾患加以诊断。但从今后的发展来看，一旦将颈椎病的不同状态列为不同诊断命名，那么颈椎不稳症当然也是其诊断名词之一。

（四）治疗及预后

1. 治疗原则　视引起颈椎不稳的原因不同应首先处理原发病。对严重不稳定的椎节可通过非手术疗法使其稳定，包括颈围制动、颌－胸石膏固定及牵引疗法等。因椎节不稳引起神经血管症状者，可根据原发病要求行椎体间植骨融合术等。其治疗具体实施和要求与颈椎病中的颈型及颈椎间盘突出症相似。可参阅该章节有关内容。

2. 预后　单纯性椎节不稳者预后均佳，但原发伤病严重，或椎管矢状径明显狭窄者，则预后较差。

（郝玉升）

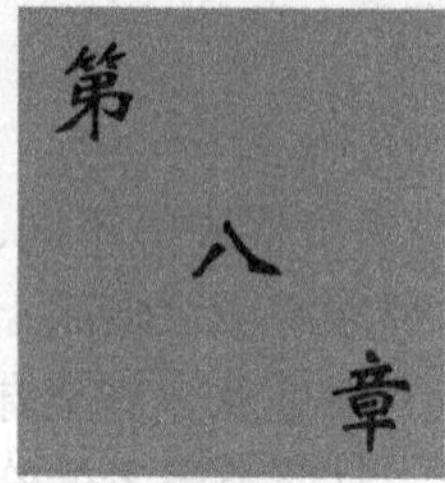

第八章 胸腰椎疾病

第一节 胸椎管狭窄症

胸椎管狭窄症是发育性因素或由椎间盘退变突出、椎体后缘骨赘及小关节增生、韧带骨化等因素导致的胸椎管或神经根管狭窄，引起相应的脊髓、神经根受压的症状和体征。自Nakanish等于1971年报道胸椎后纵韧带骨化症，Msrzluff等1977年报道胸椎管狭窄以来，随着CT及MRI等先进影像诊断技术的应用，胸椎管狭窄症的诊断率逐步提高。胸椎管狭窄症并不少见，虽然只有很少一部分患者产生脊髓压迫的临床症状，但由于其能够严重影响人们正常生活与工作，致瘫率高，而临床诊断困难，手术治疗风险大，因而必须予以高度重视。

一、病因与病理

胸椎管狭窄症主要是由于胸椎的退行变性致椎管狭窄所致。导致胸椎管狭窄症的原因，80%以上与胸椎黄韧带骨化（OLF）有关，其次为胸椎间盘突出、发育性胸椎管狭窄、后纵韧带骨化（OPLL）等。

（1）胸椎退行性变：是退变性胸椎管狭窄症的主要致病因素，包括椎间盘突出、黄韧带肥厚钙化、椎板及关节增生、肥大。

（2）胸椎后纵韧带骨化症（TOPLL）：TOPLL的发病年龄较小，可以是单节，亦可以为多椎节，增厚并骨化的后纵韧带可达数毫米，向椎管突出压迫脊髓。这类病例也可有胸椎管的退行改变，但大多较轻，以TOPLL压迫为主。

（3）先天性胸椎管发育狭窄：此类病例较少见，其胸椎管先天性狭窄，椎弓根短粗，椎管前后狭小，但年幼时脊髓在其中尚能适应，成年后有轻微胸椎管退变或其他致胸椎轻微损伤等诱因，即可造成脊髓压迫，出现症状。故总的看来，胸椎管狭窄病系胸椎管退变引起的疾患。

（4）其他：某些全身性骨骼系统疾病，如软骨发育不全、氟骨症、Paget病等均可造成明显的胸椎管狭窄症。此外，急性外伤性椎间盘突出和脊柱外伤均可导致胸椎管狭窄症。

胸管椎狭窄症的主要病理改变有：椎间盘变性突出压迫硬膜囊和脊髓，使硬膜外间隙消失，硬膜外腔脂肪减少，还可导致椎后静脉丛瘀血，严重时可发生硬膜外血肿。黄韧带肥厚可达7~15mm，多伴有不同程度的钙化、骨化，骨化后黄韧带常与椎板融合成一整块骨板。关节突增生肥大，向椎管内聚，尤其以上关节突增生前倾，压迫脊髓后外方为重。椎体后、外缘骨质增生形成骨赘，严重者可形成骨桥，向后突出压迫脊髓。椎板增厚可达20~

25mm，多有骨质硬化呈象牙样改变，从椎管侧后方压迫脊髓。硬脊膜增厚，可达 2～3mm，约束脊髓，与其他因素共同作用加重脊髓损伤的程度。

二、临床症状与体征

退行性胸椎管狭窄症多见于中老年人，发病年龄以 40～60 岁多见，男性高于女性。胸椎的各个节段均可发病，好发部位为下段胸椎，以 $T_{6\sim12}$ 为最多。

各种原因导致的胸椎管狭窄症都表现为胸脊髓或神经根受累的相应症状和征，相互间并无显著区别。有文献报告疼痛是胸椎间盘突出症最常见的症状和体。

胸椎 OLF 和 OPLL 是因韧带逐渐肥厚、骨化而引起的慢性脊髓压迫性疾病，疼痛症状不突出。大多数胸椎管狭窄症患者年龄在 40 岁以上，隐匿起病，逐渐加重；早期仅感觉行走一段距离后，下肢无力、发僵、发沉、不灵活等，休息片刻又可继续行走，我们称之为脊髓源性间歇性跛行，这与腰椎管狭窄症中常见的以疼痛、麻木为主要特征的神经源性间歇性跛行显著不同。随病情进展，出现踩棉花感、行走困难，躯干及下肢麻木与束带感，大小便困难、尿潴留或失禁，性功能障碍等症状。患者一旦发病，多呈进行性加重，缓解期少而短。病情发展速度快不一，可自半年至五六年不等，快者数月即发生截瘫。

查体可见以脊髓上运动神经元性损害为主的表现，即躯干、下肢感觉障碍，下肢肌力减弱，肌张力升高，膝、跟腱反射亢进，病理征阳性等。但当病变位于胸腰段时，则可能表现为以下运动神经元性损害为主的征象，即广泛下肢肌肉萎缩，肌张力下降，膝、跟腱反射减弱或消失，病理征不能引出；或同时存在有脊髓上下运动神经元性损害的特征，如既有肌张力下降，又有病理征阳性等。

三、影像学检查

1. 胸椎 X 线平片　虽然 X 线平片仅能发现不到 50% 的 OLF 或 OPLL 病变，但它仍能提供许多重要信息。平片和体层片可观察到程度不同的胸椎退变性征象和黄韧带钙化，胸椎后纵韧带骨化的情况。如发现有椎体楔形改变或 Scheuermann 病，则可能有椎间盘突出；发现有 DISH、强直性脊柱炎、氟骨症，则可能有 OLF：如发现有下颈椎连续性 OPLL，则可能有胸椎 OLF 等。胸椎退变性征象包括：①椎体广泛骨质增生，可累及一个或多个节段，严重者椎体上下缘骨质增生可形成骨桥。②椎弓根变短、增厚，椎板间隙变窄或模糊不清。③胸椎小关节增生肥大、内聚，上关节突前倾，小关节间隙变窄、密度增高。其中侧位片上关节突肥大增生突入椎管，是平片诊断本症的重要依据。④部分病例显示椎间隙变窄，椎间盘有钙化出现。⑤个别患者显示胸椎畸形，如脊椎分节不全，脊椎隐裂，棘突分叉，胸椎侧弯畸形等。⑥其颈椎和腰椎片多伴有退变征象。

在上述征象中，侧位片上关节突肥大增生突入椎管是诊断本症的重要依据。

2. 脊髓造影检查　脊髓造影检查为有创性检查，且只能间接反映胸椎病变及脊髓的压迫，在不具备 MRI 设备的医院可以选择该方法。脊髓造影不全梗阻时可显示病变部位的全程，当发现硬膜外型后外侧压迹或椎间隙以及椎体后方外压型充盈缺损时有助于诊断。但完全梗阻时只能显示病变的上界或下界，而不能确定梗阻的原因，不易与其他椎管内占位性病变进行鉴别。

3. CT 检查　CT 检查可清晰显示骨性椎管及骨化韧带的改变。椎体后壁增生，后纵韧带骨化，椎弓根变短，椎板增厚，黄韧带增厚，骨化等可使椎管矢状径变小；椎弓根增厚内聚使横径变短；后关节增生肥大，关节囊增厚骨化使椎管呈三角形或三叶草形，这些情况可为手术治疗提供有效的信息。

胸椎管狭窄症的CTM检查可较好地显示出椎管内黄韧带、后纵韧带肥厚、钙化及椎板和小关节增生，或椎间盘突出造成的相应水平的椎管横径和矢状径变窄，蛛网膜下腔充盈不良、变扁，可对比显示出脊髓的形态。椎管最小矢状径可仅有1mm，脊髓严重受压而呈“缝隙状”改变。脊髓造影显示完全梗阻的患者延迟CTM扫描可显示椎管狭窄的上界水平，为手术提供可靠的依据。同时CTM可较好地显示胸段硬膜囊和脊髓的情况，可检查出脊髓造影遗漏的病变，并可显示在MRI图像上为低信号或无信号的黄韧带和后纵韧带病变。因此，胸椎CTM扫描是诊断胸椎管狭窄症的有效方法。

4. MRI检查　MRI检查可清楚显示整个胸椎病变及部位、病因、压迫程度、脊髓损害情况，是确诊胸椎管狭窄症最为有效的辅助检查方法。此外，临床上有10%以上的胸椎管狭窄症的病例是在接受颈椎或腰椎MRI检查时偶然发现OLF或胸椎椎间盘突出。

矢状位T_1加权像可显示蛛网膜下腔变窄、闭塞，脊髓受压、变形情况。同时可显示胸椎间盘突出，椎体骨质增生，韧带肥厚等改变。椎间盘突出在T_1加权像显示清晰，为超出椎体后缘突入蛛网膜下腔的中等信号强度的异常信号。而椎体后缘骨增生，增厚的黄韧带和后纵韧带与蛛网膜下腔在T_1加权像信号相似，均表现为低信号，有时难以区分。矢状位T_2加权像上脑脊液信号增高，呈现高信号，而椎体后缘骨增生，黄韧带和后纵韧带增厚仍为低信号，因此，可清晰地显示蛛网膜下腔的受压情况。后纵韧带骨化在T_2加权像显示为椎体后缘纵行低信号，椎间盘突出对蛛网膜下腔的压迫程度在正中或旁正中矢状位也可很好地显示。当多发椎间盘突出合并黄韧带肥厚、骨化时，高信号的蛛网膜下腔前后受压而呈“串珠样”改变。

MRI还可显示脊髓受压的异常改变。当脊髓长时间受压或受压较严重时，可出现脊髓水肿、肿胀和脊髓软化。在T_1加权像表现为髓内局限性低等信号，在T_2加权像则为明显的高信号。

CT和MRI对脊柱脊髓疾病的诊断具有定性和定位作用。CT扫描可显示椎管狭窄的程度及病变的具体部位。MRI可获得清晰的立体图像，根据脊髓后方受压变形的范围可以确定椎管狭窄的长度，对椎间盘突出比CT横断扫描显示更清楚。通过对脊髓异常MRI信号的分析，还可以判断其病理改变，从而对预后估计具有重要价值。但MRI对椎管侧后方的退变不如X线平片和CT显示清楚。同时，椎管侧方或后方的退变若同时又伴有椎间盘变性时，由于MRI对椎间盘变性比椎管后方结构显示清楚而易引起误解，忽略椎管后方结构的退变。因此，MRI对椎管狭窄的诊断准确性，其估价不如CT。

四、诊断与鉴别诊断

1. 诊断　依据临床表现和影像学检查，诊断多无困难。诊断本病时主要依据如下几点：①患者为中年人，无明确原因逐渐出现下肢麻木、无力、僵硬不灵活等截瘫症状，呈现慢性进行性，或因轻微外伤而加重。②清晰的X线片显示胸椎退变、增生，特别注意侧位片上有关节突起肥大、增生、突入椎管。侧位断层片上有无OYLEY及TOPLL，并排除脊椎的外伤及破坏性病变。③脊髓造影呈不完全梗阻或完全梗阻。不完全梗阻者呈节段性狭窄改变，压迫来自后方肥大的关节突及 OYLEY，或前方的 OPLL。④CT 可见关节突关节肥大向椎管内突出，椎弓根短，OYLEY 或 OPLL 致椎管狭窄。⑤MRI 可显示椎管狭窄，有无椎间盘突出，及脊髓的改变。依据以上各点多可明确诊断，仅根据①、②、③项亦可明确诊断。为方便诊断，避免漏诊，可按照以下程序进行诊断。

2. 鉴别诊断　有关临床研究结果显示，40% 胸椎管狭窄症合并脊髓型颈椎病，10% 颈椎病合并胸椎管狭窄症，10% 胸椎管狭窄症合并腰椎间盘突出症，1% ~2% 患者同时存在有神经损害的颈、胸、腰椎椎管狭窄症。这表明胸椎管狭窄症常与脊柱其他退变性疾病同时存在。

(1) 与脊髓型颈椎病的鉴别：颈椎病可以导致四肢麻木、无力，下肢症状常常重于上肢。但是当仅有下肢较明显症状，或下肢症状显著重于上肢时，应该考虑有胸椎管狭窄症的可能。

有的学者用 JOA 评分法，计算上肢占总分的构成比，发现当 >36% 时，合并胸椎 OLF 者占 72.2%； >40% 时，合并胸椎 OLF 者占 81.8%； >43% 时，合并胸椎 OLF 者为 100%。该方法有助于鉴别颈椎病是否同时合并有胸椎管狭窄症。

此外，约有 40% 胸椎管狭窄症合并有颈椎病。因此，在确诊胸椎管狭窄症时要除外颈椎疾患。另外，当存在有下颈椎连续性 OPLL、DISH 病、氟骨症、强直性脊柱炎、Scheuermann 病等时，也要考虑到有胸椎管狭窄的可能。

(2) 与腰椎管狭窄症的鉴别：腰椎管狭窄症引发的马尾神经损害实质为下运动神经元性损害，但绝大多数在 $L_{3\sim4}$ 水平以下，腰腿痛症状突出，有明显神经源性间歇跛行。而胸椎管狭窄位于胸腰段时，下运动神经元性损害更为广泛，常混合存在有部分上运动神经损害的表现，早期表现为脊髓源性间歇跛行，如合并存在明确根性症状和体征，则两病同时存在。

(3) 与脊髓血管畸形、肿瘤等的鉴别：由于 MRI 等影像学技术水平的提高，鉴别已不困难。

五、治疗

对临床中发现的 OLF、OPLL、胸椎间盘突出、确定无脊髓损害者密切观察，患者避免搬运重物等可引起胸椎外伤的活动。对有神经损害的胸椎管狭窄症，目前尚无有效的非手术疗法，一旦诊断明确，即应尽早手术治疗。手术减压是解除压迫恢复脊髓功能的唯一有效方法，特别是脊髓损害发展较快者。

(一) 胸椎 OLF 的治疗

1. 手术技术要点　①后壁“揭盖式”椎板切除减压，即用高速磨钻沿双侧关节突中线磨透包括 OLF 在内的椎管后壁全层，然后将椎管后壁整体切除。②减压范围：横向包括椎板 + 双侧内侧 1/2 关节突，纵向切除至后壁与硬脊膜间无压迫，如有 OPLL，至两端各加一节椎板。③跳跃式骨化时可分部位减压。

2. 合并脊柱其他疾患的处理　①合并颈椎疾患的处理：原则上先处理重的病变。上胸椎 OLF 可与颈椎病一同解决，中、下胸椎部位的 OLF 可分期或一期解决。②合并胸椎间盘突出或局限性 OPLL 的处理：先行椎管后壁 OLF 切除，再经侧前方行间盘或 OPLL 切除。③合并腰椎间盘突出的处理：一般先处理胸椎 OLF。

（二）胸椎间盘突出的治疗

1. 手术入路选择　①经后路椎板切除入路：尽管过去、现在一直有人采用，但要进行彻底减压而不牵拉脊髓是难以做到的，我们认为应将此方法列为禁忌。②经椎弓根入路或经关节突的后外侧入路或经肋骨横突入路：手术视野仍偏后，难以安全切除突出于脊髓复侧的椎间盘，但可适用于极外侧或更靠后外侧的椎间盘突出的切除。③经侧前方入路：术者视野及器械直对椎管前外侧，切除椎间盘或椎体骨赘时不需牵拉脊髓，因而比较安全可靠。可经胸腔或腹膜后胸膜外手术，但如同时进行内固定，则最好经胸腔手术。原则上应同时进行固定融合。

2. 经侧前方入路椎间盘切除术的要点　①虽然经该入路较其他入路相对安全，但仍然是一种风险较大、技术要求高的手术，术者应接受过良好的培训。②椎体节段血管的处理要牢靠，可结扎或电凝烧结后切断，应在椎体侧方中部进行，避免过于靠前或靠后。③切除椎间盘时的器械操作，用力方向要由椎管内向椎管外，切忌任何向椎管内用力地操作。④显露要直接、充分，如果拟切除间盘不在术者直接视野下，势必加大术中止血及切除间盘时的风险。

（三）胸椎 OPLL 的治疗

在理论上，由于胸椎后凸，椎板切除后脊髓不能产生良好向后漂移效应，胸脊髓前方压迫应当从前方减压方能获得最好的效果，但 OPLL 硬如象牙，与脊髓硬膜囊紧密粘连，经椎管侧前方减压、切除 OPLL 风险极大，尤其是要将超过 2 节以上椎体的长节段 OPLL 完整切除更是如此。因此，对于长节段或位于 T_4 以上的 OPLL，原则上采用后路揭盖式椎板切除减压术；对于短节段 OPLL，采用经椎体侧前方入路。OPLL 切除、椎体间植骨融合固定术，要点同胸椎间盘切除术。

六、预后

术后效果与术前瘫痪程度、病程长短、病变累及范围、狭窄程度以及手术方法等诸多因素有关。狭窄或瘫痪较重而时间较长者，除致压物使脊髓直接受压造成损伤外，还由于局部血循环障碍、缺血缺氧时间较长，可以导致脊髓组织发生不可逆性变性。MRI 显示脊髓软化、囊变、明显萎缩者，往往提示预后不良。

治疗效果以截瘫完全恢复为优。恢复自由行走，括约肌完全主动控制，但肌力不及正常或有麻木感，存在病理反射者为良。减压后感觉运动及括约肌功能有进步，但不能自由行走，需用拐杖辅助，或尚不能起床者为进步。较术前无进步者为差。还有术后病情加重，由不完全截瘫成为完全截瘫者为加重。

（郝玉升）

第二节　胸椎后纵韧带骨化症

后纵韧带位于椎管内，紧贴椎体的后面自第 2 颈椎延伸至骶骨。韧带上宽下窄，在胸椎比颈、腰椎为厚。在椎间盘平面以及椎体的上下缘，韧带同骨紧密接触，在椎体的中间部分，韧带同骨之间有椎体基底静脉丛所分隔。后纵韧带比前纵韧带致密、牢固，通常分为深、浅两层，浅层连续分布3个或4个椎节，深层仅处于相邻两椎体之间。后纵韧带骨化症是一个老年性疾病，好发于50～60岁，在60岁以上患者中，发病率可高达20%，在一般成人门诊中，约占1%～3%。后纵韧带骨化确切病因尚不明确，一般的常规化验检查，如血常规、血清蛋白、血沉等均在正常范围内。但在这些患者中，12.6%患有糖尿病，而有隐性糖尿病的比例更高，可见葡萄糖代谢与韧带骨化倾向之间有一个比较密切的关系。

胸椎后纵韧带骨化症（Thoracic Ossification of Posterior Longitudinal Ligament，TOPLL）临床表现主要为下肢力弱、感觉障碍、排便、排尿异常和括约肌功能障碍、胸腹或下肢束带感，少数病例出现肋间神经痛、腰腿痛及间歇性跛行等。胸段脊髓受损主要表现为上运动神经元损伤，但胸腰段病损可以累及脊髓圆锥与马尾神经，出现下运动神经元受损的表现，下肢某些肌肉的肌力减弱、膝或跟腱反射减弱或消失

胸椎后纵韧带骨化症的诊断与治疗参见第一节胸椎管狭窄症。

（郝玉升）

第三节　腰椎间盘突出症

腰椎间盘突出症是指腰椎间盘发生退行性变以后，在外力作用下，纤维环部分或全部破裂，单独或连同髓核、软骨终板向外突出，刺激或压迫窦椎神经和神经根引起的以腰腿痛为主要症状的一种病变。腰椎间盘突出症是骨科常见病，是引起腰腿痛的最常见的原因。本病多见于青壮年，患者痛苦大，有马尾神经损害者可有大小便功能障碍，严重者可致截瘫，对患者的生活工作和劳动均产生较大影响。多数患者可根据详细病史，临床检查腰椎X线片做出明确诊断，有时需借助CT、MRI及椎管造影做出诊断。治疗应根据不同病例分别选用非手术疗法和手术疗法。

一、病因

退行性变是腰椎间盘突出的基本因素，它与以下诱因有关。

（1）外伤：急性腰扭伤或反复腰扭伤是本病发病的重要原因，因为当脊柱在轻度负荷和发生快速旋转时，能导致纤维环的水平撕裂。

（2）过度负重：长期从事体力劳动者和举重运动员过度负荷导致椎间盘早期退变。

（3）职业：司机及长期坐位工作者。当司机踩离合器时，椎间盘内压增大1倍，如此反复，易导致腰椎间盘突出症的发生。

（4）先天性发育异常：如腰椎骶化、骶椎腰化以及关节突不对称，使下腰部产生异常应力，易致椎间盘旋转撕裂。

（5）其他：如妊娠时腰痛的发生率明显高于正常人。

二、病理

椎间盘是人体中最早退变的组织之一，其病理改变如下。

（1）纤维环：纤维环退变表现在外周放射状裂隙，多出现在后部或侧方，可由反复微小的创伤所致，裂隙成为椎间盘的薄弱区，是髓核突出的最佳途径。

（2）软骨板：早期可有钙化和囊性变，部分软骨细胞坏死。随着年龄增长，可出现裂

隙，也可成为髓核突出的通道。

（3）髓核：正常髓核是一种富有弹性的胶状物质，细胞成分为软骨样细胞，分散于基质中。退变时软骨样细胞数量减少，功能性活力下降。由于生理发育上髓核位于椎间盘中部偏后，当纤维侧后方出现裂隙时，较易通过裂隙突向椎管，引起椎间盘突出。

（4）突出组织的转归：椎间盘组织突出后其水分逐渐减少，并且营养缺乏而萎缩，萎缩后的椎间盘组织可被肉芽组织替代，一部分可出现纤维化或钙化，使临床症状减轻。

（5）腰椎间盘突出症的分型：①按突出位置分型 A. 侧方型：此型最常见，突出组织不超过椎管矢状线，临床症状表现多为一侧。B. 旁中央型：突出组织超过椎管矢状线 3mm，但其中心不在矢状线上，此型也往往引起一侧肢体的症状。C 中央型：突出组织的中心在椎管矢状线上，可引起单侧或双侧肢体的临床症状。严重时可出现马尾神经障碍，大小便失禁，鞍区麻木。②按病理分型 A. 凸起型：纤维环内层破裂，外层尚完整。B. 破裂型：纤维环完全破裂，突出的髓核仅有后纵韧带扩张部覆盖。C. 游离型：突出的椎间盘组织游离于椎管中，可直接压迫神经根及马尾神经。

三、临床表现

（一）症状

1. 腰痛　腰椎间盘突出症的患者大多数有腰痛，腰痛可在腿痛之前发生，也可在腿痛之后出现，单纯腰痛者仅占 1.4%，腰痛伴腿痛者占 89%。腰椎间盘突出症患者约 70% 有过急性腰部扭伤或反复扭伤史，腰部扭伤可导致纤维环的撕裂，引起椎间盘突出，突出的椎间盘组织刺激了后纵韧带中的窦椎神经而引起腰痛。部位主要在下腰部及腰骶部，可表现为钝痛、刺痛或放射痛。腰痛可以缓慢发生，逐渐加剧，往往处于某一体位或姿势时症状加重，卧床休息时可减轻。一少部分可发病急骤，疼痛严重，呈持续性，强迫体位，腰背肌痉挛，夜不能寐，服一般止痛药物难以奏效，此类患者椎间盘突出往往是破裂型或游离型。

2. 下肢放射痛　$L_{4/5}$、L_5/S_1 椎间盘突出症占腰椎间盘突出症的 95% 以上，因此以坐骨神经痛为主要表现的占大多数。表现为由腰部至大腿及小腿后侧的放射痛或麻木感，直达足底部，一般可以忍受。重者则表现为由腰至足部的电击样剧痛，且多伴有麻木感。疼痛轻者仍可步行，但步态不稳，呈跛行，腰部多取前倾状或手扶腰以缓解对坐骨神经的应力；重者则卧床休息，并喜采取屈髋、屈膝、侧卧位。凡增加腹压的因素均使放射痛加剧。由于屈颈可通过对硬膜囊的牵拉使脊神经刺激加重（即屈颈试验），以致使患者头颈多取仰伸位。放射痛的肢体多为一侧性，仅极少数中央型或旁中型髓核突出者表现为双下肢症状。

（二）体征

1. 腰椎侧突　是一种为减轻疼痛的姿势性代偿畸形，具有辅助诊断价值。如髓核突出在神经根外侧，上身向健侧弯曲，腰椎凸向患侧可松弛受压的神经根；当突出髓核在神经根内侧时，上身向患侧弯，腰椎凸向健侧可缓解疼痛。如神经根与脱出的髓核已有粘连，则无论腰椎凸向何侧均不能缓解疼痛。

2. 腰部活动受限　腰椎正常活动度为前屈 90°，后伸 20°，左、右侧屈各 30°，左右旋转各 30°，当突出物不大而纤维环尚完整时，对脊柱的活动影响较小，通过保守治疗仍可恢复脊柱的运动，倘若突出物直接将神经根顶起，前屈可增加神经根的张力和刺激而产生疼痛，从而使前屈受限。当腰椎有侧凸时，躯干向凸侧屈会明显受限，而向凹侧屈不受限制。突出物较小，一般后伸不受限，若突出物大或髓核游离到椎管时，后伸同样也会受到限制。

3. 压痛及骶棘肌痉挛　89% 患者在病变间隙的棘突间有压痛，其旁侧 1cm 处压之有沿坐骨神经的放射痛。约 1/3 患者有腰部骶棘肌痉挛，使腰部固定于强迫体位。

4. 神经系统表现　①感觉异常：受累神经根分布区可出现感觉过敏、减退或消失。L_5 神经根受压常有小腿前外侧及足背感觉减退。S_1 神经根受压，则为小腿后外、足跟部及足外侧感觉减退。L_4 神经根受压为小腿前内侧感觉减退。也有椎间盘突出较大，将相应平面的神经根压迫外，还会压迫下一节段的神经根，可表现为双节段神经根受损的征象。②肌力下降：受累神经根所支配的肌肉发生萎缩，肌力减退，极少有完全瘫痪。$L_{4/5}$ 椎间盘突出者，压迫腰 5 神经根，常有伸踇及伸第二趾肌力减退，严重者偶有足下垂。L_5/S_1 椎间盘突出者，压迫骶 1 神经根，可使踇趾屈力减弱。$L_{3/4}$ 椎间盘突出者，小腿前内侧感觉减退。据此，也可以通过检查肌力判断病变的部位，有助于定位。③反射异常：约 70% 的患者出现反射的改变，表现为反射减弱或消失。跟腱反射消失表现为 S_1 神经根变化；膝腱反射减弱或消失，表现为 L_4 神经根变化；若马尾神经受压，除了跟腱反射消失以外，还会出现肛门反射消失。

5. 直腿抬高试验及直腿抬高加强试验　正常人神经根的滑动度为 4mm。当神经根受压或粘连时，活动度减小。患者仰卧，膝关节伸直，被动抬高患肢，肢体抬高到 70°以内时，出现坐骨神经痛并有阻力，即为直腿抬高试验阳性。同法当下肢缓慢抬高出现坐骨神经痛时将下肢降低少许使放射痛消失，用手将踝关节背伸，若再次出现同样的现状即为直腿抬高加强试验阳性。本试验是腰椎间盘突出的重要体征，80% 患者会出现。

6. 股神经牵拉试验和跟臀试验　①股神经牵拉试验：俯卧，屈膝 90°，将小腿上提，出现大腿前面疼痛即为阳性。②跟臀试验：俯卧，握踝使足跟向臀部靠拢，若出现髋关节屈曲，骨盆离开床面，大腿前方痛即为阳性。

7. 屈颈试验　患者取坐位或半坐位，双下肢伸直，向前屈颈引起患侧下肢的放射痛即为阳性。

8. 腓总神经压迫试验　患者仰卧，患者髋及膝关节屈曲 90°，然后逐渐伸直膝关节直至出现坐骨神经痛时，将膝关节稍屈使坐骨神经痛消失，以手指压迫股二头肌腱内侧的腓总神经，如出现由腰至下肢的放射痛为阳性。此试验在腰椎间盘突出症时为阳性，而其他肌肉因素引起的腰腿痛时为阴性。

四、辅助检查

1. X 线平片　尽管常规 X 线平片检查不能直接反映出腰椎间间盘突出，但可以看到脊柱侧凸、椎体边缘的骨赘、椎间隙的改变等脊椎退变的表现，也能发现有无移行椎、脊柱隐裂、脊柱滑脱、椎弓根崩裂等因素存在，同时能排除脊柱结核、肿瘤等骨病，对鉴别诊断非常重要。

2. 椎管造影　椎管造影可以间接地显示出腰椎间盘突出的部位、突出的程度。造影时神经根显影中断或硬膜囊的受压对腰椎间盘突出和神经根管狭窄的诊断很有意义，但对极外侧型椎间盘突出不能显示。目前多选用水溶性碘剂，具有副作用较小、排泄快等优点。

3. CT 和 MRI 检查

（1）CT 检查：CT 片上椎间盘是低密度影，骨呈高密度影。①膨出型：在椎体后缘以外有一长弧形的低密度影，较少压迫神经根和硬膜囊。②破裂型：椎体后缘以外有形态不规则的一团中密度影，原因是髓核水分丢失。③游离型：除有破裂型的表现外，在椎间隙水平以外可见到髓核组织，可压迫神经根和硬膜使其移位，硬膜变形。但 CT 有局限性，对软组织的成像不如 MRI 清晰。

（2）MRI 检查：MRI 是一种非创伤性检查，是利用原子核磁显像，在人体目前主要是以氢核质子在磁场中的变化作为信号来源。体内不同组织含水量不同，在 MRI 上信号即不同。含水量的软组织，其信号高于韧带、骨骼等含水量低的组织。MRI 显示椎管内病变分辨力强，该检查能清楚显示椎管内病变。

4. 肌电图检查　肌电图检查可记录神经肌肉的生物电活动，借以判定神经肌肉所处的功能状态，从而有助于对运动神经肌肉疾患的诊断，对神经根压迫的诊断，肌电图有独特的价值。椎间盘突出节段和肌电图所检查各肌肉阳性改变的关系为：$L_{4/5}$ 椎间盘突出主要累及腓骨长肌和胫前肌；L_5/S_1 椎间盘突出主要累及腓肠肌内侧头和外侧头；$L_{3/4}$ 椎间盘突出累及的肌肉较多，股四头肌等可出现异常肌电位。

五、诊断

依据患者的病史、症状、体征及相关的辅助检查即可确诊。值得注意的是，在诊断过程中不能片面强调影像学检查，当影像表现为椎间盘突出时，而无临床表现时就不能诊断为腰椎间盘突出症；当有典型临床表现时，往往有椎间盘突出的影像学表现。由于 CT 扫描具有一定距离间隔，有时并不能正确反映出病变部位，因此在有典型的临床表现，而 CT 检查无阳性表现必要时需行 MRI 检查。另外还应注意高位腰椎间盘突出症的病史采集和体格检查，以免引起漏诊。

对于腰椎间盘突出症的诊断一定要明确椎间盘突出的平面明确定位，以免手术范围过大所造成的不良后果。对患者进行检查时切记要与神经根及马尾神经肿瘤、下肢的血管病变、股骨头坏死、腰椎弓根崩裂和脊柱滑脱症、腰椎结核、腰椎管狭窄相鉴别。

六、治疗

腰椎间盘突出症的治疗分为非手术治疗和手术治疗，绝大多数腰椎间盘突出症能经非手术治疗使症状消失。

（一）非手术治疗

非手术治疗是腰椎间盘突出症的首选方法，其适应证包括：①初次发病，病程短的患者。②病程虽长，但症状及体征较轻的患者。③经特殊检查发现突出较小的患者。④由于全身性疾患或局部皮肤疾病，不能施行手术者。⑤不同意手术的患者。

非手术治疗方法包括如下几种：

1. 卧床休息　临床实践证明，大多数腰椎间盘突出症患者卧床休息可使疼痛症状明显缓解或逐步消失。腰椎间盘压力在坐位时最高，站位居中，平卧位最低。在卧位状态下可去除体重对椎间盘的压力。制动可以解除肌肉收缩力与椎间各韧带张力对椎间盘所造成的挤压，处于休息状态利于椎间盘的营养，使损伤纤维环得以修复，椎间盘高度得到一定程度的恢复；利于椎间盘周围静脉回流，去除水肿，加速炎症消退；避免走路或运动时腰骶神经在椎管内反复移动所造成的神经根刺激。因此可以说卧床休息是非手术疗法的基础。

患者必须卧床休息直到症状明显缓解。有些患者虽经卧床休息数周或更长时间但症状得不到改善，其原因是并未完全卧床休息，还像正常人一样从事家务劳动或工作，或症状稍减轻便恢复工作，从而使症状时轻时重，迁延发作。卧床休息是指患者需全天躺在床上，让患者吃饭、洗漱以及大小便均在床上。特别是行腰椎手法治疗之后，在最初绝对卧床休息几天是必要的。

2. 牵引疗法　牵引的方法有多种，有手法牵引、重力牵引、机械牵引等。牵引时患者可取卧位（仰卧或俯卧）、坐位或站位。牵引疗法的机制有如下几个方面：①减轻椎间盘压力，促使突出椎间盘不同程度的回纳。②促进炎症消退，牵引对可使患者脊柱得到制动，减少运动刺激，有利于充血水肿的消退和吸收。③解除肌肉痉挛，疼痛使腰背部肌肉痉挛，腰椎活动受限，间歇使用牵引可解除肌肉痉挛，使紧张的肌肉得到舒张和放松，促使腰椎正常活动的恢复。

3. 推拿疗法　推拿即按摩，是祖国医学的组成部分。推拿治疗颈椎病、腰椎间盘突出症取得良好疗效。由于具有方法简单、舒适有效、并发症少等优点，已作为治疗腰椎间盘突出症的综合疗法之一。推拿治疗腰腿痛的作用机制包括如下几个方面：①促进病变部位毛细血管扩张，血流量增加，新陈代谢加快，有利于组织的恢复。②促使淋巴回流加速，加强水肿吸收，对渗出起到治疗作用。③镇痛作用。研究证明，推拿可促使体内镇痛物质内啡肽含量的增加，致痛物质单胺类减少。恢复细胞膜巯基及钾离子通道结构稳定性，从而使疼痛症状缓解。推拿还可对神经系统产生抑制调节作用，起到镇痛效应。④推拿按摩牵引，可能使部分突出椎间盘尤其以髓核突出为主者部分回纳，至于完全复位尚缺乏客观依据。⑤调整突出腰椎间盘与神经根的位置关系。⑥松解神经根粘连，促进神经根周围炎症的消退。

推拿时手法宜轻宜柔用力均匀，避免粗暴。临床上时有报道，一些患者推拿后症状加重，不得不行手术治疗。有的推拿后出现神经损伤，如马尾综合征等，应用时需慎重。

4. 硬膜外类固醇注射疗法　硬膜外腔时位于椎管内的一个潜在间隙，其中充满疏松的结缔组织，动脉、静脉、淋巴管以及脊膜经从此通过。在硬脊膜及神经根鞘膜的表面，后纵韧带及黄韧带的内面有丰富的神经纤维及其末梢分布。这些纤维都属于细纤维，主要来自于脊神经的窦椎支。椎间盘纤维环及髓核突出后，在其周围产生炎症反应，吸引大量的巨噬细胞和释放大量的致炎物质。这些致炎物质作用于窦椎神经和神经根从而产生腰痛和腿痛。硬膜外类固醇注射可减轻症状，但并不能改变脱出髓核对神经根的压迫，其本身有导致椎管内严重感染的危险，应慎用。

5. 髓核化学溶解法　1964 年，Smith 首先报道用木瓜凝乳蛋白酶注入椎间盘内，以溶解病变的髓核组织来治疗腰椎间盘突出症。20 世纪 70 年代此法风行一时，但到 80 年代却落入低谷。由于其操作复杂，疗效不如手术确实，并发症较多，甚至有的患者用药后死亡，目前已很少应用。国内有些医师应用胶原酶，且以椎间盘外注射为主。椎间盘外硬膜外间隙较大，胶原水解膨胀时疼痛较轻。但胶原酶对正常纤维环有无损伤作用尚无相应严谨的实验观察。另外，椎间盘外注射止痛的机制尚不明确，是否有抗炎作用有待研究。

6. 经皮腰椎间盘切除术　经皮腰椎间盘切除术是近二十几年发展起来的一项新技术。1975 年，Hijikata 率先采用此方法治疗腰椎间盘突出症取得成功。目前已有许多国家推广使用此技术治疗腰椎间盘突出症，文献报道其成功率为 70% ~94%。我国近几年也开始应用这项技术，治疗结果的优良率为 80% ~97%。国内外临床应用结果表明，经皮腰椎间盘切除与传统的手术相比较，具有创伤小、恢复快、不干扰椎管内结构、不影响脊柱稳定性、并发症低、操作简单、疗效满意等优点。经皮腰椎间盘切除术对破裂型和游离型疗效较差，不应广泛用于单纯纤维环膨出者，其远期疗效尚待观察。

7. 经皮激光腰椎间盘切除术（PLDD） PLDD的操作与经皮腰椎间盘切除术相似，它是利用激光产生的热能使椎间盘组织汽化、干燥脱水、减轻髓核组织对神经根产生的张力和压力，缓解神经根性症状。它并不是机械性切除腰椎间盘组织。多数学者的研究结果表明，疗效明显低于化学溶解疗法。该技术同样为非直视下手术，且设备昂贵，其安全性、有效性和效价比还需进一步观察。

8. 内镜下腰椎间盘切除术（MED） 内镜技术应用于脊柱外科使得经皮腰椎间盘切除术避免了盲目性，可以在影像系统监视下进行精确定位、适量切除和有效减压。因入路不同分为三种类型：①后外侧经椎间孔入路椎间盘镜，可工作区间包括椎间孔外，经椎间孔到达椎管内，通过此入路可处理极外侧型、椎间孔内和旁中央型椎间盘突出。②前路腹腔镜，适用于包含型椎间盘突出且不伴有腰椎管狭窄者，其优点是无椎管内操作，术后残留腰痛减少，从前向后减压可达椎管，还可以同时行椎间融合术，但对游离型突出无效。③后路椎间盘镜，即标准椎板间椎间盘手术入路，适用于单节段旁中央突出、脱出及椎管内游离型椎间盘突出等，还可同时进行侧隐窝扩大等椎管减压术。由于成像系统的良好监控，创伤小，对脊柱稳定性影响小，恢复快，近期优良率高。但因显露局限、技术难度大、手术难以彻底，远期疗效还有待观察。

（二）常规手术治疗

大多数腰椎间盘突出症患者通过非手术疗法可取得良好效果，需手术治疗的只是一小部分，占10%～15%。对于这部分患者，及时恰当的手术治疗，能迅速解除其痛苦，恢复劳动力，远期效果良好。但如处理不当，也可发生严重并发症。手术的原则是，严格无菌操作，用最小的创伤，达到足够的暴露，尽管保留骨和软组织结构，仔细妥善地去除病变，术后早日下床活动，以增进饮食，利于身体健康。对椎间盘突出症以及同时合并腰椎管狭窄症者，大多可以单侧暴露，可做半椎板或开窗切除。要防止遗漏突出椎间盘以及对椎管狭窄减压不充分。

1. 手术适应证 ①症状重，影响生活和工作，经非手术治疗3～6个月无效，或症状严重，不能接受牵引、推拿等非手术治疗者。②有广泛肌肉瘫痪、感觉减退以及马尾神经损害者（如鞍区感觉减退及大小便功能障碍等），有完全或部分瘫痪者。这类患者多属中央型突出，或系纤维环破裂髓核脱入椎管，形成对马尾神经的广泛压迫，应尽早手术。③伴有严重间歇性跛行者多同时有腰椎管狭窄症，如X线平片及CT显示椎管狭窄，且与临床症状吻合，均宜及早手术治疗。④急性腰椎间盘突出症，根性疼痛剧烈无法缓解且持续性加重者。

2. 手术禁忌证 ①腰椎间盘突出症合并重要脏器疾患，不能承受手术者。②腰椎间盘突出症初次发作，症状轻微，经非手术治疗可获缓解，对其工作和生活影响并不明显者。③腰椎间盘突出症诊断并不明确，影像学也未见有椎间盘突出特征性表现者。

3. 术前准备 ①全面体检，明确诊断及患者全身状况：除物理检查与X线平片外，酌情选择其他特殊检查。在目前情况下，一般均选择CT或MRI检查，以防误诊或漏诊。有时尚需应用脊髓造影检查。其他检查包括心、肝、肾、肺功能的各种化验和仪器检查，以早期发现重要脏器疾患，并应注意患者有无出血性倾向和各种药物的过敏史等。②向患者交代病情：由于术中与术后均需患者密切配合，因此应向其交代手术的大致程序，并提出相应要求与术前、术中、术后注意事项。但注意避免增加患者精神负担。③手术方案设计：应根据诊断及具体病情，由主治医师负责设计手术方案及具体操作程序。包括特种器械的准备、术前用药、麻醉选择、术中可能发生的意外及其处理对策、术后对护理的特殊要求及抢救药品的准备等均应充分考虑，并落实到具体执行者。④体位训练：如术中取俯卧位，术前应俯卧训练数日，并练习床上大小便。

4. 麻醉和体位　依手术者的经验与习惯，可以应用硬膜外麻醉、全麻、局部浸润麻醉等。手术多取俯卧位或侧位，如取俯卧位，应以气垫或软枕垫于胸腹部，避免受压。

5. 手术操作　①切口：正中或微偏向患侧的纵行切口，一般应包括临床诊断病变椎间隙上下各一腰椎棘突。②暴露椎板：切开皮肤及皮下组织后，单侧病变行单侧椎板暴露，中央型或双侧椎间盘突出全椎板暴露。沿患侧棘突切开韧带及肌腱。切开时刀锋应紧贴骨面。用骨膜剥离，一直分离到关节突外侧。经填塞止血后放入椎板牵开器，即可清楚地暴露手术野。③椎间盘暴露：先探查最可疑的腰椎间盘。一般 L_5/S_1 椎板间隙较宽，不必咬除椎板骨质。以长柄小刮匙或薄而窄的骨膜剥离器分离黄韧带上下缘附着点，黄韧带之上缘附着于上位椎板中分之前，分离时较困难，分离时小刮匙或薄骨膜剥离器紧贴椎板前内向上分离。用血管钳夹住黄韧带下缘稍向后牵引，于直视下紧靠外侧纵行切开黄韧带用神经拉钩将黄韧带牵向内，即可暴露硬脊膜及外侧的神经根。如黄韧带增生肥厚影响暴露时可切除黄韧带。以神经剥离器从“窗”孔的外侧从上往下向内分离神经根，尽量勿损伤较大的血管，如遇出血，可用棉片压近血管的上下端，以神经牵开器将神经根拉向内侧，即可见到突起的白色椎间盘。突出明显的椎间盘常将神经根压扁并向后顶起，往往与神经根有粘连。有的椎间盘突出处纤维环已破裂，将神经根粘连分离后，髓核自行脱出；少数髓核组织游离于后纵韧带下，要注意探查。如椎间盘不突起可做椎间盘穿刺并注入生理盐水，若仅能容纳 0.5ml 以内，则此椎间盘无病变，应注意检查神经根管有无狭窄，并探查另一间隙。$L_{4/5}$ 椎间隙较小，常需切除 L_4 椎板下缘一部分骨质，才能按上法牵开黄韧带。有时因合并严重退行性变，黄韧带和椎板异常肥厚，关节突肥大，需行黄韧带和单侧椎板切除；有时尚需切除关节突的前内侧部分始能暴露侧方神经根。骨窗的扩大重点在外侧，突出的椎间盘常在关节突之前，因此骨窗向外扩大不够常会找不到突出的椎间盘，或切除椎间盘时将过度牵拉神经根，导致神经根牵拉性损伤。为避免神经根及椎前静脉损伤，手术应在直视下进行。为保护术野的清晰，常用带有侧孔的吸引器去吸渗血，并用带有肾上腺素生理盐水棉片填塞（图 8－1～图 8－3）。④髓核摘除：用神经牵开器或神经剥离器将神经根或硬膜胶囊轻轻牵向内侧，即可暴露突出的椎间盘。纤维环完整者．用尖刀切开突出纤维环，用髓核钳取出髓核，尽可能将椎间盘内碎片都取出。如椎间盘突出位于神经根内侧，尤其在较大的突出，神经根牵向内侧较困难，不必勉强将神经根牵扯向内侧，可就地进行摘除。应用髓核钳时，必须将此器械插入椎间盘内以后再张口夹取，以免损伤神经根。若在术前定位部位未发现突出时，必须找出相应神经根并追溯到椎间孔部，观察有无神经根嵌压、神经纤维瘤或极外侧型椎间盘突出。如临床表现及特殊检查定位清楚，手术发现又吻合者，可不必再探查另一间隙，否则应扩大探查范围。⑤闭合伤口：术后常规放置引流 24～48 小时。分层缝合。

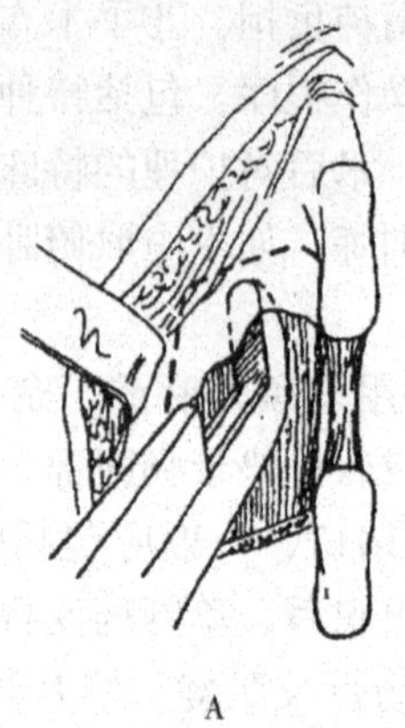

A

椎板咬骨钳切除部分上下椎板

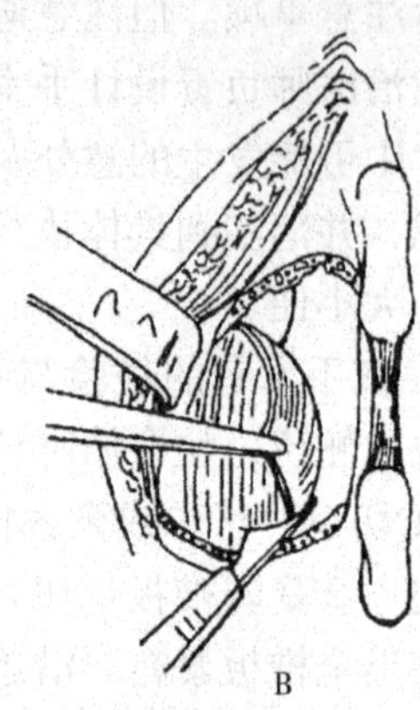

B

切除椎板间黄韧带

图 8-1　单侧开窗手术

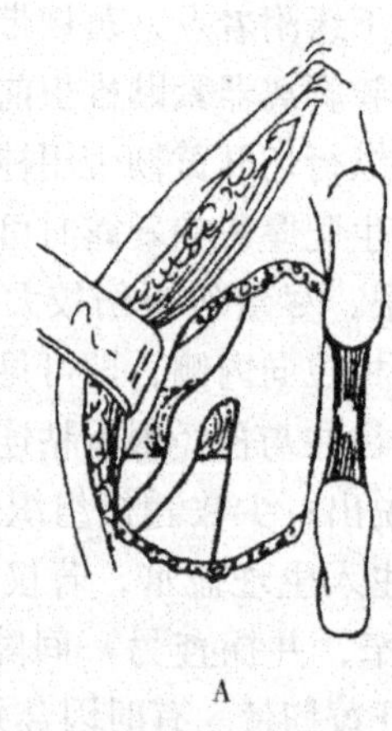

A

暴露硬膜囊和被压迫的神经根

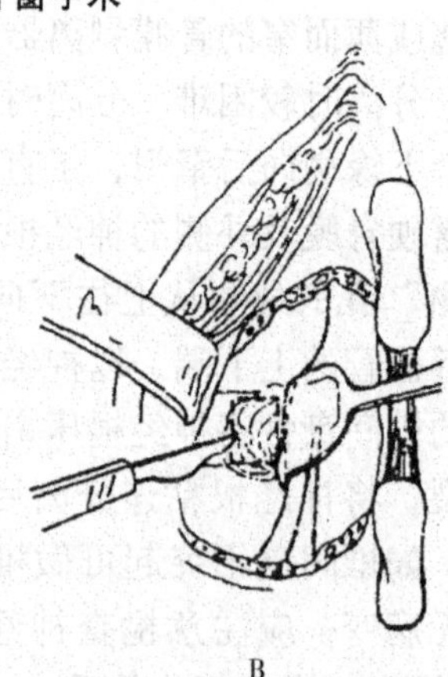

B

牵开神经根和硬膜囊显露突出的椎间盘

图 8-2　切除黄韧带后

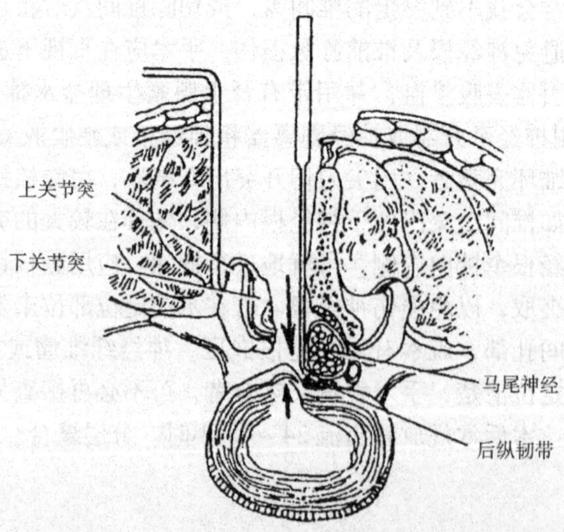

图 8-3　椎板间开窗显露突出椎间盘的横断面

6. 术后处理　①术后患者腰部围一小中单，在搬动和翻身时，医护人员应扶持中单，保持腰部稳定，减轻损伤和疼痛。②术后 24 小时内严密观察双下肢及会阴部神经功能的恢复情况。如有神经受压症状并进行性加重，应立即手术探查，以防因神经受压过久出现不可逆性瘫痪。这种情况多因椎管内止血不完善，伤口缝合过紧、出血引流不畅以致神经受积血压迫所致。有时因椎管狭窄未完全解除，手术水肿炎症反应，可导致神经受压甚至截瘫。③术后24～48 小时拔除引流条。④术后常有小便困难，必要时扶持患者下床小便，尽量不做导尿。如 3 天内无大便或腹胀者，可服用通便药物。⑤术后 24 小时，开始做下肢抬高练习，1 周后做腰背肌训练。术后 12 天拆线，卧床至少 3 天。以后可离床适当活动，3 个月后恢复正常活动。

七、预防

由于腰椎间盘突出症是在退行性变的基础上受到积累伤力所致，而积累伤又是加速退变的重要因素，能减少积累伤就显得非常重要。长期坐位工作者需注意桌、椅高度，定时改变姿势。职业工作中常弯腰劳动者，应定时伸腰，提胸活动，并使用宽腰带。治疗后患者在一定时期内配戴腰围，但同时加强腰背肌训练，增加内在稳定性，长期使用腰围而不锻炼腰背肌，反可因废用性肌萎缩带来不良后果，如需弯腰取物，最好采用屈髋、屈膝、下蹲方式，减少对椎间盘后方的压力。

（彭　宏）

第四节　腰椎峡部崩裂和腰椎滑脱症

腰椎峡部系指上、下关节突之间的狭窄部分，此处骨质结构相对薄弱。在脊柱的生理弯曲中，正常腰椎呈生理前凸，骶椎呈生理后凸，腰、骶椎交界处成为转折点，上方腰椎向前倾斜，下方的骶骨则向后倾斜。因此，腰骶椎的负重力自然形成向前的分力，使 L_5 有向前滑移的倾向。峡部正处于两种力量的交点，此处骨质结构相对薄弱。因此，峡部容易发生崩裂，也是 L_5 峡部崩裂最多的原因。峡部崩裂以后，椎弓分为两部分，上部分的上关节突、横突、椎弓根、椎体仍与上方的脊柱保持正常联系，下部分的下关节突、椎板、棘突与下方的骶椎保持联系，两部分之间失去骨性连接，上部失去限制而向前移位，表现为椎体在下方的椎体上向前滑移，称为脊柱滑脱。

在对腰痛患者的常规 X 线摄片检查发现，在成人中约 5% 患有腰椎崩裂或滑脱。腰椎滑脱中，先天性腰椎滑脱占 33%，峡部崩裂引起的滑脱占 15%，最多见的是退行性腰椎滑脱，腰椎滑脱好发于 L_5 及 L_4 椎体，约占 95%，其中 L_5 椎体的发生率为 82%～90%。其他腰椎少见，偶尔也发生于颈椎、胸椎者。一些外伤性滑脱和退行性滑脱，可多节段同时发生，甚至出现后移位滑脱。

一、病因

腰椎峡部崩裂的真正原因至今不能肯定。多年来许多学者做了大量研究，发现先天性发育缺陷和慢性劳损或应力性损伤是两个可能的重要原因。现将可能的原因分述如下。

（一）先天性

腰椎胎生时有椎体及椎弓骨化中心，每侧椎弓有两个骨化中心，其中一个发育为上关节突和椎弓根，另一个发育为下关节突、椎板和棘突的一半。若两者之间发生不愈合，则形成先天性峡部崩裂，又称为峡部不连，局部形成假关节样改变。行走以后由于站立可使上方的脊椎向前滑动，称为脊椎滑脱。也可因骶骨上部或 L 椎弓发育异常，而产生脊椎滑脱，其峡部并无崩裂。

（二）遗传性

病因亦无先天性，但具有遗传性倾向，如有报道父或母与其子女均患本症者。这种人常伴有其他腰骶部畸形，如过渡性腰骶椎、隐性脊柱裂等。

（三）疲劳性骨折或慢性劳损

到目前为止，多数专家认为，大部分病者系慢性劳损或应力性损伤产生的疲劳骨折。显然，腰椎是极容易遭受损伤的部位，由于人在站立位置时，下腰椎承受体重的大部分，腰骶关节是躯干前屈后伸活动的枢纽，及腰骶椎的生理弧度，使 L_5 处于转折点的交界处，所承受的力量最大，特别是某些体力劳动者及运动员等，每日必须承受较大的负荷，更增加了下腰部损伤的可能性。

从力学上分析，可知上段脊椎传导到 L_5 的负重分为两个分力，一个为向下作用于椎间关节的挤压分力；另一个为向前作用于峡部的导致前移的分力。骨质结构相对薄弱的峡部，容易引起断裂，系因持久反复作用的应力所致，故实际上是疲劳性骨折。L_5 承受的应力量最大，其次是 L_4，故临床上发病率以 L_5 最多，L_4 次之。当然，峡部崩裂的产生与峡部的骨质结构、弧度、承受应力的大小、性质、次数都是相关的。其基本病变在关节突峡部。仅有峡部病变而无椎体向前滑移又称峡部崩裂。

（四）创伤性

腰椎峡部可因急性外伤，尤其后伸性外伤产生急性骨折，其特点为不局限发生在 $L_{4\sim5}$，而且有明显外伤史。

（五）退行性腰椎滑脱

由于长时间持续的下腰不稳或应力增加，使相应的小关节发生磨损、退行性改变、关节突变得水平，加之椎间盘退变、骨质疏松等病变，而逐渐发生滑脱，但峡部仍保持完整，故又称假性滑脱。多见于 50 岁以后发病，女性的发病率是男性的 3 倍，多见于 L_4，其次是 L_5 椎体。滑脱一般不大于 30%。

（六）病理性骨折

由于全身性或局部骨病变，累及椎弓、峡部及上、下关节突，使椎体后结构稳定性丧失，发生椎体滑脱。全身性骨病变如 Alfers Schoenberg 病，峡部易发生骨折，多见于腰椎弓崩裂。局部骨病变可能是肿瘤或炎症。术后，因破坏脊椎之后柱结构，而发生滑脱，又称医源性或获得性滑脱。

二、病理

（一）椎弓崩裂

椎弓崩裂以后，上关节突、横突、椎弓根、椎体作为上部，而下关节突、椎板、棘突作为下部，两者在峡部失去正常骨性联系，形成假关节，其间隙充填以纤维结缔组织和软骨样组织。腰骶部伸屈活动时崩裂处出现异常活动，腰部前屈则上部与上方腰椎一并屈向前，下部则因背伸肌收缩及后方韧带的牵拉使活动较小，而当腰部后伸时，则下部受到挤压作用，故峡部崩裂不易愈合。

（二）脊椎滑脱

正常的腰骶角使 L_5 有向前下方滑动的倾向，但为其下方的上关节突（S_1）抵消，腰骶椎间的椎间盘也是阻挡其向前滑动的重要结构。因此，当峡部崩裂，尤其两侧峡部崩裂者，如同时有椎间盘退行性变，则易发生脊椎滑脱。滑脱产生以后，躯干的重心发生改变，使腰部前凸增加，腰骶部过度后凸，更使向前滑移的力量加大。

脊椎滑脱常引起椎管狭窄。此时椎板下缘及附着在松弛椎板上的黄韧带增厚，骨嵴增生，围绕硬脊膜及侧隐窝内的过多纤维组织可压迫神经根。由于椎间孔隙狭窄，可使行经椎间孔的神经根扭曲。

三、症状和体征

一般椎弓崩裂患者在 20～30 岁时症状缓慢出现。开始时有下腰痛或有时腰腿痛，多为间歇性钝痛，有时为持续性。一般来讲，症状并不严重，也不影响日常生活，患者能从事一般劳动。站立、行走或弯腰时症状加重，过度活动或负重时症状加重，卧床休息时疼痛减轻或消失。

患者体征的轻重决定于峡部不连的类型、脊柱不稳定情况、滑脱程度及患者年龄。有很多患者同时有坐骨神经痛，最初痛点位于大腿或臀部，向骶髂部及小腿放射，但一般无感觉、运动异常，膝、跟腱反射正常。部分患者可同时存在椎间盘纤维环破裂，除有胀痛及坐骨神经痛外，下肢相应的神经支配区域皮肤麻木，弯腰活动受限，直腿抬高试验阳性，膝、跟腱反射减弱或消失。

脊椎滑脱患者，如椎体前移较多，可出现马尾神经牵拉和挤压症状。患者鞍区麻木，大小便失禁，下肢某些肌肉软弱或麻痹，甚至发生不全瘫痪。少数患者因马尾神经受刺激，可引起股后肌紧张，患者向前弯腰困难，直腿抬高严重受限。外观上，患者有显著的腰椎前凸、臀部后凸、躯干前倾和变短、腹部下垂等症状，因此下腰部凹陷，脊柱后下部的弧形曲线消失。患者跛行或走路左右摇摆，弯腰活动受限。触诊时，特别是当患者极度向前弯腰时，患椎棘突明显向后突出，并有压痛；其上一椎骨的棘突则向前滑移，患椎的棘突向左右移动度增大。后伸受限并有腰痛是此病的特征之一。

四、X 线平片表现

凡临床检查疑为椎弓崩裂者应常规拍摄正位、侧位，左右 45°斜位及动力位片。

（一）X 线平片（病变多为两侧，也可为单侧）

（1）正位片：可见椎弓根下方出现由内上斜向外下之透亮裂隙，约 2mm 宽。其边缘不规则，并显示硬化。因投影关系，位于第 4 腰椎以上者显示清楚，而第 5 腰椎者常不能显示。但注意观察可见以下征象：①椎板外侧端以断肩改变。②椎板外侧上缘或下缘有时呈现边缘硬化的弧形凹陷。③椎弓根区结构紊乱，密度不均。

（2）侧位片：能清楚地显示椎弓崩裂形态，裂隙于椎弓根后下方，在上关节突与下关节突之间，自后上斜向前下，边缘常有硬化征象。病变一侧者侧位片显示裂隙不完全或不清楚，两侧者显示较清楚。侧位片可显示脊椎滑脱征象，并能测量滑脱程度。一般为第 5 腰椎向前下移位。严重者第 1 骶椎前上部断裂，前上缘变得圆钝。

滑脱程度可采用以下方法测量：①Garland 测量法。自第 1 骶椎前缘向骶椎平面作垂线。正常或虽有椎弓崩裂而无脊柱滑脱者，第 5 腰椎椎体前下缘在此垂线后方 1 ~ 8mm 处；当有滑脱时，则与垂线接触或超于垂线之前。②Megerding 测量法。把第 1 骶椎椎体上面纵分为 4 等份。正常者，第 5 腰椎与第 1 骶椎之后上缘构成一连续性弧线。有滑脱时，则第 5 腰椎前移，根据第 5 腰椎后下缘在骶椎上的位置，将其分为Ⅰ ~ Ⅳ度滑脱（见图 8 – 4）。不超过 1/4 者为Ⅰ度，在 1/4 ~ 1/2 者为Ⅱ度，在 1/2 ~ 3/4 者为Ⅲ度，超过 3/4 者为Ⅳ度。③Marigue – Taillard 测量法。此法可计算椎体滑脱的度数，即滑脱度数（%） = A/B × 100%（见图 8 – 5）。

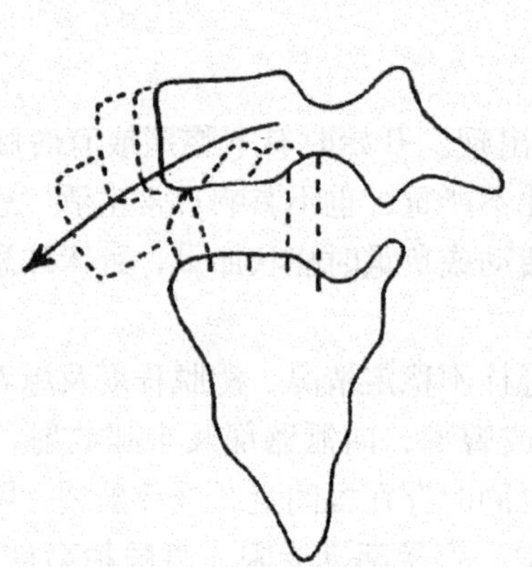

图 8 – 4　滑脱分度

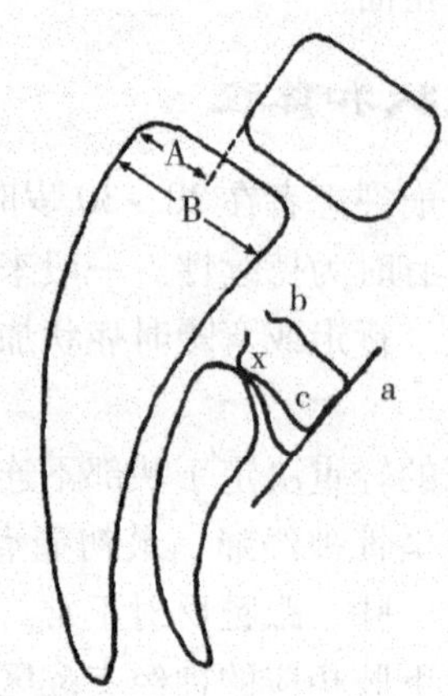

图 8 – 5　测量滑脱度数

（二）动力（过伸、过屈）位片

患者在站立时其腰椎侧位显示的腰椎滑脱位置是患者日常活动情况，当患者过伸、过屈位时，更清楚显示腰椎活动与滑脱的关系，根据过伸、过屈片的位置应用 Marigue – Taillard 测量法可更清楚地了解椎管狭窄脊髓受压以及症状的关系。

（三）斜位片后斜位 35° ~ 45°

为诊断椎弓崩裂的最佳位置。一般照双侧斜位片。在斜位片上，正常椎弓影像似“狗”形。“狗嘴”为同侧的横突，“狗耳”为上关节突，“狗眼”为椎弓根的断面，“狗颈”部即椎弓的峡部，“狗体”部为椎板部分，“狗前腿”为下关节突，“后腿”为对侧的下关节突，“狗尾巴”为对侧的横突。

椎弓崩裂的直接征象为“狗颈部”呈现带状裂隙，其边缘不规则，并常硬化。当有脊椎滑脱时，因横突及上关节突随椎体前移而形成“狗头”被砍掉征象。同时，局部小关节正常关系消失。

（四）CT及MRI检查

此两种检查方法可协助了解椎间盘及局部椎管内结构有无相应的病理改变，若有病理改变，还可了解其程度如椎间盘变性、椎间盘突出等。

五、鉴别诊断

脊椎滑脱一般根据X线检查就可以做出正确诊断，但应与下列各病相鉴别：

（一）退行性脊椎滑脱

可为脊椎后滑脱，亦称假性脊椎滑脱。两者病因、病理及X线片表现完全不同。退行性脊椎滑脱好发于老年人，女性的发病率为男性的4倍。退行性脊椎滑脱好发于L_4、L_5，其发病率为相邻上下椎间隙的6～9倍，也可同时发生在2～3个不同水平上。滑脱极少超过30%。

假性脊椎滑脱主要由椎间盘退行性变引起，上、下关节突关节发生紊乱，椎体间变得不稳定，患者常有周围韧带松弛、关节突关节面不对称或其他脊椎畸形。关节突关节方向可呈矢状或冠状。前者占85.7%，不如后者稳定，易使脊椎向后滑脱。患者可同时有腰椎骶化，其发病率为无腰椎骶化者的4倍。退行性脊椎滑脱患者的主要症状为腰痛，并可放射至臀部及大腿。有的可伴有不同程度的神经根刺激症状，如小腿和足部麻痛或烧灼痛。因滑脱程度一般不太严重，少数患者可出现马尾神经压迫症状。患者腰部屈曲范围增大。

（二）椎间盘纤维环破裂症

单纯脊椎滑脱患者，腰椎前凸增大，腰部凹陷，上一棘突向前滑移；但脊椎滑脱合并有马尾神经压迫症状时，也可出现坐骨神经分布区放射性疼痛及麻木。检查时可发现趾背伸力量减弱，腱反射异常及直腿抬高试验阳性，特别当两侧下肢都出现症状并有鞍区麻木时，与中央型椎间盘纤维环破裂症甚为相似，根据X线片所见，不难鉴别。值得注意的是，有时脊椎滑脱患者可同时合并椎间盘纤维环破裂，患者出现神经症状，可能与两者均有关，也可能是某一个占主要地位，应根据临床症状仔细分析，必要时可进行脊髓造影。

（三）腰骶椎关节突关节紊乱症

患者有慢性腰痛，间有阵发性急性发作，合并一侧或两侧的坐骨神经痛。一般患者的腰痛较腿痛严重，存在腰段脊柱生理性前凸，直腿抬高试验正常或接近正常。在斜位X线片中，可以看到关节突关节关系紊乱，有时也可能出现假性滑脱，无峡部不连现象。

诊断时应注意：椎弓崩裂、脊椎滑脱与腰痛的关系，是否确为腰痛的原因；有否神经根或马尾受压症状，是否必须作脊髓造影、CT或MRI等进一步检查。

六、治疗

（一）非手术治疗

对相当一部分峡部崩裂及Ⅰ度脊柱滑脱并无症状者不需治疗，对峡部崩裂引起的下腰痛，其压痛点在棘间韧带、峡部或椎旁者，可行痛点封闭或局部理疗。Ⅰ度滑脱伴腰痛患者，可行保守或手术治疗；60 岁以上老年人的轻度滑脱，一般无症状或仅腰痛患者，亦不需手术治疗。

（二）手术治疗

手术方法可分后路、前路及前后路联合手术三大类，种类繁多，但大同小异，学者们对手术的一些基本原则已有一致的意见。

手术的基本原则为植骨融合加适当的内固定。随着各种脊椎内固定器械的发展，使复位以后的稳定性增加，提高了植骨融合成功率，缩短了术后康复时间。因此，内固定器的应用是近年来本症治疗的一大进展。

脊椎滑脱者，原则上宜尽量争取复位，如不能完全复位，部分复位亦可。因为复位以后可以恢复腰骶部的生物力学性能，恢复脊椎的三柱结构连续性，争取解除椎管及椎间孔的狭窄，改善外观。但由于病程已久，脊椎骨间的椎间盘组织及周围的韧带结构已适应滑脱状态，因而欲求完全复位实非易事。目前多数学者主张Ⅰ度、Ⅱ度滑脱者不一定强求复位。Dick 等主张滑脱 <50%，无神经根刺激症状者仅作原位融合，滑脱程度 >50% 者则宜尽可能复位。在实际工作中轻度（Ⅰ～Ⅱ度）的腰椎滑脱，手术复位较容易。严重的腰椎滑脱复位比较困难。

近年来经椎弓根内固定系统迅速发展，各种新技术相继应用于临床，证明牢固的内固定确有助于提高融合率，并可以不同程度地矫正脱位，因此，对椎弓崩裂及不同程度的脊椎滑脱具有明显的优点。其短节段椎弓根内固定常规固定 2～3 个脊椎，下面介绍几种常用的经椎弓根内固定系统。

1. Steffee 钢板内固定术＋横突间植骨融合术　1986 年，Steffee 等首次报道了此种新技术，该技术主要用以治疗腰椎滑脱，进行复位与固定。本手术的优点：对腰椎滑脱的复位率高，可在广泛减压的基础上得到良好的固定；术后护理方便，不必长期卧床，可早期活动，术后不需要支架固定，是腰椎滑脱治疗较好的方法。其不足之处：在拧紧螺母时，不能控制螺栓向前移动和旋转，而影响其固定和向后的提拉效果。

（1）适应证：①腰椎滑脱伴腰腿痛，经非手术治疗无效。②有下肢神经根受损伤及体征者。③有椎管狭窄或腰椎间盘突出者。④腰椎动力片出现腰椎不稳定者。

（2）手术器械：椎骨植入器、螺母扳手、丝锥、探孔锥、螺丝钉扳手、各种不同长度规格钢板、椎弓根螺丝钉及螺母。

（3）手术步骤

1）麻醉。全身麻醉或持续硬脊膜外麻醉，全身麻醉腰背肌比较松弛，容易暴露手术野，同时减少患者对手术操作的恐惧心理，应该作为本手术的首选麻醉。

2）切口与显露。后正中切口，依次切开皮肤、皮下组织，显露腰背肌膜后，自动撑开器撑开切口。于棘突线切开棘上韧带，用 Cobb 剥离器沿一侧棘突及椎板行骨膜下剥离。剥离到两侧横突。咬除小关节周围软组织，清楚地暴露上、下关节突、椎板及横突。

3）确定椎弓螺丝钉的进针点。本手术的关键之一是确定进针点，否则将会引起严重后果，一般正确的进针点为上关节突的垂直线与横突中线的交点稍外 2～3mm（见图 8－6），不同的椎体平面稍改动进针点，暴露时应该将关节突的关节囊清除，清楚地暴露上下关节突及横突。

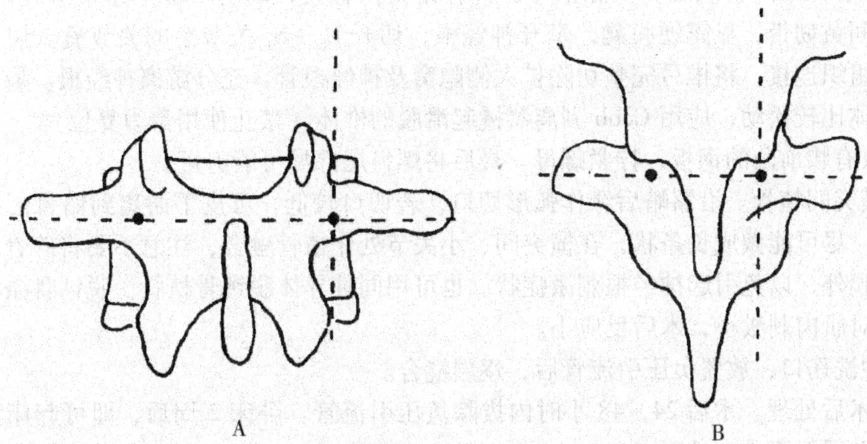

图 8－6　进针点

A. 腰椎进针点　B. 胸椎进针点

4）咬除上关节突部分骨质，以利骨锥穿入。用开孔锥钻破皮质骨，探孔锥通过椎弓向椎体穿入，进针方向与脊柱纵轴成 10°～15°（见图 8－7）。用探孔锥钻孔，比较安全，只要探孔锥的位置及方向准确在椎弓内，手感有一定的阻力，就容易钻入；穿出椎弓根皮质或进入椎间盘，也容易感觉到。

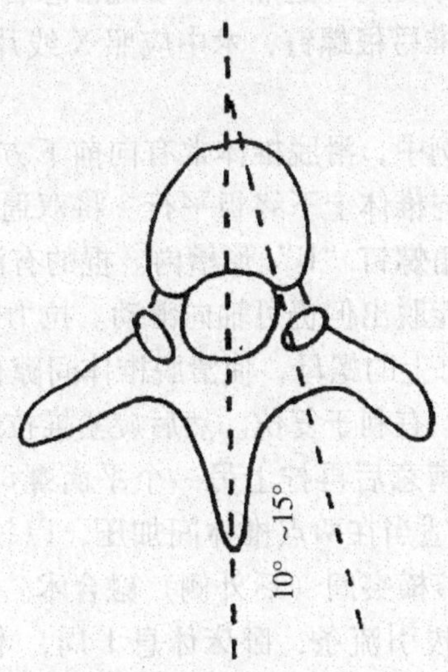

图 8－7　与刺突成 10°～15°

采用锤子叩击或用手钻孔打孔易出现偏离椎弓穿出皮质。螺钉要求垂直进入椎弓根，在椎体内要平行椎体上缘。由于腰椎前凸的原因，螺丝钉尾部向头部倾斜，但倾斜角度要合适。一般在 L_5 向头侧倾斜 10°～15°，S_1 向头侧倾斜 35°～45°。由于个体差异，术前应仔细研究侧位 X 线照片，术中最好应用 C 臂 X 线机监视下拧入螺钉。

5）拧入椎弓根螺钉。此时仍应让助手帮助注意各个方向的角度。C 臂透视或 X 线片检查各个螺钉位置是否正确。

6）椎管及椎间孔减压。切除椎弓，持骨钳夹持棘突，确定峡部不连及滑脱椎体部位，切除椎板间黄韧带，显露硬膜囊，牵开神经根，切开 $L_5 \sim S_1$ 关节突的关节囊。切开峡部不连处的软组织连接，将椎弓完整切除扩大侧隐窝及神经根管，充分游离神经根。取出椎间盘的上下椎体比较松动，应用 Cobb 剥离器撬起滑脱的椎体（禁止使用暴力复位）。

7）放有腰前凸的钢板，拧紧螺母。最后将螺钉尾部尽可能剪短。

8）横突间植骨。沿髂嵴后缘作弧形切口，若切口较低，可皮下游离到髂骨。在髂骨外板取髂骨，尽可能做成长条状，在横突间、小关节处作植骨融合，注意不要将碎骨块掉入椎间孔或硬膜外，以免引起神经根刺激症状。也可用同种异体脱钙骨植骨。脱钙骨条植入体内较柔软，对肌肉刺激小，术后反应小。

9）冲洗伤口，放置负压引流管后，逐层缝合。

10）术后处理。术后 24 ~48 小时内拔除负压引流管。卧床 2 周后，即可起床活动。我们认为不必用石膏或支具固定。

2. RF 手术治疗脊柱滑脱　RF 手术是近年发展起来的复位内固定技术，用于治疗脊椎滑脱。

（1）体位、切口、显露与减压：均同 Steffee 手术，根据狭窄情况可彻底切除增厚的棘突、椎板、小关节等，使狭窄的脊椎管和侧隐窝得到彻底减压，以利神经系统症状缓解。RF 提供牢固内固定，解除产生脊柱不稳定的后顾之忧。

（2）复位与固定方法：上椎弓根螺钉法同上 Steffee 钉一样。于滑脱椎体两侧椎弓根上置入拉力弓根螺钉，深达前方骨皮质（这点对骨质疏松患者更重要），以增加拉力。下一个椎体上则植入 10° ~15°的成角椎弓根螺钉，术中应照 X 线片或 C 臂 X 线监视下进行，以保证螺钉放置方向正确。

特别是在Ⅲ度脊柱滑脱病例中，滑脱椎体常有向前下方倾斜和旋转，应调整进行方向，在矢状面上，螺钉应始终保持与椎体上下终板平行。将双通变向螺帽旋在金属螺纹棍上后，套在推拉螺钉上。螺纹棍放入角螺钉“U”形槽内。棍的有沟槽侧应在内侧，将角螺钉头上锁固螺钉拧入棍槽内，使棍不能脱出但仍可轴向滑动。拉力螺钉内套入球面螺母。

先略向下旋“U”形角螺钉上的螺母，使滑脱椎体间隙稍撑开，并使棍及双通螺帽向上抬起，减少滑脱椎体的滑脱角，有利于复位。然后旋紧推拉螺钉上的球面螺母，螺钉即产生向后拉力，使滑脱椎体复位，满意后再拧上另一个平面螺母将前一螺母固锁。再调节夹住“U”型角螺钉头上两侧螺母，适当在两点椎体间加压，以较好恢复腰前凸生理弧度。然后剪断过长螺钉，取髂骨行小关节横突间（后外侧）融合术。

3. 术后处理　术后第 2 天拔引流条，卧床休息 1 周，术后第 7 天，即可床边坐起，10 天左右可以下地，术后 12 天拆线出院，如无特殊情况，一般 1 ~2 年取出内固定。

（彭　宏）

第九章 腰椎椎管狭窄

第一节 腰椎椎管狭窄症的概述及分类

一、概述

所谓先天性发育性腰椎椎管狭窄症，是指先天椎管发育不全，以致椎管本身或根管矢状径狭窄而致使脊神经根或马尾神经遭受刺激或压迫，并出现一系列临床症状者。因后天伤病所引起的椎管狭窄症则属于继发性（或获得性）椎管狭窄。

在临床上，腰椎椎管狭窄症是导致腰痛或腰腿痛最为常见的疾病之一。其是一种慢性、进行性硬膜囊及马尾神经受累疾病，是由椎管或根管狭窄引起其中内容物受压而出现相应的神经功能障碍。

从总体概念上来讲，椎管狭窄症（vertebral canal stenosis）是指因组成椎管的骨性或纤维性组织异常，引起椎管有效容量减少，以致位于管道中的神经组织受压或受刺激而产生功能障碍及一系列症状。

追溯历史，早于1802年Poral就发现当脊柱弯曲时可压迫椎管内结构；1900年Fraenke报道胸椎椎板肥厚压迫脊髓的病例；1910年Sumito曾报道因软骨发育不全发生的椎管狭窄；1911年Bailey提出退变增生所产生的椎管狭窄；1937年Parker报道黄韧带肥厚产生的椎管狭窄。但真正把腰椎椎管狭窄症作为一种独立疾病被阐述是1954年由Verbiest对椎管狭窄症做了较为系统的介绍之后。Shatzker等认为椎管狭窄是由椎管结构异常所致的局限性椎管狭小。1955年Schlesinger第一次提出骨性侧隐窝的概念，并指出在腰骶水平椎间孔的内侧存在着骨性侧隐窝。而Kinkaldy－Willis等则认为椎管狭窄是骨性腰椎椎管的前后径和横径较正常狭窄或伴有椎管横断面的形态异常。

Verbiest提出的“发育性椎管狭窄症”，强调狭窄发生在椎管的骨性结构，发育不良为造成椎管狭窄的原因，并提出X线片测量椎管矢径小于10mm的属于绝对狭窄，10～12mm为相对狭窄。后来许多作者研究认为，单纯先天的椎管狭小一般是不产生脊髓及脊神经根病变的，只有在此基础上再附加其他病变方才发病。根据多年的研究，作者发现，椎管狭窄除椎体后方的中央管矢状径外，两侧的根管如果从正常的5mm减少至3mm以下，同样可引起根性症状，甚至更为明显。但个体差异相距甚大，正常椎管者如遇到硬膜囊过大者，同样可以出现椎管狭窄症状，作者曾施术多例。好在当前MR及CT扫描已广泛用于临床，从而对本病的诊断变得更加容易。

二、分类

在临床上，一般将腰椎椎管狭窄症分为以下两大类。

（一）先天发育性椎管狭窄症

本型又可称为原发性腰椎管狭窄症，在临床上又可分为以下两种类型。

1. 特发性腰椎椎管狭窄症　本型较为多见，且有地区性与家族性特点。其不仅椎管中央部及侧方（构成根管内口）矢状径狭窄（椎管矢状径小于14mm为相对狭窄，而椎管矢状径小于12mm、根管小于3mm者即属狭窄），且椎板明显增厚（多超过4mm，甚至可达6mm以上），两侧椎板之间夹角变小，黄韧带肥厚（正常为3～4mm，超过5mm者属肥厚）及小关节变形或肥大。发育性狭窄从病理解剖观察，其主要特点如下。

（1）椎管矢径狭小，尤以中部为甚。

（2）多节椎管发病，一般在2节以上。

（3）椎板头侧缘矢径A与椎板尾侧缘矢径B的比值（ratio ofthe sagittal diameters，RMD）即A/B = BMD正常在1以下，如大于或等于1，则为发育性狭窄。单纯发育性狭窄者在腰椎椎管狭窄症所有病例中占1%～2%，说明发育性狭窄症并非多见。因此，对于任何原因的狭窄，首先应考虑是否为继发性狭窄症。

2. 软骨发育不全性（achondroplasia）腰椎椎管狭窄症　临床上少见，其为本病诸多症状中之一种表现。

（二）后天获得性椎管狭窄症

1. 退变性　由于退变所引起的椎间关节松动，黄韧带松弛、肥厚与内陷，椎体边缘骨刺形成，小关节松动与增生及椎板增厚等均可能导致腰椎椎管及根管内径（尤其是矢状径）变小而引起临床症状。腰椎退变性改变在50～70岁的老年人群中普遍存在，可有些人并不表现出任何神经压迫症状。虽然椎弓根发育性较短等先天性因素是腰椎椎管狭窄的解剖学基础，但腰椎椎管狭窄患者往往伴有关节突关节的骨性关节炎改变，关节突增生是退变性腰椎椎管狭窄的主要病理因素。关节突关节属于滑膜关节，可发生退变、增生、肥大，进一步占据有限的椎管空间，此种病理改变多发生在$L_{4\sim5}$和$L_5\sim S_1$节段。椎间盘退变所造成的高度降低可改变关节突的排列方向，使小关节旋转、重叠而缩小椎间孔容积，严重者可直接顶压在神经根上。关节突增生造成的椎管狭窄是静力性的，与黄韧带所造成的椎管狭窄不同，轻微的脊柱后伸即可造成明显的神经压迫症状，而改变体位对缓解症状不明显。在椎管中央或上关节突止点明显增生、肥厚的黄韧带也会加重相应部位的神经症状。

腰椎椎管侧隐窝是指下腰椎椎管向侧方延伸的狭窄间隙，主要发生在三叶草形椎管，其前面结构为椎间盘、椎体后壁，外侧为椎弓根，后侧为上关节突、椎弓峡部，内侧边界为硬膜外脂肪，整个间隙略呈扁三角形。发生狭窄的原因多为上关节突的增生及椎间盘的后外侧突出。侧隐窝正常矢状径≥5mm，＜3mm为绝对狭窄。椎间孔上下由椎弓根构成，后侧为上下关节突、韧带，前侧为椎间盘、椎体后上、后下部。椎间孔形状类似倒置的泪滴，上宽下窄，高度15～23mm，上部宽度8～10mm。椎间孔的高度少于15mm，椎间盘高度少于4mm均易发生神经根受压的可能。

根据关节突及椎间盘、黄韧带的病变程度，退变性腰椎椎管狭窄可分为中央型、外侧型及混合型三种。中央型腰椎椎管狭窄的致病因素主要来自椎管中央部位，如黄韧带的增生、肥厚（占主要因素），下关节突的增生，椎板的增厚、内陷，椎间盘中央突出等。临床症状主要表现为间歇性跛行。而外侧型椎管狭窄的致病因素来自上关节突的增生（占主要因素），椎间盘的后外侧突出，黄韧带的上关节突止点部位的增生、肥厚。上关节突的增生是导致侧隐窝狭窄的主要因素，外侧型椎管狭窄往往伴有下肢的放射性神经症状，此型主要与腰椎间盘突出症相鉴别。实际上，此型也往往是腰椎间盘突出症后期的必然结果。但上关节突的严重增生也可导致中央型椎管狭窄的发生，下关节突的严重增生同样可能压迫神经根。混合型腰椎椎管狭窄则包括了中央型、外侧型的致病因素，当因腰椎间盘退变而造成椎间盘突出时会刺激椎板部位的骨膜，形成增生的骨赘，导致椎管或椎间孔的狭窄。此型多见于重体力劳动者，其临床症状多较复杂，且易丧失劳动力。椎间盘退变、高度减低也会造成马尾神经松弛，椎管内容物增加，使有限的椎管容积代偿能力进一步减少。

伴有严重关节突增生和黄韧带肥厚的退变性腰椎椎管狭窄患者在身体直立位时所造成椎管内静脉丛充血也会形成对神经的压迫，而感觉神经纤维对压迫的敏感性高于运动神经纤维，这表现在腰椎椎管狭窄患者中经常出现下肢远端的疼痛、麻木，而并不伴有明显的下肢无力症状。

2. 创伤性　创伤性指因腰椎骨与关节外伤本身，以及其后的骨痂生成、骨折片移位及增生性反应等，均可引起椎管狭窄。

3. 医源性　医源性指因腰骶部各种手术，包括椎板切除术，或脊椎融合术，或内固定及髓核溶解术等均有可能因骨质增生或骨痂形成而引起椎管和（或）根管狭窄。

4. 混合型　混合型指多种因素共存者，大多是以轻度先天发育性为主，伴有退变性及椎间盘突出等任何两种以上混合并存者。

5. 其他　其他指上述几种原因外的各种病因，例如氟骨症、畸形性骨炎及特发性脊柱侧凸等均可引起椎管狭窄。

（吴银松）

第二节　腰椎椎管狭窄症的病理解剖与病理生理特点

一、病理解剖特点

（一）概述

从病理解剖角度来看，凡是腰椎椎管、神经根管或椎间孔的骨性与纤维性结构出现增生、肥厚、内陷及其他占位性改变，均可引起管腔狭窄而对马尾或神经根造成刺激或压迫而出现各种症状。此类病例，统称为腰椎椎管狭窄症。

（二）原发性腰椎椎管狭窄

原发性腰椎椎管狭窄症主要是椎节在生长过程中因发育不良所造成的，其中包括椎弓根变短，两侧椎弓根横径间距较近，两侧椎弓与棘突相交的夹角狭小，发育性椎板肥厚、椎体后缘或小关节的骨质肥大或变异等均属于此范畴。

（三）继发性椎管狭窄

1. 主要病理解剖特点　继发性椎管狭窄是后天因素所造成的，其中包括黄韧带的肥厚

（亦可为先天性，但少见）与松弛、椎体间关节的松动与脱位、椎间盘的突出与脱出、小关节突及椎体后缘的骨质增生等均属后天因素，其大多见于成年之后。医源性椎管狭窄症是由于医疗因素所产生者，其原因有腰椎髓核摘除术后并行自体植骨、椎弓骨折行异体植骨、棘间韧带切除行椎体融合术、压缩性骨折后行脊椎融合术等。这些患者都可能在植骨融合过程中，由于骨质的过度反应而逐渐出现腰腿痛，并伴有马尾性间隙跛行。因退变性所致的骨性狭窄在临床上相当多见，尤其是我国进入老年社会后。其病理改变主要有椎体后上缘骨质增生，此时，增生的骨质可以从前方向后突入侧隐窝；关节突的增生与肥大亦可使侧隐窝狭窄；此外，椎间盘及椎体退变引起椎节滑脱，亦归属退变性。软组织改变引起狭窄主要指椎间盘退变性纤维环膨出、突出与脱出，黄韧带肥厚，后方小关节囊的松动与内陷等。这些因素均可使黄韧带和椎间隙过度狭窄而挤压神经根。

2. 侧隐窝多呈狭窄性改变 侧隐窝（lateralrecess）实质上是椎管向两侧延伸的间隙处，大多存在于三叶草形椎管两侧边缘处。

侧隐窝有上、下两段之分。

（1）上部：为骨关节组织，其构成：前方为椎间盘纤维环及椎骨后上缘，后方为上关节突冠状部、关节囊、黄韧带及下关节突前缘，外为椎间管（孔）狭窄的下部，内则向硬膜囊、呈开放状。

（2）下部：为骨性结构，其构成：前为椎体后面，后为椎板峡部，外侧为椎弓根，内为硬膜囊，外下为椎间管（孔）内口，为一略呈三角形的扁间隙。

侧隐窝的前后径在3mm及以下者为狭窄，5mm以上为正常。

除前述解剖因素外，骨化的后纵韧带向侧方的隐窝延伸亦可造成神经根压迫。侧隐窝空间的大小与椎管的发育形态有密切的关系。圆形、椭圆形及三角形椎管者，因其侧隐窝浅，不易发生狭窄。而三叶草形椎管状态下的侧隐窝大多较深，前后径小，发育上就存在着狭窄的因素。因此，侧隐窝狭窄症都发生在下位腰椎，以 $L_{4\sim5}$ 及 $L_5\sim S_1$ 的三叶草形椎管的病例发生率最高，达95%以上。

3. 其他病理解剖特点

（1）硬膜外改变：腰椎椎管狭窄症病例手术后病理切片常可发现有黄韧带肥厚或钙化，硬膜外脂肪变性或纤维化，硬膜外亦可出现纤维束带形成及粘连等病理改变。

（2）椎板增厚：凡椎板厚度超过8mm，黄韧带厚度超过5mm者，可视为增厚。

（3）椎间盘病理解剖改变：腰椎间盘的病理改变可分为以下三种形态，即椎间盘膨出（bulging）、椎间盘突出（protrusion/herniation）与椎间盘脱出（prolapse）。实质上，这是三个不同的病理过程。椎间盘的膨出一般有两个因素，一是间盘退行性变而发生脱水和纤维性变，失去固有的弹性而向周围膨出；二是退变的间盘纤维发生放射性裂隙，但此时髓核仍在纤维环内。椎间盘突出是外层纤维环断裂后髓核经断裂部外逸，并将后纵韧带与骨膜撕裂，通过后纵韧带形成对硬膜囊压迫的“疝”样突起，并压迫硬膜囊。而脱出则是在前者基础上，髓核穿过后纵韧带上的裂隙进入椎管，并对硬膜囊直接形成局限性的致压物而压迫神经组织；个别情况下，髓核可穿过硬膜而进入椎管内。临床观察发现，膨出的椎间盘大多数是腰椎椎管狭窄症的组成部分。

二、临床症状及其病理生理学基础

在腰椎椎管狭窄的病理解剖基础上，本病同时具有其独特的病理生理特点，并构成本病发病机制区别与其他伤患的自身规律。在临床上主要表现为以下三大临床特点，现将其症状及病理生理学基础一并阐述于后。

（一）间歇性跛行

1. 临床表现　间歇性跛行即当患者步行数百公尺（严重病例仅数十步）后，出现一侧或双侧腰酸、腿痛、下肢麻木、无力，以至跛行；但当稍许蹲下或坐下休息数分钟，又可继续步行。因有间歇期，故名间歇性跛行。

2. 病理生理学基础　上述临床症状的出现，主要是由于下肢肌肉的舒缩使椎管内相应脊节的神经根部血管丛生理性充血，继而静脉瘀血，使此处微循环受阻而出现缺血性神经根炎。当稍许蹲下或坐、卧后，由于消除了肌肉活动的刺激来源，瘀血的血管丛恢复常态，从而也使椎管恢复了正常的宽度，因此症状也随之减轻或消失。

（二）主诉与客观检查的矛盾

1. 临床表现　在本病的各期，均有许多主诉，尤其是当患者长距离步行或处于各种增加椎管内压的被迫体位时，主诉更多，甚至可有典型的坐骨神经放射性疼痛表现，但在就诊检查时多无阳性所见，直腿抬高试验常为阴性。

2. 病理生理学基础　此主要是由于临诊前的短暂休息及恢复前屈体位而使椎管内容积增加，内压也随之恢复到原来的状态，同时根管内静脉丛瘀血的迅速恢复亦有助于消除症状。这种主诉与体检的不统一性，易误为“夸大主诉”或“诈病”。但在本病后期，由于各种附加因素，如合并椎间盘脱出、骨质增生和椎管内粘连等，可构成椎管内的持续性占位病变而有阳性体征出现；但有动力性加剧这一特征。

（三）腰部后伸受限及疼痛

1. 临床表现　腰部后伸受限及疼痛指腰椎向后仰伸时患者诉说局部疼痛，并可放射至双侧或单侧下肢；但只要改变体位，包括将身体前屈或蹲下，或是开步行走或骑车上路，症状则立即消失。此种现象亦可称为“姿势性跛行”。

2. 病理生理学基础　此组症状的发生主要是管腔内有效间隙减少或消失之故。因为当腰椎由中立位改变到后伸位时，除使椎管后方的小关节囊及黄韧带挤向椎管和神经根管外，椎管长度亦缩短，椎间孔亦相应变窄，椎间盘突向椎管，神经根横断面亦随之增粗，以致管腔内压急骤增高。因此患者后伸必然受限，并由此而出现各种症状。但将腰部恢复至伸直位或略向前屈，则由于椎管又恢复到原来的宽度，症状也立即消除或缓解。因此这类患者虽不能挺胸站立，却可以弯腰步行，能骑车（即体位型者）。但如同时合并腰椎间盘脱出症时，则腰部不能继续前屈甚至微屈也出现腰痛与坐骨神经痛症状。

（四）其他

除上述三大临床表现外，在临床上亦可出现其他症状。

1. 腰部症状　表现为腰痛、无力、易疲劳等一般性腰部症状，此主要是椎管内窦椎神经受刺激之故；但屈颈试验呈阴性，此不同于腰椎间盘突出症。

2. 下肢根性症状　多为双侧性，可与腰椎间盘突出症时相似，但其以步行时为甚，休息后即缓解或消失，因此直腿抬高试验多为阴性。此组症状亦因椎管和（或）根管狭窄之故。

3. 反射异常　跟腱反射易受影响而出现减弱，此主要是腰椎部位愈低则椎管愈狭窄，因此 $L_5 \sim S_1$ 段易被波及而影响跟腱反射；而膝跳反射大多正常。

三、马尾及脊神经根局部的病理解剖与病理生理特点

腰脊神经根遭受挤压为椎管狭窄症的主要病理特征，形成此种状态有多种方式，归纳起来，基本上不外乎以下四种形式。

（一）关节下受压

神经根的走向是由上内向下外方走行，当其绕过椎弓根穿出椎间孔之前，它沿上关节突的内侧缘通过，此时，如果上关节突肥大，则可使神经在关节突和椎体后缘之间受压，此在临床上并非少见。

（二）椎弓根处扭曲受压

当椎间盘严重变性时，间隙也相应变窄，以致两椎体靠近。与上椎体下降的同时，其椎弓根处的神经根亦可能被挤压于广泛膨出的间盘和其上方的椎弓之间的沟槽道内，并出现扭曲。

（三）椎间孔内嵌夹

当神经根穿越椎间孔时，它接近下椎体的上关节突内侧；由于椎节的狭窄使椎间孔重叠，以致神经根恰好被上关节突所挤压。

（四）中央管内受挤压

这是椎节退变的后果。此组病理改变包括椎间隙狭窄、纤维环弥漫性膨出、黄韧带皱褶、椎板向后重叠等而使椎管变窄；在此种继发性改变状态下，由于椎间关节的骨质增生向中线侵占，以致使椎管更加狭小。狭窄的椎管可压迫马尾神经产生马尾性间歇性跛行，其可分为姿势型和缺血型两种。

1. 姿势型　姿势型（postural form）即在站立和伸腰时都可使症状加重。Breig 曾在尸体上观察到伸腰时腰椎椎管可缩短 2. 2mm，此时神经组织相应缩短变粗，但椎管壁的黄韧带则松弛前凸，椎间盘膨隆后凸，椎管造影剂在后伸位不易通过，改为向前弯腰位，则可解除。

2. 缺血型　缺血型（isohemic form）是下肢运动时支配下肢的相应的神经缺血引起神经功能障碍行走无力，出现跛行，稍停后可改善。此型发病与腰椎伸直无关，改变体位将不受影响，但与血内氧张力有明确关系。因为在肌肉活动时，相关节段的脊髓血供增加，相应神经根在传导冲动时需氧量亦大为增加。马尾神经的血供都来自前后根动脉，这些动脉都是末梢动脉，不与其他动脉发生侧支联系。当有腰椎椎管狭窄时，这些根动脉大多受到部分梗阻或压迫，使在活动时不能扩张，从而引起马尾神经的血供不足而发生症状；停止活动后，症状即可改善。

（吴银松）

第三节 腰椎椎管狭窄症的临床表现、诊断与鉴别诊断

一、临床表现

(一) 发病特点

发育性腰椎椎管狭窄症虽多属胎生性，但真正发病年龄大多在中年以后。而主要因退变所致者年龄要大于前者 10~15 岁，因此，多见于老年患者。本病男性多于女性，可能与男性劳动强度和腰部负荷较大有关。初次发病常在不知不觉中逐渐出现症状。

(二) 主要症状

如前所述，本病主要症状为腰骶部疼痛及间歇性跛行。腰骶部疼痛常涉及两侧，站立、行走时加重，卧床、坐位时减轻。主诉腿痛者比椎间盘突出症者明显为少。症状产生原因除椎管狭窄外，大多合并椎间盘膨出或侧隐窝狭窄所致。

70% ~80% 患者有马尾神经性间歇性跛行，其特点是安静时无症状，短距离行走即出现腿痛、无力及麻木，站立或蹲坐少许时间症状又消失。病变严重者，挺胸、伸腰、站立亦可出现症状。马尾神经性间歇性跛行与闭塞性脉管炎的血管性间歇性跛行不同处是后者下肢发凉，足背动脉搏动消失，而感觉、反射障碍较轻；且冷水诱发试验阳性（无必要者不需测试）。椎间盘突出症的根性痛及间歇性跛行平时有腿痛，且大多为单侧性。

尽管患者主诉较多，但在早期安静时体检常无发现，腰椎后伸诱发疼痛较前屈多，直腿抬高试验在单纯性椎管狭窄者可为阴性，但在继发性椎管狭窄症者阳性率可高达 80% 以上。步行时小腿无力，并有麻木感。原发性者多无肌萎缩征，但继发性病例，尤其是腰椎间盘突出症者最为明显。

归纳以上症状，即前述的间歇性跛行、主诉多阳性体征及伸腰受限等三大临床特征。

(三) 侧隐窝型（根管）狭窄症的临床表现

与椎管狭窄症者相似，侧隐窝狭窄的病例亦多发生于中年以上，男多于女。其症状亦随年龄增长、退变加剧而使症状加重。男性之所以多见，主因男性侧隐窝狭而深，神经周围保留间隙小，增生较重而易出现症状。

患者多有较久的腰腿痛史。腿痛常较椎管狭窄及腰椎间盘突出症者为重，亦可因劳累、外伤而发病或加重病情，神经根麻痛大多沿 L_5 或 S_1 神经根走行放射，神经根性间歇性跛行较前者更为明显，甚至行走数百步至数十步即可发病，蹲位或停止步行则缓解。

检查时大多数病例无阳性体征，少数有脊柱生理弯曲消失或侧凸，但不如前者及椎间盘突出症者重，脊柱后伸可诱发或加重肢体之麻痛，但如神经根已麻痹者可无。感觉障碍有无及其程度视狭窄轻重而不同，重者可出现受损神经支配区感觉、运动障碍，反射减弱或消失。

二、诊断

本病之诊断主要根据前述之三大临床症状特点，尤应注意长期的腰骶部痛、两侧性腿部不适、马尾神经性间歇性跛行、静止时体检多无阳性发现等为本病特征。凡中年以上患者具

有以上特征者，均应疑及本症而需做进一步检查。

1. X线平片　轻者X线平片无明显阳性发现，明显发育性腰椎椎管狭窄者可见椎弓根间距变小，小关节突内聚。退变性腰椎椎管狭窄者可见椎间隙变窄，椎体前后缘骨刺形成，小关节突相互重叠、上关节突冠状部内移，关节缘密度增加，甚至增生肥大。椎管矢状径的测量因受个体差异及球管距离影响较大，故较少采用。

2. 椎管造影　腰椎椎管狭窄者椎管造影均有不同程度的造影剂缺损。部分梗阻者可仅表现为狭窄节段造影剂显影较淡，梗阻明显时可呈蜂腰状，多节段时则为藕节状。完全梗阻者造影剂显影中断而呈幕帘状、笔尖状或毛刷样充盈缺损。目前所用椎管造影剂为水溶性，吸收快，刺激性小、反应轻微。尽管为侵入性检查，但使用得当对明确狭窄程度和范围有较大帮助。

3. CT检查　CT可清楚显示椎管横断面的骨性和纤维性结构，对侧隐窝狭窄、小关节病变和黄韧带肥厚均可清楚显示，并可对其厚度进行测量。侧隐窝 $<3mm$ 为狭窄，黄韧带厚度 $>5mm$ 可视为肥厚，为使侧隐窝显示完整，注意扫描层面至椎弓峡部。

4. MRI检查　MRI可清楚显示马尾神经和神经根的受压状态。神经根周围脂肪的消失对确定神经根受压有诊断意义，同时，椎管狭窄导致硬膜囊内脑脊液与马尾神经界面消失，马尾神经受压扭曲、聚集。而且 T_2 加权像上脑脊液的信号相当于椎管造影信号，可显示蛛网膜下隙的大小及其与邻近组织的关系，为手术提供直观的资料，MRI检查能够在不受射线影响、无创的情况下清楚显示腰段神经与周围结构的相互关系。

5. 肌电图检查　虽然许多老年人在影像学检查中表现有明显的椎管狭窄，但只有一部分人有临床症状，这表明影像学表现和临床表现并不完全吻合。同样严重程度的增生、狭窄在不同的患者中会有不同程度的表现。对一个患者而言，影像学表现受压最严重的部位不一定是临床症状对应最重的部位。因此，在术前神经定位不清或怀疑有周围神经病变时可行下肢肌电图检查，以帮助判断受压的神经根部位及鉴别诊断。术前一定要准确判断狭窄、致压最严重的部位，找准致压部位后可减小手术范围，即使行单侧椎板减压也会有较好的患者满意度。

三、鉴别诊断

本病主要与下列疾病鉴别。

（一）腰椎间盘突出症

腰椎间盘突出症为最易与腰椎椎管狭窄症相混淆的疾患。其鉴别要点主要依据为：

（1）单纯椎间盘突出时一般不具有三大症状。

（2）根性症状十分剧烈，且出现相应的体征改变。

（3）屈颈试验及直腿抬高试验多为阳性，而椎管狭窄症时则为阴性。

（4）其他，必要时可行磁共振或脊髓造影等检查。

但应注意，两者常可伴发。

（二）坐骨神经盆腔出口狭窄症

本病之特点是：

（1）腰部多无症状，腰椎后伸范围正常。

(2) 压痛点主位于环跳穴处。

(3) 有典型的坐骨神经干性受累症状。

(4) 如与腰椎椎管狭窄症伴发，则出现该病的三大症状等。

(三) 马尾部肿瘤

早期难以鉴别，中、后期主要表现如下：

(1) 以持续性双下肢及膀胱直肠症状为特点。

(2) 疼痛呈持续性加剧，尤以夜间为甚，非用强效止痛剂不可入眠。

(3) 腰穿多显示蛛网膜下隙梗阻，蛋白定量升高及潘氏试验阳性等。

(4) 困难者可借助其他特殊检测手段，MRI 检查有确诊价值。

(四) 腰段继发性粘连性蛛网膜炎

本病与腰椎椎管狭窄症具有一定的因果关系，椎管尤其是根管长期受压可继发本病，并多从根袖处开始，逐渐发展至全蛛网膜下隙。因此，对一个长期患腰椎椎管狭窄症的病例，如拟手术，则无需一定在术前与本病进行鉴别，可在术中根据硬膜囊状态决定是否行蛛网膜下隙探查术。

(五) 血管源性跛行

鉴别血管源性跛行和神经源性跛行时，足背动脉和胫后动脉等外周血管的搏动需仔细检查。在站立位时，血管源性跛行的症状很少加重，而神经源性跛行的疼痛症状往往加重，除非患者采取腰椎前屈的位置。而前屈位的骑自行车实验会使神经源性跛行的疼痛症状消失，而使血管源性的跛行的疼痛症状加重。神经源性跛行的疼痛的原因是由于椎管狭窄而造成的神经根缺血。而在腰椎前屈位时椎间孔及侧隐窝的容积减少，因此外侧型椎管狭窄患者在此体位可能会加重症状。可通过分析 MRI 影像判断其狭窄部位。

(六) 其他

此外，本病尚应与下腰椎不稳症、增生性脊柱炎、腰椎其他先天性畸形、腰椎感染性疾患及慢性腰肌劳损等进行鉴别。

(彭　宏)

第四节　腰椎椎管狭窄症的治疗

本病轻型及早期病例以非手术疗法为主，无效者则需行手术扩大椎管。

一、非手术疗法

(一) 传统的非手术疗法

1. 腹肌锻炼　以增加脊柱的稳定性。
2. 腰部保护　包括腰围外用，避免外伤及剧烈运动等。
3. 对症处理　理疗、药物外敷等。

(二) 药物疗法

目前尚无特效药物，以活血化瘀及神经营养药等为主，包括维生素 B 族、妙纳（盐酸乙哌立松片）、丹参及弥可保等，均可酌情选用。

二、手术疗法

（一）手术病例选择

1. 非手术治疗无效者。

2. 有马尾神经受压　出现括约肌功能障碍者。

3. 持续性腰痛或坐骨神经痛影响工作或生活者。

（二）临床上较为常用的术式介绍

1. 单纯黄韧带切除减压术　单纯黄韧带切除减压术适用于因黄韧带松弛及肥厚所致的椎管狭窄症，患者年龄相对较轻，临床上表现为后伸受限及局部压痛，尤以椎间隙处明显；前屈时疼痛消失或减轻。施术时可辅助手术显微镜以保持清楚的手术视野，硬膜外静脉丛可用双极电凝止血。手术时可使腰椎处于屈曲位以便于椎板间隙暴露。黄韧带切除减压时可先将上位椎板下缘用咬骨钳咬除少许，用神经剥离子分离黄韧带止点，再以神经钩将黄韧带钩起，看清硬膜囊后将黄韧带整块切除。黄韧带与硬膜囊粘连处，可用神经剥离子小心分离。对下椎板边缘内陷者，可用薄型椎板咬骨钳将其边缘部咬除，以达到充分减压目的。伴有根性症状者，则应注意尽可能多地将椎管侧壁处的关节突黄韧带一并切除。此时应注意对神经根的保护，切勿误伤。

2. 椎板开窗、根管扩大减压术　用于因腰椎管后结构增生、肥大或畸形所致的局限性狭窄（侧隐窝、神经根管狭窄）。临床上多见于中年以后、腰部活动较多的体力劳动者，常在小关节畸形的基础上继发黄韧带肥厚及小关节增生性骨关节炎，甚至骨赘形成。可单侧亦可双侧同时发生。根据术前影像学表现和体格检查特征，准确定位。手术开窗范围包括上位椎板的下2/3（达黄韧带附着点）、下位椎板的上1/3、内侧达棘突中线根部、外侧切除小关节的内侧缘。术中用神经剥离子向上下及左右各个方向松解及探查，以确定硬膜囊受压情况。受压愈明显，硬膜囊与周围组织粘连严重，因此在用椎板咬骨钳时，应尽可能地先用神经剥离子松解、推开粘连的硬膜囊，而后再行椎板切除。对向椎管或根管突出的小关节突及增生性骨刺，可采用骨凿、三关节咬骨钳或薄型椎板咬骨钳等将其切除，其范围以使神经充分减压为准，并注意对神经根的保护。

减压后必须检查神经根的移动度，判断减压完成的标准是每个减压的神经根都应该在其行走至椎间孔处的途径中有活动度、松弛，神经探子应较容易通过神经根的前侧、后侧至椎间孔外。

3. 保留小关节突关节的椎管扩大减压术　应用于严重中央型和混合型腰椎椎管狭窄症患者，切除范围包括双侧椎板及两侧小关节突内侧缘，但尽量保留关节突关节间的咬合关系，术中还应根据每例患者的病理解剖酌情确定关节突切除范围，主要包括：①关节突关节内侧缘突向椎管的程度：小关节畸形或小关节增生以致边缘骨刺突向椎管者，应将其切除，以消除对硬膜囊的压迫。以潜行方式切除关节突内侧1/3，保留外侧2/3可维持小关节突间的咬合关系。②椎体后缘骨刺：凡超过3mm以上的骨刺均应视为异常，尤其是对椎管狭小者，应将硬膜囊牵开后切除。对较小的骨刺可用反弓状刮匙刮除，或用弧形凿凿除。③钙化或骨化的椎间盘：一般位于椎体后缘椎间隙处，多偏向一侧，如已构成骨性致压因素时，则应按前法同时切除。④合并髓核突出或脱出者应于术中将其一并摘除，如突出髓核较大且位于中央者，且与硬膜囊无法分离者，可通过切开硬膜囊将其摘除。⑤继发粘连性蛛网膜炎者可酌情行粘连松解术。

术毕用细导尿管向椎管的上方及下方（已达骶管者则无需再向下）紧贴硬膜囊表面慢慢插入，如此过程顺利，导尿管插入长度超过8cm，注水流出通畅表明减压范围合乎要求；此时硬膜囊搏动也多已恢复。对导尿管通过困难者，则需继续扩大减压范围。

对于严重的椎管狭窄其致压部位往往在关节突，但关节突的过多切除影响腰椎的稳定性。如果患者术前有腰椎不稳症状，或合并退变性滑脱，或术中切除的双侧关节突超过50%，或单侧的关节突完全切除等情况下均应行内固定、植骨融合术。对于是否一定要应用内固定器械目前尚有争议，但应用内固定可明显提高融合率。

由于病程较长或二次手术，硬膜囊和黄韧带间会有粘连而造成分离困难，注意手术操作的轻、稳。可用带线脑棉保护硬膜避免损伤。但由于腰椎椎管狭窄患者的椎管容积小，减压时的硬膜损伤情况经常出现。硬膜的撕裂可导致感染、蛛网膜炎等并发症。对于较小的硬膜撕裂且蛛网膜完整时可用脂肪片、纤维蛋白胶等封闭覆盖。线形的硬膜撕裂可用5-0的丝线缝合或加用游离脂肪块缝合覆盖，较大的硬膜撕裂需要移植筋膜或人工合成膜覆盖。关闭的伤口，应逐层、紧密缝合，可有效预防硬膜撕裂所可能发生的感染、切口脑脊液漏形成等并发症。术后患者平卧2~3天，常压引流，忌用负压，在引流管拔出前预防性应用抗生素。

4. 腰椎椎管成形术　本手术的优点是可以较多地保留腰部的正常组织，有利于患者的康复。但操作难度较大，适用于中度的发育性椎管狭窄症患者。退变性继发性椎管狭窄症因病理解剖改变十分复杂，不宜选用。

5. 腰椎椎管狭窄症伴有后凸畸形的减压矫形术　由于椎间盘退变所引起的后凸畸形，有一定的活动范围，可采用通过腰椎后路减压、前路椎间隙植骨的手术方式来重建腰椎生理曲度。前路椎间隙高度的重建可通过椎间融合器、自体骨或同种异体骨等恢复椎间高度，使后纵韧带、黄韧带张力增加、使椎管容积扩大，达到间接减压作用。后路的减压、融合、固定使后凸畸形的矫正效果更有保证。

对于僵硬性的后凸畸形，宜采用后路减压、截骨、短缩、固定融合的治疗方案。Smith-Peterson截骨可缩短后柱结构而相对延长前柱结构达到后凸畸形的矫正。每节段截骨至少可有10°~15°的矫正，或者每1mm的截骨导致1°的后凸畸形矫正。明显的圆背畸形可能需要多处的S-P截骨才能达到矫正目的。如患者伴有中央型椎管狭窄并有假关节形成时，在截骨面合拢时注意不要在原狭窄处植骨。如果患者在某节段合并神经根管或椎间孔的骨性狭窄时，行S-P截骨可能会使椎间孔或神经根管的容积减小而加重神经症状，应注意这些部位的充分减压。

作者认为矫正腰椎僵硬性后凸畸形的最好方法是经椎弓根截骨，截骨的形状类似V形，V形的顶点即为椎体，两侧的椎弓根、椎板的切除形成V字。椎弓根截骨缩短后柱、中柱及前柱、中柱的结合部。一般来讲，一个节段的椎弓根截骨最多可矫正30°~35°的后凸畸形，在一个节段提供较大的矫正范围，并且绝大多数不需要前路植骨。这种截骨方法的缺点是术中失血较多，椎体的骨松质血供丰富，硬膜外环绕椎弓根的静脉丛破裂出血较多，可使用双极电凝止血，或明胶海绵、带线棉片压迫止血。

在合并椎间孔狭窄的后凸畸形矫正中可将椎弓根切除而扩大椎间孔的上、下部。在合并椎管中央或侧隐窝狭窄时注意减压范围是否足够。截骨部位应选择在 L_1 椎体平面或以下，即在不包含脊髓的椎管范围内行截骨。一般应在后凸角度最大节段截骨。对于老年患者，L_5 和 S_1 椎弓根的骨质较疏松，截骨平面尽量不要选择在 L_4 平面。

手术技巧：①第一步：在拟行截骨平面的上下各 2 ~ 3 个节段行椎弓根螺钉固定后，于选定的椎弓根平面切骨；切骨范围要兼顾椎管狭窄或侧隐窝狭窄情况下的减压需要。②第二步：完成椎弓根上下椎间孔周围或椎弓根周围的减压。③第三步：进行椎弓根和椎体内骨松质骨质的掏空，注意保留椎体前侧皮质的完整性及椎体前部部分骨质，起到截骨时的合页作用，以防止上位椎体脱位。④第四步：切除椎弓根。⑤第五步：切除椎体后侧骨质及皮质，或将后侧的皮质打塌入椎体内再预取出。⑥第六步：将椎体两侧骨皮质切除或打入椎体内后刮出。此步骤完成后用加压或悬臂力量（即将手术床头、尾两侧摇起或将患者的双下肢抬起并按压两侧截骨面），将截骨面合拢，固定好椎弓根螺钉系统以维持矫形角度。经椎弓根截骨的融合率在理论上讲可达到100%，但如果椎体骨质不接触，仅靠两侧关节突骨质接触融合，则不融合概率明显增高。

6. 腰椎椎管狭窄症伴有侧凸畸形的减压矫形术　腰椎椎管狭窄伴有退变性侧凸患者的神经症状多较为严重，且往往伴有退变性滑脱。神经压迫部位可发生在椎管中央、侧隐窝、椎间孔或同时存在。由于长期的压迫，硬膜囊已经变得很薄，并与周围组织粘连，容易被撕裂，因此对于这类患者术前应有充分的认识。单纯行腰椎椎管狭窄减压术后往往会进一步加重腰椎不稳，因此多数需要辅以腰椎后路内固定，一方面可以稳定腰椎并提高融合率，另一方面亦可以矫正腰椎的侧凸畸形，恢复生理曲度。

手术矫正退变性侧凸畸形时有两种方法，一种是患者的生理前凸基本保持或有轻度丢失，可以在腰椎侧凸的凹侧小心行固定棒的塑形、撑开以恢复生理前凸、纠正侧凸畸形；凸侧不行固定棒的旋转、撑开而直接固定或压缩。侧凸的最头端椎的上终板应和水平面相平行。另一种方法是对于长节段的腰椎退变、生理前凸消失和侧凸畸形的矫正，可应用固定棒的旋转技术来恢复腰椎生理曲度。转棒技术可使冠状面的侧凸畸形转变为矢状面的生理前凸。一定要注意保持骶骨上已行减压区域的腰椎两侧的平衡。另外注意不要在有滑脱趋势或后凸畸形的关节部位结束固定。

复杂腰椎椎管狭窄患者治疗过程中一定要注意两个方面的问题，一是解除神经压迫，二是椎体的稳定和排列曲度，两者均不能忽略，腰椎生理曲度的恢复有助于神经减压。椎弓根螺钉系统的应用对于整个减压节段的稳定性重建很重要，对伴有侧凸、后凸畸形的腰椎椎管狭窄症患者强调植骨融合，以防单纯固定而导致远期手术效果不佳。

三、复发、严重型腰椎椎管狭窄症处理

（一）概述

此种严重型病例，大多是在先天发育型椎管狭窄的基础上，加上后天诸多诱发因素使椎管狭窄程度加剧而行各种手术，包括全椎板切除减压术、节段性椎管减压术、腰椎管开门术等，少数病例曾被多次手术，如果减压不彻底，可因术后创伤反应加剧病情不得不继续治疗，包括再次手术。但此种病例必须全面认识清楚，尤其是对病理解剖状态要认真分析，并找出造成目前状态的主要因素，再进一步处理。

（二）复发因素

引起本病复发的原因甚多，其中主要有以下几类。

1. 初次手术减压范围不够　最为多见，主要是椎节减压的长度或宽度不够。

2. 忽视其他病变　术中对椎管前方的椎间盘（突出、脱出等）、侧方小关节畸形等未能同时处理。

3. 术后血肿形成　不仅引起神经致压症状，且血肿机化后所形成的瘢痕则构成新的纤维管道狭窄。

4. 术后椎节失稳　如果术中对腰椎后结构切除过多，而又未行植骨融合或其他内固定术，则术后由于椎节不稳而引发新的症状。

5. 广泛瘢痕形成　除瘢痕体质患者外，多次手术病例亦易引起手术局部广泛瘢痕化而形成新的致压物。

6. 其他因素

（三）治疗原则

1. 先行观察　对前次手术不超过 3 个月者，如神经致压症状无进行性加剧，均应先行观察，并按原治疗计划随访 1～2 个月。

2. 对再手术应持慎重观点　不应认为自己的水平要高于前次施术医师，尤其是对于无明显违规操作的病例。

3. 术前需充分准备　对已决定施术者，术前应充分准备，包括患者的精神状态、术者和助手们术前制定认真而细致的手术方案、准备充足的全血和血浆（严重病例最高输血量可达 10 000ml 左右）、药物及麻醉方案等。

4. 选择最佳固定方式　对未行固定或原固定方式不佳，而椎节又欠稳定者，则应全面考虑，选择最为理想的固定方式。

（吴银松）

第十章 脊柱畸形

第一节 枕颈部畸形

一、枕颈部畸形概述

本节对枕颈部的先天性畸形进行讨论。所有这些病变均会因脊髓压迫和（或）脊椎不稳定而导致脊髓病。对于这些先天性病损，能认识到多种异常往往会以症候群的方式存在于同一患者身上是很重要的。在诊断出一种病变后探索其余病变甚为重要。此区各种畸形往往有相似的临床症状，如头颈区疼痛、步行障碍、上下肢感觉异常、脑神经瘫痪等。

（一）Gund（1964）上颈椎与颅底畸形的临床症状

1. 小脑症状　眼球震颤、步态失调、拮抗运动、辨距不良等。

2. 脑干和脑神经症状　舌下神经麻痹、辐辏反射障碍、眼肌麻痹、面神经麻痹、三叉神经分布感觉异常、言语障碍、吞咽困难等。

3. 脊髓神经受压症状　一侧性运动障碍或两侧性麻痹、锥体束症状、上肢感觉减退或消失、膀胱直肠功能障碍等。

4. 颈神经症状　枕后神经分布区疼痛，颈椎活动异常或受限。

5. 颅内压升高症状　嗜睡、神志障碍、头痛、头昏、恶心、呕吐、项肌张力增加等。

（二）枕颈部畸形的病理变化

1. 机械压迫　因颅底陷入，或合并 $L_1 \sim L_2$ 脱位。

2. 血循环障碍　椎动脉和颈交感神经丛受刺激，静脉及脑脊液循环障碍等。

3. 枕颈与颈椎间结构不稳定　因头部重量、运动应力或轻微外伤后出现的症状。因为伴随病损常常不一样，一般将颈椎划分为上、下两段，尽管上、下颈椎的异常可能相关并发生于同一患者。上颈椎可从枕骨划到 C_2。此部位发生的先天性异常在胚胎发育、解剖及功能方面相互关联。本章中所描述的位于此节段多种异常常合并存在，而伴随出现的脊髓病可由一种以上的异常因素所引起。下颈椎的范围从 $C_2 \sim C_3$ 交界处至 $C_7 \sim T_1$ 交界处。伴随病症为畸形、短颈、不稳定并可偶见椎管狭窄。下颈椎的所有异常均有可能导致脊髓压迫，而上颈椎的异常可能与延髓或脊髓的压迫有关，或与两者压迫都有关。

二、颅底凹陷与扁平

颅底凹陷是颅骨底部在枕大孔部位向下移位，齿状突上端通过枕骨大孔突向颅内。扁平颅底是颅骨平坦或基底高度增大，不具多少临床重要意义。但颅底凹陷是上颈椎最常见的先天性异常，其齿突尖端比正常者更位于头端，齿突可能突入枕骨大孔并侵犯脑干，因为脑干和脊髓的可利用空间有限而引起神经症状。神经损害可由齿突直接压迫所致，或由枕骨大孔周围的其他限制性结构，如椎动脉的循环受损，或脑脊液循环受限所引起。矫形外科医师熟悉基底凹陷及其临床表现很重要，因为这种脊柱畸形经常未被认识或误诊为后颅窝肿瘤、脊髓灰质炎的球麻痹、脊髓空洞症、肌萎缩性侧索硬化、脊髓肿瘤、多发性硬化等。

颅底凹陷可以是原发（先天性）也可能是继发性病变（获得性）。原发性颅底凹陷是先天性颅颈连接处的结构异常，通常伴有其他脊柱缺陷（寰枕融合、Klippel - Feil 综合征、Arnold - Chiari 畸形、脊髓空洞症、齿状突畸形、寰椎发育不良和寰椎后弓裂等），这些合并畸形可引起突出的临床症状。继发性基底凹陷是一种获得性颅骨畸形，由引起颅底骨性结构软化的全身性疾病，如 Paget 病、骨软化、佝偻病、成骨不全、类风湿关节炎、神经纤维瘤病和强直性脊椎炎等所致。

颅底凹陷通过枕骨大孔的神经结构受到挤压而引起神经症状，但其临床症状有很大的差异，如严重凹陷颅底的患者可能无任何症状。临床症状通常在二三十岁时出现，可能因为随着年龄的增大，韧带松弛及不稳定越加明显，而脊髓及椎动脉对压迫的耐受越加降低。

多数颅底凹陷的患者有短颈、斜颈、面部或颅骨不对称，但这些表现不是颅底凹陷的患者所特有的体征，也可见于其他先天畸形。在枕大神经分布区域的头痛是一个常见的主诉。一般将症状和体征分为两类：由单纯颅底凹陷所致的症状和由 Arnold - Chiari 畸形所致的症状。单纯颅底压迫所产生的症状，主要是运动与感觉失调，如肢体无力及感觉异常。Arnold - Chiari 畸形的患者有小脑和前庭失调，如共济失调、头晕、眼球震颤。颅底凹陷也可产生下位脑神经受累，三叉神经、迷走神经、舌咽神经和舌下神经均可在出延髓时受压。个别的患者有性功能紊乱，如阳痿和性欲降低。

椎动脉经过枕骨大孔时受压是另一些症状的原因，颅底凹陷及寰枕融合的患者，椎动脉畸形的发生率显著增加。由椎动脉供血不足引起的症状如头晕、癫痫、智力减退和晕厥可单发或与其他基底凹陷症状一并出现。如果使用颅骨牵引，有枕颈畸形的儿童可能对椎动脉受损和脑干缺血更敏感，因为它更进一步损害了异常的椎动脉。

（一）颅底凹陷诊断

可通过侧位放射线片做出诊断。如果参考点能够确定，连线可划出，则可确定齿状突顶端位置的正常界限。

许多测量方法已被建议用于基底凹陷的诊断（见表 10 - 1），这也反映了从 X 线片上评估脊柱这一区域的困难。

表 10 - 1　诊断基底凹陷的测量方法

诊断基底凹陷的测量方法
X 线侧位片
Chamberlain 线：自硬腭后缘至枕骨大孔后缘的连线
如果齿状突尖高于此线，则可能出现基底凹陷的症状
McGregor 线：自硬腭后缘的上面至枕骨尾侧凸的连线
更容易在标准位片上定位
齿状突尖高于此线 4.5mm 考虑为异常发现

续表

诊断基底凹陷的测量方法
可作为常规筛选试验，容易确定标志
McRae 线：为枕骨大孔的前后方向的长度，自枕骨大孔的前端至后端的连线
齿状突尖低于此线，则患者通常无症状
有助于确定其临床意义
前后位断层片
Fischgold 和 Metzger 线：两个二腹肌沟之间的连线（乳突内侧面在颅底的连接）
正常情况下此线高于齿状突尖 9.7mm，并且高于寰枕关节 11.6mm 可用于确定诊断

可能需要几种方法（X 线平片，断层、CT 扫描和 MRI）用以确定诊断，最常使用的测量方法包括 Chamberlain、McGregor、McRae、Fischgold、Metzger 线。Chamerlain、McGregor、McRae 线是在颅骨的侧位上测量（见图 10－1）；Fischgold、Metzger 线由前后位片测量（见 10－2）。

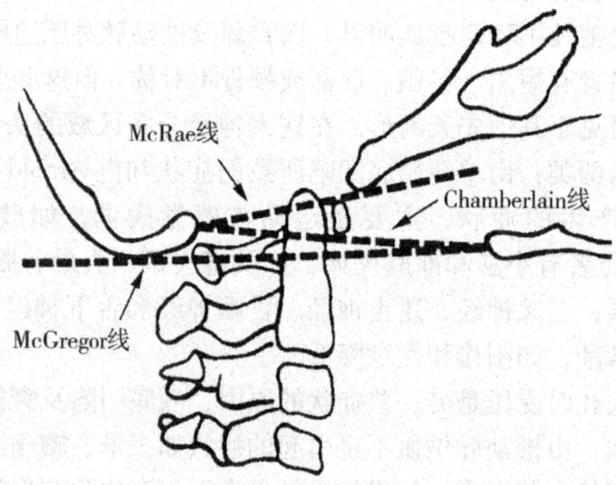

图 10－1　颅底、上段颈椎和 McRae、McGregor 和 Chamberlain 线的位置

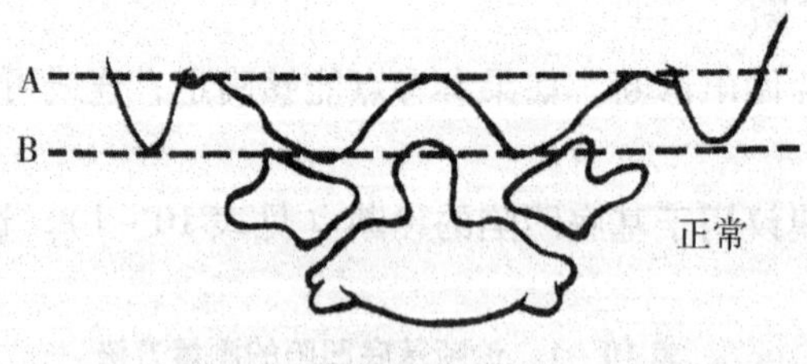

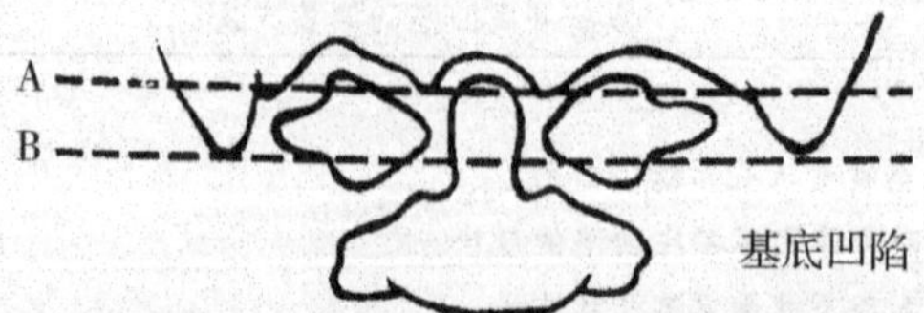

图 10－2　Fischgold 和 Metzger 线最初为乳突下极的连线（B）

Chamberlain 线是从硬腭后缘到枕骨大孔后缘所画的一条直线，当齿状突尖位于此线以上时，可发生症状性基底凹陷。该线有 2 个缺点：枕骨大孔后缘不仅在标准侧位上很难确定，而且还经常发生内陷。McGregor 修改了 Chamberlain 线，从硬腭后缘的上面到枕骨凸的最低点画一条线，该线在标准侧位片上则很容易确定。测量齿突尖端的位置与 McGregor 线的相互关系，此线上方 4.5mm 被认为是正常值的上限。McRae 线确定枕骨大孔的前后距离，即枕骨大孔的前缘与后缘之间的连线。McRae 观察到齿状突尖低于此线时，患者通常无症状。

McGregor 线与 Chamberlain 线曾受到质疑，因为前参照点（硬腭）不是颅骨的一部分，测量值可能被异常面部轮廓或者高弓腭所扭曲。为了解决这个问题，Fischgold 和 Metzger 描述了一种在前后位断层片上测量颅底凹陷的更加精确的方法（见图 10－2）。这种方法是基于两个二腹肌沟（乳突内侧面与颅底的连接处）之间的连线。正常情况下，二腹肌沟线高于齿状突尖上方约 9.7mm，高于寰枕关节约 11.6mm。

McGregor 线被用作常规筛选方法，因为此线的标志很容易从标准侧位 X 线片上确定。若需要更详细的资料，颅骨颈椎连接处的 MRI 可有来确诊基底凹陷。McAfee 等推荐用 CT 扫描和 MRI 来评估上部颈段脊髓受压迫的情况。他们认为，在这些辅助方法中，CT 扫描更好地提供骨骼的细节，而 MRI 提供极好的软组织分辨率。“从颈椎屈伸位所获得的功能性”的 MRI 成像，可显示椎骨不稳定及畸形所致的脊髓受压的动力学。

（二）颅底凹陷的治疗

用颈托或者颈部矫形支具治疗有症状的患者，已经证明无明显效果。许多颅底凹陷的患者没有神经症状，而有些患者有轻微症状，但多无进行性的神经损害的体征。这些患者应该严密观察，定期检查，只有当临床症状和体征加重时才有外科手术的指征。外科手术指征是根据临床症状而不是基底凹陷的程度，一旦患者出现症状，其病变则有可能进行性加重。若症状是由齿状突撞击前方所致，则有在伸展位做枕－C_1－C_2 融合的稳定性手术的指征。若齿状突不能复位，则应在后路固定之后做前路齿状突切除术。如后侧受压则需枕骨下颅骨切除及 C_1 椎板切除，可能包括 C_2 椎板切除，以解除脑干及脊髓的压迫。术中应该切开硬脑膜以检查后方是否有紧张的硬膜束带，症状可能是硬膜束带而不是骨性异常所致。若在减压后稳定性仍存在问题，则推荐实施后融合术。

三、枕骨椎体化

枕骨除了发育不良导致颅底凹陷或颅底扁平等畸形之外，在发育过程中还可发生各种分节缺陷，导致各种畸形。这些畸形统称为枕骨椎体化或枕椎。在枕骨发育过程中，形成颅底舌下神经管区域的枕骨第 3 生骨节和前寰椎节与其余的枕骨可能没有完全融合。在极少数情况下，这些残余的前体细胞可形成完全独立的椎体节段，但大多数情况下它们表现为枕骨大孔区四周的异常骨性突起。常见的此类畸形包括枕骨基底部异常横形骨裂、第 3 枕髁、枕骨副髁、寰椎横突上的异常骨性突起以及寰椎上关节双关节方面等。从胚胎发育角度上看，终末游离齿突小骨也应归为枕骨椎体化的一种表现，但通常将此类畸形划分为齿突畸形中的一种独立类型。

枕骨椎体化不能与寰椎枕骨化相混淆，后者是指第 1 颈节与前寰椎节发生融合。通过判断枕椎与其余的枕骨之间是否有椎动脉和（或）枕下神经从此骨孔通过这一特征性特点可以与寰椎枕骨化相鉴别。在寰椎枕骨化里，椎动脉及枕下神经从此骨孔通过。

枕骨基底横形骨裂指的是枕骨斜坡处横形骨裂缝。这是枕骨生骨节在发育过程中没有完全融合的结果。这些畸形可以是单侧或双侧的，在颅底前、后位和侧位 X 线片、断层片上表现为斜坡处射线可透的裂缝。这种骨性裂缝有时成为舌下神经管的一部分，称为双舌下神经管。

第 3 枕髁也是一种先天性畸形，其特点是枕骨大孔前部颅底处正中一异常骨性突起。典型的表现是单一的骨性突起与寰椎前弓或齿突相关节。偶尔也可见类似的多个异常骨性突起，称为基底突。从胚胎学上看，第 3 枕髁或基底突是起源于前寰椎节的颅基底前弓（脊索腹侧弓残迹）未能与枕骨完全融合形成的。由于存在多余的第 3 个关节或假关节，使得枕颈部运动受到限制，特别是伴有颅底凹陷畸形的患者。

在寰枕之间可存在有各种异常的骨化、假关节及融合。典型的表现为枕髁旁永久性锥状骨块凸向寰椎横突。这些结构曾被称为副乳突、副枕突或异常茎突，但在人类很难鉴别这些结构间的区别。这些骨性突起代表前寰椎的横突。如这些骨突为轻度突起，即成为枕骨副髁结节，表现为颅底一小的骨性突起（见图 10 - 3b）。如枕骨副髁较大，则可与部分寰椎横突形成一假关节或发生融合（见图 10 - 3c）。枕骨副髁也可表现为一游离骨块，并分别与上方的髁旁枕骨和下方的寰椎横突相关节（见图 10 - 3d）。它的极端表现为寰椎一侧与枕骨基底之间形成一骨桥，寰椎与枕骨完全融合在一起（见图 10 - 3e）。寰椎横突上的异常骨块也可见到，它与枕骨副髁相似，所不同的是它与寰椎横突相融合向上与枕髁旁骨突相关节（见图 10 - 3f）。通常上述这些畸形无临床症状，但这些畸形可与枕颈部其他有临床症状的畸形相伴发。此外，由于形成关节或融合，这可能会引起头痛或限制枕颈部的活动，此时需要手术切除这些异常骨突。

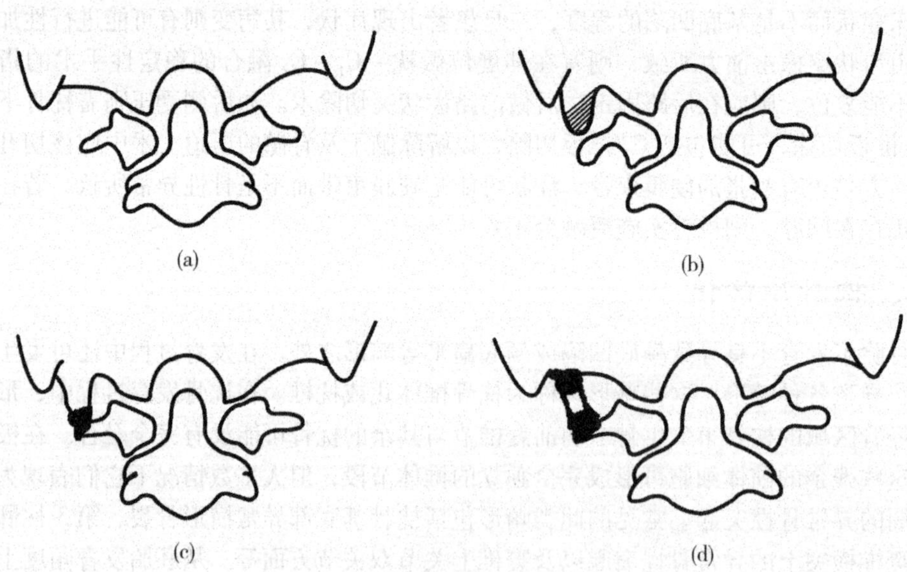

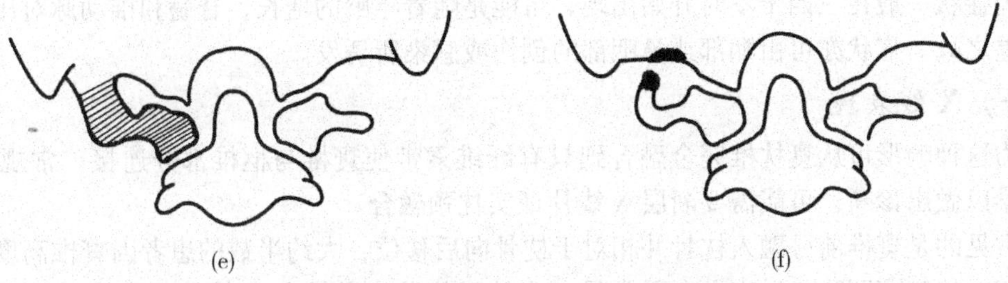

图 10-3 枕骨副髁或异常骨块的表现

(a) 正常枕颈部的冠状面观；(b) 枕骨副髁，向寰椎横突方向延伸；
(c) 枕骨副髁与寰椎横突形成一假关节；(d) 游离枕骨副髁，与寰椎横突相关节；
(e) 枕骨副髁与枕骨、寰椎完全融合，导致枕骨、寰椎完全融合成一体；
(f) 寰椎横突上的异常骨块向枕骨方向延伸，与枕骨相关节

寰椎上关节面双关节面指的是寰椎存在两个小的上关节面，一个在另一个前方，两者之间有一小裂缝。同样，也可能存在枕髁关节面分成两个关节面的情况。这些先天性畸形是在寰椎发育过程中形成的。一般而言，前寰椎节（部分枕骨生骨节）与寰椎生骨节互相融合形成寰椎的侧块，如果两者之间没有完全融合，寰椎生骨节的上方可能残留些前体细胞，这些细胞发育形成辅助关节的面。通常前关节面比后关节面大。

四、寰椎枕骨化

寰椎枕骨化（寰枕融合）是寰椎与枕骨基底之间的部分或完全的先天性融合，可以是完全的骨性融合，或系骨桥甚至纤维索带连接寰椎与枕骨的一个很小区域，这种情况可导致慢性寰枢椎不稳定或者基底内陷，因为脊髓受压和椎动脉血管受累而产生较大范围的症状。寰枕融合的发生率为每 900 个儿童中有 1.4 ~ 2.5 人，男女受累比例相等，通常在三四十岁时出现症状。寰枕融合往往伴发 $C_2 \sim C_3$ 之间的先天性融合（据报道，高达 70%）。大约半数有寰枕融合的患者可发展成寰枢椎不稳定，脊柱侧凸与后凸也是常见的合并畸形。其他先天畸形、颈肋和尿道畸形，大约 20% 的寰枕融合患者中出现上述畸形。

寰椎枕骨化者多有发际低、斜颈、短颈和颈部运动受限。Spillane 等发现没有一例寰枕融合患者的颈部外观正常，许多患者主诉后枕部及颈部钝性疼痛，并有发作性颈部僵硬，但症状则因脊髓受压的部位而不尽相同。若脊髓前方受累，则以锥体束的症状与体征为主；若脊骨髓后方受累，则以后柱的症状与体征为主。

McRae 和 Barnum 认为，齿突的形态和位置是产生神经症状的关键，当齿状突位于枕骨大孔上方时，将出现相对的或实际的基底凹陷症状；当齿状突位于枕骨大孔下方时，患者通常无病态。McRae 发现齿状突位于枕骨大孔上方时，齿状突特别长并向后方成角，因此减少了椎管的前后径，尸检显示脑干被异常的齿状突压迫成锯齿状。脊髓前方受压并有锥体束受刺激，可引起肌肉无力及萎缩、共济失调、肌肉强直、病理反射（Babinski - Hoffman 征）阳性和反射亢进。脊髓后方受压迫可引起深部痛觉、轻触觉、本体觉和振动觉的丧失，眼球震颤也是常见的表现。脑神经受累可引起复视、言语困难和听觉障碍。椎动脉受累可导致晕厥、癫痫、头晕和不稳定步态。

神经症状一般在三四十岁时开始出现，可能是随着年龄的增长，脊髓和椎动脉对压迫的耐受较差之故。症状亦可由咽部或鼻咽部的创伤或感染所诱发。

（一）X 线表现

因为这种畸形可从寰枕椎完全融合到只有纤维索带使寰椎与枢椎部分连接，常规 X 线片通常难以做出诊断，可能需要断层 X 线片证实枕颈融合。

最常见的是寰椎前弓融入枕骨并相对于枕骨向后移位，大约半数的患者因寰椎高度丧失而产生相对的基底凹陷。后方融合通常是一小的穗状骨或者是在 X 线片上不明显的纤维索带。这个穗状骨向下并进入椎管，可引起神经症状。因为经常出现寰枕关节不稳定，屈伸位的颈部侧位片应成为初期评价的一部分。McRae 和 Barnum 曾测量从齿状突后缘到寰椎后弓或枕骨大孔后缘的距离，并发现此间距变小。当这个距离为 19mm 或更少时，通常出现神经症状。这种测量应该在颈椎屈曲侧位 X 线片上测得，因为通常颈屈曲位椎管变得最窄。脊髓造影或 MRI 可发现脊髓或延髓受侵犯的范围，对后方有限制性纤维束带时尤其有用。

（二）治疗

症状很轻、轻微的创伤或感染后才出现症状的患者，可以用石膏、牵引或颈部矫形支具制动的非手术方法治疗。当出现神经症状时，则有进行颈椎融合或减压的指征。脊髓前方结构受损的症状通常是由高度活动的齿状突所引起，开始可用牵引使齿状突复位，随后采取从枕骨到 C_2 融合可解除症状。若不能使齿状突复位，必须决定是选择不复位的原位融合，还是齿状突切除和融合更为适合，并考虑手术的危险性及并发症。脊髓后方结构损害的症状通常是由骨性压迫或硬膜压迫所致，当 MRI 或脊髓造影证实上述病变时，则有枕骨下颅骨切除、切除寰椎后弓和切除硬膜束带的手术指征。这些方法可能还需要做后融合以防止寰椎不稳定。外科手术结果具有较大的差异。

五、寰椎发育不全或不良

先天性寰椎半椎体或寰椎发育不良，若不治疗可引起明显的斜颈。早期畸形或斜颈多为柔韧性病变。随着时间延长，将发生固定性斜颈。断层 X 线片或 CT 扫描可帮助做出诊断。使用 HALO 骨牵来纠正斜颈并获得可接受的头颈位置，随后进行枕骨到 C_2 的后融合。儿童椎动脉畸形发生率高，建议术前做动脉造影。

六、齿状突畸形

尽管先天性齿状突畸形罕见，但是可引起寰枢椎明显的不稳定。这些畸形通常是在创伤或有症状时偶然被发现。寰枢椎不稳定可引起脊髓压迫、椎动脉受压，或有两者同时存在。

先天性齿状突畸形可分为 3 类：未发育（缺如）、发育不良和齿状突骨。未发育是指齿状完全缺如；发育不良的齿状突只有部分发育，其骨性部分可以从较小的柱状突起至几乎正常大小不等；而齿状突骨则为一边缘平滑、硬化的卵圆或者圆形小骨，它与枢椎完全分离，两者之间有一较宽的横行裂隙，其尖端部分没有任何组织支持（见图 10－4）。

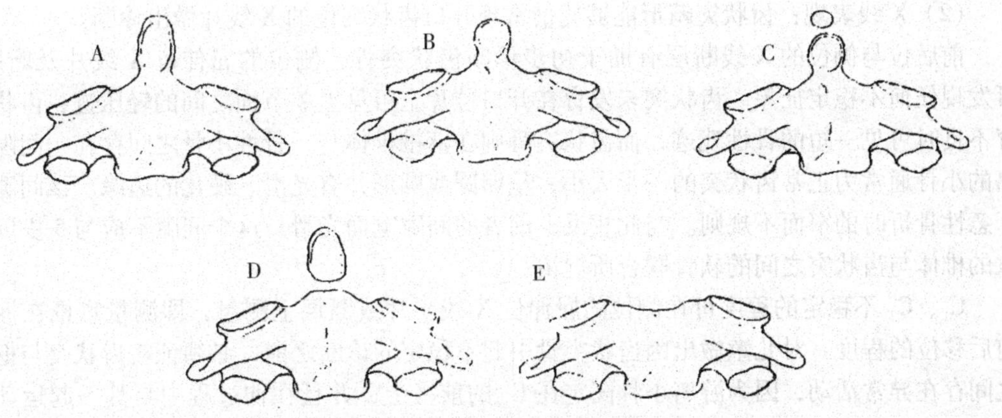

图 10－4　齿状突畸形的分类

A. 正常齿状突；B. 齿状突发育不良；
C. 齿状突终末骨；D. 齿状突骨；E. 齿状突未发育（缺如）

该小骨可大小不等，通常位于正常齿状突的位置（常位），偶然见于枕骨大孔区域的枕骨附近（异位）。由于这种变异通常无症状，直到因创伤或出现症状才引起医师的注意而被发现，故游离齿状突的准确发病率尚不清楚，但它可能比人们所想象的要更为常见。据文献报道，齿状突畸形更常见于 Down 综合征、Klippel－Feil 综合征、Morquio 综合征和椎体骨骺发育不良的患者。

齿状突的动脉来自椎动脉与颈动脉。椎动脉在 C_3 水平发出一前升动脉与一后升动脉，经齿状突前方及后方上升，在最上方汇合而形成一顶端血管弓。颅外颈内动脉近侧的部分发出“裂隙穿通支”，供应齿状突的上部。这种特别的血液供应为齿状突的胚胎发育和功能解剖所必需。软骨联合阻断了齿状突从 C_2 直接获得血供，因为滑膜关节腔包绕齿状突，也使 C_1 与齿状突不能发生血供上的联系。

齿状突畸形可能是先天性和获得性的原因所致，先天性的原因包括齿状突尖端或称终末小骨不融合，以及齿状突与枢椎不融合，两者都不能解释游离齿状突中的所有表现。终末小骨通常太小不足以明显地影响其稳定性；齿状突与枢椎不融合的理论不能解释小骨与枢椎之间的间隙是位于 C_2 关节面水平，而不是低于关节面水平，此处恰是在发育过程中软骨联合形成的部位。齿状突骨也因感染、创伤或缺血性坏死而获得。齿状突基底骨折是少见的原因，翼状韧带的牵拉使骨折的齿状突尖端远离它的基底而形成骨不连。曾有报道在 halo 骨盆牵引后，因缺血性坏死而形成获得性齿状突。

（一）诊断

（1）临床表现：齿状突骨的临床表现差异很大，症状和体征可以很轻微，也可有明显的脊髓压迫或者椎动脉受压表现。临床表现包括颈部疼痛、斜颈和寰枢关节的局部受激惹引起的头痛。神经系统症状可由创伤后一过性轻瘫到因脊髓受压迫所引起的完全性损害。尽管可完全缺乏上位神经元损害的症状，但可有平衡能力减弱或消失伴上位运动神经元损害的体征，本体感觉与括约肌紊乱是常见的表现。椎动脉受压引起颈椎和脑干缺血，导致癫痫、晕厥、眩晕和视觉障碍。脑神经不受累则有助于齿状突骨与其他枕颈椎畸形有鉴别，因为脊髓撞击症状多发生在枕骨大孔下方。

（2）X线表现：齿状突畸形能够凭借常规开口齿状突位的X线片做出诊断。

前后位与侧位的X线断层有助于初步诊断齿状突骨，侧位的屈伸位X线片及断层片，可发现任何不稳定征象。齿状突未发育在开口位片上可见上关节面之间的轻压迹；齿状突发育不良时可见一短的骨性残迹；而齿状突骨则在枢椎椎体与一骨性小骨之间存在一间隙，游离的小骨通常为正常齿状突的一半大小，呈卵圆或圆形并有光滑、硬化的边缘。该间隙不同于急性骨折时的窄而不规则。与此相反，前者的间隙宽而光滑。这个间隙不应与5岁以下儿童的椎体与齿状突之间的软骨联合所混淆。

C_1、C_2不稳定的程度可在侧位的屈伸位X线平片或断层上测量，即测量寰椎在枢椎上前后移位的程度。对儿童做出因齿状突骨引起不稳定的诊断之前，必须证实齿状突与枢椎体之间存在异常活动，因为游离小骨固定在C_1的前弓上，并且在伸过程中与其一起运动。一个更有价值的方法是，在枢椎体前方向上画一条垂线，当这条线与寰弓后缘的距离在成人大于3mm，在儿童大于4mm则提示明显不稳定。

测量脊髓可利用的空间也很有帮助，即测量齿状突或者枢椎后缘与后部间的最近距离。多数有症状的患者平均有1cm的运动范围。X线电影照相术也有助于确定C_1～C_2关节面之间的运动。

齿状突骨的预后取决于临床表现，若只有机械性症状（斜颈和颈痛），或者一过性的神经症状，则预后良好。若存在慢性进行性神经系统损害，则预后较差。

（二）治疗

先天性齿状突畸形的主要危害在于，可能因很轻微的创伤使早已存在的异常寰枢关节发生半脱位或者脱位，并可引起永久性的神经损害甚至死亡。患者只有局部症状，通常可经颈椎牵引、石膏制动或者颈部支具等保守治疗而恢复。C_1、C_2稳定性的手术指征包括：①神经系统症状（即使是一过性的）。②向前或向后不稳定的距离大于5mm。③进行性不稳定。④持续颈部不适且伴有寰枢椎不稳定，不能用保守治疗方法所缓解。

对无任何症状，其前后不稳定的距离小于5mm的患者，是否采取预防性增加稳定性的手术尚有争议。因为限制一个儿童的活动可能很困难，如果可能，实施稳定性手术可在不限制活动的情况下进行。与患者及与其家庭讨论手术治疗与非手术治疗所存在的危险之后，才能做出预防性融合手术的决定。

对有神经症状的患者，术前应该采取颅骨牵引1～2周，以便复位、利于神经功能的恢复和减少脊髓的刺激。实现和维持复位可能是治疗这种畸形最重要的方面，如果采取预防性融合手术，则不需要复位，只需术中使用颅骨牵引。在C_1～C_2融合之前，必须确定C_1后弓是否完整，C_1后弓的未完全发育并不常见（发生率约0.3%），但有人报道，在有齿状突骨的患者中发生率较高。

寰枢椎融合术分颈后入路和颈前入路融合技术，许多方法是两种寰枢融合技术基本方法的改良或改进（见表10－2、表10－3）。

表 10-2 颈后入路融合技术

颈后入路融合技术
寰枢椎融合
Callie
优点：只有一根钢丝穿过 C_1 椎板下
缺点：钢丝可能引起不稳定的 C_1 椎体向后方移位而融合在脱位的位置上
Brooks 和 Jenkins
优点：旋转运动，侧向弯曲及后伸的阻力增大
缺点：需要在 C_1 与 C_2 使用椎板下钢丝枕颈融合
Cone 和 Tuner，Willard 和 Nicholson，Rogers
在枕颈关节水平有其他骨性畸形时采用
Wertheim 和 Bohlman
钢丝在枕外隆突水平只穿过颅骨外板，而不是在枕骨大孔水平穿过颅骨内外板，减少了损伤上矢状窦的危险
Koop，Winter，Lonstein
不需要使用内固定，使用自体髂骨植骨融合

表 10-3 颈前入路融合技术

颈前入路融合技术
经口入路（Fang 等）
切口并发症及感染发病率高
经口、下颌骨和舌劈开入路（Hall，Denis，Murray）
更广泛地暴露上部颈椎
下颌骨次全切除（Cockr 等）
当需要显露颅底且不能使用其他方法时，可采用下颌骨扩大切除或下颌骨次全切除术
侧方咽后入（Whitesides 和 Kelly）
是对经典的 Henry 入路椎动脉的改良，将胸锁乳突肌外翻并向后牵位，在颈动脉鞘后方的平面解剖，但有术后水肿及气道梗阻的潜在危险
Robinson 和 Southwick 入路的改良方法
DeAndrade 和 Macnab
在胸锁乳突肌前方和颈动脉鞘前方解剖，有损伤喉上神经的危险
McAfee 等
可暴露自寰椎至 C_3 椎体，不在颈动脉鞘后方解剖，不进入口腔，可充分地插入髂骨或腓骨植骨块

七、Chiari 畸形

Chiari 畸形是一种发育性异常，在此种畸形时脑干和小脑向尾端移位进入椎管。1883 年 Cleland 最早描述了这种畸形，并在以后描述了用其姓名称谓的畸形。第一种畸形，即 Arnold - Chiari Ⅰ型，为部分小脑下叶及小脑扁桃体移位进入椎管。第二种畸形，即 Arnold - Chiari Ⅱ型，为小脑扁桃体与部分小脑移位进入椎管。另外，第四脑室变长并向下移位。颈神经根常向头端走行。约一半 Arnold - Chiari Ⅱ型的病例存在有延髓内扭曲，其中大多数病例存在脑积水。

Arnold - Chiari Ⅰ型畸形常与其他颈椎异常并存，包括寰枕融合、颅底凹陷、隐性脊柱裂及 Klippel - Feil 综合征。与 Arnold - Chiari Ⅰ型畸形最常伴随的脊柱异常为脊髓积水或脊髓空洞。小脑疝入椎管常引起压迫性脊髓病并阻碍正常的脊髓脑脊液动力学，而颈椎的先天性不稳定可使上述病情加重。

Arnold - Chiari Ⅱ型畸形通常伴有脊髓空洞症。脑干向下移及同时存在的小脑发育异常导致这类患者 90% 出现脑积水。

对于脊柱外科医师来说，Arnold - Chiari Ⅰ型畸形的重要性在于其伴有本章内提到的其他病变。患者往往存在颈椎的先天性异常和不稳定或出现进展迅速的侧弯。反过来，在稳定脊柱之前考虑到伴随存在 Arnold - Chiari Ⅰ型畸形也是重要的。在进行性发展的侧弯，伴有 Arnold - Chiari Ⅰ型畸形的脊髓空洞，可能是其原因。有症状的或造成痛苦的 Arnold - Chiari Ⅰ型畸形是后正中减压同时做或不做分流以减轻伴随脊髓空洞或脑积水的绝对指征。减压常包括部分颅骨切除、寰椎后弓切除，并暴露小脑扁桃体以确保致压物的游离和硬膜的修补或成形。这种手术一般在处理伴随病变之前施行。枕颈融合很少作为此种手术后的指征，除非有伴随的不稳定，尤其当脊髓周围空间较小时。在这种情况下，骨融合技术应被使用，且常常同时进行。

八、Down 综合征

Down 综合征的儿童因胶原缺陷所致的全身性韧带松弛，可引起寰枢关节和寰枕关节不稳定。此病引起的寰枢关节不稳定，其发生率为 9% ~20%，而寰枕关节不稳定的发生率则为 61% ~63%。Down 综合征儿童的颈不稳定可合并先天性上颈椎畸形，有寰枢不稳的患者中脊柱畸形更为常见。但是，颈椎畸形是韧带松弛的原因还是结果仍有争论。

（一）神经系统表现

颈椎不稳的患者中只有 1% ~2.6% 出现神经症状，颈椎不稳定通常是在常规筛选检查或为其他原因所摄的颈部 X 线片时发现的。Burke 等注意到进行性颈椎不稳定所引起的神经症状最常发生于 9.5 岁以上的男性儿童，累及锥体束者通常出现异常步态、腱反射亢进性肌力减弱，其他神经症状可能包括颈痛、枕部头痛和斜颈。对 Down 综合征患者做详细的神经检查往往很困难，使用体感诱发电位（SSEP）可以明确神经损害。

（二）X 线表现

X 线检查应包括前后位、屈伸侧位和齿状突位。寰齿间隙（ADI）大于 4mm 者提示有寰枢椎不稳定，若 ADI 大于 6mm，则有必要进行颈椎伸屈位 MRI 或 CT 检查来估计脊髓的可利用空间。寰枕不稳定的放射线证据不如寰枢不稳定容易确定，但是 Wackenheim（见图 10 -5），Wiesel 和 Rothman（见图 10 -6），Powers（见图 10 -7）等描述的测量方法对此则有帮助。Powers 比值大于 1.0 提示枕骨有异常的向前移位，按照 Parfenchuck 等的意见，此比值小于 0.55 则提示枕骨向后移位。

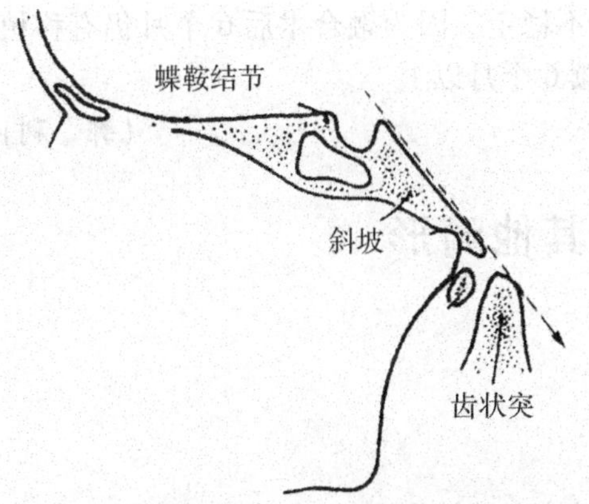

图 10－5　Wackenheim 的斜坡－椎管线

此线沿着斜坡向椎管延长，恰恰经过齿状突的后侧

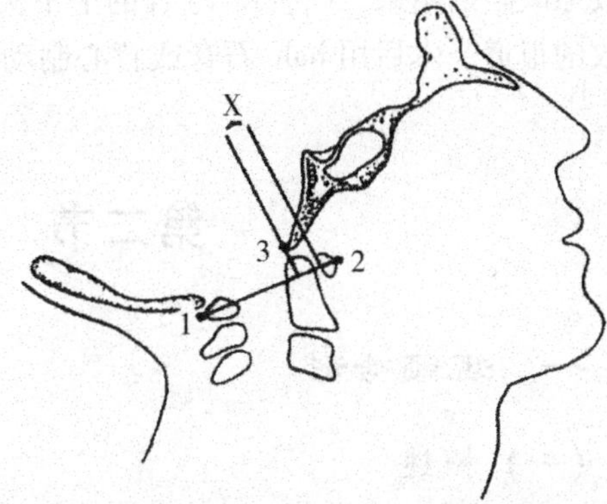

图 10－6　Wisel 和 Rothman 测量寰枕不稳定的方法

颈伸屈侧位 X 线片测量两点距离，横向移位应＜1mm

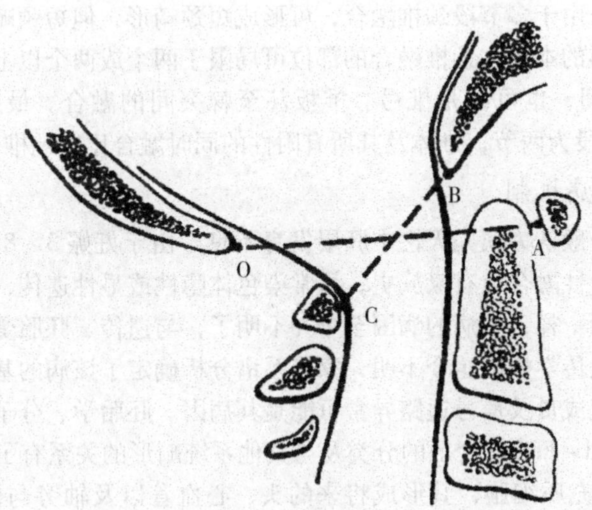

图 10－7　Powers 比值基于枕骨大孔前缘中点

（B）到寰椎后弓（C）的连线和枕骨大孔后缘中点

（O）至寰椎前弓（A）的连线的比值，即 BC 线的长度 ÷ OA 线的长度。

当比值＞1 时，可诊断寰枕向前移位；而比值＜0.55 时，可诊断寰枕向后移位

（三）治疗

当 Down 综合征的 ADI 为 4～5mm 时，通常只需限制高危的活动；若 ADI 为6～7mm，应该使用 MRI 或 CT 来估计神经损害的危险性；若 ADI 等于或大于 9mm，则推荐实施 C_1～C_2 后融合和钢丝固定。在融合和钢丝固定前，应该先牵引使不稳定的 C_1～C_2 关节复位。若不能复位，原位融合可减少神经损害的危险，但术中复位和钢丝穿入可减少脊髓可利用的空间，易发生神经损伤。

Down 综合征的颈部融合的术后并发症相对常见。移植物被吸收，提示为缺乏炎症反应

和胶原缺陷的结果。C_1 ~ C_2 融合的上下关节发生不稳定。因为融合术后 6 个月仍有移植物吸收的报道，术后用 halo 石膏或背心制动必须持续 6 个月以上。

（郭　利）

第二节　颈椎其他畸形

一、短颈畸形

（一）概述

短颈畸形是一组以颈椎形成及分节障碍为特征的少见的先天畸形，1912 年由 Klippel 和 Feil 首先介绍，故又名 Klippel - Feil 综合征（KFS），典型临床表现为短颈、后发线低和颈椎活动受限等。仅少于 50% 的患者有以上 3 种表现，大多数患者合并有其他器官系统的异常表现。由于缺乏大量正常人颈椎 X 线资料，Klippel - Feil 综合征真正的发病率尚不清楚，在 1/42 000 ~ 1/40 000，男女患病率之比约为 3 ∶ 4。近年来国内报道有逐渐增多的趋势，说明本病并非很少见。由于多节段颈椎融合，可形成短颈畸形，但短颈畸形并不见于所有病例，也不能反映本畸形的本质。颈椎融合的部位可局限于两个或两个以上的多个颈椎，融合的范围可局限于椎体间，也可以是椎弓、椎板甚至棘突间的融合。最好发的融合部位是 $L_{2/3}$，最多见的融合节段为两节，椎体及其所有附件的同时融合比单纯椎体融合多见。

（二）病因及发病机制

本病原因不明，一般认为属先天性中胚层发育不良。由于妊娠 3 ~ 8 周时，颈椎原椎分裂异常，导致颈椎的骨性融合。有家族史，呈常染色体隐性或显性遗传，女性发病率较男性高。像其他先天性畸形一样，本病的病因至今并不明了，与遗传、胚胎受药物或其他各种因素影响有关，其确切遗传学病因至今不明，家族系谱分析确定了该病的基因位点。大鼠相关实验模型提示基因家族成员及信号通路异常可能是其病因。胚胎学、分子生物学及遗传学的发展使得人们对 Klippel - Feil 综合征的分类及与其他系统畸形的关系有了更深的认识，受孕后 14d，原肠胚产生间充质细胞，其形成将来的头、心血管以及轴旁与侧中胚层。在 20 ~ 30d 之间，轴旁中胚层从头尾方向分化为球状分节的结构，称之为体节。成熟后，体节分化为 3 个部分：生骨节，形成椎体的部分；生肌节，形成肌肉的部分；生皮节，形成皮肤的部分。生骨节经历一个再分节过程，由体节的头部与尾部形成椎体。

Klippel - Feil 综合征以及其他先天性脊柱畸形，是基因突变或紊乱引起的由其调节的分节与再分节障碍所导致。遗传学家运用多种工具确定病变的基因。其中一种方法为研究疾病家谱分析中的遗传，确定遗传方式（常染色体显性、常染色体隐性、性别连锁、多基因遗传），确定染色体、基因定位以及与已知标记物相区别的特征。这些标记物是不同的片段，包括单核苷酸多态性（SNPs）和微卫星重复序列。人类基因组计划使学者可以确定在已知染色体区域与疾病病因相关的基因。目前人类联机孟德尔遗传表列出至少 3 个 Klippel - Feil 综合征相关基因，有显性也有隐性的：Klippel - Feil 综合征（148 900）；Klippel - Feil 畸形，导致耳聋与先天阴道缺失（148 860）；Klippel - Feil 综合征畸形，导致耳聋与面部不对称（148 870）。Da 等在一项大宗巴西系谱研究中发现 Klippel - Feil 畸形为常染色体隐性遗传。

文献报道有与 Klippel – Feil 畸形同时发生的具有明确病因的异常病变，这其中有常染色体显性遗传患者成纤维细胞生长因子受体基因中 250 突变，表现为头颅骨性融合、椎体及肋骨形态异常以及畸形。并且，还有一些研究报道此基因突变不仅仅发生颈椎融合。

（三）病理

临床上，Klippel – Feil 综合征因为合并有其他系统病变，其病情严重性差异较大。一部分颈椎融合患者可以没有症状，一部分患者则会表现出颈椎活动受限，或是由退行性变导致的根性疼痛，或是由于短颈及不对称生长带来的外观畸形，一些患者同时还合并其他器官畸形，如内耳、心脏及肾脏。

虽然颈椎融合的节段会直接限制颈椎活动度，但在融合节段间隙，会出现不稳、过度活动及狭窄所致的症状。3 种特定颈椎融合方式是具有症状的不稳的高危因素：枕颈融合及 2/3 融合；异常的枕颈融合合并多个颈椎融合；2 个融合节段之间被开放的椎间隙分隔。颈椎由于部分椎体发生融合，生物力学随之发生改变而导致不稳以及因此而发生神经系统改变。这使患者在 20 年甚至 10 年后出现神经系统后遗症。另外，在融合节段之间会出现骨关节炎导致的椎管狭窄。

（四）临床表现

患者一般出生时即出现畸形，但往往在年长后出现外观畸形或（和）神经症状才得到诊断。先天性颈椎融合患者最常见的主诉为局部疼痛等神经症状，以及颈椎旋转、屈伸受限。早期仅偶然在摄颈椎 X 线片时发现寰枢椎融合，常较早发生下方椎体间的融合而出现外观畸形。不少患者无任何症状，常因为其他原因摄 X 线片时才偶然发现其颈椎融合。

（1）颈部短粗：常不太明显，但仔细观察其颈部较正常人变短。面部不对称，从乳突至肩峰的两侧颈部皮肤增宽，呈翼状颈。尤其是身材短小（五短身材者）或体型稍胖者。

（2）颈椎活动受限：由于椎体的融合，使颈椎的活动范围明显受限，旋转和侧弯颈部活动受限尤为明显。多节段和全节段融合活动受限明显，单节段和下节段融合不太明显。

其活动受限范围与颈椎椎节融合的长度成正比。一般病例仅有轻度受限，此主要是颈椎椎节较多，且未融合椎节代偿能力较强之故。尤以屈伸动作一般影响不大，而侧弯及旋转影响稍多。

（3）后发际低平：主要表现为后发际明显低于正常人。需注意观察，否则不易发现。

（4）上颈椎融合引起的短颈畸形，常合并枕颈部畸形，多在早期出现神经症状，主要表现为枕部不稳引起的脊髓受压表现。

（5）中低位颈椎融合引起的短颈畸形，早期多不伴有神经症状。随着年龄的增长，在融合椎体上、下非融合颈椎节段的活动度增加，劳损和退变也相继发生。退行性变包括椎体后缘骨质增生和韧带结构增厚、钙化，上述病理变化将导致椎管狭窄，颈脊髓硬膜外的缓冲间隙减小，一旦遇到轻微外伤即可引起神经症状，故此类患者几乎都是在遭受轻微外伤后出现明显的神经症状。其临床特点是创伤轻、症状重，可造成四肢瘫痪，而 X 线检查又不表现出明显的骨损伤征象。

（6）短颈畸形合并颈肋、隐性脊柱裂、神经根或丛分布畸形，可出现臂痛、腰痛和坐骨神经痛。合并心脏畸形、肾脏畸形者也会出现相应的临床症状。此外，短颈畸形常伴有其他发育畸形，除了许多可见的外观畸形外，还有许多潜在的各器官系统的严重畸形，这些畸形的存在对生命的威胁有时超过颈椎融合本身。常见的畸形依次为高肩胛、翼状肩、脊柱侧弯后凸、腭裂、上下肢发育不全等。

（7）辅助检查。①X 线改变：在颈椎常规正位及侧位 X 线平片上均可发现颈椎先天发育性融合畸形的部位与形态，其中以双椎体融合者为多见，椎体扁而宽，椎间隙变窄、消失或完全骨性融合。3 节以上者甚少。在颈段，半椎体畸形属罕见（多见于胸腰椎节）。根据病情需要，尚可加摄左右斜位及动力性侧位，以全面观察椎节的畸形范围及椎节间的稳定性。②其他：对伴有脊髓症状者，应行 MRI 检查，合并有椎管狭窄及神经系统症状者，亦可行 CT 三维重建，以确定椎管状态及脊髓受累情况。肾脏超声检查可以除外有无肾脏发育异常。对这些患者建议常规进行听力测试以发现有无听力障碍。早期发现可以避免将来出现教育和融入社会等问题。

（五）诊断与鉴别诊断

Klippel - Feil 综合征不同的病理改变与相关的畸形，使之对所有患者的全面评估与治疗差异较大。这也使该病基于解剖、预后及基因特征可分为许多不同的类型。

早期分型仅根据融合节段的解剖结构，分为 3 种类型：Ⅰ型为多个颈椎椎体融合，Ⅱ型为仅融合 1 ~ 2 个椎间隙的椎体，Ⅲ型为颈椎融合合并下腰椎融合。随后的一些研究发现，Ⅰ型与Ⅲ型大多数为常染色体隐性遗传，而Ⅱ型多为常染色体显性遗传。一般而言，其他骨骼畸形如 Sprengel 畸形及颈肋畸形通常与Ⅱ型相关。Ⅱ型患者发生脊柱矢状面畸形的可能性最小，侧凸一般不超过 10b。而Ⅰ型与Ⅲ型极易出现脊柱侧凸及侧凸进展。

脊柱的屈伸等活动常作为功能及预后分型的指标。比较开放椎间隙的活动度可将 Klippel - Feil 综合征分为 4 级，并确定出现神经症状的可能性。上颈椎活动度增大的患者出现神经症状的危险性最大，下颈椎活动度增大的患者最易出现退行性变。

分子遗传学的发展，可以将 Klippel - Feil 综合征按照遗传方式分型。单纯 C_1 融合合并或不合并远端融合的被分为 Klippel - Feil - 1 型（KF1），为常染色体隐性遗传，此型最常合并其他严重畸形。C_2 ~ C_3 融合被分为 Klippel - Feil - 2 型（KF2），常有远端融合。KF2 型为常染色体显性遗传，100% 的外显率为 C_2 ~ C_3 融合。C_1 与颈椎远端椎体孤立性融合及 C_2 ~ C_3 椎体融合被分为 Klippel - Feil - 3 型（KF3），表现为外显率降低，为常染色体显性或隐性遗传。Klippel - Feil - 4 型（KF4）又称为 Wildervanck 综合征，有先天性颈椎融合、先天性耳聋及 Duane 畸形。此类畸形被认为是与半合子致死相关的连锁显性遗传。

只有通过确定遗传基因与 Klippel - Feil 综合征病理解剖表型之间的联系，才能对该综合征的多样性做出合理的解释。家族系谱分析已经发现人类第一个 Klippel - Feil 基因位点（SGMI），但是该基因的其他特性与功能目前尚不清楚。

临床表现、X 线检查及 CT 检查足以明确短颈畸形的诊断。MRI 能够明确地显示颈椎融合的节段，并可确定脊髓受压部位和严重程度，为治疗方案的选择提供可靠的依据，值得注意的是在婴幼儿因椎体未完全骨化，融合椎体间有透明带类似椎间盘，仔细观察会发现此透明带比正常椎间隙窄；若还不能明确诊断，可摄屈伸位动力性颈椎侧位片，融合椎体节段失去正常颈椎的圆滑曲线，椎间隙不发生变化。该病需与儿童风湿性关节炎、脊椎炎、Turner 综合征等鉴别诊断，

（六）治疗

无颈部外观畸形、无神经受损者一般不需治疗，但应列为长期随访观察对象，注意防止

颈部外伤，避免参加颈部活动较多的一切运动。对于 $C_2 \sim C_3$ 融合的病例要特别注意是否发生慢性 $C_1 \sim C_2$ 脱位的征象，一旦发现应尽早治疗。对颈部外观畸形患者可行胸锁乳突肌、斜方肌、颈部筋膜松解术以及皮肤的“Z”形整形术，以便改善颈蹼、斜颈等外观畸形，增加颈部活动度。出现神经损害时尤其可能存在的许多潜在器官的严重畸形，应力争早发现，尽早进行相应治疗，以期最大限度减少对健康及生命的威胁。

大多数患者因为颈椎稳定地融合而无神经症状。Thesis 等报道了 32 例先天性脊柱侧凸合并颈椎融合的病例。确诊时患者无颈部症状，在 10 年的随访中，仅 7 例患者出现了颈部症状。与之相似，Rouvreau 等发现在长达 12.5 年的随访中，19 例 Klippel－Feil 综合征患者中仅 5 例出现了神经系统并发症。对于无症状性的 Klippel－Feil 综合征患者一般不需要治疗，但一旦出现神经症状，则需对症治疗，治疗包括改变日常活动的习惯与方式、支具及牵引。若治疗不能好转，须进行延期手术治疗以避免神经症状进一步加重。

手术指征为患者有进行性节段不稳或进展性神经症状加重的表现，手术目的为固定异常的颈椎。大多数患者需通过后路行枕颈关节成形术，这之中需要运用多种技术，包括含或不含枕骨瓣的自体骨移植支撑。内固定包括钢丝、预制 Leque 环或植入钢板、螺钉。

无论应用何种技术，枕颈关节成形术后通常都要用 halo 环与背架外固定。与枕颈关节成形术类似，寰枢关节与枢椎下关节成形术的技术根据节段不同、应用的内固定器械不同与稳定性不同而有所差异。若后路结构完整，寰枢椎融合通常应用钢丝。然而，若寰椎椎弓不完整或椎板下钢丝通道因为椎管内间隙的减少而不能应用时，可以使用椎弓根螺钉。

（1）单纯中下位颈椎融合引起的短颈畸形，早期常无神经症状，不需特殊处理，但应注意避免颈椎过度活动，防止外伤，延缓颈椎退变的进程；对颈部外观丑陋者，可行双侧颈部皮肤“Z”型成形术或双侧胸锁乳突肌切断术改善外观。晚期因颈椎退变引起椎管狭窄出现脊髓受压症状者，可根据脊髓受压部位行前路或后路减压术。

（2）上颈椎融合引起的短颈畸形，因可在早期出现神经症状，应予以高度重视。对无神经症状者，应随访观察，防止颈部外伤，减少颈部活动或局部颈托固定，对出现神经症状者，可采用相应的减压和稳定手术。

（3）短颈畸形创伤合引起脊髓损伤但不伴有骨性损伤者，应先采用非手术治疗，如颅骨牵引或枕颌带牵引，症状消失后给予头颈胸石膏固定；伴明显骨折脱位者，则先采用颅骨牵引使之复位，然后根据神经症状变化情况选择治疗方案。

（4）对短颈畸形合并其他异常，如脊柱侧弯、心脏畸形、肾脏畸形和枕颈部畸形等，应给予相应的治疗。

单纯颈椎畸形者预后较好，一般多无不良反应，对于合并脊髓畸形、椎管狭窄或脊髓受压及并发脏器肢体畸形者，则视脊髓受累程度不同而预后不一。

二、颈椎椎弓裂

（一）概述

是一种少见的发育性畸形，常合并颈椎其他畸形，如脊柱裂、椎弓根缺如、关节突发育不良。大多数人认为本症为先天性畸形，也有人认为与遗传因素有关。据李家顺、贾连顺报道，至今全世界所报道病例不足百例。

（二）病因及发病机制、病理

此种先天性颈椎畸形很可能发生在软骨形成期。它有两个组成部分—椎弓根缺如和关节小面缺如，这两部分的缺如常同时发生。外侧软骨形成中心的缺如可引起神经弓的形成不完全。此病的发病机制是颈椎的一侧或双侧关节间部（上下关节突连接部分）发育异常，导致关节间部不连，造成颈椎的不稳或滑脱。

（三）临床表现

本症以青年男性较多见，男女之比为（2～3）：1。病变节段可累及C_2～C_7，以C_6最为多见，约占70%以上。双侧椎弓裂多于单侧椎弓裂。

临床表现不一，大多数患者在青年期因受轻微外伤而出现症状，颈部疼痛和僵硬，根性疼痛可与神经根受压引起的症状和体征同时出现。少数患者从幼时起就有间歇性手部麻木。如无外伤，一部分患者可无疼痛，体格检查常无明显体征。轻者可以无临床症状，因其他意外就诊或查体时被偶然发现；颈椎不稳或滑脱者可以出现颈枕部和肩部疼痛；严重者出现吞咽困难和神经根脊髓受压症状。

辅助检查常规摄颈椎正侧位及双斜位X线片，大多可明确诊断，必要时进行断层摄片或薄层CT扫描。在C_4～C_5斜位片上。可发现一系列病变。椎间孔变长，横突后侧有缺损。如有同侧后方关节小面缺如，则上面邻近椎骨的下关节面和下面椎骨的上关节面，因代偿性过度生长形成一个骨桥，这一节段颈椎比较稳定。后侧神经弓可与上、下关节小面都存在，神经弓硬化、增大。病变大多为一侧性的，在这一平面，颈椎常向侧方成角。CT和MRI能详细地描绘出病变的部位和形态。

（四）诊断与鉴别诊断

首先要与破坏性疾病—恶性肿瘤、神经纤维瘤病等相鉴别。这些破坏性疾病常侵蚀颈椎椎弓根和神经孔。一些颈椎外伤的临床症状可能与此畸形相混淆。X线检查很重要，在颈椎斜位片上进行仔细分析比较，常可帮助确诊。此外，脊髓造影术、椎动脉造影术、CT和MRI可作为确诊的依据。

（五）治疗

大多数患者长期无症状，宜用非手术疗法，对无症状者，仅在查体X线检查时发现颈椎弓裂，原则上无需特殊处理。对无神经症状者，一般采用局部制动、支持颈部、适当保护、理疗、口服镇痛剂等保守治疗均可达到满意疗效。非手术疗法无效而症状和体征长期不改善或者加重者，可考虑做脊椎融合术。具体如下：①无颈椎不稳或滑脱者，可不做特殊处理，但要避免不正确的颈椎活动姿势或不良习惯，防止演变为颈椎不稳或滑脱。②无临床症状但颈椎有不稳或滑脱者，可做预防性的颈椎融合术；对不手术治疗者，要谨慎观察随访，一旦出现局部症状或脊髓神经压迫症状，及早做颈椎融合术或减压融合术。③出现颈椎不稳或滑脱同时合并局部症状者，可做颈椎融合术，消除不稳及症状。④对合并椎间盘突出或椎管狭窄出现脊髓受压症状的患者，应及早行椎管、神经根孔减压及椎体融合术。

三、颈肋

（一）概述

颈肋是颈部先天性畸形，可发生在C_1～C_7上。多发生C_7肋骨畸形或因横突过长。以往对颈肋临床报道较少，主要与其发病率低（0.05%）且多不引起任何临床症状易致医师漏诊有关。而由于颈肋的存在使臂丛、锁骨下动静脉受压而引起颈、肩、臂和手部麻木乏力及肌萎缩等上肢运动感觉功能障碍或血循环障碍的一组症状与体征称为颈肋综合征，系胸廓出口综合征的一种。

（二）病因及发病机制、病理

有0.5%的正常人中于 C_7 上仍有颈肋残存，其中大多数人无任何临床症状，仅在体检中发现。颈肋为先天性畸形，在肌力较弱的人群，肩胛带下垂，使臂丛受到牵拉，颈肋成为其压迫的主要因素。臂丛受压刺激后，造成局部前三角肌挛缩和短缩，第一肋上提，导致神经及锁骨下血管受压。

颈肋的形态各异，可以分为以下 4 种类型：①颈肋完整型：多具有较为典型的肋骨形态，前方以肋软骨与胸骨或第 1 肋骨相连结。一般见于 C_7，罕有发生于 C_6 或 C_5 者。②颈肋半完整型：与前者相似，唯其前方以软骨关节面与第 1 肋骨相连。③颈肋不完全型：其形态与肋骨相似，唯发育较短小，前方以纤维性束带与第 1 肋骨相连结。④颈肋残留型：指于 C_7 横突外方仅有 1.0cm 左右长短之残留肋骨。其尖端多以纤维束带附着于第 1 肋骨上。

（三）临床表现

此种先天性畸形并不在出生后早期发病，而是在中年后，尤其是女性，右侧多于左侧，以体力劳动较多者容易发病。由于人体的生长与发育，致使双侧肩胛带逐渐下垂，加之劳动负荷的递增，而使前斜角肌的张应力增加，胸腔出口处内压升高，最后引起臂丛及锁骨下动脉受压而出现一系列临床症状。和其他原因引起的臂丛受压综合征一样，在临床上可有部分或全部臂丛受压后的运动和感觉障碍。

由于病理解剖改变程度，受压组织的部分及个体差异等不同，其起病症状不尽一致。其中多见的有：手麻木、酸胀、握力下降，内在肌萎缩，手指尺侧半及前臂内侧皮肤感觉异常。早期肩颈部不适、疼痛最为多见，也有先以尺侧及小指麻木感发病，主要因为臂丛下干受刺激引起尺神经症状之故。持物易落及手无力感，由于臂丛中构成正中神经的纤维受累所引起。小鱼际肌萎缩。亦因尺神经受波及所致，约占 10% 左右。其他包括手部发胀、拙笨感、桡动脉搏动减弱及患肢酸胀感等。

儿童期一般没有血管受压症状，但仔细检查可见桡动脉搏动减弱。锁骨上区饱满，可触及骨性包块，局部压痛叩击痛，可有放射痛。

锁骨上窝加压试验阳性即术者以手部大鱼际肌压迫患侧锁骨上窝，由于正好将臂丛干挤压于颈肋和前斜角肌之间而出现疼痛及手臂麻木感，此即属阳性，尤以深吸气时为明显。后期可见肌肉萎缩主要表现在手部的小鱼际肌、骨间肌及前臂的尺侧肌群（当尺神经受累时），其次为正中神经支配的大鱼际肌，偶尔可发现肱二头肌及肱三头肌等。如果颈肋引起锁骨下动脉受压，则可出现手部的肿胀、发冷、苍白及刺痛感；严重者可出现手指发绀，甚至手指尖端坏疽样改变。

斜角肌试验（Adson 征）：阳性者具有诊断意义，但阴性者不能否定诊断。其检查方法如下：患者取端坐体位，深呼吸，保持深吸气状态，嘱患者仰首，向对侧转头；检查者一手托住患者下颌（颏部），另手摸着桡动脉；之后，让患者用力回旋下颌，并与检查者的手对抗。此时如诱发或加重神经症状，或桡动脉搏动减弱、消失则为阳性。

肋锁试验：检查者扪诊患者桡动脉脉搏，嘱患者将肩部向后、向下移动，使锁骨下动静脉被挤压在第 1 肋骨和锁骨之间。若脉搏减弱或消失为阳性。

运动试验：患者双肩外展 90°并外旋，让患者双手做连续快速伸屈手指动作，患侧肢体迅速自远向近端出现疼痛，而健侧上肢可持续运动 1min 以上。

（四）诊断与鉴别诊断

临床上以 30 岁以后女性多见，好发于右侧，主要表现为患肢酸痛、不适、无力、怕冷，手部麻木。体检可发现患肢肌力稍差，手足侧特别是前臂内侧针刺痛觉明显改变，亦可能出现大、小鱼际肌萎缩。上干受压时则主要表现为肩外展、屈肘无力、肌力减退，常伴有肩颈部疼痛不适，但被动活动正常。锁骨下动脉受压时可出现患肢发凉、苍白伴麻木、无力。锁骨下静脉受压时患肢肿胀，手和前臂可青紫。交感神经纤维受压，除上肢有酸痛外，还常有雷诺现象，表现为肢体苍白、发绀，亦有患者表现为双手大量出汗。此外，还有部分患者以心前区刺激、颈肩部不适为主要表现。Adson 试验对本病最有诊断价值，试验的阳性率可达 85%。由于远端神经受压后可能会使近端神经对外压的耐受力降低，因此肢体远端的神经卡压（如肘管等）应警惕为本病的早期信号。在诊断神经卡压时应注意神经容易受到卡压的部分进行检查，以排除双卡或多卡的可能。部分患者感到颈肩胛区疼痛不适，这是由于患者长期处于某种特定的姿势，导致部分肌肉过度合用，而相应的另一部分肌肉则废用，产生了一种肌肉失衡状态所致。这和 C_5 神经根及肩胛背神经的卡压可能有关。对于颈肋综合征的患者，引起臂丛和锁骨下动脉受压的原因不仅有颈肋，还有颈肋的纤维束带及肥厚痉挛的前斜角肌，甚至还有肥厚的中斜角肌和第一肋骨。若有典型的臂丛、锁骨下动静脉受压症状与体征则诊断明确。肋锁试验阳性、运动试验阳性有助于诊断。特殊试验如三角肌挤压试验、肩外展试验等可助诊断。

鉴别诊断：①肘管综合征：以环、小指指腹感觉减退为主，多在轴管处有压痛及条索感，肌电图对明确诊断有价值。②腕管综合征：主要是中指、示指、拇指感觉麻木，以中指显著，有疑问时可做肌电图检查。③颈椎病神经根型或颈椎间盘突出：也有神经根激惹症状，X 线片检查显示无颈肋，而有颈椎退变、椎间隙狭窄、间盘突出、神经根孔狭小等改变。CT、MRI 有助于诊断。

（五）治疗

主要依据患者的临床表现决定采用保守治疗或手术治疗，无症状的无需治疗。若患者出现明显肌萎缩或感觉改变即有手术指征。

（1）保守治疗。避免剧烈活动及提重物等，以减少患肢过度活动、适当休息、理疗、加强肩胛肌的锻炼为主。症状大多可缓解，而病程长进行性加重且保守治疗观察 3 个月无好转者可依据情况采用手术治疗。

（2）手术治疗。包括颈肋切除术、第一肋骨切除术。在颈肋的手术治疗过程中，除切除颈肋外，还要切除颈肋的纤维束带、肥厚痉挛的前斜角肌，及去除其他能引起臂丛和锁骨下动脉受压的任何因素，只有这样才能使臂丛与锁骨下动脉彻底解除压迫，保障手术治疗效果。

四、斜颈

（一）概述

先天性斜颈，系指出生后即发现颈部向一侧倾斜的畸形，多因肌肉病变所致，称之肌源性斜颈；也有因骨骼发育畸形所引起者，称之骨源性斜颈，十分罕见。先天性肌性斜颈（CMT）是一侧胸锁乳突肌（SCM）发生纤维化挛缩而导致头部持续性向患侧倾斜，颈部扭转，面部及下颌偏向健侧的一种常见病。该病以儿童为主，在婴幼儿发病率为0.4%～1.9%。如患儿早期未得到合理有效的治疗，随其年龄增长，头面部畸形逐渐加重。多发生于右侧，女性多见。

（二）病因与发病机制

先天性斜颈的病因及发病机制还不清楚，有各种推断。多数认为胎儿胎位不正或受到不正常的子宫壁压力，使头颈部姿态异常而阻碍一侧胸锁乳突肌的血液循环，致该肌缺血，导致纤维变性。也有认为系由于分娩时受伤，局部出血，血肿肌化挛缩而致。还有认为胸锁乳突肌的营养动脉栓塞或静脉回流受阻，导致肌纤维发生退行性变，而形成斜颈。而从临床观察中发现其中70%～80%的病例见于右侧，10%～20%的患儿伴有先天性髋关节脱位。在病理解剖方面，仅能证实形成胸锁乳突肌挛缩的组织主要是已经变性的纤维组织。其中病情严重者显示肌纤维完全破坏消失，细胞核大部溶解，部分残留的核呈不规则浓缩状。中间可能出现再生的横纹肌及新生的毛细血管，亦可发现成纤维细胞。对这种现象的出现目前有以下几种见解。

（1）宫内胎位学说：早于Hippocrates时代即已提出畸形多系胎儿在子宫内姿势不正引起的压力改变所致。近年来的研究亦表明此种由于压应力改变所产生的胸锁乳突肌发育压抑是斜颈畸形的主要原因之一。

（2）静脉受阻学说：有学者在犬的动物实验中，将肌肉的主要静脉完全闭塞，但保留完整的动脉，造成肌肉纤维水肿、变性及急性炎症，最后肌纤维坏死并为纤维组织所代替。此结果与CMT的改变相似。谢宝珊等动物实验研究证实了CMT的发病与胸头肌静脉受阻有直接关系。CMT的发病可能是在宫内头颈已长期处于过度侧屈受压的位置，使SCM的主要静脉压迫受阻或仅使该肌的某一部分静脉受压迫闭塞，而动脉供血可能仍通畅，造成该肌肉静脉回流障碍，使该肌肉纤维水肿、变性，水肿、变性的肌纤维在出生10d后，局部出现纤维瘤样硬结，最后被纤维组织代替。无论分娩时有或无难产、外伤史，最终都表现为纤维组织代替坏死的肌纤维，使肌肉挛缩导致肌性斜颈。无论是供应胸锁乳突肌的动脉支或静脉支，当其闭塞时，都可引起该组肌肉的纤维化，并可从实验性研究中得到证实。此种见解尚未被大家普遍接受。

（3）间室综合征后遗症学说：Davids等认为可能是宫内或围生期的筋膜室综合征的后遗症，他们在手术中对CMT的胸锁乳突肌进行肌内注射和压力测定，发现该肌周围存在间室。如使头颈前屈、侧弯和旋转，可致同侧SCM中部扭结，该肌动脉受压而发生缺血性反应，导致间室综合征发生，最后出现临床斜颈症状。CMT患儿核磁共振扫描显示，患侧SCM的信号与前臂和小腿的肌筋膜间室综合征的信号相似。据此推测CMT可能是在宫内或围生期该肌发生间室综合征的后遗症。当胎儿在宫内或经产道分娩时，出现头部前屈、侧弯和旋转，造成SCM中段扭转，动脉狭窄、闭塞，以致肌肉缺血、水肿而导致间室综合征，最后肌肉纤维化挛缩出现斜颈。

（4）产伤学说：由于其多发于难产分娩的病例，尤以臀位产者，约占3/4病例。CMT的发生与分娩过程中损伤有关，胎儿在娩出的过程中，由于产道对SCM的挤压或产钳助产牵拉胸锁乳突肌而使其损伤，损伤后的SCM靠结缔组织增生来修复，从而使该肌发生纤维化挛缩导致斜颈。通过光学显微镜和电镜观察发现，标本中并没有损伤后应该发生的出血、炎症反应和肌纤维瓦解，因此对产伤造成 SCM 的纤维化挛缩持否定态度。但 CMT 的病理符合肌损伤后瘢痕增生导致 SCM 纤维化挛缩而出现斜颈，因此对产伤学说应进一步研究，不能完全否定。但反对者认为在组织病理学检查时，从未在纤维化之胸锁乳突肌中发现有任何含铁血黄素痕迹可见，推测其并非因产伤所致。

（5）胸锁乳突肌先天性发育不良学说：CMT 与臀肌发育不良存在一定关系，两者同时发生的概率为 17%。CMT 的发生可能是因 SCM 先天发育缺陷，以致诱发在宫内或产程中肌肉损伤缺血导致斜颈发生。有学者认为是先天和环境因素影响导致 SCM 先天发育不良，加以分娩时在外力和重力过重负荷下被伸展，反应性肉芽组织产生，出现胸锁乳突肌肿块。表现为肌纤维从原纤维束脱离、融解，发生循环障碍、肌纤维间质水肿，高度进行着肌纤维的退行性变性和肌纤维间的肉芽组织形成，日后渐次纤维化成为瘢痕组织。患侧 SCM 挛缩，后期呈典型斜颈。有学者用巨微解剖方法研究小儿尸体 SCM 的血供，发现其血供有多个起源，不支持头颈前曲、侧弯和外旋会造成胸锁乳突肌缺血，认为肌性斜颈病因是由 SCM 发育紊乱引起的，并根据临床观察，提出 CMT 的病因发病机制假说：①肌母细胞分化成熟为主，形成较正常的肌组织，临床和超声正常。②肌成纤维细胞分化成熟为主，SCM 部分纤维化，有斜颈症状。③成纤维细胞分化成熟为主，SCM 完全纤维化挛缩，出现典型的斜颈症状。

（6）遗传学说：临床调查发现约有 1/5 的患儿有家族史，且多伴有其他部分的畸形。表明其与遗传因素亦有一定关系。Schmalbruch 等报道 1 例先天性胸锁乳突肌、前臂肌、胫骨前肌营养不良病例，三代家人均患此病，有自体显性遗传特点。Tavill 等报道 1 例家族性婴儿期胸锁乳突肌假瘤，被证实其家族两代人中婴儿期均有 CMT，提出 CMT 发病有家族易感性。Zuffardi 等在 Xq28 定位了一个斜颈基因，并认为是 X 连锁不完全显性遗传。Rao 等描述了 1 个 19 月龄的 13q 部分三体患儿，有斜颈临床特征，并应用染色体显带技术结合荧光原位杂交进行核型分析认为 13q14→qter 可能与 CMT 相关。杜娟等认为该基因更精确的定位可能为 13q32→qter。CMT 伴发其他畸形的发生率较高。Porter 等报道髋关节发育不良病例中 10% ~20% 合并 CMT。John 等报道先天性髋关节脱位及髋臼发育不良与 CMT 的同时发生率为 8.5%。

此外，还有炎症学说、胎儿运动学说、胎内负荷学说等。每种学说均有相关的动物模型或实验研究或解剖学依据支持。各学说间的发病机制相互关联。总之，CMT 发病为多种因素所致，既不能排除先天性因素，也存在宫内外环境因素影响诱发肌肉发生纤维化，从而导致 CMT 发生。

（三）病理

CMT 的基本病理变化是一侧胸锁乳突肌发生纤维变性、挛缩；切片观察，SCM 间质增生和纤维化，胸锁乳突肌纤维由瘢痕组织替代，日久深筋膜挛缩，脊柱侧弯。早期的病变（ <1 岁）中增生的间质为多种细胞成分，细胞成分的分化和发育方向是 CMT 发病的关键因素，任何可能影响其中细胞成分分化的因素都可能与 CMT 的发病有关。后期病变中 SCM 细胞外间质成分的变化可能是该肌纤维化的原因。

（四）临床表现

新生儿出生后，在胸锁乳突肌内可摸到一质硬、无痛的梭形纤维肿块。逐渐萎缩，半年左右消失，代之以条索状纤维化肌肉，胸锁乳突肌变短并挛缩，出现头颈转向患侧，而脸转向对侧并后仰的畸形。随年龄的增长上述畸形加重，当头颈部主动或被动转向健侧或仰头时，则患侧胸锁乳突肌紧张而突出于皮下如索条状。畸形严重者，患侧肩部耸起。头面五官呈不对称，如双眼不在同一水平，甚至大小不等；患例颅骨发育扁平而小；眉眼与口角之间距离较健侧缩小。年龄较大的患者常伴有代偿性颈胸段脊柱侧弯。若系固定性斜颈，颈部将僵硬。

（1）颈部肿块：这是母亲或助产士最早发现的症状，一般于出生后即可触及，其位于胸锁乳突肌内，呈梭形，长 2 ~ 4cm，宽 1 ~ 2cm，质地较硬，无压痛，于生后第 3 周时最为明显，3 个月后即逐渐消失，一般不超过半年。

（2）斜颈：于出生后即可为细心的母亲发现，患儿头斜向肿块侧（患侧）。半个月后更为明显，并随着患儿的发育，斜颈畸形日益加重。

（3）面部不对称：一般于 2 岁以后，即显示面部五官呈不对称状，主要表现为：①患侧眼睛下降：由于胸锁乳突肌的挛缩致使患者眼睛位置由原来的水平状向下方位移，而健侧眼睛则上升。②下颌转向健侧：亦因胸锁乳突肌收缩之故，致使患侧乳突前移而出现整个下颌（颏部）向对侧旋转变位。③双侧颜面变形：由于头部旋转，以至双侧面孔大小不一。健侧丰满呈圆形，患侧则狭而平板。④眼外角线至口角线变异：测量双眼外角至同侧口角线距离，显示患侧变短，且随年龄增加而日益明显。

除以上表现外，患儿整个面部，包括鼻、耳等均逐渐呈现不对称性改变，并于成年时基本定型，此时如行手术矫正，颌面部外形更为难看。因此，对其治疗力争在学龄前进行，不宜迟于 12 岁。

（4）其他：①伴发畸形：包括髋关节有无脱位、颈椎椎骨有无畸形等。②视力障碍：因斜颈引起双眼不在同一水平位上，易产生视力疲劳而影响视力。③颈椎侧凸：此主要由于头颈旋向健侧，并引起向健侧的代偿性侧凸。

（五）诊断与鉴别诊断

本病诊断多无困难。关键是对新生儿应争取及早发现，以获得早期治疗而提高疗效及降低手术治疗者比例。其诊断依据可归纳为以下几点：①患儿头斜向一侧并随着患儿的发育，斜颈畸形日益加重。②在一部分患肌内可触及条索肿块。③患儿头位置前倾，面转向患侧，而下颌偏向健侧。

鉴别诊断：类似畸形的疾病，有以下几种：①颈椎损伤：骨折或旋转性半脱位。②炎症变化：扁桃体炎、结核等。患儿头颈同样可向患侧倾斜。但此时肿块伴有明显的压痛，或多发。③颈椎先天性畸形、自发性颈椎半脱位。④半椎体、先天性短颈，多系先天性椎骨融合畸形所致，可从 X 线平片所见及对胸锁乳突肌检查等加以鉴别。⑤锁骨产伤骨折。⑥视力障碍引起头部倾斜等。

（六）治疗

治疗原则：早发现、早诊断、早治疗。

CMT 治疗包括保守治疗和手术治疗。

保守治疗是婴幼儿患者及症状较轻患儿的首选方案，包括：①手法局部按摩及牵引：为治疗最常用措施，适用于 1 岁内，尤其是 6 月龄以内婴儿，90% 患儿可获得良好疗效。其主要并发症是部分或全部肌破裂。②物理疗法：其作用与手法治疗相似，目的是通过机械的摩擦产生微细的按摩效应，使坚硬的结缔组织延长、变软；同时超声的发热作用可促进血液循环，改善局部供氧，利于挛缩的包块软化。③药物局部注射：主要是局部注射激素（醋酸泼尼松龙）或合并注射玻璃酸钠，可抑制炎症细胞浸润，防止粘连及瘢痕形成。一项前瞻性研究对确诊年龄在 1 岁以内的 821 例 CTM 患儿进行局部牵伸锻炼治疗，经过 4.5 年的随访发现，疗效主要与治疗持续时间及确诊并治疗年龄相关，而治疗时间与临床表现严重程度、是否缺乏颈部被动旋转及左右活动、分娩时困难程度、确诊并治疗年龄密切相关。

国外多数研究认为，绝大多数婴儿胸锁乳突肌的纤维化可自发逆转，因而手术并不是治疗 CMT 的主要方法。手术治疗的指征是：①持续的胸锁乳突肌挛缩，头部旋转活动受限超过 1 年至 1 年半。②持续的胸锁乳突肌挛缩伴进行性一侧面部发育不良。③1 岁以上发现的 CMT。另外有学者指出如果手法治疗持续半年仍然存在头部倾斜、颈部向一侧歪斜大于 15°、肌肉挛缩等表现，则应及早手术治疗；或经保守治疗症状持续 1 年的，亦应手术治疗。最近的一项研究对未经治疗的 CMT 患儿的面部畸形情况的观察发现，早在婴幼儿时期，颅骨畸形已经出现，面颅畸形一般出现在 5 岁，随年龄增长逐渐加重。该研究提示 CMT 自愈性很小，保守治疗对于 CMT 是否首选有待于进一步证实。

CMT 手术治疗的目的是切断胸锁乳突肌的锁骨头及胸骨头，并将其周围的粘连索带、筋膜等松解切断，使头颈位置恢复居中位。手术年龄宜在幼儿早期（1～4 岁）进行，对于年龄较大患儿（6 岁以上），有研究认为手术治疗更合适，无论是胸锁乳突肌下端切断术抑或双极松解术均可获良好疗效，而且安全，无严重并发症。

手术操作较简单且相对安全。手术分为单极松解和双极松解 2 种方法。Wirth 等建议对 3～5 岁进行保守治疗无效的患者行双极松解。但是无论单极松解还是双极松解，均在锁骨上方平行锁骨内侧做 5cm 切口，将胸锁乳突肌的锁骨头和胸骨头肌腱附着点切断，并切除部分腱性组织。手术方法选择有以下几种。

（1）胸锁乳突肌切断术：一般都在该肌的胸骨及锁骨端，通过 1～1.5cm 的横形切口将该肌切断。术式简便有效，易掌握。Stassen 等在胸锁乳突肌乳突附着点行骨膜下剥离，止点下移来矫正斜颈畸形，以保持颈部外形美观，取得良好疗效。

（2）胸锁乳突肌全切术：即将整个瘢痕化的胸锁乳突肌切除，手术较大，适用于青少年患者。术中应注意切勿误伤邻近的血管及神经。

（3）部分胸锁乳突肌切除术：指对形成肿块的胸锁乳突肌作段状切除。适用于年幼儿童局部肿块较明显者。

（4）胸锁乳突肌延长术：适用于肌组织尚有舒缩功能者。一般可延长 2～2.5cm，年长者可稍长。

术后处理对于斜颈畸形轻者，在术后可通过使头颈向双侧，主要是向患侧旋转活动而达到矫正畸形目的；或采用宽胶布固定法。而斜颈畸形明显者，在术后均需以头－颈－胸石膏矫正与维持患儿体位。一般使其固定在能使胸锁乳突肌拉长状态，即使头颈尽力向患侧旋转，并向后仰。石膏制动 4～6 周后拆除。

本病积极治疗后，多数预后良好。治疗越早效果越好。婴儿期患者如坚持采用保守疗法，绝大部分可以治愈。儿童期患者用手术方法也可以治愈，即使颜面不对称，术后也会逐渐消失。但胸锁乳突肌挛缩严重及颜面不对称很明显的年龄较大患者，虽经治疗，其斜颈及面部不对称常不能完全矫正。治疗上应注意定期随访直到斜颈完全缓解，头部及颈部活动完全不受限制，胸锁乳突肌触诊完全正常无硬结。B 超检查在随访中是必要的。

（周鹰飞）

第三节　胸腰椎畸形

一、半椎体

（一）概述

半椎体（Hemivertebra）畸形是胚胎期间第 6 周体节发育不良所致。半椎体可以累及一个或数个椎体，此为椎体畸形中为常见者。易单发，亦可多发。胸椎多见，腰椎亦可遇到。

（二）分型

Nasca（1975）曾将其分为以下 6 型。

（1）半纯剩余半椎体：即相邻的两椎节之间残存一圆形或卵圆形骨块，易与相邻的椎体融合。

（2）单纯楔形半椎体：指在正位片上椎体呈楔形状外观者。

（3）多发性半椎体：指数节连发者。

（4）多发性半椎体合并一侧融合：多见于胸椎。

（5）平衡性半椎体：即 2 节或多节的畸形，左右对称，以致畸形相互抵消，除躯干短缩外，并不引起明显侧弯外观。

（6）后侧半椎体：指椎体后方成骨中心发育，而中央成骨中心不发育，以致侧面观椎体成楔状畸形。

（三）临床症状特点

视畸形缺损的部为不同可以引起以下脊柱畸形。

（1）脊柱侧弯：因单发或多发半椎体畸形所致。

（2）脊椎后突畸形：见于后侧半椎体畸形者。

（3）脊椎侧弯旋转畸形：严重侧弯者，如果躯体上部重力不平衡，则于发育过程中可逐渐形成伴有明显旋转的侧弯畸形。胸椎的半体畸形，由于肋骨源于体节，故体节发育不良，常伴有肋骨的发育畸形和胸廓变形等体征，或是半椎体畸形伴有后侧半侧体畸形时易发生。

（4）身高生长受限：以多发者影响明显。

（四）诊断

主要是依据临床症状特点和 X 线正位照片可明确诊断，但同时应对其全身状态及有关其他并发症等作全面判断。

（五）治疗

视畸形的特点与其所引起脊柱发育异常不同可采取相应的治疗措施。

（1）严重脊柱侧弯（伴或不伴旋转）畸形者应按脊柱侧弯行手术治疗，行半椎体切除和内固定。

（2）严重驼背畸形已定型，且影响基本生活者，可行截骨手术。

（3）青少年病例为避免或缓解脊柱畸形的发生与发展，可对脊柱的凸侧一到数个椎体先行植骨融合术，以中止该节段的生长。但为避免矫枉过正，开始时不宜融合过多，且需要密切观察。

（4）轻度畸形者，可辅用支具治疗，并注意姿势正确性，加强脊部肌群锻炼。

二、移行椎

（一）概述

所谓移行脊椎多指颈、胸、腰、骶等各段脊椎交界处相互移行成另一椎骨的形态者，或称之为“过渡脊柱”。此种情况虽可见于颈、胸各段，但绝大多数病例发生在腰、骶部。

（二）移行椎的发生

正常脊柱包括7节颈椎、12节胸椎、5节腰椎、5节骶椎和4节尾椎。于胚胎4～7周时各椎节开始分化，两侧椎弓于4～15岁时愈合。15岁左右于每节椎体的上下面各出现一个骶板，并于耳状面或其下方出现一附加成骨中心。18岁时骶板与椎体开始融合，至30岁时5节骶椎融合成一个骶骨。

在此发生过程中，某些影响发育的因素则可使其异化而发生移行体。

（三）移行椎的分型

1. 腰椎骶化　指 L_5 全部或部分转化成骶椎形态，使其构成骶骨块的一部分。临床上以 L_5 一侧或两侧横突肥大成翼状与骶骨融合成一块为多见，并多与髂骨形成假关节，而少数为 L_5 椎体（连同横突）与骶骨愈合成一块者。此种畸形较为多见。

2. 胸椎腰化　指 T_{12} 失去肋骨而形成腰椎样形态。

3. 骶椎腰化　指 S_1 演变成腰椎样形态者，发生率较低。

4. 骶尾椎融合　即骶椎与尾椎合成一块者，较前者多见。

（四）症状与诊断

一般情况下，移行椎畸形可引起任何症状，尤其处在青少年其中，畸形的确诊与分类主要依据X线平片所示，对伴有腰骶部畸形的腰痛患者首先应考虑其他疾患并进行较为全面的检查，只有当查不出明确病因时，方可考虑由畸形所致。因椎节的负荷加重，稳定性减弱，负重的不平衡，或神经受卡压，出现腰痛症状，或因周围末梢神经支受刺激而出现坐骨神经症状。

鉴别诊断，此类畸形十分多见，而真正引起顽固性腰痛者却为数甚少，因此必须与其他腰部的常见疾患，如腰椎管狭窄症、腰椎间盘突（脱）出症、骶髂关节损伤性关节炎、坐骨神经盆腔出口狭窄症、棘上韧带损伤、棘间韧带损伤，以及肿瘤、结核等伤患相鉴别。

（五）治疗

1. 治疗原则

（1）以非手术治疗为主，其中尤应强调腰部的保护与腰背肌（或腹肌）锻炼。理疗或药物外敷，痛点药物封闭。

（2）经正规非手术疗法无效，且无影响工作生活者，应在除外其他疾患基础上施以手术疗法。手术方法视病变的原因可行切骨减压术、关节融合术、神经支切断术、脊柱融合术等。

三、脊柱裂

（一）概述

临床上此种畸形十分多见，在普查人口中占5%～29%，其中多发于 S_1 和 S_2 与 L_5 处，其发生原因主要是胚胎期成软骨中心或成骨中心发育障碍，以致双侧椎弓在后部不相融合而形成宽窄不一的裂隙。单纯骨性裂隙者称之谓“隐性脊椎裂”，最为多见；如同时伴有脊膜或脊膨出者，则为“显性脊椎裂”，占1‰～2‰，后者在治疗上相当困难。

（二）脊椎裂的分类

一般将脊椎裂分为显性脊椎与隐形脊椎裂2种。

1. 显性脊椎裂　为一严重的先天性疾患，视伴发脊髓组织受累程度不同而在临床上出现症状差异悬殊。其虽可见于头及鼻根部，但90%以上发生于腰骶处。

（1）脊膜膨出型：以腰部和腰骶部为多见。其病理改变主要是脊膜通过缺损的椎板向外膨出达到皮下，形成背部正中囊肿样肿块。其内容除少数神经根组织外，主要为脑脊液充盈，因此透光试验阳性，压之有波动感，重压时出现根性症状。增加腹压或幼儿啼哭时，此囊性物张力增加。其皮肤表面色泽多正常；少数变薄、脆硬，并与硬脊膜粘连。

（2）脊膜脊髓膨出型：较前者少见。膨出的内容物除脊膜外，脊髓本身亦突至囊内，见于胸腰段以上，椎管后方骨缺损范围较大。膨出囊基底较宽，透光试验多阴性，手压之可出现脊髓症状（应避免加压性检查）。多伴有下肢神经障碍症状。

（3）伴有脂肪组织的脊膜（或脊膜脊髓）膨出型：即在前两型的基础上，囊内伴有数量不等的脂肪组织，较少见。

（4）脊膜脊髓囊肿膨出型：即脊髓中央管伴有积水的脊膜脊髓膨出。

（5）脊髓外翻型：即脊髓中央管完全裂开，呈外翻状暴露于体表，伴有大量脑脊液外溢，表面可形成肉芽面。此为最严重类型，因多伴有下肢或全身其他畸形，病死率甚高。

（6）前型：指脊膜向前膨出达体腔者，临床上甚为罕见。

2. 隐性脊椎裂　较前者多见，因不伴有硬膜囊异常，临床上少有主诉，因此需治疗者更属少见。一般分为以下5型。

（1）单侧型：即椎板一侧与棘突融合，另侧由于椎板发育不良而未与棘突融合，形成正中旁的纵形（或斜形）裂隙。

（2）浮棘型：即椎骨两侧椎板均发育不全、互不融合，其间形成一条较宽的缝隙；因棘突呈游离漂浮状态，故称之为“浮棘”。两侧椎板与有纤维膜样组织相连。

（3）吻棘型：即下一椎节（多为 S_1）双侧椎板发育不良，棘突亦缺如；而上一椎节的棘突较长以致当腰部后伸时，上节棘突嵌至下椎节后方裂隙中，在临床上称“吻棘”，又称“嵌棘”。

（4）完全脊椎裂型：指双侧椎板发育不全伴有棘突如者，形成一长型裂隙。

（5）混合型：指除椎裂外尚伴有其他畸形者，其中以椎弓不连及移行脊椎等多见。

（三）诊断与治疗

1. 显性脊椎裂

（1）诊断：由于患儿体表上的畸形，早期即为家人或助产士所发现。视脊膜、脊髓等膨出的程度、脊髓有无发育不全及早期在处理上是否合理等的不同，在临床上可出现轻重差别悬殊的主诉与体征。神经组织损害严重者，可出现双下肢弛缓性瘫痪及两便失禁等，而单纯脊膜膨出者即可能无任何主诉。本病的诊治不难，可根据后背中线囊肿随哭声而饱胀、伴有或不伴有神经症状等而进行诊断和鉴别诊断。

（2）治疗：①单纯性脊膜膨出，或神经症状轻微的其他类型，应尽早施术。②手术原则是将后突的脊髓或神经根放归椎管之后切除多余的硬膜囊及修补椎板缺损处。③因脊髓神经发育不全所引起的下肢症状可选择相应的矫形术或矫形支具治疗。

2. 隐性脊椎裂

（1）诊治：①80%以上的病例临床上并无任何主诉，亦无体征可见，多在体检时偶然发现。②浮棘者因腰骶部后侧结构发育不良，易出现腰肌劳损等症状，严重者可出现下肢或双下肢放射症状，确诊需依据正侧位X线平片和CT等。

（2）治疗：①一般病例不需治疗。②症状轻微者，应强调腰背肌锻炼。③症状严重并已影响正常生活者，或合并腰椎管或根管狭窄症、腰椎间盘突出症、断裂等，可行手术治疗。

四、蝴蝶椎畸形

由于椎体化骨中心发育不全所致。残存的椎体纵裂引起两侧较厚、中央较薄、似蝴蝶样外观而得名。常在X线检查时发现，多见于胸段。由于畸形呈对称性，故临床上难以发现明显特征，如双侧发育不平衡，则可出现轻度的侧弯或后突畸形。视畸形不同可采取相应的治疗和预防措施。

（郑永红）

第四节　青少年特发性脊柱侧弯

一、概述

脊柱侧弯（Scoliosis）一词由Galen（公元131－201年）首次命名使用，它是一种较为常见的脊柱畸形。早在希波克拉底时代古人已对其有所描述，Andree于1741年使用弯曲的脊柱作为矫形外科学的标记。

脊柱侧弯是指由于某种原因造成脊柱一个或多个节段于冠状面上出现持久性偏离中线，形成带有弧度的脊柱畸形。通常伴有脊柱的旋转畸形或矢状面上生理弯曲的变化。胸廓、肋骨、骨盆及下肢长度也随之发生继发性改变，严重病例将影响心肺功能，甚至导致截瘫。

特发性脊柱侧弯是脊柱侧弯中最为常见的一种，脊柱有侧弯及旋转畸形，而无任何先天性脊柱异常或神经、肌肉及骨骼疾病。由于普查所采用的手段及人群不同，文献报道脊柱侧弯的发病率也不一致。人群发病率为1.1%～15.5%，约占全部脊柱侧弯的72%。它多发生于青少年，以女性常见，男女比例为1∶（2～4），常在青春发育期发病，快速进展至青春发育结束，多数患者于成年期发展缓慢，部分病例停止进展。

脊柱侧弯病因至今尚未被完全阐明，尽管生长发育同侧弯有明显关联，但并非其致病因素，遗传，内分泌，脊椎及椎旁结构的改变，生物及化学因子，钙、镁等金属元素，中枢神经系统畸形等因素均可导致脊柱侧弯。新近研究表明，中枢神经功能障碍、结缔组织异常和基因变异也可能参与其发病机制。

根据病史、临床体检及影像学检查，一般可明确诊断。询问病史时应着重了解发现畸形时的年龄、畸形发展速度、有无相关并发症、实足年龄及发育状态和家族史。体检时需检查患者躯干的对称性、胸廓变形程度、侧弯弧度的柔软和僵硬度以及神经系统，同时要了解患者的心肺功能、生长骨龄和其他并发畸形。确诊有待于影像学检查。X 线平片应摄脊柱全长像，包括两侧髂嵴部的站立位正侧位片，脊柱的左、右侧屈曲位片，脊柱的牵引位片。行脊柱的螺旋 CT 和 MRI 检查有助于对脊柱侧弯有一全面了解，并排除并发的低位脊髓、脊髓栓系或脊髓纵裂等畸形。一些严重脊柱侧弯合并胸廓畸形的患者，特别是需行肋骨重塑的患者，术前进行 CT 检查时要同时仔细观察肋骨畸形。3D 重组图像可以了解肋骨框畸形和脊柱畸形水平相对应的情况，确定大部分旋转椎体、角度、顶点和旋转类型，也可以确定大部分脊柱旋转和胸廓畸形的主要程度。

脊柱侧弯弧度测量：由脊柱前后位 X 线平片测量获得。测量方法有 2 种：Risser－Ferguson 法测量上终椎与下终椎椎体中点与顶椎椎体中点连线的夹角；Cobb 法较前者更为常用，是测量弧度大小的标准方法。测定时首先选定弧度上下两端的椎体。弧度凹侧的椎间隙较窄，凸侧椎间隙较宽。于上端椎体的水平线向下和下端椎体的水平线向上各作一垂直线，两垂线相交所得夹角即 Cobb 角。如在主弧下方还有另一相反弧度，主弧下端椎体可作为下方弧度的上端椎体。同法再确定出继发弧度的下端椎，各描出其垂线。

脊柱前后凸畸形角度测量：上终椎上缘延长线与下终椎下缘延长线的连线所形成的角度，前凸畸形以负数表示，后凸畸形角度以正数表示。

脊柱旋转程度的测量：脊椎的旋转程度根据脊柱前后位 X 线片椎弓根的位置来测量。正常脊椎的两侧椎弓根对称排列，且与边距等距。椎体旋转后两椎弓根均向侧弯凹面移位。在椎体轮廓以内者为Ⅰ度，凸侧椎弓根影接近中线，而凹侧椎弓根影已部分消失者为Ⅱ度，凸侧椎弓根影达中线，凹侧椎弓根影已完全消失者为Ⅲ度。若凸侧椎弓根影已超过中线而达到凹侧者为Ⅳ度。

对脊柱侧弯自然进程的研究表明，病例中约 25% 畸形趋于稳定，约 50% 进展缓慢，约 25% 在生长期迅速进展。特发性脊柱侧弯进展程度主要取决于生长潜能和脊柱侧弯的部位类型：①发病越早，进展可能性越大。②月经来潮前发病，进展的危险性大。③发病时 Risser 征越低，进展可能性越大。④双弯型比单弯型侧弯更易进展。⑤脊柱侧弯发现时的角度越大，越易进展。脊柱侧弯进入成年期后仍有 65%～75% 的患者继续进展，特别是骨骼成熟时的 Cobb 角大于 30°，顶椎旋转大于 30°的患者，以 50°～80°的胸椎侧弯患者最易进展，每年可进展 0. 75°～1°。而遗传家族史、腰椎前弯角度与侧弯进展无明显关系。

King 等 1983 年根据胸椎侧弯累及的脊柱范围和远端代偿弯的功能结构状态分析提出了经典的 5 型分类法（见图 10－8），本法对于正确选择手术术式、确定融合固定范围具有指导意义。Puno 等认为 King 分型仅限于将胸椎侧弯分为 5 型，而未将原发性胸腰段侧弯（顶椎在 T_1～L_4 之间）或原发性腰椎侧弯畸形包含于分型之中。为此他在原有的 King 5 型分类基础上，又提出了腰椎及胸腰段侧弯畸形 2 个亚型，使得 King 分型更为完善。部分学者则根据侧弯弧的顶椎椎体部位而分为颈椎侧弯（顶椎在 $C_1 \sim C_6$）、颈胸段侧弯（顶椎在 C_7 或 T_1）、胸椎侧弯（顶椎在 $T_2 \sim T_{11}$）、胸腰段侧弯（顶椎在 T_{12} 或 L_1）、腰椎侧弯（顶椎在 $L_2 \sim L_4$）及腰骶段侧弯（顶椎在 $L_5 \sim S_1$）。颈椎及腰骶段特发性侧弯甚为少见。目前大多数学者对特发性脊柱侧弯仍习惯使用 King 分型，并据此分型对患者选择手术治疗及进行术后疗效分析。

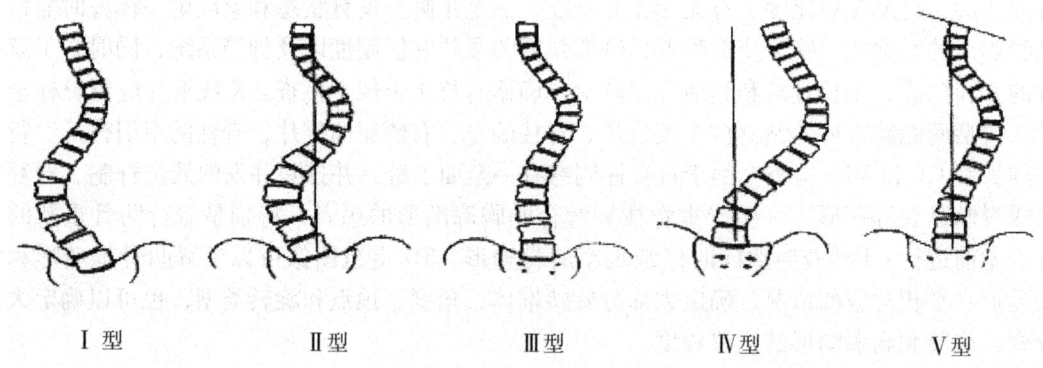

图 10-8　脊柱侧弯 King 分型

Ⅱ型与Ⅲ型脊柱侧弯患者在 King 弧度分型中最为多见，手术治疗患者也以上述两型为主。部分类型的弧度并未包括在内，如单一的胸腰段弧度、单一的腰椎弧度和 S 形双主弧。有的病例存有胸腰椎双主弧，上下二弧度相等，均为结构性侧弯且柔韧度差，应将此类双主弧与 KingⅡ型加以区分（见表 10-4）。

表 10-4　特发性脊柱侧弯的 King 分型

Ⅰ型“S”形曲线，胸、腰椎侧弯曲线均越过中线
特点：腰椎侧弯大于胸椎侧弯
当胸椎侧弯大于腰椎侧弯时，腰椎的侧弯比较僵硬
Ⅱ型“S”形曲线，胸、腰椎侧弯曲线均越过中线
特点：腰椎侧弯等于或大于胸椎侧弯
腰椎曲线比胸椎曲线更柔软
Ⅲ型胸椎侧弯伴有腰椎侧弯
特点：腰椎侧弯曲线不超过中线
Ⅳ型胸椎大侧弯
特点：L_4 倾斜于侧弯内
Ⅴ型胸椎双侧弯
特点：双侧弯的上端椎在 T_1 或 T_2
侧曲时上胸椎侧弯呈结构性侧弯

脊柱侧弯的病理改变并不仅限于脊柱，由于病因及侧弯程度不同，病理变化也各不相同。脊柱侧弯存有相似的病理变化：①脊椎的变化。椎体呈楔形变，既有左右楔变，又有前后楔变，可同时累及多个椎体。左右楔变形成侧凸，前后楔变造成后凸畸形。两者常合并存在，形成侧后凸。椎体在凸侧增大，向凸侧旋转，凸侧椎弓根随之增长，同侧横突及椎板也随之隆凸，使侧凸的胸腔变狭窄。棘突偏向凹侧，凹侧椎弓根变短，椎管变成凸侧边缘长而

凹侧边缘短的三角形。脊髓偏向凸侧，紧贴于凹侧椎弓根旁。②椎间盘的变化。椎间盘同样发生楔变，凸侧增厚，凹侧变薄。纤维环的层次也是凸侧多于凹侧，髓核有向凸侧移位的现象。③小关节。小关节排列不齐，出现退行性关节炎改变，但如果两个或多个椎体出现融合，上述改变趋于静止。④肋骨的变化。随着凸侧椎体的后方旋转，肋骨也随之隆凸。凸侧胸腔变窄，凹侧肋骨向前方移位；凸侧肋间隙变宽，凹侧肋间隙变窄。肋骨呈三角形。凸侧胸廓前面因旋转而偏低，凹侧胸廓前面隆凸起来。在年轻女性，凹侧的乳腺看起来比凸侧大，实际乳腺本身发育并无变化。有时凹侧的肋软骨也有隆凸现象，类似 Teitze 综合征。⑤肌肉韧带的变化。深层的肌肉中，有些附着于肋骨横突上的小肌肉，有轻度瘢痕挛缩现象，而局部无水肿及炎症现象。前纵韧带于凹侧增厚，凸侧变薄。随着畸形的加重，骨质增生，韧带出现钙化。⑥内脏的变化。主要是心肺结构的变化，由于胸腔变形压迫所致。上述变化对手术有重要意义，多数畸形程度严重患者常伴有心肺功能不全。

二、脊柱侧弯的三维矫正

早期开展的脊柱侧弯手术及非手术治疗，主要着重冠状面畸形的改善，如通过管型石膏从侧方向胸壁和躯干加压，也曾尝试通过后侧方加压纠正脊柱旋转，多数未获成功。后侧方向的外力常常加重胸椎已有的前凸，缩小胸腔矢状径。1983 年 Cotrol 和 Dubousset 用新型钩棒矫形内固定系统（C－D 系统）进行第一例手术，并提出三维矫形的概念。脊柱侧弯的三维矫正指在冠状面上矫正脊柱侧弯、在矢状平面上矫正脊柱前凸或后凸，同时在横断面上矫正脊柱旋转畸形，从而实现脊柱畸形三维层面上的立体矫正。应用 C－D 器械矫正脊柱侧弯畸形的方法是应用不同形状的椎板钩、椎弓根钩多枚，固定于相应的椎板、关节突、椎弓根处，起到支撑或加压的作用。然后将具有粗糙面的不锈钢棒，依据脊柱侧弯的曲度弯曲成形，套穿于支撑钩和压缩钩上。在脊柱凹侧面应用支撑钩进行矫形，凸侧面则应用压缩棒矫形。用器械将不锈钢棒旋转 90°，使弯曲的不锈钢棒的凸面转向背侧。这样钢棒在冠状面纠正了脊柱侧弯畸形，同时在矢状面保持了脊柱的后凸（或前凸）曲度。矫正畸形后，旋紧椎板钩的固定螺丝，并用上下两根短棒（DTT）连接凹、凸侧不锈钢棒，形成矩形框架结构，防止发生旋转。

由于 C－D 棒较为坚固，且加用了 DTT，从而组成强有力的矩形装置，因而增加了内固定的稳定性，术后无需辅以外固定。本系统设计缺点是表面粗糙的 C－D 棒增加了潜在感染可能，术前应严格彻底清洗消毒。新一代 C－D 钩均改成头端开口钩，并应用光滑金属棒，通过螺栓钉固定，较早期产品操作更为便捷。

C－D 器械矫形手术操作比较复杂，需要一定经验。手术造成脊髓损伤的概率也较高，不适用于严重脊柱侧弯病例，但对中度以下的病例的矫形效果较好。

三、手术治疗原则与设计

根据脊柱侧弯的不同时期、部位及性质采用不同的治疗方法。治疗的目的着重在于预防脊柱侧凸进展，维持脊柱于最佳矫正位，最大程度改善畸形，并尽可能恢复躯体平衡（见表 10－5）。

表 10－5　青少年特发性脊柱侧弯的治疗

弧度大小	Risser 征 0 级/初潮前	Risser 1～2 级	Risser 3～5 级
<25°	观察	观察	观察
25°～45°	支具治疗（超过 25°）	支具	观察
>45°	手术	手术	手术（弧度超过 50°）

脊椎侧弯的治疗分为非手术治疗和手术治疗两大类。早期病例多数接受非手术治疗。非手术治疗包括理疗、体疗、表面电刺激法、石膏、支具固定疗法、体育运动疗法及生物反馈疗法。严重的侧弯病例则需行手术矫治。

外科技术治疗脊柱侧弯畸形始于 1924 年 Hibb 所创造的后路原位植骨融合术。脊柱后路器械矫正术的哈氏系统 Harrington 器械，是 Harrington 在 20 世纪 50 年代末期研究并于 1962 年首先报道的。该系统仅可撑开弧度的凹侧而不能实现三维矫正，也不能改善肋骨的驼峰。系统所产生的撑开力使脊柱腰椎生理前凸消失，脊柱整体变平。此外，本法术后如不使用支具保护则会出现稳定性不足。

历经 70 余年研究，目前治疗脊柱侧弯的方法主要集中在前后路手术方案的选择上。现有矫正器械较早期 Harrington 植入物具有更强的矫形能力，这些器械及其操作技术也较前者复杂，手术医师需接受更为专业的培训。新型器械包括 C－D 系统、TSRH 系统以及 Isola 系统。这些器械自 20 世纪 80 年代中期普及临床，迄今仍得到广泛的应用。各类器械均能增加矫正效果，改善矢状面外形。装置具有良好的机械力学稳定性，术后无需支具制动保护；固定材质具有良好生物相容性，且不干扰 MRI 成像，便于术后复查。伴随着 20 世纪 90 年代手术技术的革新，又有多种新型器械陆续应用于临床。例如 AO 万能脊柱系统、Moss Miami 器械、协同脊柱系统、CD Horizon 系统和 Kaneda 脊柱侧弯系统等。

中华长城内固定系统参照亚洲人种特别是青少年的解剖数据而设计，属第三代脊柱侧弯矫正装置，对中重度脊柱侧弯的矫正率达到了 70% 以上，具有适宜刚度和弹性模量，足够固定并维持矫形后的脊柱稳定直至骨性融合。该器械为低切迹设计，钩、钉与棒遵循同轴原则，滑槽固定，只有一种连接方式，安装简便，调整灵活，锁固牢靠，生物相容性好，具有强有力的三维空间矫形力。

1993 年 Mack 首次应用电视辅助胸腔镜（VATS）进行脊柱前路手术。胸腔镜辅助下脊柱侧弯前路矫形是在微创技术领域中难度较大的一项研究。大量统计资料显示，VATS 技术（包括锁孔和小切口技术）在进行胸椎疾患短节段的病灶清除、椎管减压、植骨融合和内固定重建方面具有明显技术优势。VATS 的优点是不切断肌肉层、美观，更可了解全部胸椎。经多个肋间隙送入，可切除椎间盘，施行前方松解和送入植骨块以满足融合的需要。相信随着影像定位系统、镜下矫形系统的完善和手术经验的积累，必将进一步发挥其特有的微小创伤技术优势来完成对复杂脊柱侧弯的矫形。

手术治疗的适应证：①特发性脊柱侧弯，在青春期弯度发展较快的，Cobb 角 45°以上者需行手术矫形。②一般矫正融合脊椎的手术，应当在青春期开始之后实施，最佳年龄是 14 岁。如果发展较为迅速，可提前至 12 岁实施。但早期融合后会造成身高发育受限，故一般不主张过早实施手术。③侧弯 40°以下者行非手术治疗，侧弯 40°以上者需行矫形和植骨术。④胸椎侧弯，旋转及严重影响呼吸功能者需提前手术，以防影响呼吸功能。⑤侧弯合并早期截瘫症状者应早期手术。手术的目的是减压解除截瘫因素，矫正畸形或防止畸形加重，稳定脊柱，使其固定于矫形的良好位置不变。⑥既往曾实施过手术，存有并发症者，需行再次手术矫正。先前手术放置的器械不在脊柱的稳定区内导致畸形加重，有折棍、脱钩、融合区内假关节形成者均需再次手术矫正。⑦有侧弯畸形，年龄逐渐长大，引起畸形部位腰背痛，有创伤性脊椎骨质增生者，或者有轻度椎体的半脱位者均应行植骨固定。

术前需制定周密计划，应考虑如下问题：患者弧度类型、脊柱平衡状态、术前弧度柔韧度、神经系统状况、肋骨畸形、骨骼成熟度和生长发育潜能以及其他手术需求（是否需行输血、骨移植、脊髓监测和术后止痛措施）。医师应根据个人经验、现有器械种类，选择前路或后路手术，按弧度类型选定融合平面。

（一）King Ⅰ型

根据胸椎的弧度大小和柔韧度选择手术。通常胸段弧度较大、椎体旋转明显，而且弧度明显跨过中线者需经后方入路行器械矫正方可恢复脊柱平衡。胸椎弧度较轻（Cobb 角等于或小于 30°），处于中线临界位，椎体旋转程度不大，对腰椎弧度行前方器械矫正可达到最大程度额状面和旋转的矫正。患者术后虽仍残留轻度的胸椎弧度，但通常不影响外观。

（二）King Ⅱ型

采用哈林顿（Harrington）器械矫正胸椎弧度并融合至稳定椎，可获得良好疗效。手术矫正后即使弧度残留 40% 也仍可保持脊柱平衡。20 世纪 80 年代后期出现应用去旋转器械加选择性脊柱融合术治疗脊柱侧弯，部分患者术后仍有脊柱失衡，这表明患者的头和（或）躯干均跨过中线的左侧。

选择融合平面失当、胸椎弧度矫枉过正、弧度类型识别错误、腰椎弧度僵硬和加重以及固定钩的种类不一等均可导致实施新型器械矫正加选择性融合术后出现脊柱失衡。新型器械明显较 Harrington 系统对脊柱具有更强的矫正力。改用多个固定钩取代原有两点固定撑开棒可使哈氏系统与脊柱固定得更为牢固。一旦固定棒落实在固定钩内，并用 90°旋转手法矫正，施加于脊柱的力量足以使未包括在器械之内的腰椎弧度恢复平衡。

为避免术后脊柱失衡，采用新型器械矫正 King Ⅱ型弧度时应遵循 2 个原则。①植入物不可超过稳定椎体。若融合包括稳定椎体以下 1 ~ 2 个椎体，会导致患者躯干发生偏移。②旋转第一根棒时应少于 90°，有限的旋转手法可避免矫枉过正和过度拉直胸段弧度。这样有助于未加器械矫正的腰椎在日后得到较好的代偿。不能正确区分 King Ⅱ型弧度和真性双主弧是进行选择性融合术后发生失衡的重要原因之一。用术前站立位 X 线片上的胸椎和腰椎的弧度大小、旋转程度、偏离中线的相对比（即胸段弧度的参数/腰椎弧度的参数）判断，若比值小于 1.0，则两个弧度均应融合。如弧度大小和躯干偏斜的比值均大于 1.2，而旋转比值大于 1.0，选择性胸椎融合可安全无误。对真正的双主弧用 CD、TSRH、Isola 及其他较新的器械矫正后，胸、腰两个弧均应行后方融合。近来有学者主张对 King Ⅱ型的胸椎弧度凸侧行前方（螺钉、螺纹或光面杠矫正）选择性融合，他们指出实施前方器械矫正手术具有改善脊柱平衡、矫正胸椎前凸和保留弧度下方脊柱活动度等优越性。但 31% 的患者出现螺纹杠断裂，此并发症可以使用粗杠加以改进。在少数开展胸腔镜的单位可以利用胸腔镜安置前方器械。

（三）KingⅢ型及KingⅣ型

此两型均为单一胸段弧度，这两种类型的患者躯干向右侧失衡较双主弧更为明显。后方器械矫正（用CD、TSRH、Isola系统）会收到较好效果，更可显著改善患者的脊柱平衡。KingⅢ型弧度能得到非常好的矫正，并在器械止于稳定椎体的条件下保持脊柱平衡。有些KingⅣ型弧度，植入物可高于稳定椎以上2个椎体。近年来的经验表明，用前方器械可使弧度下方保持更多的活动度。

（四）King Ⅴ型

此型为双胸椎结构性弧度，其T_1向上方的弧度倾斜，患者表现在上方弧度的凸侧肩部升高。倘若仅对下方弧度行器械矫正，其上方弧度势必加大，肩部升高也会更为突出。因此，多数的King Ⅴ型的上下胸段弧度均需行后路器械矫正。以下几种情况，器械矫正的植入物应高于T_2椎体：①T_1向上方弧度倾斜和上方弧度突侧的肩部升高。②上方弧度大于30°，且柔韧度较差。③两弧之间的移行椎位于T_6或低于T_6。

（五）单一胸腰弧和腰椎弧度

这两型和King Ⅰ型胸段轻度侧弯可用前方器械矫正而收到最佳效果。有报道称弧度矫正度大于75%，旋转几乎可完全矫正。在20世纪90年代初期用1个或2个坚强杠减少了假关节发病率，可保持恢复矢状面的前凸并且术后可无需支具制动。

对侧凸的选择性融合固定，既要达到最佳的脊柱平衡，又要避免过度融合节段造成并发症，对Ⅰ型侧凸融合应包括胸腰弯、尾端到稳定椎。对Ⅱ型胸椎侧凸应融合到远端稳定椎。Ⅲ型由于腰弯不越过中线，一般融合到稳定椎的上一椎体，常可达到满意的脊柱平衡。Ⅳ型侧凸，远端融合和固定至稳定椎（通常是T_4）时能取得最佳的效果。Ⅴ型侧凸应融合上端至T_2，下端到稳定椎T_2或L_1。

术前弧度的柔韧度可用反向弯曲的X线片测定。Herring等主张用仰卧位的X线片，因为可真实地反映矫正效果。有学者用站立位反向弯曲的X线片，是为了预测残留的失衡和腰椎的旋转。值得注意的是，用反向弯曲X线片判定后方矫正器械下端界限，器械向下安置不够可出现失代偿和后加现象。决定矫正器械的上下界限最好是仔细观察站立的后前位和侧位X线片，而不是依据反向弯曲的X线片。若用前方器械矫正胸腰段或腰段弧度，反向弯曲的X线片对选定下端椎体也有参考作用。该椎体应在反向弯曲X线片上与骶骨上端接近平行，否则躯干仍会与骨盆失衡。术前牵引下的X线片有助于了解弧度的柔韧度，对弧度超过50°的侧弯病例更为有用。

严重的胸椎旋转可致肋骨隆起，呈“剃刀背”畸形，何种病例需行胸廓成形以减少肋骨畸形，矫正到何种程度则依靠医师个人经验。有学者建议术前肋骨隆起超过10°（前屈90°的切线位X线片），术前侧弯弧度大于60°，柔韧度小于20%行胸廓成形可能有益。此外，在肋骨隆起的顶点部分切除3～5段肋骨，既可改善患者的外观，又可补充髂骨取骨量的不足，使植骨融合更好。后方入路的同时还需行前方操作时，行内侧胸廓成形反而安全，术前患者心肺功能减弱是胸廓成形术的禁忌证。

患者的成熟程度既可从生理方面测定（生长高峰和月经初潮状况），又可从骨骼方面衡量（Risser征）。Risser提出以髂骨嵴出现骨化为脊柱骨生长发育的指标。此骨骺在青春期快速生长期出现。首先出现于髂前上嵴处逐步向髂后上嵴延伸，然后于髂骨翼结合，历时

12～36 个月。Risser 将其分为 5 级，髂前上嵴到髂后上嵴分为 4 等段，是为 4 个等级，骨髂融合为第 5 等级。骨髂尚未融合，说明脊柱尚有生长潜力，侧凸仍可能继续进展。多数青年特发性脊柱侧弯在骨髂成熟后手术，即初潮后，生长高峰以后。从后路矫正侧弯和融合后，对脊柱的前方生长无不良影响。但对未成熟小儿单从后方融合不足以控制脊柱前方生长，脊柱侧弯会继续加重，即所谓的曲轴现象。Dubousset 观察到以融合的骨块为轴，脊柱前方继续生长，致脊柱和躯干逐渐扭转变形，这种变形与汽车曲轴相似，故名“曲轴现象”，这种现象常伴弧度加大、剃刀背加重以及脊柱失衡。

每个椎体有 3 个生长部位：椎体的终板、围绕关节突的软骨和神经管软骨联合部。上下两个终板（骺部）是每个椎体的主要生长部位，构成脊柱纵向生长。胸椎每个椎体每年增长约 0.7mm，腰椎每个椎体每年增长 1.0～1.2mm。后方融合只限制了后方关节突的生长而不影响前方的椎体终板和神经管软骨联合部的发育。对年幼患儿而言，即使后方有很厚的融合骨块，但脊柱前方仍继续生长，未融合的生长中心数目和潜在生长年成正比。对婴儿型和少年型特发性脊柱侧弯来说曲轴现象发生率最高，也可发生在后方融合的发育不成熟的青年患者。

虽然对曲轴现象的量化尚有一定困难，但检查一系列临床照片仍可显示其肋骨畸形的进行性变化，包括胸廓变窄和脊柱的胸腰段失衡。经过一段时间从 X 线照片上也可看出加重的改变，如弧度大小、旋转程度和肋椎角差别，顶椎的凸侧向胸壁一侧横向移动，植入物呈纵向倾斜。X 线片上常见弧度增加 10°、顶椎旋转和肋椎角差别加大均可认为是曲轴现象加重。重要的是术后最初 6 个月会将 X 线片上的改变误认为是脊柱因应力而松弛，融合骨块的日益成熟和弧度改善。对尚未达到生长高峰、初潮前、Y 形软骨仍未闭的女性青年，如需手术宜行前后路联合植骨融合以预防发生曲轴现象。

对脊柱侧弯后方矫正术如何减少输血有不少措施。控制性低血压麻醉、自体血液稀释回输等手段可使脊柱手术的输血量大为减少。

脊柱侧弯手术的主要目标之一是求得坚强的融合，为了达到这一效果要从脊柱的植骨床上清除所有软组织，切除关节突间关节，去椎板的皮质和准备足量的植骨材料。自体植骨是最理想的方法。但近年来有不少关于特发性脊柱侧弯用异体骨、冰冻骨库骨替代自体骨植骨的成功经验报道。用骨库冰冻骨的优点是可减少手术失血量，缩短手术时间，也可杜绝髂骨嵴取骨的并发症。近年来对骨形态形成蛋白（BMP）的研究表明它能对脊柱融合起很大作用，有可能不用再作骨移植术行脊柱融合。

用体感兴奋电位器行脊髓监测已是脊柱外科手术中的标准方法。近来又改用运动电位器来监测脊髓的传导功能，若与体感电位器联合应用，可显著降低脊髓损伤发生率。

（郭　利）

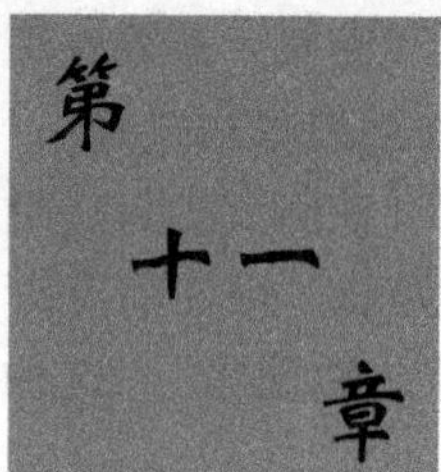

第十一章 脊柱肿瘤

第一节 概述

脊柱肿瘤具有较高的致残率和死亡率。脊柱肿瘤属脊柱外科和骨肿瘤科交叉学科领域。过去的二三十年中，骨肿瘤的治疗取得了长足进步。然而，由于脊柱解剖结构的特殊性，脊椎骨的结构与形态比较复杂，椎管内有脊髓、神经根、马尾神经以及周围大血管等重要毗邻结构，使脊柱肿瘤的治疗尤其手术切除远较四肢骨肿瘤困难。长期以来，多数医师采取“局部刮除”、“单纯减压”或“单纯脊柱固定”等偏于“姑息”与“保守”的治疗方法。

近年来，原发性和转移性脊柱肿瘤的发病率和就诊率呈逐年上升的趋势，脊柱肿瘤逐渐引起人们的重视。众多国内外学者进行脊柱肿瘤治疗的基础和临床探索，并取得了令人鼓舞的成绩。随着对脊柱肿瘤的认识不断深入和早期诊断手段的进步，脊柱肿瘤外科治疗的理念和技术得到长足的发展，逐渐转变为外科治疗结合放、化疗、免疫治疗等多学科治疗的综合治疗模式。

一、脊柱肿瘤的分类

目前对骨肿瘤的组织发生、命名和分类等方面的看法仍存在分歧。世界卫生组织（WHO）单纯根据组织学，特别是肿瘤细胞所显示的分化的类型及它们所产生的细胞间物质的类型进行，并将转移性骨肿瘤及滑膜组织肿瘤排除在外。本章采用方先之对骨肿瘤的分类法，将脊柱肿瘤分为原发性脊柱肿瘤和转移性脊柱肿瘤。

原发性脊柱肿瘤发病率较低，仅占所有肿瘤的0.4%。脊柱原发性肿瘤的类型与四肢肿瘤并不一致。在四肢中多见的骨软骨瘤、内生软骨瘤、骨肉瘤及尤文肉瘤等，在脊柱发病率低。据1990年我国骨肿瘤及瘤样病变统计资料显示，我国脊柱肿瘤中原发良性肿瘤主要为：骨软骨瘤、骨血管瘤、骨母细胞瘤、软骨瘤、神经纤维瘤、骨样骨瘤、软骨母细胞瘤、神经鞘瘤等；主要的瘤样病变为：嗜酸性肉芽肿、动脉瘤样骨囊肿、纤维异样增殖症、孤立性骨囊肿；原发恶性肿瘤主要为：巨细胞瘤、脊索瘤、骨髓瘤、恶性淋巴瘤、软骨肉瘤、恶性纤维组织细胞瘤和骨肉瘤等。

转移性脊柱肿瘤远较原发性脊柱肿瘤常见，其发病率是原发性肿瘤的35~40倍。据统计转移至脊椎的恶性肿瘤仅次于肺和肝脏，居第3位。最容易产生脊椎转移的恶性肿瘤依次为：肺癌、乳腺癌、前列腺癌、肾癌、甲状腺癌、胃肠道肿瘤、妇科肿瘤和黑索瘤，其中肺癌、乳腺癌、前列腺癌最为多见。

二、脊柱肿瘤的临床表现

由于脊柱肿瘤早期缺乏特征性的临床表现，难以在早期发现，易出现误诊、漏诊，大部分患者就诊时往往已处于中晚期，给治疗带来一定的困难并影响治疗效果。无论是原发性或转移性脊柱肿瘤，临床多表现为局部疼痛、神经功能障碍、局部包块或脊柱畸形。而无症状脊柱肿瘤通常在常规体检中被发现，这种情况并非少见。

（一）疼痛

疼痛是脊柱肿瘤患者最常见、最主要的症状。80%～95%的原发性脊柱肿瘤在确诊时疼痛是首发症状，有时是唯一症状。脊柱肿瘤所致疼痛的机制可能包括：骨的浸润和破坏（尤其是骨膜的膨胀）、骨病变组织的压迫、病理性骨折、脊柱失稳以及脊髓、神经根或神经丛的压迫和侵蚀等。

夜间疼痛是脊柱肿瘤特征性表现。主要原因：①夜间患者通常采取卧位，静脉压力相对较高，而对肿瘤周围的末梢神经形成刺激。②夜晚患者的精神注意力相对较为集中，对疼痛变得较为敏感。③肿瘤释放的一些炎性介质对神经形成刺激等。此外，患者咳嗽、打喷嚏、用力或其他增加腹内压的动作可诱发疼痛加重。

脊柱肿瘤发生的部位不同，可以产生相应具有一定特征性表现的疼痛。

（1）枢椎齿突肿瘤可产生严重的颈部疼痛，并经枕部放射到头顶部，颈部活动时（尤其是前屈时）疼痛加重，能诱发放射到手臂或后背部尖锐的放电样异常感觉（Lhermitte sign）或诱发从上肢到下肢的麻木、乏力。

（2）C_7、T_1椎体肿瘤的疼痛可从一侧或双侧肩后部经臂的内侧达肘部或手的尺侧，也可能出现环小指麻木、无力，手内在肌、伸腕伸指肌、肱三头肌失用性萎缩。Hornner综合征提示椎旁的交感神经受累。

（3）中胸段脊柱肿瘤产生的放射样疼痛一般围绕胸背部，呈束带感，有时易与心绞痛混淆。侵及下胸椎或上腰椎的肿瘤产生的疼痛放射到腹前壁，易与胆囊炎、阑尾炎、憩室炎或肠梗阻混淆，尤其是自主神经受累产生麻痹性肠梗阻时更易混淆。L_1椎体肿瘤产生的疼痛可以放射到一侧或两侧的骶髂部、髂前上棘或腹股沟部，产生膀胱、直肠功能缺失或性功能障碍，伴有大腿麻木无力时则提示脊髓圆锥部受压。

（4）肿瘤累及下腰椎可以产生类似坐骨神经痛和神经功能障碍，易与腰椎间盘突出混淆，但这种疼痛常常卧床休息时不减轻反而加重。

（5）肿瘤侵及骶骨时产生下腰部或骶尾部疼痛，并可以放射到会阴部或肛周。膀胱直肠功能缺失或性功能障碍可在会阴部或肛周感觉缺失之前发生。腰骶部肿瘤产生的疼痛经常在端坐或仰卧时加重而站立时减轻。可出现神经牵拉试验阳性、大腿或臀部放射痛、下肢无力和麻木。

（二）肿块

以肿块为首发表现的患者并不常见，主要见于颈椎或脊柱后部附件结构的肿瘤，由于脊柱骨肿瘤多发生在椎体，因椎体的位置深在，难以在体表发现。形成较大包块的良性脊柱肿瘤主要见于骨软骨瘤、动脉瘤样骨囊肿、颈椎巨大哑铃型神经鞘瘤或神经纤维瘤等，这些病变生长缓慢，常常是偶然被发现，无明显疼痛或有轻微疼痛。恶性脊柱肿瘤中，恶性纤维组织细胞瘤、恶性神经鞘瘤、软骨肉瘤多见于椎旁、后腹膜包块，在胸背部通常可以触及有压痛的包块，恶性肿瘤的包块增长较快，对周围组织常形成压迫等，故常有局部疼痛、不适等表现，但四肢肿瘤中的局部温度升高等表现则不明显。

转移性脊柱肿瘤由于有原发病灶的存在，以及转移肿瘤一般恶性程度较高，生长比较迅速，易于诱发脊柱疼痛和神经症状等，故在形成较大包块前即可被发现。而部分脊柱肿瘤患者在脊柱区以外的其他部位可以发现有肿块的存在，如：恶性淋巴瘤等，此时触及的包块往往不对称，大小不一。对于脊柱皮样囊肿或表皮样囊肿可在表皮下触及包块或皮肤小凹，腰骶部可有多发性咖啡牛乳色斑。神经纤维瘤病可触及沿神经根走行的皮下包块。

（三）畸形

脊柱肿瘤导致的脊柱畸形并不少见，其主要机制包括：肿瘤对椎体和（或）附件的破坏；脊柱周围组织的痉挛性反应，以及肿瘤体积较大对周围结构形成挤压等。常见的脊柱畸形有脊柱侧弯或后凸畸形。文献报道，骨样骨瘤和成骨细胞瘤有70%以上病例可伴有侧弯。脊柱肿瘤也可以引起侧弯，多发性神经纤维瘤病是儿童脊柱侧弯中较为常见的疾病，且多以侧弯就诊。巨细胞瘤、淋巴瘤、骨髓瘤等以及脊柱转移性肿瘤因椎体溶骨性破坏造成椎体塌陷，易形成后凸畸形。严重的脊柱畸形可造成脊髓压迫致使脊髓扭曲而产生脊髓病损。脊柱畸形也可以压迫椎间孔的神经根而出现神经根病损。

（四）神经功能障碍

当肿瘤压迫或侵犯脊髓、神经根或椎旁神经丛时会出现相应的神经功能障碍，其表现通常为神经支配区域的疼痛、感觉与运动功能障碍及自主神经功能紊乱等。就诊时，55%以上的原发性恶性脊柱肿瘤患者出现神经功能障碍的表现，35%的良性原发性脊柱肿瘤患者出现神经功能障碍，75%以上硬膜外肿瘤患者出现运动无力，50%患者有感觉异常，60%以上患者有自主功能障碍。由于后柱破坏导致严重的本体感受器缺失或破坏了脊髓小脑传导通路而产生的共济失调并不常见。

脊髓受累而诱发的脊髓神经功能改变通常是双侧的，但根据脊髓受累轻重，双侧的表现可以有不同。其表现为：脊髓损伤平面以下无力、感觉缺失和痉挛，常伴有自主功能障碍（膀胱、直肠及性功能缺失），在C_4平面以上时可以出现心慌、胸闷、呼吸困难的表现。

神经根或神经丛受累的体征和症状通常是单侧、不对称的，可在其受累神经的分布区产生根性疼痛、无力、肌萎缩、感觉丧失、反射消失及自主运动功能丧失。在硬膜外脊髓压迫水平偶尔会出现带状疱疹，可能与肿瘤侵犯背根神经节激活了潜伏的病毒有关。

三、实验室检查

（1）一般实验室检查：包括：血沉、肝肾功能j血清钙、血磷、血碱性磷酸酶、尿钙及尿磷等。溶骨性骨转移先在尿内有尿钙显著增多，若病情进展血钙将进一步增高。

（2）生化标记酸性磷酸酶（ACP）、碱性磷酸酶（AKP）、血尿Bence－Jones蛋白等。当骨骼有正常形成或异常成骨时，如骨折愈合、骨肉瘤、成骨性转移性肿瘤、畸形性骨炎等，AKP将会增高。血清中ACP增高，多见于前列腺癌转移。血尿Bence－Jones蛋白增高常见于骨髓瘤。

（3）肿瘤标记：多发性骨髓瘤患者可出现尿和血清中M蛋白。转移性肿瘤根据原发肿瘤的不同可有一些不同的肿瘤相关标记，如结直肠癌血清 CEA、CA199、CA120 多为阳性，前列腺癌血清 PSA 多为阳性。

四、影像学检查

1. X 线检查　X 线平片简便、低廉仍是目前骨肿瘤诊断主要的、首选的常规检查方法。对于可能发生病理性骨折造成脊髓压迫、移位可能性大和全身情况较差者，如果必须检查，应由医师陪同进行。摄片时由患者自己作伸屈运动，不能施加外力，以避免加重脊髓损伤，脊柱肿瘤可在 X 线片上出现成骨性、溶骨性和混合性表现。椎弓根破坏常提示恶性肿瘤侵犯。但骨肿瘤来源复杂种类繁多，大多数肿瘤的 X 线表现并无特征性，许多的骨肿瘤及非肿瘤疾患中可出现同样的 X 线影像如骨的溶骨破坏、囊状改变、致密硬化、骨膜反应等征象；同一骨肿瘤在不同的发展阶段 X 线征象也可不同。在临床工作应不断地积累经验加以鉴别。

2. CT　CT 扫描图像具有较高的密度分辨率，可直接显示 X 线平片无法显示的器官和病变，是诊断脊柱肿瘤的重要手段。

CT 在脊椎部肿瘤中的主要应用为：①能较平片更清楚、更早期地显示肿瘤对骨皮质、松质骨等部位的侵蚀破坏以及肿瘤突破皮质形成瘤性软组织肿块等表现。②能通过 CT 值的测量和分析，初步判断肿瘤的性质。③CT 能显示横断面结构，能较平片充分地显示病变的解剖位置、范围及与邻近结构，如与肌肉、脏器、血管、神经之间的关系。④有助于手术入路的选择。⑤CTM（CT 脊髓造影）可进一步了解脊髓受压和程度。

3. MRI 检查　MRI 检查对于脊椎肿瘤是一种重要的诊断手段。其主要的优点为：①MRI 是一种无创性的检查方法。②分辨率高。T_1 加权像提供了清晰的解剖图像，T_2 加权像可达到脊髓造影的效果，能清晰地显示髓内病变如水肿、出血、胶质增生、肿瘤、炎症等。同时也能清晰地显示肿物与其周围组织的关系，从而很容易了解肿瘤的界面、侵犯范围，对手术治疗方式选择、手术范围的确定及放、化疗后的疗效观察极有帮助。③能有助于早期发现骨髓病变肿瘤侵犯替代骨髓后可使正常骨髓信号消失而产生不正常的信号，因此用 MRI 检查很容易发现占据正常骨髓的病变。④是诊断脊柱转移性肿瘤的重要手段。MRI 的敏感性可以和放射性核素骨扫描相媲美。MRI 上出现多发椎体跳跃性受累、椎间盘嵌入征、椎间隙扩大征及附件受累是诊断脊柱转移肿瘤的有力依据之一。⑤MRI 在显示肿块与重要血管的关系，同时在增强情况下动态扫描病灶内的信号强度的变化，进一步区别大部分肿瘤的良性和恶性。MRI 对于界定肿瘤的反应区也有重要的意义，能为手术中行整体或广泛切除的范围提供依据。⑥MRI 还具有一定的定性的作用。个别肿瘤在 MRI 上有一些特殊表现如脂肪瘤在 T_1 和 T_2 加权像上均表现为高亮信号；液 - 液平面常见于动脉瘤样骨囊肿；原发性非骨化性纤维瘤由于缺乏易感质子而在 T_1 和 T_2 加权像上均表现为明显的低信号；T_1 加权像呈低信号，T_2 加权像为高信号，Gd 增强，而且凸向硬膜外和脊柱旁，见于有症状的脊柱血管瘤。

4. 放射性核素检查　放射性核素骨显像对于骨与软组织肿瘤的诊断具有高灵敏度和准确度的资料，同时具有安全、简便、灵敏等优点，便于临床应用，目前已成为临床诊断脊柱肿瘤（尤其是骨转移瘤）和随访治疗效果的一种有力手段。常用为单光子发射型计算机断层成像（single photon emission computed tomography，SPECT）。

正电子发射计算机断层成像（single photonpositive emission computed tomography，PECT）是近年来新出现的一种核素骨显像技术。它以微量放射性正电子核素注入人体，正电子核素经过衰减，发出正电子与周围组织中的负电子结合产生湮没辐射，形成一对能量相同、方向相反的光子，并被探头所探测，经过数字化成像，获得三维图像。PECT 所用的正电子核素大多是构成人体的基本元素或其类似物；如 C、N、O、F 等，其标志则多是人体生理物质，如葡萄糖、氨基酸、神经介质等。因而与 CT、MRI 不同，PECT 显像是在分子水平上反映人体生理或病理变化，是一种代谢功能显像，能在形态学变化之前发现代谢或功能异常。有助于发现一般手段难以发现的微小原发灶和软组织转移灶。但目前其临床检查的价格仍较昂贵。

5. 数字减影血管造影（DSA） 可清晰地显示肿瘤的主要供血动脉来源及其分支、侧支循环状况、血管分布。

DSA 血管介入治疗在脊椎肿瘤中应用较为广泛。通过术中对肿瘤供血血管的精确显影，进行动脉内灌注、栓塞肿瘤的供养血管，使化疗药物在杀伤肿瘤细胞的同时，致肿瘤内许多小血管内皮的变性、坏死，进而使血管狭窄、闭塞，再致肿瘤组织的液化和坏死。目前，随着对肿瘤供血血管可做到超选水平，介入治疗可更为精确地显示并栓塞肿瘤供血血管，从而使 DSA 更为广泛地使用在骨肿瘤的治疗中。

五、病理学检查

脊柱肿瘤的病理学检查在其诊断和治疗中有重要的意义。在做出一个正确的骨肿瘤诊断时应严格掌握临床、影像和病理三结合的原则。术前行病理活检，既有助于明确病变的类型、原发肿瘤或转移肿瘤，同时也能为制订化疗、放疗、手术方案及评估预后提供依据。

六、鉴别诊断

1. 结核 在脊柱炎症性疾患中结核最为常见。结核可有局部持续性钝痛，活动受限，可发生病理性骨折，出现高位脊髓受压时可危及生命。主要鉴别点：①结核常伴有全身中毒症状，如全身不适、倦怠乏力、身体消瘦、午后低热及夜间盗汗等。患者可合并有肺结核、泌尿系结核等其他部位的结核。②结核病患者局部疼痛常在卧床休息后可减轻，夜间痛不明显。③结核影像学上见椎前软组织阴影可增宽，气管可被推向前方或偏于一侧，见脓肿形成，晚期脓肿内可见钙化影。结核在好转时首先表现为骨质破坏停止进展，破坏区的边缘变为清楚和增密，在破坏区内逐渐出现骨质硬化现象。CT 平扫显示为密度略低的肿块，CT 值提示为液性密度，不均匀，增强后脓肿周缘有环状强化。结核 MRI 在 T_1 加权图像上信号减低，T_2 加权图像上信号增强，骨皮质模糊。在矢状面成像上可以比较清楚地显示椎前脓肿光滑的边界。④经短期的抗结核治疗有效。

2. 骨质疏松性骨折 椎体骨质疏松以 50 岁以上老年女性为多见。其与脊柱肿瘤在病因上完全不同，但骨质疏松性骨折后可导致相似的症状。骨质疏松所引起的椎体骨折，X 线片上可表现为双凹或楔形改变，后缘相对较直。椎间隙一般不狭窄，但合并椎间盘突出，可引起间隙的狭窄。研究认为 MRI 上椎体转移灶可依据以下特点与骨质疏松性骨折相鉴别：①椎体后缘骨皮质后凸。②硬膜外肿块。③T_1 加权像椎体或椎弓根弥漫性低信号改变。④T_2 加权像或增强后高信号或不均匀信号改变。

在诊断中还应注意与椎间盘突出、良性肿瘤、原发恶性肿瘤、血管及脊髓疾病相鉴别。

七、治疗

（一）治疗原则

1. 综合考虑　应考虑多方面因素的影响，以决定治疗方法，主要有年龄、一般状况评分、预后、肿瘤类型、肿瘤负荷、局部稳定性和脊髓功能等。

2. 手术治疗目的　①尽可能除去病灶。②维持即时的或永久的脊柱稳定性。③恢复或充分保留神经功能，防止脊髓压迫。④缓解疼痛。⑤最大程度地保留和改善患者的生存质量，延长生存期。

3. 综合治疗　强调综合治疗包括化疗、放疗、激素治疗、免疫治疗，以减少术后复发和转移。

4. 对症支持治疗　脊柱肿瘤治疗尤其是恶性肿瘤治疗，应尤其注意到支持治疗的重要性，如维持水电平衡、止痛、抗恶病质的治疗。

（二）脊柱肿瘤的外科治疗

1. 术前评估　脊柱肿瘤患者在术前必须进行严格而准确的术前评估，从而决定所采取治疗的原则。术前评估包括：①患者的一般状况，是否能耐受手术。②预后情况。③脊柱肿瘤的分期和局部椎体侵袭情况。④是否具备手术适应证，是行放疗、化疗和综合治疗还是行手术治疗。⑤手术方式：是行扩大范围的广泛切除为目的的手术还是姑息性的手术治疗。⑥手术时机：是给予观察后择期手术还是立即手术。

目前对于脊柱肿瘤的临床评估系统尚未统一。临床评估系统大致分为两种：①以全身评估为基础，侧重于预后的判断：主要有 Tomita 评分、Tokuhashi 评分。②以评估肿瘤局部病变为基础，侧重于手术方式的判断：主要有 Harrington 分型、Tomita 分型、Enneking 分期及 WBB 分期。

2. 手术适应证　目前关于脊柱肿瘤的手术适应证尚存在不少的争论，对于一些个别的肿瘤其适应证也不尽相同，尚未达到统一。一般而言，脊柱肿瘤主要的手术适应证：①进行性的椎体不稳或塌陷，可能或已经引起脊髓神经根受压，神经功能损害。②脊髓受压，引起进行性的神经功能障碍，对非手术治疗无效。③顽固性疼痛经非手术治疗无效。④明确病变性质。同时在进行手术时也应充分考虑到社会经济因素，了解患者的期望值，取得患者的理解和充分的配合。

（三）脊柱肿瘤的放射治疗

由于脊柱肿瘤所处解剖位置的特殊性，手术常难以实现完整的病灶切除。放疗是治疗脊柱肿瘤的一种重要的辅助手段，具有以下作用。

（1）局部治疗椎体转移性肿瘤，直接杀灭肿瘤细胞一些肿瘤对于放疗非常敏感，如尤文肉瘤、淋巴瘤、骨髓瘤、血管瘤和精原细胞瘤等，可将放疗作为首选治疗；另一些肿瘤对放疗中度敏感，如乳腺癌、前列腺癌、动脉瘤样骨囊肿等也可先行放疗；对于放疗不敏感的原发性肿瘤（如骨肉瘤等）或转移性肿瘤，实践证明也可将放疗作为术后辅助治疗的主要手段之一，有助于缓解症状和防止复发。

（2）缓解疼痛，防治病理性骨折有 60% ~80% 的患者在行放疗后其疼痛能得到有效地缓解。影像学可见到溶骨性破坏，可出现重新钙化，可有助于预防病理性骨折。若疼痛始终不能缓解，应考虑存在脊柱不稳定因素或有骨折碎片的直接压迫脊髓。

（3）术前治疗为手术准备：缩小瘤体，引起肿瘤血管栓塞，减少出血，以便于手术切除。

根据放疗的方式可分为外放射和内放射，根据放疗的时机可分为术前、术中和术后放疗。为避免脊髓在放疗后出现放射性脊髓炎，一般总剂量应控制在50Gy（5000 Rad）以内。

20世纪90年代以来，随着计算机技术和高新技术的发展，脊柱肿瘤的放疗模式正面临着巨大的变革。传统的二维治疗模式逐渐被三维适形放疗（3 - dimension conformal radiotherapy，3D - CRT）模式所取代。3D - CRT通过多层面的CT扫描，计算机三维重建，使得放射线高剂量分布的形状在三维方向上与脊柱病变（靶区）的形状一致，改善靶区的剂量分布和最大限度地减少正常组织受照剂量。近来发展起来的调强放疗（intensity modulated radiation therapy IMRT）是指满足3D - CRT条件的基础之上，还必须要求每一个照射野内诸点的输出剂量率能够按要求的方式进行调整，使得靶区内及表面的剂量处处相等。IMRT技术进一步克服了3D - CRT的局限性，使肿瘤受到更为精确的大剂量照射的同时减少在周围组织中的剂量，提高放疗精确度。通过3D - CRT及IMRT可以使脊柱肿瘤的放疗剂量超出50Gy，而同时使脊髓的剂量仍局限于安全范围内。

（四）脊柱肿瘤的化疗

对于全身化疗敏感的肿瘤如尤文肉瘤、淋巴瘤、骨髓瘤、精原细胞瘤和神经母细胞瘤等，化疗可作为一线治疗方案。

对于颈椎转移性肿瘤而言，手术即使能以边缘切除方式切除瘤体，但也不能消除所有的局部微转移灶。单纯依靠手术治疗的效果是有限的，而微转移灶的存在是肿瘤复发和转移的主要原因，也是影响存活的主要原因。全身化疗可以对原发瘤本身进行治疗，同时能有效地消灭亚临床病灶，减少肿瘤复发和转移。因此，手术辅以放、化疗，能有效提高转移性肿瘤的5年存活率。但应注意，对于转移性肿瘤出现脊髓压迫时，单纯行全身化疗是不充分的。即使是对于化疗高度敏感的淋巴瘤，仍应联合放疗及手术治疗以避免因脊髓压迫而导致不可逆的神经功能障碍。化学药物很多，目前多主张行多药联合化疗以提高疗效，尽量降低肿瘤耐药性。

（周鹰飞）

第二节　常见原发良性肿瘤

一、脊柱骨样骨瘤

骨样骨瘤（osteoid osteoma of spine）是由骨母细胞及其产生的骨样组织所构成的良性肿瘤。脊柱骨样骨瘤发病率低，约占所有脊椎良性骨肿瘤的6%，约13%的骨样骨瘤发生于脊柱。脊柱骨样骨瘤常发于儿童及青年人，多为5～30岁（平均14.5岁），90%患者年龄在30岁以内。

（一）临床表现

疼痛为脊柱骨样骨瘤患者就诊的主要原因。初期多为患病局部间歇性轻度疼痛，休息后疼痛减轻或消失，活动后加剧。随着病情的进展，疼痛逐渐变为持续性剧痛，夜间加剧，影响睡眠。脊椎局部可略肿胀，伴有压痛。极少数患者，由于肿瘤压迫神经根，可引起下肢根性痛。

脊柱骨样骨瘤可引起痛性轻度脊柱侧弯，侧弯的顶点常为病灶所在部位。主要为脊神经根受到刺激或压迫时，为缓解疼痛，脊柱向一侧弯曲，呈保护性反应状。颈椎骨样骨瘤可以呈斜颈。Saifuddin 等分析了 421 例脊柱骨样骨瘤和脊柱成骨细胞瘤患者，其中 63% 的患者出现疼痛性脊柱侧弯，侧弯畸形凹向病灶侧，仅 3 例患者凸向病灶侧。脊柱骨样骨瘤比脊柱成骨细胞瘤更容易引起侧弯。当肿瘤位于椎板、关节突和椎弓根时常发生脊柱侧弯，而棘突上的骨样骨瘤不会引起脊柱侧弯。

（二）影像学检查

1. X 线表现　脊柱的骨样骨瘤主要发生于脊椎的后部结构，约一半以上患者病灶位于椎弓根或椎板；1/5 的病灶在关节突，另 1/5 发生在横突、棘突和椎体上。肿瘤早期往往不显影，周围骨硬化亦不明显，X 线检查常为阴性。如有典型临床症状，则应间隔 4 ~ 6 周复查摄片。发现病变时，主要表现为瘤巢，椎弓病灶呈巢状改变及其周围有增生硬化的反应骨。病变早期仅表现为密度增高，瘤巢不能显示。随病变的发展，肿瘤的骨样组织表现为密度较低、边缘清楚的瘤巢，此时的瘤巢最为典型。进一步发展，瘤巢内不断钙化及骨化，而显示密度增高的不透亮阴影。当瘤巢中心部钙化，钙化的周围有一透亮圈时，则颇似巢内“鸟蛋”样表现。当瘤巢较大，内有圆形钙化、周边有较宽透亮带时，颇似牛眼状，称为“牛眼”征。瘤巢边缘清晰，呈圆形或椭圆形，直径 < 2cm，一般在 0. 5 ~ 2cm。瘤巢生长快慢不一，有的数月内明显增大，亦可多年不变。位于椎体的骨样骨瘤，瘤巢周围骨质增生大多不明显，或仅有一较薄硬化环。

2. CT 检查　典型的骨样骨瘤表现为椎板或横突局部膨大，呈骨样高密度信号，可突出于椎板外，呈类圆形肿块。瘤巢为孤立密度减低区，被周边的反应性骨化区包绕，其内常见有斑片状钙化。病灶局限，生长缓慢，可向周围延伸形成软组织包块，但很少破坏周围骨结构。CT 是外科手术前的最佳定位检查方法。

3. MRI 检查　MRI 效果比 CT 差，常难以清晰显示瘤巢的轮廓。瘤巢在 T_1 加权像为低信号，在 T_2 加权像为高信号，视其钙化程度而信号变化较大。硬化的边缘在 T_1 加权像和 T_2 加权像都为低信号。静脉注射 Gd - DTPA 对比剂，边缘可有轻度的增强。

4. 骨扫描　可见异常性的放射性浓聚，对于行 X 线、CT 诊断仍模糊的患者，可行此检查以进一步明确诊断。

（三）病理学特征

1. 肉眼观察　在完整的标本上，肿瘤呈圆形或椭圆形，体积较小，直径一般为 0. 5 ~ 2cm。肿瘤与周围骨组织之间有一环形充血带，因而分界清楚。周围组织发生反应性硬化，肿瘤位于其中心。肿瘤的色泽和质地随其组成成分而异，当骨样组织占优势时，切面呈棕红色，间或杂有黄色或白色斑点，质地为颗粒状；当核心为密集的骨小梁组成时，则呈红白色，质地致密而坚硬。

2. 镜下所见　肿瘤核心由骨母细胞、骨样组织和编织骨组成，间质为富含扩张小血管的疏松结缔组织，有多少不等的破骨细胞。中期骨样组织和编织骨增多，伴破骨细胞性骨吸收。最后，骨小梁可互相连接成网状，但不会形成成熟的板层骨。

（四）治疗

骨样骨瘤是一良性肿瘤，至今尚无骨样骨瘤恶变或转移的报道。对于脊柱骨样骨瘤，当骨骼发育成熟，无结构性侧凸危险时可先予非甾体类抗炎药治疗。对于症状明显的骨样骨瘤可行刮除术，范围必须包括骨样骨瘤的巢穴及周围的反应性硬化骨，术后约95%的患者疼痛消失。如果手术中未能将骨样骨瘤切除干净，术后病理学检查没有发现巢穴，在这种情况下临床症状也可以消失，但术后易复发。Ozaki 等报道9例骨样骨瘤病例，其中2例因骨样骨瘤瘤核切除不彻底而复发。早期确诊和肿瘤的彻底切除可以使脊柱骨样骨瘤患者的脊柱侧弯恢复正常。如果脊柱侧弯发生时间超过15个月，即使手术切除肿瘤，侧弯也难以完全恢复正常。

二、脊柱骨母细胞瘤

骨母细胞瘤（osteoblastoma of spine）又称良性成骨细胞瘤，以往曾称为成骨性纤维瘤、成骨性骨纤维瘤及巨大骨样骨瘤，1956年 Jaffe 将其正式命名为骨母细胞瘤。骨母细胞瘤是一种趋向于分化为成骨细胞的良性肿瘤，产生骨样组织和骨，大多数病例常需与骨样骨瘤相鉴别，然而，在骨样骨瘤和骨母细胞瘤之间的确存在过渡和临界型的病例，骨母细胞瘤的发病率约为骨样骨瘤的1/5。脊椎骨母细胞瘤一般均起源于脊柱后结构，仅累及椎体的极为少见。

骨母细胞瘤在脊柱原发性骨肿瘤中的发病率约为11%，一般以腰椎、胸椎为多见，常见于椎体后部及椎弓。好发年龄10～25岁，男性与女性患者之比约为2∶1。

（一）临床表现

起病隐匿缓慢，主要症状为局部轻度钝痛，无夜间痛，无骨样骨瘤的特征样疼痛。与骨样骨瘤相比，疼痛区域较广，水杨酸制剂难以缓解疼痛。局部软组织肿胀，压痛明显。病程一般较长，部分病例肿瘤生长迅速，可出现神经根和脊髓压迫症状，如腰痛、下肢放射痛及感觉异常，甚至截瘫。脊柱骨母细胞瘤常可出现凹向病灶侧的侧凸畸形。偶有碱性磷酸酶增高，提示成骨细胞活跃。

（二）影像学检查

1. X线检查　大多数骨母细胞瘤发生于椎弓，侵犯棘突、横突、椎板及椎弓根。X线表现为边界清楚的孤立性溶骨性破坏区，可有膨胀性改变。肿瘤内可有不同程度的骨质增生，边缘有轻度硬化，内见小点片状、斑点状钙化、骨化影，部分有软组织肿块，一般无骨膜反应。骨皮质可破裂中断，肿瘤侵入周围软组织及硬膜外区域。10%的病例可见侵袭性特征，如虫蚀状的特征和生长迅速。

2. CT　能更清楚地显示病变破坏程度和范围，有利于手术方案的制订。CT可发现肿瘤区有骨质溶解，边界清楚，周边硬化，向外突出的软组织肿块较大，常被钙化环包绕。肿瘤内可见钙化或新骨形成。病变很少累及椎体。当破坏区边缘模糊，病灶内钙化、骨化影模糊或减少，软组织肿块有钙化及术后复发，多提示有恶变可能。

3. MRI　瘤体和周围软组织肿块在 T_1 加权像为低信号，在 T_2 加权像为高信号。钙化和硬化的边缘在 T_1 加权像和 T_2 加权像都为低信号。如有脊髓受压，MRI检查可显示脊髓受压的程度和范围。

（三）病理学特征

1. 肉眼观察　肿瘤呈膨胀性生长，大小不一，直径多 >1.5cm（2 ~ 12cm）。外观与骨样骨瘤相似，但比骨样骨瘤大。肿瘤边界清楚，周围仅有一薄层硬化骨，缺乏明显反应骨形成区，无瘤核形成，内为暗红或棕红色、质脆易碎的砂砾状组织，较大病变者可发生囊性变。

2. 光镜所见　镜下可见大量骨母细胞，呈薄片状、巢状和束状。细胞质少，着色淡；胞核圆形或椭圆形，着色较深；核仁不明显，核分裂少见。细胞间有丰富的血管及网状排列的骨样组织，有时散在分布多核巨细胞。骨母细胞瘤除出现经典的组织学特征外，尚可出现轮辐状排列及血管瘤样变化。骨母细胞增生活跃及出现异形的巨型上皮样骨母细胞可作为恶性骨母细胞瘤的组织学诊断依据。

（四）治疗

保守治疗一般无效。如肿瘤血供丰富可考虑行术前血管造影，栓塞大的营养血管。骨母细胞瘤的恶性潜能不易预测，大约 15% 的骨母细胞瘤手术后复发，尤其是行刮除术的患者。因此主张尽量行肿瘤广泛切除术，避免病灶内切除。术后可行放疗，尤其是对术中无法实行边缘切除的病例，但有报道少数骨母细胞瘤患者行放疗后转化为骨肉瘤。

三、脊柱骨软骨瘤

骨软骨瘤（osteochondroma of spine）又称外生骨疣，为最常见的良性骨肿瘤，为骨的错构瘤。多发生于靠近关节的长管状骨，可单发或多发。单独发生于脊柱者少见。发病年龄在 10 ~ 20 岁间最多见，男女之比为（1.5 ~ 2）：1。多发性骨软骨瘤同义词较多，如家族性多发性外生骨疣、遗传性多发性骨软骨瘤、遗传性多发性外生骨疣、遗传性畸形性软骨发育障碍、软骨发育不良及软骨发育异常症等。有 2/3 的多发性骨软骨瘤患者有明显的遗传特性。

（一）临床表现

发生于脊柱的骨软骨瘤，多见于颈椎和上胸椎，多发生在附件。瘤体小者可无任何症状，常于体检 X 线片时发现；瘤体大者可压迫椎管内血管、神经根和脊髓，出现脊髓和神经根的压迫症状。部分患者可发生脊柱侧弯。大约 1% 的单发性骨软骨瘤和 5% ~ 25% 的多发性骨软骨瘤可恶变为软骨肉瘤，局部出现疼痛、肿胀、软组织包块等症状。恶变情况与生长部位有关，位于躯干骨（含脊柱、骨盆、肩胛骨、肋骨等）的骨软骨瘤约 10% 可转化为软骨肉瘤。

（二）影像学检查

1. X 线、CT 表现　X 线和 CT 检查均清楚显示病变的形态及局部骨质特征性的改变。从正位 X 线片中所显示的骨软骨瘤可能产生中心性病变的假象，因此在进行放射线检查时，至少需要进行两个方向的投照。X 线表现为起自椎体附件的骨性突起，以宽基底附着附件，表面呈菜花样，以广基底附着于母骨表面，瘤体内骨小梁与正常松质骨一样，肿瘤尖端可见与透亮软骨阴影相间的不规则钙化与骨化影。肿瘤较大时，突入椎管内造成椎管狭窄，压迫脊髓和脊神经。在脊柱，进行 CT 检查可以确定肿瘤植入的基部。多发性脊柱骨软骨瘤特别好发于棘突和横突。

2. MRI 表现　肿瘤瘤体部分在 T_1 加权像为高信号，在 T_2 加权像为中等或高信号；软骨帽呈分叶状，T_1 加权像为低信号，T_2 加权像为高信号，软骨帽分叶之间存有低信号间隔。软骨帽表面覆盖有一层在各加权像上呈低信号的纤维包膜。MRI 通过软骨帽信号的变化，可推断出肿瘤的生长状态，为手术提供帮助。T_2 加权像的高信号代表肿瘤处于骨生长期，或静止状态的软骨残存；软骨帽高信号消失，则代表肿瘤生长停止。若软骨帽厚度 >10mm，则有恶变的可能。Gd - DTPA 增强扫描时，肿瘤常无强化。

3. 骨软骨瘤恶变的表现　①肿瘤停止生长后又突然加快生长；30 岁以上肿瘤体积突然增大，生长迅速；或生长缓慢的肿瘤近期增大迅速，并出现疼痛。②软骨帽增厚：一般认为年龄越小软骨帽越厚，但如直径 >1cm，则应高度怀疑恶变的发生。③软骨帽的钙化密度变淡，钙化环残缺不全，边缘模糊或骨端出现不规则的骨质破坏。④骨软骨瘤内出现透亮区。⑤软组织肿块形成。⑥肿瘤同周围软组织失去清晰界限。

4. 骨扫描检查　儿童活动性骨软骨瘤的骨扫描检查结果常呈阳性，而成人不活动性骨软骨瘤的骨扫描结果常为弱阳性或阴性。

（三）病理学特征

1. 肉眼观察　肿瘤形态多种多样，一般分为基底部与冠部两部分。基底部与骨相连，宽窄不等，可细长或粗短。细长者成为蒂，骨皮质延续成为蒂的薄层皮质，内为松质骨。冠部为软骨层，厚薄不一，多在 1 ~ 10mm 间，其厚度与患者年龄有关。在儿童和青少年，正处于骨生长活跃期，软骨厚度可达 3cm。而在成人可完全缺如。这种现象是由于在停止生长后，肿瘤周围结构对软骨帽盖产生压力及磨损所致。而在成人如软骨帽盖 >1cm，应考虑骨软骨瘤有恶变的可能。软骨冠表面，有一层很薄的纤维膜与软骨冠紧密相连，很难剥下。带蒂的骨软骨瘤呈管状或圆锥状，表面光滑或呈结节状，其顶端外形不一。无蒂型骨软骨瘤呈蝶状、半球形或菜花状。

2. 镜下所见　肿瘤分 3 层：表层为纤维组织；基底部由海绵状松质骨构成；中间为软骨层，主要为透明软骨，这一层最重要。软骨细胞离包膜越近，则越幼稚；越靠近基底部的软骨细胞，分化越成熟，其结构与生长状态的骨骺软骨相似。在年轻患者肿瘤生长活跃，可见多数的双核软骨细胞。当肿瘤停止生长后，软骨细胞停止增殖，并出现退行性变。当软骨层偶因生长紊乱时，软骨中可有钙质碎屑沉积。当肿瘤发生恶性变而为软骨肉瘤时，亦有显著的钙化和骨化，且软骨细胞具有不典型的细胞核。骨软骨瘤为广基者则软骨层面积较大，而带蒂者只在顶端才有软骨覆盖，亦即软骨帽。

（四）治疗

如肿瘤静止无症状，不须手术治疗，但应密切观察。当邻近软组织受压引起疼痛、或肿瘤侵及神经或血管引起功能障碍时，则应手术切除。为了避免遗留可能导致再生长的软骨帽碎片，儿童在手术时应将肿瘤充分显露，将骨膜、软骨帽盖、骨皮质及基底周围正常骨质一并切除。手术中容易出现肿瘤表面骨膜剥离不净，以及基底周围正常骨质切除过少而遗留有骨的突起。对成年人没有必要切除骨软骨瘤的干或基底，因为其骨质部分已经没有增殖能力，而且即使在囊内切除骨软骨瘤的顶部，一般也不会出现复发。手术前行 CT、MRI 检查可以了解与肿瘤有关的血管神经束移行情况，同时可重点显示骨软骨瘤软骨帽的异常增厚情况。脊柱骨软骨瘤多发生在附件，应施行包膜外或广泛切除，其复发率较低。长征医院对 24 例脊椎骨软骨瘤施行手术切除，未发生复发。

怀疑肿瘤恶性变时，必须实施严格的囊外、边缘或广泛切除。在切除过程中避免脱落骨软骨瘤的软骨面和瘤囊。同时，注意防止损伤瘤体，以免病变组织碎屑遗留于体内，而成为日后复发的隐患。

骨软骨瘤预后良好。发生恶变的软骨肉瘤，常分化较好，生长相对缓慢，恶性度低，转移较晚，早期彻底手术切除，仍可获满意效果。

四、脊柱血管瘤

脊椎血管瘤是较为常见的骨附属组织良性肿瘤，据统计有 1/4 ~ 1/3 发生于脊柱，女性的发病率略高于男性。其发病率有随年龄增加而增高的趋势。

（一）临床表现

脊柱血管瘤（hemangioma of spine）可发生于任何年龄，最小 13 岁，最大 70 岁，男女无明显差别。由于骨血管瘤生长缓慢，可在生长过程中静止或退化，故长期可不出现症状。主要症状有局部疼痛和局限性肿胀，患椎棘突压痛，叩击痛或有脊柱侧凸，后凸畸形，有时产生神经受压症状。严重者可合并病理性骨折或脊髓、神经压迫症状，表现为放射痛、下肢麻木、无力，甚至截瘫。

（二）放射学特征

1. X 线　普通平片就能诊断，虽然常常需要考虑其他诊断，由于血管瘤区域有反应性骨化，可见垂直样的细条结构（俗称栅栏样）改变，也可有蜂巢或灯芯绒布样改变，约 1/3 的患者可通过平片发现病灶。破坏主要限于椎体或后部结构，甚至肋骨，为非特异性。但蜂巢结构的椎体和神经系统症状常是特征性的，皮质骨和椎间盘是完整的，椎体崩溃不常见，不同于转移瘤。Healy 报道 1/3 的椎体血管瘤是多椎体的，最多者达 5 个椎体。

椎体血管瘤可见椎旁软组织阴影。软组织阴影代表血管瘤椎旁软组织扩张，结核同样可导致椎旁软组织团块。与血管瘤不同的是：结核常伴椎体塌陷，在塌陷前常有椎间隙高度的下降和椎体前方的破坏。垂直样的栅栏结构不会出现在结核椎体中。与转移肿瘤相区别的是：椎体血管瘤没有皮质骨的破坏，通过骨化的程度和塌陷的趋势可资鉴别。骨膨胀在转移瘤中（除外肾细胞癌和骨髓瘤）少见；转移瘤常破坏非相邻节段的椎弓根；Paget 病局限于单一椎体，常引起粗大骨小梁形成，粗看和血管瘤有几分相似之处，但后者常有皮质骨的增厚，椎体形成画框样结构。Paget 病常有骨结构的改变，通常有碱性磷酸酶的增高。其他引起粗大骨小梁的疾病还有多发性骨髓瘤、淋巴瘤和血液病的晚期恶病质。

2. CT　能较明确显示病变，椎体可有点状密度增高表现，显示病变的范围和软组织的浸润程度。增强扫描可进一步显示病变、软组织扩散或侵入硬膜外腔病灶，软组织可能被强化。Brooks 及同事改进了增强技术。Schuyder 通过鞘内注射描述硬膜外肿瘤的变化特点。

3. MRI　主要表现为境界清楚的类圆形病损。在 T_1、T_2 加权上均可表现为高信号并混杂有点状的低信号区。骨外病灶扩展则在 T_1 加权上不显现高强信号。注射造影剂后血管瘤可增强。

4. 血管造影　血管瘤的供应血管通常是肋间动脉，造影可显现扩张的血管丛。Schuyder

报道2例根据血管造影未能明确诊断，而通过CT检查明确诊断。这2例血管出血引起脊髓受压。（急性）血管瘤造影常不能显示椎体缺损。Feuerman及同事同样报道了类似情况，血管造影不能在血管瘤和其他血管性肿瘤之间作出诊断。在考虑外科手术之前有必要行血管造影。在下胸段需要识别Adamkiewiez动脉（大根动脉）。脊髓造影，首先是一种诊断脊髓压迫的方法，但对血管瘤脊髓受压方面没有特异性。骨扫描在血管瘤可能是阴性。无法在血管瘤和转移瘤之间做出鉴别。

（三）病理学特征

肿瘤为骨皮质所包裹，骨表面可有较粗的骨嵴，骨皮质变薄而软，色紫红，肿瘤本身无包膜。切面可见海绵状小窦，其中充满血液和血栓，血栓可机化，有时可形成所谓静脉石。镜检：可见肿瘤组织主要为增生的毛细血管或扩张的血窦所构成。若以毛细血管增生为主，称为毛细血管瘤。两者可混合存在。有些血管瘤尚有大量淋巴管参与组成，形成所谓血管淋巴管瘤病。

通常骨缺损可能位于髓质或骨膜下，增粗的骨小梁和骨吸收形成蜂巢样结构。镜下：毛细血管型血管瘤由大量毛细血管床和大的滋养血管。血管内皮由小的、扁平、形状相仿的内皮细胞组成，海绵样血管瘤是由较多、大的、薄壁、扁平的内皮细胞组成。静脉型血管瘤是由小的、厚壁组成，有较大滋养血管。动脉瘤样骨囊肿有时与血管瘤相似，但前者出血区域没有内皮细胞，而常出现纤维细胞、反应骨及多核巨细胞。

（四）诊断

本病进展缓慢，腰椎椎体血管瘤在中青年为多。如有上述典型表现，并结合X线片、CT及MRI表现诊断不难。如果怀疑血管瘤，尽量不作活组织检查，因为容易出血，有时因出血，反而误认为恶性肿瘤。脊柱血管瘤应与脊柱巨细胞瘤、转移性肿瘤及结核作鉴别。

（五）治疗

1. 放射治疗　血管瘤对放疗敏感，对有症状的血管瘤患者可首先考虑放疗，放疗剂量在30～40Gy。

^{60}Co治疗机单野垂直照射病变椎体，每周6次，中位剂量30Gy/3周。

深部X线照射，电压180～220kV，DT 20～30Gy/2～3周。放射治疗的机制是血管瘤组织受到照射后充血、水肿、血栓形成，然后瘤体萎缩，椎骨在应力作用下重新改建、钙化。X线片所表现的栅栏状改变消失或变得不明显。放射治疗腰椎血管瘤剂量多小于脊髓耐受量4Gy/4周，极少造成放射性脊髓炎。在放射治疗中应以神经营养药物辅助治疗，以利于脊髓功能恢复。

2. 介入治疗　通过血管内介入技术和放射治疗血管瘤在过去15年已在世界各地进行。Hskster等通过经皮血管栓塞滋养血管来解决。Benati联合应用栓塞和椎板切除减压治疗椎体血管瘤，在减压后进行放疗。

1977年首先报道对急性出血的血管瘤进行栓塞后椎体切除。栓塞可减轻蛛网膜下隙阻塞和减轻疼痛，并可降低手术风险。

3. 手术治疗　近年来，随着外科技术进步，包括术前栓塞、肿瘤广泛切除，脊柱重建稳定在椎体血管瘤方面取得较大进展。在肿瘤缺乏大的滋养血管或无明确的供应血管时，椎体切除可避免栓塞疗法。手术能迅速解除脊髓压迫，有利于脊髓功能早期完全恢复。一旦出现神经压迫症状或出现瘫痪应行手术治疗。术前应行血管造影与栓塞，手术应尽量行肿瘤总体切除而非单纯的病灶内肿瘤切除，并行植骨和内固定以重建脊柱的稳定性。若肿瘤切除困难可考虑行椎板切除减压加放射治疗。截瘫程度越重、进展快者宜早期手术。非截瘫患者单纯放射治疗有效，无须手术治疗。

4. 椎体成形术　适用于有临床症状、椎体后缘骨结构完整的胸腰椎椎体血管瘤患者，近年来国内有部分医院开展该项治疗技术，其长期疗效尚有待观察，需要相关器械及骨水泥材料。

（吴银松）

第三节　常见原发恶性肿瘤

一、脊柱巨细胞瘤

巨细胞瘤是一种以多核巨细胞散在分布于圆形或纺锤形单核基质细胞中为特征的原发性骨肿瘤。1818 年 Astley Cooper 首次从大体标本上描述巨细胞瘤，将其列为良性病变。20 世纪 60 年代以来巨细胞瘤开始被公认为半恶性或潜在恶性的肿瘤。

巨细胞瘤在中国人中发病率较高，占全部骨原发肿瘤的 13% ~15%。女性发病率高于男性，为 55% ~70%。发病年龄多见于 11 ~50 岁，70% ~80% 的病例发生于 20 ~40 岁，尤其是 20 ~30 岁的女性。上海长征医院骨科 1992 ~2002 年间收治脊柱巨细胞瘤（giant cell tumor of bone，GCTB）87 例，年龄 16 ~59 岁，最常见于胸椎、骶椎，颈椎、腰椎次之。病变最常发生于椎体，其次为椎弓根。

（一）临床表现

疼痛是常见的主诉，早期多见，一般不剧烈。通常是脊椎病变局部触痛。神经受累时出现神经根性疼痛，根据部位不同出现不同的定位体征。肿瘤压迫脊髓或神经，可出现麻木、瘫痪和大小便失禁，与脊髓和神经根受压的程度有关。受压在骶骨的发生率较高。

最常见的体征是椎旁肌痉挛。颈椎肿瘤有时可以看到或触及肿块。发生在腰椎者有时可见到或触及椎旁巨大肿块。

如果肿瘤位置比较表浅，可出现局部皮温升高，静脉怒张。当骨皮质破坏，形成软组织内肿块时，皮温增高明显。此与肿瘤血液丰富有关。巨细胞瘤一旦引起椎体压缩性骨折，则会导致脊髓损伤和截瘫。位于骶骨者可引起骶区疼痛、马鞍区麻木及大小便障碍，肛门指诊多可扪及骶前肿物。

（二）影像学检查

1. X 线平片　脊柱巨细胞瘤的特征是单纯溶骨性破坏，既没有周围反应性硬化，也没有基质钙化。病变区膨胀明显，可以延伸至骨皮质表面，造成骨皮质中断，但是较少穿破骨膜。当发生骨折或者手术治疗后可以出现明显的钙化。当肿瘤较小时，不易被发现。当巨细胞瘤恶性程度高时，破坏区边界就会模糊不清，骨性包壳破坏，侵犯软组织形成软组织肿块，后者的表现有时与恶性肿瘤难以区别。大约 1/4 的患者出现病理性压缩骨折。

巨细胞瘤多侵犯椎体，脊柱后凸继发于病理骨折后的椎体塌陷。骶骨巨细胞瘤常发生在上部节段，病变往往是偏心性．并常扩展到骶髂关节；生长活跃的骶骨巨细胞瘤可扩展穿过关节侵犯邻近的髂骨。

2. CT 检查　CT 检查在确定肿瘤边界方面超过平片及断层拍片。巨细胞瘤呈实体性改变，CT 值与肌肉相近。检查结果显示椎体病变呈溶骨性、膨胀性、偏心性改变，可见肥皂泡沫样改变，易侵及椎旁组织。瘤体可有假性荚膜包裹以形成所谓的“骨包壳”。有学者报道这种“包壳”的发生率为42.8%，是巨细胞瘤特征性表现。病灶内可有分隔，形成多房性的所谓“肥皂泡”样外观（但这种现象不如四肢巨细胞瘤那样多见），也可呈均一性圆形或卵圆形溶骨腔。肿瘤大多无硬化性边缘和骨膜反应，有时肿瘤内含有囊腔，但很少像动脉瘤样骨囊肿那样看到液体平面。新型的双螺旋 CT 通过静脉注射造影剂后，可以进行各层面的重建，显示肿瘤内的血管，可代替动脉造影。CT 检查在观察皮质骨破坏及反应性骨壳方面具有优势，被认为是最好的检查方法。

3. MRI 检查　MRI 检查能够有助于确定肿瘤与椎管内结构的关系，具有高质量的对比度和分辨力。巨细胞瘤的复发可发生在骨内也可侵入到软组织内，系列 X 线拍片和断层拍片有助于确定骨内复发，CT 或 MRI 检查对确定软组织复发效果最好。与相回骨结构相比，肿瘤在 T_1WI 像呈现低信号强度，在 T_2WI 表现为高强度信号。肿瘤周围的骨质在肿瘤 T_2 高信号的衬托下，呈明显的低信号，边界清晰。肿瘤的皮质骨受到侵害时，周围的低信号环表现为不完整。肿瘤内常可见到囊变区，表现为明显的 T_2WI 高信号。肿瘤内出血时，在 T_1WI 和 T_2WI 均可出现高信号（亚急性期）。在评价肿瘤软组织肿块的大小和范围以及对脊髓和神经根的压迫程度方面，MRI 检查明显优于 CT 检查。MRI 及 CT 检查能早期发现巨细胞瘤的复发。

4. 骨扫描　同其他大多数骨肿瘤一样，巨细胞瘤可以增加摄取放射性核素 ^{99m}Tc。肿瘤及其周围有放射性核素浓聚，超过肿瘤边缘的广泛浓聚提示肿瘤具有高的侵袭性。一方面由于放射性核素摄取可以超过肿瘤的边界，因此无法用来判定其在髓腔内的蔓延；另一方面骨外的肿瘤组织对放射性核素的摄取又很低，也无法用骨扫描确定肿瘤的范围。放射性浓聚可以在与肿瘤相近的关节发生。放射性核素骨扫描对于确定多发病变的患者很有帮助。

（三）病理学特征

1. 肉眼所见　肉眼观察巨细胞瘤通常由反应骨及纤维组织形成的包壳所包绕，与周围组织有较清楚的界限。但是在侵袭性强的病例中反应性包壳非常薄，肿瘤组织可直接侵入肌肉、脂肪等组织。肿瘤组织通常是实质性，颜色呈褐黄色，或者淡红色肉芽样组织，质软，由血管及纤维组织组成，伴有出血。瘤内出血、囊性变及坏死也相当常见。瘤腔的内壁凸凹不平。

2. 光镜下观察　应该选取保存完好的肿瘤区域样本。巨细胞瘤组织富含细胞，由圆形、椭圆形或者纺锤形的单核基质细胞和弥散分布的多核巨细胞组成。单核基质细胞核大，核膜清楚，核一般呈中心位，胞质较少。细胞界限不太清楚，细胞间物质也较少。可见核分裂象。基质细胞的数量、大小、形态等在不同肿瘤以及同一肿瘤的不同部位可以有所不同。基质细胞决定肿瘤的性质。多核巨细胞分布在基质细胞之间，直径为 30～50μm 不等。细胞核多集聚在细胞中央，数目可以达到数十个甚至上百个。巨细胞胞质内常有空泡出现。间质血管丰富，有时血管壁或血管腔内可见到肿瘤细胞。有人认为血管浸润是发生转移的原因之一。在肿瘤内有时可见到有些基质细胞变为梭形并产生胶原，这些区域相当于肉眼所见的瘤内纤维隔膜。如果肿瘤内有大片致密的胶原纤维形成，应该考虑是否有恶性变、是否有放射治疗后或植骨后复发。肿瘤本身并不成骨，但有时可见骨样组织，有可能为反应性新骨形成、纤维性间质的骨性化生或病理性骨折后形成的骨痂。

（四）诊断与鉴别诊断

脊柱巨细胞瘤的初步诊断主要依靠病史、体征和影像学表现，确诊需要依靠病理检查结果。

脊索瘤也以骶骨最为多见，但往往位于骶骨中央，可与巨细胞瘤相鉴别。大多数骨母细胞瘤侵犯椎弓，发生于棘突和横突、椎板及椎弓根。X线表现为边界清楚的孤立性溶骨性破坏区，可有骨膨胀改变，周围有较薄的、轻度不规则的钙化边界。动脉瘤样骨囊肿常破坏脊椎后部结构，多在20岁以前发病，囊状膨胀改变明显，周围有蛋壳样骨壳包绕，囊内可有细小分割。有时两者难以鉴别，只能依靠病理检查。

（五）治疗

1. 手术治疗　彻底而有效的外科干预对巨细胞瘤的预后起到积极的影响。巨细胞瘤完整切除可以取得最佳效果。当肿瘤不能够做到完全切除时（例如，广泛的骶骨切除），应采用有限的手术切除并刮除残余的肿瘤组织，进一步加用氯化锌烧灼可以杀死残存的边缘的肿瘤细胞。局部组织肿瘤污染，容易出现术后复发。不管是否采用不完全切除，一般术后常规辅以放射治疗。如果采用大范围的骨移植稳定脊柱，术后放疗应推迟大约6周，以防止早期的植骨不愈合。虽然术后放疗可以降低复发率，但却增加了恶变倾向。

2. 化疗　对于少数巨细胞瘤恶性变或肺转移的患者，可采用大剂量MTX全身化疗。而局部采用MTX，可降低局部复发率。另外，术后干扰素的长期使用可以降低其复发率。

3. 放疗　可采取比较新的放疗方案，超高压和不同粒子的放疗可降低继发肉瘤的发生率，放疗适用于处理残存的微小病变，使病灶得到长期控制，但不适合于不能切除的巨大肿瘤病灶，此类患者极易转变为放疗后肉瘤。

（六）复发转移和恶变

1. 复发和转移　巨细胞瘤刮除术后复发率为40%～60%。有1%～6%的病例发生肺转移。巨细胞瘤即使发生肺转移，其预后也相对良好，转移病灶可以通过肺的楔形切除而治愈，辅助性放疗只应用于不能手术的病例。然而，也有20%的肺转移病例，病情可进展迅速，导致死亡。肺外转移很少见。组织学检查，转移病灶和原发病灶性质一样，没有肉瘤表现。

2. 巨细胞瘤的恶变　巨细胞肉瘤可以原发于巨细胞瘤，属于高度恶性肿瘤；也可以继发于巨细胞瘤放疗后，通常超过30Gy。发生率约占放射治疗的巨细胞瘤的20%。目前放射治疗设备已经大为改进，同时尽量不用放疗，这种并发症已经减少。1997～2002年间长征医院有3例脊柱巨细胞瘤放疗产生恶变，1例发生肺转移，均为首次手术切除失败或带瘤生存患者。因此，笔者认为，应在肿瘤病灶绝大部分切除的基础上给予放疗，才能降低其恶变的发生率。

由于脊柱巨细胞瘤术后复发率较高，因此，对于脊柱巨细胞瘤的手术治疗需根据WBB外科分期方法，对肿瘤病灶尽可能采用包膜切除或广泛切除，对于侵及椎旁软组织的应彻底切除，重建脊柱的稳定性。

二、脊柱脊索瘤

脊柱脊索瘤（chordoma of spine）是一种起源于胚胎残余脊索组织的原发性恶性骨肿瘤。脊索瘤男性较女性多见，男：女约为2 ：1。发病年龄主要在50～70岁。脊索瘤主要分布在中轴骨，约50%发生在骶尾部、30%在颅骨斜坡、20%分布在颈、胸、腰椎，极少见于中轴骨骼系统以外。

（一）临床表现

疼痛是脊索瘤患者最常见主诉。胸椎脊索瘤的最初表现常常是胸背部、肋间神经痛，卧床休息后症状缓解，直立后症状加重。早期症状不典型，可能被忽略，故常见脊索瘤在诊断之前有半年到一年的不典型病史。

椎体病理性骨折和肿瘤的椎管内侵犯可压迫脊髓和神经。颈、胸椎脊索瘤可出现脊髓受压的临床表现，腰椎和腰骶部肿瘤常压迫神经根，造成运动和感觉障碍。斜坡的病变常引发颅内压增高的体征，包括头痛、视觉障碍、吞咽困难、脑神经麻痹。

（二）影像学检查

脊索瘤的X线表现依据病变的解剖部位不同而异。脊柱脊索瘤能累及数个椎节，很少呈偏心性生长。在早期，骨膨胀明显，骨内正常结构改变，呈磨砂玻璃样阴影。但由于肠腔内气体存在，有时在X线正位片上很难判别。在晚期，表现为广泛性溶骨性破坏，在骨病灶周围可见大而边缘清楚的软组织肿块阴影，肿块内可见残存的骨片或钙化斑，为获得清晰度较好的X线片，在摄片前应作清洁灌肠，有助于确定肿瘤的范围、部位及与脏器的关系。

CT扫描可提供骨骼、椎体的破坏和周围软组织肿块影，清晰地显示肿瘤的大小、侵犯椎节的范围以及与神经根、血管、坐骨神经的毗邻关系，可以观察到肿瘤的钙化和分布，通常钙化分布在肿瘤的周边区域。

MRI能清楚地显示肿瘤自身的组织结构、范围及与周围组织、器官之间的关系。CT上脊索瘤表现出与肌肉相似的密度，但MRI可显示脊索瘤呈异质性改变，长T_1与长T_2，T_1加权呈低～中信号，T_2加权呈高信号，死骨及钙化部分无信号。MRI对椎前软组织阴影有更好的显示能力，为长TR、TE影像，对直肠是否浸润应该非常仔细地观察，MRI对肿瘤周围假囊的辨认非常清晰，有助于判定肿瘤的范围、周围的反应带与后腹膜脏器的关系，决定骶骨肿瘤的切除范围、确认在肿瘤切除前或同时行结肠造口术、直肠切除术；是否需要重建以及重建的方式。MRI的随访对复发病例能提供有价值的资料。

（三）病理学特征

1. 肉眼观察　肿瘤大体观为质软、凝胶状，呈灰白色，有时瘤体很大，表面不平，呈明显的分叶现象。有不完整的假包膜，包膜很薄，紧贴于瘤体上。切面可见肿瘤组织为灰白色的胶状物，出血后可表现为暗红色的坏死区。部分区域可发生液化、囊性变和钙化，钙化越多，肿瘤的恶性倾向也越大。

2. 光镜下特征　镜检下可见大小不等、形状各异的上皮样细胞，排列成束状或成片状，细胞间为黏液基质。大的瘤细胞胞质内含有大量的空泡，这些大细胞多位于瘤小叶的中央，有时细胞的大空泡胀破或将胞核推到外围，形成印戒状空泡细胞。分化较差的脊索瘤，可见瘤细胞排列紧密，细胞体积较小，边缘清晰，细胞内外的黏液成分较少，细胞呈梭形或多边形，空泡较小，核和核仁清晰，若用特殊的染色法，可显示细胞内的空泡为黏液蛋白。凡肿瘤富含黏液者，其恶性程度一般较低，核分裂较少见。当肿瘤呈高度恶性时，常可见到核分裂象，有时尚可见骨和软骨小岛，甚至出现骨肉瘤或纤维肉瘤的结节。胶质内黏液小滴变化很大，黏蛋白和糖原都被染色。小的、保存很好的脊索瘤小丘有多角细胞组成。它们和其他种类的癌细胞相似，有黏蛋白产生，大的肿瘤群散在黏蛋白中，尤其在外周区域。其中可见显著变化的细胞核和染色质。在整个区域中可见双核和多核巨细胞。细胞有丝分裂较少，一般无明显的细胞间变。在穿刺活检时，由于穿刺部位的因素，根据黏蛋白的情况很难对肿瘤定性，常见的几种易混淆的肿瘤是腺癌、黏液肉瘤、软骨肉瘤。

（四）诊断与鉴别诊断

由于脊索瘤与巨细胞瘤以及软骨肉瘤在影像学和病理学上有一定的相似之处，鉴别诊断的重点应放在这两种肿瘤上。

1. 巨细胞瘤　20~40岁为多见，也好发于骶尾部。X线片为一膨胀性骨破坏。年轻人发生巨细胞瘤可能性大，但40岁、甚至50岁以上的患者中，发生脊索瘤的可能性大。当然最终排除巨细胞瘤，需根据术中或术后病理检查结果。

2. 软骨肉瘤　软骨肉瘤的恶性程度高于脊索瘤，是一种病情发展较快的肿瘤。好发年龄大致与脊索瘤相同。X线片为一密度减低的阴影，病灶中有斑点或块状钙化点。肿瘤生长过程中，周围皮质骨膨胀变薄，但很少有皮质骨穿破现象，有时不易鉴别，需依赖病理学检查。

（五）治疗

脊索瘤的治疗手段主要包括放疗、化疗和手术治疗。大剂量的放疗虽然能治疗颅骨斜坡脊索瘤，但骶尾部脊索瘤发现时往往很大且敏感性差，放射治疗难以奏效。脊索瘤手术切除是有效的，多数患者能够获得治愈，是主要治疗方法。现在临床上常采用手术切除与术后放疗甚至化疗相结合的方法以求提高疗效。

1. 手术治疗　由于脊索瘤主要发生在中轴骨，因此其手术治疗的原则为尽可能彻底地切除肿瘤组织，恢复和重建脊柱的稳定性。骶骨是脊索瘤的主要发病部位，手术难度较大，术前准备应充分。①改善全身情况，对有明显贫血和全身情况差者，术前酌情补液和输血。②术前3d开始进无渣饮食，口服泻药。③术前1d开始用抗生素准备肠道，术前1d下午清洁灌肠。④术晨安置尿管和肛管。

2. 放疗　脊索瘤对放疗不敏感、反应较慢，但它对减少神经系统症状和控制疼痛有一定效果。在Gummings报道的一组24例的病例中，5年生存率为65%，10年为28%，照射剂量的增大并不会导致敏感性相对增大，大剂量照射的效应往往被所带来的潜在并发症所对抗，Pearlman和Friedman建议放疗剂量在60~80Gy以下。Suit和同事认为使用高能中子束和离子照射，可以提高放疗敏感性，高能射线可用于重要部位如颅底和颈椎，并且可减少神经系统损伤的风险，初步报道显示这种照射方法效果良好。

3. 化疗　对于脊索瘤化疗方面的报道并不多，且往往是在最大剂量放疗后或转移以后才采用。Razis和同事报道了1例颈椎脊索瘤复发后每周静脉给予2mg长春新碱的情况，持续用药4个月后由于毒性反应而终止使用。笔者对14例患者使用化疗，其方案分别为环磷酰胺、长春新碱、多柔比星、大卡吧嗪或环磷酰胺、多柔比星、氯霉素联合使用，其中2例症状减轻，7 例无特殊的不良反应，以应用多－氯方案联合环磷酰胺或异环磷酰胺效果明显，没有单独使用化疗使肿瘤消退的报道。

（六）转移

脊索瘤主要表现为局部侵袭性生长，但也能发生缓慢转移。在原发肿瘤确诊后，最早在 1 年后就发现转移，也有 10 年才发生转移的，转移率在 5%～40% 不等。转移部位包括淋巴结、软组织、肺、骨、肝和其他腹腔脏器，少数患者有心、胸膜、脑转移。

三、脊柱软骨肉瘤

软骨肉瘤是一种趋向于分化成为软骨细胞的肉瘤。在所有原发骨恶性肿瘤中，其发病率在多发性骨髓瘤、骨肉瘤之后，处于第 3 位。软骨肉瘤的发病年龄是 3～80 岁，平均约 45 岁，发病高峰是 50～60 岁。

软骨肉瘤最常见的发病部位是骨盆、股骨、肱骨、肩胛骨，脊柱软骨肉瘤（chondrosarcoma of spine）则较少见。与其他部位的软骨肉瘤发病年龄相比，脊柱软骨肉瘤的发病年龄较轻，男性最常受累，男女比例是（1.5～2.0）：1。上海长征医院骨科在 1990～2002 年间共收治脊柱软骨肉瘤患者 26 例，其中颈椎 4 例、胸椎 8 例、腰椎 5 例、骶椎 7 例。

（一）临床表现

脊柱软骨肉瘤的临床表现取决于肿瘤的发病部位和肿瘤的侵犯情况。疼痛是患者最常见的主诉，这种疼痛病程较长，发展缓慢，收治的 24 例患者中全部有不同程度的疼痛，其中 21 例是因疼痛而就诊，病程最短为 3 个月，最长的达到 5 年。最初的疼痛多数为脊柱区隐痛，间歇性发作或逐渐加重，也有少数患者在发病的初期疼痛就较严重。随着病程的发展，疼痛逐渐剧烈，甚至出现无法控制的进行性疼痛，夜间及俯卧位时疼痛加重。脊柱区疼痛最严重的部位常常是肿瘤的发病部位，如果出现脊柱区以外部位的疼痛甚至麻木则是肿瘤侵犯神经或压迫脊髓而引起，这种疼痛、麻木往往是根据神经支配的区域而定；反之，根据这些特定区域的疼痛、麻木可以初步推断肿瘤所在的部位。肿瘤如果发生在颈椎或腰骶部，常出现神经根性疼痛，一侧神经根痛多见，而胸椎神经根痛常是双侧性并呈带状分布。

肢体的乏力和反射异常是脊柱软骨肉瘤的一个重要表现，它是神经和脊髓受损的直接表现。

由于脊柱软骨肉瘤多发生在椎体，位置较深，一般难以在脊柱区触到肿块，部分患者仅仅在肿瘤所发生椎节的棘突部有压痛或叩击痛。肿瘤侵犯神经或脊髓时可以发现相应的神经症状和体征。

（二）影像学检查

X 线片可表现为椎体和（或）后部附件呈现溶骨性破坏，可富含有分散点状分布的高密度钙化斑，这种钙化斑的多少可能与肿瘤的性质有关，也是影像学诊断的重要依据。肿瘤边缘较为模糊，在病程较长的患者中周边的皮质骨可以增厚、粗糙，部分患者的肿瘤边缘可出现薄而微弱的不透 X 线的带状影，并垂直于皮肤，这是骨膜反应的表现，也是恶性程度较高的表现。大约有 1/4 的软骨肉瘤位于椎体边缘，属周围型软骨肉瘤，通常起源于以前存在的骨软骨瘤，这种类型的软骨肉瘤内部钙化更为明显，可见叶状的模糊影像，类似菜花状。断层 X 线片在确定肿瘤的位置和观察肿瘤的表现上更有优点。

CT扫描能够很好地显示肿瘤的部位、范围，尤其在显示肿瘤的内部结构的改变以及脊柱皮质破坏和增生的情况更为有效。

MRI具有良好的组织分辨率，在显示脊柱软骨肉瘤的侵犯范围以及与周围组织（如脊髓、神经及肌肉等）的关系上具有明显的优势，对肿瘤手术范围的确定有指导作用，由于其对骨性结构的显示较差，常常需要和CT协同使用。

骨核素扫描有助于确定肿瘤的性质和发现远处转移。部分骨软骨瘤恶变为软骨肉瘤的病例，在早期一般的检查难以发现，但是核素扫描早期可以显示出放射性浓集。

（三）病理学特征

1. 病理解剖学　脊柱软骨肉瘤患者手术时肿瘤通常较大，其表面不平而呈菜花样或由于骨质增生而呈现出不规则的粗糙面，在肿瘤外面有一层薄的纤维性假包膜。肿瘤内部可形成紧密粘连分叶，肿瘤内部的软骨比正常的软骨灰暗、柔软而透明，有分散的质地坚硬的钙化及骨化，形状不规则。血供不良的部位可以出现变性、坏死而呈现出囊性或出血性液化。

2. 组织病理学　软骨肉瘤在组织学方面有不同的分级，随着分级的增加，肿瘤的恶性程度亦不断增加。Ⅰ级：细胞有轻度的不典型，一些细胞增生活跃，有丰富的透明蛋白基质，在组织学上与生长活跃的软骨瘤区分困难，放射学与临床诊断标准有助于鉴别诊断；Ⅱ级：有明显的不典型和更为紧密的细胞，一些细胞呈现多核；Ⅲ级：有明显的不典型有丝分裂象，多核细胞的细胞核浓缩而多形，基质很少和大量的坏死区。出现黏液软骨基质是一个不良的预兆，因为这些病变会有更大的侵袭性。

（四）诊断与鉴别诊断

在临床上，做出软骨肉瘤的诊断并不太困难，但由于软骨肉瘤的恶性程度在组织学方面有不同的分期，要获得正确的诊断和组织学分类，在病理组织学检查的基础上，必须综合临床和解剖及放射学资料。

脊柱软骨肉瘤，一方面由于其病程较长，发展缓慢，一些发生在腰椎的软骨肉瘤要注意和腰椎间盘突出症相鉴别，在完善的病史、体征及辅助检查状况下，这样的鉴别是较容易的，但最容易发生的是诊治过程中的疏忽，因腰椎软骨肉瘤而误诊为腰椎间盘突出症的并不少见。另一方面，需要和去分化软骨肉瘤相鉴别的有恶性纤维组织细胞瘤、骨肉瘤及低分化纤维肉瘤等，可根据临床表现和影像学检查考虑这些病变，但是确诊需要依据病理组织学检查。

（五）治疗

脊柱软骨肉瘤治疗措施包括放射治疗、化学治疗及手术治疗，其中外科手术是治疗的主要措施，一旦确诊即因考虑手术治疗。

1. 手术治疗　脊柱软骨肉瘤的手术治疗原则是彻底地切除肿瘤组织，恢复和重建脊柱的稳定性。由于脊柱解剖结构的特殊性，要达到彻底的肿瘤根治是不可能的，理想的治疗方式是广泛的切除，但更多的是边缘切除或瘤内切除。由于脊柱软骨肉瘤的恶性程度一般相对较低，如果手术方式和技巧掌握恰当，达到临床治愈并非不可能。

脊柱软骨肉瘤的手术方式与其他脊柱肿瘤的手术方式基本相似。对于侵犯前方椎体并向前方突出的肿瘤患者，应考虑采用前方或侧前方手术入路，使得肿瘤得以直接切除；对于侵犯后方的则选用后方手术入路；而对于椎体、附件均有侵犯的，则须根据情况选择一次或分次前后联合入路将肿瘤切除，在部分全椎节受累的脊柱软骨肉瘤患者中，可以选择行全椎节切除。由于脊柱软骨肉瘤的预后直接与手术切除的程度相关。就切除范围而言，局限于椎体的软骨肉瘤早期切除至肿瘤界限以外的正常组织是可以的，但是已累及周围重要结构的患者通常采用块状切除方法。

脊柱软骨肉瘤手术切除后，稳定性重建的手段有多种，根据手术医师的习惯而有所区别。现在可以选择的有各种前后路钉棒系统（如USS、TSRH、MOSS等）、钉板系统（如Orion、Ventrofix、Z-plate等）。在肿瘤切除以后，各种固定所起的作用都是暂时的，要获得较为长久的稳定，需要脊柱前柱、中柱的融合。现在的方法有自体骨、异体骨、人工骨移植和骨水泥填塞以及人工椎体、钛网等组合式重建。这些方法在临床上已经取得较好的疗效。

冷冻手术在脊柱软骨肉瘤的手术切除中的综合作用所知甚少，但对于其在预防软骨肉瘤复发上的疗效已有报道，有研究发现冷冻外科应用于瘤内和边缘切除手术没有局部的复发。没用应用冷冻外科手术的复发率是43%（$P<0.05$）。

2. 放疗　由于软骨肉瘤的DNA合成率非常低，因此对放疗不敏感。在选择治疗方法时放疗不能作为首选方法。其治疗适应证主要包括：肿瘤边界不清晰、手术切除不完全及肿瘤晚期为缓解疼痛等。

有研究表明，对于非手术治疗的脊柱软骨肉瘤患者放疗是可选的，对于肿瘤边界不清者甚至可作为一种常规治疗措施，但这种措施仅仅是一种姑息性的手段，不可能得到治愈。Saunder等报道应用大剂量的氦离子治疗5例脊柱软骨肉瘤患者，他们早期研究的结果是理想的，但随访时间还较短（平均22个月），尚无远期疗效情况，而且在他们的报道中病理分级也没有提到。

3. 化疗　迄今为止尚没有一个很好的化疗方法对软骨肉瘤有明确的疗效。有报道维A酸可刺激软骨细胞释放溶酶体酶，这样可抑制培养的软骨肉瘤或骨肉瘤细胞生长，但到目前为止仅仅处于体外实验阶段，还没有应用于人体的报道。具有放射活性的硫（^{35}S）可通过进入细胞内抑制葡糖胺聚糖的合成，从而抑制软骨细胞和软骨肉瘤的生长，可作为另外一种化疗剂。

（六）转归和预后

由于脊柱软骨肉瘤一般发展缓慢，许多软骨肉瘤并不转移或转移时间晚，部分患者甚至可在原发肿瘤切除后10年才出现局部复发和远处转移，治疗效果相对较好，5年生存率大约是50%。

在临床工作中，脊柱软骨肉瘤存在治愈率有所降低的原因有：①发生部位在脊柱，位置相对较深且解剖复杂，难以完全切除肿瘤。②肿瘤病情发展缓慢，且无特异性表现，早期容易误诊或漏诊。③缺乏关于软骨肉瘤解剖学、放射学和组织细胞学方面的知识而低估其恶变的可能，而误诊为软骨瘤等情况。

肿瘤的病理学分级与生存率有关。低度恶性患者的生存率明显高于高度恶性的患者。另外，瘤体侵袭范围、大小也是决定肿瘤预后的重要因素。

四、脊柱孤立性浆细胞瘤

孤立性浆细胞瘤是一种原发性全身骨髓恶性肿瘤，源于B淋巴细胞并具有B淋巴细胞分化特征。

（一）临床表现

脊柱孤立性浆细胞瘤（solitary plasmacytoma ofspine）最常见的临床表现是局部疼痛，确诊前平均有6个月的疼痛期。由于浆细胞瘤患者的发病年龄特点，常被误诊为脊椎的退行性关节炎，有根性症状，约半数患者出现脊髓和神经根受压的症状和体征，偶尔出现瘫痪。浆细胞瘤除了疼痛症状，还可产生副蛋白，副蛋白的分泌可产生一系列临床症状，这种物质可造成凝血功能障碍或血黏滞度增高、肾衰竭和组织淀粉样变性。通常孤立性浆细胞瘤的副肿瘤综合征发生率低于骨髓瘤。常见的副肿瘤综合征包括多发性神经病变、皮肤色素沉着、水肿、多毛症。

孤立性浆细胞瘤必要时可通过骨髓抽吸检查，以确定诊断。但必须注意肿瘤穿刺后的出血。浆细胞瘤需明确其分化程度，是否有硬膜外压迫。一旦孤立性浆细胞瘤的诊断成立，必须明确系统性疾病情况，必须进行骨髓穿刺和活检。利用血清和尿的蛋白电泳检查副蛋白产物，约50%的患者呈现阳性反应。副蛋白水平的测定可随访患者疾病的根治、复发以及手术后病灶是否有残留。

（二）辅助检查

X线表现为单一或相邻两个椎节溶骨性破坏伴随很少的骨膜反应、椎体塌陷轻微或明显，严重者出现扁平椎。病变常位于椎弓根并延伸至椎体前方，X线正位片显示受累的椎弓根消失。CT及MRI检查有助于同转移瘤相鉴别，孤立性浆细胞瘤可出现软组织肿块，CT显示病椎呈现筛孔样改变。MRI上孤立性浆细胞肿瘤在T_1加权像为等高信号，T_2加权像为高信号。CT和MRI还可观察椎管受侵犯的范围。Moulopoulos等发现，只有17%的椎体病变既能在MRI上显影，也能通过平片发现，Tc－磷酸盐骨扫描并不能明确孤立性浆细胞瘤的诊断。放射性浓集处，往往是病理性骨折后的新骨形成区，而不是溶骨损害。

（三）治疗

一旦明确孤立性浆细胞瘤，可进行放疗。放疗量宜>35Gy，以避免局部复发。随着骨破坏程度加重，会有疼痛及神经系统症状加重。手术治疗的目的主要是脊髓减压和脊柱的稳定。只有迅速恢复脊柱的功能状态，才能实施进一步放化疗。对于出现疼痛和椎体轻度塌陷的胸椎单发浆细胞瘤的患者，单纯放疗即为初期治疗的最佳方案。而对于有明显椎体塌陷、神经受压、局限性后凸畸形和脊柱不稳的患者，则最好选用前路减压和稳定作为初期的治疗方案。术后4～8周，开始接受放疗。当病变累及椎体后部结构时，应加后路手术稳定。术后放疗和辅助化疗以及放疗后进行化疗尚有争议。

（四）预后

脊柱孤立性浆细胞瘤的患者5年生存率可达70%，60%的孤立性浆细胞瘤可发展成为多发性骨髓瘤。孤立性浆细胞瘤细胞的核仁和细胞未分化程度与是否演变成多发性骨髓瘤显著相关。预后的不良因素有年龄、软组织受累情况、治疗后仍存在副蛋白产物等。在一组研究中，50%的脊柱孤立性浆细胞瘤患者出现副蛋白，出现副蛋白不一定意味发生骨髓瘤，但这一组中最后有25%的患者发展为多发性骨髓瘤。许多作者发现实施治疗的患者年龄越大并出现副蛋白，其预后越差。出现截瘫的患者行放化疗后效果明显。

五、多发性骨髓瘤

多发性骨髓瘤（multiple myeloma，MM）是骨髓中浆细胞进行性增殖的恶性疾病，其发病率为2.0/10万~3.1/10万，发病年龄多为50~70岁，只有少量的患儿被报道。男女发病比例相同。

（一）临床表现

由于骨髓瘤的病理变化可涉及许多脏器和系统。临床表现变化多端，与肿瘤增生有关。如溶骨性改变、造血受损、单克隆球蛋白血症及肾病等。全身性征象主要是因进行性贫血和恶病质引起的症状，如消瘦、乏力、头晕和食欲减退等。在骨骼系统方面，局部由于骨内瘤组织的膨胀导致疼痛和病理性骨折，一些病例中出现神经受压。在胸椎患者可能出现锥体束征。继发贫血后可出现疲劳感，而肾衰竭不常见。尿和血清蛋白电泳可发现M蛋白。

1. 骨骼疼痛、骨骼肿块与病理性骨折　70%以上患者有骨痛，开始较轻，呈“风湿样”、游走性、间歇性，活动时加剧。疼痛部位多见于胸、背部，向腿部放射。数周或数月内逐渐变为持续性，持续几小时、几天甚至更长。胸、背部突然剧痛可能是胸、腰椎压缩性骨折的迹象。

2. 神经系统症状　开始是神经根痛，局限于某一区域，在咳嗽、喷嚏、活动时加剧，逐渐出现肢体麻木、知觉减退、运动障碍，最后导致大小便失常与截瘫。其原因系浆细胞瘤侵袭椎管，硬膜外压迫脊髓与神经根所致，或因脊椎压缩性骨折压迫脊髓所致。

3. 单克隆球蛋白增高与正常γ-球蛋白减低　①易致感染：由于患者体内正常抗体形成障碍，呈现体液免疫缺陷甚至伴细胞免疫缺陷，极易发生细菌与病毒感染。②血液高黏滞综合征：2%~5%的患者发生此综合征，表现为紫癜、鼻出血、头晕、头痛、耳鸣、视力模糊与障碍、倦怠、迟钝、记忆力减退、共济失调、精神错乱，甚至意识丧失。③少数患者由于出现冷球蛋白血症，而有手足发绀等雷诺现象。

4. 血液系统症状　贫血是最常见的表现之一。多为正细胞正色素性贫血。

5. 肾脏损害　50%患者早期出现蛋白尿、血尿、管型尿。

（二）影像学检查

1. X线表现　病灶主要表现为多个溶骨性破坏和广泛性骨质疏松。可见于头颅骨、椎骨、肋骨、骨盆骨、锁骨或长骨近端，可表现为弥漫性骨质疏松或病理性骨折。溶骨性病灶的边缘呈穿凿状，锐利而清晰，周围无骨膜反应和新骨形成。小的缺损可呈弥漫性的斑点状，大的缺损可达4~5cm，骨皮质变薄，甚至形成软组织肿块。若发生病理性骨折时，可见轻度骨膜反应和骨痂形成。

应注意的是，经过系统的化疗和局部放疗后典型的穿凿状溶骨性改变转变成为骨硬化型。

2. CT与MRI检查　可更清楚地显示溶骨性破坏，进一步明确骨皮质的破坏程度和椎旁软组织的侵犯程度。MRI对于骨髓瘤的诊断更为敏感。

3. 全身骨骼核素扫描　对于多发性骨髓瘤的敏感性争论较多，但核素浓聚常是骨折后新骨形成的结果。

（三）实验室检查

1. 血象　正细胞正色素性贫血，大多数血红蛋白在 70～100g/L，血细胞比容降低，红细胞形成缗钱体（高球蛋白所致），网织红细胞低，白细胞、血小板正常或轻度减少。血沉增速（贫血及高球蛋白所致），多在 50～100mm/h 以上。

2. 骨髓象　骨髓涂片与活检是诊断本病的主要手段之一，一般呈增生性骨髓象，浆细胞数达 10%～95%。当浆细胞在 10%左右，伴有形态异常者应疑及本病。发现有成堆的幼稚浆细胞即可确诊。骨髓中浆细胞除弥散浸润外还可呈灶性分布，故应选择适当部位或做多部位穿刺。

3. 血清及尿液蛋白检测　①血清总蛋白可达 80～120g/L，是球蛋白增高之故，白蛋白正常或轻度减少。②血清蛋白电泳在 γ 区带之前（快 γ 区带）或在 α_2、β 之间可见单株峰（M 蛋白），是单克隆球蛋白或轻链蛋白（B－J 蛋白）。正常 γ 球蛋白减少。少数患者血清蛋白电泳带未见 M 蛋白，仅 γ 球蛋白减少而尿中有大量轻链蛋白（B－J 蛋白尿），此属轻链型骨髓瘤。极少数（1%）患者血与尿中均无异常蛋白，此乃不排泌型骨髓瘤。③免疫电泳可以进一步鉴定 M 蛋白类型及亚型，包括 Ig 的亚型，以及轻链检测，是属 κ 型或 λ 型。尿液的轻链免疫电泳检测法要比凝溶蛋白测定法敏感得多。阳性率可达 80%以上。从免疫电泳中，还可发现 0.5%～2.5%患者有 2 种及 2 种以上的 M 蛋白，如 IgG＋IgA，IgA＋IgM 等，称双克隆骨髓瘤。

4. 其他检测　①血清 β_2 微球蛋白增高并不能用来诊断骨髓瘤，而是判断预后与治疗效果的重要指标，β_2 微球蛋白的高低与肿瘤的活动程度呈正比。②血清乳酸脱氢酶增高与疾病严重程度相关。③血清碱性磷酸酶一般正常或轻度增高，如血清碱性磷酸酶明显增高应与实体肿瘤的骨转移鉴别。④高尿酸血症、高钙血症、氮质血症与高尿钙高尿酸血症等都常见。⑤血清黏滞度在少数患者增高，一般见于 M 蛋白明显增高者。⑥C 反应蛋白增高。⑦血清 IL－6 及可溶性 IL－6 受体水平增高。

（四）诊断

目前诊断多发性骨髓瘤较容易，通常患者有骨骼疼痛、贫血、肾衰竭和感染。X 线平片可以发现骨骼破坏。骨扫描可以发现全身多处骨骼受累情况。血常规可提示贫血，血涂片可以发现红细胞叠连，偶尔也可以发现浆细胞、淋巴细胞。生化检查显示球蛋白片段、尿素氮增加、高钙血症、高尿素血症，碱性磷酸酶正常或轻度升高。骨髓学检查显示不断增加的浆细胞。血清蛋白电泳及免疫组化检查可以发现异常蛋白。尿必须经过浓缩检查以发现是否有轻链。β_2－微球蛋白是决定预后的因素之一，必须随访。

1. 诊断标准

（1）细胞学标准：①骨髓涂片中浆细胞或异常浆细胞（骨髓瘤细胞）＞10%。②活检证实浆细胞瘤存在。

（2）其他实验室标准：①血清中大量 M 蛋白 IgG＞25g/L，IgA＞10g/L，IgD＞2.0g，IgE＞2.0g，IgM＞10g/L。②尿中有轻链蛋白（Bence－Jones 蛋白）＞0.2g/24h。③放射学溶骨性损害的证据或无任何其他原因的广泛性骨质疏松。④至少两张外周血片见到骨髓瘤细胞。

如细胞学标准两项同时存在或细胞学标准中任一项加上其他标准 4 项中任一项，都可确立诊断。

2. 临床分期　最常用的是 Durie - Soimon 分期系统。

（1）第 1 期：瘤细胞数 $<0.6\times10^{12}/m^2$。符合以下各项：①血红蛋白 >100g/L。②血清钙正常≤3.0mmol/L（12mg/dl）。③骨骼 X 线正常（积分 0），或只有孤立性溶骨损害。④血清 M 蛋白水平低：IgG <50g/L；IgA <30g/L。尿轻链 M 蛋白 <4g/24h。

（2）第 2 期：瘤细胞数（0.6 ~1.2）$\times10^{12}/m^2$。各项标准介于Ⅰ期及Ⅲ期之间。

（3）第 3 期：瘤细胞数 $>1.2\times10^{12}/m^2$。符合以下任何一项或更多项。①血红蛋白 < 85g/L。②血清钙增高 >3.0mmol/L（12mg/dL）。③广泛的溶骨损害（积分 3）。④血清 M 蛋白水平增高：IgG >70g/L，IgA >50g/L；尿轻链 M 蛋白 >12g/24h。

每期根据肾功能变化又分 A、B 两种亚型：A. 肾功能正常，血清肌酐 <176.8 μmol/L（2.0mg/dl）；B. 肾功能损害，血清肌酐≥176.8μmol/L（2.0mg/dl）。

（五）治疗

1. 治疗原则　多发性骨髓瘤的治疗须考虑全身系统情况、代谢的并发症、骨骼的破坏情况。化疗和放疗是标准治疗方法。如果用大剂量化疗后仍是脊柱单发病变，或有脊柱不稳现象，就应考虑手术治疗。由于疾病本身和治疗的因素而致显著的骨质疏松，行内固定较困难，需要前、后联合入路才能使结构内部获得稳定。

2. 一般治疗　除非发生脊椎压缩性骨折需卧床休息外，应鼓励患者适当活动，避免进一步骨质疏松。鼓励多饮水。易感染者应设法提高免疫功能，如注射丙球蛋白、转移因子等，一旦发生感染，作细菌学检查并及时使用有效抗生素。严重贫血者适当输血。

对那些缺乏临床症状的患者的治疗有较多争议。因为从无临床症状到有临床症状可能隐藏较长时间。没有证据证明预防性治疗比等待直到有症状再治疗有优越性。但不幸的是，大多数患者后期表现为硬膜外受压和脊髓、马尾受累症状。不知道早期治疗是否可以避免此并发症。一旦症状出现，治疗包括放化疗以及合并发症的治疗。

3. 化学治疗　烷化剂仍是主要的化疗药物。使用包括环磷酰胺、美法伦、亚硝基脲、洛莫司汀。环磷酰胺和美法伦有相当的疗效，比亚硝基脲的化疗效果好。未发现环磷酰胺和美法仑（美法伦）之间的拮抗作用，氢化可的松在控制骨髓瘤的软组织团块、高钙血症、蛋白尿，改善脊髓压迫症有较好的疗效。将美法仑和氢化可的松联合应用效果优于单用其中一种。更近期的方案是烷化剂和长春新碱，烷化剂和多柔比星或几种化疗药物的联合应用。骨髓瘤细胞由于细胞周期长，增殖比率低，因此不如白血病、淋巴瘤那样对化疗敏感；但通过有效化疗仍能缓解症状，延长寿命，提高生活质量，甚至长期缓解。

初治患者的治疗烷化剂包括美法仑、环磷酰胺、卡莫司汀（BCNU）、环己硝脲（CCNU）、苯丁氨酸氮芥、六甲蜜胺，这些都能有效地改善症状，以前两者效果最佳。

化疗期间应每周观察外周血象，如白细胞计数 $<3.0\times10^9/L$，血小板计数 $<20\times10^9/L$，一般应停止化疗。

美法仑与泼尼松联合治疗（MP 方案）：是骨髓瘤治疗的经典方案，简便安全，有效率 50% ~70%，但真正的完全缓解率不超过 5%，总体生存期（OS）30 ~36 个月（不同作者使用剂量与疗程不同）。美法仑 0.25mg/（kg·d）×4d 或 0.1 ~0.15 mg/（kg·d）×7 ~10d；泼尼松 2mg/（kg·d）×4d 或 1mg/（kg·d）×7 ~10d。采用间歇治疗，每 3 ~6 周重复使用。也有使用长期维持，美法仑维持量一般是 0.05 mg/（kg·d）。美法仑吸收的个体差异较大，所以维持量也因人而异。服用最好在餐前 30 ~60min，因为食物可以使美法仑吸收减少一半。

以 M2 方案为代表的 3 种以上的联合方案：大多数是在 MP 方案基础上加长春新碱、卡莫司汀、环磷酰胺、多柔比星等。

M2 方案：美法仑 0.25mg/（kg·d）×1～4d 或 8mg/（m^2·d）×1～4d 或 0.10 mg/（kg·d）×1～7d；泼尼松 1mg/（kg·d）×1～7d 或 1mg/（kg·d）×1～7d，后逐渐递减至 21d 停；或 0.6mg/（kg·d）×1～7d。长春新碱：0.03 mg/kg，第 1 或第 21d；卡莫司汀：0.5～1mg/kg，第 1 天；环磷酰胺 10mg/kg，第 1 天。本方案与 MP 方案的随机对照研究，除个别报道强调 M2 方案优于 MP 方案外，多数作者认为并不优于 MP 方案，有效率无显著差别。尽管如此，一些患者接受 MP 方案治疗不理想时改用 M2 方案也可以得到缓解。

其他方案：①环磷酰胺：与美法仑疗效相仿，有效率 50%～66%。当患者对美法仑及环磷酰胺两者中任一种耐药时，换用另一种药物可能会有效；环磷酰胺剂量为 1.5mg/（kg·d），口服或静脉注射。②六甲密胺：每次 0.1g，每日 2～3 次，口服。

维持治疗：早在 1957 年 Alexamian 报道骨髓瘤完全缓解后，维持与不维持治疗，其复发率、缓解期或中数生存期均没有差别。长期烷化剂类药物使用的危险是发生急性白血病与 MDS。有报道长期化疗 50 个月后转化为急性白血病的发生率是 19.6%。因此目前多数学者认为达到完全缓解后进行维持治疗并无益处，更重要的是缓解后随访与监视复发。复发者再治疗有效率仍高达 40%～60%。

难治性骨髓瘤的治疗：

VAD 方案：长春新碱 0.4mg/d，静脉注射，第 1～4d；多柔比星 9mg/（m^2·d），静注，第 1～4d；地塞米松 40mg/d，第 1～4d，第 9～12d 及第 17～20d。每 28d 重复一次，完全缓解率 50%，部分缓解率 10%。疗效较好可能与大剂量地塞米松导致浆细胞的凋亡有关，但总体生存期（OS）无明显改善，这可能与此方案治疗并不影响前浆细胞的祖细胞，而这些细胞可以产生内源性 IL－6，继而使浆细胞不受地塞米松诱导细胞凋亡影响。

亦有报道初治患者用 VAD 方案 3 个疗程后可完全缓解，M 蛋白消失，血红蛋白上升正常，肾功能恢复。

中剂量环磷酰胺：1.0g/m^2，静脉点滴，4 周重复一次，有效率 30%～40%。

中剂量美法仑与甲泼尼龙：美法仑 25mg/（m^2·d）第 1 天；甲泼尼龙 60mg/（m^2·d）第 1～7d。每 4～6 周重复一次，有效率 35%。

大剂量美法仑（HDM）：1983 年，McElwain 及 Powles 首先报道单剂量美法仑 100～400 mg/m^2 静脉注射初治骨髓瘤有效率达 80%，完全缓解率可达 30% 左右并能较长期生存。有报道复治患者用大剂量美法仑，中数缓解期仅 6 个月，似乎效果并不理想，而呕吐、腹泻、脱发与感染的不良反应均较明显，治疗相关死亡率较高。HDM 合并大剂量甲泼尼龙 1g/（m^2·d）×5d，治疗相关死亡明显减低。强化治疗及进行自体骨髓移植，53 例中 40 例完全缓解（75%），并能较长期生存，无病生存达 9 年。

总之，通过随机与历史对照研究，大剂量的化疗联合方案超过标准的 MP 方案。CR 率 40%～50%，EFS 与 OS 分别达 3 年与 5 年。

4. 放疗　MM 对放射线有较高的敏感性，正确的应用放疗是重要的治疗手段，但对放疗缺乏反应而又合并骨折的患者需要外科干预。近 20 多年来，国外有文献报道进行交替上下半身照射（DHBI）335 例，其中只完成上半身（UBD 或下半身（LBI）照射 92 例，年龄

27~84岁，平均59~67岁。根据不同病例的选择以及治疗目的、放疗方式、剂量的不同可分为以下3种情况。

治疗耐药和复发的难治患者：此类患者因受多次化疗，骨髓受到抑制，体质虚弱，所以有的患者不能完成DHBI，两次的半身照射（HBI）间隔时间随着骨髓抑制的恢复减慢而延长，最长为15周才达到外周血白细胞计数4×10^9/L和血小板计数100×10^9/L的要求，进行第2次HBI。此类患者DHBI的止痛效果比较明显，改善患者的生存质量，放疗后1~7d疼痛缓解，不需用止痛药物，有的患者临终前亦无痛苦。其治疗剂量：极度的疼痛可以用5~15Gy在3~5d内照射，肋骨和椎体可给予单一剂量8Gy的照射，椎旁软组织肿块给予剂量约30Gy，放疗偶尔也会作全身照射。

作为巩固治疗措施：初治患者先用8~9个周期VMCP/VBAP诱导化疗。休息3~4周后作HBI。两次HBI间隔6周。为防止屏蔽区瘤细胞的迁移，每周用长春新碱1mg和泼尼松50mg。此后，根据骨髓的恢复情况再行8个周期化疗，其剂量适当减少。

作为初治一线治疗：止痛效果好，有的患者达CR或（和）PR，存活最长46个月。但有的晚期患者生存时间甚短。当治疗后复发时，仍可用化疗或作自身外周血干细胞移植，获再次缓解。

5. 干扰素（interferon，IFN）　IFN-α有抗肿瘤活性。有报道复发与难治的骨髓瘤仅15%~20%有效。另一报道38例骨髓瘤应用IntroA治疗，2~10MU皮下注射，每周3次。7例有效，其中3例持续缓解达33个月以上。与细胞毒药物联合使用有效率可超过80%；有报道认为轻链型与IgA型骨髓瘤应用干扰素的疗效较IgG型为好。肿瘤负载小的早期患者，可单用干扰素治疗，而Ⅱ期患者宜化疗或化疗联合干扰素治疗。

6. 骨髓及外周血干细胞移植

（1）异体骨髓或外周血干细胞移植：大剂量化疗与全身放疗后进行异基因移植，仅适合于45岁以下，有适合供者的患者。一组14例患者，其中10例移植后中数生存期仅12个月（6~30个月），其中5例无病生存，1例复发，另4例有轻度的疾病表现，如低水平的M蛋白。另一组90例接受异基因骨髓移植完全缓解率43%，CR患者中数无病生存期48个月。

（2）自体骨髓或外周血干细胞移植：常用于耐药的晚期患者，年龄可放宽至70岁以下，大剂量化疗与全身放射预处理后输入原先取出保存的自身骨髓进行营救，适当选择较早期病例进行自体移植，移植的死亡率<10%，晚期缓解率>30%，80%患者生存期超过3年。20世纪80年代中期开始，先用生长因子或生长因子联合大剂量环磷酰胺，然后收集外周血干细胞，再用大剂量化疗后，输注先期采集的自身干细胞，已治疗了近千例，并有70岁以上的患者。预处理的化疗方案有HDM、VAD、VAMP加全身照射。自体移植对骨髓瘤患者的长期生存还是一个有发展前途的方法。

7. 手术治疗　如脊柱多发性骨髓瘤造成脊髓压迫症或脊柱不稳、脊柱源性的恶痛，可行手术减压，同时行椎体切除和各类脊柱重建手术，以减轻症状和防止瘫痪。由于患者的全身情况较差，合并有感染、肾衰竭和高钙血症，凝血功能异常，常使外科手术非常凶险。手术前应注意影像学上椎体骨壁是否完整，有无软组织侵犯。如骨壁不完整，应注意前方的腔静脉、主动脉、节段性血管。

（六）预后

骨髓瘤的预后因素如下。

1. 反映浆细胞恶性克隆增殖能力高的指标　①浆细胞标记指数（PCLI）较高。②血清胸腺嘧啶核苷激酶（STK）增高。③浆细胞形态较幼稚。④出现多药耐药（MDRl）。

2. 反映肿瘤的负荷量增高　①β_2 – 微球蛋白升高。②Duire – Smlmon 分期系统。

3. 反映肾功能受损　①血清肌酐升高。②β_2 – 微球蛋白升高。

4. 反映肿瘤与机体的相互作用　①C 反应蛋白（CRP）升高。②IL – 6 及 SIL – 6R。③CD_{38}^{+}细胞。④IL – 2 水平。⑤骨髓中浆细胞增多的程度与浆细胞的形态以及浆细胞标记。

六、脊柱尤文肉瘤

Ewing 肉瘤由 James Ewing 在 1921 年首次描述。Ewing 肉瘤是儿童第 2 常见的原发恶性肿瘤，第 4 常见的原发恶性骨肿瘤，仅次于浆细胞瘤、骨肉瘤和软骨肉瘤。脊柱 Ewing 肉瘤的发病率男性高于女性，男女之比为 1.5 ∶ 1。发病年龄 7 ~ 45 岁，平均 16.5 岁。国内脊柱 Ewing 肉瘤发生率远低于欧美国家，长征医院骨科近 10 年来收治脊柱 Ewing 肉瘤仅 4 例，国内其他医院少有报道。

（一）临床表现

局部疼痛是脊柱 Ewing 肉瘤最早和最常发生的症状。初期疼痛轻微且为间断性，常使人误认为不是恶性；部分患者出现发热（弛张热型，约 38℃），常误认为骨髓炎；然后逐渐加重，需要镇痛药物止痛。由于肿瘤与脊髓、神经根相近，患者常有与脊柱部位相关的特有主诉，包括下肢痛、肢体无力或行走困难、感觉改变和大小便障碍等。常规体检发现大多患者有局部肌群无力，超过一半的患者出现运动肌力下降，还可能有感觉缺失、马尾综合征或神经根病变的表现。病变局部的肿胀一般很快即可发生，发展迅速，紧张而有弹性，有压痛。发生在骶骨者作肛门指检可发现，而其他脊柱部位的病变很少能被直接触及。

脊柱 Ewing 肉瘤从症状发生到确诊平均历时 8 个月（1 ~ 31 个月），而其他部位的 Ewing 肉瘤确诊只需 2 ~ 3 个月。这主要是因为脊柱放射平片特别是骶骨周围的阅片较困难，而在症状出现早期很少考虑到行 CT 及 MRI 等检查。

（二）影像学检查

1. X 线平片　Ewing 脊柱肉瘤以溶骨为主，但也可有外骨膜的反应性成骨，绝大多数病例表现为硬化组织包围的溶解性骨破坏。基本的 X 线特征有以下几点：①虫蚀状、浸透状的溶骨性破坏。②骨皮质有破坏。③骨膜反应，如葱皮征和 Codman 三角等。④缺少钙化的骨外软组织阴影。整体所见是上述诸项的不规律组合。

当肿瘤浸润骨的范围广泛，有较大的融合瘤灶时，X 线影像上可显示模糊的点状溶骨，骨皮质有小的侵蚀缺损，呈点状或虫蚀状。

Ewing 肉瘤如果没有葱皮样反应或 Codman 三角出现，有时同嗜酸性肉芽肿、骨髓炎、神经母细胞瘤骨转移难以鉴别。

2. CT 检查　增强后的 CT 扫描最有助于确定肿瘤的三维形态。Ewing 肉瘤破坏骨皮质，较易向骨外软组织侵袭。X 线平片骨病变不明显或很轻微时，可能已经形成很大的软组织肿块。在 X 线平片上鉴别有困难的嗜酸性肉芽肿和骨髓炎，一般没有大的软组织肿块，CT、

MRI 见到大的软组织肿块时有利于确诊为 Ewing 肉瘤。Ewing 肉瘤的骨外肿块内部质地比较均匀，密度与肌肉相似，在很多部位与周围的肌肉界限不明确，较难据此确定术中的切除范围。偶尔在骨外肿块内，有破碎的骨片及反应性成骨，CT 上见到高密度区。

3. MRI 表现　MRI 在确定骨外软组织边界上更有意义。Ewing 肉瘤在 MRIT_1 像，显示与肌肉相同或稍高的信号，而在 T_2 像呈现明显的高信号。有认为 MRI 在 Ewing 脊柱肉瘤诊治中准确的适应证还未确定。

4. 骨扫描　Ewing 肉瘤骨转移频度高，全身骨扫描是非常重要的，瘤体的骨外肿块本身没有核素浓聚，但骨膜反应区域可见浓聚。骨扫描对骨以外的脏器转移没有诊断上的帮助。转移病变在就诊时需拍胸片（必要时行 CT 检查），观察有无肺转移，骨髓穿刺结合远离原发病变处活检评估有无扩散至骨髓。

（三）实验室检查

实验室检查结果往往不具有特异性。患者可出现血沉增快，血清碱性磷酸酶升高，中性粒细胞增高等，部分患者有贫血表现。实验室检查结果与总生存率间并无相关性，对诊断也没有特别的帮助。

（四）病理学特征

1. 肉眼所见　当所取肿瘤组织标本足够，作出正确的病理诊断并不困难。同所有细胞多基质少的肉瘤一样，Ewing 肉瘤肉眼下呈现为灰白黏液样软组织肿瘤，质地柔软，为典型髓样物质，切开后可挤出胶冻样液体。常见出血区域组织呈灰紫色或单纯血色。坏死区也常见，组织呈黄色，有时发生液化。术中可能会把这种半液性组织误认为脓液，而将 Ewing 脊柱肉瘤误诊为骨髓炎。

2. 镜下所见　在 Ewing 肉瘤有活力且未发生变性的肿瘤区域，可见规整的片状的小圆形细胞核，排列紧密，染色深。胞质很少，色淡，有空泡，其特点是界限不清。细胞核染色深，易辨认，在 Ewing 肉瘤的诊断中有重要意义，其体积约为淋巴细胞的两倍，圆或卵圆形，内含粉尘状染色质，有一个或多个很小的核仁，细胞核大小一致，形态规则，核分裂象可罕见或少见，一般无异型性。细胞坏死后出现聚焦现象，成活细胞常聚集于小血管周围，形成假玫瑰征象。肿瘤细胞渗透骨小梁，常扩散至骨皮质血管腔及骨膜软组织。将肿瘤组织作印片或厚切片可使细胞的形态特征更清楚。

染色技术可用来鉴别 Ewing 肉瘤和其他圆形细胞肿瘤。使用 PAS 染色和淀粉酶处理后，Ewing 肉瘤细胞中可发现糖原颗粒。网状嗜银染色显示网状结缔组织包围整个细胞岛。过氧化物酶免疫染色对 Ewing 肉瘤不具有特异性，但可能对其他圆形细胞肿瘤的特异性较高。

（五）鉴别诊断

在组织学检查方面，Ewing 肉瘤需要同下述肿瘤相鉴别。

1. 神经母细胞瘤转移　如果患者为 5 岁以下的儿童，则神经母细胞瘤的可能性高，其他诊断依据包括在就诊时溶骨病变不同程度的扩展范围、颅骨病灶和眼球突出、局部淋巴结肿大和 CT 显示腹膜后过多的钙化阴影。从发病开始就是神经母细胞瘤单发转移的病例不能根据其放射学影像同 Ewing 肉瘤鉴别。另外，神经母细胞瘤还可能在儿童后期、青春期甚至在成人期发病。神经母细胞瘤患者尿中的儿茶酚胺代谢产物增高，而在 Ewing 肉瘤时则无。组织学方面最重要的鉴别依据是神经母细胞瘤可形成玫瑰花结，其核在周围，而胞质伸长在中央；在 Ewing 肉瘤中所发现的玫瑰花结经常为假的玫瑰花结；其中央为一毛细血管或少量坏死细胞。在神经母细胞瘤转移病灶中可以完全见不到玫瑰花结。神经母细胞瘤细胞缺乏糖原。与 Ewing 肉瘤比较，神经母细胞瘤的细胞可能含有更多胞质的核。电镜显示神经母细胞瘤的胞质中有神经分泌颗粒，而 Ewing 肉瘤的胞质则仅有糖原。

2. 淋巴瘤　一般根据临床、组织学和预后等方面的差别完全可以区别 Ewing 肉瘤和淋巴瘤，但应注意有少数病例很难与 Ewing 肉瘤截然分开。

3. 未分化癌引起的转移　少数病例，如肺癌、甲状腺癌、乳腺癌、胃癌、睾丸癌等伴有小的未分化细胞上皮转移，可能在组织学方面与 Ewing 肉瘤相同。在成年或老年 Ewing 肉瘤病例中发现骨病变时，必须考虑有上皮转移的可能，并应该在临床、放射线和组织学方面全面检查和深入研究。

4. 胚胎性横纹肌肉瘤　该肿瘤在向邻近组织扩展或因转移而侵犯骨骼时，容易与 Ewing 肉瘤混淆，但其胞质非常丰富，浓重染色，含有糖原，肌动蛋白和肌球蛋白的试验阳性。

5. 间充质软骨肉瘤　在其尚未形成软骨岛的部位可能有类似于 Ewing 肉瘤的组织学表现。应注意鉴别。

（六）治疗

治疗方案为化疗、手术、放疗的综合治疗。如果有可能，在病史、体检、影像学检查后应该行原发瘤活检。

1. 放疗　放疗是传统的经典的治疗方法，在一段时期内是唯一的治疗方法。脊柱 Ewing 肉瘤对放疗极其敏感，仅经过几次放疗后即可缓解疼痛和发热。肿瘤体积的缩小速度较慢（因为坏死细胞需要吸收），但也可在几个月内完全消退。骨骼重建的速度更慢，但很明显，有时其速度令人吃惊。影像学上的溶骨区和被肿瘤侵犯的骨膜有骨化的倾向，其肿瘤区域常为骨增厚。放疗剂量为 50～60Gy（5000～6000rad），放射区的范围必须大于影像学（骨扫描，CT，MRI）上肿瘤范围的 5cm 以上。但是放疗有许多并发症，特别是在剂量超过 45Gy 时，容易继发恶性肿瘤。化疗能增加这种危险。

2. 化疗　化疗是近 30 年才开始应用的，使脊柱 Ewing 肉瘤的治疗发生了根本的变化。化疗中最常联用的药物有长春新碱、多柔比星、环磷酰胺、放线菌素 D、异环磷酰胺和依托泊苷（鬼臼乙叉苷）。大剂量间歇化疗的效果有可能优于中等剂量持续化疗。近年有报道异环磷酰胺优于环磷酰胺并取而代之。应用粒性白细胞集落刺激因子恢复增殖，有助于大剂量化疗。联合化疗与放疗同时进行的治疗方案已应用多年。但是放疗联合化疗尚不能完全杀灭整个肿瘤。有认为可能与肿瘤的中心部位由于血供缺乏或供氧不足，因而对放疗和化疗不敏感。

3. 手术　Ewing 肉瘤外科切除治疗后的局部复发率较高。Ewing 肉瘤化疗或放疗后分别加手术治疗，比单纯化疗或放疗者生存率明显提高。术前化疗可使脊柱 Ewing 肉瘤的原发病灶在临床和影像检查上明显消退，使手术切除成为可能。术前化疗还可进行组织学上的化疗效果评价。在大多数病例中，肿瘤组织大部分或全部消退，但可残存微小结节或大片的肿瘤活细胞，散布在瘢痕化的纤维骨样组织中。与四肢的 Ewing 肉瘤相比，切除脊柱 Ewing 肉瘤难度大，有可能需要分次手术。由于与脊髓、神经根、大血管相邻且椎体解剖结构的复杂性，有时完全切除脊柱肿瘤几乎不可能，经常出现的软组织病灶使外科处理更加复杂。外科切除后生存率提高的原因，可能是手术清除了化疗、放疗后残留的肿瘤细胞，它们可能对化疗已经有了耐受。局部复发和后期转移的病例，化疗敏感度不如原发瘤的较多，手术可以切除那些耐化疗而引起复发及转移的细胞。手术后还需要再进行化疗或放疗。自 1970 年来，Bradway 和 Pritchard 为脊柱 Ewing 肉瘤患者制订标准的治疗方案，包括术后放疗和四联化疗（环磷酰胺、多柔比星、放线菌素 D 和长春新碱）。一般先对原发肿瘤病灶施行局部放疗，若有复发或转移，再对原部位或其他部位进行放疗。治疗效果因人而异，依赖多种因素，包括疾病的严重程度。

病变范围非常广泛，发生在脊柱、多中心或在发病时即已转移的 Ewing 肉瘤，在化疗后不能手术者，可单独进行放射治疗，在原发肿瘤经手术清除或放射治疗后可持续进行化疗 12 个月。

（七）预后及影响预后的因素

影响 Ewing 肉瘤预后的主要因素有肿瘤发生的部位、大小，诊断时有无转移，肿瘤对化疗的敏感性等。起初肿瘤就很大，一般预后较差，诊断时已经有转移，生存率会降低。化疗后的病理检查见 >95% 的肿瘤细胞坏死者，显示有好的预后。临床上化疗反应良好者如肿瘤缩小也有好的预后。Ewing 肉瘤的局部复发其后果特别严重，因为大多数患者在复发后即出现转移和扩散。男性预后较女性差，有全身症状者，如发热、贫血、体重减轻、血沉加快、血清乳酸脱氢酶（LDH）升高，以及在骨盆及骶骨发病等预后欠佳。Ewing 肉瘤的并发症之一为脑转移。由于化疗药物不能通过血 - 脑屏障，因而容易出现上述情况。为了防止脑转移，可以施行预防性脑部放疗或经脑脊液使用抗肿瘤的化学药物。

七、脊柱骨肉瘤

脊柱骨肉瘤（osteosarcoma of spine）是起源于间叶组织的原发性恶性骨肿瘤。骨肉瘤在脊柱的发病率较低，但治疗较为棘手，预后相对较差。长征医院近 10 年收治的脊柱原发性骨肿瘤中仅 5 例为脊柱骨肉瘤，胸椎、腰椎各 1 例，骶椎 3 例。

（一）临床表现

大部分脊柱骨肉瘤患者表现为与肿瘤部位有关的疼痛，伴随各种神经功能障碍。因早期症状无特征性，这些患者通常被诊断为椎间盘突出症等良性病变。从有症状到确诊的平均时间为 6 个月。

文献中报道 2/3 脊柱骨肉瘤患者确诊时已有神经功能障碍（从放射痛到完全截瘫），这些临床发现提示所有脊柱骨肉瘤患者确诊时肿瘤已向硬膜外延伸，不利于有效的手术切除。

（二）影像学检查

1. X 线表现　骨肉瘤在 X 线平片表现多种多样，这取决于肿瘤内骨化的程度。重度骨化的特征是有稠密的硬化区。四肢骨肉瘤的骨膜反应，在典型的“日光辐射现象”中可见到横形或放射状的条纹，称之为 Codman 三角。但脊柱肿瘤上述征象极少见到。影像学将脊柱骨肉瘤分为溶骨型、硬化型和混合型。在脊柱病变中，最常见的是溶骨型与硬化型混合的椎体肿瘤，病理性骨折常有发生。在 90% 的病例中，椎体大部分受累，但后部结构也受累。在青年患者中最重要的鉴别诊断是骨母细胞瘤和巨细胞瘤。当 X 线平片上出现骨囊性破坏和粗糙的骨小梁时，除非出现骨化或钙化，否则骨肉瘤是很难与巨细胞瘤相鉴别。在老年组患者中，需与溶骨性病变鉴别诊断的只有转移癌与骨髓瘤。另外，无硬化的溶骨性破坏很少发生在脊柱上，恶性纤维组织细胞瘤可表现出无硬化的溶骨性破坏。

2. CT 和 MRI 检查　可发现肿瘤延伸到周围软组织与椎管内。CT 扫描可排除早期肺转移，还可在影像学上为肿瘤分期。MRI 检查对诊断脊柱骨肉瘤特别有帮助，其多维功能有助于理解病变的解剖。与 CT 相比，MRI 的矢状面与冠状面成像更容易确定肿瘤侵犯周围软组织和椎管的程度。在许多病例中，MRI 可代替 CT 脊髓造影术。MRI 表现主要依赖于矿化的程度，非矿化肿瘤在 T_1 加权像上为相对低信号，在 T_2 加权像上为高信号，矿化肿瘤在所有序列像上都显示低信号。

3. 放射性核素扫描　有利于发现脊柱骨肉瘤的卫星病灶和远处骨转移灶。在治疗期间或治疗后，如骨扫描持续表现为热结节，这是肿瘤持续存在或复发的可靠指标。定期随访放射性核素骨扫描适用于经过联合化疗后的患者，可早期发现肿瘤复发迹象。

4. 动脉造影　近年来用动脉造影术确定肿瘤新生血管、胸腰椎脊髓的节段性血供。动脉造影术还有利于消除肿瘤血管和减少术中出血，可以通过用聚乙烯乙醇或无水乙醇进行节段性血管栓塞来获得；另外，动脉造影术可选择性递送有效的化疗药物。

（三）病理学特征

骨肉瘤有许多分类方法，下面 4 种既简单又与脊柱有关的分类是：①成骨性骨肉瘤。②成软骨性骨肉瘤。③成纤维性骨肉瘤。④继发于 Paget 病或放射后骨肉瘤。

1. 肉眼观察　脊柱骨肉瘤是血供非常丰富的肿瘤，在出血性肿瘤中常可发现出血灶和大的血管腔，有时大部分肿瘤就是一个血块。由于有骨生成，通常有沙砾感，如骨被矿化，可出现钙化区。

2. 镜下所见　恶性成骨细胞的产物——编织骨，不论矿化与否，是任何骨肉瘤的单一诊断指标，所有的骨肉瘤组织杂乱无章。编织骨的骨针或骨块被丰富的血管网住，围绕骨针周围的细胞含有由于过多不典型的有丝分裂而导致的异形纺锤体，周围组织中看到很多的恶性成骨细胞。

出血或坏死灶是骨肉瘤的常见特征，在这些病例中，因周围的肉瘤细胞已失去染色亲和力，所以易见到肿瘤骨。目前尚没有具体的特殊染色来诊断骨肉瘤，免疫过氧化酶染色可用来确定肿瘤的肉瘤性质，并可排除来源于上皮的肿瘤。在缺少成骨的病例中，需要认真地检查，在偏振光显微镜下，很容易发现骨胶原，对诊断骨肉瘤非常有帮助。

有一些病例中成骨不确定，病理上看到的只是可产生胶原的恶性纺锤状细胞的肿瘤。如果肿瘤细胞呈旋涡样排列，就可以诊断为恶性纤维组织细胞瘤。在典型纤维肉瘤中，没有旋涡样的细胞排列和组织细胞分化。目前较难区分浸润性骨母细胞瘤与骨肉瘤，但一些特征如坏死灶、缺少成骨性的栅条、频繁的有丝分裂活动等更多地支持骨肉瘤的诊断。

（四）治疗

目前尚缺乏有关脊柱恶性肿瘤治疗的标准，现在采用的治疗原则是延伸肢体肿瘤的治疗策略。一旦确诊，就要用胸部 CT 扫描和放射性核素骨扫描排除转移病灶。随着有效化疗方案的出现，在许多医疗中心，手术治疗在早期系统化疗后进行。Rosen 建议在手术切除原发性肿瘤前 16 周，让患者接受化疗。肿瘤辅助化疗的理论基础：首先，在患者最早确诊时，影响全身的微小转移已发生，此时微小转移灶相对较小，对化疗药敏感，所以此时开始化疗对于骨肉瘤是非常重要的，因骨肉瘤的倍增时间在 30 ~ 40d；其次，由于原发肿瘤病灶缩小，允许手术范围更接近肿瘤，以获得有效整块和广泛切除。

1. 化疗　自20世纪70年代初Jaffe首创大剂量甲氨蝶呤及四氢叶酸钙解救剂（HD-MTX+CF）治疗骨肉瘤以来，相继发现多柔比星（ADM）、顺铂（CDP）、足叶乙甙（VP-16）、异环磷酰胺（IFO）、环磷酰胺、长春新碱（VCR）及放线菌素D（BCD）等亦对骨肉瘤原发灶及肺转移灶有确切的疗效。许多学者开展了多药联合的辅助化疗与新辅助化疗。在强力化疗与外科手术的综合治疗下，骨肉瘤的治疗效果不断改善，明显提高了患者5年生存率。

（1）化疗方案：目前国际上常用的化学疗法有HD-MTX、ADM、DDP联合疗法及Rosen的T4、T7、T10、T12疗法等。T4治疗方案均连续使用大剂量的甲氨蝶呤和甲基四氢叶酸解救剂、多柔比星和环磷酰胺。T7方案是：大剂量甲氨蝶呤和最初4周剂量的甲基四氢叶酸解救剂，可给予连续联合使用BCD和每个疗程$90mg/m^2$剂量的多柔比星。大剂量甲氨蝶呤指在未完全发育的青少年患者中是$12g/m^2$，在发育成熟的患者中是$8g/m^2$。用T7方案治疗的54例患者中有43例（约80%）保持平均4年的无瘤生存。在1978年，有人报道用剂量为$100 \sim 120\ mg/m^2$的顺铂治疗1d或5d，有55%的患者对此有反应，如术前化疗方案部分有效或疗效较差，这就可能给患者带来病灶转移的危险。如患者对术前化疗反应较好，并不能排除其他潜在的不良反应，如顺铂的肾毒性，因为只有术后持续化疗，才能维持部分患者无瘤生存。术后化疗方案的基础取决于原发肿瘤对T10化疗方案的反应，在T10化疗方案中，术前化疗使用大剂量的甲氨蝶呤、甲基四氢叶酸解救剂和多柔比星。对原发骨肉瘤术前化疗效果的组织学分组可分4级，3~4级的患者对术前采用的化疗继续有反应，在1~2级患者中，删去顺铂和大剂量的甲氨蝶呤，用这种方法治疗，约80%的患者可获得3年的无瘤生存。

一般在化疗中强调多药联合以达到对肿瘤的有效杀灭。德国的骨肉瘤协作组报道22例脊柱原发性骨肉瘤取得较好疗效，19例（86%）生存期>1年，其中3例>6年，该组病例均以高剂量MTX为主并分别结合多柔比星、顺铂、博来霉素化疗，高危病例联用足叶乙甙及卡铂。研究表明行肿瘤整块切除或边缘切除的病例，生存期明显长于病灶内切除或姑息治疗；行病灶内切除或姑息治疗病例术后放疗组生存期长于未接受放疗组。作者认为积极的手术治疗与放、化疗的结合有助于延长患者的生存期。

（2）术前与术后化疗：近年来，提出新辅助化疗概念：术前对骨肉瘤进行化疗，根据化疗的敏感性及肿瘤组织学坏死程度制订术后的化疗方案。通过有效的术前化疗，达到抑制及杀灭肿瘤微转移灶的目的。最早倡导术前化疗的单位是MSKCC（Memorial Sloan-Ketterirg Cancer Center），此举得到了Bologna小组（Rizzoli Institute）与Winkler等的支持。Bologna小组的报道表明，术前化疗与局部复发率有很明确的关系，而局部复发对预后存在十分不利的影响，从减少复发进而改善预后的角度看，术前化疗是有一定意义的。然而，在MSKCC的资料中，RFS（无瘤生存率）并不受术前或术后化疗的影响。对接受术前化疗的170例患者，Meyers等按术前化疗时间的长短将患者分成3组，分别是：19~60d者57例，63~96d者58例，>97d者55例，经单因素分析，术前化疗的长短与RFS无关，延长术前化疗的时间虽然可使组织坏死率上升，但其与预后的相关性也下降了。POG小组对106例患者进行了随机研究，采用药物均为HD-MTX+CF、ADR/DDP（两个循环，10周），一组为术前化疗，一组为术后立即化疗，结果表明，2年生存率分别为70%及73%，亦无明显区别。因此，对术前化疗是否可以改变患者的长期预后，尚无统一的认识。但可以肯定的是，术前化疗必然会使部分患者的肿瘤坏死，减轻水肿。

为了证实术前化疗的作用，进行了多学科的对照研究。Eilber 报道了在加利福尼亚大学对患者做的一项随机研究，将接受过动脉内多柔比星化疗或放疗后的患者被随机分成两组，一组接受大剂量辅助化疗，另一组不给予辅助化疗。经平均 24 个月的随访，术前化疗对无瘤生存率和总体生存率很重要。化疗组 45% 患者有复发，20% 的死亡；对照组的复发率和死亡率分别为 80% 和 52%。

（3）拯救化疗：根据术前化疗的组织学反应调整用药、对那些组织学反应不佳（肿瘤细胞坏死率 <90%）改变化疗用药以期改善预后。大部分学者主张对术前化疗组织反应不佳者，在术后化疗中以加入新药为宜，而不是取代尚有一定疗效的药物。这一设想是合理的，但其实际效果仍有争议。Meyers 的随机研究中，一组术前给予 HD - MTX + CF/BCD，术后根据组织反应调整用药，另一组术前即给予所有强力化疗药 HD - MTX + CF/BCD/ADR/DDP，经过 49 例患者的比较研究，良好组织反应率（50% 对 55%）及 3 年生存率（76% 对 77%）均无明显差异。然而 Bologna 小组及 Michelagnoli 等的研究支持 IFOS 与 VP - 16 在拯救反应不佳者的价值。Beniamin 等也赞同拯救化疗。他们将患者分为 3 组，第 1 组 37 例（1980 ~ 1982 年），术前接受 DDP 及 ADR，术后不论组织学反应如何仍给予二者联合；第 2 组 59 例（1983 ~ 1988 年），术前用药同第 1 组，术后对药物反应不佳者加 HD - MTX + CF 及 BCD 等；第 3 组 28 例（1988 ~ 1992 年），术前用药同上，术后对药物反应不佳者改用 HD - MTX + CF、IFOS、ADR/DTIC（氮烯胺），此 3 组药物反应不良者的 5 年生存率分别为 13%、34% 和 67%，说明了拯救化疗的价值。需要指出，随着时间的推移，后两组的药物剂量强度、总剂量、术前化疗持续时间均有所增加。故拯救化疗理论尚需要更长的时间来检验。

（4）药代动力学与剂量强度：毫无疑问，药代动力学会对治疗效果产生重要影响。在最近的一项研究中，Jaffe 证实肿瘤的消除不仅依赖于化疗药达到靶器官的浓度，而且还依靠几个疗程化疗药在靶器官的累积量。通常认为年幼者的药物排泄较快，儿童 MTX 的剂量宜提高，故 MSKCC 的 T 方案与 EOI（European Osteosarcoma Intergroup）方案中规定，儿童 MTX 的剂量应由 8 g/m^2 提高到 12g/m^2。对其他的 28 个化疗方案进行了详细的研究之后，Delepine 等指出，MTX 的剂量与剂量强度（单位时间及单位体表面积的药物剂量）对预后有显著影响，降低药物剂量或延长两次给药时间间隔均会产生不良的预后，故 Delepine 建议根据药代动力学指标进行个体化剂量调整，使输注 6h 后的峰值血药浓度达到 1000μmol/L 以上，认为可以明显提高组织反应率和 RFS。Graf 等的报道得出了同样的结论，但他认为如果 MTX 用量达到 12g/m^2，并调整水化入量为 3L/m^2，患者的给药量不需个体化调整，因为多数患者的血药浓度可以达到 1000 μmol/L。对 ADM 的研究也表明药代动力学与剂量强度具有重要意义。COSS 及 Bologna 小组指出，降低 ADM 的剂量强度会导致预后不良。目前认为，ADM 的剂量强度是决定预后的最重要因素。

（5）骨肉瘤的多药耐药（MDR）：研究表明，肿瘤的 MDR 主要与细胞质膜上的糖蛋白（P - gp 和 MRP）有关。P - gp 的表达伴随着 mdrl 基因的扩增。克服 MDR 的方法有用 Ribozyme 切割 mdrl 基因的 mRNA，降低 P - gp 的表达；用反义寡脱氧核苷酸或反义寡核苷酸抑制 MDR 基因的复制、转录及翻译；采用鼠抗人 P - gp 单克隆抗体 MRK - 16 与化疗药物联合治疗，以增强耐药细胞的敏感性；采用一种或几种 MDR 逆转剂，有以下几大类：钙通道阻滞剂（如维拉帕米）；心血管系统药物（如奎尼丁）；激素（如黄体酮）；抗生素（如红霉素）；免疫抑制剂（如环孢素）；钙调蛋白抑制剂（三氟拉嗪）；抗疟药（奎宁等）。维拉帕米和环孢素与化疗药联用，在儿童骨肉瘤取得一定疗效。

（6）化疗反应评价：准确及时的疗效评价可允许更改治疗方案，增大药物剂量或提早手术，以拯救组织反应不佳的患者。目前最为可靠的是对化疗后手术切下的肿瘤标本进行坏死率评估，这一方法已为 MSKCC、COSS、Bologna 小组等广为接受，并均同意将肿瘤细胞坏死率 >90% 定为组织反应良好，<90% 视为组织反应不佳。业已证明，肿瘤组织化疗反应与预后存在明显相关性，复发与转移基本上只发生在组织反应不佳的患者中。需要指出，原发性肿瘤与转移瘤化疗敏感性不尽一致，这就是部分患者不能获得长期生存的原因。如 Biagini 等发现，从 6 例原发灶化疗反应良好的患者切下的 21 个肺转移结节中，仅有 12 个化疗反应良好；而 17 例原发瘤反应不佳的患者切下的 50 个结节中，仍有 5 个反应良好。因此，肿瘤细胞对化疗的反应存在异质性。然而病理组织学评估只有在手术切除肿瘤以后才能进行，而且是一项繁重的工作，需要取材 19 ~30 个以上，在不同的病理医师之间还存在个体差异。所以在过去几年里，放射学专家在努力建立一种替代病理学的方法。已证明 X 线片、CT、MRI 均非评价化疗反应的敏感与可靠指标，血管造影与放射性核素扫描则显示了较高的应用价值。经过 2 ~4 次化疗后，可看到肿瘤血管明显减少，这意味着肿瘤坏死，当肿瘤血管生长停止、减少或消失时，说明化疗达到了最大反应，即可考虑手术。放射性核素骨扫描似更有前途，而且简便，可反复检查，^{67}Ga、^{99m}Tc、^{201}Tl 均曾用来评价肿瘤化疗反应，尤以^{201}T1 较为可靠，特异性强，不受炎症及反应成骨的影响。

2. 手术治疗　外科手术仍是治疗骨肉瘤原发灶的主要手段。但应强调早期的穿刺活检，明确诊断后，施行新辅助化疗方案（具体上文已做详细介绍）。对于脊柱骨肉瘤手术治疗应尽量行整块切除或广泛切除，有助于延长生存期。术前行栓塞并于栓塞后 24 ~48h 内手术，可以明显减少术中出血，缩短手术时间，术野清晰，有利于脊柱肿瘤的彻底切除。Daryl 等行前后联合入路根治性切除胸腰椎骨肉瘤 3 例，术后神经症状明显改善，但随访少于半年。Cuneyt 等报道 1 例原发于枢椎的骨肉瘤，行经口腔入路全椎节肿瘤切除，以 Cage 重建颈椎体高度，自体骨移植，前路钢板固定及后路切除后结构行枕颈内固定，术后行 MTX、IFO、ADM 及卡铂联合化疗，患者随访 40 个月肿瘤复发，但患者带瘤生存，无明显神经症状，也无转移。

在有严重的神经功能障碍（如截瘫）或脊柱不稳引起的疼痛的脊柱骨肉瘤患者中，脊柱的稳定性与肿瘤切除、脊髓减压要在化疗之前完成。脊柱骨肉瘤患者术后继续联合化疗，用放射性核素骨扫描和 CT 扫描进行连续评估。另外碱性磷酸酶水平有助于骨肉瘤对化疗反应的连续评价。

3. 放疗　骨肉瘤细胞对放疗不敏感，放疗一直作为手术前后辅助手段存在。枕颈部骨肉瘤的局部放疗对于降低复发有一定的作用，局部放疗有助于控制肿瘤对于咽后壁及脊髓的压迫。近年国内外开展了^{153}Sm－EDTMP 内照射诱发骨肉瘤细胞凋亡的实验研究，观察到在随^{153}Sm－EDTMP 内照射延长，骨肉瘤细胞的 DNA 链断裂程度增加，形成凋亡小体，为临床开展该研究提供依据。近年来放射增敏剂的研究也是一个热点。Kubota 等研究认为渥曼青霉素（P13－激酶抑制剂）可抑制静止型肿瘤细胞 DNA－PK 活性，而为放疗所杀伤。Lin-

beg 等动物实验证明 PEG－HB（聚乙二醇结合牛血红蛋白）可增加对放疗的敏感性。

在脊柱骨肉瘤术后是否用放疗控制局部肿瘤，取决于原切除部位是否有存活的肿瘤，局部点放疗可用于所有辅助性化疗无效的病例。但后方放疗可能与较高的切口裂开发生率有关，特别是用后正中切口进行器械固定和植骨术的患者。

4. 生物调节治疗　近年来，微脂粒包裹的胞壁酰三肽磷酯酰乙醇胺（liposome－encapsulated muramyltripeptide phosphatidyle－thamolamine，L－MTP－PE）对骨肉瘤肺转移治疗作用的研究逐渐引起重视，有希望成为有效的治疗手段。MTP－PE 具有激活单核细胞和巨噬细胞的能力，经静脉注射后，能选择性地作用于肺部单核细胞和巨噬细胞。MTP－PE 包裹脂质体后形成 L－MTP－PE。这样，经静脉输入 L－MTP－PE 时，MTP－PE 不会漏入血清中，而只被巨噬细胞或单核细胞吞噬，分布于肺、脾、肝、肺转移瘤内部和周围。MTP－PE 激活的巨噬细胞能杀灭肿瘤细胞，而对正常细胞无损害。Ⅱ期临床试验用 L－MTP－PE 对骨肉瘤肺转移患者行试验性治疗，肿瘤复发时间明显延长。目前认为用药剂量 $2mg/m^2$，2 次/周×12 周＋2 mg/m^2，1 次/周×12 周，其与化疗药物合用无干扰作用。

（五）预后

原发性脊柱骨肉瘤治疗困难，已报道的脊柱骨肉瘤的平均生存期为 6～10 个月，主要是因为手术难以彻底切除。但如果能对病椎实施整块切除或广泛切除，患者预后则会明显改善。脊柱骨肉瘤的研究到目前为止有 3 个较大系列的学术研究报告。在 1980 年，Barwick 等报道了一组 10 例 67 岁以上的脊柱骨肉瘤患者，总的平均生存期 6 个月，只有 1 例长期存活，1 例患胸椎肿瘤的 3 岁男孩经放疗和化疗后存活了 6 年 2 个月。偶尔有骨肉瘤患者长期存活的报道，Mnaymneh 报道 1 例骨肉瘤患者行肿瘤部分切除、体外放疗、化疗，该患者近 2 年后死于多柔比星中毒。Ogihara 等报道 1 例患 T4 椎体骨肉瘤的 15 岁男孩，就诊时已截瘫，行椎板切除术后经肋间动脉途径予以多柔比星 30mg，每日 1 次，连续 3d。休息 6 周后开始下一疗程，共连续 3 个疗程的动脉内化疗后开始接受全身化疗。经 4 个月的治疗后，他开始行走，且在随访中至少 1 年处于无瘤状态。Poppe 等报道 1 例只经体外放疗，而未予以其他治疗，存活 10 月余的骨肉瘤患者。Shive 等报道了 20 例脊柱骨肉瘤患者，他们中没有任何人给予现代联合化疗方案治疗，但平均生存期为 10 个月。在 Memorial Sloan－Kettering 癌症中心，从 1949 年至 1984 年间收治的 24 例脊柱骨肉瘤患者被分成两组，早期的 13 例患者主要予以椎板切除和放疗，平均生存期 6 个月，只有 1 例长期存活者。近期的 11 例患者接受了椎体切除和联合化疗，化疗方案是以 Rosen 描述的 T7 和 T10 方案为基础的，有 4 例患者接受多次手术切除残留的或复发肿瘤。这组中 5 例生存期超过 5 年，其中 3 例在完全无瘤状态，只有 1 例患者在接受化疗时已发生远处转移。肢体骨肉瘤化疗原则提供了一个治疗脊柱骨肉瘤的有用模式。

（郝玉升）

第四节　脊柱转移性肿瘤

脊柱转移性肿瘤的诊断与治疗长期以来一直存在着不少争论。近年来，由于诊断手段的日益进步，脊柱转移性肿瘤的早期发现率明显提高。同时随着外科治疗理念和技术的更新，外科治疗日益成为脊柱转移性肿瘤治疗的重要手段。

一、临床表现

脊柱转移性肿瘤中，仅有40% ~50%患者有原发恶性肿瘤的病史。多数患者以转移为首发症状，在临床上应引起足够的重视。

1. 疼痛 是最常见的症状，约有70%患者均以疼痛起病，常逐渐变为持续性加剧，夜间痛明显，制动多无效，疼痛严重者服止痛药也无效。大约有50%的胸脊髓损害患者有脊髓压迫症状出现即出现神经根性疼痛。疼痛因病灶部位不同而不同。腰椎转移可表现为腹痛。上颈椎转移常伴有枕大神经分布区域的放射痛。对于上颈椎转移应注意，由于上颈椎椎管相对较宽，早期患者并没有脊髓的压迫症状，此时疼痛可为唯一的症状。

凡有过恶性肿瘤病史者，不明原因的脊柱部位疼痛，应高度怀疑是否有椎体转移。

2. 脊髓压迫症状 转移性肿瘤常很快出现神经根或脊髓的压迫症状。由于脊柱转移性肿瘤主要位于椎体，往往从前方压迫锥体束或前角细胞，故常以运动功能损害先出现。与其他脊髓病损类似，括约肌功能损害往往提示不良预后。研究表明术前 Frankel 分级低常与术后预后不良或并发症增多有关。如颈椎肿瘤累及交感神经丛则可出现 Hornner 综合征。

3. 活动受限及畸形 如上颈椎转移肿瘤累及枕寰关节或寰枢关节会引起头颈部的活动受限、僵硬。部分患者可出现斜颈，长期斜颈导致头面部发育不对称。其余部位的脊柱转移肿瘤压迫神经根也可出现相应的畸形。

4. 病理性骨折 有轻微外伤或根本没有任何诱因，可发生椎体压缩性骨折，此时疼痛加剧，可以很快出现截瘫等。

5. 全身症状 有原发癌表现者全身情况差，常有贫血、消瘦、低热、乏力等。

二、影像学表现

1. X线 X线平片依然是目前最简便、快速和经济的诊断脊柱转移癌的主要手段之一。但是由于X线对于早期脊柱转移灶无法显现，有报道认为只有当椎体骨小梁破坏达50% ~70%时，才能在平片上表现出来。脊柱转移癌X线平片早期仅表现出松质骨的稀疏，椎体发生压缩性骨折后，病椎的上、下椎间隙常保持不变。脊椎转移瘤X线片大致可有3种表现：①溶骨型。②成骨型。③混合型。直肠癌、结肠癌、前列腺癌发生脊柱转移，主要表现为溶骨性破坏。成骨型变化可见于部分前列腺癌、乳腺癌的硬癌及鼻咽部和骨肉瘤等肿瘤发生脊柱转移时。X线片上如显示椎弓根的破坏，称为椎弓根阳性，对于诊断椎体转移具有很大意义。

2. CT 主要的优点在于可明确骨皮质及小梁的微小破坏，准确显示椎体的溶骨性或成骨性病灶以及肿瘤侵入椎管内硬膜外腔或椎旁软组织，肿瘤边缘多无硬化，基质钙化亦不多见。同时CT还有助于对局部放疗效果的评价，可显示椎体溶骨性破坏是否钙化或骨化，椎体受累范围是否减少等。对于脊柱转移性肿瘤应注意单纯行CT扫描时容易遗漏跳跃的多发病灶。

3. MRI 是诊断脊柱转移性肿瘤的重要手段。MRI能反映转移灶的分布、数目、大小及与毗邻组织的关系，对于界定肿瘤的反应区也有重要的意义，能为手术中行整体或广泛切除的范围提供依据。

4. 放射性核素骨扫描（ECT） 放射性核素骨扫描在检测椎体骨转移灶局部代谢改变

时非常敏感，诊断价值较大，可早期发现原发灶。核素扫描阳性时，异常骨至少占正常骨的5%～10%。应注意到肿瘤侵袭、创伤和感染均可产生反应性新骨形成，在ECT上表现为异常浓聚。

5. PET检查　有助于发现一般手段难以发现的微小原发灶和软组织转移灶。

三、病理活检

对于难以判别性质的脊柱占位病变，可考虑术前活检以明确病变的性质。活检主要有切开活检或穿刺活检。如病变位于椎体，在椎旁无法取到活检样本，可选择经椎弓根的穿刺活检，但其风险较大。一般在CT引导下，由熟练的医师完成。如患者的原发肿瘤为一些富含血管的肿瘤，同时肿瘤已经累及椎体后缘皮质，则活检后由于可造成出血及对脊髓的压迫，此时穿刺活检应慎重。

对于首发于椎体，同时又分化比较好的转移癌，可根据活检或切除后的标本，识别其组织来源，如甲状腺癌、肝细胞癌等。

四、实验室检查

1. 一般检查　包括：血沉、肝肾功能、血清钙、血磷、碱性磷酸酶、尿钙及尿磷等。脊柱转移癌患者可出现血红蛋白降低、血红细胞减少、血白细胞计数略升高、血沉增快、血浆蛋白下降和白蛋白与球蛋白倒置。溶骨性骨转移先在尿内有尿钙显著增多，若病情进展血钙将进一步增高。

2. 肿瘤标记　根据原发肿瘤的不同可有一些不同的肿瘤相关标记，如CEA、PSA、CA199、CA120等。

3. 生化标记　研究发现血清含有多种反映骨代谢早期改变的生化标记，与溶骨反应相关的有Ⅰ型胶原C末端（C－telopeptide of collagen Ⅰ）、α_1链C末端（C－telopeptide of anal chain）等；与成骨反应有关的有骨钙素、骨碱性磷酸酶、前胶原Ⅰc末端前肽（procollagen I carboxy－terminal propeptide）、前胶原ⅠN末端前肽（procollagen Ⅰ N－terminalpropeptide）、吡啉啶等。然而这些标记的特异性还有待于进一步临床验证。溶骨性标记还可用于双磷酸盐治疗骨转移的疗效评价。

五、治疗

1. 外科治疗　脊柱转移性肿瘤是脊柱肿瘤中最常见的肿瘤，也是脊柱肿瘤外科治疗的重要方面。患者一旦发生脊柱转移，其生存期有限，对于何种患者应于何时行手术治疗仍是目前在临床工作中研究的焦点问题。脊柱转移肿瘤患者的生存期受多种因素的影响，如肿瘤病理类型、转移情况、脊髓压迫情况、患者一般状况及基础疾病等。相对而言，骨髓瘤、淋巴瘤和部分软组织肉瘤转移生存期较长。腺癌转移中，以乳腺癌、肾透明细胞癌、前列腺癌生存期相对较长，肺癌和肝癌生存期则较短。一般认为准备行手术治疗时，患者的预期存活时期一般不应短于半年。

（1）手术目标及适应证：目前众多学者经研究认为脊柱转移性肿瘤外科手术治疗的目标：①恢复或保留充分的神经功能。②缓解疼痛。③切除肿瘤或肿瘤减压。④确保即时的或永久的脊柱稳定。

一般认为脊柱转移肿瘤手术主要适应证：①预期生存寿命 >6 个月。②脊柱不稳与畸形或椎间盘、骨折片压迫脊髓、马尾和（或）神经根引起进行性神经功能损害。③顽固性疼痛经非手术治疗无效。④转移灶对放、化疗不敏感或经放、化疗后复发引起脊髓压迫。⑤病理活检明确椎体病变性质。

Harrington 等将脊柱转移肿瘤依据其骨性结构破坏程度和神经损害分为 5 种类型：①无严重神经损害。②累及骨性结构但无椎体塌陷及不稳。③重要的神经功能损害（感觉或运动），但无明显的骨性结构破坏。④椎体塌陷并由此引起疼痛，但无明显神经功能损害。⑤椎体塌陷或不稳，伴明显神经功能损害。建议①、②、③型患者可行非手术治疗，包括化疗、激素治疗和放疗。③型患者根据具体情况，若脊髓受压并且肿瘤对放疗不敏感则可行手术治疗。④和⑤型患者可行手术治疗。

研究认为，在病变椎体塌陷前期进行手术，行即刻稳定性重建及减压预后较好。胸椎转移病灶，一般认为对于 $T_1 \sim T_{10}$ 肋椎关节受累是影响椎体病理性骨折塌陷的重要因素，当转移灶累及 $T_1 \sim T_{10}$ 椎体时 50% ~60% 发生椎体塌陷；在 T_{11}、T_{12} 及腰椎则最重要因素是肿瘤累及椎体的程度和椎弓根受累，转移灶累及椎体者 35% ~40% 将发生椎体塌陷。

近来，一些学者将肿瘤学的治疗概念引入脊柱转移性肿瘤的手术治疗中，认为手术选择应与患者的全身状况、预后相联系。近年，Tomita 等建立了一种脊柱转移肿瘤的评分系统，由 3 种预后因素组成，包括：①原发肿瘤病理分级。生长缓慢——1 分，中度——2 分，生长迅速——4 分。②脏器转移情况。可治疗——2 分，不可治疗——4 分。③骨转移情况。单发或孤立——1 分，多发——2 分。每例累计总分（表 11 -1）。

每例患者的手术治疗策略依据其治疗目标而定：①生存期长，需长期局部控制（评分为 2 ~3 分）者，行广泛切除或边缘切除。②生存期中等，需中期局部控制（评分为 4 ~5 分）者，行边缘或病灶内切除。③生存期短，仅需短期局部控制（评分 6 ~7 分）者，行姑息性手术治疗。④终末期（8 ~10 分）仅行非手术支持治疗。作者以此评分系统进行前瞻性研究，治疗 61 例患者，其中 52 例手术治疗患者中 43 例（83%）获得椎体转移灶成功的局部控制。这一治疗评分系统不单纯从外科治疗出发决定患者的治疗选择，而是立足于肿瘤治疗的综合治疗概念决定患者的治疗方式。进一步推广有待于更多的研究。

表 11 -1 Tomita 脊柱转移肿瘤分期

评分	预后因素		
	原发肿瘤	内脏转移	骨转移
1	生长缓慢		单发或孤立
2	中度生长	可治疗	多发
4	快速生长	不可治疗	
预后评分		治疗目标	外科策略
2 ~3		长期局部控制	广泛或边缘切除
4 ~5		中期局部控制	边缘或病灶内切除
6 ~7		短期局部控制	姑息治疗
8 ~10		肿瘤晚期治疗	支持治疗

（2）手术方式选择：脊柱转移肿瘤的主要手术方式如下。①姑息减压手术：主要为椎

板切除，也可在同时行后路稳定性重建，但疗效较差，并不优于放疗。②肿瘤切除术：多项研究表明，对于合适的患者行肿瘤切除术有助于改善患者生活质量，延长生存期。③椎体成形术：通过经椎弓根或直接向椎体内注入骨水泥的方法，达到增强椎体强度和稳定性，防止塌陷和缓解腰背部疼痛，甚至部分恢复脊柱高度的目的，研究表明对于某些转移性肿瘤引起的顽固性疼痛有较好的疗效，同时 PMMA 的热作用和毒性作用还有助于杀死肿瘤细胞。

2. 放疗　放疗是治疗脊柱转移性肿瘤的一种重要方法。淋巴瘤、骨髓瘤和精原细胞瘤对放疗敏感，乳腺癌、前列腺癌对放疗中度敏感。尽管某些转移性肿瘤患者的生存期较短，但是合理的运用手术、放疗、化疗及其他综合治疗手段，也能有效地提高患者生存期。

对于脊柱转移性肿瘤，放射治疗的主要目的：①局部治疗椎体转移性肿瘤，直接杀灭肿瘤细胞。②缓解疼痛，60% ~80% 的患者在行放疗后其疼痛能得到有效地缓解。研究表明放疗后 2 个月后可见到溶骨性破坏出现重新钙化。一般总剂量在 50Gy 左右，超过这一剂量则可能引起放射性脊髓炎。

对于放疗的时机，目前仍有一定的争论。一些研究表明术前的放疗增加了术后并发症的发病率，主要为感染、切口不愈合等，因为放疗对正常组织的损伤，降低了正常组织的抗感染能力；同时，局部的胶原组织增生、瘢痕化也影响组织愈合能力。Tomita 等认为放疗对于椎体肿瘤软组织侵犯有效，但一旦发生病理性骨折，放疗对于预防椎体进行性塌陷是无效的。

目前认为，对于放疗时机的选择主要是根据该患者的治疗方式是保守治疗还是手术治疗。如该患者拟行手术治疗则应先行手术，辅以术后放疗。

3. 综合治疗　脊柱转移癌的综合治疗主要包括激素治疗、化疗和免疫治疗等。

(1) 激素及内分泌治疗：研究表明皮质类固醇在脊柱转移癌中的作用主要有两方面：①减轻脊髓水肿，保护神经功能，防治截瘫。②对于淋巴瘤、精原细胞瘤及尤文肉瘤有较为显著的治疗作用。研究表明，皮质类固醇单剂治疗髓外淋巴瘤可发现肿瘤负荷明显减小。

乳腺癌和前列腺癌是激素治疗敏感性肿瘤，有研究表明对于这两类肿瘤，早期单用内分泌治疗对于改善神经功能及抑制肿瘤生长有重要意义。乳腺癌脊柱转移患者，尤其是绝经后和激素受体阳性的患者激素治疗更有意义。20 世纪 70 年代以后，他莫昔芬（三苯氧胺）等新型内分泌药物应用于临床，因其不良反应小，可长期使用，而逐步代替了传统的性激素药物。目前主要用于乳腺癌内分泌治疗的药物为他莫昔芬、氨鲁米特、孕激素及芳香化酶抑制剂。对于前列腺癌脊柱转移，目前内分泌治疗包括睾丸切除术、雌激素类药物。雄激素阻断类药物可用于二线内分泌治疗，主要有尼鲁米特、氟硝基丁酰胺等。

(2) 化疗：对于全身化疗敏感的肿瘤如淋巴瘤、骨髓瘤、精原细胞瘤和神经母细胞瘤，化疗可作为一线治疗方案。对于转移性肿瘤，手术即使能从边缘广泛切除瘤体，但不能消除所有的亚临床病灶。单纯依靠手术治疗的效果是有限的，而亚临床病灶的存在是肿瘤复发和转移的主要原因，也是影响存活的主要原因。全身化疗可以对原发瘤本身进行治疗，同时能有效地消灭亚临床病灶，减少肿瘤复发和转移。目前多主张行多药联合化疗以提高疗效，尽量降低肿瘤耐药性。可根据肿瘤类型的不同选择相应的化疗方案。

(3) 骨溶解抑制剂：脊柱转移癌引起的溶骨性破坏可导致明显的骨痛、病理性骨折及高钙血症。近年来研发了多种双磷酸盐，其主要作用机制是抑制羟基磷灰石的溶解，抑制破骨细胞活性，进而阻止骨质的吸收，对脊柱溶骨性转移有明显止痛作用，并可治疗高钙血症。主要药物有氯甲双磷酸二钠（骨膦）、帕米膦酸二钠（博宁）和帕米膦酸钠（阿可达）。

（4）免疫治疗：近年来由于分子生物学技术的进步，肿瘤疫苗、单克隆抗体、细胞因子、免疫活性细胞输注以及基因转移技术等在临床上的应用逐渐成为现实。生物反应调节剂概念的提出，进一步奠定了肿瘤免疫治疗的理论基础，并建立了手术、放疗、化疗和肿瘤免疫治疗的综合治疗模式。目前肿瘤免疫治疗尚未取得令人满意的疗效，主要与肿瘤患者突变的基因并没有成为有效的免疫靶、患者的免疫状况个体差异及各自特异性免疫的病理生理变化不尽相同等有关。

六、常见的脊柱转移癌

1. 肺癌　肺癌是常见的恶性肿瘤，在很多发达国家，肺癌在男性患者的肿瘤疾患中占首位，在女性患者中占第2、3位。我国肺癌在城市占恶性肿瘤发病率的首位，在农村占第4位。肺癌在病理上可分鳞状细胞癌、腺癌、小细胞未分化癌和大细胞未分化癌。其中以鳞状细胞癌占首位。在肺癌的病理活检中，常发现肿瘤可以由多种细胞组成，如腺鳞癌。研究表明90%的肺癌患者最后将发生转移。

肺癌是最容易发生脊柱转移的恶性肿瘤之一。有时，脊柱转移可以作为肺癌转移的唯一部位。多数研究表明肺癌脊柱转移的预后较差，平均生存期较短。Sundaresan 等报道25例肺癌脊柱转移患者平均生存期为6个月。

对于局限性的脊柱肺癌转移病灶，手术可采取整块切除术，具有较好的疗效。如病变位于椎体可采取前路切除并同时应切除受累的椎旁组织。小细胞肺癌对于放疗非常敏感，对化疗也较为敏感。非小细胞肺癌对放疗相对不敏感。研究表明全身化疗能延长非小细胞肺癌患者的生存期。单药治疗中异环磷酰胺、长春新碱、顺铂和丝裂霉素是最有效的药物，近来出现的药物如紫杉醇、异长春碱在临床应用中显示出了较好的疗效。

2. 乳腺癌　乳腺癌也是脊椎转移癌中的常见肿瘤。目前乳腺癌为美国女性恶性肿瘤发病率的首位。在我国乳腺癌的发病率近年来也有逐步上升的趋势，尤其是在各大中城市中。

乳腺癌脊柱转移可出现溶骨性、成骨性及混合性多种表现。研究表明，乳腺癌脊柱转移患者的生存期较肺癌明显延长，约为21.4个月。但这与出现脊髓压迫或手术等治疗后脊髓压迫症状是否得以改善有关。一旦患者出现截瘫或手术后脊髓压迫症状无明显缓解则其生存期明显缩短。

对于单发的乳腺癌手术治疗应力争完整的切除。乳腺癌对激素治疗、化疗和放疗的效果均较好。90%以上骨转移病灶经放疗后疼痛症状明显缓解。化疗的常用药物为多柔比星、5-FU、环磷酰胺等，近来研究表明紫杉醇对乳腺癌具有较好的疗效，单药用于一线治疗有效率为26%~32%。乳腺癌激素治疗具有重要意义。对于绝经后和绝经前ER（+）和PR（+）的肿瘤，激素治疗有效，常用药物为他莫昔芬10mg，每日2次。其他的内分泌药物如第2和第3代芳香化酶抑制剂已经应用于临床取得较好的疗效。

目前研究表明c-erbB-2（her2）癌基因产物在多数乳腺癌中过度表达，重组人HER2单克隆抗体（herceptin）通过与HER2受体结合，具有抑制肿瘤生长作用，在临床应用中取得较明显的疗效。

3. 前列腺癌　前列腺癌是男性最好发的恶性肿瘤之一。前列腺癌较易发生骨转移，研究表明前列腺癌患者行尸体解剖研究时84%的患者已发生骨转移。其中脊柱是最常见的转移部位，其次为股骨、骨盆、肋骨、胸骨、颅骨和肱骨等。前列腺癌发生骨转移后，患者生存期相对较长。Jeffrey 等报道80例脊柱转移癌患者中前列腺癌为6例（7.5%），确诊脊柱转移后的平均生存期为26.9个月，明显长于同组肺癌确诊脊柱转移后的平均生存期（12.3个月）。

前列腺癌多数为腺癌，少数为鳞状细胞癌和移行细胞癌。前列腺腺癌在病理上可依分化程度分为Ⅰ～Ⅳ级。

由于前列腺癌起病比较隐蔽，故部分前列腺癌可首先表现为脊柱转移，出现脊柱疼痛、神经根和脊髓压迫症状。直肠指检80%的病例可获得诊断，前列腺癌指检表现为腺体增大、坚硬结节、表面高低不平、中央沟消失、腺体固定或侵犯肠壁等。

X线平片上90%前列腺癌脊柱转移灶主要表现为成骨性改变。

实验室检查前列腺癌具有较为特异的标记。①前列腺酸性磷酸酶（PAP）：又称前列腺血清酸性磷酸酶（PSAP），可由正常或癌变的前列腺上皮细胞溶酶体产生，是较特异的肿瘤标记。②前列腺特异性抗原（PSA）：是由正常或癌变的前列腺上皮细胞内质网产生，分子量为3400的大分子蛋白，是目前前列腺癌敏感性强且特异性高的肿瘤标记，总阳性率为70%以上。

前列腺癌脊柱转移的治疗包括手术、放疗、化疗和内分泌治疗，对于出现脊髓压迫的前列腺癌脊柱转移患者应力争行肿瘤的总体切除术。

前列腺癌对激素有明显的依赖性，所以内分泌治疗有效。1941年Huggins首先报道前列腺癌对于激素辅助治疗有效。80%晚期前列腺癌患者经激素治疗出现肿瘤缓解。按EORTC（European organization for research and treatment of cancer）标准前列腺癌经内分泌治疗后5%～10%达临床缓解（CR），20%～35%可达到部分缓解（PR）。

前列腺癌内分泌治疗可分为一线治疗和二线治疗。其中一线治疗包括双侧睾丸切除术和雌激素治疗。睾丸切除术近期疗效较为明显，研究表明部分能改善截瘫患者的脊髓压迫症状。雌激素治疗常用药物为己烯雌酚，为雌激素类的代表药物，一般口服每日3～5mg，于7～21d后血睾酮可达去势水平，维持量每日1～3mg。二线治疗包括：①抗雄激素类药物，可通过与内源性雄激素竞争性结合胞质双氢睾酮受体，抑制双氢睾酮进入细胞核，从而阻断雄激素对前列腺细胞的作用，主要药物有甲羟孕酮和尼鲁米特。②促性腺释放激素激动剂。③抗肾上腺素类药物。④咪唑类药物。⑤生长激素释放因子抑制物等。近年研究表明，睾丸切除术+非激素类抗雄激素药物可提高缓解率和延长生存期。

前列腺癌放射治疗包括外放射和内放射治疗。外放射主要为^{60}Co或直线加速器；内放射主要为^{32}P和^{89}Sr，对于缓解脊柱骨转移导致的骨性疼痛具有显著的疗效。

前列腺癌出现全身转移时也可使用化疗，但化疗疗效不佳。

4. 肾癌　肾癌（又称肾细胞癌），主要分为透明细胞癌、颗粒细胞癌和未分化癌。其中以透明细胞癌最多见。颗粒细胞癌生长活跃，恶性度较透明细胞癌高。这两种类型癌细胞可单独存在，也可同时存在，或以其中一种为主。未分化癌细胞呈梭形，有较多核分裂象，恶性程度更高。

肾肿瘤大多为恶性。在成人恶性肿瘤中，肾癌占3%，在原发性肾恶性肿瘤中，肾癌占85%。欧美国家的发病率明显高于亚洲国家。据北京市城区居民近两年取样调查，肾肿瘤平均世界标化发病率和死亡率分别为男性3.66/10万和1.83/10万，女性1.56/10万和0.75/10万。男女发病比例为（2~3）：1。发病高峰年龄为50~70岁。而欧美一些国家的统计，肾癌最高发病率（年龄调整发病率）在男性为10/10万~15/10万。肾癌的发病有家族倾向，推测可能与遗传有关。肾癌发生脊柱转移并非少见。有10%~52%的患者发生骨转移。肾癌位于易发生脊柱转移癌肿瘤的第4位。Jeffrey等报道80例脊柱转移癌患者，其中6例来源于肾癌转移（7.5%），确诊转移后的平均生存时间是18个月，手术后的平均生存时间是11.3个月。

肾癌脊柱转移在影像学上表现为溶骨性改变。在X线片上常不易发现。在CT上可见明显的溶骨性破坏。在MRI上T_1加权一般表现低信号，在T_2加权上由于出血、坏死或炎性反应可表现为高信号或高低混杂信号。

肾癌脊柱转移后常出现的症状为进行性加重的疼痛和脊髓压迫症状。Robert等报道107例肾癌转移患者，其中94例（88%）出现转移相关的疼痛，55例（51%）出现神经功能障碍，26例以脊柱转移灶为首发症状。转移部位包括枕颈部（2例）、颈椎（7例）、颈胸段（5例）、胸椎（40例）、胸腰段（19例）、腰椎（28例）、腰骶段（2例）以及骶骨（4例）。

肾癌脊柱转移的主要治疗方法是手术治疗。由于肾癌对于放疗、化疗均不敏感，对免疫治疗有一定的敏感性，因此肾癌脊柱转移灶的治疗中应强调手术治疗的重要性。手术治疗的目的是缓解疼痛和保留神经功能。对于单发的病灶可能选择总体切除或广泛切除。对于多发的病灶，在条件允许的情况下也可以行总体切除或广泛切除，必要时可以考虑进行姑息手术治疗。在切除脊柱转移灶的同时应切除患肾，偶有切除了原发灶后转移灶自行消失的报道。Robert等报道107例肾癌转移患者其中79例行手术治疗，前路手术25例（32%）、后路手术36例，手术后转移相关性脊柱疼痛明显缓解，36例患者神经功能障碍得到明显改善。

大多数肾癌转移灶具有丰富的血运，可导致术中的大出血。一般情况下，术前行血管造影和栓塞治疗有助于减少术中出血。

肾癌细胞对于放疗不敏感，目前尚无研究表明放疗对于延长患者的生存期有帮助。但脊柱转移癌进行一定剂量的放疗有助于缓解疼痛。

肾癌细胞对化疗不敏感，目前临床研究中所使用的化疗药物其临床缓解率均低于15%。研究表明肾癌细胞含有MDR基因，能高表达P-170糖蛋白，可能与肾癌细胞对于多种化疗药物耐受有关。

生物治疗：文献报道肾癌转移灶自然消退率1%~20%，提示肾癌发生与免疫有关。干扰素是肾癌治疗中最常用的生物制剂。据1684例患者应用各种干扰素治疗的结果，有效率16%，平均缓解时间6个月。其中α、β、γ 3种IFN有效率分别为16%、10%及9%。临床以IFN应用最多。国外推荐每次剂量为5~10MU，皮下或肌内注射，每周3次，连续用药至肿瘤进展。我们常用方法为3MU，肌内注射，每周3次，不良反应不大的可递增剂量。

（周鹰飞）

第五节　脊柱肿瘤的外科分期与手术方式

一、外科分期

Enneking 提出关于骨与软组织肿瘤的 GTM 外科分期，并被广泛地接收和应用，它根据肿瘤的组织学分级（G）、位于间室内和间室外（T）以及有无远处转移（M）3 个方面进行分期，GTM 分期对制订正确的手术切除方案，选择合适的辅助治疗以及判断预后都有重要的意义。

Enneking 外科分期方法也有适合脊柱肿瘤的方面，在过去一定时期内对脊柱肿瘤的外科治疗起着重要的指导意义。脊柱肿瘤的组织分级和部位的分级与四肢的分级是相同的，骨或椎旁软组织内的有完整包膜的良性肿瘤均为 T_0；椎体或后部附件内的囊外肿瘤称为间隔内或 T_1；从椎体突出到椎旁软组织的肿瘤，反之亦然，称之为间隔外或 T_2。直接来源于椎旁软组织的肿瘤称之为间隔外（T_2），因为该处的肌肉和筋膜没有抑制肿瘤扩散的纵向屏障。来源于椎体内的肿瘤向椎管内扩展，但仍保持在硬膜外的，也称之为间隔内或 T_1，尽管穿出骨组织，但硬膜是很好的肿瘤生长屏障。穿透硬膜的肿瘤称之为间隔外或 T_2；穿透椎体终板进入椎间盘的肿瘤，只要肿瘤不进一步穿过纤维环或后纵韧带仍确定为间隔内或 T_1。

对于脊柱恶性肿瘤因为脊柱解剖上的限制，如不牺牲椎管内的神经组织，根治性肿瘤切除是不可能达到的，在保留神经功能情况下咬除整个椎体，虽然进行大范围的切除，仍会引起肿瘤细胞界面的污染，界面污染与否取决于切除的界面是在反应区内还是在正常组织内。大范围切除椎体和相邻的软组织，最终只能达到囊内切除。硬膜外剥除肿瘤属于囊内还是囊外切除取决于通过切除硬膜是否达到肿瘤完整的切除。在这种情况下，若达到广泛切除必须大块切除包括肿瘤在内的硬膜。如果肿瘤通过终板下已侵入椎间盘，必须在相邻椎体截骨，完整地切除椎间盘，才能达到广泛切除。

由于脊柱解剖复杂性和特殊性，该分期方法又不完全适合于脊柱肿瘤，脊柱肿瘤中转移瘤占相当的比例，Enneking 外科分期对脊椎转移瘤方面是不适用的，因此 Enneking 外科分期对脊柱肿瘤的外科分期是有限的。

脊柱肿瘤的临床评估系统迄今尚未统一，现行的临床评估系统大致分为两种：①以全身评估为基础，侧重于预后的判断，主要有 Tomita 评分、Tokuhashi 评分等。②以评估肿瘤的局部病变为基础，侧重于手术方式的判断，主要有 Harrington 评分、Tomita 评分、Enneking 分期及 WBB 分期。

自 1996 年起由 3 个国际性的肿瘤机构（RizzoliInstitute，Mayo Clinic，University of Iowa Hospital）发展出一种新的分类方法 - WBB 分期（Weinstein - Boriani - Biagini）。该分期是在基于术前对脊柱肿瘤的 CT 及 MRI 等影像学依据的基础上，详细判断肿瘤侵袭范围，进而帮助制订合理的肿瘤切除入路及切除边界。该系统包括 3 部分内容：①脊椎横断面上按顺时针方向呈辐射状分 12 个扇区，其中 4 ~ 9 区为前部结构，1 ~ 3 区和 10 ~ 12 区为后部结构。②组织层次从椎旁至椎管内共分成 A ~ E 5 层，A 为骨外软组织，B 为骨性结构浅层，C 为骨性结构深层，D 为椎管内硬膜外部分，E 为椎管内硬膜内部分。③肿瘤涉及的纵向范围（节段）。每例分期记录其肿瘤的扇形区位置、侵犯组织层次及受累椎体。

二、手术切除方式

WBB 分期方法的应用和推广，对于国际间学术交流与比较也提供了一个相对统一的标准。根据脊椎肿瘤不同的位置及累及范围可分为以下 4 种肿瘤切除方式。

1. 椎体切除　肿瘤位于 4 ~ 8 区或5 ~ 9 区。行前后联合入路，后路于椎弓根处离断，切除后纵韧带等后成分；前路切除椎体，可包括上下相邻椎体边缘，并行前路重建。

2. 矢状或扇形切除　肿瘤位于 3 ~ 5 区或 8 ~ 10 区。行前后联合入路，后路切除受累椎弓根等后成分，前路切除椎体一部分；也可从侧方入路行肿瘤切除。

3. 附件切除　肿瘤位于 3 ~ 10 区。可仅行后方入路，自椎弓根处离断肿瘤。

4. 全脊椎切除　肿瘤位于同时累及 3 ~ 10 区和 4 ~ 9 区，行前后联合入路，切除椎体、后弓及侧块，其后应行重建。

WBB 方法是基于术前详细的三维影像学依据制订的。在实际应用中，正确的广泛或总体切除的手术边界应根据病理学决定。在肉眼上，可能认为达到了一个合理的肿瘤切除边界，但是在病理上可能在切缘存在的微卫星病灶，这时就不是一个整体切除。Boriani 等报道 43 例脊柱肿瘤病例，均根据 WBB 分期行整体切除术，平均随访 30 个月，其中 33 例患者均无瘤生存。

脊柱肿瘤的外科治疗要求很高，包括充分暴露、彻底减压、肿瘤的广泛切除和重建脊柱的稳定等。脊柱肿瘤外科治疗原则是，在 Enneking 分期的指导下，用 WBB 脊柱肿瘤分期指导外科治疗，我们的经验是胸腰段良性肿瘤可以采用上述切除方法，若为恶性倾向的肿瘤，经后路全椎节切除，椎体间骨水泥填塞，后路内固定功能重建。

三、全脊椎切除术

侵犯脊椎前后柱的原发性或转移性脊柱肿瘤的外科治疗一直是脊柱肿瘤治疗的一个难点，胸腰椎肿瘤的治疗和预后取决于肿瘤的病理类型、切除方式、辅助化疗和放疗。由于胸腰椎与周围大血管相毗邻，位置深邃，手术入路的设计和肿瘤切除困难。传统的肿瘤切除方式，采用椎体肿瘤内肿瘤组织刮除和肿瘤组织逐块咬除方式来达到切除肿瘤之目的，目前肿瘤组织逐块咬除仍然是最常用的方式。但是传统肿瘤切除方式容易造成肿瘤对周围组织的污染，肿瘤组织与正常组织的边界难以确定。为了降低术后肿瘤复发和增加患者的生存率，Stener 和 Roy - Camille（1981）首先经后路行胸椎全脊椎切除（TES）。1996 年 Katsuro 介绍了一种改良的后路全椎节切除的外科方法，应用这种方法能够将胸腰椎肿瘤沿肿瘤边界整块切除。2001 年 Forney 等采用前后联合入路行胸腰椎肿瘤全椎节切除术。

1. 全脊椎切除的手术适应证

（1）患者术后生存期限能延长 3 个月至半年以上，通过手术能明显提高患者的生活质量。

（2）符合以下标准的原发性恶性脊柱肿瘤和侵袭性良性肿瘤：未发现肿瘤侵犯前方内脏器官，肿瘤与下腔静脉和主动脉无粘连，未见多发转移，受累椎体少于 3 个椎节。

（3）术前手术设计应该结合脊柱肿瘤的外科分期：文献报道，对于 WBB 分期 4 ~ 8 或 5 ~ 9 区，可行前路椎体整块切除，对 3 ~ 5 或 8 ~ 10 区肿瘤可行矢状切除，对位于 10 ~ 3 区的肿瘤实行后弓切除。因为椎体和椎弓根、椎板、棘突位于同一间隔内，我们主张对于良性侵袭行肿瘤和恶性肿瘤，A ~ D 区的病变，病变在 3 个椎节范围内，均有全椎节大块切除适应证。

（4）孤立性的脊椎转移瘤，未发现原发病灶，或原发肿瘤灶被控制，也视为全脊椎切除的适应证。

2. 经前后联合入路行胸腰椎肿瘤全脊椎切除手术步骤　术前 18 ~ 24h 进行选择性动脉造影，栓塞肿瘤的营养血管，以减少术中出血。手术前患者给予常规的预防性抗炎，同时给予肝素皮下注射预防深静脉血栓。

手术操作中严格遵守无瘤原则，手术操作在肿瘤周围屏障内进行，一般不需暴露肿瘤组织，手术分两步施行，包括后路椎板切除和脊柱内固定、前路全椎体切除和脊柱前柱重建。下面以侧卧位胸椎肿瘤全椎节切除为例，对胸腰椎肿瘤全椎节切除手术方法进行介绍，腰椎肿瘤切除与胸椎相似，仅无须处理肋骨和胸膜。

患者取侧卧位，一般采用右侧卧位。根据肿瘤的部位和大小决定开胸手术切口部位，同时沿脊柱后正中行后正中切口，对开胸切口和后正中切口相交处形成的三角形皮瓣，要注意血运，避免皮瓣坏死。沿后正中切断斜方肌，并牵向头侧；沿开胸切口切断背阔肌。将形成的肌皮瓣牵向头侧和尾侧。暴露病椎上下至少各两个椎节的棘突、椎板、肋横突关节和病椎双侧各 3 ~ 4cm 的肋骨，切除上位椎板的下半部分和下关节突，暴露病椎的双侧上关节突。切除肿瘤部位的部分肋骨，同时结扎肋间血管神经束，开胸进入胸腔，

游离竖脊肌，显露肿瘤部位椎板和上下脊柱节段椎板。切除病椎节段的肋骨，切除双侧肋骨头、颈及周围韧带，向两侧延长切除 3 ~ 4cm 肋骨，然后将胸膜自椎节上钝行分离，清理椎弓根和椎间孔，椎间血管及其分支、脊神经背侧支，结扎并切断。连同肋间动脉和胸膜一起推向两侧。

具体过程：仔细分清受累椎节椎间孔、椎弓根、横突，以一种特制的不锈钢线锯，在椎板引导器导引下自硬膜外间隙进入，穿出椎间孔，将线锯两端向侧方拉紧，使线锯靠近椎弓根内壁，注意避开椎间孔内的神经根，拉动线锯，两侧椎弓根依次被切断，切断黄韧带，后部的结构包括椎板、横突、上下关节突和棘突等被完整切除下来。后路脊柱内固定，应用椎弓根螺钉系统固定病椎上下各两节椎体，为下一步行椎体大块切除时起到脊柱的稳定作用。后路固定脊柱方式选择，依据肿瘤的部位和手术医师个人习惯和经验。如胸腰阶段和腰椎肿瘤通常采用椎弓根螺钉的钉棒系统行后路三维固定，对于 T_{10} 以上胸椎肿瘤，可以采用肿瘤以上阶段的椎板构和横突钩，肿瘤以下部位的椎弓根螺钉或椎板构的钉棒结构固定，或上下均采用椎弓根螺钉系统进行固定。

前路手术主要根据肿瘤部位而定，对于 T_{10} 以上肿瘤，通常采用右侧开胸手术，显露肿瘤侵犯椎体和进行前路固定。对于 T_{11}、T_{12} 肿瘤采用胸腹联合切口，切开肋膈角，显露病椎和进行操作。腰椎肿瘤一般采用肿瘤侵及侧的腹膜后入路显露病椎。手术中切除范围依据肿瘤的性质和肿瘤侵及的范围而定，手术中将胸膜与覆盖在椎体上的前纵韧带、肋椎韧带和肋横韧带仔细分离，同时将横跨椎体的节段动脉仔细游离，并同胸膜一起推向前方，肋间神经可以保留于原处，若影响下一步操作也可将其切断，用双手指尖或骨膜剥离子在椎体前方相互探及，左手可触及主动脉搏动，小心勿伤无搏动的奇静脉和下腔静脉，将受累椎体与纵隔器官分离后，将骨膜剥离子由两侧紧贴椎体前壁，避免大血管和纵隔器官插入，所有这些操作均在肿瘤屏障组织外进行。硬膜周围减压，保护脊髓，将受累椎节水平的硬膜和神经根与

后纵韧带和椎体后壁仔细分离开，如果肿瘤组织或肿瘤假性囊壁突入椎管，更需将其与硬膜仔细分离，然后将一把剥离子置于硬膜与椎体之间，保护脊髓以免脊髓在操作过程损伤。将两根线锯置于椎体前方，分别置于受累椎体上位和下位椎间盘处，拉动线锯，自前向后将上下椎间盘完整切断，当线锯接近椎体后缘时，助手应握紧神经剥离子，避免椎间盘切断时线锯损伤脊髓，上下位椎间盘切断后，受累椎体呈游离状态，将其在脊髓的一侧旋转取出，这样连同肿瘤屏障组织一并大块切除，至此便完成了全椎节大块切除及脊髓周围减压，该节段的硬膜囊和神经根便清晰的显露出来，再次通过肉眼辨别是否有残存的肿瘤组织，分别用3%过氧化氢（双氧水）、75%乙醇及甲氨蝶呤等涂擦创面，应注意避免乙醇对硬膜囊及神经根的刺激。

脊椎前路椎体间重建应该根据肿瘤的恶性程度选择合适的椎体间植入物。如果肿瘤的恶性程度较低，可选用人工椎体、钛网和自体髂骨或肋骨植入；若肿瘤的恶性程度较高，不主张椎体间植骨，一旦肿瘤复发将会使相邻健康椎体受累，加速病情的进展，并给下一步治疗带来困难。因此，对于恶性程度较高的肿瘤，我们主张用骨水泥填充，同时行前路椎体钢板内固定。

手术结束后，彻底检查手术创面出血状况，防止各种活动性出血灶的存在。放置引流管，一般同时放置前路和后路两根引流管，根据硬膜囊状况，采取负压或正压引流。关闭切口，术后引流管的拔除时间，应根据引流量的多少决定。如果引流液中有脑脊液，且量比较大时，引流管留置时间应相应延长，以保证手术切口顺利愈合。过早拔管会导致手术切口崩裂，造成严重后果。

胸腰椎肿瘤全椎节切除，也可以采取俯卧位，先行后路椎板切除，后路内固定重建，然后根据患者的身体状况，一期同时行前路肿瘤侵犯椎体切除，前路内固定脊椎重建；或先行调整患者全身状况，等待二期再行前路肿瘤侵犯椎体切除，前路内固定脊椎重建。

3. 经后路行肿瘤全脊椎切除术　Tomita 于 1997 年介绍了一种经后路行肿瘤全脊椎切除术的方法。

（1）整体切除脊柱后结构：患者取俯卧位，身体两侧适当地纵行放置枕垫，要求腹部能完全自如地呼吸，以减少脊髓周围静脉丛的瘀滞，容许静脉丛内的血液回流到下腔静脉。以损伤或病变节段椎节棘突为中心，沿棘突连线作正中直线切口，切口长度上下各包括 2 ~ 3 个正常椎节。切开皮肤、皮下组织，显露胸腰背筋膜和棘突末端及棘上韧带。沿腰背筋膜表面向两侧作适度的剥离，使创口有充分的活动余地。剥离骶棘肌显露棘突、椎板等。仔细分离并充分显露小关节周围区域，以利于后期操作。在胸椎则应切除 3 ~ 4cm 肋骨，并钝性分离胸膜。可切除邻近脊椎的棘突与下关节突并去除所附着的软组织。将 T 形线锯引导器置入椎间孔，应避免损伤脊髓及神经根。峡部下方小关节神经根管处的软组织应先予仔细的分离。经引导器置入线锯（直径 0.54mm），并保持线锯的张力。以线锯切除椎弓根并整体移除整块脊柱后结构。椎弓根断面以骨蜡止血并减少肿瘤细胞污染。可进行临时的后路内固定，以便在切除前柱后保持稳定性。

（2）椎体整体切除：在离断的椎弓根旁，仔细分离、显露并结扎紧贴椎体的节段动脉。经胸膜或髂腰肌与椎体之间的间隙双侧钝性向前下方分离。椎体侧面可借助剥离子进行分离，节段动脉应仔细地从椎体下游离下来。以手指及剥离子仔细地向前下方游离主动脉。当手指在椎体下方相交时，由小到大置入各种型号的剥离子，最后一对最大的剥离子确实地置于椎体下方分开周围组织，以避免切除椎体时损伤。分离脊髓与周围静脉丛及韧带组织。分别在肿瘤累及椎体的两端椎间盘处置入线锯。以线锯切除整体椎体。然后将椎体仔细地绕出脊髓，注意不要损伤脊髓。至此完成全脊椎整体切除。然后根据术前方案行前路或前后路内固定以重建脊柱的稳定性。

（周鹰飞）

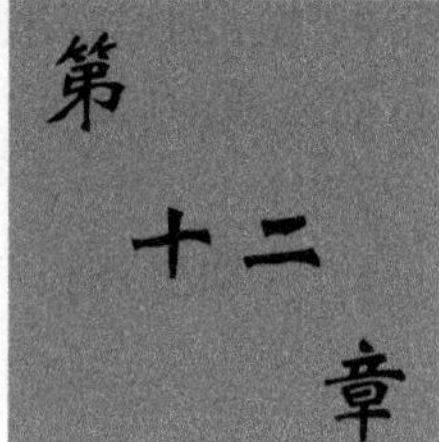

第十二章 腰椎手术的并发症及各种翻修性手术

第一节　腰椎手术并发症的基本概况

一、概述

由于脊柱外科的高速发展，材料学的进步及植入器械的不断创新，使腰椎各种伤患的手术适应证逐渐扩大，手术病例日益增多，此不仅提高了疗效，且明显地缩短了患者卧床时间，促使其可以早日重返社会；术后三周即可步行及开始工作的病例已成为现实，由于这一原因，对外科医师也提出了新的要求，各级医师不仅需要通过继续教育培训或临床进修，而且由于手术数量的成倍增加和手术范围扩大，以致术中意外损伤的潜在可能性也就更多了。脊柱外科操作已经变得越来越复杂和困难，而且施术节段的范围与难度增大，这就更增加了施术的风险。

脊柱外科的并发症大多数导致手术失败，并直接影响患者的康复。以致最终出现慢性腰背痛、神经损害及需要再次或多次手术。补救性手术失败率更高，以致有的作者提出：失败的后路椎体间（融合）术，我们难以提出任何成功的救助性手术。此种论点未免过于悲观，但从另一角度来看也说明其难度。

每位术者均应明确脊柱外科手术的某些并发症可以导致永久性的损伤，使得患者变得比手术前更差，包括术后神经内和神经周围纤维化所引起难以治疗的疼痛性神经根病。因此，有人提出：除了癌症的化疗外，没有什么比脊柱外科手术风险中的危险－受益之比更近于相等了。因此，每位施术医师和患者均应共同认识脊柱疾患手术的风险性。

第一，要对并发症的客观性和可能发生的频率有一全面的了解。第二，手术医师必须避免急于采用那些新的和自己并不熟悉的手术方法。第三，每位外科医师都必须接受训练和继续教育，应一丝不苟地使用新的外科治疗手术，以求将对患者的危险性降低到最低限度。

二、发生率

Ranurez 和 Thisted 等学者曾对腰椎手术有关发病率和死亡率的流行病学进行了系统研究。他们提出椎间盘源性神经根病行椎板切除术的主要急性并发症这一基本概念。于 20 世纪 80 年代，美国一组对众多医院、共 28 395 例腰椎手术进行的调查表明，所有患者，即在 1～2 节椎节行椎板切除及椎间盘切除术者，包括未行椎节融合术的病例，其死亡率为 0.06%，主要死于败血症、心肌梗死和肺动脉栓塞等。总并发症发生率 1.58%。

此后，Deyo 等又对 1986 年至 1988 年在华盛顿州各个医院出院登记中查出 18 122 例在住院期间行腰椎手术的病例。其中 84% 是腰椎间盘突出和椎管狭窄症者。统计材料表明，并发症的发生率随患者年龄增大而增多，在 74 岁以上的患者中可高达 18%。以病种而论，显示腰椎椎管狭窄症行手术的患者，其并发症的发生率最高。而且，视手术的类型不同亦有所差异。首次术后的再手术率为 0 ~ 20%，平均值在 10% 以下；硬脊膜撕裂的发生率为 5% ~27%；伤口表浅感染发生率为 2.3%，深部感染为 1.08%。在使用哈氏棒作内固定的一组病例中，其伤口感染发生率可高达 7% 以上，甚至可达 20%。深静脉血栓发生率为 2.74%。所有并发症在 5% ~15% 范围以内，平均为 12% 左右。

尽管国外文献报告脊柱外科的伤口感染率有所增加，但以作者的经验，只要在术前及术中使用预防量的广谱抗生素，可将感染发生率降低。当然，感染率的高低亦与手术难度、手术时间长短、损伤情况及内固定物状态等密切相关。高难度的复杂性手术，其发生率将明显增加。例如前后路联合脊柱减压、稳定及融合术的并发症可高达 15% 左右，国外文献有 50% 以上的报道。当然，大多为一般性并发症，其中严重的并发症亦可遇到。Anda 及同事在其报告的 2300 例椎间盘切除术中有 4 例血管损伤，虽然这是相当低的发生率，但其后果严重；此种并发症的死亡率高达 60% 以上。

（吴银松）

第二节　腰椎手术术中并发症及预防

一、定位错误

这是临床上十分常见的错误，作者曾收治已二次施术无效的椎间盘突出症者。第一次手术在病节的下一椎节，当术后发现错误后又第二次手术，结果又高了一个椎节，最后送到作者所在医院终于为患者解决了痛苦。此种少见的错误虽不多见，但如不重视术前及术中的定位，则难以杜绝。因此，一位成熟的骨科医师应高度重视定位，除术前摄定位片外，对节段的命名应特别慎重；否则，定错节段的错误仍有可能存在。MR 更易误诊，当有部分或完全骶化时，在 MR 上椎间盘的痕迹易被确定为 $L_5 \sim S_1$，而在放射线片上被认为是 $S_{1\sim2}$。术中对定位有怀疑时，应立即行放射线定位确认。

二、术中神经根的损伤

（一）致伤原因概述

此种并发症并非少见，且后果严重，其经常导致永久性的损害和肢体的顽固性疼痛。手术中对椎管内组织过度的牵拉、撕裂或者热灼伤等都可导致神经根的损伤。此外，腋下型椎间盘突出、根管狭窄、伴有大量瘢痕（包括因反复硬膜外注射引起的瘢痕）、椎体滑脱复位、由远端向近端对神经根减压、用力向内侧牵拉受到阻力的神经根、巨大型或者中央型腰椎间盘突出、出血时显露不当使视线模糊以及使用单极电凝等均易发生神经根的损伤。此种并发症的关键是预防，现将临床上多见的原因分述于后。

（二）腋下型椎间盘

腋部椎间盘突出易使人迷惑，尤其是临床经验较少者，当看到髓核碎片时，如果没有意识到被挤出视野以外的神经根，则有可能在用椎间盘钳夹取突出的髓核碎片时，将侧方的神经根一并钳夹致伤。因此，术中应保持硬膜外间隙清晰，在辨别出神经根并对其加以保护后，方可使用椎间盘钳。否则，不应在椎管内使用此种器械，可用神经钩将髓核碎片拨出。

（三）根管狭窄

在根管严重狭窄的情况下，由于上关节突的肥大而易使神经根被完全包裹。此时，手术医师如果没有认识到此种解剖变异，则有可能伤及神经根。作者在手术时，大多使用安全骨刀先切除内侧1/3的下关节突；之后，确定上关节突内缘，此时可以看到神经根在上关节突近端的内侧下面潜行。在确认神经根的位置后，再用安全骨刀小心凿下上关节突内缘，但不要凿断以防误伤下方的神经根。对凿下的骨块可用髓核钳或咬骨钳将其折断取下；之后再从近端向远端松解神经根，显露神经根的腋下，并从此处摘除髓核。

（四）复发性或再次施术者

对于复发性腰椎间盘突出或因复发性椎间盘突出及椎管狭窄等原因进行再次手术的病例，术中更易出现并发症。在椎板已被切除的情况下，尤应注意避免硬膜囊及神经根损伤。其关键是从正常椎节，或是从剩余椎板的下缘开始施术。在操作时，首先应刮除椎板下缘的瘢痕，并从椎板上剥下；当达足够的范围后，再用薄型椎板钳切除残留的椎板和关节突。此时，原椎间盘切除部位及与神经根粘连的瘢痕区即可显示，并可被全部切除。

（五）电凝伤

由于电凝可以产生热量，在接近神经根和脊髓处应该避免使用单极电凝。双极电凝产生的热量较少，相对地较为安全。但无论如何，必须小心避免触及或伤及硬膜囊与神经根。

三、脊髓或马尾伤

缺乏临床经验或责任心欠佳者，难免在术中判断失误，将一般粘连性病变下方的脊髓或神经根错认为肿瘤等异常组织将其切除而造成严重后果。作者曾接诊过此类病例，令人费解的是两位施术医师均为高级职称者。此外，当牵拉用力过度亦可累及脊髓或马尾，其受损概率更高，因为脊髓的耐受性远不如神经根。因此，在操作时应注意。显微外科技术和轻柔的外科操作手法是避免神经损伤的最好办法。

四、血管脏器伤

血管或脏器损伤的发生率在腰椎间盘切除术中大约是0.2%，大多是由于髓核钳等工具在插入椎间盘时，穿透了前方或侧方的纤维环及前纵韧带而将血管或肠管误为髓核夹除，以致引起严重后果。通过控制髓核钳插入椎间隙内的深度可预防这种并发症。对髓核钳在操作上应依序进行，先是闭合状进入椎间隙、达髓核处再张开钳口、并依序向病变区推进，再闭合钳口，夹住碎裂的髓核后退出椎间隙。在手术时应避免在椎间隙内过多地使用刮匙，术中可行C形臂X线机透视确定髓核钳头的位置。

五、硬膜损伤

硬膜损伤的发生率为4%～5%，虽然也有高达13%者的报告。但再次手术及病程较久的病例其发生率明显为高，一般达20%左右。如再合并椎管严重狭窄时，其发生率还更高，可达 30% ~40%。在试图放置椎弓根螺钉时也有可能发生硬膜撕裂，尤其是向内角度较大或椎体出现旋转变形时。

在硬膜撕裂情况下，切勿使吸引器头部进入裂口内，以防吸引时造成马尾的损害。一般是先用棉片覆盖裂口处，再用吸引器低压吸引。待看清楚撕裂口后，予以间断缝合。在大多数情况下，选用细的缝合线在原位将其闭合，之后用一片明胶海绵盖在缝合口处。操作时一定要小心，切勿将神经根缝住，以致使一个一般性并发症转变成一个严重的并发症。如某些硬膜囊的撕裂因裂口太大或有缺损不适合做原位闭合时，可用一小片氧化纤维素和胶水进行修补（选用由凝血酶、氯化钙和新鲜冷冻沉淀物做成的胶水）。大的撕裂口则需采用筋膜移植或人工材料进行修补。

另外需注意隐性硬膜囊伤，即由于病变因素（硬膜与钙化的后纵韧带及黄韧带呈融合状）或操作的原因，硬膜已有缺损，而蛛网膜仍保持完整；此时在术中多无脑脊液溢出，但在术后由于腹压骤增等因素可引起迟发性脑脊液漏。对此类病例尽可能采用明胶海绵或肌瓣保护，术后如形成脑脊液漏，则按此并发症处理，一般予以加压即可。

六、压迫疮与压疮

所有患者均需防止压疮，包括术中与术后各期。特别是术中，对手术时间长的患者，尤应注意最危险的部位，包括眼睛、眼眶、尺神经、髂骨嵴、乳腺和男性生殖器。此外，在周围神经，包括臂丛、尺神经和股外侧皮神经等也需加以保护。

七、体位性失血

患者的体位恰当对于减少手术时血液的丢失也是十分重要的，其中减轻对腹部的压力是关键。当患者的腹部无压力时，硬膜外静脉的血压亦低，如此不仅出血少，且止血也较容易。反之，台下护士如未将腹部悬空，则在增加腹压的同时，创口出血亦明显增加；因此每位术者均应注意这一容易忽视的问题。

（吴银松）

第三节　腰椎手术术后并发症

一、内固定失败

脊柱外科手术中，是否选择腰椎融合的术式仍有争论。由于该术式会增加风险及后期大多需要取出，因而是否使用，术前必须慎重考虑后决定。一般估计，至少有 10% 的患者未到期就要取出内固定或进行更换。其次是与固定器械有关的并发症，包括内固定术本身因增加了手术时间而导致失血量的增加和感染发生率升高；固定器械断裂和松动；试图对滑脱进行复位、当用力过猛时可引起神经根牵拉损伤；对椎管狭窄病例施术时易加重椎管狭窄的程度；神经根嵌压和硬膜撕裂；以及血管损伤等。

此外，在选用椎弓根螺钉固定的病例，螺钉折断及滑脱等操作失败亦是常见的并发症，可高达 20%。其原因包括设计不当、螺钉与钢板的质量不佳，以及操作失误等因素，均可引起此种技术的失败。

二、髂骨取骨所致并发症

切取髂骨用于椎节植骨是腰椎融合术成功的条件之一，但在切取髂骨过程中可能伤及血管，主要是位于坐骨切迹下方的臀上动脉。大多由于剥离时锐性骨膜剥离器误入坐骨切迹下方伤及此血管；或者是企图过多地切取仍与肌肉附着的髂骨片时所致。切记千万不要在髂骨嵴远端至髂后上棘近端 2cm 处切取供骨块，以保证安全。如果误伤此根动脉并出现撕裂时，在大出血的情况下盲目地在深部钳夹及缝线结扎时，则有可能伤及坐骨神经。如果此根动脉一旦退缩回盆腔，则需立即从前方腹膜外入路结扎；任何的延误都会引起致命的后果，临床上已有沉痛的教训。后方的臀上神经和前方的股外侧皮神经亦易误伤，其与臀上动脉遭受危险的方式相似。取骨部位的疼痛更易发生，可因髂骨骨折或其他各种原因所致。

三、发热反应及感染

腰椎自体髂骨植骨术后的发热反应在早期是较为常见的临床症状。体温大多在 38℃左右，属中等程度，一般不超过 5 天。这可能与手术局部吸收热、肺膨胀不全或外科创伤反应有关。如果发热超过 38.5℃，或者不能降至其基础水平时，就要考虑寻找发热的其他原因。包括肺不张、继发炎症、伤口感染、静脉炎、尿路感染和药物反应等，需加以区别。其中切口下血肿易继发感染，甚至形成脓肿，并影响内固定的稳定性及继发深部感染，应注意防治，必要时及早予以切开引流。

四、椎间盘炎

在腰椎手术中，椎间盘炎是椎节深部的亚急性或慢性感染。此种相对少见的椎间盘炎除可见于任何术式的椎间盘切除术外，椎间盘造影、髓核化学溶解或者经皮椎间盘切除术后背部出现疼痛和肌肉痉挛的患者，都要认真地加以考虑。MRI 是最可靠的检查手段，其敏感性和特异性均在 90% 以上；在 MRI 上主要表现为相邻的椎体骨髓在 T_1 加权呈低信号，且低信号区有强化；椎间隙上方和下方水平带状均一性强化；而平扫 T_2 加权征象则不可靠。此外，亦可酌情在 C 形臂 X 线机透视下引导活检针对该椎间盘进行抽吸和培养，尽管其阳性率少于 50%，但阳性者对确诊及药敏试验具有重要作用；培养阴性也不能否定感染存在。采用抗生素治疗，可迅速获得恢复。一般不需要融合或清创术，仅个别病例需行病变椎节切除术。

五、肠梗阻

经腹腔（多为内镜下手术）及腹膜外的前方腰椎减压融合术，术后经常继发不全性肠梗阻，并出现相应的临床表现。对这一常见并发症在处理上，脊柱外科与普通外科是一样的。首先拍 X 线腹部平片以排除广泛盲肠扩张（olgelvie syndrome）。这时需要减压，包括经鼻插管持续胃肠减压，同时予以禁食及静脉输液直到肠鸣音恢复正常或近于正常，一般需 3～4 天。但一旦出现完全性肠梗阻时，则需由普外科医师专业处理。但此种情况十分罕见，作者施术千例以上，尚未遇见此种并发症。

六、脑脊液漏

术后有可能发生脑脊液漏。这可因多种原因所致，锐利的骨刺，手术时未察觉的硬膜损伤。术后诊断并无困难，依据临床症状、恶心、呕吐和头痛（特别与姿势有关）等症状，加之于切口处有脑脊液流出，即应考虑硬膜的损伤。对比脊髓造影可能有助诊断，其治疗措施以非手术疗法为主，包括卧床休息并使头部保持低位，并对局部加压（可用小沙袋）。如果在2~3天内不能使脑脊液漏停止，可将外口作较深的缝合，如此通常能够解决问题。如果脑脊液漏仍持续存在，则需要探查伤口，并酌情对裂口缝合或修补硬膜。

七、马尾综合征

马尾综合征在腰椎外科手术中不常见，约占0.2%。本征主要表现为急性尿潴留伴有鞍区麻痹、严重的坐骨神经痛、下肢无力以及腿和足部（包括足底）的感觉障碍。检查生殖器感觉和直肠括约肌的收缩功能对疑有马尾综合征的患者具有重要意义。多种原因引起本征，其中最常见的是手术后的血肿。此外也与其他多种因素有关，如使用干扰止血的药物非甾体类抗炎药物（NSAID），包括阿司匹林。此外，术中止血良好也具有重要意义。其他因素包括术中误伤、遗漏较大的髓核碎块等均可导致马尾综合征。下方大根动脉负责下段脊髓的血供。术中如果牵拉或电凝均有损伤该动脉的潜在可能。对马尾综合征，应按急诊处理，一般均需争取在24h以内进行伤口探查。探查前应常规MRI或脊髓造影等影像学检查，以求在探查前对病情有一较全面的了解，包括排除硬膜内血肿等因素，同时可酌情选用大剂量的皮质类固醇，与脊髓损伤处理等同。

八、继发性蛛网膜炎

继发性蛛网膜炎是指覆盖脊髓或马尾表面的软脑脊膜-蛛网膜的一种炎症，其产生原因主要是由于蛛网膜下隙出血、手术后的感染及脊髓造影等因素；大多属于医源性。轻微的蛛网膜炎可以没有症状，但严重的病例则可出现背痛和腿痛，个别病例表现为痉挛性瘫痪。MRI检查可做出诊断。

九、椎节不稳

此种具有“医源性”意义的腰椎不稳症，常见于椎板广泛切除后引起椎节的滑移。在手术时，如果对退变性滑椎进行了减压而又没有获得有效的融合，必然引起更进一步的椎节滑移。因此，在减压前即使有一点滑移迹象，也应该考虑同时行原位融合手术。同时，当椎管狭窄进行广泛减压需要切除较多的关节突，则对该节段需要进行有效的融合。因为生物力学的研究证实，两侧小关节切除超过50%或一侧小关节完全切除，将会导致该节段的力学完整性丧失。如果同时进行了椎间盘切除，稳定性将进一步降低。

十、血肿形成

腰椎手术后突发性自发性腰部剧烈疼痛，随之几分钟至几天后出现压迫症状，疼痛部位以下运动感觉及括约肌功能障碍，严重者发展为截瘫，是腰椎术后硬膜外血肿的临床典型特征。雷伟等总结8510例腰椎间盘手术，共发生有症状的硬膜外血肿12例，发生率为

0.14%。本病发病率虽较低，但病情发展迅速，后果严重，早期易漏诊。MRI 能清楚显示硬膜外血肿的部位、范围及脊髓或硬膜囊受压后的改变，是诊断本病的最佳方法。早期手术清除血肿是神经功能良好恢复的重要因素，起病至治疗的时间间隔越短越好。

（吴银松）

第四节 腰椎翻修术概述及方案选择

近年来，随着脊柱外科新技术的广泛开展，尤其内植物的使用增多，伴随而来的腰椎翻修手术病例亦逐渐增加。这种翻修手术的主要目的是矫正或解除原手术遗留或引起的畸形、不稳、内固定失败及脊髓神经功能障碍等，有些病例则属于邻近节段椎体或椎间盘退变加剧，或者肿瘤、炎症所引起的组织结构持续性破坏，需要再次手术修复与重建。腰椎翻修手术难度较大，治疗效果与初次手术不尽相同，个体差异大，受影响的因素较多患者的心理因素等。因此，再次手术必须慎重对待，仔细的综合评价和缜密的手术方案，应贯穿于术前、术中及术后整个过程．以提高腰椎翻修手术的治疗效果。

一、概述

临床实践中发现，引起原腰椎手术效果不佳或失败的原因很多，如疾病本身的发展、手术方式的选择以及手术操作技巧等。作为患者本人及家属往往都会对翻修手术存有顾虑，有些牵涉到医疗纠纷，从而对再手术要求较高，而那种不切实际地认为什么样的腰椎伤病都可以通过手术而治愈的期望会给医生带来很大压力。施行翻修手术前，手术医生要与患者进行交流，并收集详细的病史和病情，从体格检查至影像学分析全面考虑，并向患者及家属交待病情，使患者及家属了解再手术的目的、预期效果、可能出现的问题。外科医生应牢记对腰椎翻修的患者应从术前、术中及术后多方位、多角度考虑做好围术期处理。

（一）术前准备

1. 详细询问病史　需要进行翻修的腰椎伤患的病史常常比较复杂，外科医生应清楚患者前次手术后短时间内的效果和长期效果，重点了解术后症状缓解或消失的时间，以及脊髓功能障碍的情况。如果患者术后短期症状无明显改善，那就要考虑诊断是否正确及手术操作是否恰当，术后数周、数月患者症状有明显缓解，而后出现反复或不同的症状，要注意新的病变或并发症；如果术后症状缓解的时间较长，有数月、数年之久，新的病变、假关节形成，或手术邻近节段继发退变的可能性较大。要分析患者腰部疼痛和下肢痛在全部症状中的关系，分清患者的症状主要是干性疼痛、根性疼痛、脊髓压迫症或是这些症状的综合表现。如果存在神经损伤症状，那么此次手术能否解决、能解决多少，以及加重的可能性均应考虑。最好能获得原手术记录等第一手资料，在对患者做解释工作时，要注意患者现在的心理状态、工作环境以及对治疗的期望值，抱着科学、客观的态度，切忌不负责任地评论原手术，以避免引起不必要的医疗纠纷。

2. 全面体格检查　体格检查应包括下肢和全身的详细体检，并强调细致、全面的神经系统检查，以排除下肢的神经症状是否由其他神经及脊髓本身的病变引起。整个下肢的感觉、运动及反射应仔细检查，注意有无病理反射，如果出现某些肌群的萎缩，往往可预测治疗效果，应加以注意并详细记录。另外，要注意排除脊髓本身的病损，如仅有运动障碍而感觉正常，应警惕是否同时合并运动神经元性疾病。常规检查腰椎的活动度，后伸范围的减少往往提示椎管或椎间孔的狭窄。

（二）针对性的影像学检查

1. X 线检查　除常规腰椎正侧位片外，还应拍腰椎动力侧位片，尤其是考虑有不稳或植骨不愈合可能时，腰椎过伸过屈位片具有重要意义。测量融合节段棘突间距离有助于判断融合是否完全，未完全融合节段在过伸过屈位棘突间距的增减变化常大于 2mm。此外，尚需结合患者现在的临床症状重新阅读以前的 X 线片，并加以比较，了解上次手术的范围、节段、类型，诸如椎板切除范围、融合程度、内固定类型、脊柱畸形、手术邻近节段的退变程度等情况。

2. MRI 检查　可根据患者的临床表现、内固定情况及神经功能变化等酌情选择 MRI 检查及水成像技术。其对于显示脊髓信号的变化有优越性，能显示相关的骨和软组织变化。脊髓肿瘤、水肿和空洞等病变可导致脊髓形状的增大，而脊髓萎缩、脊髓软化等病变则常会导致脊髓形状的减小。脊髓信号的改变往往是脊髓内在的变性，提醒手术医师再次手术后发生神经并发症的可能性较大，术后神经功能恢复的可能性也降低。此外，对原手术残留的致压物位置、程度及性质亦可清楚显示，对明确病因和翻修手术方案的选择十分重要。然而所有影像学改变必须与患者的症状和体征有内在的联系，方具诊断意义。

3. CT 检查　对腰椎骨性结构和内植物的了解优于 MRI，尤其是三维重建，能准确反映出骨性结构病理变化情况，可酌情选择。

（三）判定手术失败原因

根据详细病史和系统体格检查，结合以往影像学资料及目前影像学检查结果可对患者原手术失败的原因做出初步概括。常见的原因有手术病例选择不当、诊断失误、手术适应证不当以及一些手术技巧问题，也有个别患者则是潜在疾病的发展，要予以鉴别。如果原因是错误的手术思路或不熟练的手术操作技巧，那么再次手术结果可能会比较好；而如果原因为诊断或手术适应证选择错误，则再次手术效果难以满意。

二、翻修手术方案的选择

（一）翻修手术指征

腰椎术后再次手术的指征主要是仍然残留或形成新的马尾和神经根致压因素。致压因素多可经后路手术解除，故以后路手术为主。植骨不融合而无明显根性症状者亦可行前路手术。由于原来手术使组织结构发生改变、加之瘢痕明显，以致再次手术时难度较大。

1. 减压不彻底　对首次手术减压不够彻底、并有致压物残留者，原有症状和体征无改善或加重者，经临床观察 3 ~ 6 个月后无恢复，影像学检查，尤其 MRI 成像显示有明确马尾或神经根受压，应再次手术减压。

2. 内植物松动　对合并内固定物或椎间融合器移位引起的神经压迫及有损伤邻近结构危险者，则应及早手术。

3. 邻近节段病变　相邻节段病变通常发生在前次手术后相当长时间，此时马尾受压或神经根损害再度出现，并与影像学表现相一致，一般可经后路再手术。

4. 植骨不融合及假关节形成　对植骨不融合者应根据实际情况，当患者出现明显腰部症状时或因假关节形成造成不稳而刺激神经根，使其功能障碍加重者，则需再次行手术。如患者无明显致压因素，可考虑单纯行前路椎体间融合术使其融合。

5. 复发或出现新的症状　腰椎间盘突出髓核摘除术后复发比较多见，如突发部位在同一节段及同侧，表明第一次手术有残留物，这种情况一是见于第一次手术时，患者椎间盘未完全变性，尤其是青少年型椎间盘突出，至中年之后再次突出；另一种情况是第一次手术不彻底所致，应再次手术解除神经根受压。如果椎间盘突出不在同一部位或对侧出现压迫，则应作为一个新的独立的问题行脱出髓核摘除。

（二）手术入路的选择

后路翻修手术，可以从原切口进入。如首次手术采用腰后入路，再次手术需用腰椎前路时，可根据需要选择切口部位。然而，手术入路选择没有统一的标准，应根据需要作相应调整，即可采用首次手术的切口，必要时将原切口适当延长，也可从新鲜组织进入。从原切口进入时手术操作务必仔细，从正常部位进入，骨膜下剥离，以避免损伤相邻的主要结构。前路翻修术理论上来讲损伤血管、神经的危险性增加，但实际手术中并非如此。

（三）翻修术中应遵循的原则

腰椎翻修术式多样，因受原手术的影响，个体差异较大，病情变化较多而且复杂，因此，有些基本原则应当遵循。

（1）对手术难度做出充分估计，并制定周密方案。

（2）有些畸形不能单凭术中纠正，有指征者可术前牵引，以最大限度矫正畸形。

（3）手术入路要因人而异，结合术者经验和能力，有时要前、后路联合手术。

（4）充分脊髓和神经根减压，是神经功能恢复的关键。

（5）注意恢复和重建腰椎前柱高度和腰椎生理性前凸。

（6）植骨材料以自体骨首选。

（7）充分可靠的内固定，提高骨愈合率，减少术后外固定，方便护理与康复。

此外，为提高翻修手术的安全性，术中必须使用 C 形臂透视机正确定位，以防定位错误。对脊柱有显著畸形需要矫正时，可考虑术中进行脊髓诱发电位监测。如有严重的脊髓压迫症时，可考虑预防性应用皮质激素。怀疑感染时，必须针对性应用抗生素。

（四）翻修手术的并发症及处理

1. 脑脊液漏　由于原手术瘢痕粘连，再次手术减压时较易损伤硬脊膜而并发脑脊液漏，尤其是后路翻修。因此，在行翻修手术时，必须从正常硬膜处向瘢痕硬膜处进行分离，严防手术范围已误入蛛网膜下隙时还认为尚在硬膜外。术中一旦发生脑脊液漏，必须扩大术野，修补硬膜。修补方法同一般手术。如术后出现脑脊液漏，多经适当加压处理自行停止，但要及时更换浸湿的敷料，适当使用抗生素，防止逆行感染。对切口愈合慢，脑脊液漏出量较大、或者有低蛋白血症者可酌情补充白蛋白，纠正低蛋白血症，并促进切口愈合。

2. 植骨不愈合或内固定失败　翻修时因受瘢痕影响、植骨床准备较差，加之应力及承载较大等，较易发生植骨延迟愈合或不愈合。预防的关键是认真准备植骨床，以自体骨为骨源，必要时辅以内固定。对有些畸形明显，矫正后植骨承载较大，或植骨不确切、估计融合有困难者，尽管使用内固定，有时还要行前后路联合手术，尤其是有脊髓前后两个方向均受压迫者，一方面可获得确切稳定性，另一方面也可降低内固定失败的概率。此外，熟悉各种内固定系统的特点，根据不同术式进行选择，加上准确操作以及有效植骨，内固定失败基本可以避免。

3. 神经功能恶化　同初次手术一样，翻修手术仍有神经功能恶化可能。虽然未见有比较两者发生率的文献报道，但再次手术时神经功能障碍恶化的可能性要比原手术可能性为大。作者在临床实验中发现，翻修术出现神经功能障碍加重的概率并不高，主要是在思想上要予以重视，翻修计划周密，操作仔细。如此看来，这种并发症在很大程度上可以避免。

4. 重要结构损伤　前路翻修时，尤其合并内固定松脱者，如操作不仔细，易损伤周围大血管，术中务必小心。术中一旦损伤可造成难以挽回的后果，故前路翻修手术时，有条件者最好请血管外科医生参与。后路翻修时易损伤硬膜囊及神经根，如同侧瘢痕严重，可从对侧进入，术中切勿故意显露硬膜囊和神经根。

（吴银松）

第五节　腰椎退行性疾患翻修手术

腰椎退行性疾病术后再手术的主要目的是矫正或解除原手术遗留或引起的畸形、不稳、内固定失败及脊髓功能障碍。由于腰椎手术的广泛开展及内植物的使用增多，这种再手术患者近年来有逐渐上升趋势。然而，腰椎术后再手术难度较大，治疗效果与初次手术亦不尽相同，个体差异大，受影响的因素多，包括患者的心理因素等。因此，再手术必须慎重对待，除认真分析病史和详尽的体格检查外，还应常规腰椎正侧位摄片、动力位摄片、CT 或 MRI 检查，明确原手术效果不佳的原因，特别是神经根和脊髓受压部位及程度，有针对性彻底减压并重建施术节段稳定性，方能获得良好疗效。

一、腰椎翻修术治疗效果的影响因素

影响腰椎退行性疾患手术治疗的因素很多，诸如病程、病变范围、神经受压程度、手术方法的选择及时机等。上述单一或多个因素均可导致腰椎手术治疗效果不佳，部分患者需要再次手术，甚至三次、四次手术治疗，包括再次减压、恢复椎节高度、扩大椎管矢径和稳定椎节。在诸因素中，残留神经根和脊髓受压占主导地位，除诊断、手术入路的选择等原因外，还与操作技术及手术方法的选择等有关。

（一）骨赘切除不彻底

在对多节段或椎体次全切除减压时，如因小关节突影响或对上位椎体下缘和下位椎体上缘骨赘切除不彻底，尤其是对神经根管进行减压，因技术操作不便，减压常不充分。

（二）减压区域边缘处理欠佳

由于减压区域边缘，尤其是神经根管周围致压物咬除不彻底，致使脊髓和神经根受压，从而妨碍神经功能的恢复。

（三）多种致压因素合并

部分患者除骨赘致压外还可合并髓核脱出和后纵韧带增生肥厚，单纯椎板减压难以达到彻底减压目的。在行椎板减压时如发现椎间盘突出、后纵韧带增厚，或影像学检查有髓核脱出到后纵韧带之下征象者，应切除增厚的后纵韧带并取出突出髓核，以达到彻底减压的

目的。

（四）植骨块移位

植骨块移位引起脊髓受压大多为前路椎体次全切除术后，主要是由于植骨块偏小，加之术后固定不确切，以致骨块进入椎管所致。

（五）内植物使用并发症

椎弓根螺钉及 Cage 的使用，可能会出现融合器移位，螺钉松动、退出、断钉等并发症，另外，还可能与其设计本身有关。诸如 BAK 等无盖，植骨块填塞不紧时，碎骨块可落入椎管并形成新的致压物。

（六）植骨不融合

腰椎前路或后路减压植骨不融合或假关节形成者，常因融合节段多、植骨床准备不良，或植骨材料选择不当，以及缺乏有效固定所造成。受累节段表现有不稳、骨刺形成，并对脊髓和神经根产生刺激和压迫，诱发或加重神经症状。

（七）诊断不全

临床上最为多见的是将颈腰综合征仅诊断为腰椎病变施术，术后由于疗效不佳或无效才发现颈椎退变性疾患而不得不再次手术。

二、腰椎退行性疾病术后翻修原因

腰椎退行性疾病再手术的原因主要包括以下几种。

（一）首次手术减压不彻底遗留圆锥、马尾或神经根受压

患者表现为神经功能改善不明显，或无变化，甚至原有症状不同程度加重。

1. 神经根管减压不充分　主要由于对神经根管的认识不足，这在一些基层医院的医生中还相当普遍，以致单纯摘除了椎间盘而未处理同时合并的神经根管狭窄。

2. 多种致压因素合并　部分患者除骨赘致压外还可合并髓核脱出和后纵韧带增生肥厚，单纯椎板减压难以达到彻底减压目的。在行椎板减压时如发现椎间盘突出、后纵韧带钝化，应取出突出髓核并凿去骨化物，以达到彻底减压的目的。

3. 减压区域边缘处理欠佳　由于椎管狭窄尤其是多节段椎管狭窄者，在减压区的边缘减压不彻底，或者未经修剪形成折角，从而在减压区与非减压区之间形成新的卡压，导致症状改善不理想，甚至加重。此种现象在 L_5 水平较常见，L_5 椎板斜角较陡者，行 L_4 椎板切除减压，而未对 L_5 椎板上部行处理而致继发性马尾受压加重。

4. 定位错误　由于解剖结构变异，如移行椎的存在，或忽视了术前和术中定位，想当然做事，致使手术节段错误，术后神经根受压症状无改善。

（二）与植骨和内植物有关

包括植骨块移位、塌陷、不融合及内植物使用不当。植骨块移位多发生在前路椎体间植骨融合而无有效固定时，加之固定不确切而引起。而植骨不融合主要与终板骨床准备不良、植骨材料选择不当或固定不确切有关，一旦有假关节形成，并伴有明显症状时，则要再手术治疗。内固定使用不当而致的松动、脱出或断钉时应考虑再手术治疗。尤其是椎弓根螺钉误置进入椎管引起神经损害，应及时再手术。临床上可见腰椎后路减压固定术后，原无神经根

痛一侧出现症状，或原有神经根痛加重等神经根症状和体征，应考虑到椎弓根螺钉有无打破椎弓根内侧，或下壁而损伤或刺激相应水平神经根的可能。尤其在进钉点偏内，而角度内倾较大者，CT 横断扫描可明确。

椎间融合器的临床应用，提高了椎间融合率和即刻稳定性。但临床上观察到因融合器使用不当而引起的并发症并非少见。尤其早期应用较多的环状 Cage，因放置位置不佳及型号（大小）选择不当，Cage 移位压迫神经，或因终板部分切除导致椎间高度下降，继发椎间孔狭窄神经受压症状明显者，常需要再手术矫正之。这种现象常出现在单纯使用椎间融合器而未辅以椎弓根螺钉固定者，故目前后路椎间融合器常规行椎弓根固定，以提高稳定性和融合率，减少因单纯使用椎间融合器而产生的松动、移位及下沉等并发症。而新的盒状椎间融合器的设计，因保留终板的完整性，克服了过去环状 Cage 所引起塌陷、椎间高度丢失的并发症。

因采用后路椎间融合器而导致的神经根和马尾神经过度牵拉所致的神经功能损害表现，术后影像学检查确定融合器和椎弓根螺钉位置均佳者，则不需再手术，应予以保守治疗。

（三）腰椎间盘再突出

腰椎术后再发腰椎间盘突出是需要再手术的一个最常见原因，此种病例在临床上占大多数。椎间盘突出的节段可以是原突出和手术部位，也可以出现在其他节段。同一节段的椎间盘突出多由首次手术髓核摘除不彻底所致，尤其是青少年型椎间盘突出，首次手术往往难以彻底。再发的椎间盘突出可以与前次手术同侧，也可以是对侧。邻近节段的椎间盘也并非少见，一般发生在术后较长时间后再次出现症状，尤其是在前次手术时，邻近节段已出现椎间盘退变者。

（四）继发性不稳

继发性不稳在腰椎后路手术中较为常见。主要原因是首次手术后解剖结构的破坏所致。此种情况在前次行全椎板切除，尤其是多节段全椎板切除术后更易发生，在行全椎板切除时，有意或无意地切除了整个或大部分关节突，则在术后发生继发性不稳的可能性更大。前次手术后继发性邻近节段不稳也是引起翻修的一个原因。

（五）邻近节段退变

患者术后症状消失相当长时间后又复发，而施术椎节融合固定良好者，应考虑相邻节段病变可能。其原因主要为施术节段植骨融合及固定后，腰椎的载荷分布发生改变，而原有的机械性压力持续存在，从而使融合的相邻节段退变加速。早期表现为椎节不稳及椎间盘突出，渐而骨赘形成，造成椎管狭窄产生马尾和神经根的压迫症状。然而，其发病情况个体差异较大，且有关相邻节段退变的确切发生率和发生时间的文献报道亦很少。一般认为，相邻节段退变与手术融合节段多少有关，融合节段越多，发生概率越高。

三、腰椎退行性疾病翻修术术前准备

（一）详细病史及体检

除询问原手术前病史外，着重了解前次手术后症状改善情况，同时要做一系统的体格检查，包括神经系统的检查，并与原手术前记录加以比较。如果患者神经症状，尤其是疼痛、脊髓功能障碍手术后立即加重，往往与手术刺激或损伤有关。如术后一段时间虽无加重，亦无改善，情况有两种。其一是脊髓或神经根压迫较久，神经功能恢复较慢或较困难；另一种情况则是减压不彻底，脊髓功能障碍及神经根性症状无法改善。如患者术后症状有明显改善或已消除，经过相当长的一段时间后又出现类似症状，则有可能为相邻椎节新的病变所致。而诊断错误者，患者病情会随原发病病情发展而变化。因此要详细收集病史，认真分析，并结合体格检查，排除诸如椎管内肿瘤、椎体占位等其他疾患。此外，翻修术前还应多与患者交流，了解患者的心理状态，综合分析，明确手术效果不佳的原因，以便做出正确处理。

（二）影像学检查

对需再手术者均应行腰椎正侧位、过伸过屈动力侧位 X 线平片及 CT 或 MRI 检查。影像学上可见原施术节段马尾或神经根受压征象，并能排除合并病变如马尾神经肿瘤等，此外 MRI 增强对再次手术瘢痕亦或髓核再突出具有较大帮助。影像学改变对明确病因和再手术方式的选择十分重要，但其必须与患者症状和体征有内在联系方具诊断意义。

四、腰椎退行性疾病再手术病例处理基本原则

（一）根据不同病因进行处理

凡术后症状加重者，首先应明确原因，除因植骨块移位或内固定失误等造成医源性脊上均应先行非手术治疗，无效者方可考虑再次髓或神经根受压，需尽早手术矫正者外，原则施术。

（二）根据致压因素选择手术入路

凡因后路手术失效者，残留的致压因素仍以后方为主者，一般仍采用后入路，仅少数病例需从前方入路。

（三）合理制订手术范围

再次手术者，其手术范围一般多超过前次手术，因此作者建议采用扩大性减压术、潜式减压术，必要时切除双侧小关节突，并选择有效的内固定技术。

（四）彻底减压

再手术的疗效主要取决于脊髓和神经根功能的改善情况、程度及时间，其与多种因素相关。凡减压彻底、椎管或神经根管充分敞开、椎间隙高度恢复至病前正常状态及椎节稳定性良好者，多可获得一定疗效。反之，则治疗效果往往不佳。

（五）恢复椎节的高度、曲度和稳定性至关重要

任何腰椎手术在减压术后均需在恢复椎节稳定性的基础上同时恢复椎节的高度与曲度，此是获得长期疗效的基本要求。

五、腰椎退行性疾患翻修术指征

腰椎后路或前路减压术后再次手术的指征主要是仍然残留或形成新的脊髓和神经根致压因素。致压因素多位于椎管后壁，故仍以后路手术为主。由于原来手术使组织结构发生改变、加之瘢痕明显，以致再次手术时难度较大。因此，术前必须认真分析临床症状、体征和影像学检查结果，去伪存真，以求选择合适的病例。

（一）减压不彻底

对首次手术减压不够彻底、并有致压物残留者，原有症状和体征无改善或加重者，经临床观察1~6个月后无恢复，影像学检查，尤其MRI成像显示有明确脊髓受压，应再次手术减压。

（二）内植物移位

对合并内固定物或植骨块移位引起的神经压迫及有损伤邻近结构危险者，则应及早手术。

（三）邻近节段病变

相邻节段病变通常发生在前次手术后相当长时间，此时脊髓受压或神经根损害再度出现，并与影像学表现相一致。

（四）植骨不愈合

对植骨不愈合者应根据实际情况，当患者出现明显腰部症状或因假关节形成，因不稳刺激神经根或脊髓，使其功能障碍恶化者，则要行翻修手术，使其融合。

六、腰椎退行性疾患翻修术式选择

腰椎后路翻修术通常采用原切口进入，手术操作务必仔细，靠近硬膜囊时应先从较健康部位进入，避免硬膜囊、脊髓或神经根等重要结构损伤。尤其在取螺钉等内固定时更易发生，应予重视。翻修时应针对每一例患者的具体情况采取不同措施。

（一）脊髓或神经根的残余压迫

腰椎疾患手术后脊髓或神经根性症状持续存在，或加重，或复发，其原因是多方面的。

1. 术后早期症状加重　在术后早期出现的持续根性痛或马尾功能障碍加重，可能为手术刺激或血肿压迫，如为后者，首先检查引流是否通畅，如症状加重进展快，应及时早期手术探查，以免带来严重后果。如为内植物因素所致，如椎弓根螺钉进入椎管，产生神经根刺激或损害表现应在CT检查明确后，早期手术调整，常可获得完全缓解。有时因减压不彻底，手术刺激神经根产生水肿反应，相对狭窄形成，可先行脱水等保守治疗，如无缓解，亦应手术扩大减压。

2. 术后症状无缓解　术后患者马尾神经功能障碍及神经根性疼痛无变化或变化不明显，而诊断和术式选择无误，则多由减压不彻底所致。经影像学检查证实仍残留压迫者，可再次后路手术减压。

3. 残留神经根症状　多由于神经根管减压不充分引起，亦有髓核摘除不彻底所引起者，这种情况下需结合患者神经定位体征及腰椎MRI检查，确定再次手术的方案。

（二）融合失败

1. 对植骨融合失败并伴有后凸畸形的患者　可采取前路椎体次全切除减压，自体髂骨移植、钢板固定；如椎管后壁有压迫因素，亦要后路减压，减压后需用自体骨植骨融合关节突关节，必要时加用椎弓根螺钉固定；前后路联合翻修手术中，前路主要使用自体髂骨植骨，后路椎弓根螺钉同定，几乎所有病例均能获得可靠的融合。无论是前路、后路，或是前后路联合，关键在于确切有效的植骨，植骨时要将植骨床刮至点状出血，植骨床保证平整，以提供最大的接触面积；而植骨要有足够强度，以自体髂骨首选，同时有良好的固定方能提高融合率。

2. 腰椎椎体间植骨融合失败的翻修手术　根据不同病情，一般采用以下治疗原则。

（1）后路融合失败伴腰部疼痛、神经根症状者：采用前路翻修，假关节及椎体次全切除充分减压，自体髂骨植骨，前路钢板固定；或后路翻修，椎间孔减压、自体髂骨植骨、椎弓根螺钉固定。如果伴有后凸畸形、脊髓压迫症，或相邻节段需要减压，可行前路椎体次全切除、自体骨植骨、前路钢板固定。

（2）前路固定、融合失败：如果前路固定装置松动，存在周围血管、神经损伤的危险，应立即行翻修手术，去除固定并二次植骨后再行腰后路植骨、内固定术。

（三）相邻节段的退变

1. 相邻节段退变的原因和临床表现　术后患者如果在手术相邻节段出现退变，如节段性不稳、骨性狭窄、椎间盘突出、小关节或韧带肥厚增生等，则可能出现神经症状，需要再手术治疗。临床表现为腰颈部疼痛、根性痛或脊髓压迫症状。如果有相邻节段的退变致腰椎不稳，X 线平片检查显示融合部位的相邻椎节不稳、骨赘形成或椎间隙高度下降，MRI 或 CT 检查可明确脊髓或神经根受压情况。单纯的腰部疼痛的病因诊断则较困难，采用 CT、MRI 扫描，小关节封闭以及椎间盘造影等有助于判断疼痛的原因。

2. 相邻节段退变翻修术　基本原则：一旦诊断为邻近节段退变并伴有相应神经根或脊髓压迫征象，决定翻修手术，则要遵循以下基本原则。

1）节段性不稳如相邻节段的单纯不稳，一般选择后路融合、固定，如合并神经压迫，则应根据具体情况决定如何减压。

2）相邻节段的椎间盘突出选择后路椎间盘摘除术、一般不需植骨融合、椎弓根螺钉内固定。

3）相邻节段的椎管狭窄或小关节病变行后路扩大减压植骨融合并应用内固定系统。

4）相邻节段不稳伴后凸畸形、脊柱后部结构缺失可行前后路联合植骨融合固定，并根据具体情况进行减压。

（四）术后不稳或后凸畸形

1. 术后不稳和后凸畸形的原因及临床表现　在腰椎前部或后部结构的完整性被破坏后会出现持续性的疼痛、畸形、神经压迫症状。腰部疼痛产生的原因可能为腰椎不稳、腰椎后凸畸形等，也可能是由于神经压迫产生。再手术治疗可行前路、后路或前后路联合手术。决定手术方式的因素除包括畸形是否活动和僵硬程度外，还包括有无神经压迫症状、腰椎骨的质量、上次手术后供骨区情况，以及每个患者不同的个体情况。

2. 活动型后凸畸形的翻修术　若患者的后凸畸形有一定的活动度，且没有或仅有轻微的神经压迫症状，翻修手术目的是纠正畸形，防止畸形进一步加重，解除相关的疼痛。畸形矫正后可选择后路植骨融合，融合范围应包括前次手术椎板切除的上位完整的棘突和下位完整的棘突，术前腰椎牵引有助于复位和畸形矫正。内固定的目的是提高腰椎的稳定性，防止畸形复发，提高融合率。如果活动的后凸畸形有明显的神经压迫症状，患者应行牵引、椎管影像学检查以决定在畸形复位后能否解除神经压迫，如果畸形矫正后神经压迫症状能够解除，单纯行后路固定、融合手术即可。如果腰椎畸形矫正后持续存在脊髓受压，则要同时行后路减压、固定。

3. 僵硬型后凸畸形的翻修手术　治疗椎板切除术后僵硬的后凸畸形，单纯的后路减压是不够的，手术既要解决脊髓压迫，又要矫正畸形。紧贴于椎体后凸畸形顶点处的脊髓容易受压、变性，单纯椎间盘切除，不能充分去除后凸区域的椎体后正中骨赘，因此前路减压十分必要。当前路减压后，行术中撑开复位，应用带三面骨皮质的髂骨块，行柱状植骨支撑、融合。也可用钛网加自体髂骨植骨或椎体切除的骨松质植骨。钛网的优点在于可根据需要的长度切剪，能够灵活适应椎体切除后所需的植骨长度，减少供骨区的并发症，比髂骨或排骨植骨的强度更好。钛网提高了整个植骨体的抗扭转强度，上下缘锐利的齿增强了抗剪力作用。缺点是费用较高，对上下位椎体可能有切割作用致椎间隙塌陷。

（吴银松）

第六节　腰椎畸形（滑脱症）翻修手术

腰椎畸形（滑脱症）治疗，除减压外，一般都同时附以内固定。首次手术后，许多患者由于症状复发、持续存在或内固定失败，往往需要再次手术治疗。翻修手术指征主要根据术后残留症状，内固定失败情况，按出现时间可以分为早期翻修和晚期翻修手术。

一、早期翻修术指征

（一）持续根性症状

对于具有明确手术指征，已行后路减压手术，但术后症状未能解除者应进行再次影像学检查以明确原因。除常规腰椎 X 线片检查外，应首选磁共振（MRI）检查，后者常能明确病因，但有些情况下还必须进行脊髓造影后 CT 成像（CTIVI），尤其要明确是否与骨性因素有关或需要矢状位重建者。随着腰椎后路内固定系统应用的不断增多，由于技术因素，腰椎椎弓根螺钉突入椎管亦有发生，此时，CT 检查亦可明确。发生此种情况时，如螺钉占据椎管较少，可没有症状，然而部分患者可有根性刺激症状，这种医源性神经压迫需要翻修纠正。有些患者的持续根性症状原因比较复杂，则需认真分析，方能找出原因。这些残留症状可能是手术未能切除致压源，或手术节段错误所造成，针对这些情况，翻修效果较好。如果诊断和治疗均正确，但症状仍持续存在，此种情况则不属翻修的范围，应查找其可能的原因。另外，手术操作时如发生定位错误，应进行翻修手术。如果手术操作节段正确，但减压不充分而根性症状持续，且较明显，亦需要进行翻修。若操作正确，减压充分，但术后仍不能有效缓解症状者，应对患者进行解释并行非手术治疗，不宜进行翻修手术。

（二）脊髓功能障碍症状持续存在

对腰后路手术减压后，患者脊髓功能障碍表现无改善者，则应行 MRI 检查以明确是否减压彻底，同时采用过伸过屈侧位像以明确腰椎是否稳定。有些患者脊髓压迫性因素与脊髓本身的变性并存，手术只能解除压迫，但对变性、囊性改变的脊髓帮助甚微，后者使神经功能障碍难以改善。Epstein 报道脊髓病变的减压手术有效率最高只能达到75%，因此在术前一定要向患者解释清楚并强调手术目的是解除神经压迫，改善患者生存质量，有时则仅能阻止疾病进展。如果首次手术未得到充分减压或出现脊柱不稳应考虑进行翻修手术。第一次手术已得到充分减压而症状仍持续存在不能缓解者，则症状主要由于脊髓软化引起，即使翻修后患者症状也不会得到有效改善，不宜再次手术。

（三）神经功能恶化

如果术后患者症状在 24 ~48h 内出现恶化，应急诊行 MRI 检查，以明确是否减压不彻底，血肿形成或出现其他致压因素。

1. 血肿形成　如果术后神经功能恶化较快，并迅速加重，首先应该考虑的是局部血肿压迫可能。早期手术探查可沿原手术入路，如有血肿应予清除，并仔细止血。术中应慎用明胶海绵，作者曾遇到硬膜外使用明胶海绵后出现粘连并产生压迫的病例。

2. 内植物位置不良　主要由对内固定操作不熟练，或固定不确切时引起，常见的情况有术中椎弓根螺钉位置偏内刺激或损伤神经根，椎弓根螺钉位置不良，既可以在拧入螺钉的过程中发生，亦可发生于在安装连接杆时用力不当，导致内侧皮质劈裂所致。另外，腰椎滑脱行后路椎体间融合时，由于 Cage 旋入不足够深，或 Cage 太小，术后搬动体位时脱出，亦可造成马尾及神经功能症状加重。一旦明确诊断，应及时给予手术探查。

3. 术后早期感染　术后早期出现神经功能症状恶化还应排除感染，这种情况需积极处理。患者在使用激素期间，早期症状可能被掩盖，应严密观察，密切注意切口变化及患者全身情况，以便尽早做出诊断。患者伤口出现分泌物、局部疼痛、伴发热，应进一步检查排除感染的可能。在白细胞计数正常时，应注意白细胞分类及 C 反应蛋白是否升高。感染早期翻修手术的关键是清除坏死和感染组织，充分引流。感染坏死组织在应用抗生素前做细菌培养。口服抗生素往往效果不理想，在培养及药物敏感试验结果未到前，应根据临床经验，足量静脉给予抗生素，待细菌培养和药敏结果出来后，有针对性选用敏感抗生素。是否取出或更换植入物应综合患者具体情况而定，包括患者的免疫力、牵涉到的组织及手术治疗的时间。作者的处理原则是在治愈感染以后再行重建手术。如果植入物未直接与脓性组接触可以考虑大量生理盐水（4 ~6L）脉冲灌洗，仍保留植入物，放置引流后关闭伤口。必要时在 2 ~3 天后再次开放伤口进行清创，并根据培养结果静脉使用敏感抗生素。对可疑伤口感染者，则应加强观察，除加强抗感染措施外，必要时也可及早手术探查。

二、晚期翻修手术指征

（一）复发或出现新的症状

腰椎间盘突出的晚期复发比较多见，如果复发出现在同一节段及同侧，则表明第一次手术不彻底，有残留物。在这种情况下应再次手术解除经根受压。如果在不同部位同侧或对侧出现压迫则应作为一个新的独立的问题行半椎板切除加关节突部分切除，摘除脱出的髓核。另外，很少见的是同一节段对侧出现压迫症状，此时，行半椎板切除和关节突部分切除减压外，同时必须进行后路融合，以免产生腰椎不稳症。

（二）脊髓功能障碍症状的进展

如果脊髓病变症状进展，术者首先应该确定首次手术是否彻底减压。如果影像上显示减压不充分并与患者症状体征相符合，则应再次进行充分减压手术。症状复发则可能由于持续进展的后凸畸形或相邻节段的病变所引起，虽同样需要翻修手术，但其术式则有所不同，在减压同时，应行稳定性手术。有时，脊髓病变症状进展是由于椎板切除减压上下极处理不佳，随着硬膜囊减压后膨胀和脊髓后移，在椎板切除的上下极形成折点，产生继发性压迫，症状明显者亦要翻修。

（三）椎板切除术后不稳

有些患者术后早期症状得到缓解，但随后症状复发，如果早期后路手术后逐渐出现脊髓病变症状，则应详细检查，尤其需要注意腰椎矢状位序列。X线检查除包括常规腰椎正侧位片外，必要时拍摄动态位腰椎过屈、过伸侧位片以排除迟发性腰椎不稳。对于因腰椎不稳引起症状者，应考虑再次手术加以稳定。

（四）腰椎正常生理曲度消失或出现后凸畸形

腰椎生理曲度是否得到有效恢复对腰椎后路减压术后效果有明显影响。尽管腰椎具有很大的活动度，但后凸畸形会牵拉脊髓，尽管椎板切除或者椎管扩大成形，脊髓也难以向后漂移获得减压，而且椎板切除后，腰椎稳定性下降，易产生额外的运动，尤其在屈曲位时，椎体后缘会对脊髓产生压迫。后凸畸形不仅压迫脊髓，更重要的是会压迫脊髓的血管，使脊髓血运障碍，而产生相应的临床表现。有时后者受压产生的脊髓功能障碍更明显更广泛，而单纯后路减压并不能改变脊髓前方的压迫，除非随之进行前方的骨切除或在矢状位进行重建固定，纠正这种畸形，方能免除脊髓受到这种继发性损害。

（五）植骨融合失败

腰椎手术的植骨方式包括后方椎板棘突间植骨，侧后方横突间植骨以及前方椎间植骨，既往采用前两种植骨方式由于植骨不确切或缺乏可靠的内固定方式，失败率较高，当然椎间植骨也有一定的失败率。而采用椎间植骨融合及内固定者出现内固定松动、断裂并不多见，一旦出现应根据患者临床症状及植骨融合情况考虑是否需要再次手术以及选择何种手术方式。作者曾碰到过3例，均发生在椎弓根螺钉断裂，但椎间融合良好，患者无不适主诉，随访X线片检查，亦无不稳征象，其中1例要求拔除内固定，另2例未作处理。而对滑脱复位固定，椎弓根螺钉断裂未融合有滑脱复发或加重者，则应酌情再手术治疗。

（六）术后迟发感染

如果为迟发性感染，治疗主要根据感染的定位，应尽早而积极处理，原则与早期感染相同。由于距前次手术时间长，往往植入骨融合不佳或坏死，而宿主骨缺乏。最好的办法是移除疏松的植骨及内固定，然后清除坏死组织，并用新鲜自体骨植骨并加用内固定重建，前提必须是彻底清创，否则会再次失败。

由于血肿引起晚期感染少见，处理主要是彻底清创并估测稳定性，如果仍稳定可保留内固定，并不一定非要取出；如有松动，内固定物应考虑取出。所有钉道应刮除，并清除膜性及坏死组织。如果需要重建则必须在遵循彻底清创、有效抗感染、充分引流的情况下实施，植骨应选择自体新鲜骨，提高植骨存活率。

三、翻修术前影像学检查的必要性

（一）X线片

翻修手术前动力位屈伸侧位X线必不可少，此既有助于判断腰椎稳定性及骨融合情况，又可预测翻修术后腰椎前凸恢复程度。

（二）CT 检查

CT 及三维重建能够较好地显示腰椎术后骨性结构情况，以及内固定的确切位置。小关节间隙与椎间隙情况有助于判断前次手术是否已融合。为鉴别马尾、蛛网膜下隙、硬膜及骨组织之间的相互关系，可采用椎管造影后 CT 成像。其能很好地区别骨性边缘、小关节切除范围及神经根位置等。

（三）MRI 检查

MRI 可以明确神经受压状况，尤其对血肿形成以及感染范围及程度判断均有指导作用。

四、翻修术前准备

由于翻修手术往往较首次手术复杂，因此务必做好充分术前准备。明显的矫形应行脊髓监护。对于腰椎严重不稳或需要作长节段融合，估计手术时间较长者，术前必须进行足够时间的俯卧位训练。对年龄偏大者，还需进行心肺功能检查，了解其代偿能力，并做相应处理。

术前术者应仔细阅读 X 线片，明确骨性标记有助于安全显露。为减少手术创伤，应准备术中透视。CT 检查有助于确定固定物位置及是否伴有解剖异常，这些因素不仅影响手术操作，还可能影响术后减压和融合效果。

除非严重脊髓病变，预防性应用激素务必慎重。如果怀疑感染，应坚持静脉使用抗生素直到有明确的培养结果。

五、腰椎畸形（或滑脱）后路翻修手术的手术技巧

手术入路的设计应遵照脊髓和神经根充分减压，并进行稳定的原则，尽量采用原切口，从正常解剖组织向原手术操作区域显露；利用骨性标记作为手术操作起始区，尽可能术中摄片以保证定位准确；如果不需要减压尽量减少瘢痕组织内操作。对需要融合的区域则应尽量从骨组织上去除瘢痕，以准备充分和良好的植骨床。需要减压者，手术要尽量显露硬膜以确保减压充分及安全（对于瘢痕粘连者应注意不要损伤硬膜囊）。

腰后路翻修手术方法很多，对于单节段者，通常可采用经关节突入路摘除突出髓核，减压神经根。传统植骨方法采用横突间植骨和椎间融合，目前在施行椎板切除术后或涉及多个减压节段时，多采用椎弓根螺钉或椎板钩内固定的方法，以获得即刻稳定，术后无需使用外固定。

观察植骨块或融合器与上下椎体是否已融合，有无假关节形成。如为 Cage 植骨融合，应注意 Cage 有无外露，Cage 内是否有骨长入。根据术前应评价并结合术中观察，决定是否需要取出植骨块或 Cage。在某些翻修情况下，如植骨块或 Cage 已获牢固融合而临床症状确由相邻节段的继发性退变引起者，则无需取出。未获骨性融合的植骨块较易取出，但应注意轻柔操作，切忌向椎管方向提拉，以防损伤脊髓或神经根。Cage 的取出则十分困难，即使未获牢固骨性融合，其增生的纤维、瘢痕组织仍然坚韧。应充分松解 Cage 周围组织后方能将其完整取出。这需要术者经验丰富、术野暴露充分、操作视野清晰，同时要备有精巧而耐用的手术器械。

六、后路翻修手术的并发症

(一) 脑脊液漏

任何翻修手术，显露应从正常硬膜向瘢痕粘连区域。这样可以预防手术医师突然进入硬膜外区域操作而不能发现。如果一旦发现脑脊液漏则应术中立即进行修补。修补方法同一般手术。

(二) 神经功能恶化

腰椎后路翻修手术难度较大，尤其需要扩大减压者，即使手术指征正确，术后仍可能出现神经功能恶化。有作者报道即使治疗方法妥当，术后症状恶化率约在4.5%，必须引起高度重视。

(三) 内固定或移植骨断裂伴不稳

术中必须仔细操作，使内植入物固定确切，同时充分有效植骨，达到远期融合的目的，以将内固定和植骨失败率降低到最低程度。

(吴银松)

第七节 其他情况下的腰椎再手术

腰椎再手术病例绝大多数为前述的腰椎创伤、退变性疾病、肿瘤以及腰椎滑脱症的手术失败者。近年来由于一些新手术的不断应用，由此也产生了一些术后效果不佳甚至加重的病例。

一、腰椎人工髓核植入术后再手术

腰椎PDN手术的目的是取代传统的植骨融合的概念而保留椎节间本身的活动度。近年来，随着新一代水化核PDN的出现，其应用又有流行趋势。但该操作技术看似简单，实际上要求较高。如操作不精确，则有可能导致髓核脱出，而需重新手术。引起人工髓核脱出的原因除适应证选择不当外，主要与操作有关，包括PDN型号过小，PDN植入时歪斜，不在椎体的中部从而导致术后滑出。另外，患者过早负重可能也是导致PDN脱出的原因之一。一旦PDN脱出，患者多有临床症状，故而应及早进行再次手术。术前准备与一般的腰椎再手术类似，要明确前次手术的侧别，PDN放入的方向；腰椎伸屈位片明确是否存在腰椎不稳。MRI检查是必要的，可明确神经受压情况。手术时可取原切口入路，但显露范围要大于原手术。PDN术后再手术均需采用全椎板切除术，必要时行植入侧的部分小关节切除。由于PDN水化的因素，其体积膨胀、增大，因而取出并非易事，术前应有充足的思想准备，准备好精良耐用的手术器械。充分暴露PDN，将其周围的瘢痕及纤维环尽量分离，以髓核钳甚至尖嘴的鹰嘴咬骨钳方能将其取出。有时不能连同水化核一起取出时，只有先取出其周围的纤维环，之后再取出水化核。人工髓核取出后，反复冲洗创口。由于此类患者椎间隙明显松动，加之后路椎板切除范围较大，建议同时行后路固定、植骨融合术。如不行内固定时，应嘱其不要过早下地，以免引起腰椎不稳。

二、腰椎微创手术术后再手术

目前腰椎微创手术使用较多的是经皮椎间盘摘除、MED 等。如适应证掌握不当，可能导致髓核切除不彻底，神经根管狭窄未解除，甚至神经根损伤导致术后症状恶化。一旦确诊，均需再次手术。微创手术后再手术同一般腰椎后路手术类似。唯有施行减压时应充分减压神经根管，并追踪可能的游离髓核，尽量向椎间孔部位探查神经根。作者遇到经皮椎间隙摘除后症状恶化的一例，其神经损伤部位几乎达到椎间孔外。

（吴银松）

脊柱及相关疾病诊治学

（下）

杨家福等◎主编

吉林科学技术出版社

第十三章 脊柱手术术后并发症

第一节　脊柱骨折脱位复位不良的并发症

脊柱骨折脱位的治疗原则是尽早地整复骨折脱位，使脊髓减压并稳定脊柱。骨折块或脱位椎压迫脊髓，应尽早整复骨折脱位恢复椎管矢状径，则脊髓减压；存在椎体骨折块、椎体后上角或椎间盘突出压迫脊髓者，须行前方减压，并给予脊柱稳定。对伴有脊髓损伤的骨折脱位，其复位要求较单纯骨折者更为严格，因骨折脱位时对脊髓构成压迫者是脱位脊椎或骨折致椎管矢状径减小，只有完全复位并恢复了椎管的矢状径，才能完全解除对脊髓的压迫，为其功能恢复创造条件。在整复胸椎或腰椎骨折或骨折脱位时，应达到以下三项标准：①脱位完全复位；②压缩骨折椎体前缘张开达正常的 80%；③脊柱后弓角恢复正常，即胸椎≤10°，胸腰段为 0°～5°，而颈椎、腰椎需恢复生理前突。如在手术中达到：①脱位的棘突间隙，恢复到与上下者相同；②上下三个椎板在同一平面；③关节突关节完全重合时，则基本达到上述 3 项标准。整复的方法首先依靠手术台调整，以人牵引躯干与下肢达不到过伸；依靠术中固定器械，能做一定的调整；最主要且最有效的方法是手术台的过伸，使脊柱过伸，过伸 30°可使脱位完全复位，过伸 45°，才使椎体张开 80% 及后弓角消失。

在临床诊治过程中，由于治疗延误及未完全按照上述方法致使脊柱骨折脱位未完全复位，常常造成畸形，疼痛及脊髓未完全减压等如下的遗留问题，而造成患者的功能障碍。

一、复位不良的后果

（一）对脊髓等神经组织的压迫解除不彻底

复位不良造成脊髓减压不彻底，从而造成脊髓及马尾神经损伤的症状无明显缓解，减压手术效果差。脊髓残留压迫，使脊髓功能的恢复失去了其适宜的环境，阻碍了神经功能进一步恢复，同样影响了其他治疗措施的效果。对于脊柱骨折脱位应力求完全复位，以彻底解除对神经组织的压迫和恢复脊柱的力线为目标。

（二）腰背痛

脊柱骨折脱位复位不良遗留的脊柱后凸畸形，使脊柱长期承受病理载荷，脊椎楔形变和后凸畸形加重，渐进性的畸形使得脊柱及其附着的软组织长期受牵拉载荷，从而出现局部疼痛。另外疼痛也可源于脊柱畸形造成的脊柱的过早的退变。腰背痛多为持续性，疼痛位于后凸畸形部位，屈曲、抬举、扭转、久坐及久站均可使疼痛加重，常伴有活动障碍，常给病人的工作和生活带来很大不便，急性发作时对症处理常可暂时缓解症状，多数病人日后会反复发作。针对疼痛，应首先采取保守治疗，包括理疗、运动疗法、药物、心理疗法。胸腰段后凸畸形，还可使腰椎生理前凸代偿性增大，从而引起下腰痛。若保守治疗无效，在明确腰背痛确实来源于受伤椎节后可考虑手术纠正畸形及骨折脱位以缓解疼痛。

后路手术需要对椎旁软组织的广泛剥离，可导致术后支配肌肉的神经支损伤，而发生腰背痛。但不少患者也可因为手术者对手术器械不了解，造成术后内固定位置欠佳，对后路的软组织造成刺激引起，以及术后相邻节段的应力改变，内固定物的松动断裂，也可引起腰背痛。

（三）后凸畸形

脊柱骨折尤其是爆裂骨折，由于未及时处理或初次处理未完全复位可导致受伤阶段出现进行性后凸畸形。脊柱后凸的生物力学结果是重力线的前移，使得维持脊柱平衡与稳定的阻力力臂延长，从而使脊柱的前柱承受过度的压应力，后柱承受过度的张应力，脊柱长期承受这种离心载荷使得脊椎楔形变畸形和后凸畸形加重，渐进性的畸形使得脊柱及其附着的软组织长期超载荷，从而出现局部疼痛及神经功能障碍。当陈旧性脊柱骨折患者出现神经功能障碍、影响工作生活的局部疼痛、严重的外观畸形、脊柱不稳定或生物力学上的潜在不稳定，经过系统康复理疗或药物等保守治疗无明显效果时应考虑手术治疗纠正后凸畸形，解除狭窄及压迫，恢复脊柱的力线和正常的生理屈度。

后凸畸形的出现以颈椎及胸腰椎多见，又以胸腰段最常见。外伤僵硬性胸腰段后凸畸形常并有脊髓损伤、腰背痛，由于存在脊髓的压迫，影响脊髓功能恢复，腰背痛影响患者坐卧，进而呼吸功能下降，使病人生活质量下降。

二、脊柱后凸畸形的矫正

许多学者认为椎体截骨术是治疗创伤性僵硬后凸畸形较为理想的方法。1945 年 Smith - Petersen 首先报道椎体开放/闭合截骨的方法，这种术式要求脊柱前柱张开，后柱闭合，其轴点位于中柱，手术操作难度非常大。其纠正度数可达 20°~40°，然而椎体开放/闭合截骨与经椎弓根楔形截骨术截骨相比，最大的危险就是截骨处形成假关节，损伤前方大血管及胸腹膜等结构，Weatherley 报道要纠正 45°，前方须延长 2cm 以上，而创伤性、硬性脊柱后凸畸形患者椎体前方的大血管，通常与椎体粘连，椎体前缘的开放延长，易造成大血管损伤，这种手术死亡率为 4%~10%，神经损伤也高达 30%。

胥少汀于 1989 年首先报道自 1980 年用椎体楔形切除治疗胸腰段骨折脱位并脊髓损伤合并驼背畸形。后路的椎体楔形截骨术是治疗创伤后残留的脊柱后凸畸形较为理想的方法，可获得满意的减压和后凸畸形的矫正，同时有利于脊柱的稳定和截骨的愈合，最大限度地减少了前方血管损伤的危险。对此李放等利用尸体标本对后路经椎弓根椎体楔形截骨术进行了研究，（图 13 - 1）认为单节段椎体楔形截骨可纠正脊柱后凸畸形 36°，椎体前缘增高仅 2~4mm。

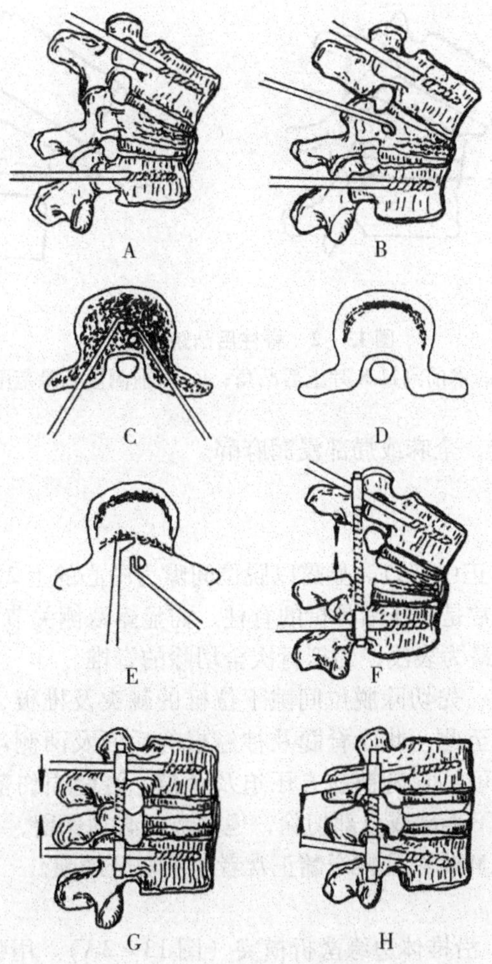

图 13－1　传统后路椎弓根楔形截骨矫形术

三、严重驼背畸形矫正术

1. 手术设计　胸腰段严重驼背畸形矫正术前计划包括测量 X 线片上驼背和在 X 线片剪纸上设计椎体切除的范围两部分。

（1）驼背或脊椎后凸角测量：用脊柱侧位片，测量如图 13－2 所示。以向前脱位椎体的上缘延长线与骨折椎体下缘延长线相交之角为后凸角，在胸腰段此角正常不超过10°。

（2）骨折椎截除角的测量：如后凸角为 30°，那么纠正驼背之角为 25°左右，纠正 30°则胸腰直。25°之测量以向前脱位椎体下缘为基线，做 25°角的另一边线，由 a 线向骨折椎体做一条 25°的边线至椎体后缘，夹角之内即为骨折椎体的截除骨量，此角内包括脱位椎与骨折椎间的椎间盘，测量角内骨椎体后的长度（减去放大数）即为截骨线，多在椎弓根之下方。截除角最大限度可至椎弓根下缘，大约可纠正 30°成角。

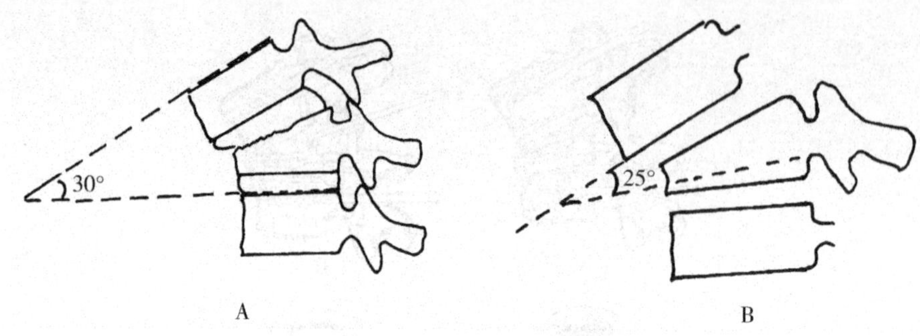

图 13－2　脊柱后凸矫正设计

A. 术前测量 X 片上后凸角；B. 术前测量切除范围

2. 麻醉　硬膜外麻醉，全麻或局部浸润麻醉。

3. 体位　俯卧位。

4. 手术步骤

（1）切口及显露　后正中切口。显露以脱位间隙为中心的上 2 及下 3 个椎板，共计 5 个椎板。脱位间隙的下位椎常是有压缩骨折的脊柱，需显露双侧关节突关节及横突根部，此脊椎在后弓位，在手术野中最为表浅，为拟行次全切除的脊椎。

（2）椎板关节突切除　先切除脱位间隙下位椎的棘突及椎板，再切除其上下关节突及双侧椎根（图 13－3A）。至此，此段脊髓及神经根的后面及两侧均显示于视野中，多呈现折弯紧张状态。切开硬膜可见脊髓被前方压迫及牵拉，脊髓损伤范围向上多至脱位椎板之下，故该椎板亦可切除其下半部或全部切除，但关节突必须保留，如脊髓在此椎板下缘已无损伤，则不需切除。术前 MRI 脱位椎脊髓正常者，不切开硬膜。

（3）显露椎体

1）于两侧横突根部，沿椎体边缘凿折横突（图 13－3A）。用弧形骨膜起子，沿椎体侧缘，慢慢向前剥离，推开软组织，可能包括脊椎横血管（肋间或腰横动脉）在内直至两侧骨膜起子在椎体前汇合（图 13－3B）。主动脉等大血管，已隔开在骨膜起子前方。此分离过程中的出血，以纱布填塞压迫止血。显露的范围是脱位间隙下位椎的全部、脱位间隙椎间盘及上位椎的椎体下部。此显露过程中，需注意保护从脱位椎孔出来的神经根，其正跨过椎间盘两侧，用牵钩将其向头侧牵开，显露椎间盘及上位椎体下部和本椎体切除椎体，用环锯自一侧椎体后侧缘，硬膜外椎根处，斜向对侧椎体前外侧，钻除骨质，至完全锯透时，连同骨芯拔出。然后对侧同样切除一环锯骨质，以后逐渐向椎体侧前拧锯去除椎体，去除之范围为椎体的头端 4/5（图 13－3C），留下尾端 1/5 于原位。前部椎体去除后，留下硬膜前的骨质，可用气动钻细心钻除，或仅剩一薄层椎体后缘皮质，以塌陷法去除之。

2）椎间盘需完全切除，脱位椎体下缘除去骨板，露出骨粗面，以利于椎体间融合（图 13－3D、E、F）。

3）检查硬膜前的骨质及椎间盘去除完全后，此时切除椎体后的间隙，已渐缩小，冲洗此间隙残留骨碎屑，准备复位。观察脊髓情况，此时已无张力、松弛、记录脊髓情况，可缝合硬膜。

（4）复位：助手用钳子向后提拉脱位椎的棘突（如已切除，则提拉其上位椎的棘突），术者向前压迫下位椎的椎板，同时台下助手将手术台的上半身台面头端升高，使脊柱后伸，至脱位椎的下关节突，复位到全脊椎切除后的下位椎的上关节突后侧暂停。观察硬膜情况，如无挤压或压迫，则进而完全复位，以后关节有部分重合为复位。如完全重合，则脊柱已达过伸位，在胸腰段是应避免的。恢复脊柱至伸直位即可，在腰椎则应恢复生理前突（图 13－3E、F）。

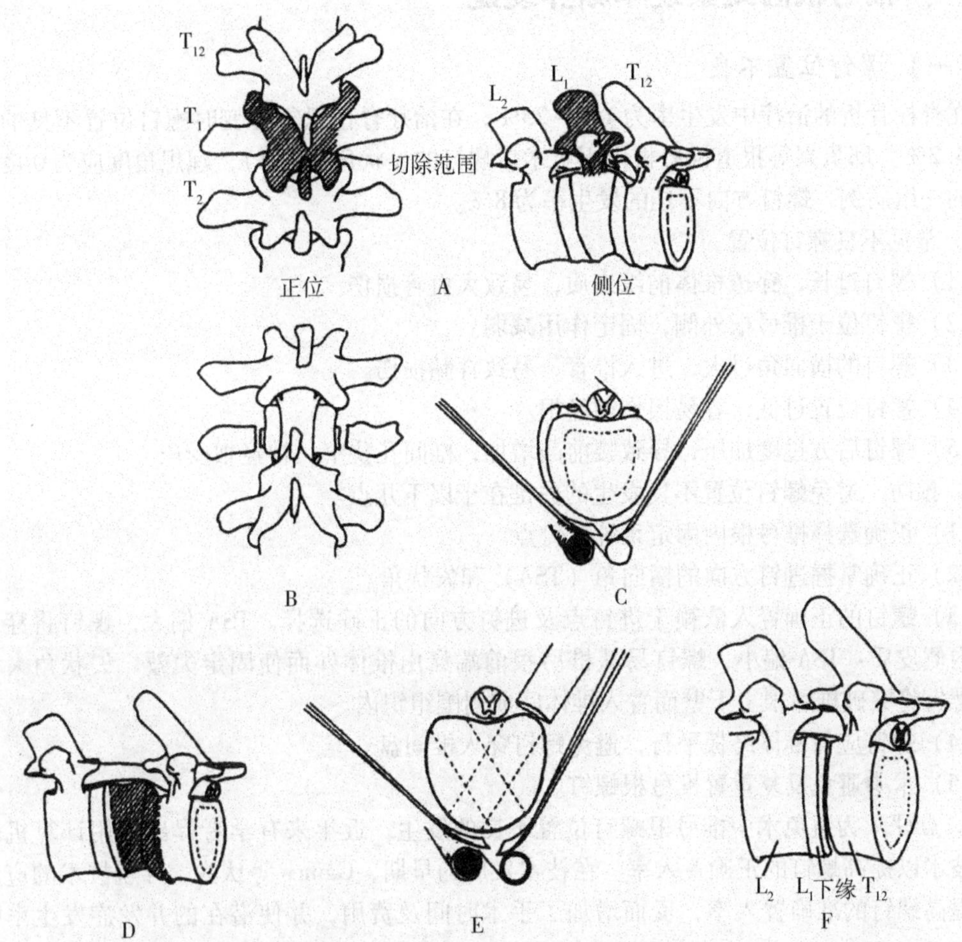

图 13－3　后正中次全脊椎切除术（以 T_{12}～L_1 陈旧骨折脱位为例，切除 L_1 脊椎）

A. L_1 棘突椎板关节突及椎根切除正、侧位观；B. L_1 两侧横突根部切断；C. 骨膜起子插入椎体前方保护大血管；D、E. 用环锯切除 L_1 椎体大部，T_{12}～L_1 椎间盘及 T_{12} 椎体软骨板；F. 脊椎复位，T_{12} 与 L_1 残存椎体融合

（5）内固定：全脊椎切除后，脊柱很不稳定，需行内固定。一般固定 4 个脊椎，即切除椎的上下各 2 个脊椎。可选用椎弓根螺钉内因定、AF 或 SDRH。椎板不需植骨融合，因切除椎体的下位 1/5，与上位椎体下缘将融合（图 13－3G）。在脊椎复位后其接触大多紧密，如固定在脊柱后伸位，此椎间隙前面将张开。

（6）置负压引流，缝合切口。

5. 术后处理　一般卧床 2 个月，待脊柱基本融合，可根据截瘫恢复情况，起坐或下床活动。

（周鹰飞）

第二节 脊柱后路内固定并发症

一、椎弓根固定系统早期并发症

（一）螺钉位置不良

在脊柱骨折的治疗中发生率为1% ~25%，在治疗脊柱退行性变时螺钉位置不良的发生率为4.2%。邱贵兴等报道椎弓根内固定术后螺钉的矢状角（SSA），理想角度应为0度，其报道的一组病例，螺钉方向不佳的发生率为8%。

1. 常见不良螺钉位置

（1）螺钉过长，穿透椎体前缘皮质，易致大血管损伤。

（2）螺钉位于椎弓根外侧，固定作用减弱。

（3）螺钉的横向角过大，进入椎管，易致脊髓损伤。

（4）螺钉位置过低，容易损伤神经根。

（5）螺钉后方过度加压，导致腰前凸增加，椎间孔狭窄，神经根受压。

2. 预防　避免螺钉位置不良发生的关键在于以下几点。

（1）正确选择椎弓根内固定系统进钉点。

（2）正确掌握进钉方向的横向角（TSA）和矢状角。

（3）螺钉的正确置入依赖于进钉点及进钉方向的正确选择。TSA偏大，螺钉将穿出椎弓根内侧皮质：TSA偏小，螺钉易从椎弓根前端穿山椎体外而使固定失效。矢状角大小欠佳，螺钉将突破椎弓根上下壁而置入椎体间或周围组织内。

（4）螺钉应与椎体终板平行，避免螺钉穿入椎间盘。

（5）术中避免反复重置椎弓根螺钉。

3. 点评　为避免术中椎弓根螺钉位置不良的发生，近年来有学者提出使用计算机辅助导航技术以提高螺钉的正确置入率。在技术发展的早期，Gaines等认为，导航技术的应用并不能提高螺钉的准确置入率，反而增加了手术时间及费用，并使潜在的并发症发生率明显增加。

螺钉位置不良同术中及术后的脊髓马尾神经损伤及硬膜损伤密切相关，多数位置不良的螺钉并未导致脊髓神经损伤的发生，但不良位置的螺钉可导致固定强度的下降，降低术后的疗效。

（二）椎弓根爆裂、骨折

最常见的是椎弓根螺钉造成椎弓根内外侧的皮质割裂，其次是螺钉切出椎弓根骨皮质，此常见于胸椎的螺弓根螺钉内固定。螺钉完全穿出椎弓根及椎弓根上、下缘穿钉性骨折发生较少见。术前根据CT对椎弓根的测量结果选择合适直径的螺钉，术中仔细探测骨隧道并确认孔道位于椎弓根管道内，并根据椎弓根解剖的节段性差异选择适当的椎弓根内固定是预防椎弓根爆裂及骨折的关键，对于骨质疏松患者选择的椎弓根螺钉直径不应超过椎弓根外径的70%，以防椎弓根爆裂的发生。

（三）椎间隙定位错误

1. 原因

（1）对脊柱正常解剖知识掌握不全面。尤其在脊柱损伤病人对损伤后脊柱病理改变估计不足，术中遇到脊柱骨折、脱位后脊椎后方结构严重紊乱时，不能借助正常解剖知识而做出准确定位。

（2）忽视术前定位的作用，仅凭经验操作。

（3）术中不透视定位或术中摄片不清晰。

（4）手术训练不足，缺乏脊柱手术的经验。为避免术中发生定位偏差，近年来提倡的C形臂X线机定位监测下行经椎弓根内固定，较过去靠影像增强器下的手术操作定位错误的发生率明显下降。

2. 预防　术中定位的关键是必须透视到关键椎体，比如说骨折椎体，脱位间隙，C_2 椎体，T_{12}及 L_1 椎体，L_5、S_1 椎间隙等进行脊柱节段的定位。

（四）血管、内脏损伤

大血管及内脏的损伤在椎弓根内固定时尽管少见，但若不注意操作及选择过长的螺钉，则术中可能导致血管损伤及内脏损伤等并发症的发生。胸椎椎弓根螺钉对血管及胸膜、肺脏等周围脏器的损伤，术后可导致血气胸，甚至心包压塞而引起病人的死亡（图13－4）。而在腰椎经椎弓根内固定时若螺钉向外侧倾斜角度无穷大，在拧入螺钉的旋转操作过程中可将输尿管周围组织和输尿管一并拧入，从而导致输尿管损伤的发生。因而在置入椎弓根螺钉时要注意方向，并且螺钉不能过长，通常进钉的深度应为椎体前后径的50%～80%，避免穿破椎体而造成副损伤，但椎弓根螺钉过短则会造成固定强度的下降。

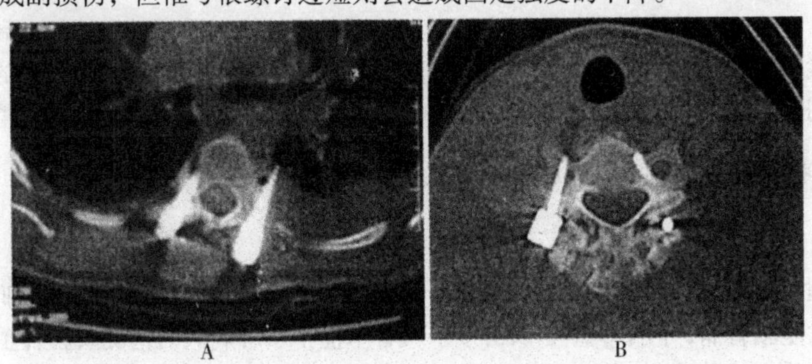

图13－4　椎弓根钉的血管及内脏损伤

A. 胸膜及肺损伤造成血气胸；B. 螺钉进入颈椎横突孔造成椎静脉损伤

（五）硬膜、神经损伤

经椎弓根内固定时对椎弓根钉进针位置、角度误差等可导致螺钉位置不良而引起脊髓及马尾神经根的损伤，其是椎弓根内固定手术神经损伤的最常见的原因，此乃由于螺钉穿破皮质进入椎管或皮质破损后的血肿及骨块压迫所致，病人常出现手术后的肢体疼痛及感觉异常。此外，手术时选择过粗的螺钉可能挤爆椎弓根，而导致脊髓神经根的损伤；还可能因术中反复重新置钉增加了螺钉对椎弓根和椎体的剪切作用或者破坏了椎弓根，导致在患者行撑开及加压操作时，或术后对椎弓根进一步切割造成患者出现神经损伤症状（图13－5）。文献报道经椎弓根内固定手术后神经根或马尾损伤的发生率为1% ~11%。

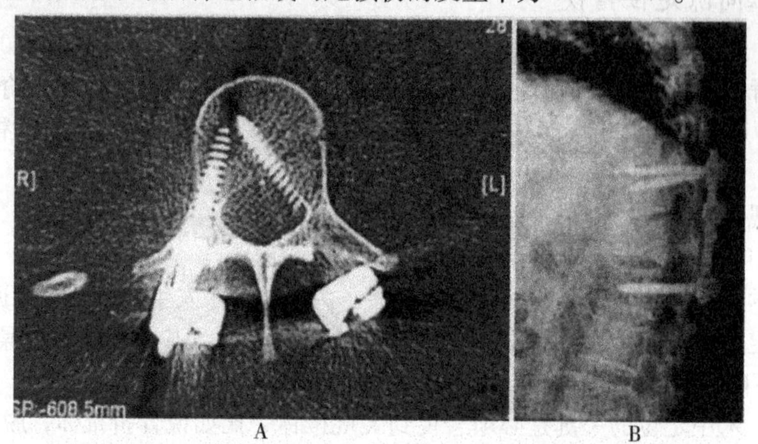

图13-5 椎弓根造成硬膜式神经损伤

A. 椎弓根钉破内侧皮质；B. 椎弓根钉切割椎弓根

(六) 术后早期感染

脊柱内固定术后的早期感染常同病人术前准备不足有关，如术前未发现病人潜在的牙科感染及泌尿系感染而导致术后的血源性感染，此外局部的消毒不严格可导致种植性感染，螺钉误入椎间隙术后可能导致椎间隙的感染。术前病人的全身状况亦同术后的感染发生密切相关，对于营养状况较差的患者，术前应予以积极的支持疗法、增强病人的抵抗力，减少术后感染的发生。

另外，还应密切关注肥胖、糖尿病患者、手术节段较多、手术时间较长、高龄等具有感染风险因素的患者，并积极的处理切口的并发症，比如说对于脂肪液化应早期的处理，必要时可开放切口，通畅引流，对于早期的表浅感染早期处理，避免出现深部及严重感染。

二、椎弓根固定系统晚期并发症

(一) 腰背痛

后路椎弓根内固定时由于手术中需要行椎旁组织的广泛剥离，可导致椎旁肌肉丧失神经支配，而发生腰背痛，但不少患者系由于手术者术前不了解病人的情况及各种手术内固定器械的特点，使用后导致术后钉尾过长，内固定连接板、棒压迫皮肤刺激肌肉、筋膜等软组织而导致术后的疼痛，此外由于操作不当（如内固定螺钉紧固不佳、术后内固定松动及固定节段上下的代偿性活动增加或退变加速）亦可导致术后的腰背痛。研究表明脊柱内固定融合后对邻近运动节段产生额外的应力，固定节段越长，固定节段的刚度越强，其邻近运动节段应力的增加也越明显，邻近关节突关节的应力增加，高应力环境下软骨的退变可导致软骨基质的破坏加剧，小关节局部发生骨关节炎等退行性变，刺激脊神经后支而引起术后的下腰痛。另外，有研究报道，因椎弓根螺钉的置入进针点位于上关节突外缘，钉尾往往会刺激关节囊，部分椎弓根钉有可能穿越关节，从而引起腰背痛；植骨不融合及假关节形成也可以引起腰痛。此外，内固定的应力遮挡效应、螺钉骨界面的高应力和微动亦是导致术后腰背痛的原因之一。Wetzel等报道椎弓根内固定术后背痛的发生率2年时可高达30%。

（二）椎弓根内固定钉、棒断裂

内固定术后发生螺钉断裂、弯曲可能与螺钉的设计和材料有关、同手术的操作技术亦密切相关如脊柱爆裂性骨折的前柱未得到重建，患者术后早期活动和负重、医师脊柱手术的经验不足等均可以引起术后内固定的弯曲、折断。手术操作时螺钉矢状角过大，螺帽拧紧后钉棒接触区剪力过大容易造成术后的断钉；术中椎体撑开过度，脊柱周围肌肉韧带的反作用力，增加了椎弓根螺钉的剪力，可造成术后的断钉。椎弓根螺钉长度过短、钉尾残留在椎弓根外长度过长，螺钉对抗扭转达负载及伸直负载的能力下降，导致术后螺钉的断裂。术中选用过细的椎弓根螺钉、植骨不充分、术后植骨不融合假关节的形成以及金属的过度疲劳常可发生内固定的折断，螺钉通常在屈曲应力或剪力下发生断裂，压缩应力通常不易导致螺钉的断裂，因而手术时通过充分的植骨融合、增加脊柱的稳定性，对减少椎弓根内固定系统所承受的轴向载荷应力作用、钉棒接触区的剪力及螺钉的疲劳，预防螺钉折弯、折断有一定的意义。此外，手术方案的选择设计不当导致内固定物的应力增加亦可导致内固定断裂失败，Yerby 等提出在固定节段遭受高应力的情况下附加椎板钩固定，可减少术后短节段椎弓根内固定螺钉所受到的应力及螺钉的移动，从而降低术后因内固定物应力增加而导致的内固定失败，并可延长内固定在体内的寿命。

（三）螺钉棒连接松动、脱落

手术操作不规范、手术医师经验不足及椎弓根内固定技术使用不当，术中钉棒连接不良、螺钉紧固不佳以及锁定装置使用不当均可导致术后螺钉棒连接松动而导致术后连接杆滑动甚至脱落，螺钉连接杆的微动亦可导致螺钉棒连接松动、脱落。

（四）椎弓根螺钉松动、术后拔出

螺钉拔出及螺钉连接部的脱落体外测试及手术后均时有发生，其同螺钉的放置技术有关。术中多次钻孔或置钉，可致螺钉的把持力下降使内固定力量减弱，导致术后螺钉松动、移位或退出。置入的螺钉过短及骨质疏松也易于发生螺钉的松动和拔出。近代脊柱生物力学研究表明，脊柱在三维空间每相邻两个节段的椎体是处地 X、Y、Z 轴三维空间力和力矩作用下，有 6 个自由度的生理功能状态；椎弓根内固定具有三维多重矫正力的作用，短节段内固定时螺钉固定于 X 轴上，并在 X、Z 轴上（矢状面）构成上下、左右（脊柱中轴）为对称轴的长方形结构；左右二杆（或正反螺纹套）固定在 Y 轴上，横连杆在 Z 轴上；这种结构符合脊柱生物力学要求。若上下左右螺钉不对称，或 1 枚螺钉未经椎弓根或进入椎间隙等，当人体脊柱承受数以百万次的载荷后，螺钉、钉杆受力不均，应力集中的那枚钉就容易松动、脱出或折断。同时生物力学的研究亦表明椎弓根螺钉较椎板钩有较强的抵抗拔出的作用。椎弓根螺钉，特别是远侧的螺钉常经受较大的拔出力和力臂，远侧附加椎弓根钩的应用可明显增加脊柱的抗扭应力能力，因而在骨质疏松及伴有脊柱旋转不稳定的病人在经椎弓根内固定时应在远侧合并应用椎板加压钩以降低椎弓根钉的拔出，也可给予经椎弓根的椎体内植骨。对于严重骨质疏松患者术中可通过骨水泥的应用，增加椎弓根螺钉的把持力，预防术后椎弓根螺钉的拔出。

（五）植骨不融合、假关节形成

椎弓根内固定术后明显提高了脊柱融合术的融合率，文献报道融合率约 90%，但一些学者认为脊柱后路融合术后假关节的发生率可自 0～30% 不等，植骨不融合、假关节形成常可导致术后的疼痛，并可引起椎弓根螺钉及杆连接部位的微动而导致术后椎弓根螺钉的疲劳松动，甚至折断，但并不是所有的假关节形成均与术后的疼痛有关，因而术后假关节的发生对脊柱后路手术疗效的影响尚有待于进一步研究。由于术后金属的伪影，X 线片及 CT 常不能准确确定假关节的发生，手术探查是了解骨融合状况的金标准，由于其创伤性临床上不能广泛应用，迄今尚无确切诊断术后假关节发生的影像学标准，通常根据术后 X 线片显示植骨块骨小梁的贯通情况及有无所固定运动节段的过度活动来诊断假关节的发生。CT 矢状位重建比 X 线片更容易显示椎间隙内骨小梁的贯通情况，所以在判断融合与否是应给予行 CT 三维重建检查。

（六）矫形丢失

1. 原因

（1）螺钉的角度不当、穿透椎体终板、进入椎间隙，螺钉位于椎体外，脊柱不能对抗扭转负荷及屈曲负荷应力，术后内固定承受的剪切力加大及其恢复加强后柱的作用丧失，容易导致矫形丢失的发生。

（2）植骨不融合假关节形成，内固定松动及失败亦可导致术后矫形的丢失。

（3）手术方法选择不当如对椎体严重的爆裂性骨折仅予后路固定融合而忽视了对前柱的重建，术后容易导致矫形的丢失。

（4）有文献报道胸腰段后路固定位置满意时，仍会有 15% 患者出现复位的丢失，主要是由于前路骨折椎体后路撑开复位后椎体空虚，未行椎体内植骨及前路的重建，部分患者在固定存在的情况下就会出现椎体的塌陷，有些患者则在取出内固定后出现复位的丢失。

2. 预防　主要是术中应注意前路的重建，有条件的患者应给予椎体内的植骨，或者行前后路联合的手术，利于前路的重建。

（七）邻近椎体节段应力变化

脊柱存在有四个生理弯曲，可像弹簧一样缓冲纵向压力，各个椎体之间由椎间盘、椎间小关节构成五点闭合系统，像锁环一样环环相扣，完成脊柱各个方向的活动，当某运动节段的椎体行内固定后，整个脊柱的生物力学就发生了改变，尤其是相邻的运动节段。通过静态运动力学分析模型和有限元分析模型，已经证实椎弓根内固定术后其邻近节段的活动增加，从而导致邻近节段的退变。有学者通过研究发现，椎弓根内固定术后邻近节段的椎间盘内压力发生明显增加，因此有染是由术中接种所引起的观点。

（八）其他

1. 迟发性椎体压缩　脊柱不稳定性骨折脱位及老年患者经椎弓根内固定术后应辅以适当的外固定支持，否则由于老年患者的骨质疏松及脊柱不稳定，术后过早下床活动及负重，导致椎弓根螺钉松动、骨螺钉界面稳定性的丧失，而产生迟发性椎体压缩。内固定的强度不足是骨质疏松患者发生椎体迟发性压缩的常见原因，因而 Suzuki 等提出使用椎弓根螺钉连接器来增加椎弓根螺钉的把持力，预防骨质疏松患者术后内固定的失败及迟发性椎体压缩。

2. 椎弓根应力性骨折　脊柱经椎弓根内固定融合后，特别是在内固定去除后可能发生椎弓根的应力性骨折，骨折的发生可能系重复负荷及前方的椎间盘继续活动而导致椎弓根的应力增加所致，骨折常发生于融合的上方椎体。

3. 迟发性神经炎　经椎弓根内固定手术若不能正确掌握椎弓根内固定系统固定的生物

力学特点及固定技巧，术中导致椎弓根皮质穿破或爆裂及椎弓根螺钉的位置不良均可对神经根产生刺激，导致术后迟发性神经炎的发生。

椎弓根内固定的应用使脊柱三柱连为一体、固定作用坚强，能够恢复脊柱的连续性，恢复脊柱的生理曲线，临床对脊柱疾病治疗的疗效确切，但应注意正确的手术操作。熟悉椎弓根的解剖特点和椎弓根螺钉的钻入技术，并根据不同的病人选择合适的内固定材料，注意术后进行合理的功能锻炼，方能提高手术疗效，降低手术相关并发症的发生。

三、颈椎侧块钢板内固定并发症

颈椎骨折脱位发生椎板骨折内陷压迫脊髓、椎间关节交锁、创伤性节段性不稳定伴发育性椎管狭窄等情况时，则多采用颈后路切开复位减压术，传统的颈后路内固定技术如棘突钢板、棘突间钢丝捆扎、Luque 棒等，难以提供坚强的固定，特别是对椎板或棘突骨折、多节段骨折、关节突骨折等情况难以适用。RoY－Camille 等于 1970 年首次报道应用颈后路侧块钢板治疗颈椎骨折脱位，为颈后路坚强内固定提供了一种新的方法。该固定具有稳定性强、短节段、利于复位等特点，特别是不受椎板、棘突骨折的影响，但其有损伤椎动脉和神经根的风险，对手术者经验及手术条件有一定的要求。近年来由于内固定材料及工具的发展，颈后路侧块钢板获得较广泛的应用。颈后路侧块钢板主要适应证：①椎板骨折内陷压迫脊髓并颈椎脱位或不稳；②一例或双侧关节突骨折并颈椎脱位或不稳；③一例或双侧小关节脱位或半脱位；④关节突骨折并神经根损伤；颈椎后方结构（椎板、棘突、棘间韧带、棘上韧带等）牵张性损伤并颈椎后凸畸形或不稳；⑤颈椎椎管狭窄、不稳并颈髓损伤需行后路减压。由于 C7 椎体侧块较小，不适合侧块螺钉的置入，容易引起螺钉的豁出，故 C7 为侧块螺钉固定的相对禁忌证。

（一）内固定松动、脱出、断裂

由于颈椎侧块主要为骨松质，故颈椎侧块钢板的固定螺钉较易发生松动。常见的原因有：①由于怕误入椎管，术者容易下意识地将进钉点外移，在旋入螺钉时造成关节突外缘皮质破裂，改变进钉点后，获得稳定；②术者有时因害怕损伤椎动脉或神经根，不敢钻破对侧皮质，螺钉仅通过一例皮质，经重新钻破对侧皮质、更换螺钉后得以改正，获得稳定；③由于选择进钉点不准确，多次反复钻孔；④在已发生骨折的侧块上钻钉固定；⑤在 C7 侧块上进行固定；⑥单纯使用侧块螺钉进行颈椎畸形的矫正，由于侧块螺钉的固定强度没有椎弓根螺钉强，故其不适宜单独使用而进行畸形矫正，由于应力较大，容易造成内固定的松动和脱出。

（二）内固定断裂

主要原因为：①固定节段选择偏小，达不到有效的固定，使得骨折未愈合或未融合，从而导致螺钉局部应力增大，长期累积导致断钉；②植骨不充分导致未融合，从而使得螺钉应力长期累积而断裂。若发生内固定断裂应及时取出，并行进一步有效固定和植骨促进骨折愈合，或增大固定范围。

（三）侧块骨折

螺钉与矢状面的夹角偏大时虽然降低了损伤椎动脉的危险，但固定的骨质较少且容易使侧块骨折，导致固定失败。如此侧块骨折块较大不能使用时，应延长一个节段进行固定。

（四）椎动脉损伤

行走于横突孔内的椎动脉位于颈椎侧块的前方略偏内，保持螺钉向外偏斜25°方向进钉即能避免损伤椎动脉，螺钉与矢状面的夹角偏小时容易进入椎动脉孔。侧块螺钉损伤椎动脉的可能性为1.3%～3.1%。

1. 原因

（1）椎动脉解剖异常，分离 C_1 侧部时损伤椎动脉。

（2）钻孔时方向不正，向外侧偏离。

（3）螺钉太长刺伤椎动脉。

2. 临床表现　椎动脉损伤时表现为猛烈喷射性大出血，在寰椎后弓外侧者，可以显露或钳夹止血，一般修复困难，在 $C_{1,2}$ 之间或下方者，切忌盲目钳夹，以免损伤脊髓等神经结构，立刻填塞止血，用大块明胶海绵填塞压迫止血，忌用小块骨蜡，以防进入血管引起脑梗死。若出血仍无法控制，立刻请介入科医生行DSA检查椎动脉破口大小，必要时要给予栓塞控制出血。

3. 预防　正确钻孔方向及适当长度螺钉，在C形臂X线机监视下操作，以避免之。另外，AXIS侧块钢板螺钉头为球形，即使进入椎动脉孔也不易损伤椎动脉。

（五）颈神经根损伤

颈神经根经椎间孔出椎管，位于侧块的上下方，颈椎侧块置钉神经根损伤率为：Roy－Camille法25%，Magerl法14%，An法7.7%，以后者为安全。预防之方法为术前根据影像学资料，确定进钉位置。Pait等将颈椎关节突背面分成4个象限，只有外上象限没有神经根和血管通过，钻孔置钉时应向外侧倾斜，如果保持进钉方向向头侧倾斜30°～40°，即与小关节面方向一致，一般不会损伤神经根。An则认为从关节突背面中心结节略偏内进钉，向外上方置入螺钉比较安全。术中用SEPs监测，也有助于及时发觉神经根损伤而采取措施，局麻下手术时，病人可有感觉并诉述，也有有助于防止神经根损伤，应更改进钉方向和钉道；若术后发现，若症状仅为麻木，则给予非手术药物治疗；若持续性疼痛，相应节段神经根支配的肌力减退则应及时取出相应螺钉，另选择合适的钉道固定。

（六）其他

1. 小关节突关节面损伤　侧块螺钉需要头倾与关节面尽量平行放置，若没有足够的头倾，使螺钉贯穿关节突关节，则可造成关节软骨的损伤。

2. 硬膜及颈髓损伤　由于进钉点及方向都离椎管较远，故发生脊髓损伤的概率较低。但若局部解剖层次暴露不清从而没有掌握进钉点及进钉方向，使得螺钉指向椎管，则有可能发生此并发症，发生后应立即取出螺钉，并按照急性脊髓损伤处理。

3. 颈部疼痛　同样存在后路剥离肌肉等软组织、损伤颈脊神经后支等引起的颈部疼痛，应给予非手术治疗，必要时可给予封闭治疗；除了颈后项韧带、棘突上及棘突间韧带以外，颈后路剥离时注意保护颈后半棘肌（图13－6），其在维持颈椎生理后凸中发挥了重要的作用，所以术中应注意保护其在 C_2 棘突上的附着点。

4. 相邻节段的应力改变、退变加速是应当引起注意的问题，颈椎大范围固定及融合，必然加重其邻近关节的负担，加速其退变，固定节段愈多，则加于其上下邻近关节的负荷愈重。邻近节段退变可表现为骨赘形成，韧带钙化，椎间盘突出，甚至不稳定，又可出现颈痛，因此对颈椎长节段固定的适应证应严格掌握，相邻节段退变发生率为 2. 8% ~35. 7%，出现的时间在术后 5 ~32 个月，而一旦出现则处理困难，因不宜再将其固定与融合，只要未压迫脊髓和神经根，可采用外固定或颈围保护。

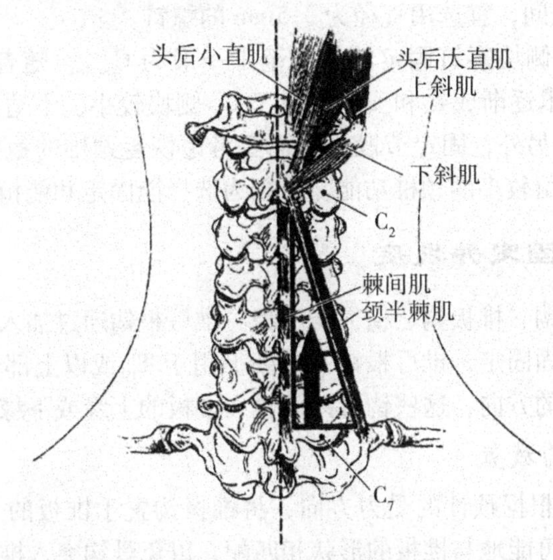

图 13 –6　颈后半棘肌

5. 其他　植骨不融合，假关节形成；异物排斥反应；迟发性感染等后路固定的并发症。

（七）Margerl 技术要点

严格掌握侧块螺钉手术操作要点（Margerl 技术）可以减少并发症，提高固定的效果（图 13 –7）。

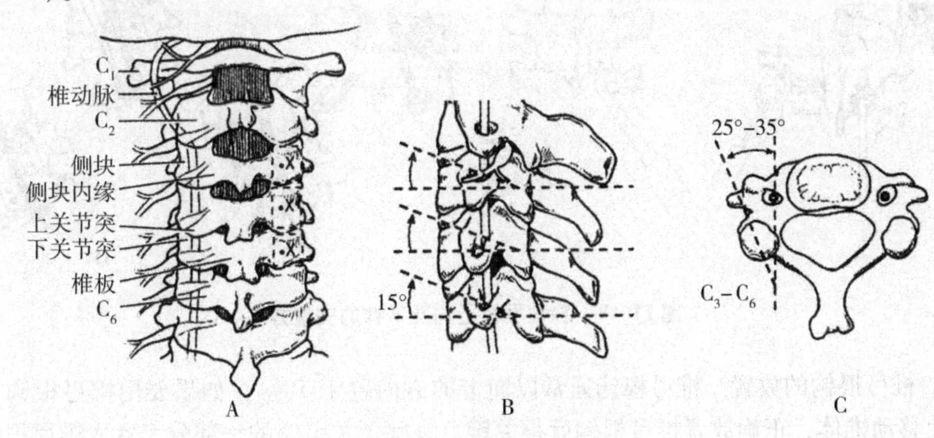

图 13 –7　Margerl 技术

1. 进钉点与进钉方向　进钉点在侧块中点内上 1 ~2mm 处，此进针点从理论上讲增加了螺钉经过侧块内的长度，即增加了固定的牢固性：进针方向（即进针角度矢状面向头侧角度）与上位关节突平面平行，具体操作时可用 1 枚细克氏针插入关节突间隙，以标示进针的矢状位方向；因侧块后壁中心点与横突孔平均距离为 9. 25 ~11. 18mm，故进针方向必须向外倾斜 20° ~25°，以避开颈髓和椎动脉。

2. 钻头及螺钉的长度　限定钻头长度为13mm左右（最长不超过15mm），这样可有效地避免损伤侧块前部的血管和神经。由于侧块厚度变化较大（厚度范围为4.12～13.20mm），所以术中要注意测深，而不是使用固定长度的螺钉。另外由于侧块的平均宽度介于7.76～10.32mm之间，宜选用直径为3.5mm的螺钉。

3. 固定节段　颈椎侧块螺钉固定的使用范围一般为$C_{3\sim6}$，随着颈椎侧块技术的发展，在$C_{1、2}$侧块螺钉固定技术逐渐成熟和安全。由于C_7侧块较小，不适宜行侧块固定，所以在C_7多使用椎弓根固定。另外，固定节段一方面要考虑恢复颈椎的稳定性，另一方面要尽量实行短节段固定，以保留较多的颈椎功能。原则为选择能固定和能植骨融合的最少节段。

四、后路骨钩固定并发症

骨钩主要有椎弓根钩、椎板钩、横突钩三种。椎弓根钩通过插入小关节紧顶在胸椎椎弓根，主要用于胸椎的牢固固定，椎弓根钩方向朝上用于T_{10}或以上部位。椎板钩用于脊柱其他部位。根据所需要力的方向，这些钩可以放置在椎板的上缘或下缘。

（一）各种骨钩的放置

1. 椎板钩的放置　根据预计的受力方向，将椎板钩置于椎板的上缘或下缘。慎重选择椎板钩的类型，使之尽可能地与椎板的形状相匹配，以免骨钩突入椎管。腰椎区域，椎体间一般有足够的间隙允许置入骨钩而不用去除骨质。而在胸椎区域，必须先去掉上位椎体的棘突。椎管打开后，去除上位椎体的下关节突的内侧部分，向侧方扩展显露区以使有足够的空间插入胸椎椎板钩（图13－8）。在胸腰椎交界处，骨钩常以压缩的方式使用。使用与椎板匹配的最小的骨钩来防止骨钩刃过深地进入椎管内。这可能要求使用开口的胸椎椎板钩。

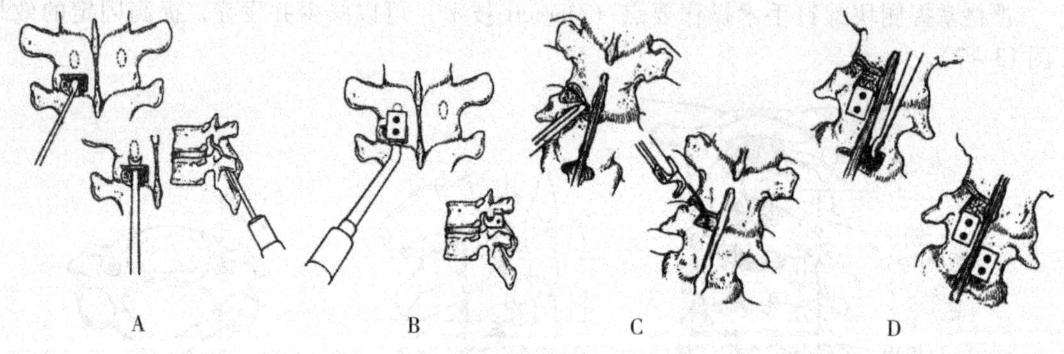

图13－8　胸椎椎板上钩及下钩的安置方法

2. 椎弓根钩的放置　椎弓根钩通常以向上的方向置于$T_{1\sim10}$，如果要用椎弓根钩在三维方向上移动椎体，正确放置椎弓根钩就很关键。去除下关节突的一部分，置入椎弓根的双叉钩，使纵行截骨部与棘突轴心相距7mm。在两侧横突下缘连线下方4mm横行截骨。去除小关节骨片后，使用刮匙去掉小关节的透明软骨。然后将椎弓根探叉插入间隙，轻轻抵住椎弓根。在使用探叉时应注意保证其能够进入小关节内，而不是进入下关节囊的骨质中。一定要沿着上关节突滑入，找到合适的通道。椎弓根探叉就位后，通过椎弓根起子的尖端外移检测其位置。如果起子移动时椎体向侧方移动，则说明椎弓根探叉的位置是正确的。用持钩器和成角插钩器插入椎弓根钩（图13－9）。在操作过程中，确保双叉钩的角位于小关节内而不是下关节突的残端骨质中。椎弓根骨钩插入到位后，用锤子捶击使之更紧地顶住椎弓根。

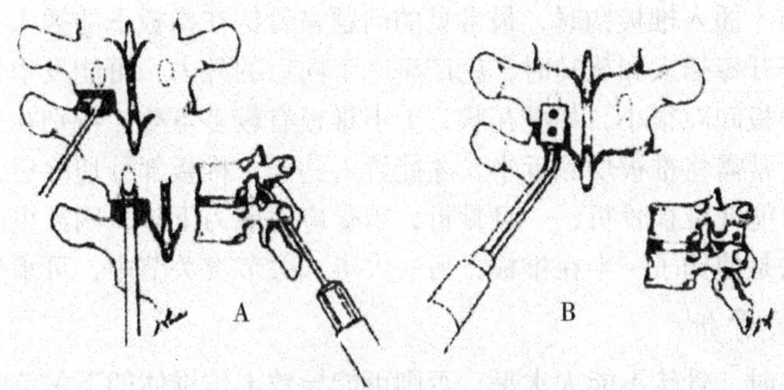

图 13－9　椎弓根钩的放置

3. 横突钩的放置　横突钩是椎弓根与横突爪形结构系统的一部分。在大多数脊柱侧弯的手术中，在凸侧的上端使用这种爪形结构。在僵硬的脊柱侧弯病例中，如果在凹侧使用二根撑开棒，那么在凸侧和凹侧的上端都使用爪形结构。在横突头侧缘放置横突钩，用横突起子准备局部，用起子的锐边分开肋横韧带。放置横突钩并且检查其与椎弓根钩的位置关系。

（二）脊髓损伤

偶有发生，系钩子向中间滑移损伤脊髓所致，如系在局部麻醉下手术，可因病人主诉疼痛及下肢麻痹而发觉，如系全身麻醉，术中损伤脊髓时，可能发生下肢的跳动，即肌肉突然收缩一下，应引起术者注意。

1. 原因　发生钩子突然内移的原因是在椎板下缘做出容纳钩子的缺口时，其横面的方向不是向外侧倾斜而是平的，或更向中线倾斜，当加大撑开力时，钩子外侧有关节突阻挡，而向中线突然滑动，损伤脊髓。

2. 处理　应立即取下钩子并减轻撑开力，如术中不知道，术后发觉者应立即手术取下钩子。处理脊髓的其他方法，如药物治疗等，同本章前几节中所述。

3. 预防　术中要慎重选择椎板钩的类型，使之尽可能地与椎板的形状相匹配，以免骨钩突入椎管造成损伤（图 13－10）。钩子安置于椎管，应当置于关节突下，并且进入关节突关节，才能使钩子不处于脊髓的背面，做容纳钩子的缺口时，应在椎板关节突处，并且使其向外侧倾斜，当撑开时，可防止钩子向中线移位。

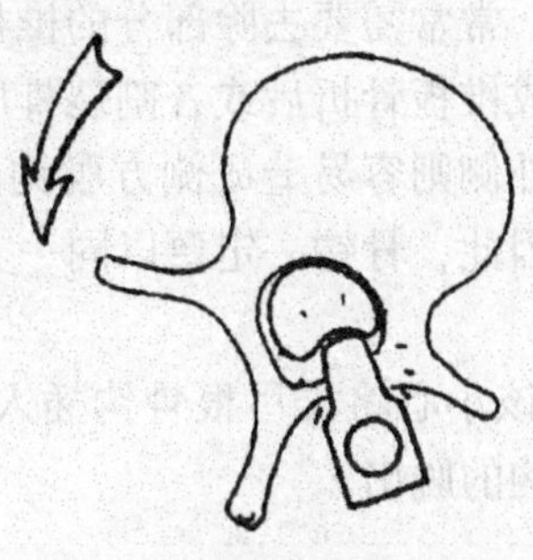

图 13－10

（三）椎板骨折

多发生于胸椎。插入椎板钩时，最常见的问题是骨钩在椎板下的插入不够。如果这个骨钩位置不佳，当撑开棒插入和旋转时，就产生一个向后的外力，可能发生骨钩脱出和椎板骨折。上中胸椎的椎板间隙很小，如叠瓦状，上下椎板有较多重叠，特别在后伸位时，做出接纳钩子的缺口时，常需将椎板切除近半，才能置入钩子，椎板部分切除后，强度降低，当撑开力过大时，有可能使椎板骨折，一旦骨折，承受应力能力下降，则需更换上或下一椎板安置钩子。预防方法是使钩子一半在椎板，另一大半入关节突关节中，可承受更大的应力。

（四）关节突骨折

插入椎弓根钩时，骨钩不能太水平，否则可能导致上位椎体的下关节突骨折；如果骨钩插入太垂直，下位椎体上关节突容易发生骨折。在手术过程中，应该避免几个潜在的技术问题。

（五）硬膜或马尾神经损伤

1. 原因　椎板钩在置入椎板下时应特别小心，若椎板与硬膜存在粘连而没有分离，强行插入则容易引起硬膜囊的撕裂，甚至马尾及脊髓损伤。术中出现硬脊膜撕裂后，可见有清亮的脑脊液溢出。

2. 处理

（1）若撕裂口很小，局部以明胶海绵及脑棉片压迫后，如硬脊液溢出可停止，则无需修补硬脊膜。

（2）经以上方法无效后可能为较大的撕裂，则需扩大显露以无创缝线进行间断缝合，缝合处以明胶海绵加生物蛋白胶覆盖。

（六）脱钩

1. 原因　插入椎板钩时，最常见的问题是骨钩在椎板下的插入不够。如果这个骨钩位置不佳，当撑开棒插入和旋转时，就产生一个向后的外力，可能发生骨钩脱出。

2. 处理　除脊柱侧凸于手术矫正畸形同时，做长节段的植骨融合外，其他应用椎板钩固定者，大多并不做长节段融合，在脊柱活动中，椎板钩有脱出之可能，特别在病人练习前屈活动时，上钩可从椎板下脱出，致固定失败，此种脱钩，尚无有效方法预防，除非禁止病人进行康复锻炼，而这也是不可能的，因此，在不行脊柱融合的情况下，脱钩在所难免。另外为了将椎板钩放置在准确位置，常常需要去除部分的椎板骨质，从而造成局部承受应力的能力降低，在功能锻炼的时候造成椎板骨折后或者割裂骨质后造成脱位。另外由于在椎板钩放置时，不注意保留下关节突的外侧则容易造成侧方脱钩。在腰椎区域插入椎板下骨钩时，切记椎板下缘是向后向下走行。因此，骨钩一定要以同一方向插入。通常，需要削薄椎板以使骨钩良好就位。

3. 预防　置入椎弓根钩时应该小心将椎弓根骨钩插入关节间隙内，注意椎弓根确实位于骨钩的分叉部，尽可能减少骨钩的脱出。

（七）其他

1. 神经根损伤　在插入椎弓根钩时，若使用暴力或选择的型号不合适时，有可能造成神经根的压迫损伤，从而产生相应的症状。

2. 钩子与连接杆连接困难　如脊椎损伤或脱位，整复不完全时，可残存驼背或横向移位，安置钩子后，插入连接杆可能发生困难，需将连接杆预弯，才能插入钩子，如此将丧失部分撑开矫正能力。

3. 连接杆折断　与上述道理是一样的，固定脊柱一定时间后，包括胸、腰椎损伤合并截瘫者，康复期必然起床锻炼活动，如钩子安置较牢固，则可能将连接杆折断，任何金属，在反复千万次接受应力的情况下，难免发生疲劳折断，连接杆折断多发生在其结构上的薄弱部位，故多于此处折断，折断后即应取出。

4. 最下椎板钩处脊柱后凸畸形　在插入最下方椎板钩时，保留棘间韧带和小关节囊以预防撑开棒远端的脊柱后凸。在这个节段融合时不要包括小关节。

5. 脑脊液漏　由于术中未发现硬膜损伤，或者硬膜损伤后修补不严密可造成脑脊液漏，表现为引流物为清凉液体。一旦出现脑脊液漏，保持切口敷料清洁，预防感染。且取平卧位或头低位。切口不能负压引流，并尽早拔除引流。经保守治疗基本均可痊愈。

五、后路钢丝固定并发症

钢丝固定于脊柱的方法有椎板下钢丝固定法和棘突钢丝固定法，由于后路内固定技术的发展及钢丝固定的诸多弊端，现在已经很少应用，仅在个别情况如患者经济情况有限下使用。

（一）钢丝割裂棘突或椎板

在拧紧钢丝时，可能将穿过的棘突或椎板割裂，割裂后将丧失一个固定节段，为此有将纽扣附于棘突上，以加大承受钢丝之切割力者，笔者则将双股钢丝穿过横突及肋骨，此可减小切割力。而在儿童骨质松软者，也可将其割裂，预防方法是拧紧的程度应适当，不可太紧。

（二）脊髓损伤

椎板下钢丝有损伤脊髓的可能，当存在椎管狭窄，硬膜外间隙小或椎板下钢丝的弯度不适当，或置入时方向不是沿椎板下缘内缘走行时，则有损伤脊髓的可能，如果固定 6 个脊椎节段，两侧共 12 根钢丝穿过椎板，此时脊髓损伤概率不少。若在局麻下手术，病人当即可诉述，在全身麻醉下施行手术，则只有手术醒来才可察觉。

脊髓损伤的处理主要是除去椎板下钢丝，在局部麻醉下手术，当时即可知道，即可抽出钢丝，而在全身麻醉下手术，术后发觉者应摄 X 线片、CT 片，观察哪一根钢丝可能造成脊髓损伤，如果不能确定哪一根钢丝，只有全部抽出，改换固定方法，其他药物治疗同本章前节所述。另外，取出椎板下钢丝时亦有损伤脊髓的可能，钢丝虽较软，但仍有一定弹性，如果抽出钢丝时，用力过猛或过快，则钢丝在椎管内弹动，可能损伤脊髓，避免的方法是，尽量地靠近椎板上缘剪断钢丝，椎板外露之钢丝应平滑，不可有折弯，于椎板下缘之钢丝端，以钳子夹住，向抽出方向即尾侧扭转将钢丝缠绕于钳子上，慢慢抽出。

（三）其他

钢丝固定失败因其的固定作用丢失可造成脊柱融合的失败，及脊柱骨折不愈合及不稳定，从而有其相应的神经症状。

1. 钢丝断裂　在术后病人恢复起立活动之后，受牵拉应力增大，可能发生断裂，从而使固定失效，钢丝连接杆可翘起突出于皮下，刺激皮肤引起疼痛。

2. 固定作用部分丧失 钢丝在连接杆上不可能扭得太紧，在病人起床活动中，钢丝与连接杆之间，可有某些滑移，从而使固定作用部分丧失，脊柱固定的角度部分改变，或滑脱再发。

3. 钢丝松动 随着患者下床后功能锻炼及伤段的活动，造成钢丝打结部位松动，从而影响固定效果，造成脊柱后凸畸形。

4. 钢丝割裂骨质 长期应力作用下可逐渐割裂骨质，使固定失败，失去固定作用，脊椎成楔形而形成驼背，尤其在短节段固定的患者，因此对需短节段脊柱固定与融合的病人，不宜选用后路钢丝固定。

（郭润栋）

第三节 脊柱前路内固定并发症

虽然脊柱前路内固定手术近年来逐渐成熟，仍应重视其相关并发症的预防和处理。

一、颈椎前路钢板内固定

（一）椎体及间隙定位错误

1. 原因 主要原因是过于相信解剖标志或体表定位，或患者肥胖、短颈导致下颈椎显示不清而引起，最终导致手术在错位间隙或椎体进行。经 X 线检查发现手术位置错误，

2. 处理 如术中发现定位错误，则立即予以矫正。术后发现需再次手术矫正。

3. 预防 术中在椎间隙内插入 1m 长的针头，摄片或在 C 形臂 X 线机透视下定位，并结合术前的 X 线片做出准确的判断。

（二）硬脊膜撕裂、脑脊液漏

1. 原因 硬脊膜撕裂主要出现于下列几种情况。

（1）脊柱爆裂性骨折骨块已刺破硬脊膜，摘除骨块后出现硬脊膜裂口。

（2）椎间盘摘除或骨块摘除时损伤硬脊、膜。

（3）尖刀切除粘连带时，损伤硬脊膜。

（4）采用 Kerrison 钳减压时可因夹住硬脊膜或硬脊膜上的粘连带，导致硬脊膜撕裂。

（5）颈椎手术时环锯误入椎管，穿破硬脊膜并可伤及脊髓。

2. 临床表现 术中出现硬脊膜撕裂后，可见有清亮的脑脊液溢出，撕裂口可小如针头。如术后有持续脑脊液漏，可将引流液滴在一块干纱布上，可见中央为血液，而周围一圈则为水迹，或见切口敷料有黄色清亮液体渗透。少有形成硬脊膜囊肿者。

3. 处理

（1）若撕裂口很小，局部以吸收性明胶海绵及脑棉片压迫后，如硬脊液溢出可停止，则无需修补硬脊膜。

（2）较大的硬脊膜撕裂，则需以无创缝线进行间断缝合，缝合处以吸收性明胶海绵加生物蛋白胶覆盖；如硬脊膜缺损过多，可用深筋膜或人工硬脊膜修补，维持脑脊液正常循环。

（3）一旦出现脑脊液漏，保持切口敷料清洁，预防感染。且取斜坡卧位，局部可压沙袋。切口不能负压引流，并尽早拔除引流。

4. 预防

（1）直视下操作，注意松解粘连带。

（2）用 Kerrison 钳减压前游离硬膜与骨韧带的间隙，避免钳夹硬脊膜。

（3）不能发生环锯误入椎管，可以在透视下观察环锯的深度。

（三）脊髓损伤

1. 原因　颈椎前路手术后可出现脊髓损伤、脊髓损伤加重或损伤平面上升，可以出现在前路减压的环节，也可以出现在前路内固定的环节。主要原因如下。

（1）Kerrison 钳在椎体后缘减压时，冲击脊髓，或失手直接撞击脊髓。

（2）刮匙或骨刀行椎体后部减压时，不慎滑入椎管，或骨块移入椎管。

（3）术中止血不彻底，造成术后血肿压迫。

（4）在颈椎不稳患者，如颈椎过伸、或大力敲击环锯的内芯，也可出现脊髓损伤。

（5）植骨时，植骨块太小，但敲击力量太大，骨块突然陷入椎管。

（6）术中出血，盲目或者慌张进行压迫止血，直接压迫脊髓。

（7）有文献报道其他少见的原因有吸引器金属头、镊子掉进减压骨窗内。

2. 临床表现　如术中有体感诱发电位监测，可出现脊髓损伤异常电位改变。术后患者可出现脊髓损伤表现，如运动、感觉及大小便功能障碍，或者原有脊髓损伤加重或损伤平面上升。如为脊髓震荡伤，一般可以自行恢复或部分恢复。术后血肿压迫症状出现较晚一些，且逐渐加重。

3. 处理

（1）若术中体感诱发电位出现潜伏期延长 56%，或波幅下降 30% ~50%，则必须停止手术，尤其是应即刻将内固定装置复原，即便如此，许多时候亦难改变脊髓损伤的现实。

（2）若明确存在术中的脊髓损伤，则即刻按照急性脊髓损伤进行处理，给予大剂量 MP 进行冲击治疗，可予以脱水及神经营养药物治疗。

（3）复查 MRI 证实为血肿压迫所致，可手术清除血肿，以利于瘫痪恢复。

4. 预防

（1）脊髓损伤是脊柱外科中最严重的并发症之一，思想上要高度重视。

（2）从此并发症的发生原因可以看出，最主要问题都是出现在手术器械的使用环节上，因此，器械操作要轻柔，不能粗暴，要准、稳，熟练，不能失手。

（3）术中止血应彻底，宁可放慢手术速度，也要在保持术野清晰的情况下进行操作。

（4）如有条件可使用术中脊髓监护系统。

（四）喉返神经损伤

颈前入路解剖结构复杂，临床外科显露较困难，最常见的并发症是喉返神经损伤。绝大部分文献报道喉返神经损伤造成的声音嘶哑是暂时的，但也有 1% ~2% 为永久损伤。

1. 原因　结扎甲状腺下动脉时误扎喉返神经；喉返神经的解剖变异；过度牵拉和长久机械压迫喉返神经；在喉返神经附近过度吸引。此外，还有气管插管与拉钩对喉返神经的夹持伤等。颈前路手术暴露时，喉返神经损伤多与术者不熟悉解剖结构、操作粗暴有关。牵拉伤多为暂时性，能自行恢复，切断伤或挫伤会遗留永久性症状。

2. 临床表现　主要表现为声音嘶哑，多为单侧；若双侧，则会导致声门关闭引起呼吸困难；因双侧损伤可引起呼吸困难，故有条件的情况下，可在术前常规行间接喉镜检查以明确患者是否预先存在一侧的声带麻痹。

3. 预防

（1）要熟悉喉返神经的解剖并注意有无变异的可能。

（2）术中不必刻意寻找喉返神经，仔细操作，保护软组织，避免盲目钳夹。

（3）显露椎前筋膜后将气管、食管一起牵向对侧，使用钝齿的拉钩置于颈长肌的下方，间歇、短时间和非过度牵引。

（4）在切断甲状腺下动脉时，应在血管分叉的近端进行。

（5）必要时监测术中气管内压力，及时调整拉钩位置和压力。

（五）植骨块脱出或滑入椎管

1. 原因　植骨块脱出或滑入椎管并不少见，尤其在未普遍采用脊柱前路内固定之前，但是即使采用内固定，也可能发生植骨块脱出或滑入椎管。一般在术后早期出现。有下列一些原因。

（1）植骨块太小，比减压骨窗小或长度不够，嵌入骨缺损部后结合不紧密。

（2）骨槽太浅，或者减压的骨窗呈外大内小，术中骨块嵌入即使比较平整，但骨窗与骨块之间的嵌合作用较差，术后颈部稍过伸，骨块就可能脱出。

（3）术后颈部制动不够，植骨部异常活动导致植骨块脱出或滑入椎管。

（4）钛板固定时，尤其采用植骨块螺钉固定时，由于钛板弧度与患者颈椎前面不贴合，如颈胸交界部固定时，钛板没有预弯或预弯不够，或者植骨块不平整，螺钉部就出现一种“拔出”力，或者钛板螺钉误入间隙，或有骨质疏松等，钛板可松动脱出或翘起，也可将植骨块带出。

2. 临床表现　出现明显植骨块脱出，可压迫食管，造成吞咽时有异物感或者吞咽困难。植骨块滑入椎管主要造成脊髓压迫的症状。术后 X 线摄片检查以及 CT 扫描检查均可确定植骨块及钛板的位置。

3. 处理　如果植骨块脱出比较明显（超过 1/3）或有钛板翘起、或植骨块滑入椎管，一般均需要进行再次手术。如果植骨块脱出程度在 1/3 内，患者可没有临床的症状，可以在严密观察下加强颈部制动，如可进行头颈胸石膏固定，以待植骨融合。

4. 预防

（1）植骨块大小应合适，一般应大于骨窗 2mm，从而可以与骨窗密切嵌合，并将植骨块表面敲击平整。

（2）减压的骨窗应内外一致，不能越往深部越小，不但起不到减压作用，而且与植骨块嵌合不紧。

（3）钛板预弯合适，不能出现向外翘起的力量，钛板固定时螺钉应确实在骨质内。

（4）术后无论采用内固定与否，都需要辅助制动，如使用颈托等，以利植骨融合。

（5）内固定装置一般应选用钛合金材料。可以进行术后的 CT/MRI 检查，以便于术后观察随访。

（六）钛板位置过于偏斜

1. 原因　主要是由于手术视野显露不充分；术中正位透视困难和手术医师的经验不足造成的（图 13－11）。

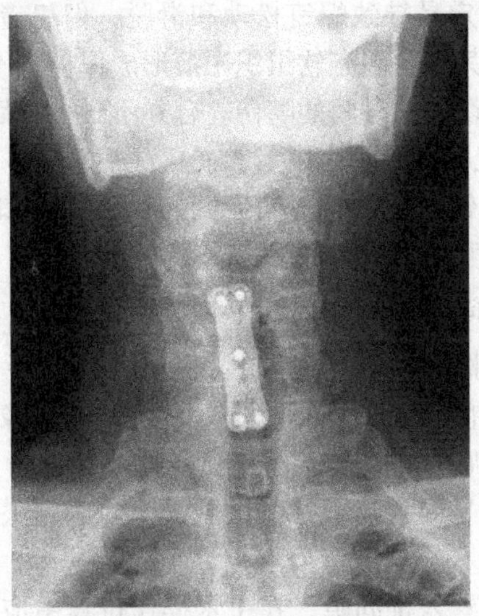

图 13－11　钛板放置偏斜

2. 预防

（1）一般情况下，钛板的放置应以两侧颈长肌为界，过于偏斜有可能导致椎动脉误伤。

（2）术中可使用临时固定针固定后透视观察钛板位置，若不中置可进行调节。

（3）熟悉器械的设计及特点，某些钛板的特殊设计，有利于钛板的中置，比如说美敦力 Atlantis 颈椎前路钛板固定系统其钛板外侧视窗较大，便于观察和中置。

（七）螺钉未能完全锁定，超出钛板平面

这是颈椎前路带锁钛板最常见的并发症，多发生于近端螺钉（图 13－12）。

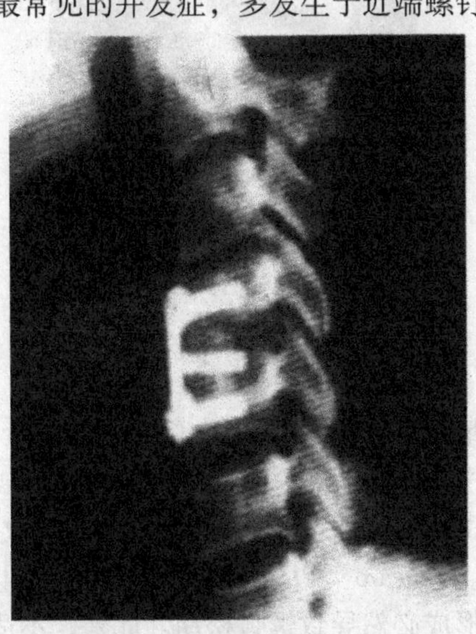

图 13－12　螺钉未完全锁定

1. 原因　可为钛板放置过于偏斜和螺钉角度未控制好。AO 颈椎带锁钛板近端螺钉孔为向尾端倾斜 12°设计，虽有导钻控制进钉角度，但准确地把握更多地取决于手术医师的经验。

2. 处理　螺钉未完全锁定易导致螺钉松动和滑脱，但患者如无临床症状，只需注意颈部保护，不必手术修正。因其表面多有软组织瘢痕形成保护，不至于产生临床症状和造成重要器官损伤，但需要临床密切的长时间的随访。合并不融合或后凸畸形或螺钉松动并超出钛板平面 5mm 以上，有损伤气管，食管之虞者，需再次手术。

3. 预防　应确保螺钉的锁定。熟悉不同器械的置钉角度和锁定技术，术中暴露要充足和清晰，有足够的空间和角度置钉。

（八）螺钉误置入椎间隙

多发生于行下颈椎或颈胸交界段内固定者（图 13－13）。

1. 原因　由于在上述节段术中透视有时难以显示清晰影像，特别是矮胖和短颈的患者更易发生，此外还和手术医师的经验有关。

2. 处理　误置入椎间隙易导致钛板螺钉滑脱，使内固定失败，一旦发生应尽早修正或取出内固定。

3. 预防　为避免螺钉误置入椎间隙，在手术操作过程中应注意保持螺钉距椎体终板的距离在 2mm 以上。必要时在术中给予针头探查间隙。

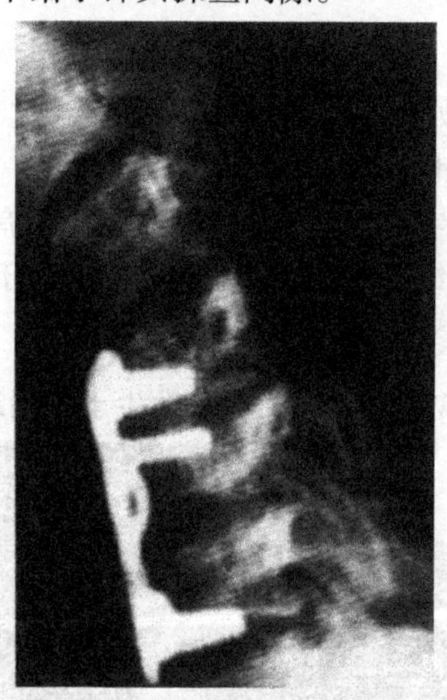

图 13－13　螺钉误入椎间隙

（九）钛板螺钉松动、滑脱

这是颈椎前路带锁钛板最危险的并发症之一（图 13－14）。

1. 原因　螺钉未与钛板完全锁定，螺钉尾端超出钛板平面或螺钉误置入椎间隙。另外，钛板的预弯不够，其弧度与颈椎曲度不符，而强行固定，导致钛板不服帖，术后保护固定差，久而久之引起钛板拔出。Vaccaro 等认为多节段固定易发生螺钉松动和滑脱，Grubb 等则认为植骨不愈合或假关节形成必然导致螺钉松动。此外，不适当的颈部过度后伸活动也容易导致此并发症。

2. 损伤　螺钉一旦滑脱，极有可能导致气管或食管损伤，造成继发食管及食管瘘。

3. 处理　如有明确的影像学依据证实钛板螺钉滑脱，应立即手术翻修或取出内固定，以免造成继发性的重要组织结构或器官损伤。

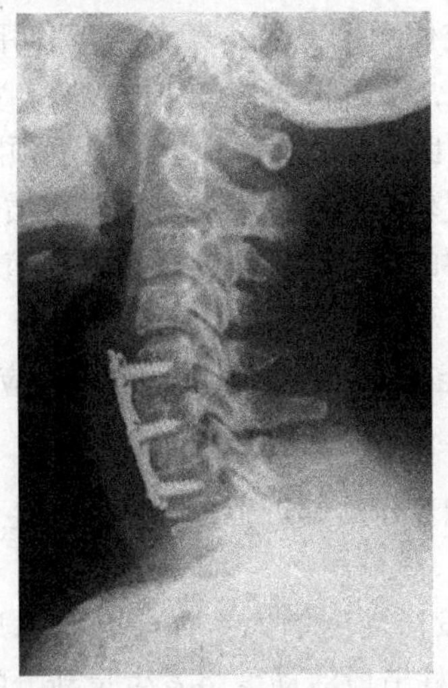

图 13-14　钛板螺钉松动、脱出

（十）螺钉、钛板断裂

1. 原因

（1）植骨不融合或假关节形成。

（2）手术未能恢复颈椎生理性前凸。

（3）钛板置入前没有预弯以适应颈椎的生理曲度。

（4）多节段固定。

（5）术后颈部过度活动。

2. 发生机制　从生物力学的角度来说，颈椎前路锁定钛板在颈部的伸屈活动过程中分别起着张力带和支持钛板的作用，当上述原因存在时，导致钛板螺钉的应力集中，特别是在颈部后伸活动时，下位螺钉张力明显增加，过多的颈部活动将有可能产生钛板或螺钉断裂或钛板螺钉脱出椎体，由于钛板强度显然大于螺钉，且螺钉被锁定于钛板，钛板两端又各有 2 枚螺钉固定，其抗拉出强度也较强，因此，发生螺钉断裂的可能性更大。

3. 处理　钛板螺钉断裂，意味着内固定失败，且断裂的钛板螺钉有发生再移位的可能，因此，无论患者有无临床症状，都应尽早将内固定取出，以免造成严重后果。

（十一）植骨块塌陷、吸收、假关节形成

1. 原因　一般在植骨融合后晚期出现此并发症。主要原因有：①终板处理不到位，影响融合；②固定不确实，局部有异常活动；③植骨块支撑强度不够；④采用异体骨植骨，存在免疫反应；⑤采用人工骨植骨；⑥钛板刚度太大，出现应力遮挡作用；⑦植骨块偏小，与骨床间隙较大。

2. 临床表现　有颈部的酸痛等症状，或神经功能障碍体征，X 线检查提示椎间隙高度丢失，植骨块边缘有透亮区（线），植骨块密度明显降低等，动力位可见局部不稳。

3. 处理　严格颈部制动，必要时取出钛板，若局部不稳明显且有神经症状，则必须再次手术进行植骨融合。

4. 预防　相对于腰椎来说，颈椎间盘融合失败的发生率并不高，但此并发症甚难完全克服，因为在钛板等坚强内固定作用下，由于载荷共享作用，生理载荷大部分通过钛板传递，而植骨块承受的载荷量很低，常可引起植骨块的吸收。如无坚固内固定，则必须提供植骨块足够的强度以及消除局部不良的活动。可以尝试以下预防措施。

（1）仔细处理椎间隙的终板软骨，刮除至软骨下骨皮质的点状渗血。

（2）尽量采用有三面骨皮质的自体植骨材料，以保证植骨块的强度。

（3）术后严格制动。

（4）定期 X 线检查，尽可能早期去除内固定，以减少应力遮挡作用。

（十二）邻近节段退变

1. 原因　颈椎前路椎体间融合术后邻近节段退变的发生率为 6% ~60%，发生于颈椎融合术后的中晚期。主要原因如下。

（1）颈椎融合术后邻近节段活动度增大：脊柱融合术后，在融合节段内，刚度增加，活动幅度明显下降或消失，而脊柱节段活动度将发生重新分配，融合节段的活动度会转移到剩余的运动节段。在体及离体研究均证实了这一点。颈椎前路融合术后邻近节段的活动度明显增大，且在多节段融合时更为明显，增大幅度可达 24%。可见，脊柱融合术后脊柱的运动学变化是非常显著的，邻近节段活动度增大的累积效应将不可避免地促使邻近节段退变的发生及加重。

（2）邻近节段关节突负荷加大：脊柱融合术后邻近节段活动度增大，可表现为椎间关节活动度增大，使关节突应力集中，负荷增大，导致关节突肥大及骨关节炎。动物在体实验亦表明，脊柱融合术后邻近节段关节突负荷明显增加。

（3）颈椎前路内固定因素：有报道颈椎前路钛板固定并融合者，经 5 ~9 年随访，邻近节段 X 线检查有退行性改变者达 60%。而没有内固定的颈椎前路椎间盘摘除及融合者，经平均 8.8 年随访，邻近节段退变仅 6%。

2. 临床表现　颈椎融合术后邻近节段退变的病理改变主要是颈椎病样改变，如颈椎体前后方骨赘形成、椎间隙变窄、椎体滑移等，亦可发生椎间盘突出、黄韧带肥厚及钙化，甚或椎管狭窄。邻近节段退变可以发生于融合平面的上、下节段，但多见于融合部的上方节段。

3. 处理　出现邻近节段退变后，则按照退变引起的病理改变予以处理。若退变引起了神经根及脊髓的压迫经非手术治疗无效时，仍应考虑手术治疗。

4. 预防　术中暴露时应注意保护与邻近节段稳定相关的韧带、关节囊、纤维环等结构；术前尽可能通过影像学定位椎间隙，避免盲目地使用定位针穿刺椎间隙而定位，从而导致椎间盘的退变；术中应尽可能地减少融合的节段；减少融合部位的活动，提高肌肉的强度以保护脊柱。尽可能减少融合节段。

（十三）食管瘘

1. 原因　术中拉钩长时间压迫食管，致牵拉处食管缺血坏死；颈椎内固定物松动脱落致损伤食管；颈椎植骨块松动脱落，致食管损伤；手术中器械直接损伤食管；手术中颈椎内固定物将食管嵌入，致食管损伤。

据文献报道，颈椎前路手术合并的食管瘘多发生于颈椎外伤患者。Gaudianez 等报道一组颈前路手术后出现食管瘘的 44 例中，34 例为颈椎骨折脱位患者；国内马庆军等、陈雄生等各报道 2 例食管瘘，均为颈椎骨折脱位患者行前路手术后出现的。颈椎外伤可能对食管造成不同程度的损伤，食管壁的缺血和创伤反应可能是食管瘘的病理基础，再加之术中长时间对食管的牵拉和压迫引起食管壁的缺血，从而引发食管瘘。

2. 临床表现　主要表现发热、颈痛、咽痛、吞咽困难、引流管内引出类似流质的食物、颈部伤口周围局限性硬结，吞食亚甲蓝从伤口渗出而确诊，可发生于早期及晚期。

3. 处理　术中发现食管瘘，应立即请胸外科会诊，立刻行行探查修补术，术后留置胃管、禁食水，给予静脉营养；若术后发现食管瘘，则立即禁食水，给予鼻饲饮食或静脉营养，必要时需要拆除切口缝线或伤口切开引流，换药，给予全身支持治疗，静脉应用抗生素预防感染。

4. 预防　颈椎前路手术中应仔细操作，注意避免锐利器械直接损伤食管；术中避免持续牵拉食管，牵拉食管、气管间歇放松一次；合理使用 Caspar 撑开器；安放内固定物时应注意避免直接压迫食管；提高植骨及安装内固定技术，避免其松动脱落损伤或压迫食管；对于颈椎外伤行颈椎前路手术者，由于食管可能同时存在不同程度的损伤，更应注意避免发生食管瘘。

（十四）术后颈部轴性疼痛

颈部轴性疼痛是指颈椎中轴及其周围软组织的疼痛，影像学上往往可以看到椎间隙的过度撑开，系由于与颈椎相关的韧带和肌肉紧张所致。多发于采用 Caspar 撑开器的患者，主要表现为颈后部正中或两侧棘突旁疼痛，严重者影响日常生活，采用消炎镇痛药对症治疗，多数在 3 ~6 个月后缓解。

二、胸腰段前路内固定

手术暴露损伤

胸腰椎前路减压固定技术已成为脊柱外科医师治疗胸腰椎骨折伴截瘫的一种常用术式。随着这一技术的开展，偶闻其严重并发症致患者死亡和伤残的报道，如：腹主动静脉损伤、失血性休克、化脓性感染、螺钉进入椎管损伤脊髓等，这些严重并发症随着现代影像学、解剖学及材料学发展已越来越少见。

胸腰椎前路减压固定术的并发症可分为四大类。

（一）大血管损伤

胸腰段前路的显露涉及胸腹联合部位及膈肌，需要切除肋骨，椎体前方又存在重要的血管及神经，可以引起手术入路所经过结构的损伤。

1. 原因　胸、腰、骶椎前路手术则容易发生胸主动脉、腹主动脉、下腔静脉及髂总动、静脉的损伤。胸腰椎前路内固定的螺钉太长切迹过高，直接接触大血管，由于血管的长期搏动，可造成慢性损伤。

2. 临床表现　大血管急性损伤后即出现难以控制的大出血。慢性损伤则形成假性动脉瘤，根据影像学检查可以确诊。

3. 处理　急性损伤应立即予以修复，暂时阻断血管，进行修补，或者用人造血管移植重建。螺钉过长刺激形成假性动脉瘤时，则及时去除内固定，若假性动脉瘤较小，可密切观察。较大则需采用介入技术进行治疗。

4. 预防　大血管损伤是非常严重的并发症，要引起高度注意。

（1）在入路选择上，一般取左侧，可以避开下腔静脉，因为动脉壁比静脉壁厚，且有弹性，能触及，较不易损伤。

（2）在显露胸腰椎椎体时，应紧贴椎体表面进行，在椎体的侧方开始进行，将大血管、食管、胸导管和神经干等均连同椎前组织一并推向前方，并自然向对侧移位，不必一一解剖寻找这些结构。

（3）使用手术器械要稳、准，防止失手。

（4）螺钉长度合适，在胸腰椎椎体固定时，稍过对侧皮质，且方向不能偏向前外侧。

（二）胸膜及肺损伤

1. 原因　在胸椎前路手术以及胸腰椎胸膜外手术时，均可能出现胸膜、肺损伤。主要原因：邻腰椎胸膜外入路时，损伤胸膜未发现而未及时修补；原有胸膜腔炎症，造成胸膜粘连，剥离显露时引起肺损伤；切开胸膜时误伤肺脏。

2. 临床表现　胸膜、肺损伤后如未及时修补，术后可出现气胸或血胸，患者出现呼吸困难。有报道颈椎前路手术损伤对侧胸膜顶致对侧出现血胸者。X 线检查可以确诊。

3. 处理　对胸膜、肺损伤应及时发现，予以修补。若术后出现气胸，应给予胸腔闭式引流。

4. 预防

（1）熟悉解剖，尤其是胸膜顶以及胸膜返折部的解剖，胸膜外手术时切勿损伤胸膜。

（2）胸膜、肺损伤后及时修补。

（3）闭合切口前，切口内注入生理盐水，常规使肺膨胀扩张，观察是否漏气。

（三）膈肌疝

1. 原因　胸腰椎前路手术时切开膈肌，术中没有完好修补，尤其是弓状韧带部分，而出现膈肌局部缺陷或薄弱。

2. 临床表现　术后因腹腔脏器疝入胸腔内，患者可出现腹痛、呕吐等症状。偶可在术侧胸部听到肠鸣音。胸部 X 线检查或口服钡剂透视可见有腹腔脏器进入胸腔的征象。

3. 处理　膈肌修补术。

4. 预防　在膈肌脚距离止点 2.5cm 处，切断弓状韧带后，断端置以缝线。处理病灶或内固定后，仔细予以缝合修补。

（四）肋间神经损伤

患者术后感术侧中下腹壁麻木、疼痛，体检局部感觉减退，诊断多可明确。主要在解剖肋骨，剥离切除肋骨头，结扎肋横突附近肋间血管，缝合胸壁伤口时发生。牵拉或挫伤肋间神经根，术后 1 ~2 个月症状多自然消失，若系术中切断、钳夹、缝扎了肋间神经也会发生感觉分布区的代偿。

（五）腰神经、生殖股神经、股神经损伤

这 3 条神经均起源于胸腰神经根，在腰大肌的表面或深面通过，向后牵拉腰大肌显露椎

体侧方时易损伤。

1. 原因 在腰椎行前路钛板内固定时，可因股神经根或干直接跨越固定螺钉的表面，而出现神经损害。解剖不熟悉、操作粗暴及助手配合不当有关。作者曾遇到 1 例。

2. 临床表现 内固定侧大腿部疼痛，股四头肌萎缩并伴肌力下降，股神经牵拉试验阳性，肌电图示股神经不全性损害。

3. 处理 在植骨融合后即去除内固定。

4. 预防 在内固定置入物表面与神经根（干）之间以薄层肌肉组织相隔，可有效预防股神经损伤。

（六）输尿管损伤

两侧输尿管位于腹膜后相当于腰大肌内缘的椎旁部位。在腹膜后剥离的过程中，切勿损伤，避免的方法是：在腹膜于腰大肌分离的过程中，总是沿着腰大肌前鞘肌膜分离，可将输尿管与腹膜一同剥离至椎体前方，而不必显露它。一旦损伤，应予以吻合。

（七）腹膜损伤

腹膜撕裂多发生在有粘连的情况下，首次手术临床上很少见，一旦撕裂，只有将腹膜充分游离后，才能缝合腹膜裂口。

（八）交感干损伤

腰交感干由 3 个或 4 个神经节和节间支构成，位于脊柱与腰大肌之间，并被椎前筋膜所覆盖，上方连于胸交感干，下方延续为骶交感干。左、右交感干之间有交通支。左腰交感干与腹主动脉左缘相邻，二者相距 0.5 ~ 2cm，其中以相距 lcm 者为多见。干的下端位于左髂总静脉的后方。右腰交感干的前面除有下腔静脉覆盖外，有时还有 1 或 2 支腰静脉越过，干的下段位于右髂总静脉的后方。交感干位于椎体前外侧与腰大肌内侧缘之间，前方入路需要清楚地显露椎体侧方时要将其向一侧分离或切断位于脊柱前方的交感干。如术中需要切断交感干应告知患者术后会有手术侧的足部发热感。

所以，在前方入路中为了达到清楚的显露常常要牺牲或损伤到交感干。应预先告知患者，术后肢体温度可能会有所不同，交感干切除一侧的肢体会有发热感。

三、胸腰段前路内固定减压及固定并发症

（一）硬膜囊损伤、脑脊液漏

1. 原因 骨碎片刺破硬膜囊，术中骨刀切破硬膜囊，严重的骨折脱位致硬膜囊撕裂脊髓马尾横断。

2. 临床表现 术后引流管内除了引流出血液以外，还有淡红色脑脊液，患者没有特殊不适，部分患者可主诉头痛及头晕。若 48 ~ 72h 拔除引流管，引流口敷料仍有脑脊液流出，诊断应该明确。

3. 处理 术中若发现硬脊膜破裂，应行修补术。小的破口和修补后的破口在其表面应放置两层以上吸收性明胶海绵。若严重骨折脱位引起的脊髓马尾完全断裂，可用吸收性明胶海绵堵塞截骨残腔。若术后引流口有脑脊液漏可行引流口加压缝合。采取头高足低位的非手术治疗。此外，患者可口服乙胺唑胺 250 ~ 500mg，每日 2 次，以减少脑脊液分泌。

（二）神经损伤

1. 脊髓损伤或脊髓损伤加重　脊髓损伤或脊髓损伤加重：在脊髓前方去除压迫脊髓的骨折片及创伤性间盘突出时，有可能损伤脊髓。常由于术者操作不熟练或粗暴操作。要求术者熟悉局部解剖，仔细解剖，未看见相关解剖标志前切勿盲目操作。

2. 神经根、马尾神经损伤　Gertzbein 等报道了可逆性 L_4 神经根损伤。Rajaraman 等报道了运动神经损伤。主要是粗暴操作所致。

（三）减压不充分

1. 原因　主要为术野暴露不清，解剖结构不熟悉，造成减压范围不够，尤其位于手术入路的对侧。应显露伤椎的椎弓根，及其上下椎间孔和椎体后部，咬除椎弓根显露硬脊膜，切除椎体后上 1/3 和上位椎间盘。

2. 临床表现　可造成残留压迫使神经功能恢复欠佳，创伤性脊髓病、神经根病等。

3. 处理　若患者为不全瘫痪，则存在继续恢复的可能性，应积极给予彻底减压，为神经功能的恢复创造条件。

（四）螺钉位置不当

1. 原因　局部显露不清楚，对胸椎及胸腰段进钉点的选择混淆。胸腰段一般为椎体后上下 8mm 处，胸段椎体为椎体后上下 4～5mm 处（图 13－15，图 13－16）。

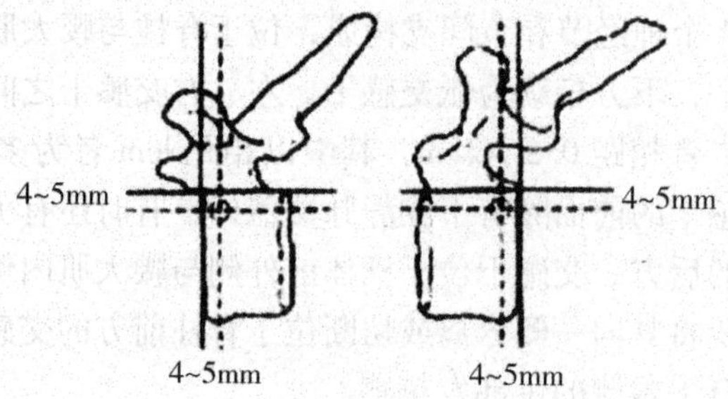

图 13－15

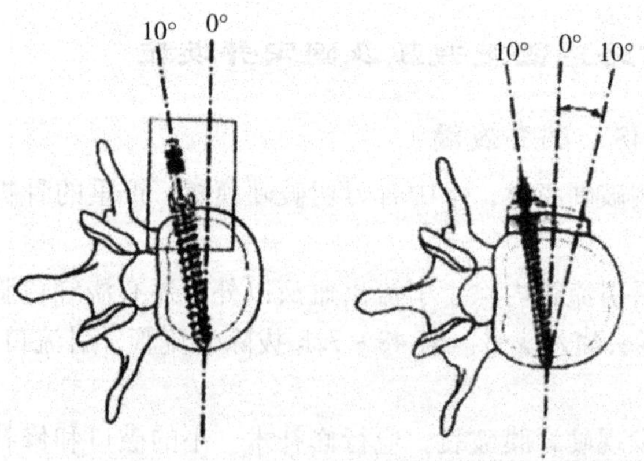

图 13－16　Z－plate 钢板系统螺钉固定的方向

2. 临床表现　螺钉位置不当引起螺钉应力改变，以及螺钉抗拔出能力降低，总之使得前路钛板螺钉的固定效果降低，远期可引起内固定失效。

（五）螺钉长短选择不当

1. 原因 术前准备不充分，没有根据 CT 测量螺钉长度；术中没有测量切除椎体的宽度；术中测深不仔细。

2. 临床表现 螺钉选择过短可引起螺钉抗拔出能力降低，从而降低了前路钢板螺钉固定效果，为远期内固定松动、失效埋下了祸根。若螺钉过长，则可穿过对侧皮质，并推顶局部的血管等结构，久而久之造成损伤。

3. 预防 术前预测；术中精确测深，并严格掌握螺钉的进钉方向。

（六）植骨块放置不当、滑脱

1. 原因

（1）植骨块太小，比减压骨窗小或长度不够，嵌入骨缺损部后结合不紧密。

（2）骨槽太浅，或者减压的骨窗呈外大内小，术中骨块嵌入即使比较平整，但骨窗与骨块之间的嵌合作用较差。

（3）术后制动不够，植骨部异常活动导致植骨块脱出或滑入椎管。

（4）胸腰椎前方减压时，没有制备植骨块的骨槽，植骨块出现滑移进入椎管。

（5）钛板固定时，未做适当的加压，或植骨时体位未做适当的后伸，植骨块嵌插不稳，从而引起植骨块滑脱。

2. 临床表现 滑脱入椎管则压迫脊髓或马尾神经引起相应症状，需要再次手术治疗；应给予术中透视定位骨块位置。

3. 预防

（1）注意骨槽的制备，骨槽大小要稍小于骨块大小，这样嵌合后植骨块较稳定。

（2）术后尽量卧床至术后 2 周，然后再行 X 线检查，目的是待植骨块周围纤维瘢痕组织愈合后，再挪动患者行各种检查。

（七）钢板螺钉撑开加压和锁定不当

钢板撑开加压及锁定不当可引起局部的脊柱畸形，主要以侧后凸畸形或后凸畸形多见。钢板锁定时应放下腰桥，查看脊柱的生理曲度正常后锁定钢板。

四、胸腰段前路内固定减压及固定远期并发症

如钢板螺钉松动断裂、假关节形成、脊柱后凸畸形加重、创伤性脊髓病等。

（一）钢板螺钉松动、断裂

1. 原因 比较常见。有下列一些原因。

（1）置入物设计上的缺陷，如 Sofamor Danek 公司设计的第一代 Z 形胸腰椎前路钛钢板系统，没有防止固定螺钉松动、旋出的技术。

（2）骨质疏松。

（3）反复调整螺钉方向，使攻丝后骨螺纹消失。

（4）术后制动不充分。

（5）螺钉进入植骨块界面或进入椎间隙。

（6）起床或功能锻炼过早，盲目相信内固定器的坚固性，前路手术适应证选择不当等，

脊柱的稳定性早期靠内固定，晚期靠牢固的骨融合来维持，没有骨融合的内固定，内固定器最终会松动、断裂。

2. 临床表现　一般没有明显的临床症状，但若存在骨折未愈合及植骨未融合时伴有疼痛，经X线检查可以明确诊断。

3. 处理　限制活动，待植骨融合后应及时去除内固定置入物，若出现后凸畸形，及进行性的神经功能损害，则需要手术干预。

4. 预防

（1）螺钉固定应一次成功，避免反复调整。

（2）确保螺钉位于正常骨质内。固定前可用定位针探查钢板螺孔下位置是否正确，避免进入植骨块界面或椎间盘，必要时应用X线透视或摄片协助确定。

（3）胸腰段前路固定，抗扭转力较差，术后应严格制动，需要辅以外固定支具。

（4）在严重骨质疏松患者应慎用内固定。

（5）选择合适的适应证。

（二）后凸及侧后凸畸形

1. 原因　多与植骨块撑开加压不当、锁定钢板前未放平腰桥、不熟悉内固定器的特性、植骨块或钛网位置不当有关。

2. 预防　主要为术中应将患者置于标准侧卧位，熟练掌握胸腰椎前路手术的操作程序，注意将植骨块或钛网置于椎体的前中2/3，软骨下骨终板有塌陷时应注意植骨的形状。

3. 处理　详见本章“脊柱骨折脱位复位不良的并发症”一节。

（三）其他并发症

1. 假关节形成　多由于终板处理不到位，内固定失效，植骨量少，不恰当引起。通常在术后3～4个月植骨的融合已经发生，而内固定器的骨－螺钉界面已经松动，此时不恰当的行走、坐轮椅或参加重体力劳动都非常危险。坚强的骨融合需6个月以上，恰当的康复指导以及术中减少固定椎体的循环破坏非常重要。

2. 创伤性脊髓病　详见本章相关章节。

（郭润栋）

第四节　经皮椎体成形术和后凸成形术并发症

1984年，Galibert等首次将聚甲基丙烯酸甲酯骨水泥注入椎体来治疗侵袭性血管瘤，缓解了病人的长期疼痛，稳定了病变的椎体，这种手术被称为椎体成形术（percutaneous vertebro plasty，PVP）。此后，该手术的适应证扩展为骨质疏松症、骨髓瘤和骨转移瘤引起的椎体骨折和骨质破坏。虽然经过PVP，大多数患者疼痛都能得到缓解，但是这一手术不能恢复塌陷椎体的高度。2000年，Wong等经皮穿刺，在塌陷的椎体内置入可扩张球囊，通过扩张球囊抬升终板，并向椎体内注入骨水泥来强化椎体，使病椎原有的高度大部分得以恢复，部分矫正了脊柱的后凸畸形，恢复了脊柱的生理弧度和力学强度，即椎体后凸成形术（percutaneous kypho plasty，PKP）。对于PVP术和PKP术的安全性和疗效，近年来的文献均做了肯定的评价，但迄今仍缺乏大样本前瞻性的随机对照研究，虽然椎体成形和后凸成形术具有快速止痛，即刻稳定，早期负重的优势，但 PVP 及 PKP 两种手术均要在病椎内永久性地注入填充剂，目前主要使用骨水泥。骨水泥的注入会产生特殊的并发症，而且这些并发症可能会带来严重的后果。骨水泥的注入要具有一定的流动性和注入压力，这就存在了骨水泥可以通过椎体的任一个解剖间隙的可能。骨折裂缝和骨质破坏的缺损，渗漏至椎体外，对周围组织产生挤压伤和热损伤，骨水泥颗粒可进入血液循环，导致骨水泥栓塞，组织梗死。此外，骨水泥的弹性模量和骨不同，注入椎体后会引起被强化椎体乃至整个脊柱生物力学特性的改变，远期可能会增加相邻椎体骨折及脊柱退变的风险。实施此手术首先必须具备脊柱解剖知识、影像学的定位引导和病例的选择标准。然后，要尽可能减少并发症，就必须在手术过程中使用高质量的 X 线透视系统。尽早预防和及时处理并发症已经成为椎体成形和后凸成形术得以进一步开展的关键。

一、骨水泥渗漏

常见的并发症是骨水泥填充剂的渗漏，在 PVP 可高达 9% ~74%，一般的渗漏并不导致明显的临床症状，但严重的渗漏可导致局部神经根性损害与脊髓损伤。

（一）椎管内渗漏造成脊髓损伤

骨水泥可通过碎裂或破坏的椎体后壁以及滋养孔经静脉窦进入椎管内，引起脊髓损伤（图 13－17）。Lee 等报道有 1 例出现脊髓压迫，因骨质疏松性椎体压缩骨折行椎体成形术，术后患者出现 T_{11} 平面以下的感觉功能和运动功能的完全丧失，患者随即行脊髓后方减压术，见骨水泥渗漏入椎管，脊髓受到压迫，局麻下当场即发现，应立即停止骨水泥注入，行椎管探查手术。

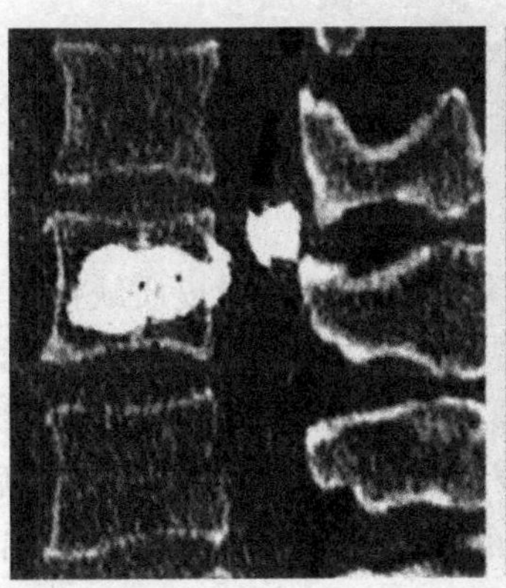
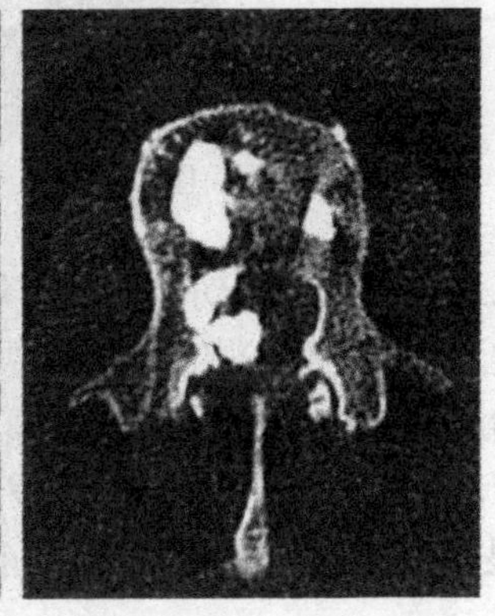

图 13－17　骨水泥椎管内渗漏

（二）椎管内渗漏神经根损伤

神经根损伤是由于骨水泥通过椎体后壁及静脉渗漏入椎间孔或硬膜囊穿破骨水泥进入硬膜内，压迫神经根而产生的，通常在局部注射类固醇和麻醉药后或口服非甾体类抗炎药等治疗后症状消失，然而存在有个别病例，神经根症状用药物难以解除，要手术摘除椎间孔骨水泥。通常情况下，这些神经根症状在恶性肿瘤患者中发生率为 3% ~5%，而在其他适应证中 <1%，因为前者有较高的渗漏性。在胸段主要引起肋间神经痛。可经局部封闭治疗而好转。在腰段可导致根性损伤，表现为相应支配区的失神经支配表现，如严重的腰腿痛、麻

木、无力等，需手术去除硬膜外骨水泥，探查硬膜囊有无破口，有时硬膜囊内进入骨水泥，并出现骨水泥包裹神经根时，要使用高速磨钻磨薄骨水泥。有文献报道由于骨水泥渗漏引起严重的神经根性疼痛，检查示神经根压迫不明显，考虑为骨水泥热损伤所致，未行减压手术，仅予对症处理，后症状缓解。

（三）椎旁软组织损伤

骨水泥偶尔会沿套管的外面反流并渗漏入椎旁的软组织（图 13－18）。这种渗漏通常没有症状，并可以通过几种途径预防。使用经椎弓根入路可以增加骨水泥达椎体外部的路径长度，从而减少了骨水泥渗漏的可能性。当用槌子将导针敲入时，理论上说导针与周围骨组织的接触更紧密，因为穿刺过程中导针的晃动比较小。用手将导针旋转推进时，可能会使进针路径变宽，从而增加了导针与周围软组织之间的间隙。因此增加骨水泥的渗漏。在手术的最后，残留在套管内的骨水泥有时会在拔除套管时无意中漏出，这种无意的漏出可以通过在骨水泥聚合时旋转一下套管而避免，这样在套管内的骨水泥就会与已经注入椎体内的骨水泥分离。这样做也可预防套管固定于椎体内的骨水泥团中。

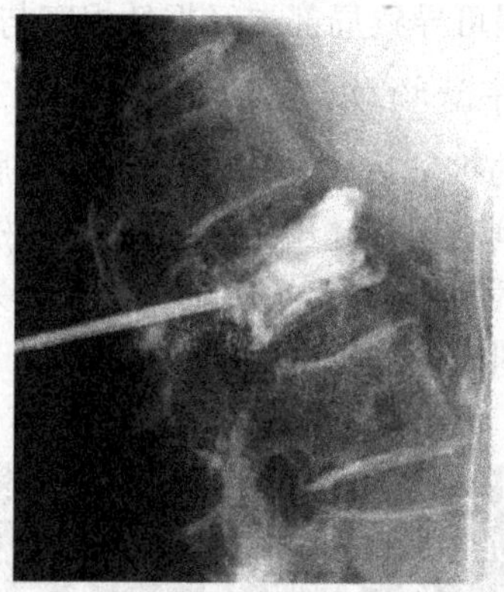

图 13－18　骨水泥椎旁渗漏

骨水泥还可以通过由原发损伤或肿瘤破坏造成的椎体骨皮质缺损而渗漏至椎旁软组织，这种渗漏可以通过术中正、侧位的 X 线透视仔细监测而发现或减少其发生，因此很少会出现。骨水泥可渗漏至椎旁软组织引起局部损伤，有报道骨水泥腰大肌渗漏，引起股神经麻痹，术后 3 天好转。Tsai 等报道了 1 例 69 岁男性患者 T_{12}椎体行 PVP 术后 1 个月出现剧烈背痛，胸部 X 线片显示骨水泥渗漏至椎体的前方，经胸腹入路手术取出渗漏骨水泥而消除疼痛。

（四）骨水泥椎间盘渗漏

骨水泥可通过破碎的终板渗入椎间盘，椎体成形及后凸成形术均有骨水泥椎间盘渗漏的报道，但一般不会引起症状。骨水泥漏入椎间盘与骨皮质骨折和椎体终板溶解有关（图 13－19）。虽然临床意义不重要，但可影响邻近椎体活动，特别是骨质疏松的病人有引起继发性椎塌陷的危险。穿刺针放置在半侧椎体可避免这种情况的发生。

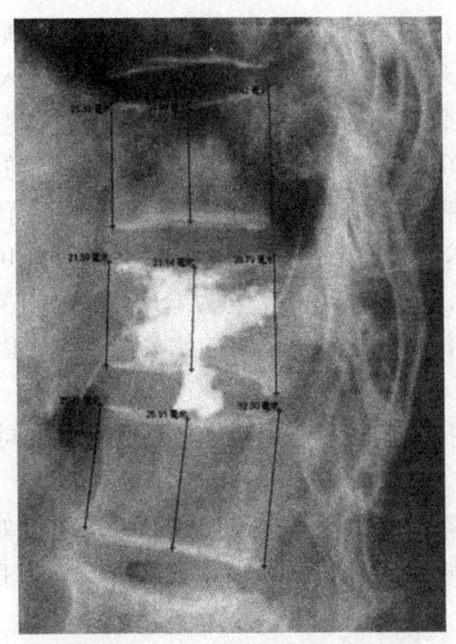

图 13－19 骨水泥椎间盘内渗漏

（五）骨水泥硬膜内渗漏

硬膜内渗漏非常少见，2006 年 Chen 等报道 1 例 90 岁女性患者 T_{12}、L_1 椎体行 PVP 手术后两腿无力，肌力 2 级，脊髓造影检查显示骨水泥漏入硬膜内压迫神经根，患者因年龄问题拒绝手术取出渗漏的骨水泥，经脱水减压保守治疗，4 个月后肌力无变化。

（六）预防骨水泥渗漏的措施

1. 严格掌握适应证按要求操作　骨水泥的渗漏率因适应证不同而异。在行椎体成形术时，椎体转移瘤的患者有 65% 的渗漏率，而骨质疏松性压缩骨折的病例仅 30% 发生骨水泥渗漏。椎体后凸成形术因为使用了球囊扩张的技术，压迫椎体内骨小梁，形成相对致密的骨壁，从而封闭了骨水泥沿骨折裂缝和静脉渗漏的通道，并在椎体内形成空腔，使骨水泥以高黏滞和低压力的状态注入椎体，能有序地集中分布于球囊扩张所形成的区域内，骨水泥的渗漏明显减少。

2. 准确放置球囊　为尽可能避免骨水泥渗漏，在行椎体成形及后凸成形术时，应严格按步骤进行穿刺并准确地放置球囊。

（1）如选择经椎弓根入路，则由椎弓根外上缘进针，左侧 10 点钟位，右侧 2 点钟位；正位针尖达椎弓根影中线时，侧位针尖达椎弓根 1/2 处；正位针尖达椎弓根影内缘时，侧位针尖达椎体后壁；正位针尖达椎弓根影与棘突连线中点时，侧位针尖达椎体 1/2 处，只有正确的椎弓根穿刺，才能避免椎弓根穿破，保证工作通道四周均为骨壁，防止骨水泥注入时经椎弓根破口渗入椎管或椎间孔。

（2）老年骨质疏松性脊柱骨折以椎体前中部高度丢失为主，应由后上向前下倾斜穿刺，球囊只有置于伤椎的前下部，塌陷终板下方，进行扩张时才能有效提升终板，形成骨水泥填充的空腔，且空腔不与椎管相贯通。

（3）推注骨水泥的整个过程应在高质量的双向透视监控下进行，一旦发现骨水泥靠近椎体后壁应立即停止骨水泥注入，如仅为侧位透视，椎内骨水泥影将可能与侧方渗漏骨水泥影相重叠，从而无法早期发现侧方渗漏，不应强求骨水泥的注入量，而控制骨水泥的注入量是避免骨水泥渗漏的关键，骨水泥的注入量和病人的疼痛缓解程度并不呈正相关。北京军区总医院随访了2004年至2007年间的60例椎体成形术患者，均采用单侧入路，发现无论是采用PKP还是PVP，骨折椎体高度的恢复均不甚满意，但疼痛缓解均较好，注入骨水泥的量1~5ml，平均2.38ml；术前平均VAS评分为8.4分（5.3~10分），术后第2日平均VAS评分为2.1分（0~7.6分），随访时VAS平均为1.6分（0~4.4分），所以我们认为临床效果与椎体高度恢复及骨水泥注射的量没有明显的相关性，国外其他的临床研究也得到了类似的结果。

（4）骨水泥的固化时间因生产厂商和调配方法不同而不同，手术者术前应详尽了解，以免影响手术。

（5）如果术中发现骨水泥已经渗漏，应立即停止注射。如非椎体后方渗漏，可观察30min，待先期注入的骨水泥进一步聚合固化并封堵渗漏口时再试行注射，或者就此终止手术。

（6）一旦出现神经系统并发症，要有立刻手术减压的准备。可采用外科控制下椎体成形术，即在显微镜下行预防性椎板开窗进入椎管，控制硬膜囊腹侧，一发现骨水泥椎管内渗漏，立即予以去除。

（7）在手术的影像学设备上，具有三维重建和多角度线透视双重功能的C形臂X线机，将有利于全面了解穿刺通道和伤椎复位情况，早期发现骨水泥渗漏，并减少手术医生接受射线的剂量。

二、骨水泥栓塞

脊柱的动脉血供为节段性，且与椎体及椎旁肌肉结构有关。在腰椎及胸椎，骶动脉、腰动脉及肋间动脉供血给椎体及其内部结构，腰膨大的动脉亦叫做Adamkiewicz动脉，有75%由$T_{9\sim12}$肋间动脉发出，常见于左侧；该动脉与脊髓前动脉吻合，供血至脊髓前部。理论上行椎体成形术时会发生对该重要动脉的损伤，但到目前为止未有关于椎体成形术中损伤该动脉的报道。

对脊髓静脉系的全面认识可以帮助认识椎体成形术中的骨水泥外漏。三套相互交通的无瓣膜的静脉网（骨间、硬膜外、椎旁）组成椎体静脉系统。椎体内的小梁间隙包含无数的血管通道，这些通道可来自一根或更多的汇入血管。这些髓内静脉通道可与椎基底丛相连，后者由椎体后面发出，汇入腹侧硬膜外（椎内）静脉丛。另外，椎体静脉丛向前走行，汇入椎体前外静脉丛，或向外走行汇入腰升静脉或肋间静脉。

脊柱的静脉没有静脉瓣，血流呈双向性，椎体周围静脉流入椎体中央静脉，经椎体后部的滋养孔入静脉窦与椎管内静脉交通，椎管内静脉经椎间孔、椎弓间静脉进入椎管外静脉，经腰升静脉注入奇静脉，汇入下腔静脉回右心房入肺动脉。

（一）近期肺栓塞

肺栓塞是一种严重的致命性并发症。在向椎体内注入骨水泥过程中，骨水泥单体、骨髓或脂肪颗粒有可能在压力作用下进入肺循环，导致呼吸及循环衰竭。近年来有不少文献报道了 PVP 或 PKP 术后发生肺栓塞的情况。Katrien 等报道 1 例 T_{11} 椎体 PVP 术后巨大骨水泥栓子进入右肺动脉的患者，经过开胸手术取出栓子。Hulme 等总结 PVP 和 PKP 术后肺栓塞的风险分别是 0.6% 和 0.01%。另外，有研究表明部分肺栓塞病例无明显症状或仅有一过性的胸痛，因而被忽视和漏诊。Choe 等认为椎体强化术后无症状的 PMMA 进入肺循环的发生率达 4.6%。Duran 等观察 73 例 PVP 术后患者的胸片及胸部 CT，发现影像学上有肺栓塞表现的比例高达 6.8%。因此。Hulme 等建议，无论是否有症状发生，术后应常规拍摄胸部 X 线片，以早期发现骨水泥栓子。肺栓塞一旦引起临床症状病情凶猛，因而重在预防。

（1）控制手术节段：有研究表明发生心肺并发症的概率与一次手术的椎体数量及 PMMA 注入量呈正相关关系。应以临床症状为主要依据谨慎选择责任椎体节段，一次手术不宜超过 3 个节段。

（2）避免在稀薄期注入骨水泥，推注过程缓慢，以降低注射压力。PVP 手术中为减少渗漏，可先注射 0.5 ~ 1ml，稍等片刻（15 ~ 20s）后再继续注射。

这种并发症可能由于过多注射骨水泥或骨水泥渗漏入椎旁静脉引起。骨水泥从右椎旁静脉进入下腔静脉进而引起肺栓塞。需要指出的是，并非所有的肺栓塞都有临床症状出现，此要由肺部专科医生进行处理，措施包括药物治疗和抗凝治疗，必要时要手术取栓。

（二）骨水泥渗入椎旁静脉

骨水泥经常会渗漏入椎旁静脉。然而，如果在 X 线透视下一旦发现渗漏就停止注射的话，很少会有临床不良后果。如果没有停止注射，就会有骨水泥通过奇静脉或腔静脉造成肺栓塞的危险或造成局部疼痛加重（图 13 – 20）。

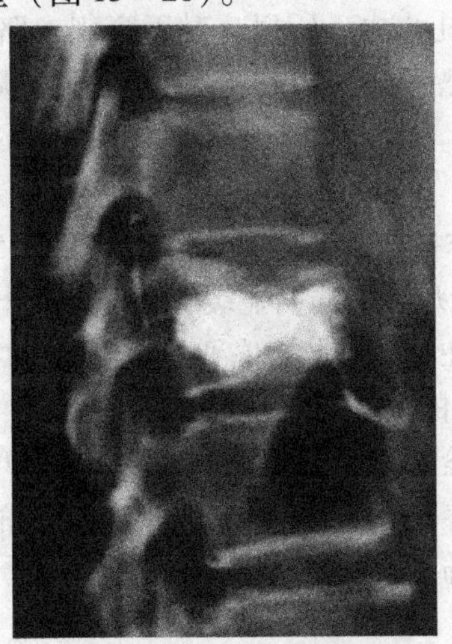

图 13 – 20　骨水泥渗入椎旁静脉系统

骨水泥还可以渗漏至硬膜外静脉，但同样，如果能迅速停止注射并且渗漏少的话，也很少会引起相关的临床问题。如果手术医生使用良好的侧位 X 线透视监测，当骨水泥一到达椎体后壁时即停止注射，这种类型的渗漏也是可以避免的；如果骨水泥渗漏入椎间孔静脉，会引起神经根的症状。

（三）脑梗死

文献报道 1 例行 PVP 后多发性脑栓塞，在全麻的恢复阶段，发现患者右侧肢体轻度瘫痪，头颅 CT 显示：大脑中动脉左侧供血区急性脑梗死，脑的外周血管也发现骨水泥栓塞。分析是多发性肺栓塞导致右心压力升高，血液出现由右向左的分流而促使骨水泥栓子从未闭的卵圆孔进入体循环，同时作者还认为出现栓塞的原因在于：一方面即使在透视下也未发现骨水泥的静脉渗漏，另一方面在一个病人中骨水泥注射的椎体过多。所以不要在全麻下进行该治疗，以便能早期发现神经系统的并发症。或在注射骨水泥前，先注入对比造影剂，以了解椎体内静脉的引流情况，发现潜在的渗漏，如出现造影剂渗漏，则应调整穿刺针的方位。

三、与穿刺入路及穿刺针有关的合并症

在颈椎行经皮椎体成形术时，必须注意不要损伤颈动脉和颈静脉，颈动脉和颈静脉用手容易摸到。在胸椎为侧后方入路，应该避开胸膜。在胸椎和腰椎经椎弓根入路，不要破坏椎弓根内侧骨皮质。在上位胸椎更应注意，此处椎弓根直径较小，可采用较细的穿刺针（12～15 号），仔细操作不要穿过椎弓根内侧皮质。操作应该在透视或 CT 监视下进行。穿破椎弓根内侧皮质就增加了聚甲基丙烯酸树脂进入神经根管和椎管的危险。前外侧或后外侧直接椎体入路增加了沿穿刺路径漏出的危险。当两个针穿刺时，第一根针应放在原位不抽出，防止第二根针注射时聚甲基丙烯酸树脂沿第一根针在椎体皮质上的针孔漏出。

当使用锤子敲击穿刺针通过椎弓根时，小心不要折断穿刺针近端。注射后拔出穿刺针到达椎体皮质时，沿针纵轴旋转，轻轻拔出，避免带出椎体内的骨水泥。

腰椎骨折行椎体成形术也可造成腰动脉的损伤，Sam 报道 1 例 L_5 椎体压缩骨折行 PVP 术后 10d 因手术位置出血再入院病例，选择性腰动脉血管造影发现腰动脉一个分支被手术穿刺针刺破而出血，予以血管结扎止血。所以，对于穿刺入路相关并发症，熟悉局部解剖结构，熟悉穿刺器械，提高手术熟练程度，是预防椎体成形术后并发症发生的重要措施。

四、远期肺栓塞

2007 年，Anesth Analg 杂志报道了一例行腰椎 PVP 术后 5 年发病的肺栓塞患者。此例患者在 5 年前曾行 L_2 椎体 PVP 治疗，疼痛明显缓解，但近期出现了胸闷及水肿，行胸片、CT 及经食管的心脏超声检查发现在下腔静脉、右心房、肺动脉内存在长条形异物，后经手术取出的栓子证实其核心为长 13cm 的骨水泥栓子（图 13－21）。这一个案报道需引起我们对肺栓塞并发症的重视，早期的肺栓塞可能并不表现出症状，但可以逐渐在骨水泥栓塞物周围形成更大的血栓，从而逐渐出现症状，所以对于行椎体成形术的病人术前和术后都应该常规进行胸片的检查，以便早期发现肺栓塞。

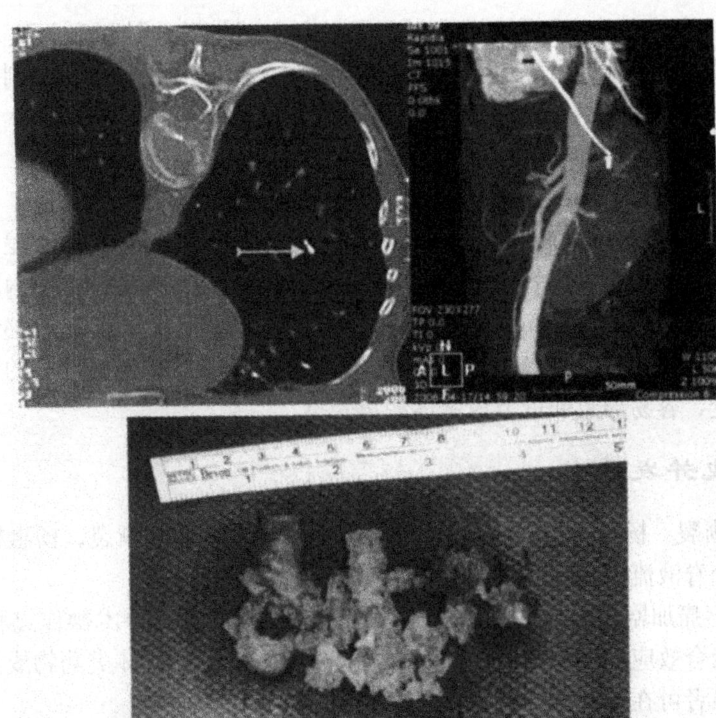

图 13－21　骨水泥肺栓塞

五、邻近椎体继发性骨折

由于弹性模量和骨松质不同，经骨水泥强化处理后的椎体强度大于相邻椎体，这也会使邻近未治椎体将来骨折的可能性增加：椎体成形及后凸成形术由于治疗本身以及机体对骨水泥的异物反应会加速局部的骨质吸收，从而增加经治椎体再发生骨折的风险；另外，骨质疏松患者手术后虽然疼痛得到了缓解，但没有进行规范的抗骨质疏松药物治疗，从而引起骨量的进一步丢失，而引发邻近椎体及其他部位的再骨折。

PVP 通过注入骨水泥到病变椎体内，从而迅速缓解疼痛和部分恢复椎体高度达到治疗目的。但是，注入骨水泥后的椎体将更坚硬，其刚度上升，与邻近节段椎体形成明显的硬度梯度差。Rotter 等通过生物力学测试证实，这种增强的硬度能减少邻近椎体的极限载荷 8% ~ 30%，使力学负荷转移至相邻椎体，故增加了相邻椎体的继发性骨折。David 等分析 38 例骨质疏松性椎体压缩骨折患者共 47 个椎体行 PVP 术后，有 10 例患者 17 个椎体出现继发骨折，其中 9 个发生在毗邻椎体，4 个发生在稍远一位椎体，4 个出现在更远椎体；其中 8 例保守治疗者 4 个月后随访疼痛缓解，1 例因肺部感染死亡，只有 1 例 79 岁女性患者 L_3 椎体压缩骨折 PVP 术后 10 个月，因 T_9 和 T_{10} 继发骨折再次行 PVP 术，疼痛完全缓解。Uppin 等报道 177 例（145 例骨质疏松椎体压缩骨折、32 例椎体血管瘤）患者行 PVP 治疗，共 22 例（12.4%）患者 36 个椎体发生继发性骨折，其中有 24 个（67%）继发骨折出现在毗邻节段椎体。徐晖等在压缩骨折三维有限元模型上模拟 PVP 术试验，结果显示注入骨水泥后椎体强化过度将导致相邻椎体骨折发生率增加，但若注入较小剂量的骨水泥，则不足以增加邻近椎体的骨折危险。

六、加速邻近椎间盘的退变

由于经强化的椎体和未强化的椎体在生物力学特性上不同，并且骨水泥不会降解，将永久性植于体内，这可能会加速脊柱的退变：另外，对于出现骨水泥椎间盘内渗漏的患者，已经有动物实验证明，渗漏入椎间盘的骨水泥可以导致人椎间盘髓核细胞分泌细胞外基质的减少，从而引起髓核含水量的下降，导致椎间盘退变的加速及椎间盘活动度的下降，从而导致脊柱应力的改变，容易导致邻近节段椎体的再骨折。

七、其他并发症

1. 硬膜囊撕裂　杨惠林组和 Amar 组均报道手术导致硬膜囊撕裂，杨惠林组 1 例术中一侧穿刺管内有脑脊液流出，该侧即终止手术。

2. 一过性疼痛加剧　术后一过性疼痛加剧较少见，可能与手术操作过程、高压注射骨水泥、骨水泥聚合效应，炎症反应和局部缺血有关，可以用非甾体类药物或类固醇类药物治疗，几乎所有患者可在 48h 内缓解。

3. 一过性发热很少见，可能与引起一过性疼痛加重的因素有关，根据我们的经验，使用非甾类体类抗炎药治疗，这种发热也能在 48h 内缓解。

4. 脊椎感染十分少见，至今只有一例报道。该患者在 PVP 后出现感染（脊椎炎），表现为术后背部疼痛加重和几个星期的发热，经过静脉应用抗生素治疗和制动 3 个月，感染才治愈。当然，脊椎感染的特殊治疗计划要根据影像学的表现和是否存在神经系统症状来确定如果患者的全身状态较差或有免疫抑制，就会有很高的感染危险，这时应预防性应用抗生素。存在免疫抑制是将抗生素加入骨水泥的唯一指征。

5. 硬膜外血肿　有个例报道，由于术后需使用肝素而出现硬膜外血肿，经血肿抽吸后恢复良好。

6. 肋骨骨折　多见于严重骨质疏松患者，都与置入导针的方法有关，骨折可能是穿刺过程中胸廓被挤压的结果。在骨质疏松患者，应该要预计到这种压迫会引起肋骨骨折，理论上，这些骨折可以通过使用小锤将导针轻轻敲入而避免。然而，必须说明，使用这种穿刺技巧能否有效减少肋骨骨折的发生未经过验证，有的患者甚至觉得这种敲击比徒手置入导针会更痛。

7. 气胸　约占并发症的 2.6%，一般发生在胸椎或上腰椎（肺气肿严重的病人）的病变，主要是进针点和进针角度太靠外，或进针时没有选在椎弓根入路，以致穿刺针刺破胸膜引起气胸。若胸膜腔内出现气体应给予相应的处理，肺压缩达 20% 可放置胸腔闭式引流。

8. 头痛　有文献报道 2 例椎体成形术后出现头痛，72h 后自行缓解，作者认为这可能是一种经蛛网膜作用的结果。

9. 一过性低血压　在骨水泥注射时出现一过性低血压，可能与骨水泥的毒性有关。由于上述情况的存在椎体成形及后凸成形术时，心电监护，血气分析及诱发电位监测是必要的。

10. 骨水泥长期置入椎体可能发生沉降，有待于进一步观察。在填充剂的改进上，磷酸钙骨水泥，因具有可吸收性和生物活性，目前对其研究较多，该材料已成功地应用于非承重部位骨缺损的修复。虽然磷酸三钙骨水泥能恢复椎体强度，但不能恢复椎体刚度。目前已在欧美国家临床应用，研制负载的有骨传导性和骨诱导性的填充剂，是填充剂发展的重要方向。

下腔静脉滤过器是为预防下腔静脉系统栓子脱落引起肺动脉栓塞而设计的一种装置，理论上它也可预防骨水泥栓子引起肺动脉栓塞，该装置应用于椎体成形及后凸成形术中尚未见报道；要完全避免具有流动性的骨水泥渗漏，只有在骨水泥和椎体之间构筑屏障或寻找不会发生渗漏的骨水泥替代物，因此使用生物可吸收球囊或生物相容性好的球囊永久置入体内是一个好的方法，但是球囊壁阻挡骨水泥渗漏的同时也阻挡骨水泥沿骨小梁嵌合入椎体内微小的骨折裂隙，将无法锁固微小骨折，出现光滑界面支撑粗糙界面情况，这会使椎体的强化效果下降。

由此可见椎体成形及后凸成形术并不是一种简单，无风险的手术，可能由于治疗本身以及手术者操作不当，发生诸多并发症，因此手术者应经严格的训练，必须配置高质量的放射影像设备，同时要有即刻处理并发症的准备。

（郭润栋）

第五节　脊髓火器伤手术并发症

一、临床特点

脊髓火器伤，在战时的发生率为 0.94% ~12%，平时亦有发生。在美国，已继交通事故、高处坠落伤之后成为第三位发生脊髓损伤的原因。在我国近些年也屡有发生，除火器伤外，刀刺脊髓伤也常见到，由于是开放伤，都须进行清创。刀刺伤者刀尖多从背后或侧方经椎板间隙进入椎管，刺断脊髓，刀伤虽然经过衣服等污物，但经过软组织方至脊髓中，污染情况较轻，在我们治疗的病人中，大都未遗留脑脊液漏或脑脊液感染。在火器伤则不然，除截瘫的并发症外，主要是火器弹丸损伤脊硬膜并招致感染。这些均是危及生命的并发症。

第二次世界大战，美军在欧洲战场的 1 260 例脊髓火器伤中，发生硬膜外脓肿 5.6% 脑脊膜炎 1.3%。农绍友报道的 54 例脊髓火器伤中脑脊液漏 4 例，椎管内感染脊髓炎 2 例，李主一等报道的 170 例脊髓火器伤中脑脊液漏 8 例（4.7%），化脓性脑膜炎 5 例。Aarabi 等报道的 145 例，发生脑脊液漏 17 例，脑膜炎 15 例，感染败血症 6 例。可见脊髓火器伤清创术后的主要并发症是脑脊液漏与脑脊液感染，还因弹片的不同及是否为贯通伤而有所不同（表 13－1）。

表 13－1　投射物与脑脊液漏或感染的关系

投射物	脑膜炎	局部感染	脑脊液漏
炮弹	11/138	6/138	12/138
炸弹	3/60	1/60	5/60
枪弹	1/7	1/7	

续 表

投射物	脑膜炎	局部感染	脑脊液漏
贯通	10/141	5/141	11/141
盲管	5/50	3/50	5/50

脊椎脊髓火器伤的弹道，大多不是直接到脊柱与脊髓而是穿过胸腔或腹腔才到脊柱，腹腔脏器如肠道等含有大量细菌，沾染投射物，椎管内感染与弹道经过腹腔脏器有关（表13-2）。

表13-2 局部感染与弹道脏器损伤的关系

内脏伤	手术117		未手术88		合计
	未感染	感染	未感染	感染	
大肠	5	5	6	0	16
肝脾	8	1	3	0	12
泌尿道	6	0	5	0	11
小肠食管	1	0	2	1	4
无确切指征剖腹	4	0	1	1	6
合计	24	6	17	2	49

二、临床表现

脑脊液漏的发生系由于投射物进入椎管直接损伤硬膜所致，清创时未打开椎板，或者有硬膜为投射物弹道（热或冲击波）损伤，但当时表面并未破裂，而在数日后损伤之硬膜坏死而漏脑脊液，故脑脊液漏多在伤后数日内出现，开始伤口引流物为血性，以后如渐成为清液，将此液收集，如化验含葡萄糖，则证明是脑脊液，可诊断为脑脊液漏，急性脑脊液漏，可以有颅压低之症状，如头晕、头痛、不能起床等，慢性脑脊液则多无头部症状。

脑脊髓膜炎和脊髓炎。脑脊液漏如久不处理使之闭合，则蛛网膜下腔与外界相通，感染发生脑脊髓膜炎的机会增多，或者在开放伤时脑脊液已被污染而感染，脑脊髓膜炎发生后如及时处理并控制其发展，则感染可消除，否则脑脊液感染将使脊髓化脓成为脊髓炎，大多导致死亡。火器伤脑脊髓膜炎的症状与普通脑脊髓膜炎相同，可有头痛、发热、颈项强直，Kernig征阳性等。

三、处理

1. 脑脊液漏较少自行闭合，故应积极处理。在无菌手术探查脊髓后也可发生脑脊液漏，由于系缝合不严密，或有小裂口术中未发现，可因引流管或引流条漏出脑脊液而诊断。其处理较简单，拔除引流，压迫伤口，有颅脑症状者，给予补液，即可使脑脊液漏闭合，鲜有须再次手术缝合者。但火器伤则不然，其硬膜伤口并不是一点裂隙，而常常是一块缺损，因而不能自行愈合，须手术处理，方式有以下几种。

（1）直接修补：脑脊液漏口并不在脊柱后正中，而是在原伤口，在伤口引流通畅无感染的情况下，由后正中入路，打开椎管，探查硬膜之破口，直接修补，从椎旁切取一块筋膜，盖在漏孔上，周边与硬膜缝合，脊柱后正中切口缝合，仍引流原伤口。

(2) 脑脊液漏口就在背正中的原伤口：此种情况伤口引流通畅，控制感染，术前2~3d应用抗生素（根据术前培养及药敏），手术系将原伤口再清创，进入椎管，探查硬膜漏孔，局部清理后以筋膜修补之，如有炎症，游离筋膜有感染之可能，可用椎旁肌瓣堵塞漏孔周围与硬膜缝合，伤口闭合，应用抗生素。

2. 脑脊髓膜炎和脊髓炎　如脑脊髓膜炎为闭合无脑脊液漏者，其治疗与普通脑脊膜炎相同，可全身应用抗生素、脑脊液穿刺，鞘内注入抗生素及全身支持治疗。如有脑脊液漏合并感染，则主要是应用抗生素，控制感染然后修补硬膜漏孔，治疗脑脊髓膜炎，则预防了脊髓炎，而一旦脊髓炎坏死，则感染难于控制而危及生命。

四、预防

关键是预防脑脊液漏的发生，凡火器伤或刀刺伤侵入椎管，则清创时应打开椎管探查，清创后缝合或修补破裂之硬膜，关闭椎管外软组织，应用抗生素，控制感染发生，术中未能发现之硬膜破口，术后出现脑脊液漏应早日再手术修补漏孔，如此则可预防脑脊髓膜炎和脊髓炎的发生。

（柯西江）

第六节　脊髓损伤后痉挛和疼痛

脊髓损伤后，不论是否经手术处理，在病人截瘫之后，可发生一系列并发症，如呼吸道肺部感染、深静脉血栓、压疮、排尿功能障碍与感染等，本节仅介绍脊髓损伤后，肢体躯干痉挛和神经性疼痛。

一、脊髓损伤后痉挛状态

（一）临床特点

脊髓损伤后肌肉的痉挛状态系由于失去大脑至脊髓的上位神经元控制，损伤平面以下脊髓中枢兴奋性增加所致，肌肉有2种反射，一为牵张反射，由肌肉内本体感受所激发，另一为屈肌反射，或称伤害性感觉反射，由皮肤刺激，主要是疼痛刺激所激发，每个肌梭内有梭内肌，具有收缩能力，受脊髓前角 γ 运动神经元支配，在梭内肌的膨大部分有螺旋状感受器，对肌肉牵张极为敏感，当肌肉受到被动牵拉或 γ 运动神经元兴奋而引起梭内肌收缩时，通过感受器的传入神经，经后根传人到脊髓灰质，与脊髓前角 α 运动神经元构成兴奋性突触，再通过 α 纤维传出，引起梭外肌即骨骼肌的收缩，由于失去中枢神经控制，引起反射扩散，从一个叩击点的传导波足以刺激传导途径上所有的肌肉的肌梭，从而使肌肉收缩呈痉挛状态。

（二）临床表现

(1) 损伤节段与肌肉痉挛，颈脊髓损伤多出现背肌、腹肌与下肢肌的痉挛，上肢肌、手肌痉挛可在 C_5 以上损伤中出现，C_5 以下损伤，上肢肌肉瘫，少出现痉挛，胸脊髓损伤，下肢肌出现痉挛状态，胸腰段损伤及腰椎马尾损伤，下肢为软瘫，不出现肌肉痉挛。

（2）SCI 后肌肉痉挛出现的时间，由于下肢肌肉痉挛主要发生在颈椎胸椎脊髓损伤，特别在颈椎脊髓损伤，伤后脊髓伤平面以下呈现休克状态，时间常常长达 2 个月，脊髓休克完全消失，脊髓本身功能恢复，此时下肢肌肉从软瘫状态，转而出现痉挛，一般说来，脊髓损伤后 2 个月，牵张反射出现并可出现阵挛，伤后 3 个月，骨骼肌肉运动反射达到功能状态，球海绵体反射恢复，表明脊髓休克期已过。

胸椎脊髓损伤后的脊髓休克期较短于颈脊髓伤者。

（3）脊髓损伤程度和类型与痉挛状态之关系。完全脊髓损伤与较严重的不全脊髓损伤，均可出现下肢的痉挛状态，较轻的不全脊髓损伤，中央脊髓损伤，下肢功能恢复较好，一般无痉挛状态，胸椎无骨折脱位脊髓损伤，上升性脊髓损伤，损伤平面以下或截瘫平面以下，胸脊髓缺血坏死，脊髓神经细胞功能丧失，下肢也不出现痉挛状态。

（4）痉挛状态的表现是脊髓损伤平面以下肌肉的阵发性痉挛收缩，背肌、腹肌痉挛收缩，病人自觉难受，一般躯干无活动表现，最典型的是下肢痉挛：常发生在下肢皮肤受刺激时，例如将病人下肢的盖被掀起时，病人双下肢所有肌肉立即痉挛收缩，下肢或伸直抖动，或屈髋屈膝痉挛；以屈型为多见，痉挛收缩持续数分钟，逐渐缓解，而肌肉松弛，下肢恢复伸直状态，此时如手再去触摸下肢皮肤或被动活动下肢又可引起下肢刺激，病人亦可出现下肢痉挛状态。

（5）痉挛发作时，病人感到难受，有的伴有痉挛痛，甚至夜间难以安眠。下肢肌肉痉挛，可分为三种表现：①下肢屈曲，屈髋屈膝；②下肢伸直抖动及下垂；③下肢伸直内收，双下肢交叉，特别是女性病人在排便排尿时，在臀后置便器时，常引起下肢内收痉挛的发生，致使会阴处理及清洁发生困难，在不全截瘫病人可起立行走者，由于双下肢内收痉挛：呈剪刀步态，在后的腿欲迈步向前时，因交叉足在对侧腿之后，而受阻挡，不能迈向前（图 13－22）。

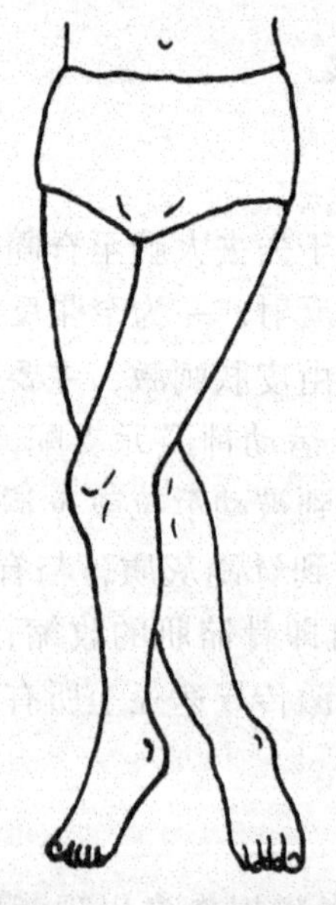

图 13－22　双下肢剪刀步

（三）预防

（1）脊髓损伤后，损伤平面以下失去上神经单位（中枢脑）控制，下肢痉挛是脊髓本身的功能所致，故不能预防其发生，但可预防严重的不良状态的痉挛发生，如严重的屈曲痉挛和内收痉挛，脊髓伤后，截瘫或四肢瘫，常须翻身，以预防压疮，采用俯卧位双下肢伸直，有利于防止屈曲痉挛，在做下肢被动活动时，动作要轻，待痉挛缓解后再活动，不能与之对抗，盖被掀开时轻而缓慢，减少刺激痉挛发生。

（2）身体感染刺激，如压疮、泌尿系感染，可以刺激下肢痉挛发生频率增加，避免感染，可减少刺激。

（四）处理

1. 非手术处理对痉挛痛苦较大者，可服 Baclofen 制剂，从小量开始，以减轻痉挛即可，不能强制使痉挛不发生。因口服量较大，有于蛛网膜下腔置管，通至肋下储药器，每日用注射器通过皮肤向储药器内注 Baclofen 药，然后按压储药器，使一部分药进入蛛网膜下腔直接作用于脊髓，此方法用药量很小。

除药物外脊髓电刺激，可能减轻痉挛发作。笔者用脉冲电刺激脊硬膜阴极在损伤处之上，阳极在损伤平面以下，每次半小时，每日 1 次，达 3 周以上，有的病例下肢痉挛减轻。

2. 手术处理

（1）内收肌痉挛挛缩剪刀步者，可行内收肌切断术，并剪断闭孔神经前支，即在股内侧耻骨支附丽点处做局部麻醉，先切断内收长肌在耻骨支上的腱，显出内收短肌，其前面下行者为闭孔神经前支，可将其切断并切除一段，然后切断内收短肌腱及其他紧张的肌腱，边切边将下肢外展检出紧张的腱，将其切断即可，关闭切口置引流条，48h 拔除（图 13－23）。

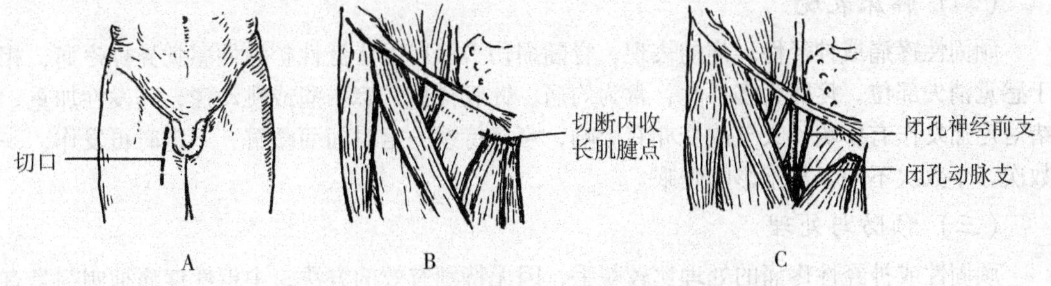

图 13－23　内收肌腱切断及闭孔神经前支切断

术后将两下肢分开 30°固定，保持 3 周。

（2）踝阵挛，也是下肢痉挛状态的一种，其表现是当下地站立时，足踝呈阵发性跖屈抖动，可持续数分钟，以致病人不能站稳，对其手术处理是腘窝后切口，显露腓肠肌内外侧头，在神经血管肌门处找到胫神经支配腓肠肌的肌支，一般每侧有 5 支，可以切断 2 支，则肌肉抖动缓解，但仍保持一定肌力，维持走路。对内收肌痉挛及挛缩和踝阵挛选择 SPR 手术，优点是肌力不丧失，内收肌力减少，对走路无影响，但手术创伤较大。

（3）对屈髋及腹肌痉挛严重者，例如有的病人夜晚睡眠时，须将下肢缚在床面上，以防其屈曲痉挛，可考虑行选择性后小根（SPR）切断术（图 13－24）。

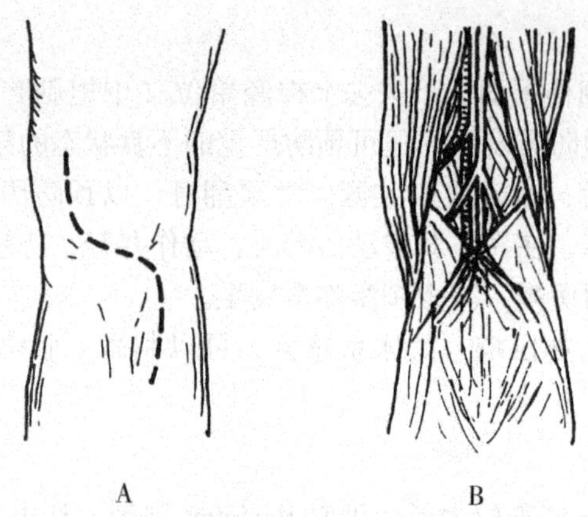

图 13－24　胫神经腓肠肌支部分切断

A. 腘后弧形切口；B. 选择切断腓肠肌支

如果病人踝阵挛较轻但跟腱稍短者可在局麻下行腓肠肌的腱肌结合部横行切断，则跟腱即延长且阵挛消失。

二、脊髓损伤后顽固性疼痛

（一）原因

脊髓损伤后顽固性疼痛并不少见，其原因并不完全清楚，但主要是两个方面，一是脊髓伤局部或腰椎马尾伤局部，局部压迫，粘连可能是因素之一；二是中枢，疼痛的病灶在中枢脑部。

（二）临床表现

顽固性疼痛或神经性疼痛的表现，脊髓损伤平面以下广泛性扩散性感觉异样疼痛，相当于感觉消失部位，疼痛为多样性，常为灼痛、针刺样痛、麻木痛或跳动痛，阵发性加重，情绪对疼痛发作有影响，天气改变亦有影响，疼痛持续一定时间而缓解，不定时再发作，一天数次，十数次不等，甚至影响睡眠。

（三）预防与处理

顽固性或神经性疼痛的处理比较棘手，因无特别有效的方法，中枢性疼痛抑制剂是有效的，但有成瘾之虞，局部粘连松解或压迫解除，效果不肯定，有的病人很有效，而另一些病人则无效，病人情绪镇定很重要，可减少用药，坚持长时间后疼痛可能缓解一些。

（柯西江）

第七节　脊髓损伤后并发脊髓空洞症

脊髓损伤经治疗及康复后，病情稳定，在此基础上又出现脊髓损伤症状，且平面上升，MRI 可见脊髓内有向上扩大之囊腔，Melean（1973）称为创伤后脊髓空洞症（posttrau－matic syringomyelia）。

一、临床特点

Barnett（1966）治疗的591例外伤截瘫中，8例出现进行性脊髓损害（1.3%），Watson（1981）1500例脊髓损伤中，发生上升性囊性退变者15例（1%），王大觉（1996）对153例脊髓损伤后20年的病例进行MRI检查，其中男126例，女27例，检查时年龄37～89岁，损伤平面：C_1～T_1，58例；$T_{2\sim10}$，45例；T_{11}～L_5，50例，此153例中做颈胸腰MRI者119例，颈胸MRI者13例，仅做颈MRI者14例，胸腰MRI者4例，仅胸椎MRI者2例，仅腰椎MRI者1例。结果见脊髓萎缩95例（62.1%），脊髓软化（malasia）85例（53.6%），脊髓空洞（syrinx）32例（20.9%），脊髓囊变14例（9.1%），脊髓断裂6例（3.9%），脊髓局部粘连栓系（tetheriug）6例（3.9%），未发现主要病变13例（8.5%）。

脊髓空洞系在脊髓中呈条形空腔，长度超过1个椎节以上，长者可达十数节，而脊髓囊腔系在脊髓损伤平面内有椭圆形囊腔，而且不向上或向下扩大。在32例脊髓空洞中，由伤处向头端延伸者11例，向尾端延伸者8例，向头及尾端均延伸者7例。

除脊髓空洞可向头或尾端延伸外，脊髓萎缩或软化灶亦可向上扩大，以致神经症状加重。

Abel（1999）对207例外伤截瘫病人，于伤后3.2～38.3年，平均10.6年行MRI检查，发现53例（5.6%）有脊髓空洞，脊椎伤后驼背，大于15°者及伤处椎管狭窄超过25%者，易发生脊髓空洞症。

二、临床表现

由伤后至出现上升性脊髓损害的时间，最短9月至1年，最长14～17年，创伤后脊髓空洞多发生在颈段及胸段，初始症状在截瘫平面稳定的基础上出现疼痛，由于空洞向上延伸故出现上肢痛、手痛或胸肋痛。空洞向下延伸，在脊髓损伤平面之下，多无症状，如果向下延伸至脊髓末端，则使原来胸脊髓损伤下肢为痉挛瘫者变为弛缓性瘫。

检查上升性空洞，向上致上肢麻痹平面上升，肌力减低。MRI在T_1WI空洞呈低信号，同脑脊液，在T_2为高信号，界限清楚（图13－25）。

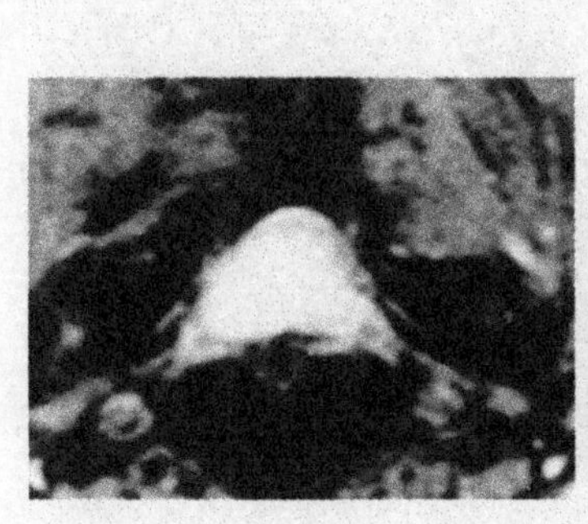
T_2加权

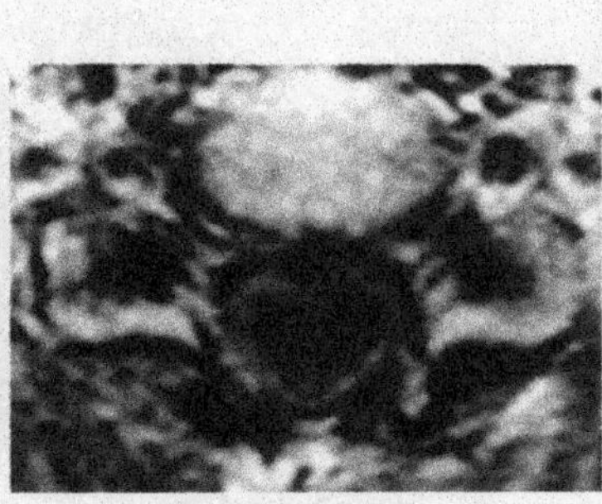
T_1加权

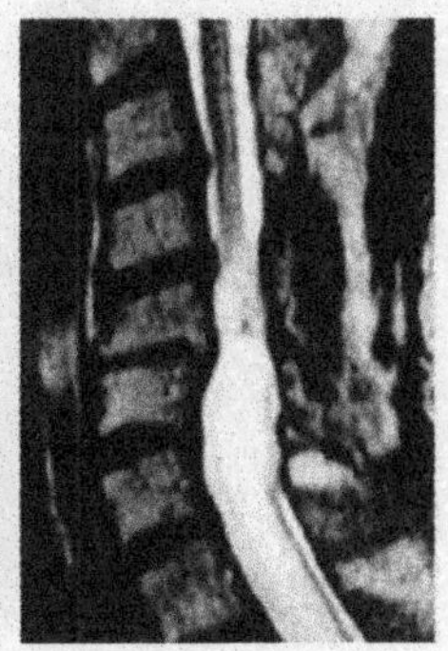
T_2加权

图13－25　$C_{5,6}$损伤脊髓空洞症

三、处理

主要方法是向空洞内置管，将空洞内液引流至蛛网膜下腔或腹腔可缓解症状，但不能消除空洞，现在还不知有何预防方法。

（柯西江）

第十四章 脊柱的微创治疗

第一节 椎间盘髓核化学溶解术

一、概述

髓核化学溶解术（chemonucleolysis）又称化学溶核术或髓核溶解术（nucleolysis），是治疗椎间盘突出症的一种介入疗法，通过经皮穿刺向病变椎间盘内注入某种化学酶，催化降解髓核的某些成分，降低椎间盘内压力或消除突出物对神经根的压迫，从而达到消除或缓解临床症状的目的。早期是将木瓜凝乳蛋白酶（chymopapain）注入髓核，使髓核中的蛋白多糖解聚从而溶解髓核，降低椎间盘内压力，解除对神经根的压迫。以后临床应用胶原蛋白水解酶（简称胶原酶，collagenase）作为化学溶酶注入病变椎间盘。胶原酶能够有效地溶解髓核和纤维环中胶原蛋白，既降低椎间盘内压力又溶解间盘突出物，解除神经根压迫，达到治疗目的，因此国内学者提出“胶原酶髓核溶解术”名称。

自1964年Smith开展这方面的工作以来，虽然历经风雨，但至今髓核化学溶解术还是得到了较为广泛的应用。有报道表明，髓核化学溶解术的手术效果与传统的髓核摘除术差不多，其主要适用于单侧腰腿痛、局部神经损害与CT和MRI等影像学结果一致的患者，若存在中度的侧隐窝狭窄或椎间孔狭窄者、腰椎间盘突出症出现足下垂、膀胱直肠功能障碍等严重神经症状者、孕妇或14岁以下的儿童及对溶解酶过敏者则不宜行此手术治疗。

二、简史

1916年，法国巴斯德研究所的作者发现了胶原酶。

1934年，美国哈佛大学医学院的Mixer和Barr首先通过手术证实和治疗了腰椎间盘突出所致的腰腿疼痛，开创了腰椎间盘突出症的时代。

1941年，Jansen和Balls首先分离出木瓜凝乳蛋白酶。

1959年，Hirsch认识到椎间盘内的软骨黏液蛋白随着年龄增长而退变成胶原或纤维组织，因而他设想用一种药物来促进这种生物化学变化。

1963年，Smith首次用木瓜凝乳蛋白酶注入患腰椎间盘突出症的病变间盘内，在缓解坐骨神经痛方面取得了令人鼓舞的效果，随后在加拿大、英国、法国、德国和美国广泛开展这种疗法。

1969年，Sussman首先使用胶原酶椎间盘内注射治疗腰椎间盘突出症。

三、髓核化学溶解术的药物及原理

在腰椎间盘退变的基础上，或因急性外伤或积累性外伤而产生椎间盘疝，刺激或压迫相应脊神经根而引起临床症状和体征，即腰椎间盘突出症。因此，占位性的挤压是其主要临床病因。腰椎间盘疝或突出物由椎间盘髓核及纤维环组成。向椎间盘内注射化学酶特异性地分解髓核，随后吸收而消除突出物，从而获得治疗效果。

用于髓核化学溶解术的药物须能够选择性地降解椎间盘髓核，而对周围血管、神经、韧带、软骨、骨及骨膜等组织无降解作用或作用甚微，且无全身或局部的毒副作用。木瓜凝乳蛋白酶、胶原酶、胰蛋白酶和糜蛋白酶、组织蛋白酶 G 和组织蛋白酶 B、软骨素酶 ABC 等曾用于实验研究，其中只有木瓜凝乳蛋白酶和胶原酶在临床上得到运用，现国内用于髓核化学溶解术的药物主要为胶原酶。

（一）木瓜凝乳蛋白酶

木瓜凝乳蛋白酶是从粗木瓜素中提取出来的，主要作用于髓核中连接长链黏多糖的非胶原蛋白，使黏多糖蛋白解聚，而对纤维环不发生作用。但木瓜凝乳蛋白酶具有过敏反应（anaphylaxis）、截瘫（paraplegia）和急性横断性脊髓炎（acute transverse myelitis）等严重不良反应，尽管发生率极低，但一旦发生，可造成对患者不可逆的严重后果。

（二）胶原蛋白水解酶

胶原蛋白水解酶简称胶原酶，是能在生理 pH 和一定温度条件下水解天然胶原的一种酶。人体内许多上皮组织，如皮肤伤口、牙龈、角膜等许多间充质细胞衍生的组织，如关节滑膜、成纤维细胞、椎间盘内都存在着胶原酶，称为内源性胶原酶，对体内胶原分解过程发挥重要作用。药用胶原酶是从溶组织梭状芽孢杆菌（clostridium histolyticum）中提炼出来的，此酶能溶解髓核和纤维环中的胶原纤维，其分子量约为 80～85kD。天然的胶原由于存在三联螺旋的稳定结构不能被一般蛋白酶水解，体内的胶原更新一般都很慢。胶原酶在中性条件下作用于原胶原分子，使其在离氨基端 3A 处断裂成为两部分。原胶原分子一旦断裂，在 30 ℃条件下即可变性，丧失其螺旋结构，从而易于被组织中其他蛋白酶进一步分解。

1. 胶原酶对椎间盘髓核的降解作用　我们将不同剂量的胶原酶注入家兔的椎间盘内，5 天后发现胶原酶注射的椎间隙变窄，髓核缩小，吸水膨胀性降低；2 周后髓核基本消失或仅有少许残留，纤维环变形，内层环状结构消失；12 周后髓核被纤维软骨样组织取代，椎间隙变窄，呈纤维性融合，组织切片经 HE 染色后置于光学显微镜下观察，未注射的和生理盐水注射的椎间盘在观察期间相似；胶原酶注射 1 天后，椎间盘髓核结构紊乱，边缘与纤维环分离，髓核内嗜碱性物质相对增多，纤维环和软骨的改变不明显；5 天后，髓核皱缩，纤维环内层部分纤维发生透明样变；2 周后髓核结构基本消失或仅有少许残留，纤维环变形；12 周后，椎间盘的大部分被纤维或软骨组织取代，软骨终板的改变不明显。

2. 胶原酶的安全性　我们将胶原酶分别注入家兔的肌肉发现肌肉有坏死，2 周后坏死的肌肉被纤维组织所替代。我们又将胶原酶分别注射到家兔的硬膜外腔或蛛网膜下腔，未见明显的神经损害症状和体征；病理组织学检查显示胶原酶硬膜外腔注射的脊髓无明显异常；而胶原酶蛛网膜下腔注射的脊髓表面有点状出血的现象，脊髓横断面组织切片显示蛛网膜下腔血管充血和一些点状出血，神经元和神经纤维结构基本正常。

（三）软骨素酶 ABC

日本学者发现软骨素酶 ABC 有更显著的特异性，它只作用于硫酸软骨素的糖蛋白侧链，通过减少椎间盘的水潴留，降低椎间盘内压力。它与木瓜凝乳蛋白酶和胶原酶相比，对细胞或组织的损伤更小，它能引起退变的髓核溶解，而不破坏软骨细胞。Olmarker 等认为，软骨素酶 ABC 对神经和血管的不良反应更小，无潜在的神经毒性，对神经传导无影响。但其有效性和安全性有待临床进一步验证。

四、适应证和禁忌证

腰椎间盘突出症患者的临床诊断根据 McCulloch 1983 年制订的标准而确立，即：①腿痛大于腰痛。②有特异的神经症状，如感觉异常。③直腿抬高试验小于正常的 50%。④腱反射异常，患肢萎缩、无力或感觉消失。⑤有 CT、MRI 或脊髓造影中任一种影像学检查证实并定位突出间隙。

腰椎间盘突出症治疗方法的选择，取决于此病的不同病理阶段和临床表现，以及患者的身心状况。大部分腰椎间盘突出症可经卧床休息、牵引、推拿、针灸、封闭等保守治疗得到缓解或治愈。Weher 对 280 例经脊髓造影证实为急性腰椎间盘突出症的患者进行了前瞻性对照研究，发现 3 个月的观察和保守治疗将不再改变远期效果。据此，有学者认为，对腰椎间盘突出症患者行髓核化学溶解术前，经 3 个月的保守治疗和观察是有必要的，除非患者在保守治疗期间症状剧烈或进行性加重。然而对有下列情况者不宜行髓核化学溶解术。

（1）孕妇以及 14 岁以下的儿童。但至今仍无有关木瓜凝乳蛋白酶或胶原酶对孕妇、胎儿或儿童健康影响的报道。

（2）对髓核化学溶解酶过敏者。过敏反应是髓核化学溶解术最危险的并发症之一，并有数例死亡的报道。Bouillet 收集了 43 662 例，发现 1.9% 的患者对木瓜凝乳蛋白酶过敏，大多数反应轻微，无须特殊处理，仅 0.14% 的患者发生过敏性休克，经传统方式抢救，无一例死亡或留下后遗症。过敏反应的确切机制尚不清楚，可能与患者产生对木瓜凝乳蛋白酶和（或）降解产物的 IgE 抗体有关。详细询问患者过敏史及髓核化学溶解酶的接触史，可了解过敏反应发生的可能性，第二次注射应慎重。注射前预防性使用抗过敏药物可降低过敏反应的发生率及减轻反应的程度。据报道，胶原酶过敏反应发生率较木瓜凝乳蛋白酶低，但仍不能放松警惕。

（3）伴有马尾综合征的患者。因为该疗法对此类患者疗效不肯定，且延误外科手术时机，易造成神经不可逆损伤，导致永久性瘫痪。

（4）伴有骨性椎管狭窄或侧隐窝狭窄的患者。

（5）游离死骨型或椎间盘钙化者。因为此类突出的椎间盘髓核不易被酶所降解。

（6）伴有椎间盘炎或穿刺部位感染者。

（7）有心理或精神障碍者。

（8）其他：如腰椎前移、有全身性疾病者等。

此外，髓核化学溶解术对单纯腰背痛的患者疗效不佳。Troisier 等用该方法治疗了 10 例单纯腰背痛患者，仅有 1 例有明显疗效。Benoist 等报道髓核化学溶解术治疗复发的急性下腰背痛和下腰背痛合并非神经根性肢体疼痛的患者分别仅有 48% 和 53% 的满意率。

五、术前准备

心理准备：针对患者的思想情况，做好解释工作，使患者愉快地接受手术，并能很好地配合。应向患者及其家属实事求是地介绍病情、治疗方案和术中、术后可能发生的问题与相应的防治措施，以便取得他们的支持。

询问患者过敏史，有无麻醉药物、碘及髓核化学溶解药物的过敏病史，并行碘过敏试验，如患者为过敏体质，治疗时须谨慎。术前 30 分钟常规静脉注射地塞米松 10mg。

血尿常规及凝血功能检查，询问出血倾向，如有凝血功能异常，不宜行该治疗。

其他：术前床上训练大小便、备皮、禁饮食，术前 30 分钟给予镇静药物，进手术室前排尽尿液等。

六、髓核化学溶解术的注射方法

髓核化学溶解术根据药物注射的部位可分为盘内注射和盘外注射两大类，注射方法的选择无统一的标准，主要根据术者的喜好及熟练程度而定。

（一）盘内注射髓核化学溶解术

髓核化学溶解术最初使用的是盘内注射，木瓜凝乳蛋白酶和胶原酶均可行盘内注射。盘内穿刺常规采用后外侧穿刺入路，是由于该入路有一三角工作区，该区由脊神经根、下一椎体的上缘、上关节突及横突构成。椎间盘纤维环后外侧部分在此三角工作区无骨性结构覆盖，行穿刺时，脊神经很大部分被关节突、椎弓根和横突遮挡而受到保护，因此也称安全三角区。

1. 术前准备　上肢开放静脉慢滴生理盐水，以备万一发生意外情况时，可立即给药、抢救。上肢放置脉率和血压监视器。或上血压计及手测脉率，穿刺前测量血压和脉搏，并做好记录。术前地塞米松 5mg 溶于 50% 葡萄糖溶液 60ml，静脉注射，以预防过敏反应。

2. 体位　患者侧卧或俯卧于能透视的特制治疗台上，弯腰屈膝或腹部垫枕，以使腰椎生理前突和腰骶角变平直，利于穿刺，尤其对 L_5、S_1 间隙穿刺时更为重要。

3. 定位　经 C 形臂 X 线监视下准确无误地确定治疗的病变椎间隙，并在其背部皮肤划出标记，于欲行进针腰椎间隙平面，居后正中线向外旁开 8 ~ 12cm 确立穿刺点。

4. 麻醉　常规消毒腰背部皮肤，铺巾，用 0.5% 利多卡因于穿刺点行皮内、皮下浸润局部麻醉。

5. 注射方法　从穿刺点用 18 号 15.24cm（6in）长带针芯腰穿针，与躯干矢状面成 45° ~ 55°，而腰骶针尾向头侧倾斜 20° ~ 30°，以旋转方式进针，经皮肤、皮下脂肪、腰背筋膜、骶棘肌外侧部、腰方肌及腰大肌，从神经根下抵纤维环后外侧表面时，此时有触到砂粒样感觉，穿入纤维环时有涩韧感，待针尖穿过纤维环内层进入髓核时进针阻力突然减小，有落空感。

针通过纤维环进入椎间盘内，摄腰椎前、后位片及侧位片，以确定进针的确切位置。理想的针尖位置前后位片应在中线经椎弓根影内侧，侧位像应在椎体前后径的中央 1/3 内，抽出内针，注入 0.2 ~ 0.5ml 造影剂做椎间盘造影，以确定病变的椎间盘部位和破裂形态。在病变的椎间隙注入 1 ~ 2ml 木瓜凝乳蛋白酶，每毫升含酶 2000 ~ 4000U。药物应缓慢注入，时间要在 3 分钟以上。

椎间盘造影时，若显示两个椎间隙异常；可行两个椎间隙注射，最大剂量为 10 000U，分散注入多个椎间隙，注入药物后留针 5 分钟后拔出。如果穿刺进针不能通过侧方入路进入椎间隙，则应终止注射疗法。不能经中线硬脊膜、蛛网膜下腔入路进入椎间盘。更换 18 号腰麻长针头，继续行骶棘肌、腰方肌、腰大肌浸润麻醉。注意勿将局部麻醉药液注射到椎间孔处而麻醉脊神经根，以避免穿刺过程中损伤神经根。

拔出针芯，接注射器，回吸时无任何液体抽出时，行侧位及前后位透视证实针尖准确位于病变间盘中心或靠近突出物的纤维环内，方可进行注射胶原酶。

注射胶原酶，用 2ml 无菌生理盐水溶解胶原酶，抽入 1ml 注射器内，每毫升含胶原酶 600U。连接针尾，再次回吸无液体抽出时，即可缓慢、分次推入 1ml 胶原酶溶液（600U）。留针 10 分钟后再拔针，针孔用创可贴封闭。

6. 术后处理　注射治疗后静卧 10 ~ 20 分钟，如无不适，送返病室或观察室，继续卧床 4 ~ 6 小时。需要注意的是，髓核化学溶解术后需注意患者过敏反应情况，严重者可出现呼吸困难、低血压。出现过敏反应时，应立即用 1 ∶ 10 000 肾上腺素 0.5 ~ 1ml 静脉注射，每 1 ~ 5 分钟给药 1 次，每小时总量最多可达 2mg，同时宜给予大量输液及碳酸氢盐等。

术后患者可感腰背痛，一般持续 2 ~ 3 天，严重腰背痛者可理疗或用肌肉松弛剂。原坐骨神经痛可很快缓解。术后第 2 天即能下地活动或出院。注射后 1 ~ 6 周可从事轻体力劳动，3 个月后可从事重体力劳动。

（二）盘外注射髓核化学溶解术

盘外注射是将髓核溶解药物注射到椎管内的硬膜外腔，因而对药物的特异性要求更高，对周围组织尤其是神经组织应无毒副作用，现临床上用于盘外注射的药物只有胶原酶。根据注射入路又可分为经棘间韧带、经侧隐窝、经骶裂孔和经椎间孔髓核化学溶解术。

1. 经棘间韧带髓核化学溶解术　即为常规的硬膜外穿刺术，由于麻醉师对此穿刺术比较熟练，所以常为麻醉师所采用，可分为直入法和侧入法。

（1）直入法：根据两侧髂嵴连线定位，此线与脊柱相交处即为 L_4 棘突或 $L_{4\sim5}$ 棘突间隙，有条件者可用 X 线（片）证实。穿刺时患者取侧卧位，两膝弯曲，大腿向腹壁靠拢，头则向胸部屈曲，以便腰背部尽量向后弓曲，使棘突间隙张开，以利于穿刺。摸清棘突间隙后，用 0.5% ~ 1% 普鲁卡因溶液在间隙正中做皮丘，并在皮下组织和棘间韧带内做浸润。腰椎穿刺针刺过皮丘后，进针方向应与患者背部垂直，并仔细体会进针时的阻力变化，当针穿过黄韧带时，常有明显的落空感，硬膜外穿刺成功的关键是不能刺破硬脊膜，故特别强调针尖刺破黄韧带时的感觉，并采用一些客观的测试方法，常用的测试方法有阻力消失法和毛细管负压法。

1）阻力消失法：针在穿刺过程中，开始阻力较小，当抵达黄韧带时，阻力增大，并有韧性感。这时可将针芯取下，接上内盛生理盐水冒一小气泡的 2ml 或 5ml 注射器，推动注射器芯，有回弹感觉，空气泡被压小，此后边进针边推动注射器芯试探阻力，一旦突破黄韧带时阻力消失，并有落空感，注液小气泡也不再缩小，回抽注射器芯如无脑脊液流出，表示针尖已在硬膜外腔。

2）毛细管负压法：穿刺针抵达黄韧带后，同上法先用盛有生理盐水和小气泡的注射器试验阻力，然后取下注射器，在针蒂上连接盛有液体的玻璃毛细接管，继续缓慢进针，当针进入硬膜外腔时，除有落空感外，管内液体被吸入，此即硬膜外腔特有的负压现象。

（2）侧入法：如遇老年患者棘上韧带钙化或肥胖患者穿刺有困难时，可改用侧入穿刺法，即在棘突中线旁开1~1.5cm处进针，针干向中线倾斜，约与皮肤成75°角，即可避开棘上韧带而刺入硬膜外腔。

2. 经侧隐窝髓核化学溶解术　侧隐窝是指椎间孔内口至硬膜囊侧壁的腔隙，是神经根管的起始段，在此处神经根最易受压和（或）发炎。经椎板外切迹或小关节内缘行硬膜外腔侧隐窝穿刺，可使药物集中在病变部位，而常规进路行硬膜外腔穿刺，药物远离病变部位或仅有少量药物到达病变部位，所以新进路的治疗效果好。该进路的骨性标志清楚、定点明确、进针角度和方向固定。可变范围小、穿刺成功率高，侧隐窝注药试验能进一步验证针尖的准确位置，故可免除X线机的监视。此进路应用于胶原酶注射溶盘术，既可免除传统方法X线对医师和患者双方的损害，又因摆脱了大型设备的限制，操作易于掌握，便于推广。

根据等比例腰椎正位片确定进针点。椎板外切迹及小关节内缘难以在患者身上触及，故其体表投影即进针点，难以直接从患者身上确定，而棘突及棘间可以从患者身上清楚触及。如果能想办法找出椎板外切迹，小关节内缘与棘突、棘间的关系，就可以利用这种关系找到进针点，这种关系可借助于X线（片）上的测量找到。

（1）椎板外切迹进路：将X线片上的椎板外切迹中点定为A点，将经A点的水平线与棘突的交点定为B点，棘突上缘定为C点，测量AB及BC长度。根据BC长度确定B点，根据AB长度确定A点，即进针点。应用7号长穿刺针经A点快速进皮。向内倾斜5°~10°直达椎板，测量进针深度，注射1%利多卡因2ml，寻找到椎板外切迹并触到黄韧带，边加压边进针，一旦阻力消失，针头便进入硬膜外腔。边回抽边缓慢进针，直达椎体后缘或椎间盘。若进针过程中患者有下肢放射痛，说明针尖触到神经根，退针至黄韧带或椎板外切迹，稍向下内调整进针方向，可经神经根腋部到达侧隐窝。若进针过程中回抽出脑脊液，说明穿破了神经根袖，应放弃治疗。

（2）小关节内缘进路：将X线片上的棘间隙定为B点，经B点的水平线与小关节内缘的交点定为A点，测量AB长度，准确确定棘间隙B点，根据AB长度确定A点。经A点向外倾斜5°进针触到骨质即为小关节。测量深度，退针到皮下，再垂直进针达原深度，注射1%利多卡因2ml，找到小关节内缘并触到黄韧带，以下操作同椎板外切迹进路。

测定麻醉平面、评价治疗效果：穿刺前先测定双下肢的感觉和肌力，穿刺到位后，注射2%利多卡因5ml，5分钟后再测定双下肢的感觉和肌力。全部病例均出现相应部位的感觉减退，说明针尖确实到位。未发现麻醉平面过高表现和肌力明显减退，说明药物未进入蛛网膜下腔。确定针尖位置在侧隐窝后，再注射胶原酶注射液。

3. 经骶裂孔髓核化学溶解术　经骶裂孔进针，将硬膜外导管置入腰段硬膜囊前间隙称之为硬膜囊前间隙置管术。常用的硬膜外麻醉，无论是正中或旁正中穿刺，都是将导管置入硬膜囊的后间隙，注入的麻醉药液通过容积压力和浓度梯度抵达硬膜囊前间隙，作用于神经根周围从而产生并发挥临床所需的阻滞或麻醉作用，经骶裂孔硬膜囊前间隙置入的导管，虽然也位于硬膜外间隙，但却更接近神经根及其周围，因此对疼痛治疗学具有更重要的临床意义。操作方法及要点：

（1）体位：可采取侧卧位或俯卧位（注胶原酶时，在CT下采取俯卧位比较方便，开机测量导管位置时不用变换体位，分娩镇痛则取侧卧位），俯卧位时，腹下垫一个8~10cm厚的软枕，使骶骨与腰椎角度变小（脊柱过度后凸者可不垫枕），以利于导管进入前间隙。

（2）定位：瘦小患者，表面解剖清楚，两骶角明显，触摸即可定位。肥胖患者两骶角不清楚凹陷也不明显，且骶裂孔形状各异。可先在会阴部摸得尾椎末端，向上推移 4～5cm，摸至深部骨质凹陷处即可能是骶裂孔。总之，定位至关重要，定位不准，操作则不易成功。

（3）操作要点：常规消毒皮肤（俯卧位，需将纱布垫于会阴部以免消毒液浸流），覆盖无菌巾，用 7 号短针头与皮肤成直角进针先做一皮丘，当针头穿过骶尾韧带时有明显落空感，推局部麻醉药液时阻力小，可作为进入骶管腔内的标志。用18 号斜面穿刺针，调斜面缺口对骶骨前壁，由皮丘处刺入，针干先与皮肤成直角，直刺至骨膜后针干向尾椎方向倾斜，与皮肤成 15°～30°角（角度大小取决于骶骨形状，直形骶骨角度偏大、过度弯曲则角度小），向上刺入，深度约 3～6cm，进针深度不应超过髂后上棘连线平面（硬膜囊末端终止于第二骶椎平面）。然后针带接注射器回吸无脑脊液及血液，注入空气无阻力即证明进入骶腔。用连续硬膜外导管，内放置钢丝［钢丝尖端必须与导管尖端一致，计算好置管长度（进针点至欲达到点之距离）向上置入］。如确是在硬膜囊前间隙置管时不应有阻力，若遇阻力不能向上放置，可退出导管少许调整针尾角度继续置管。L_5～S_1 处约 12～14cm，$L_{4\sim5}$ 处约 16～18cm。退出导针，若在 CT 下测量则不退出钢丝，若位置正确，拔出钢丝，再回吸无脑脊液及血液，即可准备注药。

骶裂孔为人体硬膜外腔最下端，穿刺针进入骶尾韧带通过弧形管道即到达宽敞的骶腔，是进入硬膜外腔的最佳入路，虽然到达腰部前间隙需 12～18cm，但导管是呈直线沿椎体后缘和硬脊膜之间向上行走。导管内钢丝不会与硬脊膜成直角，穿刺针只要不超过髂后上棘连线水平则不致刺破脊膜，所以安全、可靠。

4. 经椎间孔髓核化学溶解术　与盘内注射后外侧穿刺入路相似，患侧向下、侧卧于 X 线检查床上，透视定位核对椎间盘突出的椎间隙，向患侧旁开 6～8cm，作为穿刺进针点。消毒铺巾后设穿刺针道，用利多卡因 5ml 做局部麻醉，然后用特制穿刺针与腰骶部成 45°～60°角进行穿刺，进针过程要调整针尖方向，避过横突、上下关节突、直指椎间孔上 1/3 与下 2/3 交界处，当针尖穿破黄韧带进入硬膜外腔时，动作要轻，不宜用力过大，当有一种落空感时宜进行负压试验旋转球管进行正、侧位透视确定针尖的位置，然后再用碘比乐或欧乃哌克非离子造影剂进行造影证实针尖确实位于硬膜外腔前间隙，再将用 5ml 生理盐水稀释的 1200U 注射用胶原酶缓慢注入，然后拔针。局部用敷料包扎，回病房侧卧位 6 小时，24 小时后下地活动。

七、术后处理

国产注射用胶原酶治疗腰椎间盘突出症经Ⅲ期临床严密观察 5000 余例均未发生过敏性休克和脊髓病变，从这方面来讲是很安全的。盘内注射最常见，最主要的术后反应是腰痛，有时很严重，如不适当处理，患者难以忍受。间盘间隙感染极为罕见，一旦发生，在治疗上很棘手，而且患者经济负担也很重，故应严格无菌操作而不能完全依靠使用抗生素作为主要预防手段。至于术后腹胀、尿潴留均为暂时性的，对症处理后即可消失。

1. 术后处理　具体处理如下：

（1）用平车将患者送回病房，采取屈膝屈髋仰卧位，此种体位可使腰腹肌松弛，以降低间盘内压力，预防和缓解腰痛。

（2）保留静脉通道，主要目的是一旦发生迟发性过敏反应可立即静脉给药，其次是在患者未排气前适当补充液体。

（3）注射胶原酶前测血压、脉搏，注射后10分钟内至少测2~3次，术后前2小时密切观察患者血压、脉搏以及呼吸情况，以便及时发现过敏反应。

（4）为预防发生腹胀及尽快恢复胃肠功能以便早期进食，术前空腹，术后常规给患者口服通便中成药，必要时应用胃肠动力药新斯的明、针灸、穴位注射。

（5）术前训练床上排尿，术后热敷、按摩、针灸，必要时可行导尿。

（6）盘内注射后腰痛加重为最常见的术后反应，在处理上最为困难，直接影响患者及家属对该疗法的信心。因此，术前必须向患者及家属详细解释，让其有思想准备，知道腰痛加重是治疗过程中预料到的反应。

2. 腰痛分级　腰痛程度不等，分为三级：

（1）轻度：轻微腰部疼痛，翻身不受限，下地活动后腰痛加重，能耐受，不需麻醉性止痛药物，平卧即缓解。

（2）中度：腰痛，平卧缓解，翻身受限同时腰痛加剧。

（3）重度：持续剧烈腰痛，难以忍受，任何体位都不能缓解，有时麻醉止痛药也难以持续缓解。

盘内注射胶原酶后腰痛发生机制尚不清楚，国内外学者提出如下机制：①椎间盘内压力升高，刺激了窦椎神经。②椎间盘内产生无菌性炎症反应，刺激窦椎神经。无论哪种机制，临床实践观察到发生腰痛的程度与纤维环破裂程度、注入胶原酶的剂量以及患者的耐受性有直接关系。

3. 腰痛处理方法　轻度者卧床休息即可；对于中度者，先用麻醉止痛药，若还不能缓解可行骶管封闭；对于重度者，采用骶管封闭，可取得很满意的缓解效果。骶管封闭，可由骨科医师自行操作，与硬膜外封闭相比，简单易行，非常安全。

术后一般卧床5~10天，依患者腰痛反应情况和程度而定，下床行走时需用腰围保护。患者下床活动有时注射间隙常感到使不上劲、酸痛、活动多时腰痛加重现象，均为脊柱失稳表现，鼓励患者行腰背肌锻炼，一般会逐渐消失。

八、并发症

髓核化学溶解术的并发症发生率较低，Bouillet 报道髓核化学溶解术并发症发生率为3.7%，其中严重病例为0.45%，而外科手术分别为26%和4.2%，死亡率亦较外科手术低。其主要并发症有如下几种：

（一）过敏反应

从理论上说，胶原酶是一种异体蛋白的生物制剂，注入人体存在发生过敏反应的可能性。过敏反应分为轻微过敏反应和严重的过敏性休克两种。注射用胶原酶引起轻微皮肤过敏反应如瘙痒、荨麻疹等其他皮疹已有报道，但发生率很低而且系自限性反应，无须处理而自愈。

注射用胶原酶致过敏性休克这种威胁生命的并发症，国内外鲜有报道，尽管如此，注射胶原酶时必须静脉给予肾上腺皮质激素作为预防措施，在注射过程中及注射后1小时内，要密切观察患者的呼吸、血压、脉搏等情况，以便及时观察到过敏性休克的早期征象，及时处理，因此，在注射胶原酶过程中及注射后必须保持静脉输液，以备一旦发生过敏性休克可立即静脉给药及补充液体。不应因报道发生过敏性休克少而存在侥幸心理，不做抢救准备工作。

药物致过敏性休克患者中，50%患者的症状发生于给药后5分钟内，10%出现于1小时后。过敏性休克的临床征象主要有：

1. 呼吸道阻塞症状　胸闷、心悸、喉头阻塞、呼吸困难等。

2. 循环衰竭症状　冷汗、面色发绀、脉搏快而细弱、血压下降等。

3. 中枢神经症状　意识丧失、昏迷、抽搐、大小便失禁等。

4. 皮肤过敏症状　皮肌瘙痒、荨麻疹等皮疹。

一旦发生过敏性休克征象，应分秒必争，紧急进行抢救。立即从静脉注入1：1000的肾上腺素0.5mg，若症状不缓解，每20～30分钟继续静脉注射1：1000的肾上腺素0.5mg，若症状仍不缓解，每20～30分钟继续静脉注射1：1000的肾上腺素0.5mg，直至脱离危险期为止。同时静脉滴注甲基泼尼松龙琥珀酸钠40mg或其他肾上腺皮质激素。静脉输注低分子右旋糖酐及10%葡萄糖溶液，保持呼吸道通畅，给氧。必要时行气管内插管，接呼吸机加压给氧。如心搏骤停者，应采取心脏按压等抢救措施。

（二）神经损伤

神经损伤的原因有：①穿刺过程中机械性损伤，采用局部麻醉可避免或减少其发生率。②误入鞘内，注射髓核化学溶解酶引起横断性脊髓炎。③巨大突出的椎间盘片段经盘内注射后引起马尾综合征。据称胶原酶对神经组织的不良反应较木瓜凝乳蛋白酶小，但胶原酶接触脊神经后对神经有无损害仍是值得注意的问题，因为无论盘内或盘外注射胶原酶均存在该酶和脊神经接触的可能性，为此，Rydevik于1985年使用临床推荐注射用胶原酶的浓度与实验兔的胫神经接触后2小时、4周及8周，通过荧光显微镜、神经电生理等进行观察，结果表明，胶原酶可引起周围神经内水肿，而神经内微血管床的渗透性无改变。4周及8周后，神经内有轻微纤维化，但神经电生理检查无任何神经功能损害，也不损伤神经外膜屏障功能，因此，脊神经根接触胶原酶后不会受到损害。

临床上用注射胶原酶行盘内、外注射治疗腰椎间盘突出症。只要脊神经根鞘膜及神经外膜完整，即便胶原酶与脊神经根接触也不会损伤神经根，但脊神经根屏障受到破坏或直接注入脊神经根鞘膜内就有损伤神经的可能。

临床已有报道有神经损伤并发症发生，多数为进针过程中直接损伤神经而并非由胶原酶所致。不过若胶原酶漏入或误注入蛛网膜下腔即会发生严重的神经系统并发症，故绝对不能注射到蛛网膜下腔内，因此穿刺进针5次不成功时，此次治疗应暂停。局部麻醉下可避免进针时损伤神经。

（三）椎间隙感染

此种并发症国内外均有报道，主要是由于操作过程中无菌技术不严格所致，预防的主要措施是严格无菌技术以及采用两针套刺技术，可减少发生率。如可能感染，可给予抗生素预防。穿刺部位有感染者严禁穿刺。

（四）其他

出血性蛛网膜炎、麻痹性肠梗阻、血栓性静脉炎、肺栓塞、化学性脑膜炎、硬膜外脓肿等并发症并不常见。

九、注意事项

基于大剂量的胶原酶可引起血管充血和点状出血，因而行胶原酶化学溶解术的患者注射前应常规检查出、凝血时间，如有异常则不适宜进行该治疗。

虽然硬膜对胶原酶具有一定的阻挡作用，但由于高浓度的胶原酶鞘内注射可引起点状出血和硬膜变薄，所以在行胶原酶化学溶解术时，进针部位一定要准确，如有损伤硬膜囊的可能，不宜当时注射胶原酶，至少隔 1 周后才考虑重新注射。

胶原酶肌内注射会引起肌肉坏死，腰痛可能与胶原酶渗漏到肌肉内引起肌肉变性坏死有关，所以注射部位一定要准确，严禁注入肌肉内，最好使用双套管技术。

实验表明，19U（按体重计相当于 470U/人）的胶原酶对家兔椎间盘的髓核即有明显的分解作用，与 38U 和 75U 的胶原酶比较，无显著性差异，所以我们不主张增加单个椎间盘胶原酶注射的剂量来加强髓核溶解的作用，单个椎间盘内注射不应超过 600U。

胶原酶在体外降解椎间盘髓核需要 48 小时，胶原酶体内注射椎间盘 1 天后，髓核仍具有很强的膨胀性，5 天后才开始降低。因此，早期盘内注入胶原酶时溶解反应尚未完成反而增加了椎间盘内压力，引起腰痛和神经根压迫症状加重，这些症状往往于胶原酶盘内注射 1 ~ 2 周后才逐步缓解。

（柯西江）

第二节　经皮穿刺椎间盘切除术

一、经皮穿刺颈椎间盘切除术

颈椎病是由颈椎间盘组织退化及其继发病理改变累及周围组织结构（神经根、脊髓、椎动脉、交感神经等）而引起的。随着 CT、MRI 影像学诊断技术在临床上的应用，颈椎病的诊断和治疗有了明显的提高。目前所采用的传统的经颈前路椎间盘切除植骨融合或经后路椎板成形术等，虽取得了较为满意的临床疗效，但存在着植骨块脱落、植骨不融合、髂骨取骨区疼痛、脊髓损伤、感染等并发症，而且损伤大，费用高。随着微创技术的发展，有学者开始探索颈椎病的微创治疗。经皮穿刺颈椎间盘切除术（percutaneous cervicaldiskectomy, PCD）治疗颈椎病的临床应用，取得了令人鼓舞的临床疗效，使颈椎病的治疗进入了微创治疗的新领域。PCD 最早由 Conrtheoux（1992）报道，国内周义成（1993）、李健（1996）先后报道了各自的方法和经验，其有效率在 85% 左右。PCD 是在总结经皮穿刺腰椎间盘切除术（percutaneous lumbar discectomy，PLD）治疗腰椎间盘突出症的基础上发展起来的，其作用机制是采用椎间盘切割器械，通过一直径约 3 ~ 4mm 的工作通道，在负压抽吸作用下或用髓核钳夹取，对病变椎间盘实行部分切除，以降低椎间盘内压力和体积，使突出的椎间盘表面张力减小，软化或缩小达到有效的机械减压，减轻或消除椎间盘突出对受累神经根的压迫及对周围痛觉感受器的刺激，使局部纤维对髓核的包容力消失，促进椎间盘的回纳，达到缓解症状的目的。目前已有较多 PCD 的临床和基础研究报道。开展 PCD 手术，首先要对颈前部的复杂解剖结构相当熟悉，掌握熟练的手术技巧，具备一定的开放式手术经验；同时也要了解 PCD 的原理、疗效、并发症及国内外的研究现状。我们通过将 PCD 与传统的颈椎间盘突出症的保守治疗及颈前后路手术治疗进行比较后认为：只要严格选择 PCD 手术适应证、规范化操作，是可以取得良好的疗效的；同时 PCD 具有创伤小、操作方法简单、安全、省时、费用低、患者痛苦小、不损坏椎体结构、不影响颈椎的稳定性、手术时间短、术后康复快等特点。PCD 对于早期、单一节段的包容性椎间盘突出有较好的疗效，该手术并发症主要是穿刺过程中损伤甲状腺血管及术后椎间盘炎。如能选好穿刺入路，掌握好穿刺方法及加强无菌技术，以上并发症是可以避免的。

（一）PCD 的作用原理

PCD 的作用原理主要是采用穿刺切除器械在负压吸引的作用下对髓核实行部分或大部分切除或以髓核钳在套管的保护下对椎体后缘的髓核进行钳夹以降低颈椎间盘内的压力，从而间接使压迫脊髓颈神经根的髓核组织“回纳”，缓解致压物对神经根的刺激。所以在 PCD 时必须充分切割出髓核组织。有学者在临床研究中发现 PCD 切除的髓核重达 1g 以上，患者拔针后即感症状、体征减轻或消失，远期效果也较好。由于 PCD 时以纤维环入针点为支点，穿刺针头尾可在水平面上摆动，除 C_{3-4} 椎间隙 75°外，其余椎间隙均达 90°以上。这可以切除足够的髓核组织达到手术目的。近年来，有关突出的椎间盘组织对周围组织产生物理及生化学方面变化的理论正日益受到许多学者的重视。Marshall LI 等认为椎间盘组织突出到硬膜外可产生炎性介质直接对神经根产生刺激，导致一系列临床症状。因此，PCD 通过切除颈椎间盘中央后部未突出的髓核，可减轻突出椎间盘组织对脊髓和神经根的压迫及减少其炎性化学刺激。

（二）适应证和禁忌证

适应证：①临床表现与颈椎间盘突出症的症状和体征相符，有颈、肩、上肢疼痛、麻木、肌力减退等一系列症状，经 2 个月以上保守治疗无效者。②包容型颈椎间盘突出。③经 CT、MRI 检查突出的椎间盘组织无钙化、纤维环未破裂、髓核无游离者。④颈椎间盘突出症，无骨性椎管狭窄、后纵韧带骨化、黄韧带肥厚等压迫因素等。

对颈椎间盘突出引起早期颈椎病的适应证：

1. 颈型　原则上不需要手术，对顽固性者可考虑此项手术。

2. 神经根型　①经非手术治疗 4 个月无效者。②临床表现与 CT、MRI 所见及神经定位一致，有进行性肌肉萎缩及剧烈疼痛者。③非手术有效，但症状反复发作者。

3. 脊髓型　①急性进行性脊髓损伤，经 CT、MRI 等证实有脊髓受压，应尽快行 PCD；②有轻度颈脊髓损害症状，连续 3 个月保守治疗无效者。③颈脊髓受压在 2 年以内，症状进行性或突然加重者。

4. 椎动脉型　采用保守治疗或外科治疗；如 CT、MRI 等示有椎间盘突出亦可试行 PCD。

5. 交感型　症状严重影响生活，经非手术治疗无效；影像学检查与椎间盘突出有关。

6. 其他型　有突出间盘压迫症状，经非手术治疗无效者。

禁忌证：①临床表现与 CT、MRI 等影像学检查不相符合者。②CT 显示突出的椎间盘已钙化或骨化，或纤维环破裂、髓核游离者。③椎间盘突出同时有骨性椎管狭窄、后纵韧带骨化、黄韧带肥厚或合并椎管椎体肿瘤、结核等病变者，椎间孔、椎间关节及钩椎关节骨质增生。④椎间隙退变狭窄而导致穿刺针不能进入。⑤甲状腺肿大者，颈部瘢痕影响操作者。

⑥有严重心肺功能不全或同时合并其他脏器严重疾病者。⑦患有严重神经官能症者。⑧以前行过颈椎间盘前路手术者。

（三）手术器械

李健等发明的手动式颈椎间盘切除器械包括：空心导针、工作套管、双面刨削器、环锯、胶管、髓核钳、负压吸引器、C 形臂 X 线机等。

（四）实施条件

1. 基础设施

（1）X 线影像设备：具有高清晰度影像增强器的 X 线机，如 C 形臂 X 线机、CT 等，首选 C 形臂 X 线机。

（2）无菌手术室：PCD 要求在严格无菌手术室内进行，一般不主张在 X 线机房操作，以免发生感染。

2. 术者要求　①PCD 医师必须对 PCD 的原理、适应证的选择、手术操作规程及并发症处理等方面有较全面的了解。②独立进行 PCD 术之前必须在有经验的 PCD 医师指导下进行一段时间的专门训练；③PCD 医师最好熟悉颈前部的局部解剖知识和具有颈椎前、后路开放手术经验。

3. 术前准备　PCD 术前应做好以下准备：①术前血常规、出凝血时间、肝肾功能、颈椎正侧位、双斜位和动力性侧位片。②让患者了解手术的过程，以获得术中的配合，术前可适当用些镇静药。③对术中、术后可能出现的并发症及术后疗效的评估等情况应向患者家属交待清楚，以获得理解和签字。④术前预防性应用抗生素。⑤严格消毒颈椎间盘切除器械。

（五）手术方法

常规术前准备，患者取仰卧位，颈肩部垫软枕，使头稍后伸。在 C 形臂 X 线机的监视下确定穿刺间隙。以 2% 利多卡因 0.5～1ml 局部浸润麻醉，进针点约在中线旁开 2～3cm、颈动脉内侧 0.5～1cm 处（即甲状腺外缘与颈动脉之间），从右侧进针。先将颈动脉推向外侧，气管推向内侧，将 18G 细导针在 C 形臂 X 线监视下刺入病变椎间隙，正侧位检查确认穿刺针在切吸椎间盘内后，在导针入皮处做一约 2mm 的小横行切口，沿导针套入外套导管，压紧皮肤顺导针方向将套管针旋入椎间隙，拔出导针，再将尾部接有负压吸引器胶管的环锯送入套管内，在负压抽吸作用下，往复旋转切除髓核组织或用髓核钳经套管钳取髓核，并在水平面改变穿刺导管的方向切吸髓核组织至手术完毕，手术过程通常在 X 线荧光屏监视下进行，穿刺深度以不超过椎体后缘为宜。一般负压为 0.08～0.09kPa，持续时间约 5～10 分钟，取出的髓核组织约 1g。术后拔除外套导管后，用手指压迫穿刺部位约 3～5 分钟，以止血贴外贴，3～5 天伤口即可愈合。

（六）手术操作注意事项

1. 麻醉问题　利多卡因不宜注入太多，一般每个间隙不超过 1ml，过多可使麻药波及喉返神经，造成暂时性声音哑。

2. 进针方向　充分暴露出颈动脉鞘与颈内脏鞘之间隙，注意保持进针路线的正确性，入椎间盘点应在颈长肌内侧，椎间盘前方中外 1/2 处，以防过偏中线损伤气管、食管、喉返神经及甲状腺组织，过外损伤颈长肌导致出血。

3. 进针深度　切取髓核时必须在 C 形臂 X 线监视下进行，椎间盘切除器械不能超过椎体后缘，必要时可与患者对话，了解患者的感觉，若切除器械稍超过椎体后缘，可能刺激窦椎神经，此时患者可出现一侧肢体或者全身触电感，甚至损伤脊髓。

4. 刺入椎间隙的套管针应与椎间隙平行，若不平行则可在切除椎间盘的过程中损伤软骨板，造成出血、疼痛。

5. 在行 $C_{6\sim7}$、$C_7\sim T_1$ 间隙穿刺时，因肩部的遮挡作用，可致 C 形臂 X 线监视定位及手术操作困难，这时嘱助手将患者的两肩下拉，以使手术间隙透视清晰。

6. 严格无菌操作，预防椎间隙感染，应强调手术在手术室或专门介入手术室内进行。

（七）术后处理

（1）术后注意观察患者血压、脉搏等生命体征。

（2）注意伤口出血情况及颈部肿胀情况。

（3）术后 6 小时可戴颈围下床活动，并戴颈围活动 2～4 周。

（4）常规静脉注射或口服抗生素 2～3 天。

（5）术后常规使用脱水药 2～3 天。

（6）患者分别出院后 1、3、6、12 个月到门诊随访复查，以后每半年随访一次。随访内容包括：患者自觉症状、体征，颈椎正侧位片，动力性侧位片，对术后 6 个月以上的患者，有条件者进行 CT 扫描或 MRI 复查。

二、经皮穿刺腰椎间盘切除术

经皮腰椎间盘切除术（percutaneous lumbar discectomy，PLD）是近 30 余年来发展起来的一项新技术。1975 年，Hijikata 首先采用经皮穿刺腰椎间盘切除术，他用一套标准器械，包括穿刺针、导管、套管、环锯、髓核钳等，借助于 X 线监视完成切吸术，命名为经皮髓核切除术（percutaneous nucleotomy），治疗腰椎间盘突出症获得成功。其手术原理为：经皮后外侧入路进入椎间盘，在纤维环上钻孔、开窗，切除部分髓核，有效地降低了椎间盘内压力，减少了椎间盘突出物的数量，从而缓解了神经根及椎间盘周围痛觉感受器的刺激，使症状缓解。髓核组织的切除有效地降低了椎间隙的高度，使神经根的牵张力明显下降，从而有效地缓解了神经根疼痛。

由于其创伤小、出血少、不干扰椎管内结构、不影响脊柱稳定性、并发症少和操作简单等优点而使其应用广泛。近年来，我国亦有许多医院相继开展了此项技术。1989 年发表文章总结其 12 年的 136 例经验，至 1993 年积累了 18 年 300 余例的经验，优良率为 72%。1983 年，美国 Kambin 报道用改良 Craig 器械从腰椎后外侧穿刺行 PLD 9 例临床经验，1989 年他报道 100 例，有效率为 89%。1985 年，美国放射科医师 Onik 发明并与 Surgical Dynamics 公司共同开发研制一切割、冲洗和抽吸为一体的气动式自动摘除器，将经皮腰椎间盘切除术改进为自动经皮腰椎间盘切吸术，由于其优越的性能和操作的改进，缩短了手术时间，使之在全球迅速推广起来。其治疗的机制是将部分髓核切割、吸出、降低椎间盘内压力，从而减轻对神经根及椎间盘痛觉感受器的刺激，手术并非直视下进行，而是“盲切”，术中未彻底切除椎间盘的突出部，减压不确切，影响疗效，使其应用范围受到限制。

自 20 世纪 90 年代起，国内多家医院报道了 PLD，并取得了良好的疗效。PLD 尚在发展与完善过程中，器械及手术方法仍在不断改进，其手术疗效仍存有争议。由于引起腰腿痛的病理机制是多方面的，腰椎间盘突出的病理类型复杂。因此，只有在严谨的诊断基础上，严格选择适应证，精确的手术操作，才能取得良好的效果。

（一）器械与方法

1. 器械　C 形臂 X 线机、穿刺针、扩张管、弹性工作套管、髓核切割器等。

2. 手术步骤

（1）麻醉与体位：局部麻醉或硬膜外麻醉。侧卧位，患侧在下，腰间垫枕。或者俯卧位。

（2）后外侧穿刺入路穿刺点选择和穿刺方法：在 C 形臂 X 线监视下确定穿刺点，一般是椎间隙水平，自后正中线沿标记线向患侧旁开 8 ~ 12cm 定点穿刺，$L_5 \sim S_1$ 为 6 ~ 8cm。穿刺针沿横向标记线平面，与躯干正中矢状面成 45° ~ 60°方向进入，直达纤维环后外侧，穿刺针进入纤维环时有明显的弹性阻力感，C 形臂 X 线机定位证实（图 14 - 1）。

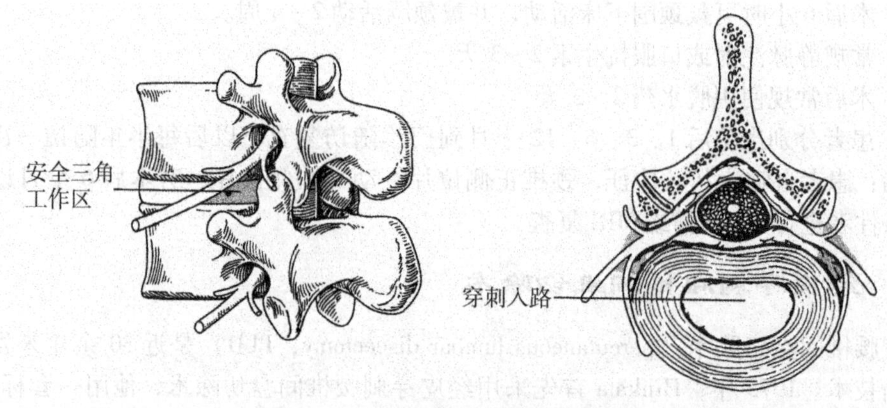

图 14 - 1　后外侧入路穿刺示意图

（3）侧方入路：患者侧卧位，侧方穿刺，C 形臂 X 线透视下，穿刺位置正确后改为俯卧位。

（4）髓核切除：将定位针缓慢送入椎间盘后 1/3，置入导丝，拔除穿刺针，沿导丝依次由细到粗旋入套管针，抵达纤维环后外侧表面，将套管由小到大逐次旋入，将导丝及各级套管拔除，保留器械套管，沿套管置入器械，最后用环锯切开纤维环，髓核钳分次进入套管切取髓核组织。在穿刺针穿入过程中，若患者出现下肢反射痛，要重新置入穿刺针。再置入电动旋切器进行切割和抽吸，尽量从不同的深度和方向切割。切割的过程须观察有无椎间盘组织吸出，直至无椎间盘组织被抽出为止，冲洗伤口，退出套管，缝合皮肤，平卧送回病房做术后处理。

（5）术后处理：口服 3 天抗生素；术后第 2 天即可下地活动，逐渐增加活动量，进行腰背肌锻炼。

侧卧位穿刺时，由于穿刺部位在腰侧方，为避免损伤腹腔内脏器官，在操作中应注意：①个别消瘦或腰椎前凸度大的患者，穿刺前定位透视时应注意椎体周围有无肠气出现，若有则禁忌穿刺。②进针时针尖应尽量保持稍后方位置，待针进入腰大肌时再将针调整至椎体后 1/3 处，进入纤维环。③穿刺针应与椎间隙保持平行，否则容易损伤软骨板，甚至造成切割器头断裂滞留体内。④由于髂嵴的阻挡，$L_5 \sim S_1$ 椎间隙的穿刺比较困难，皮肤的穿刺点需高于椎间隙水平，斜穿入椎间隙，进针点一般在髂嵴线与骶髂关节切线交点。⑤手术应严格按无菌要求进行。

（二）适应证和禁忌证

严格掌握经皮腰椎间盘切除术适应证和禁忌证对预防并发症和提高临床疗效有着重要的意义。腰椎间盘突出症的诊断包括临床症状、体征和影像学检查。正确理解患者的病变特征及熟练掌握影像学的表现对适应证的选择尤为重要。

经皮腰椎间盘切除术主要适用于系统保守治疗无效、病史较短或年纪较轻、无椎管及侧隐窝狭窄或脱出碎片进入椎管的腰椎间盘突出症患者。对于游离型腰椎间盘突出症、椎间盘纤维环钙化、腰椎间盘突出症伴有椎体后缘骨赘及骨性侧隐窝狭窄、存在明显腰椎不稳或中央型腰椎间盘突出症伴马尾神经损伤者不宜进行经皮腰椎间盘切除术。

参照 Onik 的标准结合临床提出如下 PLD 适应证：①典型腰痛伴向一侧下肢放射痛，腿痛重于腰痛。②典型的腰部体征：平腰，侧凸，腰活动受限，椎旁压痛，放射痛。③直腿抬高试验或股神经牵拉试验阳性，膝、踝反射或第一趾背伸肌力改变。④所属神经支配区皮肤感觉改变。⑤脊髓造影、CT 扫描、MRI 或髓核造影其中之一项与临床定位检查相符合，证实有椎间盘膨出和轻、中度椎间盘突出。以上 5 项标准，必须具备至少三项。禁忌证：①既往有腰椎手术史，腰椎结构改变。②椎间隙明显变窄，小关节退变。③腰椎管狭窄：侧隐窝狭窄，黄韧带肥厚和肿瘤等。④腰椎滑脱或脊椎骨性畸形。⑤游离的椎间盘突出。⑥疑有纤维环破裂。⑦中央型椎间盘突出症伴马尾神经损伤。⑧脊髓造影显示椎管大部分或完全堵塞。⑨扫描显示椎间盘密度增高有钙化或骨化。⑩严重的内科疾病。

临床上患者选择的最大困难是椎间盘突出或脱出。一般来讲，严重的椎间盘突出或脱出，症状、体征都明显和严重，结合影像学检查容易明确诊断，这种患者最好不要考虑做经皮髓核切除术。否则效果不佳，仍须开放手术治疗，而且还容易增加椎间盘感染的机会，加重患者的负担。

（三）并发症及处理

1. 椎间盘炎　椎间盘炎是严重的并发症之一，目前国内外报道最多见。其发生与无菌操作不严格或穿刺器械消毒不彻底有关，而且术前未做仔细检查，患者有隐匿性感染病灶，如牙病、呼吸道感染等，或有内科疾病、免疫力低下等，都会增加感染的机会。椎间盘炎患者起病急，多在 2 周内发生，出现剧烈的痉挛性腰痛，腰部不敢活动。实验室检查：白细胞升高，ESR 加快，CRP 升高。X 线早期无明显变化，2 ~ 6 周后出现受累椎间隙变窄、椎体骨质疏松、椎间隙模糊、椎体破坏和硬化、椎体前后缘骨赘形成等，最终椎体融合。本病一经诊断明确，要及时使用大量的抗生素，绝对卧床休息，必要时采取手术治疗，行前路或后路的病灶清除术。李健发现采用经皮穿刺腰椎间盘病灶组织部分或大部分切除，将椎间盘内的炎症组织清除干净，利用负压吸引抗生素盐水持续灌洗引流，通过组织学及细菌学检查，指导用药，能使炎症反应得到有效的控制，避免了传统手术创伤大、风险高等缺点。所以，预防椎间盘炎的发生最重要的是严格无菌操作，减少反复的穿刺，加强术前、术后的抗生素使用。

2. 血管损伤　大血管损伤致大出血十分罕见，主要与手术操作粗暴、穿刺入路的解剖不熟悉或解剖变异以及没有良好的正侧位 X 线透视有关。Hijikata 报道出现 1 例血管损伤，分析可能损伤了髂腰动脉。而 Onik 报道无一例血管损伤的并发症发生。术中、术后一旦发生血管损伤，可通过动脉栓塞或外科干预等方法及时处理。

3. 神经损伤　神经损伤发生的概率极低。在手术操作中，穿刺针碰到神经，患者下肢会出现触电样的感觉，穿刺针变换角度就可避开神经。所以手术采用局部麻醉，能使患者较好地配合医师，可以随时监测患者的反应情况。

4. 腰大肌旁血肿　发生率较高，与穿刺器械粗大及操作不当密切相关。症状主要是腰部疼痛，可持续几周，通过卧床休息、理疗、止血药等，血肿多能自行吸收痊愈。

5. 脏器损伤　最可能损伤的器官是结肠，原因可能是穿刺针与冠状面的夹角过大有关，Hijikata 报道出现 1 例。术前仔细研究影像学检查，分辨穿刺通道的解剖关系，以及术中的良好定位，脏器损伤是可以避免的。

（石　鲲）

第三节　经皮激光椎间盘减压术

一、概述

1984 年，美国的 Choy 首先提出经皮激光椎间盘汽化减压术（percutaneous laser disc decompression，PLDD）治疗椎间盘突出症的设想。1987 年，Choy 首次报道非内镜经皮激光腰椎间盘减压术的实验和临床应用。1992 年，Choy 等报道采用激光进行腰椎间盘减压切除术 333 例，随访 62 个月，无一例发生严重并发症，且效果较佳。1994 年，Hellinger 首次将 PLDD 术用于颈椎病的治疗，国内朱杰诚（2003）也作了报道。相对于椎间盘突出症的其他微创治疗方法，PLDD 有其独特的优势，如无化学不良反应、穿刺更简单、对正常结构损伤更小，故脊柱稳定性基本不受影响。PLDD 技术以其损伤小、操作方便、术后恢复快等特点获得患者和许多骨科医师的青睐。

PLDD 的作用原理是利用激光的汽化作用，使髓核组织汽化，从而降低椎间盘内的压力，来解除或缓解对神经根或脊髓的压迫，减少神经根和椎间盘周围疼痛感受器的激惹。髓核被激光汽化后经过一段时间椎间隙被软骨样纤维组织替代，这与开放性椎板切除术后病理改变相似。PLDD 的有效率在 75% 左右，并发症约为 0.4% ~1%，主要是由于在激光汽化过程中所产生的热能损伤周围组织导致的一过性神经功能障碍。

（一）激光类型

激光（laser）从广义上讲也可以称为电磁波，波长为 10^{-6}m，与红外线接近，为不可视光。激光仪的性能取决于：①激光沿光纤的传导能力。②组织对激光吸收、汽化能力及热能产生和传播能力。因此，选择不同性能的激光仪、光导纤维和不同的工作模式会直接影响临床疗效和安全性。目前已有不同发射机制的激光发射机用于脊柱疾病的治疗，如 CO_2 激光、Nd：YAG 激光、KTP 激光和半导体激光等。

1. CO_2 激光　其波长为 10 640nm。该激光具有良好的切割汽化能力，但没有凝固作用。由于发射 CO_2 激光需特殊的高压电源，且 CO_2 气管易损坏而需常更换，更主要的是 CO_2 激光没有良好的传输系统，限制了其临床应用。在 PLDD 开展的早期及实验研究中许多学者应用了 CO_2 激光，目前已趋向淘汰。

2. Nd：YAG 激光和 Ho：YAG 激光　这两种激光技术成熟，临床应用广泛。前者波长为1064nm、1320nm，后者波长为2100nm。它们的共同特点是凝固效果好，汽化效果稍差。目前看来 Nd：YAG 激光应用历史更长，技术上更成熟。而从理论上讲 Ho：YAG 激光具更大的优势，如其对周围组织的热损伤作用更小。

3. KTP 激光　其波长为532nm。该激光对组织汽化效果好，凝固效果欠佳。由于该激光器重量及体积大，安装需特殊的高压电源，以及复杂的冷却系统，在临床上应用并不广泛。

4. 半导体激光　其波长为980nm、810nm。该激光具有良好的汽化、凝同效果。它的另一大优点是能以非常细的光纤进行传输，故可用18G 套针进行穿刺，很适合 PLDD 操作。且激光器重量轻、体积小，搬动方便，具有良好的应用前景。

（二）作用机制

目前多数学者认为 PLDD 的主要机制在于经激光汽化部分髓核组织后，椎间盘内压大幅度下降，甚至引起突出的椎间盘组织回纳，从而减轻或消除神经根及痛觉感受器的压迫和刺激，使临床症状缓解或消失。椎间盘自身具有明显的容积弹性模数（bulk modulus）特性，即很小的体积改变就可导致较大的压力变化。Nerubay 等对 20 个经 CO_2 激光照射后的犬椎间盘内压进行测定后发现，$L_{2\sim3}$椎间盘内压下降10%～55%，而 $L_{4\sim5}$椎间盘内压下降40%～69%。髓核汽化纤维环弹性回缩，要求纤维环具有良好的弹性，能在脊柱活动椎间盘压力变化时随之变化，若椎间盘严重退变，纤维环失去弹性，均不能达到预期的临床效果。

二、经皮激光颈椎间盘汽化减压术

（一）所需器材

主要由穿刺针和激光机及其附属设备组成。

（1）激光器1台，目前国内多选用半导体激光治疗系统，波长为810nm，功率为15W。

（2）光导纤维1根，直径400μm。

（3）观察镜1个，监视激光发光。

（4）直径18G、长度15cm 带芯穿刺针1根。

（5）Y 形三通管1个。

（二）手术适应证

需同时符合以下几项：

（1）肩颈部疼痛、沉重伴上肢根性酸胀、灼痛、麻木等症状。

（2）包容型颈椎间盘突出单纯性膨出，纤维环完整。

（3）临床症状和体征与 CT、磁共振等影像学诊断一致。

（4）保守治疗2个月无明显疗效。

（三）手术禁忌证

（1）纤维环破裂，椎间盘脱出或游离至椎管内。

（2）骨性椎管狭窄，椎间盘钙化、骨赘或后纵韧带骨化压迫。

（3）脊髓受压严重。

（4）精神异常或心理障碍者。

（5）出血倾向、严重心脑血管疾病。

（6）严重脊髓受压。

（四）操作步骤

1. 体位　仰卧位，颈肩部垫薄枕使头颈稍后伸。

2. 麻醉　2% 利多卡因 5ml 经皮肤、皮下组织、肌筋膜直达椎前外侧进行局部浸润麻醉。

3. 定位　应用C形臂X线机，先在颈椎正位定位，调整X线机显示出最大病椎间隙，正位定位时应从 C_7 向上依次确定椎间隙，侧位定位时应从 C_2 向下依次确定椎间隙。采用右前方入路，在椎间盘平面取颈动脉鞘与内脏鞘之间为穿刺点。将气管和食管推向对侧，注意避开颈部血管、气管和食管。

4. 颈椎间盘穿刺解剖特点　颈动脉鞘与食管气管间间隙的存在，是进行颈椎间盘微创介入技术治疗的解剖基础。该间隙内无重要血管、神经等结构，施术时向两侧推移气管、颈动脉，可使该间隙增大。向深部椎前挤压皮肤，可使部分走行于该间隙的血管、神经等被推移离开穿刺针道，因此，经该间隙穿刺比较安全。

$C_{2\sim3}$ 椎间盘前方毗邻体积较大的咽腔，且其前外侧结构复杂，在颈动脉鞘和咽腔之间有横行走向的舌动脉、面动脉及舌骨大角。因此这一间隙的穿刺有一定的困难，如果勉强进行穿刺，则有可能损伤面动脉和舌动脉，或刺入咽腔或经过血供丰富的颈长肌进入椎间盘内，导致术中、术后出血，从而产生严重的后果，如呼吸困难等。事实上 $C_{2\sim3}$ 椎间盘突出极其罕见，如果遇到这一间隙的椎间盘突出，宜采用传统术式为宜。$C_{3\sim4}$ 椎间盘水平，颈动脉鞘与甲状软骨上角毗邻，两者存在由疏松结缔组织相隔的间隙。临床上往往只需要轻轻向对侧推移甲状软骨上角，在颈动脉内侧进针，就可顺利地进入椎间盘内切除髓核。颈椎间盘突出最多发生在 $C_{5\sim6}$，其次为 $C_{4\sim5}$ 和 $C_{6\sim7}$。在这三个椎间隙水平，颈总动脉与甲状腺侧叶外缘毗邻。由于甲状腺侧叶的特殊解剖特点，使得在 $C_{4\sim5}$、$C_{6\sim7}$ 椎间盘水平，甲状腺与颈总动脉在自然状态下（与外力推移状态相对应）存在明显的间隙可供穿刺。在 $C_{5\sim6}$ 椎间盘水平，尽管两者有一定程度的重叠，但颈总动脉与甲状腺之间由疏松结缔组织相连，稍加外力则可把颈总动脉和甲状腺向两侧推开，就能找到一个潜在的间隙供穿刺进针。$C_7\sim T_1$ 椎间盘穿刺时，尽管在此水平左右两侧颈总动脉与气管或甲状腺之间的间隙较大，穿刺进针比较容易。但此平面左侧有胸导管横过，而且其行径不很恒定。故左侧入路可能损伤胸导管，导致淋巴液渗漏。食管在 C_6 椎体水平续于咽以后，一般沿颈椎左侧下行，偶尔沿椎体正前方下行，罕见沿椎体右侧下行。因此 $C_7\sim T_1$ 的椎间盘突出以右侧入路为宜，既可以避免食管损伤，又能防止胸导管损伤。当将颈前外侧皮肤向深部由颈动脉鞘与气管及食管之间的间隙满意地挤压向颈椎体表面时，椎间盘穿刺通过的理想层次是：皮肤、浅筋膜及颈阔肌、封套筋膜、胸锁乳突肌前缘与舌骨下肌群外缘之间的间隙、气管前间隙外份、气管前筋膜外份、咽旁间隙（即颈动脉鞘与甲状腺侧叶、喉及气管、咽及食管之间的疏松结缔组织间隙，属咽后间隙向两侧延伸的部分），椎前筋膜、椎前肌（主要是颈长肌和头长肌）、椎前间隙、前纵韧带、椎间盘纤维环、髓核。

5. 术前检查光纤　用穿刺针在X线透视或CT引导下取与躯干正矢状面约45°进针，刺入病变椎间隙中心部，正位位于棘突附近，侧位位于椎间隙中央。

6. 置入光导纤维　正侧位透视证实穿刺针位置准确后，退出穿刺针芯，安装置入激光光纤，固定在穿刺针内。激光光导纤维经穿刺针腔置入到颈椎间盘髓核的适当位置。将光导纤维连接到激光器上，并打开和调试激光器的各参数。

7. 汽化髓核　以半导体激光器为例，将激光功率调至15W，脉冲持续时间1.0秒，脉冲间隔时间5秒，消融能量控制在600～1000J之间。

8. 汽化注意事项　汽化过程中要不断调整激光纤维的深度和解度，以便能在预设能量范围内扩大汽化腔，汽化深度约1mm。

9. 退针　达到治疗能量后退出光纤和穿刺针，按压针眼3分钟，包扎穿刺口。

（五）操作注意事项

（1）应从患侧穿刺，有利于突出椎间盘的汽化。

（2）局部麻醉注射时要反复回抽，避免将药物注入血管；穿刺进针时，用手指在胸锁乳突肌和气管之间向椎体表面压紧，使气管和食管向中线移动，颈动脉向外侧移动，避免刺伤血管、食管。

（3）汽化过程要在X线透视下严密监视，防止意外灼伤。穿刺定位必须精确，穿刺针位于上下软骨板中央并与之平行，防止损伤软骨板。

（4）照射前应检查光导纤维尖端是否超出穿刺导针尖端3mm以上，否则激光导致金属穿刺针发热而灼伤针道周围组织。

（5）穿刺和汽化过程中应随时询问患者的感觉，如有异常要查明原因后再继续操作。热效应是激光汽化髓核组织的热能扩散对周围组织的刺激反应，随着照射时间和剂量的递增，大多数患者有一个反应过程。当患者主诉颈、肩、臂有发热感、酸胀或微痛时，可暂停照射，拔出光纤，使椎间盘内散热，或用注射器抽吸间盘内液体及气体，或稍移动针尖位置再进行照射；当患者出现上肢热、疼痛或照射剂量接近1000J时，应终止照射。

（6）在汽化过程中可有稀薄的烟雾从针管或三通管冒出，术者可嗅到焦煳味。患者有胀痛感时应及时经三通管抽出气体，或通过延长脉冲间隔时间让气体自然向外弥散，以减轻因气体积聚引起的椎间盘内压力骤升所造成的疼痛不适。

（7）每次调整针尖方向、位置时必须先拔出光导纤维，调整穿刺针并确认满意后再插入光纤，以避免折断光纤尖端。

（六）术后处理

（1）严密观察生命体征和肢体运动、感觉变化。

（2）卧床休息1～2天，起立时颈托保护2～3周。

（3）给予口服抗生素3天。

（4）如有神经根水肿症状，可静脉滴注七叶皂苷钠，共3～5天。

（5）如仍有症状，枕颌吊带行颈椎牵引2～3周。

（七）并发症防治

1. 颈动脉损伤　拔针后压迫10分钟，如无出血，重新穿刺完成手术。

2. 脊髓神经灼伤　由穿刺位置不正确造成，要注意透视引导。如有损伤，术后给予营养神经药物治疗。

3. 脊髓压迫　极少发生，多为术中髓核气体排出不畅导致髓核突出加重所致。因此，术者应及时经三通管抽出气体，或通过延长脉冲间隔时间让气体自然向外弥散。

4. 术中疼痛　多由气体积聚或长时间烧灼，局部温度过高和（或）压力增加所致。若患者出现疼痛，应及时停止汽化并排气。

5. 颈部血肿　多为甲状腺出血。术前应检查出凝血时间，术中操作要轻柔，拔针后要按压以利止血。

6. 椎间盘炎　PLDD 为高温环境，椎间盘炎的发生率极小，病因不十分明确。预防措施包括术中注意无菌操作，术前和术后抗生素预防感染。

三、经皮激光腰椎间盘汽化减压术

（一）所需器材

同经皮激光颈椎间盘汽化减压术。

（二）手术适应证

需同时符合以下几项：

（1）腰腿痛、跛行、感觉异常且腿痛重于腰痛等临床症状明显。

（2）有脊神经受压的阳性体征，如直腿抬高试验、踇趾伸屈试验等。

（3）包容型腰椎间盘突出 单纯性膨出，纤维环完整。

（4）临床症状和体征与 CT、磁共振等影像学诊断一致。

（5）经保守治疗 3 个月无效或反复发作。

（三）手术禁忌证

（1）突出的椎间盘已钙化。

（2）纤维环破裂，髓核组织脱出或游离于椎管内。

（3）合并腰椎管狭窄。

（4）椎间盘突出导致肌力下降，足下垂或膀胱直肠等功能障碍。

（5）精神异常或心理障碍者。

（6）出血倾向、严重心脑血管疾病。

（四）操作步骤

1. 体位　患者俯卧或侧卧位。

2. 麻醉　2% 利多卡因 5ml 经皮肤、皮下组织、肌筋膜直达三角工作区附近进行局部浸润麻醉。

3. 术前检查光纤　透视下定位，病变椎间隙后正中线患侧旁开 8 ~ 12cm，$L_5 \sim S_1$ 椎间盘旁开 6 ~ 8cm 标记穿刺进针点。

4. 腰椎间盘穿刺解剖特点　$L_{3\sim4}$、$L_{4\sim5}$ 椎间盘的左前方为腹主动脉，右前方为下腔静脉，左右腰交感干分别位于椎间盘与腹主动脉、下腔静脉之间。两侧为腰大肌及其筋膜、壁腹膜的腰部及腹腔脏器。腰丛位于腰大肌的深层，横突的前方，腰丛和横突间有少量肌纤维。$L_5 \sim S_1$ 椎间盘前厚后薄，前面隔壁腹膜与腹腔脏器相邻。两侧为髂腰肌、L_5 神经根、髂总静脉和髂总动脉。L_5 神经根自 $L_5 \sim S_1$ 椎间孔穿出行于 L_5 横突、髂腰韧带与骶骨翼之间形成的拱形隧道内。$L_{3\sim4}$、$L_{4\sim5}$ 椎间盘穿刺点为旁开后正中线 8 ~ 12cm。进针方向与矢状面夹角为 45° ~ 60°，深度为 11 ~ 13cm。在该范围内穿刺，进针入路依次为皮肤、浅筋膜、腰背筋膜、骶棘肌、横突间肌及韧带、腰方肌和腰大肌，斜向内进入三角工作区，沿下椎体上缘进入椎间盘达髓核中心。穿刺过程中没有重要血管 L_5 ~ S_1 椎间盘位置较低，由于髂嵴阻挡，穿刺针很难在侧方进入椎间盘，需要在髂后上棘上方 1 ~ 2cm 选择穿刺点，旁开后正中线 6 ~ 8cm。进针方向与矢状面夹角约为 45° ~ 60°，与水平面呈向前下 15° ~ 20°，深度为8 ~ 10cm。有时可能仍会遇到穿刺失败，可以采用 Onik 的弧形穿刺法、髂骨钻孔法或前入路法。

腰脊神经从相应椎体的椎弓根下方穿出椎间孔向前下方斜行越过椎间盘纤维环，与下一椎体的上缘及其上关节突构成一个无重要结构的安全三角区，且表面无骨性结构阻挡，这是经皮椎间盘穿刺的重要解剖结构。

5. 进针　用穿刺针在 X 线透视或 CT 引导下取与躯干正矢状面约 45° ~ 60° 进针，刺入病变椎间隙中心部，正位位于棘突附近，侧位位于椎间隙中央或中后 1/3 处。

6. 置入激光光纤　正侧位透视证实穿刺针位置准确后，退出穿刺针芯，置入激光光纤，固定在穿刺针内。激光光导纤维经穿刺针腔置入到腰椎间盘髓核的适当位置。将光导纤维连接到激光器上，并打开和调试激光器的各参数。

7. 汽化髓核　以半导体激光器为例，将激光功率调至 15W，脉冲持续时间 1.0 秒，脉冲间隔时间 2 ~ 10 秒。激光总能量可根据椎间盘突出的大小和变性程度控制在 1200 ~ 1600J 之间。

8. 汽化注意事项　汽化过程中要不断调整激光纤维的深度和方向，以便能在预设能量范围内扩大汽化腔，一般汽化腔直径 1cm 左右为宜，尤其要尽量使椎间盘后部的髓核汽化。

9. 退针　达到治疗能量后退出光纤和穿刺针，包扎穿刺口。

（五）操作注意事项

同经皮激光颈椎间盘汽化减压术。

（六）术后处理

（1）卧床休息 1 ~ 2 天，3 ~ 5 天出院，可根据患者情况而定。

（2）使用抗生素 3 天以预防感染。

（3）明显腰痛者予以止痛药或低频理疗治疗。

（4）如有神经根症状，可静脉滴注七叶皂苷钠，共 3 ~ 5 天。

（5）半年内加强腰部的适应性康复计划，正确进行腰部动作，避免重体力劳动和腰部的过度活动。

（七）并发症防治

1. 术中腰部胀痛　术中腰痛发生率约为 56.9%，经抽吸减压后缓解，考虑为激光汽化产生的气体增加髓核压力所致，及时抽吸减压即可。术中抽吸能有效避免或减轻气体对椎间盘周围组织的损伤作用，其机制可能是由于负压的作用，术中 PLDD 汽化所产生的炽热气体能及时引出体外，减少热量在体内的聚集. 更重要的是避免炽热气体向椎间盘周围潜在间隙中的弥散，有效防止热损伤的发生，同时也防止了蛋白质中的硫、氮等成分在汽化过程中产生的氧化产物给组织带来的可能损伤反应。

2. 术后腰背痛　大约有 60% 的患者治疗后可出现腰背痛，多数程度较轻。其原因可能与热损伤引起椎间盘组织肿胀和水肿（即反应性椎间盘炎）有关或椎间盘内残留气体或穿刺创伤有关。一般不需特殊处理，数天后自行缓解。个别无菌性椎间盘炎引起的较剧烈的腰背痛，使用抗生素和止痛治疗后可消退。

3. 腰部肿胀　常为反复穿刺损伤或出血所致。腰神经根周围的腰动脉脊支、腰升静脉和腰旁静脉丛结构是穿刺中发生出血的解剖基础。因此要警惕对腰部血管的损伤，穿刺时尽量避开腰神经及周围血管结构。烧灼完毕后，拔针前用力抽吸并在负压情况下拔穿刺针出椎间盘后，不需继续负压抽吸拔针，以减少出血。

4. 神经根损伤和交感神经反射消失　穿刺和激光的热损伤都可能造成神经根或交感神经的功能障碍，虽然发生率低，但有个别患者的神经损害不易恢复，应引起高度重视。术前精确定位、术中缓慢穿刺、汽化过程中严密监视是预防这类并发症的有效措施。

5. 椎间盘炎　PLDD 为高温环境，椎间盘炎的发生率极小。预防手术包括术中注意无菌操作、术前和术后抗生素预防感染。一旦发生，应绝对卧床休息，并予以止痛药、肌松药和大剂量抗生素，必要时清除病灶，冲洗。

（石　鲲）

第四节　经皮内镜激光椎间盘切除术

（一）概况

经皮内镜激光椎间盘切除手术（PELD）的原理及优缺点：

1. 原理　侧后路脊柱内镜术属于椎管外手术，避免了进入椎管及干扰椎管内结构，其原理有两种：①椎间盘内减压使突出物回纳，间接解除对神经根的压迫；②是切除突出的椎间盘，甚至切除增生的骨赘、小关节，椎间孔成形，侧隐窝减压，直接解除对神经根的压迫。早期 AMD 技术以间接神经根减压为主，目前的经皮脊柱内镜技术如 YESS、EKL（endospine kinetics limited，EKL）等两者兼而有之。

2. 优、缺点　经皮脊柱内镜手术是一项真正意义上的微创手术，属于椎管外手术，避免进入椎管及干扰椎管内结构。它有以下优点：①保护硬膜外组织及神经血管结构，避免静脉瘀滞和慢性神经水肿；②防止硬膜外出血和随之而来的神经周围和硬膜外纤维化形成；③保护硬膜和神经精细韧带结构，该结构保证椎管内的神经结构在屈伸时活动自如；④防止传统手术中椎旁肌过度牵拉所致失神经支配；⑤防止在传统手术中由于去除骨质和关节突较多而导致的术后关节失稳和脊柱滑脱；⑥由于保留了部分完整的后纤维环及后纵韧带，减少了椎间盘疝复发的几率；⑦对于椎间孔内外的疝均可应用，避免了由于关节切除造成腰椎运动节段失稳。

但该方法也有一定的局限性，尽管随着技术进步，适应证范围不断拓宽，但对游离的、移位的椎间盘取出仍较为困难，结合激光技术的侧隐窝减压，椎间孔成形技术一则需要昂贵的激光设备，二则学习困难，许多初学者望而却步，尤其我国从事该项技术的医师又不像国外那么专业。对于髂嵴水平较高的患者，穿刺成功亦有困难。另外，术中需要使用昂贵的 C 形臂 X 线机的投照，术者需暴露在 X 线下的时间较长。

（二）器械

目前应用的经皮脊柱内镜种类众多，以 Wolf 公司生产的 YESS，Endospine kinetics limited 的 EKL 内镜，Stroze 公司生产的经皮脊柱内镜和 Dyonics 公司生产的经皮脊柱内镜四种常用。最近推荐较多的为 YESS，它具有多个进出通道口。YESS 系统的手术器械：①多通道的 20°视野椭圆形脊柱内镜，工作通道直径 2.7mm 并整合有特殊的冲洗管道（进水和出水），能与外鞘、镜顶端和工作通道相连；②开槽的工作套管设计，在到达椎弓根和关节突时，可以保护神经组织，便于椎间孔成形；③标准的可持续冲洗脊柱内镜，工作通道直径 2.2mm，用于椎间盘内的组织碎片切除；④70°视野的可持续冲洗脊柱内镜，工作通道直径 4mm，用于单侧或双侧椎间盘内的组织碎片切除及韧带下的组织碎片切除；⑤用于椎间盘内和椎间盘外组织碎片切除的特殊器械；⑥用于关节突切开和椎间孔成形的器械。

主要手术器械有穿刺针、导针、扩张器、工作套管、环锯（纤维环分割器）及各种设计的髓核钳。

此项手术所需设备有手术床、器械台、C 形臂 X 线机、影像增强器、主机、图像监视器、美国 COHERENT Lumenis 公司的 100W VersaPulse PowerSuiteTM Holmium 钬激光仪（holmium：yttrium - aluminum - garnet，Ho：YAG）或美国 Trimedyne 公司的钬激光、侧向冷钬激光探头、4.0 Dual RF Ellman 射频电波刀 - 120IEC 可曲性双极电凝、连续冲洗装置等和 Wooridul 脊柱医院内镜下工作通道内脊柱微创器械一套（枪钳、髓核钳、双极电凝、刮匙等）。

（三）适应证

PELD 与传统开放经椎管椎间盘切除术适应证类似。每次内镜操作前进行该椎间盘水平的唤醒试验。

手术早期，如 AMD，比较一致的标准手术适应证为：

1. 反复发作的腰腿痛，根性下肢放射痛重于腰痛。
2. 有与疼痛相符的体征，或其他症状如麻木、无力等。
3. 相关 CT、MRI 等检查与临床检查一致。
4. 正规保守治疗 4 ~6 周无效，出现进行性肌力减退、难治性腿痛和功能受损。
5. 经皮椎板间隙入路 $L_5 \sim S_1$ 椎间盘切除术的适应证包括：有限的移位或游离椎间盘，中央型椎间盘，尤其有较高髂嵴（骶髂间距大）的患者。

（四）禁忌证

1. 有椎间盘突出但无神经根性疼痛。
2. 慢性椎间盘源性疼痛。
3. 非椎间盘病变所致的腰腿痛，如严重椎管狭窄症 - 晚期脊椎退行性改变或关节突增生、脊柱不稳。
4. 中央型椎间盘突出且有严重钙化。
5. 神经周围粘连的复发椎间盘突出，由于再次手术检查或牵出再次突出的椎间盘有可能导致硬膜撕破。
6. 马尾综合征患者。
7. 有游离的移位明显的椎间盘突出。
8. 脊柱病理性改变（骨折、肿瘤、急性感染）患者和孕妇。

所谓适应证和禁忌证是相对的，随着内镜技术及器械的进步和术者技术的熟练，许多早期认为是禁忌证的患者也可用经皮内镜技术处理，适应证的范围逐步扩大。早期 AMD 以单纯腰椎间盘突出为理想适应证，即纤维环尚未破裂或已破裂但后纵韧带完整者。影像学检查显示膨出或突出，排除椎间盘游离、钙化等，脱出移位至椎间孔外者也不适合。经椎间孔内镜的出现，可以去除极外侧型椎间盘突出，但骨赘、关节突肥大，游离髓核难以接近者仍不适合。第三代经皮脊柱内镜技术如 YESS、EKL 系统等内镜，尤其结合激光技术均可行骨赘、小关节切除，椎间孔成形术，侧隐窝减压，可治疗非包容型椎间盘突出，伴椎间孔轻度狭窄的椎间孔型椎间盘突出，极外侧型椎间盘突出。

（五）手术操作

1. 手术室准备　经皮脊柱内镜下椎间盘切除术，是一项技术要求很高的手术。手术需要一间大的手术室，一系列专用手术器械和一个由若干人组成的手术小组。手术小组由下列人员组成：手术医师、器械护士、巡回护士、麻醉师、操作 C 形臂 X 线机的放射科技师等。器械护士应熟悉台上所用各种器械，以缩短操作过程，同时，收集椎间盘标本。若手术医师无其他医师作为助手时，器械护士还应作为医师的助手。巡回护士负责术中冲洗液体，维护术中各设备正常运转，并熟悉备用器械。麻醉师使患者处于舒适、无痛状态，但术中应保持患者清醒，以准确回答医师的询问，这点在手术的穿刺过程中十分重要。放射科技师能熟练摆放患者体位，操作 C 形臂 X 线机，清晰显示穿刺针和器械的位置，此项是经皮内镜手术的必备条件，也是制约此项手术广泛开展的重要因素之一。

术者一般站在有症状侧，C 形臂 X 线机一般置于术者对侧，图像监视器一般置于患者尾侧，当然亦可置于对侧，以便为术者提供良好的观察视野。将 C 形臂 X 线机用无菌巾或塑料套覆盖置于患者有症状侧。为避免污染，C 形臂 X 线机的旋转最好在手术台下进行。

2. 术前准备

（1）术前 1 天晚上洗澡，清洁腰背部皮肤。

（2）术前 12 小时禁食。

（3）术前向患者讲清楚主要手术过程及可能出现的情况，打消患者的恐惧心理，并告诉患者如何术中配合，也应实事求是地告诉患者手术虽然为微创，但并非小手术，避免误导术后马上可以活动和恢复工作。

（4）术前 3 天要求患者练习俯卧位，以便适应 1 小时左右的手术过程，尤其对于年长者更应如此训练。

（5）其他准备：术前行 X 线、CT 和（或）MRI 检查、碘过敏试验。经皮 $L_5 \sim S_1$ 椎板间隙入路时，正位片确定椎板间隙有足够的工作空间。

3. 体位与麻醉　患者常规俯卧于透 X 线的手术台 Wilson 手术架上，腹部悬空避免腹腔静脉受压，脊柱屈曲，膝、髋关节屈曲，以抵消腰椎的生理前凸，也可避免坐骨神经过度紧张，以便于操作。经皮 $L_5 \sim S_1$ 椎板间隙入路时，该体位可以增加椎板间隙宽度，便于操作；或者侧卧位于手术台，病变侧朝上，折叠手术台，使病变侧椎板间隙宽度增加。

一般采用局部麻醉。1% 利多卡因局部浸润麻醉，必要时给予芬太尼镇静。术前及术中给予适当的镇静止痛药，但应保持患者清醒，尤其对于初学者，以便术中询问患者的感觉，尤其下肢的感觉，以免损伤神经根。

4. 穿刺点的确定和穿刺过程　PELD 技术入路包括经皮后外侧椎间孔入路、经皮椎板间隙入路与后侧旁正中入路。经皮后外侧椎间孔入路的解剖区域为安全三角工作区，进针点位于距患侧脊柱后正中线 8 ~ 12cm 处，与水平面成 25° ~ 30°，方向对准突出间隙的椎间孔。

其入路与椎间盘造影、化学溶髓核术相同；经皮椎板间隙入路 L_5 ~ S_1 椎间盘切除术（percutaneous endoscopic interlaminar transpinal laser - assisted discectomy，PEILD）的解剖目标为 S_1、硬膜囊与 S_2 神经根之间腋下区的突出椎间盘（图 14 - 2）。进针点位于患侧旁正中线与 L_5 ~ S_1 椎间盘水平线的交点，方向对准 L_5 ~ S_1 椎板间隙。经皮后外侧椎间孔入路、经皮椎板间隙入路的比较（图 14 - 3）。

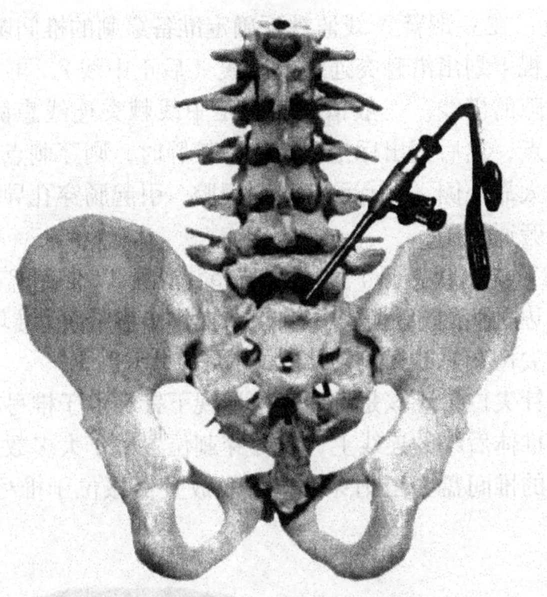

图 14 - 2　经皮 L_5 ~ S_1 椎板间隙 PEILD 入路图

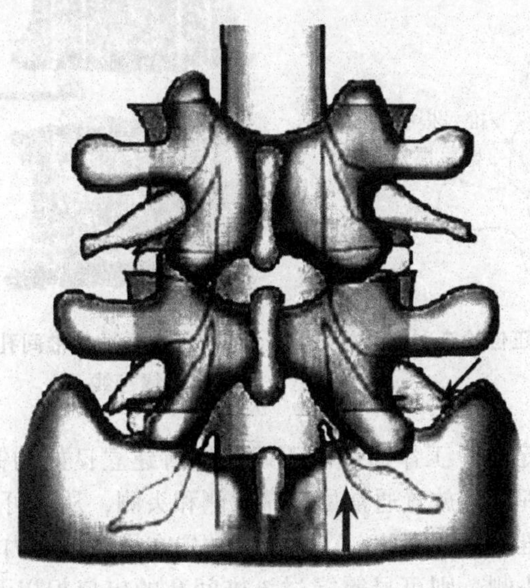

图 14 - 3　经皮椎板间隙（粗箭头）与后外侧（细箭头）入路比较

在 C 形臂 X 线透视下确定 S_1，以此为标志确定准备穿刺的椎间隙。将一约 5mm 粗的金属棒置于腰上方，首先透视下划出棘突连线的纵线，再使其平行于椎间隙，划出所要穿刺的椎间隙的体表背部平行于椎间隙的横线。

后侧旁正中入路，即椎间孔外（极外侧）入路为标准的脊柱旁手术入路。髂嵴较高、椎板间隙较宽的患者，选用经皮椎板间隙入路，其余的患者根据椎间盘突出类型分别采用后外侧椎间孔、椎间孔外（极外侧）入路。下面以经皮后外侧椎间孔入路为例，展示PELD的操作过程。

（1）穿刺点的确定：在C形臂X线监视下确定准备穿刺的椎间隙。将一5mm粗的金属棍置于腰上方，首先透视下划出沿棘突连线的纵线（后正中线），再划出所要穿刺的椎间隙的体表背部平行于椎间隙的横线。一般情况下，距中线棘突连线患侧旁开8～10cm处平行于此椎间隙处定位进针点，然后画出标记。当患者较胖时，则穿刺点略向外移，较瘦时，穿刺点稍向内移。但是若太靠外侧，则有可能进入腹腔，引起肠穿孔导致严重并发症；若太靠中线，则不能在纤维环旁通过。

（2）穿刺过程：在穿刺点以与躯干矢状面成45°左右（35°～60°）进针，与椎间隙平行穿刺，边注入麻醉药，边旋入穿刺针，直至纤维环后外侧触到纤维环时，可感到针有韧性感，透视下确定穿刺针尖位置是否正确。

理想的后外侧入路针尖位置应该是：在正位透视下针尖位于椎弓根内侧缘连线以外，侧位透视下针尖位于相邻椎体后缘的连线上，这样穿刺位置适于大多数后外侧椎间盘内镜下手术。但是对于椎间孔外的椎间盘突出则穿刺位置及放置器械位于椎弓根外侧线（图14－4、图14－5）。

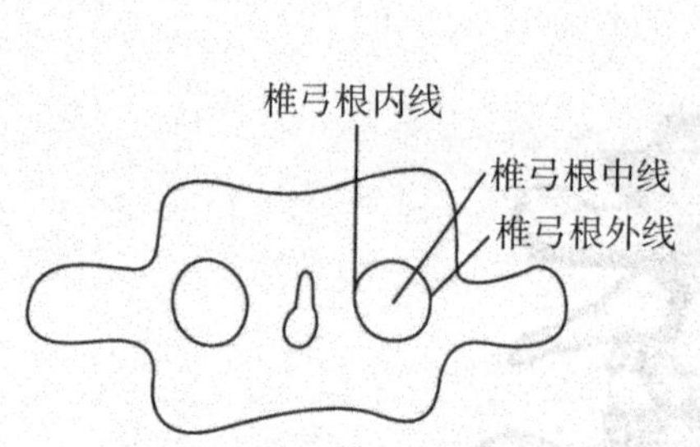

图14－4　显示X线正位检查时椎弓根进针的关系

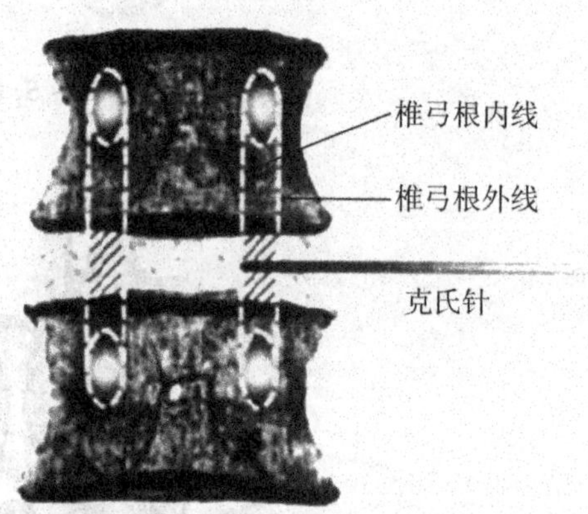

图14－5　导针从椎间孔穿入，在相邻椎弓根内侧缘连线

（3）穿刺位置的精确定位、工作通道的正确放置对建立良好的镜下手术视野和精确地去除病变组织十分重要。理想的放置通常尽量靠背侧和头侧，从而可以安全地暴露行走神经根、硬膜外脂肪和突出的椎间盘。因此，穿刺针应放置在椎弓根的内侧缘，而不是椎弓根的中央。若工作通道尽量靠头侧，则可显露穿过该椎间孔的出口根以及由它构成的“工作三角区”（图14－6、图14－7）。工作三角区的前边界为穿出的神经根－出口根，下界为下方椎体的上缘终板，内缘为行走神经根、硬膜囊和硬膜外脂肪组织。工作三角区后方为下位椎体的关节突和相邻节段的关节突关节。穿刺针必须进入工作三角区，在冠状面，工作三角区可分为三个层面，椎弓根内缘线（代表椎管的外界），椎弓根中线和外侧线。

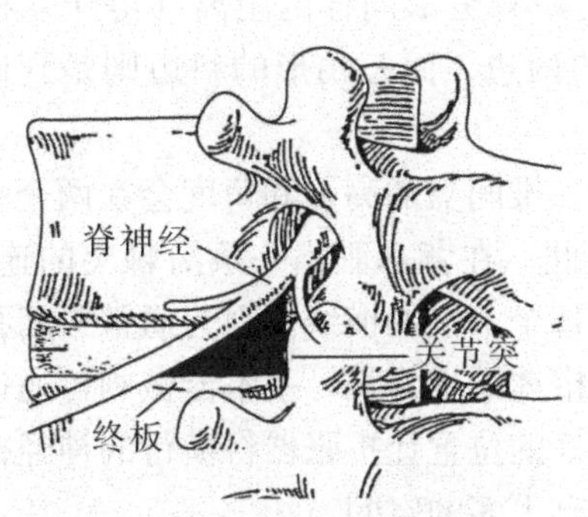

图 14－6　黑色示工作三角区

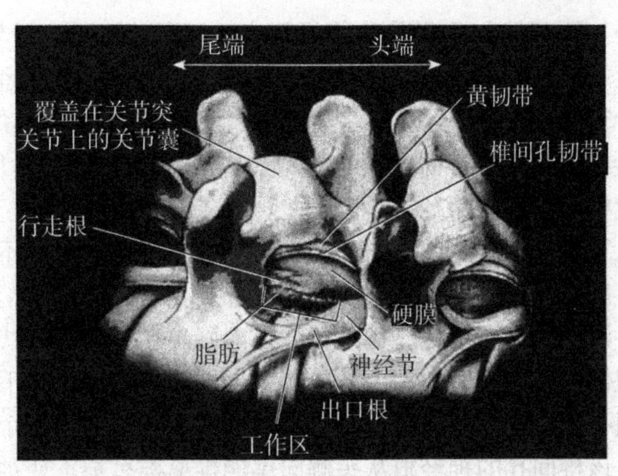

图 14－7　图示出口根、行走根及工作三角区

手术穿刺技术是经皮内镜下治疗椎间盘突出症的关键技术，是手术成功的关键。手术的时间也取决于穿刺的熟练程度，穿刺过程中除了熟悉脊柱解剖外，术中 C 形臂 X 线的实时监控也十分重要。

决定最佳穿刺进针点和穿刺路径的因素包括：正确的手术体位；摄正位片、侧位片和 Ferguson 位（通常是 20°～30°斜位）片时 C 形臂 X 线机的正确放置；术前对患者的脊柱解剖、特殊解剖及病理条件，如脊柱侧凸、前凸等的影像学了解；运用几何概念正确判断角度、高度和空间范围的能力和理解每个腰椎节段解剖变异的空间变化。

（4）经皮内镜技术进针点的确定：经皮内镜技术特别强调穿刺方法，可将所有因素结合绘出一幅“蓝图”，代表着进针点、解剖径线和角度的计算，并将这一蓝图画于患者背部（图 14－8）。

术中准确放置 C 形臂 X 线机，无论摄正位片还是侧位片都要让 X 线与椎间隙平行，如终板在透视下成一直线则证明位置准确。

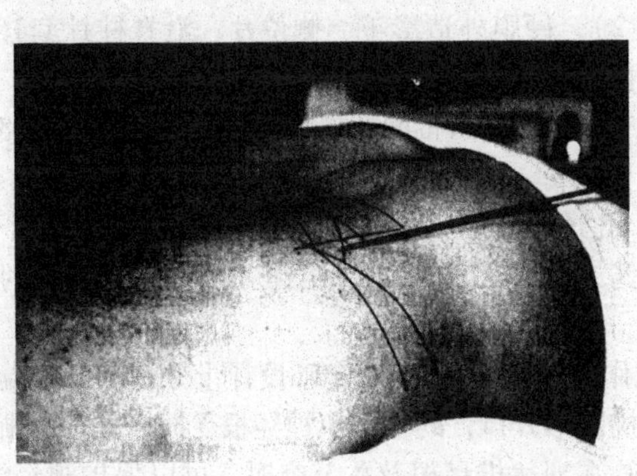

图 14－8　图示计算的 YESS 进针点在皮肤标记

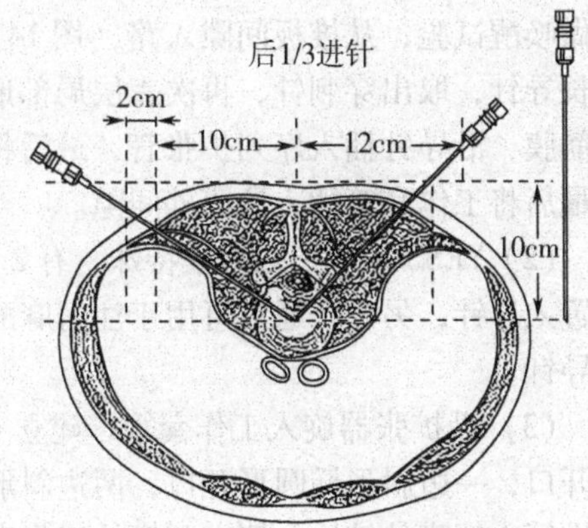

图 14－9　几何学的原理计算进针点

图 14－8 和图 14－9 解释了单侧入路时计算进针点的几何原理，使器械经后外侧入路进入椎间盘中央。这里所运用的概念是一个等腰三角形，以这个等腰三角形的斜边作为进针路

径。原理是在C形臂X线机侧位监视下，放置一根与椎间盘平行的不透X线的金属棒，其尖端与椎间盘的中心重叠，计算从椎间盘中央到患者背部皮肤的距离。同理可通过正位透视计算出椎间盘中心到患者侧面的距离。在腰椎正位片上距棘突取同样的距离（等于从椎间盘中央到患者背部皮肤的距离）构成等腰直角三角形的两边，而三角形的斜边则是到椎间盘中心的进针路径。

由于椎间隙的不同和有脊柱侧凸时角度变化的不同，椎间盘的高度和角度会在两个平面有所变化，每个准备手术的节段都要在蓝图上画出。因此，在背部画出一条沿棘突的连线，并沿着与下位椎体终板平行的方向画出在正位片上代表每个节段的横线。因为通常椎间孔在腹侧和下方较背侧和上方狭窄，进针路径如能平行下位椎体的上终板，手术器械则可通过椎间孔的最宽部分而落在纤维环上，从而可以建立一个较好的位置让扩张器将横行的神经根和出该椎间孔的神经根从头侧向尾侧推离椎弓根，使神经有更多的空间。

蓝图画在患者的背部后，该椎间盘节段在侧位观上即可用作其他椎间盘节段的参考。但当C形臂X线机在正位上重新调整到与椎间盘平行时，最佳的皮肤进针点则要在画在患者身体的按腰椎前凸角度连接各节段椎间盘中央的连线上向头侧或尾侧移动。在正位观上画出的初始线条在侧位上得以延长。

在L_5~S_1节段，S_1宽大的关节突和高位的骨盆将使进针和器械的放置困难。因此，术前Ferguson位的X线检查十分重要。为了获得尽量靠后的位置，进入椎间盘时最好稍微靠上，刚刚越过上位椎体的下终板，但与S_1的上终板平行，这个位置对行走神经根和出口神经根的暴露最好，因为这时套管最靠近神经根的腋部。当尝试尽可能靠近神经根和硬膜囊放置套管时必须小心，防止在置入钝性的保护套管前移走穿刺针的过程中损伤神经根和硬膜囊。

在C形臂X线机侧位像上，$L_{4\sim5}$节段以上的每个节段都变得更为前凸。$L_{4\sim5}$和L_5~S_1的进针点由于L_5的陡峭角度而十分接近。

5. 放置导针与建立工作通道

（1）C形臂X线机确认穿刺针的位置正确无误后，拔除脊柱针针芯，行椎间盘造影，并做唤醒试验；从椎板间隙入路（图14－2），硬膜外造影正、侧位片。沿脊柱针套管插入细长导针，取出穿刺针，再次表层局部麻醉，以导针为中心皮肤纵向切口6mm左右，深达深筋膜，沿导针插入序列扩张管，最后将工作套管插入椎间孔。如为经皮椎板间隙入路，需要最后将工作套管插入硬膜外间隙。

（2）YESS系统扩张器较特殊，有2个孔道，一个中心孔，一个偏心孔，其中一个可用于置入导针，另一个通道可用于注射麻醉药或必要时调整位置。当扩张器抵达纤维环时，取出导针。

（3）沿扩张器旋入工作套管，建立工作通道。YESS工作套管设计十分精巧，远端有圆形开口，一边斜形椭圆形开口，两边斜形椭圆形开口，既可避免神经根受损，又可清晰地观察椎管内硬膜外结构。侧方开槽的工作套管在到达椎弓根及关节突时，可以保护神经组织。术中助手紧握工作套管，使之紧压纤维环。否则，纤维环周围的肌肉及出血会影响视野，干扰对解剖结构的辨认。

注意整个过程中强调要应用C形臂X线机确认导针、扩张器及工作套管远端的位置。

6. 置入脊柱内镜，观察纤维环　将穿刺前事先连接好的内镜置入工作套管内，Ellman

可曲性双极电凝止血，连续冲洗，冲洗液为含庆大霉素的冷生理盐水，Ellman 参数应用 50J。观察纤维环的结构。目前先进的第三代经皮脊柱内镜如 YESS 拥有特殊的进水和出水管道。应用冰盐水冲洗，手术视野更加清晰。在工作三角区内可以看到纤维环被疏松的脂肪组织覆盖。穿出的神经根恰位于椎弓根切迹之下，远端开口之后。若工作通道偏内侧，可见硬膜外脂肪组织和行走神经根。硬膜外脂肪团较纤维环周围脂肪团多，且它随着患者的呼吸运动活动。

7. 纤维环开窗，切取椎间盘　关闭冲水系统，取下脊柱内镜，用不同直径（2～5mm）的环锯逐渐旋切纤维环，进入椎间盘开孔，深度 1～1.5cm，切除一些椎间盘，再用各种髓核钳尽量取出突出椎间盘碎片；或用电动器械切削椎间盘组织。也可插入内镜一边观察，一边用小髓核钳镜下夹取髓核，Ellman 可曲性双极电凝止血。椎间盘后方和后外方髓核组织去除后，可采用可弯曲杯形钳和上弯角杯形钳来清理纤维环内或韧带下的碎片。YESS 具有多个进出通道口，可允许吸引器通过操作孔。配合激光汽化残留髓核，双极射频探头（温度 60℃～65℃）修复撕裂的纤维环。用含庆大霉素的冷生理盐水连续冲洗，Ellman 参数应用 50J。应用钬激光切除残存的病变椎间盘、较厚而硬的纤维环附着处，并消融骨和骨赘。激光参数为能量 2.0J，频率 20Hz，动力 40W。椎间孔狭窄的患者，需应用椎间孔环钻和激光行椎间孔成形术：从下方切割上关节突的外份，仔细减压，通过消融上关节突和椎间孔韧带而扩宽椎间孔，显示椎间孔结构和硬膜外腔，清楚视野下切除突出椎间盘碎块。对术后疗效不佳的患者施行 PELD 时，新的突出髓核（第一次遗留或再突出）和纤维环紧密粘连时，激光是很好的切割工具，一旦粘连分离，就容易取出。当神经根受压于侧隐窝和椎间孔时，内镜下减压一定要小心。转动工作通道，调节内镜视野，辨认硬膜外神经结构，即神经根、硬膜囊与腋下区；内镜下不正常的髓核像“蟹肉”，有助于辨认、切除余下的破裂椎间盘，椎间盘内减压。

应用 YESS 系统切取椎间盘时，强调“选择性内镜下椎间盘切除术”（SED）和“从内向外技术”（inside－out technique）。

选择性内镜下椎间盘切除术：定位针穿刺完毕后，拔出针芯，可行椎间盘造影术。腰椎间盘造影：由后外侧向安全三角区插入 18G 脊柱穿刺针。循着关节突滑行、穿刺入椎间盘、造影，并做唤醒试验。造影剂混合液使用 9ml Isovue300 加 1ml indio carmine 染料，便于术中 C 形臂 X 线机实时监控操作和蓝染退变的椎间盘，以利病变的切除。indio carmine 是一种常见的染料，为泌尿外科医师用于定位膀胱内的输尿管开口。退变性的椎间盘组织可被染色，而正常的椎间盘组织较坚韧且富有弹性，不被染色。术中尽可能去除染色的椎间盘组织，因此称之为选择性内镜下椎间盘切除术（SED）。

当椎间盘突出位于椎间孔时，内镜会直接指向突出的基底部。若椎间孔处的突出较大或突出的基底部位于椎间隙内时，可以使用“从内向外技术”将突出部分还纳入椎间隙内而不从背侧将其去除，这样更加安全。此技术使椎间盘减压，并在椎间盘内产生一个操作腔隙。大部分的突出椎间盘如冰山一样，仅仅是其尖端部分突出于椎间隙外而大部分的突出组织仍位于椎间隙内。该技术减少了纤维环外层的血供破坏，使纤维环有机会得以愈合。一旦椎间盘减压后，残余的组织碎片也易于去除。

使用可屈曲的双极射频探头探查硬膜外间隙，一则可以止血，二则看清硬膜外结构及是否有残留的移位髓核碎片，并消融髓核碎块。应用钬激光切除残存的病变椎间盘、黄韧带、较厚而硬的纤维环附着处，并消融骨和骨赘。激光参数为能量2.0J，频率20Hz，动力40W。

以往对于大块的或者无移位游离椎间盘往往需要双侧穿刺的所谓双侧入路技术，此操作费时，损伤大，术中射线量大，目前各种髓核钳的设计已经能很好地取出髓核组织，双侧入路技术很少采用。

手术完成前，转动工作通道，调节内镜视野，辨认神经结构，仔细检查椎间盘、硬膜外脂肪、后纵韧带和行走神经根等，电凝探头止血。内镜下不正常的髓核像“蟹肉”有助于辨认、切除余下的破裂椎间盘，椎间盘内减压。术中冲洗水吊瓶中3000ml生理盐水冲洗液可加入16万U庆大霉素和少量肾上腺素，使用前放置于冰箱中一定时间，冰盐水和肾上腺素有助于减少毛细血管出血。采用漂浮试验或让患者用力咳嗽检查神经根的减压程度，冲洗、止血，再用利多卡因、类固醇封闭。

8. 去除内镜，拔除工作套管，皮内缝合1针，Steri－strips贴创口，术毕。

（六）术后处理

1. 术前和术中预防性静脉滴注抗生素各1次，口服抗生素和止痛药1周。

2. 腰围同定下手术当日，离床活动，术后数天内避免久坐，但最好术后第2～3天开始下地活动，日后逐渐增加活动量。

3. 指导患者进行腰背肌及下肢功能锻炼；腰围保护1个月后，开始康复训练。必要时应用激素和脱水药物以减轻手术对神经根的刺激。

（七）并发症

与开放性手术一样，经皮内镜脊柱微创手术也有并发症，有些甚至十分严重如椎间隙感染和神经根损伤，只是几率较小而已。

1. 椎间隙感染　是一严重且难以处理的并发症，此并发症时有发生。除因椎间盘结构特点及血液循环差而抗感染力弱因素外，操作时穿刺针、髓核钳和内镜多次插入与抽出可能是导致椎间盘感染的重要原因。连台手术器械消毒不严格也是其中原因之一。因此，一定要对手术器械及手术间严格消毒，并按无菌技术操作。

多数椎间隙感染保守可以治愈，包括应用抗生素、卧床、石膏及支具制动。也可以再次穿刺经皮内镜下去除感染的椎间盘组织、坏死及肉芽组织，而且若有条件，最好行双侧穿刺清除椎间隙感染组织，同时注入抗生素，同时还可取出病变组织培养，术后应用敏感抗生素。我们PELD组研究发现椎间盘炎2例（0.03%）：1例使用抗生素治疗，另1例需进行翻修手术治疗。我们PEILD研究组发现1例25岁年轻男性发生椎间盘炎，经静脉注射抗生素、口服NSAI消炎镇痛药，戴脊柱支架局部制动、卧床休息，治疗1个月后好转。

2. 神经损伤　主要为穿刺过程或放置扩张器、工作套管时挫伤神经根，或术后出血，出现相应肢体的皮肤感觉过敏。Kambin报道400多例中出现5例，进一步治疗均好转。因此术中应用局部麻醉，患者保持清醒；操作过程中动作轻柔，遇有根性疼痛出现时，停止进针并稍将针退出，调整方向后，再继续穿刺；操作过程中应始终固定好工作套管，尤其注意选择应用YESS中特殊设计的套管，可有效地避免在钳夹髓核中损伤神经。术后注意对出血倾向者应用止血药止血。必要时，可经过椎间孔行神经根封闭注射，以减少上述并发症。我们PELD组6522例患者中发现一过性感觉减退217例（3.3%），一过性感觉麻木50例（0.8%），一过性肌力降低32例（0.5%），均经保守治疗好转。PEILD组26例（15.4%）

患者术后出现一过性感觉麻木，发生率高与有的患者术前的神经麻痹和取出 20 例巨大椎间盘牵拉有关，经保守治疗好转。

3. 其他　如血管损伤、肠管损伤、腰大肌血肿、与器械有关的并发症均较少发生。若穿刺点过于偏外，则可能使针穿入腹腔，导致脏器损伤；偏内可能穿入肠管或大血管。因此一定要严格操作规程，术中 X 线密切监控，上述并发症可尽量避免。此外，反复应用的髓核钳的尖端在椎间盘切除过程中出现断裂，可经内镜取出断端异物。

（八）疗效

经皮脊柱内镜下腰椎间盘切除术，据不同作者报道，总的手术满意率为 75% ~90%。Kambin 对 175 例患者做了至少 2 年的随访，单通道手术优良率为 86%，双通道去除大块突出椎间盘的患者中，满意率为 92%。Kambin 和 Savitz 报道了 600 多例患者，满意率为 85% ~92%，不到 2% 的患者需行再次手术。Casey 对术前及术后影像学的评价阐明了该技术去除突出椎间盘碎块的有效性。Hermantin 于 1999 年发表一篇前瞻性随机研究报道，比较了开放手术和经皮脊柱内镜下显微椎间盘切除术（AMD）各 30 例，所有病例均为单节段突出，并且保守治疗 3 个月无效，通过患者自我评价和恢复到功能状态的能力分析，结果两组患者无显著性差异（开放性为 93%，AMD 组为 97%）。但是 AMD 组患者恢复时间短，术中使用麻醉剂少。2002 年，Yeung 报道应用 YESS 治疗腰椎间盘病变 307 例患者，包括初发的、复发的、椎管内和椎管外的腰椎间盘突出症，术后随访 1 年以上，用改良 Macnab 方法评价其结果，89.3% 获得优良结果，并发症仅为 3.5%。随访率为 91%，90.7% 的患者满意，以后患同样病变愿意再接受该手术。

（九）注意事项

1. PELD 的优点　PELD 是应用显微髓核钳经过 4.5 ~7.4mm 工作通道内镜，使用侧向开口的钬氩激光（holmium：yttrium – aluminum – garnet，Ho：YAG）的椎间盘碎块切除术、椎间孔成形术（扩大椎间孔）和椎间盘热成形，它已成为治疗腰椎间盘突出最有效的方法之一。有学者回顾性研究 PELD 治疗 6522 例腰椎间盘突出症患者的手术技术、疗效和并发症，VAS 评分显著改善，ODI 指数明显降低，总有效率为 87.5%，与 Kambin 等报道的 88.2% 的有效率有可比性。本研究手术并发症的发生率为 4.6%，Yeung 等报道的为 3.5%。评定疗效应随访至少 1 年，本组患者疗效差的均出现在 12 个月内。

PELD 的疗效与椎间盘突出类型的关系如何？按照 Yeung 等的分型标准，椎间盘突出分为中央型、旁正中型、椎间孔型和椎间孔外侧型。PELD 治疗旁正中型腰椎间盘突出症的优良率高于其他三型，主要因为工作通道镜下髓核钳、激光和射频等手术工具易于到达旁正中型突出椎间盘进行操作，相对来说，椎间孔型和椎间孔外侧型腰椎间盘突出手术操作更靠近神经根，易于损伤，风险较高，而正中型腰椎间盘突出症多采用的症状严重侧后外侧入路或旁正中线经皮椎板间隙入路手术，而手术对侧的突出椎间盘切除的彻底性有待进一步探讨。

PELD 的基本概念为清楚视野下直接取出突出椎间盘，其疗效与治疗椎间盘突出的“金标准”（显微镜椎间盘切除手术）相近，属于“内镜艺术极品”。PELD 的优点如下：①微创操作，减小了手术创伤，无需全身麻醉和切除椎板、破坏椎旁肌和韧带；②降低了术中与术后的并发症，术后极小的神经周围和硬膜外瘢痕形成，极少发生术后不稳、椎间盘炎等并发症的可能，术后疼痛非常轻；③手术时间短，可以门诊手术；④可即刻缓解症状，康复时间短；⑤皮肤伤口仅6～8mm。

PELD若能在MRI介导、实时监控下手术，更能保证有效性，降低并发症。腋下区入路容易伤及神经根，硬膜外封闭可控制手术疼痛，硬膜外出血可由内镜下Ellman射频控制。用各种工作通道来解决取出病损不彻底的问题：虽然椎间盘碎片移出纤维环，在椎管内上移、下移或移到椎间孔，但若与手术入路间有一定的连续性，术中调整工作通道的方向，仍可以看见并取出。侧向钬激光具消融效能与光纤传输能力，可用于切割突出椎间盘和消融上关节突的骨赘。

2. PELD手术入路　PELD多选择经皮后外侧椎间孔入路，但是，此入路有局限性，尤其不适于髂嵴位置较高的L_5～S_1患者。后外侧入路也有技术争论：①对狭窄的椎管是否安全、有效？②与膝关节和肩关节相比，具有较小的工作空间；③在椎间盘碎块取出之前，必须产生椎间盘内工作空间；④只能取出手术工具所至之处的椎间盘碎块。

鉴于大部分L_5～S_1椎板间隙相对较宽，S_1神经根较早分出，所以有可能应用经皮椎板间隙入路完成内镜激光椎间盘切除术，并且脊柱外科医师熟悉后方入路，其技术与MED（microendoscopy discectomy，MED）技术相似，只是更微创而已。经皮椎板间隙入路除了具有PELD的优点外，还具有以下优点：①内镜下解剖与开放椎板切除术相似，脊柱外科医师较为熟悉，学习操作容易；②与后外侧入路相比，更直接进入突出椎间盘；③可以冲洗致痛化学介质，有助于术后症状改善；④易于取出游离的椎间盘组织；⑤尤其适用于髂棘较高的患者，我们研究组患者骶髂间距平均为38.6mm。

对于髂嵴比较高、椎板间隙比较宽、上移型椎间盘突出患者，可采用经皮后路椎板间隙入路。而对于髂嵴比较低的患者，包容型或下移椎间盘患者，多采用经皮后外侧经椎间孔入路。Ditsworth经皮后外侧椎间孔入路行内镜下腰椎间盘切除术成功治疗110例患者，有效率为95%，其内镜小、可弯曲，根据导管通道可以弯曲90°。对椎间孔型和椎间孔外侧型椎间盘突出患者采用经皮后外侧椎间孔入路。Knight等采用经皮后外侧椎间孔入路在内镜下行激光辅助椎间孔减压成功治疗24例Ⅰ～Ⅲ度脊柱滑脱。椎间孔外侧型腰椎间盘突出症可选用经皮脊柱旁入路。我们PEILD组168例中疗效差8例再手术患者，3例为椎间孔外侧型，4例为椎间孔型，术前未严格选择患者，不恰当地应用了PEILD。

经皮内镜下腰椎间盘切除术是一项腰椎间盘病变治疗的新技术，可直视下去除椎间盘组织，不同于经皮切吸术。经椎间孔入路的内镜还可以成功地去除椎间孔及椎间孔外极外侧型的椎间盘碎片组织。此项技术成功的关键是正确穿刺和置入工作套管。局部麻醉的应用、正确选择穿刺点、解剖结构的熟悉及术中C形臂X线机的监视可以避免神经损伤等并发症的发生。但是由于其学习掌握困难，加上我国从事脊柱内镜的医师不能很好的专业化，术中对C形臂X线机的过分依赖，医师接触过多X线，尽管与后路脊柱内镜比较其微创优势显而易见，但在我国普及推广，仍需做大量工作。

后外侧经皮腰椎间盘减压术自1973年报道以来，内镜腰椎手术仍然发展缓慢，经皮技术也开展较慢，主要原因为“学习曲线”较陡峭，学习难度大和禁忌证较多。我们通过以下方式降低技术难度：①简化而准确的C形臂X线定位；②应用解剖学术语来辨认腰椎C形臂X线监视下的标志，以便使用内镜；③强调从皮肤进针点到突出椎间盘顶点的最佳入路。

（柯西江）

第五节　经皮射频椎间盘髓核成形术

一、经皮射频消融颈椎髓核成形术

自20世纪90年代以来，随着高能射频技术的发展，射频消融髓核成形术（radiofrequency ablationnucleoplasty）先后被用于治疗腰椎间盘突出症和颈椎间盘突出症。低温等离子体消融即“冷消融”（coblation）技术是利用射频电场产生等离子薄层，使离子获得足够动能，打断分子键形成切割和消融效果，使大分子分解成单元素分子和低分子气体（O_2、H_2、CO_2）。冷消融过程是一种低温（40℃～70℃）状态下细胞分子链断裂，功能有切割、紧缩、止血、焊接作用。当所设置的能量低于产生等离子体的阈值时，组织的电阻会导致热效应，从而使组织收缩或起止血作用。射频消融髓核成形术用于治疗颈、腰椎间盘源性疼痛和椎间盘突出症是运用40℃低温射频能量在椎间盘髓核内部切开多个孔道，移除部分髓核组织，完成椎间盘内髓核组织重塑，并配合70℃热凝封闭，使髓核内的胶原纤维汽化、收缩和固化，缩小椎间盘总体积，从而降低椎间盘内的压力，达到治疗目的。

1996年，Houpt等报道了人新鲜尸体椎间盘内射频产生热量所致温度变化情况，当探头尖部温度为70℃时11mm以外的组织温度不会超过42℃；而且不是对椎间盘的直接热变，仅是改变了椎间盘的生化状态。Troussier等在人新鲜尸体研究中发现，射频消融髓核成形术对髓核组织的消融和热固缩作用没有导致髓核组织坏死，并且局限于髓核内部，终板和椎体不受影响，热量引起的温度变化不超过3℃～4℃。Nau等报道髓核成形术的核心瞬时温度可达80℃～90℃，但高温和致命性热损伤只是在距核心很小的范围内，在其3～4mm处温度降低了60℃～65℃。Chen等研究发现，射频消融髓核成形术引起髓核的变化仅局限于髓核内，对周围组织（终板、椎体、后纵韧带、神经根）不会造成结构损害或热损伤；该术对椎间盘内压力的降低程度和脊柱的退变水平有密切关系，能明显降低没有退变的椎间盘内压力，而对高度退变的椎间盘没有减压作用。

经皮射频消融颈椎髓核成形术（percutaneous cervical disc nucleoplasty，PCDN）是美国Arthro Care公司首先开发的一项技术，起初用于关节镜手术、骨科腱性炎症打孔术、颅脑外科及耳鼻喉科等。由于是采用低温冷融切技术，因此组织损伤小、安全性较好。国外Lewis（2002）首先报道，国内有学者也分别报道了PCDN的初步结果。PCDN的作用原理与PLDD有所不同，主要是将低温等离子体消融与微创热疗技术相结合，用冷融切的低温（约40℃）汽化技术去除部分髓核组织，再利用加温技术使胶原纤维收缩变性及聚合固化，使椎间盘体积减小，从而达到快速有效的椎间盘减压的目的。PCND技术由于临床应用时间较短，病例有限，暂未见明显并发症的报道。

（一）器械与方法

1. 手术器械　C形臂X线机、Arthro Care 2000型等离子体手术系统。

2. 手术方法　患者仰卧位，颈背部垫软枕，使头稍后仰。常规皮肤消毒、铺无菌巾。在X线荧光屏监视下确定穿刺椎间隙，进针点约在中线旁2～3cm（即甲状腺外缘与颈动脉之间）。从健侧进针：拇指紧贴椎体外缘将颈动脉向外推开，以2%利多卡因0.5～1ml局部麻醉后，将用等离子体手术系统汽化棒套管针在X线机下刺入病变椎间隙，拔出针芯，将汽化棒（PercDC，颈椎刀头）通过套管进入椎间隙，连接主机并将功率设置为3挡，热凝约1秒，如出现刺激症状应立即停止并重置汽化棒；如无刺激症状则在X线机下缓慢来回移动并同时旋转汽化棒，采用多通道技术，一般3~4个通道，每个通道先消融约10秒后热凝约10秒。术中监测病情变化，术毕拔出汽化棒及套管，稍加按压后外敷止血贴即可。手术前后预防性应用抗生素，术后3天恢复正常活动，术后颈托保护2周。

术中注意事项：①颈背部软枕不宜垫得过高，以免患者产生疼痛不适。②局部麻醉药物不宜注射得过多。③穿刺部位不宜太靠近中线，以免损伤甲状腺组织，造成术中及术后出血。④无论采取仰卧位或侧卧位穿刺切割时，应密切注意穿刺器械的深度及患者的感觉，有时汽化棒接近椎体后缘或软性突出物时，患者可有一侧肢体或全身触电样感觉，可能是窦椎神经受到刺激所致，应予以注意，以免损伤脊髓前静脉丛或脊髓。⑤严格无菌操作，预防椎间隙感染。

（二）适应证和禁忌证

1. 适应证　颈肩部疼痛、上肢放射痛、麻木或有眩晕，排除其他相关疾病，且MRI证实有颈椎间盘突出患者。①单纯的颈椎间盘膨出或突出患者。②以膨出或轻度突出患者效果好。③中度突出也能收到满意的疗效。

2. 禁忌证　以下患者不宜进行髓核成形术：①后纵韧带肥厚。②椎体后缘骨质增生。③重度黄韧带肥厚及椎管狭窄。④颈椎短及肥胖者 $C_{6\sim7}$ 由于肩部阻挡，不易看清椎间隙，手术应小心不要损伤周围组织。⑤巨大椎间盘突出或脱出，出现颈脊髓压迫征象者。

在临床实践中把握好手术适应证，除认真研究症状及体征外，仔细研究MRI中每个椎间隙在矢状面和冠状面的突出部位、方向及压迫程度十分重要。单纯的颈椎间盘突出症患者，过伸、中立、过屈的动态位MRI或CT检查显示，过伸位脊髓压迹加重、而过屈位压迹减轻的患者，射频消融髓核成形术能取得确切而良好的效果；过屈位脊髓压迹无明显减轻的患者，说明其纤维环已破裂，后纵韧带的弹性也差，而且已引起一定程度脊髓变性的患者，射频消融髓核成形术效果不佳；对部分颈髓变性患者，射频消融髓核成形术后也可有较好的恢复。

（三）并发症及处理

射频消融髓核成形术治疗椎间盘突出症临床并发症报道较少，主要为穿刺部位疼痛，或新出现疼痛区域，一般均可自行缓解，也有可能发生椎间盘炎、损伤脊髓、硬脊膜和神经根、损伤血管形成血肿等。Bhagia等对53例射频消融髓核成形术的患者进行随访，76%的患者术后出现穿刺部位疼痛，26%出现麻木或麻痛感，15%出现疼痛症状加重，15%出现新的疼痛区，2周后均自行缓解。此外，等离子刀头断裂的发生率较少。

二、经皮射频消融腰椎髓核成形术

自20世纪40年代Mixter和Barr成功地采用手术方法治疗腰椎间盘突出症，开创了腰椎间盘突出症手术治疗的新纪元以来，椎间盘开放式摘除术已成为治疗腰椎间盘突出症的标准术式，但随后数十年的临床研究和实践发现，开放式的手术对脊柱稳定性破坏相对较大，存在一定的手术并发症：如神经根损伤、神经根粘连、硬膜外血肿、硬膜破裂、椎间隙感染等。理想的手术应是以尽可能小的创伤有效地摘除椎间盘破碎组织，解除神经根的受压。随着现代微创脊柱外科的兴起与发展，国内外众多学者开展了广泛的研究，使腰椎间盘突出症的治疗从椎板切除、椎板间开窗，发展到化学髓核溶解、经皮穿刺椎间盘切吸、经皮激光椎间盘减压、经皮低温等离子射频消融髓核成形术、经皮内镜激光椎间盘切除术、显微内镜椎间盘摘除、椎间盘内电热疗法髓核消融（intradiscal electrothermal therapy，IDET）、纤维环成形术、显微腰椎间盘摘除术等微创手术，这些微创外科治疗方法相继成为研究热点。本节介绍经皮射频消融腰椎间盘切除术。

低温等离子射频椎间盘消融技术问世于美国。1996 年，Yeung 首先在经皮内镜（yeung endoscopic spinesystem，YESS）引导下，应用 ELLMAN 射频机的射频消融技术治疗 500 例腰椎间盘突出症，于 2000 年在《纽约西奈山医学杂志》报道其临床取得很好的疗效。该技术 1999 年获得 FDA 许可，目前主要应用的是 Arthro Care2000 型等离子组织汽化仪。国内学者于 2002 年报道低温等离子射频椎间盘消融术治疗颈、腰椎间盘突出症。

经皮低温等离子射频消融髓核成形术用于治疗腰椎间盘源性疼痛和椎间盘突出症，原理是运用 40℃低温射频能量在椎间盘髓核内部切开多个槽道，移除部分髓核组织，完成椎间盘内髓核组织重塑，并配合 70℃热凝封闭，使髓核内的胶原纤维汽化、收缩和固化，缩小椎间盘总体积，从而降低椎间盘内的压力，减轻椎间盘组织对神经根的刺激，以缓解症状，达到治疗目的。它是随着微创外科的发展而逐渐兴起的，是目前国内外已被广泛接受的应用介入微创技术治疗腰椎间盘突出症的一种方法。

（一）器械与方法

Arthro Care2000 型等离子组织汽化仪，腰椎系统等离子刀头，C 形臂 X 线机。

1. 术前准备事项

（1）将 Arthro Care 2000 等离子体手术系统、C 形臂 X 线机连接电源，并认真检查，保证其使用性能的完好。

（2）安置手术体位：腰椎间盘突出症患者采用俯卧位时，安置体位前将小方桌置于手术床的尾部，并垫上毛毯，以利于操作 C 形臂 X 线机时不被手术床中央的柱子所影响。患者俯卧后在胸部、腹部、髂嵴部两侧垫上软枕，使胸、腹部悬空，不影响患者的呼吸及循环功能。

（3）由助手或巡回护士协助常规皮肤消毒，配制局部麻醉药液，用 2% 利多卡因与 0.9% 氯化钠注射液配制成 1% 利多卡因 20～40ml。按无菌操作打开 Arthro Care 2000 型等离子手术刀头及连接线给术者并连接好机器，打开电源，使机器处于备用状态。

（4）由助手或放射科人员穿上含铅 X 线防护服，根据手术进展情况及定位要求协助操作 C 形臂 X 线机，并密切观察病情。

2. 操作方法

（1）手术取俯卧或侧卧位，常规消毒铺巾。

（2）在 C 形臂 X 线机下确定正确的椎间隙并定位，手术进针点取脊柱棘突中线旁开 7～9cm 范围，局部浸润麻醉，在 C 形臂 X 线机正侧位监视下将穿刺针与皮肤成 15°～45°角置入椎间盘内。

（3）将与 Arthro Care 2000 组织汽化仪相连接的特制工作棒（直径 0.8mm）在 C 形臂 X 线机监视下沿针芯进入椎间盘内，设置工作棒功率为 4 挡。

（4）脚踏开关，在椎间盘内以较慢的速度来回移动工作棒，对髓核组织进行汽化和固化。缓慢来回移动同时旋转汽化棒1周，汽化和固化过程各约1~1.5分钟。汽化过程中如出现同侧腰或下肢抽搐、发麻，暂停汽化，调整汽化棒方向、深度或擦干汽化棒上的血迹后即可继续进行手术。

(5) 退出工作棒及穿刺针，创可贴或纱布覆盖创口。

术毕即可行弯腰及直腿抬高，观察2~3天，常规应用抗生素3天，可同时给予脱水和神经营养药物治疗，第2天开始腰背肌锻炼；3天后戴腰围下床活动，活动量循序渐进。不同医师推荐的术后活动量不同，由于过度的活动或负重可能诱发椎间盘再次突出，因此，医师往往要求患者术后限制负重或弯腰活动3~4周。虽然这可能是目前采取的最为广泛的措施，但几乎没有文献报道支持这种长时间的活动限制。有报道表明术后无限制活动患者的手术成功率和再次突出率与限制活动的患者相当。

（二）适应证和禁忌证

经皮低温等离子射频消融髓核成形术是近几年国内外兴起的一种用于治疗腰椎间盘源性疼痛和椎间盘突出症的微创技术，像很多手术方法一样需要选择好正确的手术适应证才可以取得很好的手术疗效。从国内外学者近几年的临床报道我们概述出以下几种手术适应证及禁忌证。

1. 适应证　①轻中度椎间盘突出患者，椎间盘造影阳性。②腿痛（伴或不伴腰痛）6个月以上，保守治疗无效而又不具备开放手术指征者。③根性症状腿痛大于腰痛，直腿抬高试验阴性。④MRI证实包含型椎间盘突出（后纵韧带下或外层纤维环下），其突出物小（$<$ 6mm），只有1~2个节段突出，CT显示纤维环和后纵韧带没有破裂。⑤椎间盘源性下腰痛，椎间盘高度和邻近正常椎间盘相比$>50\%$，椎间盘造影阳性。

2. 禁忌证　①脊柱和椎间盘严重退变，椎间盘的高度丢失多于33%，椎间盘内含水量严重减少。②椎间盘脱出，其脱出物大于椎管矢状径的1/3。③髓核游离。④侧隐窝狭窄。⑤椎间隙狭窄。另外，国外学者Salvatore等报道的还有椎体前移、先天性椎体发育异常、椎间盘及椎体感染、马尾综合征、椎间盘造影阴性及椎体不稳等也列为其禁忌证之中。

（三）并发症

射频消融髓核成形术治疗椎间盘突出症临床并发症报道较少。从近几年多位学者的临床经验及国内外的文献报道看，其并发症主要有：

1. 疼痛　穿刺部位疼痛或新出现疼痛区域，一般均可自行缓解；国外学者Bhagia等曾对53例射频消融髓核成形术的患者进行随访，术后24小时76%的患者出现穿刺部位疼痛，26%出现麻木或麻痛感，15%出现疼痛症状加重，15%出现新的疼痛区，2周后均自行缓解。

2. 损伤　脊髓、硬脊膜和神经根。

3. 椎间盘炎　相对少见，呈急性或迟发性起病，多发生在术后2~27天，有或无发热，多数为不规则发热，也有体温达40℃者。患者腰背部肌肉痉挛，活动后加剧，椎旁压痛和叩击痛，当神经受压时，可出现神经损害表现。其治疗要注意绝对卧床休息、促进炎症局限和消退、大量使用抗生素、腰部制动等，待临床症状消失后予以石膏或支具保护下床活动。国内学者张年春等报道采用射频消融髓核成形术治疗28例腰椎间盘突出症患者，术后随访12~33个月，并发椎间盘炎1例，进行腰椎融合术后治愈。

4. 损伤血管形成血肿（腹膜后出血等） 大血管损伤致大出血非常少见，其发生主要与术者操作不熟练、解剖变异以及没有正确的正侧位X线透视有关。术中、术后一旦发现有血管损伤，视情况轻重，轻者血肿形成后可自行吸收，重者可通过动脉栓塞或外科干预等方法及时处理。

5. 等离子刀头断裂 较为少见，主要与术者操作熟练程度及手法有关。

（四）注意事项

（1）必须严格选择手术适应证，因本法适应证要求较为严格，在腰痛伴有下肢放射痛，只有在纤维环和后纵韧带无破裂，即“包容型”椎间盘突出症时方可取得满意的疗效，而椎间盘脱出、髓核游离、侧隐窝狭窄、椎间隙狭窄、椎体明显唇样增生或钙化型椎间盘突出症等则应为禁忌证。

（2）操作者须具有从事临床脊柱外科多年的工作经验，必须对髓核成型的原理、适应证的选择、手术操作规程及并发症处理等方面有较全面的了解，且独立进行髓核成形术手术操作之前必须在有经验医师的指导下进行一段时间的专门训练。

（3）手术过程要严格在无菌手术室进行，一般不主张在X线机房操作，以免发生感染，另外手术室巡回护士要熟练掌握手术方法、手术步骤和 Arthro Care 2000 型等离子体手术系统及C形臂X线机的性能、操作程序、保养及术后处理，这样才能保证机器设备的性能保持完好的状态，更好地为患者服务，保证手术的顺利完成。

（4）等离子射频消融术治疗椎间盘突出症是近几年开展的手术，且等离子体手术系统具有以下几点优越性：①融切温度低（不超过54℃），热穿透仅1mm，无周围组织损伤。②汽化棒可任意到达治疗部位。③同时具备融切、成形、清理、紧缩及止血等多种功能。④手术全程为汽化消融，无固体颗粒残留。⑤损伤极小（外套针粗细相当于18号注射针头），操作简单，耗时少，疗效佳，恢复快，并发症少，费用低。手术在局部浸润麻醉下进行，患者术前、术后不用禁食，手术无切口，术后无瘢痕，并且操作简便，术中、术后无出血，术后并发症少，患者痛苦少，住院时间3~5天，在适应证范围内患者和家属乐于接受。整个手术过程中，患者处于意识清醒状态，故做好术前访视，与患者进行有效的沟通，争取做到患者主动配合手术，是手术顺利完成的关键之一。给患者提供人性化服务，在手术允许的情况下，尽可能给患者提供舒适的手术环境。

从当前的研究结果来看，射频消融髓核成形术具有其他手术不可替代的优点，目前在国内外得到不断推广和应用，但其具体疗效也必须在与其他治疗椎间盘的方法相比较，在大量的病例随访被证实后，才可以被广大医务人员及患者所接受。射频消融髓核成形术是一种治疗腰椎间盘突出症的微创手术，其有效性和安全性对于治疗椎间盘源性下腰痛和（或）腿痛的包容型椎间盘突出，且经过保守治疗无效而又不具备开放性手术指征的患者是必须要考虑的。因该微创技术在临床应用的时间尚短，虽然近期疗效好，但远期疗效还需各位学者及临床使用者进一步观察和研究。

（柯西江）

第六节 经皮内镜下颈椎椎间盘摘除及固定

一、概述

经皮内镜下颈椎间盘切除术（PECD）是颈椎间盘突出手术治疗的一种新方法。在该手术方式中，通过经皮的前路手术方式，对突出的椎间盘组织进摘除，避免了大量软组织的切除。目前颈椎病前路手术方式治疗的金标准是颈椎前路颈椎间盘切除椎间融合术（ACDF）。但是，前路手术会造成各种并发症诸如喉返神经损伤后的声带麻痹，由于机械性损伤或食管自主神经损伤造成的吞咽和气道并发症，极少数患者出现气管变形、硬膜外血肿、神经损伤。并且术后的植入物及内固定相关性并发症并非少见。包括植骨块供区的并发症、假关节疼痛、植入骨块脱出、植入物失败、脊柱后凸畸形，以及植入物沉降等问题。而且有研究表明，前路钢板固定放置在距离邻近节段椎间盘 5mm 以内会造成前纵韧带骨化引起邻椎病。如果采用前路经皮内镜下椎间盘切除术可以避免这些并发症的出现，因为其采用直视下微创操作、不需要骨性减压及大量软组织去除。尽管 PECD 手术相对开放手术是有效的选择方式，但是其应用也有一定的局限性。如果存在节段性不稳或者颈椎的盘源性疼痛该技术是无效的。2002 年，Ahn 和 Lee 报道了首例经皮内镜下颈椎内固定手术。采用特殊设计的扩张管道可以在椎间隙完成固定和融合等操作，较之开放手术其并发症的发生率下降。

二、适应证和禁忌证

1. PECD 的适应证

（1）CT 和 MRI 等检查证实有颈椎椎间盘软组织压迫神经根或脊髓。

（2）放射性疼痛症状与影像学检查吻合。

（3）颈椎的盘源性疼痛由颈椎椎间盘突出软性压迫所致。

（4）保守治疗 6 周无效的患者。

2. PECD 的禁忌证

（1）脊髓型颈椎病。

（2）椎间盘突出硬化或游离。

（3）伴有椎间隙狭窄的进性行颈椎病（<3mm）。

（4）明确的节段性不稳。

三、器械和设备

内镜下减压的器械包括 18 号脊柱穿刺针、细导丝、逐级扩张管、工作套管、环钻、髓核钳、侧发射激光器即钇铝石榴石激光器（钬激光）。可视下经皮操作装置包括透视设备及 WSH 颈椎内镜设备（Karl Storz 内镜公司，图 14－10）。WSH 颈椎扩张融合设备 B－Twin（以色列赫兹利亚市 Disc－O－Tech 医疗技术公司）可应用于颈椎椎间融合手术中（图 14－11）。

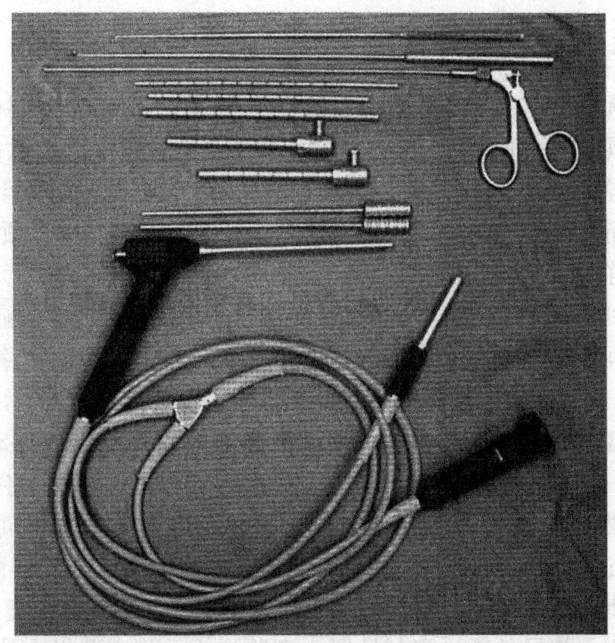

图 14－10　内镜及手术器械：能进行内镜下的减压包括 WSH 颈椎内镜设备（Karl Storz 内镜公司），侧孔钬激光发射器以及各种规格的髓核钳

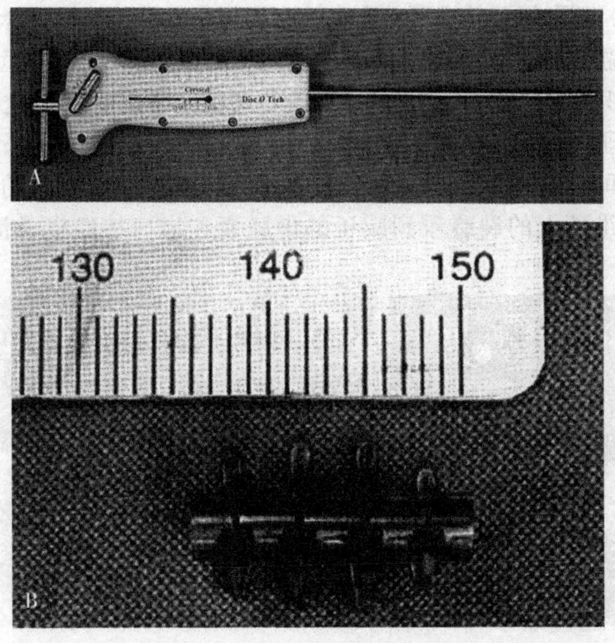

图 14－11　B－Twin 用于颈椎椎间融合的颈椎扩张器

A. 原始形状（直径 3.3mm）；B. 扩张形状（每个齿直径 5/7/7/6mm）

四、手术过程

手术在严格的无菌条件下操作。术前预防性使用抗生素（头孢唑林 1g）和镇静剂（咪达唑仑 3mg 和芬太尼 50～100mg）。患者仰卧于手术台上，颈椎适当后伸，采用局麻使患者保持适当清醒，并监测患者的症状或体征（图 14－12）。皮肤及皮下组织采用 1% 的盐酸利多卡因局部浸润麻醉。颈部的解剖结构非常适合于经皮的前路操作。颈椎椎体前的空间具有良好的延展性，颈前间隙包含的组织（甲状腺、气管、咽、喉及食管）被深筋膜所包裹，可将其轻易地移动到对侧 1～2 指宽度。颈椎前路可以解决同侧或对侧症状。

对于侧方的椎间盘突出患者，作者推荐采用对侧入路，因为该入路能提供较好的视野，可轻易摘除椎间盘。术者用示指将患者的喉和气管推向对侧，然后将示指滑到椎体前方直到触及要治疗的椎间盘前侧边缘。随后，术者用中指或其他手指触诊搏动的颈动脉，并将气管－食管推向内侧，颈动脉推向外侧。再次透视前后位像最终确认，将脊柱穿刺针轻柔的置入颈椎间盘前壁，然后在侧方透视监视下，将穿刺针逐渐推进到椎间盘组织内大约 5mm（图 14－13）。术中进行椎间盘造影的目的在于染色突出的髓核并观察髓核突出的类型，通过注入 0.5ml 靛胭脂和造影剂的混合物，使突出的髓核及纤维环在内镜视野下易从正常的椎间盘组织中辨认出来。将导丝通过穿刺针置入到髓核中，将皮肤做大约 3mm 的切口，然后分别用直径为 1mm、2mm、3mm 扩张套管顺序扩张，最后置入直径稍大的工作套管。

这种顺序性的轻柔操作有两个好处：避免了软组织的损伤和减轻了相关疼痛刺激。通过工作套管置入环锯，环形切开纤维环，在内镜直视下用内镜髓核钳选择性切除椎间盘，用钬激光环形固缩和消融突出的椎间盘组织。纤维环被充分固缩后，用内镜髓核钳可以很轻易地将突出的椎间盘组织摘除（图 14－14）。随后进一步去除残留的纤维化的、坚硬的椎间盘髓核组织。钬激光处理的设置为每搏能量 0.5～1.0J，脉冲 10～15Hz。采用前后位透视确定激光探头正对突出椎间盘部位。在椎间盘内，椎间盘后部缺口和纤维环的消融都是内镜直视下进行的。当通过纤维环上的裂缝看到减压的硬膜囊和出口神经根灵活移动时，手术可以停止。

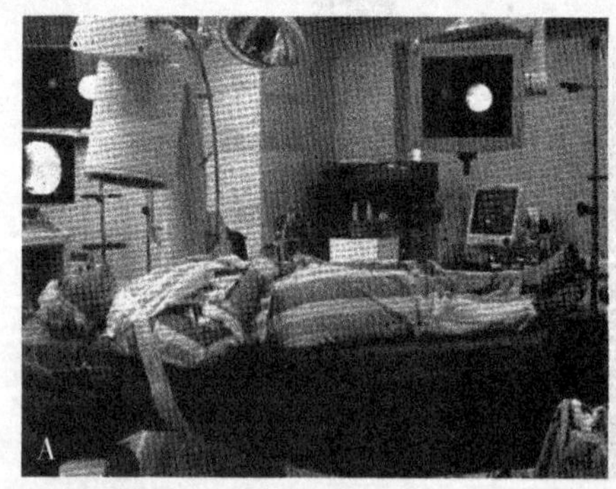

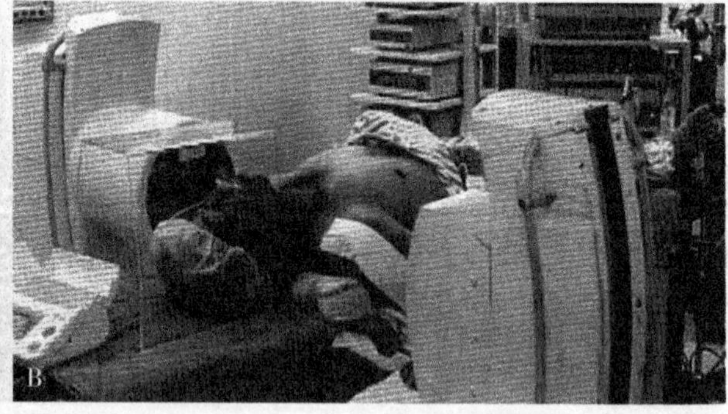

图 14－12　术前准备：手术在局部麻醉和影像透视监测下进行。患者的体位为颈椎适当仰伸位，术前建议使用抗生素（头孢唑林 1g）和镇静剂（咪达唑仑 3mg 和芬太尼 50～100mg）

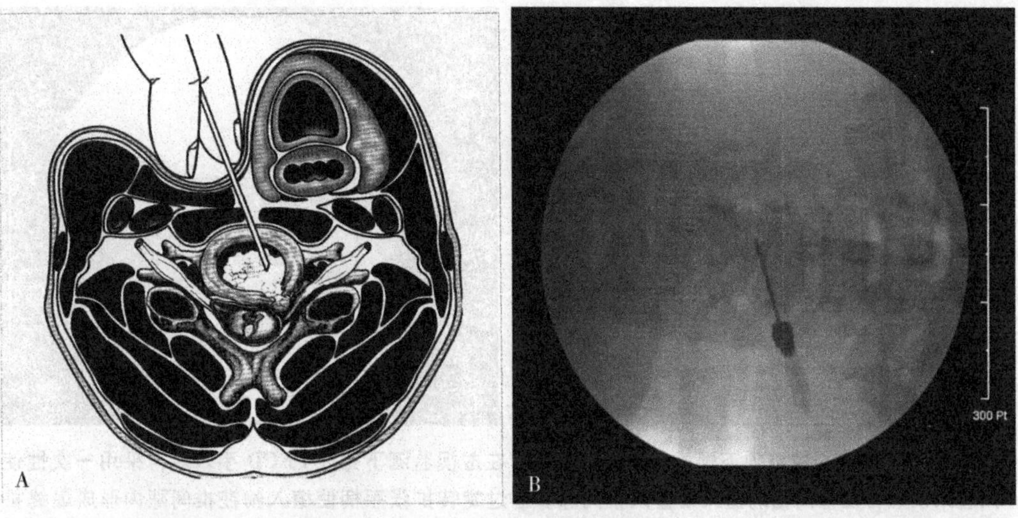

图 14－13　置入穿刺针。向内侧推开气管和食管，向外侧牵开颈动脉，影像透视最终确认，将穿刺针置入椎间盘的适当位置

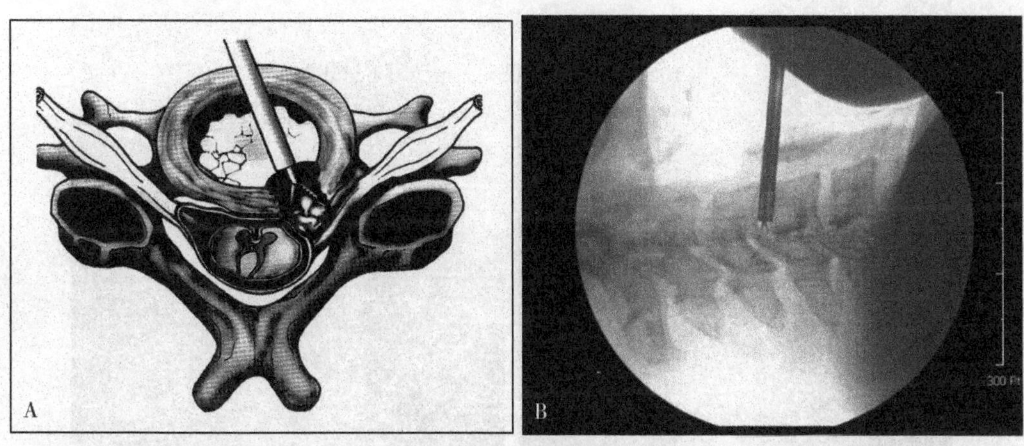

图 14－14　选择性内镜下椎间盘切除。纤维环被充分固缩后，在内镜直视下用髓核钳选择性摘除突出的椎间盘

在透视监测下完成 PECD 手术后，采用一次性使用置入系统将设计简化的植入物置入椎间隙。通过旋转扩张手柄使植入物在椎间隙内形成最终扩张形态。为避免植入物在椎间隙中位置不佳，在扩张过程中，需在影像监视旋转扩张手柄。一旦达到目标位置，将植入物从置入系统上脱离（图 14－15、14－16）。

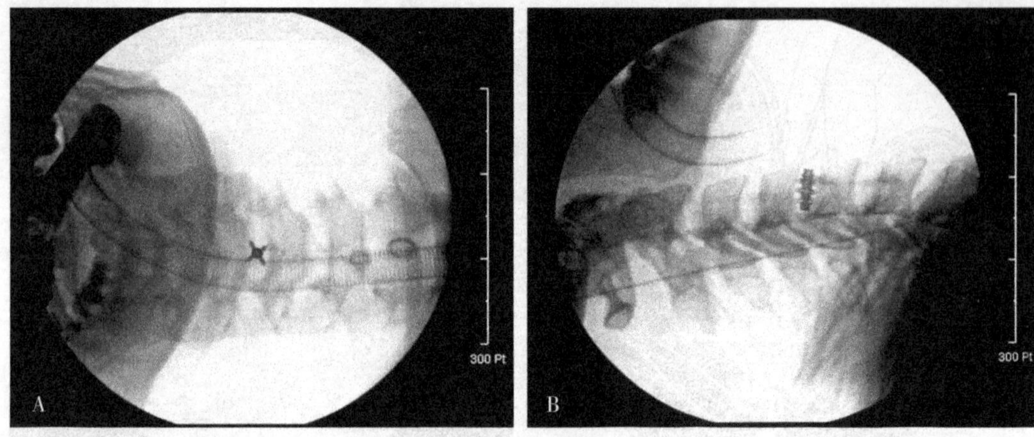

图 14－15　术中影像监视下颈椎扩张器的置入。在透视监测下完成 PECD 手术后，采用一次性使用置入系统将设计简化的植入物置入椎间隙。通过旋转扩张手柄使植入物在椎间隙内形成最终扩张形态。一旦达到目标位置，将植入物从置入系统上脱离

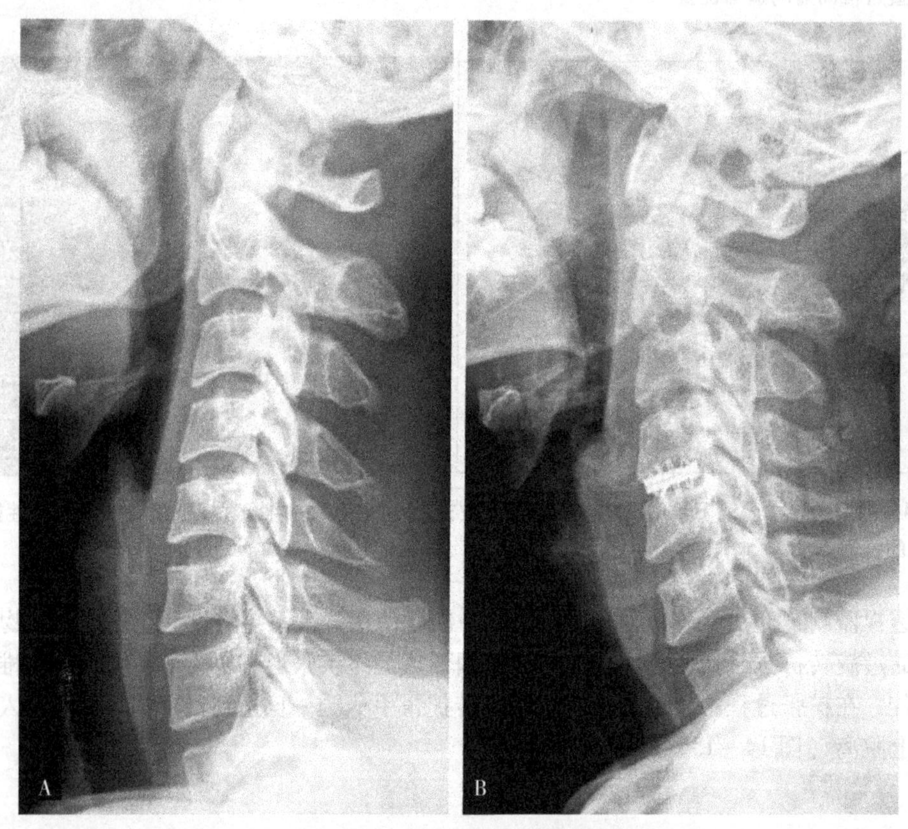

图 14－16　术后颈椎序列变化

A. 术前颈椎侧位片显示颈椎后凸；B. 术后颈椎侧位片颈椎后凸改善

五、术后管理

为预防并发症，术后患者需监测 3h，如果 24h 后没有并发症出现可以出院。推荐术后口服抗生素和镇痛药物。根据患者的具体情况采用颈托保护 3～14 天。如果患者术后出现持续疼痛不适，给予适当的药物和采用类固醇激素、利多卡因的硬膜外注射均可有效帮助患者的恢复。这种治疗具有椎间盘减压和类固醇激素减轻局部炎性反应的双重机制。在术后 6 周开始进行 1 周 2 次的颈部肌肉的康复训练及逐渐增加活动度，练习 3 个月。

六、临床结果

作者所在的医院从 2001 年 1 月至 2006 年 10 月连续 33 例患者采用了 PECD 手术治疗后置入了 B－Twin 固定器。年龄 28～78 岁，平均年龄 46.9 岁，其中 18 例男性，15 例女性。患者采用 VAS 评分系统评估颈部疼痛及放射痛的程度。疗效评估采用颈部功能障碍指数（NDI）进行评估。患者的满意度采用改良的 MacNab 标准进行评估。平均随访周期为 29.6 个月，平均住院日为 3.2 天。VAS 颈部疼痛评分从 6.1 分显著下降到 1.6 分（$P<0.0001$）。放射痛的 VAS 评分从 6.8 分下降到 1.6 分（$P<0.0001$）。NDI 指数从 47.6 改善到 14.3（$P<0.0001$）。总体而言，33 例患者中有 28 例取得了较好的治疗效果（优良率为 84.8%）。在随访中，有 2 例患者由于减压不彻底转为开放手术（ACDF）。没有出现永久性神经损伤及感染的患者。

七、并发症及预防

首先，对于颈动脉、食管、气管、甲状腺等邻近组织器官的损伤必须避免。因此，术者须识别颈动脉并触及其搏动以确保在操作时使其远离脊柱穿刺针和工作通道。而且，操作者需在前后位透视下确认穿刺针及工作通道的位置，其示指必须触及颈椎椎体前壁以免损伤重要结构。为避免脊髓损伤，术者必须在侧位片透视确认导丝尖端、环钻、髓核钳及激光发射器的位置，以确保这些器械的末端不能超过椎体后缘连线 2mm。椎间盘内操作时应采用冰生理盐水与抗生素的混合液持续冲洗，以免出现感染及血肿。讨论

特殊设计的 B－Twin 椎间融合装置适用于微创技术，只需进行较少的组织分离。这种内植物在放置到椎间时处于紧缩状态，只需大约直径为 5mm 的空间。通过置入系统装置，该内置物可以扩张到最终状态，可达到足够维持椎间隙的高度。在本章中，我们阐述了一种与开放手术（ACDF）不同的用于治疗由颈椎椎间盘突出导致的放射痛或盘源性疼痛的新技术，证明了可以在局部麻醉下施行经皮颈椎椎间盘切除术及内固定术。这种微创技术可以保护颈椎前方结构和稳定性，防止术后脊椎后凸畸形，并将与入路相关的并发症降至最低。这一技术同样具有不影响美观的良好效果，减少了手术时间和住院时间，可使患者早日回到日常活动中。如果手术失败，还可以选择开放手术治疗。尽管本研究中未发现严重的并发症，但目前的研究处于早期探索中，病例的积累比较少。为了评估目前这项新技术的优势后期需要进行随机对照试验或高质量的队列研究。

（柯西江）

第七节　经皮内镜下腰椎椎间孔成形术

行内镜下腰椎手术有两种手术入路，即经椎板间隙入路和经椎间孔入路。如果突出的椎间盘组织位于相应椎间盘水平，可以通过经椎间盘纤维环的缺损处来切除突出椎间盘组织。然而，对于脱出髓核远离椎间盘水平的游离型椎间盘突出症，在外科治疗时，需要术者拥有非常成熟的手术技巧。为了充分清除游离较远的椎间盘组织，需要进行相应部位的解剖和暴露切开。而在内镜下进行手术的过程中，我们可以通过椎间孔成形术来清除在椎管和椎间孔内的游离椎间盘组织。脱出的椎间盘组织可能会越过椎间隙水平向头部或尾部移位，对此类情况，可以通过切除椎间孔周围骨性结构或者韧带以便清除游离椎间盘组织。对于向头侧移位型和椎间孔内型椎间盘突出，椎间孔韧带和黄韧带成为手术的主要障碍；对于向尾侧移位型椎间盘突出而言，上关节突、下位椎体椎弓根和黄韧带包围游离椎间盘组织，进而阻碍手术的进行。椎间孔成形术就是为清除这些相关障碍结构而诞生的一项新技术，从而更好地清除游离移位的椎间盘组织。

一、适应证和禁忌证

椎间孔成形术大大拓宽了经皮椎间孔内镜技术（percutaneous transforaminal endoscopic surgery，PTES）的适应证。尽管对于经皮椎间孔镜技术来说，从椎间盘水平向头侧或尾侧切除游离移位的椎间盘组织为禁忌证，但椎间孔成形术可以去除像黄韧带、椎间孔韧带、上关节突和下位椎体椎弓根这些“障碍结构”，从而清除游离移位的椎间盘组织。在 L_5 ~ S_1 水平，髂嵴会阻碍手术的进展。PTES 的绝对禁忌证为侧隐窝狭窄、脊柱不稳（如脊椎前移）和马尾综合征。

二、手术方法

患者俯卧于 X 线可透视床上，局麻和经静脉使用镇静剂，这足以使患者在保持清醒的情况下最大限度地减轻疼痛并且保持安静状态。镇静剂主要为芬太尼和咪达唑仑，我们能够得到患者的持续反馈，从而避免神经损伤。咪达唑仑在术前一次性经肌内注射 0.05mg/kg；芬太尼为经静脉用药，起始量为 0.8mg/kg，在术中根据具体情况作适量添加使用。皮肤切入点距中线为 8 ~ 12cm，这一距离需要根据患者腰部宽度而做具体的调整。运用 MRI 和 CT 来测量皮肤切入点与正中线的距离，并制定到达椎间盘组织碎片所在部位的最佳路径，以此避开腹膜后以及脊柱内的神经结构。在手术过程中，根据前后位和侧位 X 线投影，确定病变椎间盘水平，并作相应水平面皮肤标记。患者摆好体位并准备妥当，铺盖无菌手术铺巾，将腰椎穿刺针穿入病变椎间盘间隙，准确的穿刺位点和穿刺轨道是手术成功的关键。利用腰椎穿刺针将导丝插入，将管状扩张器和拥有斜面开口的工作套管逐次通过小切口置入工作通道。工作通道的理想位置一般为正位 X 线透视椎弓根内侧连线和侧位 X 线片椎间孔的下界（图 14 - 17）。

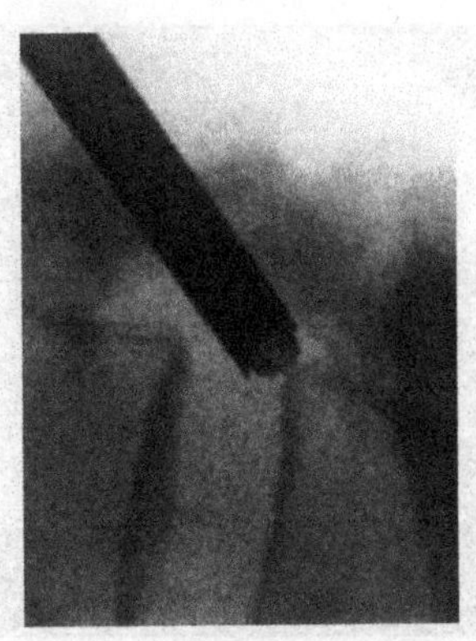

图 14－17　在 X 线指引下，用骨扩孔钻沿工作通道进行骨切除。扩大的椎间孔范围为清除游离的椎间盘组织提供了合适的空间，并可放置工作套管

斜面开口的工作套管可以作为切骨装置使用，需要切除上关节突骨量的多少取决于工作通道与锥形椎间孔之间的间隙大小。用扩张器头端的钻头在环状的孔壁上开通工作通道，通过切除部分上关节突的骨质来扩大工作通道，以此来清除向上或向下游离移位的椎间盘组织。(图 14－18）椎间孔成形术需要的其他器械还有电磨钻和骨扩孔钻。由内镜所提供的清晰视野使得电磨钻的使用更加安全。对于向头端移位的游离椎间盘组织，手术过程中的软组织障碍比如椎间盘韧带、黄韧带可以由侧射钬激光（YAG 激光器或射频器）来清除。当脱出的椎间盘组织越过椎间隙水平向尾侧移位时，必须切除部分下位椎体和椎弓根来暴露移位的游离椎间盘组织。用扩张器轻微敲打工作通道周围的结构有助于环切时避免神经损伤。在某些情况下，环切和椎体成形是同时进行的。

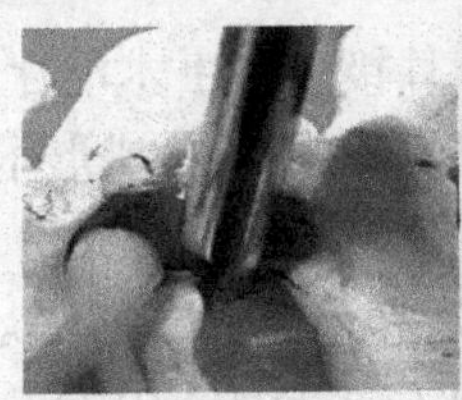

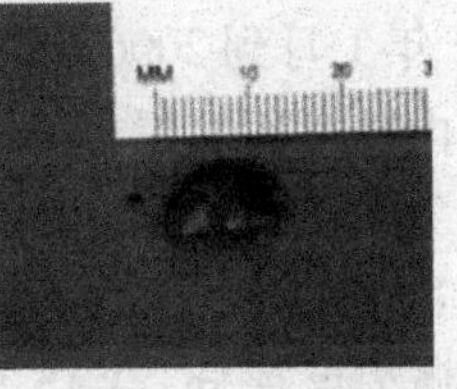

图 14－18　工作套管可以用作骨切割器（左）；从上关节突切除的骨组织块（右）工作套管与椎间孔环很接近，故用套管的边缘将上关节突的下面切除。在内镜下切除的游离的骨组织碎片，需切除的骨量的多少取决于椎间孔和工作套管直径的间隙大小

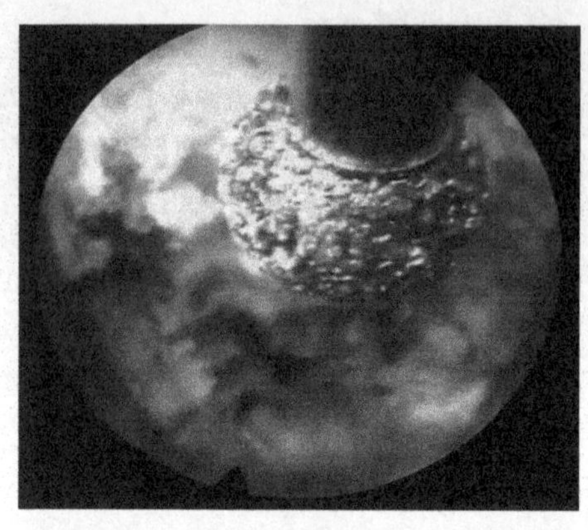

图 14－19　镜下电磨钻。这种电磨钻是为椎间孔成形术专门设计且在镜下使用的，与激光和骨扩孔钻相比更安全、有效、省时

用内镜钳清除骨碎片，继而用侧射钬激光（YAG 激光器）清除黄韧带直至可以直视硬膜外间隙。可以通过调整工作套管改变视野的方向，以此实现对硬膜外间隙以及椎间孔间隙的探查。向上移位的椎间盘组织通常位于硬膜和向外走行的神经根之间的腋区。工作套管可接近这一腋区，避开向外走行的神经根而不激惹神经。神经根阻滞有助于上述操作引起的剧烈疼痛。向下移位的椎间盘组织通常位于横行的神经根下面或者在下位椎弓根后面。可以移开横行的神经根或者切除上关节突的下面部分及部分下位椎弓根，仅仅在椎间盘组织游离较远的患者中才会切除部分椎弓根。可以通过射频探针来调整神经根的位置，射频探针可以很好地完成对横行神经根与硬膜囊之间硬膜外间隙的探查。

三、结果

回顾性分析了从 2002 年 1 月到 2006 年 6 月接受此手术治疗的 59 例患者（男性 34 例，女性 25 例），这些手术均由同一医生操作，均采用椎间孔成形术，59 例患者均为症状性轻度椎间盘突出。年龄 24～79 岁，平均 50 岁。其中 39 例病变于 $L_4 \sim L_5$ 水平，12 例病变于 $L_3 \sim L_4$ 水平，5 例病变于 $L_5 \sim S_1$ 水平，3 例病变于 $L_2 \sim L_3$ 水平。所有患者均未有同节段脊椎的手术史，术前根性疼痛程度评分：VAS 评分法为 4～10 分，平均 8.01 分；ODI 评分法为 24～91 分，平均为 61.6 分。随访 5～59 个月，平均为 25.4 个月，其中 1 例患者因为本身存在的健康问题在随访期间死亡。剩余 58 例患者根性痛 VAS 评分为 0～6 分，平均为 1.56 分；ODI 法为 2～62 分，平均为 10.76 分。术前和术后 VAS 和 ODI 评分的改善均有统计学意义（$P<0.05$）。住院天数为 24～38h，平均 34h，平均 3.8 周恢复正常工作或者是正常的日常活动。

（一）案例 1

48 岁，男性，右腿神经根性痛，MRI 显示 $L_4 \sim L_5$ 椎间盘向尾侧游离移位，椎间盘组织游离到下位椎弓根水平，故采用椎间孔成形术建立理想的手术通道。术后游离的椎间盘组织完全清除（图 14－20）。

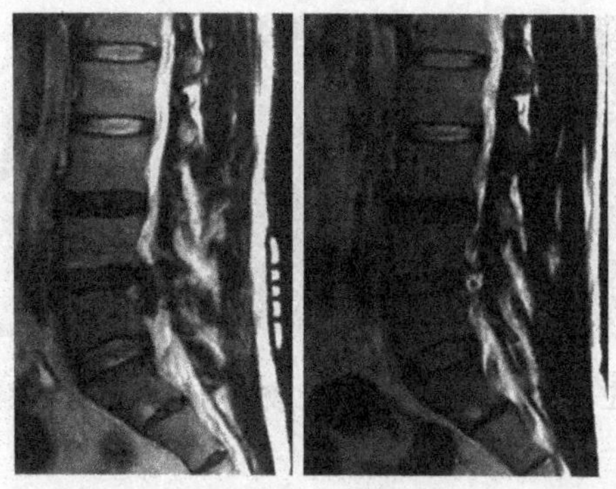

图 14－20　术前（左）术后（右）MRI 显示术后完全清除移位的椎间盘组织碎片

（二）案例 2

31 岁，男性，左腿神经根性痛，MRI 显示病变椎间盘向头侧游离移位，椎间盘组织游离到上位椎弓根水平，PTES 联合椎间孔成形术成功将游离椎间盘组织完全清除（图 14－21）。

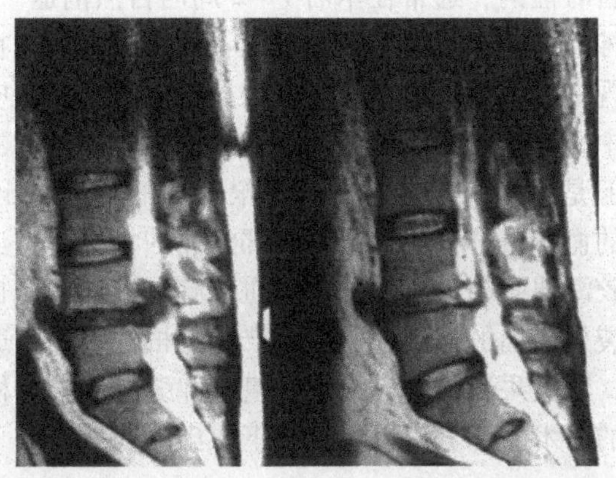

图 14－21　术前（左）术后（右）MRI 显示术后完全清除移位的椎间盘组织碎片；侧位 MRI 显示椎管内不均匀信号（为灌注的水，很快被吸收）

四、术后治疗

术后当天或者第 2 天患者即可出院。术后建议卧床休息 4h，可进行缓慢移动。术后通常运用 MRI 确认游离椎间盘组织是否完全清除，术后 MRI 可显示椎间孔成形术操作过程中骨切除的范围（图 14－22）。一般术后可做相关的神经学检查如直腿抬高试验和肌力评估确认手术效果。

术后服用抗生素 3 天；建议佩戴腰部支具约 2 周时间；根据工作的具体性质来决定何时进行正常的工作，办公室类工作在术后 4 周即可恢复正常工作，术后 1 个月可进行合适的体育运动。

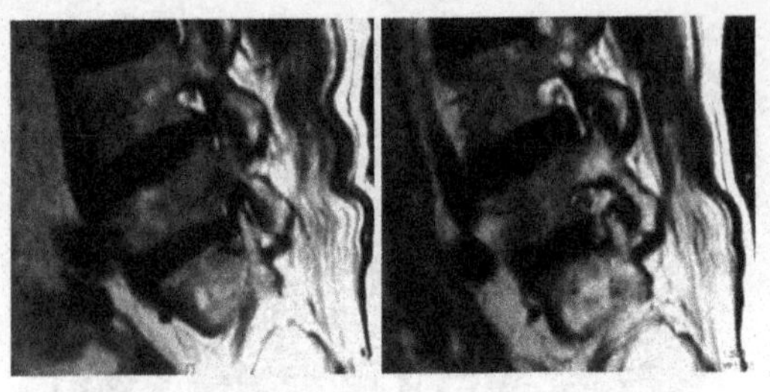

图 14-22　术前（左）术后（右）MRI 比较显示切除的上位关节突和扩大的椎间孔

五、并发症

曾有数例关于侧后入路手术并发症的报道，即使是用混有抗生素的盐溶液持续灌注，与内镜手术有关的感染也会有所发生。经椎间盘手术操作后，容易诱发椎间盘炎，单用抗生素或者补救性手术（如融合术和反复内镜下灌注）可以解决这一手术并发症。向外走行的神经根的神经节，由于手术操作过程中接触性的损伤导致神经损伤，这可能会引发麻痹或者肌无力。这些症状通常是暂时性的，通常在术后 1～2 周内自然消退。

为了避免接触性的神经损伤，术者必须重视患者的反应，如果在向椎间孔内推进扩张器和工作套管的过程中出现神经激惹现象，那么推进器械的前进方向应向尾侧偏移，以此来避开神经节。在手术过程中，出现硬膜外静脉出血是令医生比较头痛的问题，通常可以用水压或者射频电凝来控制。但是，与向外走行的神经根毗邻的根动脉出血会导致非常严重的后果。由腹膜后血肿导致的血容量降低或是严重腹部疼痛的情况，应当将血肿及时清理。骨切除部位的出血可以用明胶海绵吸附上凝血酶来止血。脑脊液漏可以自然停止，不会导致严重后果，但是从硬脑膜破裂处疝出的神经根会导致严重的根性腿痛。通过注射或植入黏合性材料可以减轻神经根膨出；若效果不佳，应该切开复位并缝合硬膜。机械性并发症比如说骨钳破碎有时会发生。破碎的手术钳部分可以在内镜下取出。

六、讨论

经皮经椎间孔椎间盘手术（percutaneous transforaminal disc surgery，PTDS）最早于 1973 年提出，起初，PTDS 手术结果不一，没有稳定的手术效果。然而，现在各种各样的 PTDS 手术技术在许多专门手术器械比如内镜、电钻、灵活的射频探针以及激光等的辅助之下克服了解剖上的种种限制，因此 PTDS 的手术适应证得到了大大拓宽。多通道的内镜有着非常宽的角度，更清晰的视野，因此椎间盘的结构可以一一辨认，如椎间盘、骨结构、韧带、脂肪、血管以及神经，这使得我们可以更安全的发现和清除游离椎间盘组织。如今，PTDS 有着非常广的适用范围，特别是游离型椎间盘突出症。

当椎间盘组织从后纵韧带膨出后，发生游离移位的情况占 35%～72%。向头侧移位时，游离椎间盘组织通常位于椎板峡部之下，两侧椎弓根之间。开放性手术切除此类游离椎间盘组织需要广泛的切除骨组织，然而这又会导致术后脊椎不稳。Ditsworth 等在 PTDS 术中采用 2.8mm 的工作通道内镜时，很难清除游离椎间盘组织。如果能够找到合适的轨道，即使是向头侧游离较远的椎间盘组织也可以被清除。为了找到理想的推进轨道，采用椎间孔成形术同时切除环状边缘以此辅助显示硬膜外间隙，用一斜形插管显示椎间盘间隙。Knight 等用激光椎间孔成形术移动向外的行走神经根和横行神经根，尚有一些其他学者采用激光进行椎间孔成形术的相关报道。激光可以非常有效的切除韧带等软组织并有良好的止血效果，然而在椎间孔成形术中仅仅采用激光是远远不够的，因为激光费时而且不能切除硬组织。Ahn 等使用骨扩孔钻和侧射钬对 $L_5 \sim S_1$ 椎间孔狭窄的患者进行了椎间孔成形术。

Schubert 和 Hoogland 也对此做了相关报道，使用骨扩孔钻进行椎间孔成形术来清除游离移位的椎间盘。然而，骨扩孔钻通常是在动态 X 线透视的指导下进行，我们无法直视操作过程，因为不能控制相关的手术视野。最为安全有效的椎间孔成形术器械是内镜下金刚磨钻。内镜直视下操作可以避免对神经组织的误伤，可去除下位椎体的上关节突甚至椎弓根或椎体等硬性组织。经椎间孔内镜手术对脱出型椎间盘突出有很高的治愈率。然而，对于游离移位的椎间盘，上文所阐述的椎间孔成形术对此会有更好的治疗效果。总之，经椎间孔手术入路的限制包括椎间孔的大小。

扩大椎间孔的操作在 PTES 中并不作为常规使用，但是通常会采用一些能够达到并清除各个部位和方向的游离移位椎间盘组织的手术操作。PTES 手术的学习曲线非常陡峭，对常规开放性手术标准的掌握是非常必要的。Ruetten 等强调，必须将更多精力放在内镜手术学习曲线的最后一个阶段，这样才可以更好地避免并发症的发生。PTES 联合椎间孔成形术作为一种安全有效的微创外科技术，为腰椎间盘突出症的治疗提供了一种可供病患和医生选择的治疗新途径。

（柯西江）

第八节　经皮内镜下腰椎纤维环成形术

一、导言

慢性腰痛可由多种原因引起，如腰椎间盘和小关节退行性变，纤维环撕裂，腰椎运动节段不稳和退行性腰椎滑脱等。文献表明，约 40% 的慢性腰痛与椎间盘病变有关，即椎间盘源性下腰痛（discogenic low back pain），此疾病主要有 5 种典型的临床特征：坐位耐受下降，伸展运动受限，持重困难，不能长期维持固定姿势，和活动后腰部疼痛加剧等。

目前，盘源性腰痛的发病机制和病理过程仍存在争议，椎间盘受损、退行性变或髓核突出均可导致疼痛。致痛原因可能是纤维环撕裂后新生肉芽组织内神经末梢受压，伤害性感受器接收并传递疼痛刺激信号（图 14－23，14－24）。磁共振成像（MRI）是诊断盘源性腰痛的常用辅助手段，典型的腰痛患者行 MRI 检查时，常发现 T_2 加权像椎间盘后侧纤维环出现高信号区（HIZ）（图 14－25），但 HIZ 的发生率、诊断盘源性腰痛的敏感性和特异性尚存较大争议。除 MRI 检查外，椎间盘造影也可应用于该疾病的诊断。由于纤维环撕裂，注入椎间盘的靛蓝脂染料可漏入硬膜外腔并同时诱发或加重患者原发腰痛（图 14－26），这两种阳性表现可用于证实盘源性腰痛的存在，但由于该检查有创，存在假阳（阴）性可能，且需要和正常节段椎间盘进行比较，所以常用于手术治疗前的疾病诊断。

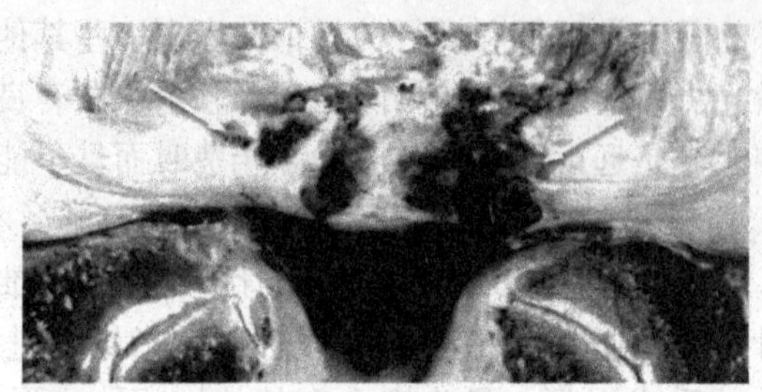

图 14－23　后侧纤维环处的肉芽组织、撕裂纤维环内肉芽组织（白色箭头）

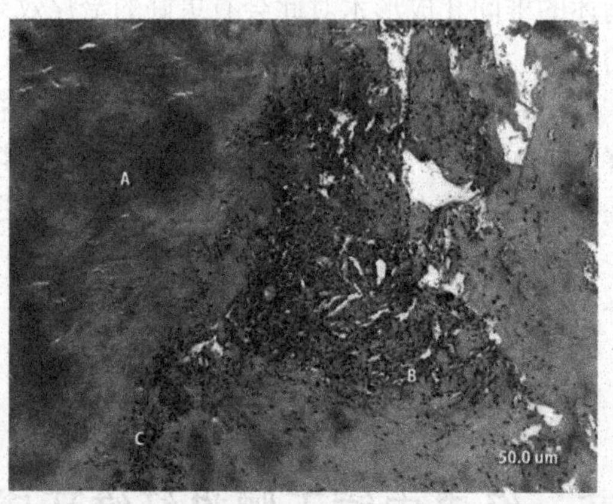

图 14－24　肉芽组织显微镜图。施行 PELA 手术的患者组织病理切片，显示破裂纤维环间隙内的肉芽组织

A：纤维环；B：增殖血管；C：肉芽组织内细胞浸润（HE 染色：4×10）

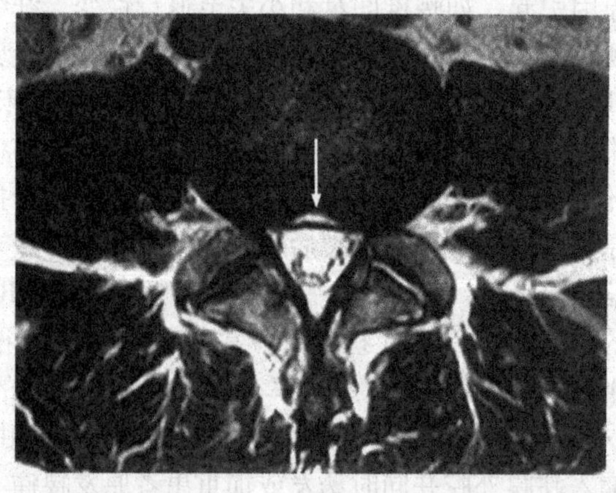

图 14－25　慢性腰痛患者 MRI T_2 加权像后侧纤维环呈高信号区（白色箭头）

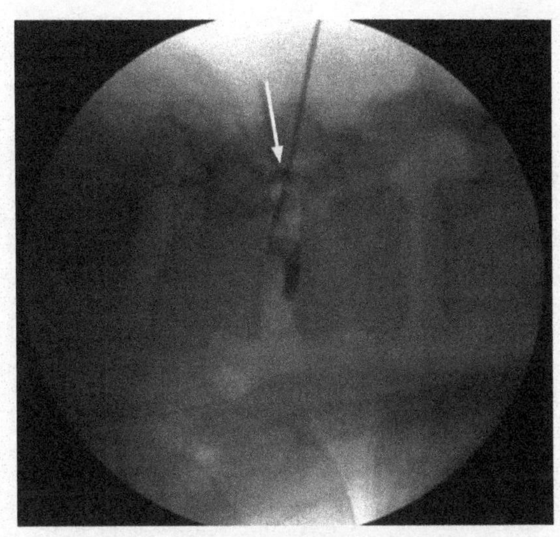

图 14-26　椎间盘造影剂漏入硬膜外腔染料漏入硬膜外腔（白色箭头）确认纤维环撕裂并可诱发患者原发腰痛

盘源性腰痛的治疗主要包括保守治疗和椎间融合。多数患者经非手术治疗可获得满意效果，但当长期保守治疗后症状仍无改善时，应考虑行手术治疗。椎间融合和人工椎间盘置换是目前治疗盘源性疼痛的主要手术方式。在进行创伤较大的传统开放手术之前，患者可尝试脊柱微创治疗。常见的治疗盘源性腰痛的微创手术包括椎间盘内电热凝术（interadiscal electrothermal therapy，IDET）、射频消融术、冷凝消融术和经皮内镜腰椎间盘切除术。根据具体术式和术者的不同，各种微创手术的临床疗效也有所差异。经皮内镜激光纤维环成形术（percutaneous endoscopic laser annuloplasty，PELA）是进行纤维环成形的激光辅助脊柱内镜微创技术（图 14-27）。术中采用的 Ho：YAG（狄：钇-铝-石榴石激光）已广泛应用于各类腰椎、颈椎间盘突出症的微创手术。与传统的内镜激光腰椎间盘切除术相比，PELA 采用的可屈曲导管直径仅 3mm，手术创伤更小，手术的目标区域是伴有肉芽组织生长的后侧撕裂纤维环（图 14-28），激光可清除肉芽组织并促进纤维环愈合。

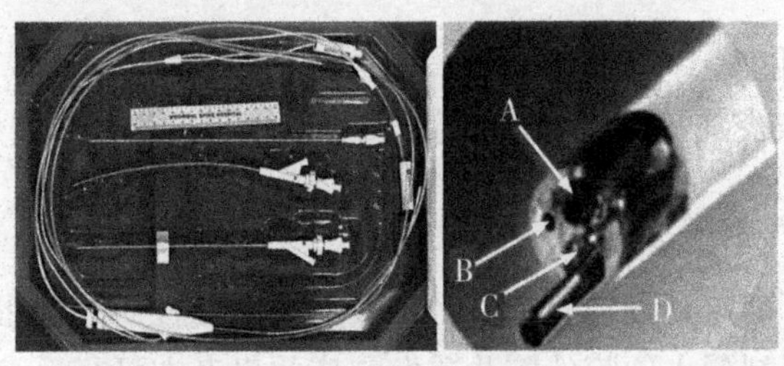

图 14-27　激光辅助脊柱内镜设备（LASE）（左）和激光探头（右）

A. 成像光纤；B. 照明光纤；C. 灌注通道；D. 激光纤维

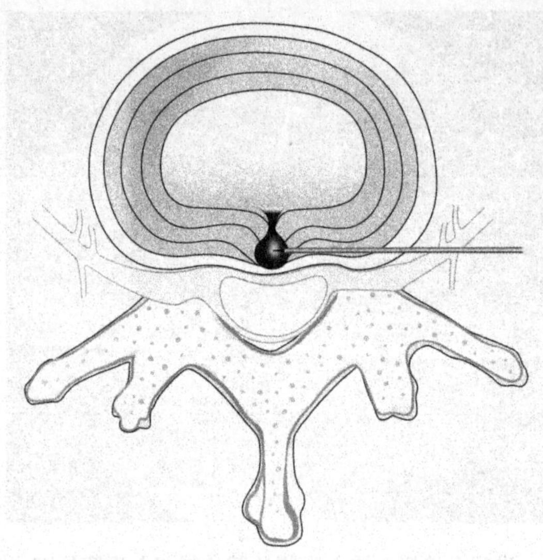

图 14-28　经皮内镜腰椎纤维环成形术目标区域。手术目标区域为撕裂的后侧纤维环和肉芽组织

二、适应证和禁忌证

1. 适应证

PELA 手术的适应证是长期保守治疗无效的慢性腰痛患者，此类患者应具有以下特征：

(1) MRI T_2 加权像后侧纤维环区域呈现典型的退行性椎间盘高信号区。

(2) 椎间盘造影诱发或加重腰痛，造影剂漏入硬膜外腔以明确纤维环撕裂。

(3) 伴有或不伴有局限性中央型腰椎间盘突出症。

2. 禁忌证

(1) 脱出型或游离型椎间盘突出症。

(2) 椎管狭窄症。

(3) 节段性不稳。

(4) 多节段退行性变。

(5) 骨折、肿瘤或炎症等其他病理状态。

三、手术技术

术前椎间盘造影可确定纤维环破裂并诱发或加重原发腰痛。造影和 PELA 手术可同时或分次进行。造影时造影剂漏入硬膜外腔并诱发腰痛的患者方可行手术治疗。若注射造影剂后未能诱发患者腰痛或未在硬膜外腔观察到蓝色染料，则不应进行下一步手术。

1. 患者体位呈俯卧位。

2. 根据术前 MRI 轴向位片确定体外穿刺点和角度，体外克氏针定位在病变椎间盘后部纤维环中点（图 14-29），进针点通常距后正中线 12～15cm。

3. 透视下将穿刺针穿至硬膜外腔，通过椎间孔（图 14-30A、B）。注射硬膜外腔造影剂显示硬膜囊和神经根，避免损伤。然后穿刺针进一步深入至纤维环，注射不透射线的靛蓝脂造影剂，将病变的椎间盘蓝染。

4. 插入导丝，退出穿刺针，沿导丝依次放置工作通道和激光导管。

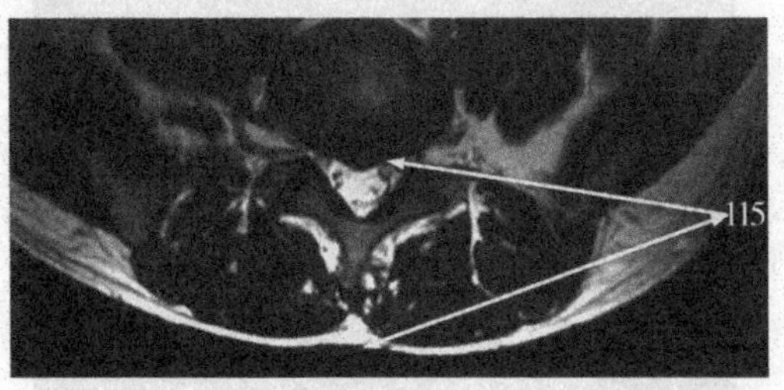

图 14－29　经皮内镜腰椎纤维环成形术穿刺路径。在 MRI 轴位片上测量穿刺点与正中线距离

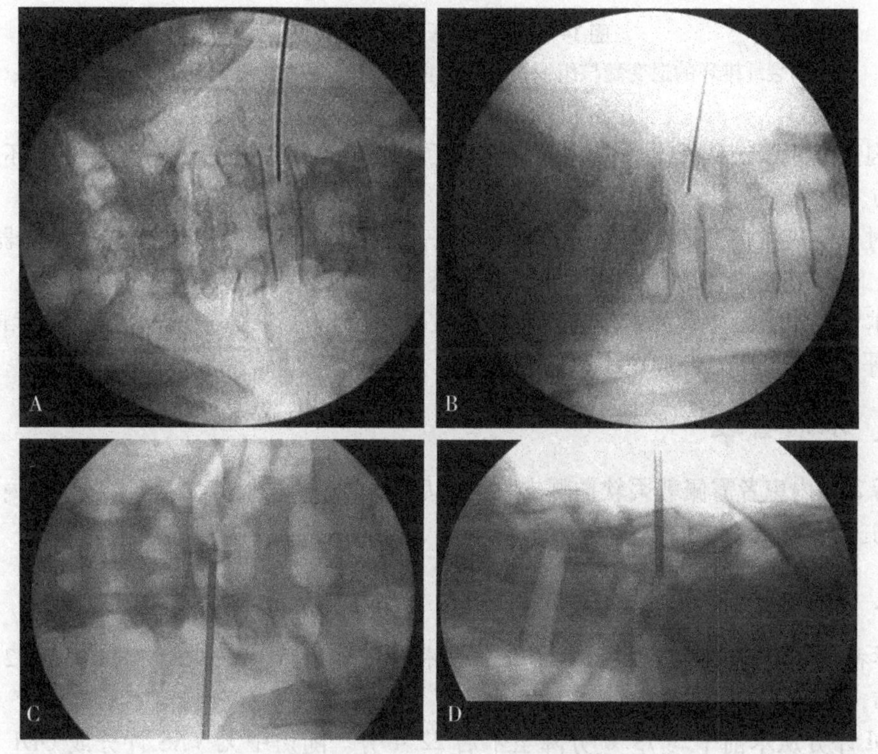

图 14－30　内镜工作通道放置图

A、B. 穿刺针通过椎间孔穿入硬膜外腔，进一步深入至后侧纤维环，退出穿刺针，依次放置导丝和工作通道；C、D. 工作通道前段定位于后侧纤维环中线

5. 采用 Ho：YAG 激光进行手术治疗　激光能量设置在 0.5～1.2J（10～20Hz）。旋转、屈曲激光导管，使其直达肉芽组织和撕裂纤维环。内镜下可观察到靛蓝脂染料将退变的髓核组织染成蓝色（图 14－31）。受损的纤维环呈淡红色，而正常的纤维环呈白色，二者有明显区别。激光释放的能量可消融肉芽组织，并促使受损纤维环回缩、变硬，逐渐闭合。

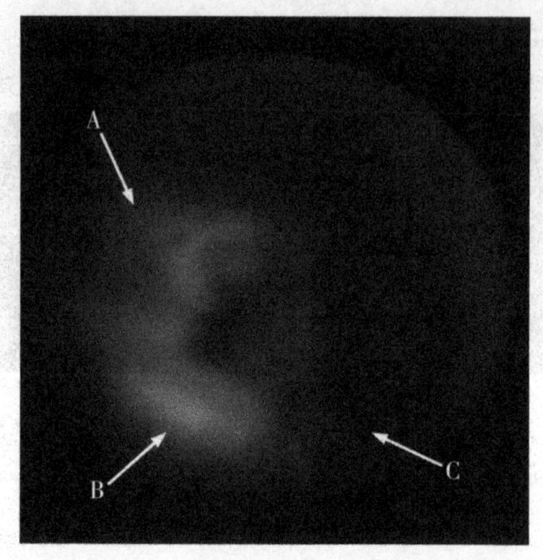

图 14 - 31　PELA 手术内镜视野图

A：突入撕裂纤维环的退变髓核组织被染为蓝色；B：正常的白色纤维环；C：激光探头

6. 肉芽组织消融从纤维环中心开始，然后将激光导管逐渐撤出，直至纤维环外缘和硬膜外脂肪。

7. 对于中央型腰椎间盘突出的患者，可采用小的内镜髓核钳或自动髓核切除器（Clarus Medical，Minneapolis，MN，USA）把突出组织从工作通道中取出。

8. 术毕取出激光导管和工作通道。皮肤胶布即可闭合切口，无需缝合。手术时间 30 ~ 45min，平均激光能量 10 000 ~ 13 000J。

四、术后管理

术后 2 周内患者需佩戴柔软护腰支具，之后即可恢复日常活动，但术后 6 周内不可进行剧烈活动。

五、临床结果

有学者对一组 30 例施行单节段 PELA 手术的年轻患者（平均年龄 31 岁，22 ~ 45 岁）进行随访，平均随访时间 9.7 个月，发现 VAS 评分从术前 8.0 分降至术后 2.4 分（图 14 - 32）。ODI 评分从术前平均 79.0 分降至术后 22.4 分。随访中无 VAS 评分或 ODI 评分上升者。Macnab 评分术后疗效优良率 90%，其中疗效显著者 16 例（53.3%），疗效明显者 11 例（36.7%），疗效一般者 3 例（10%），所有患者未见术中不良反应或术后神经损害。2 例患者术后反映疼痛未好转，其中 1 例患者后施行人工椎间盘置换术，另外 1 例拒绝后续手术治疗。

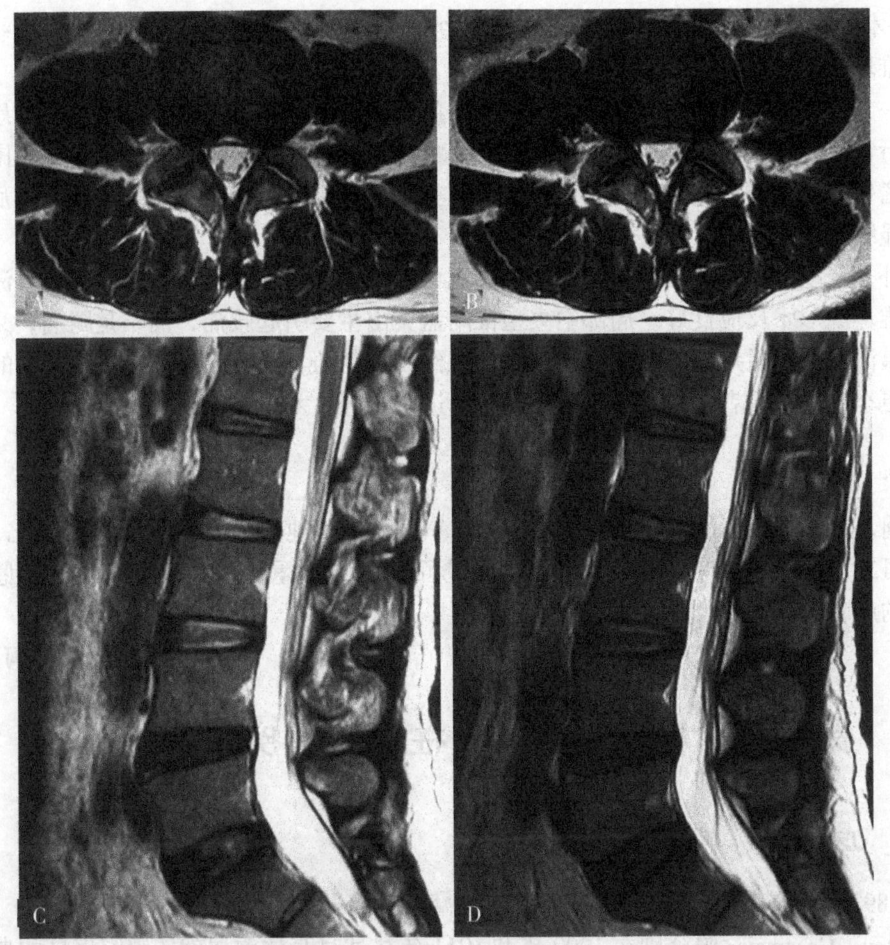

图 14－32　45 岁男性患者施行 $L_4 \sim L_5$ PELA 手术的 MRI 图像

左侧：术前；右侧：术后 15 个月

六、关于患者选择的讨论

HIZ 和 Modic 改变是椎间盘源性腰痛的敏感标志，但有文献指出，随着椎间盘退行性变的进展，HIZ 逐渐消失，而 Modic 改变取而代之成为疾病的典型特征。有一部分相对年轻的腰痛患者 MRI 检查发现，后侧纤维环呈现典型的 HIZ 表现，这一类患者较适合施行 PELA 手术。HIZ 的病理学机制目前仍不清楚，但多数研究认为 HIZ 的出现代表纤维环撕裂和新生血管肉芽组织形成。椎间盘周围纤维环只有外 1/3 具有神经支配，一旦椎间盘受损，随着其退变，新生血管肉芽组织将沿撕裂纤维环方向由外向内生长，新生肉芽组织神经支配丰富，被认为是盘源性腰痛的致痛原因。

目前，盘源性腰痛的治疗仍存争议。以腰椎间融合为主的手术治疗，即使术前严格把握适应证，术后疗效也并非完全满意。另外，由于具有上述 HIZ 典型影像学表现的患者相对年轻，日常活动较活跃，所以施行椎间融合术后负面效果并不少见。对于此类患者，手术治疗的同时应尽量保护其脊柱节段活动度，因此，在传统手术之前可首先尝试各类微创手术。

PELA 手术的导管能直达纤维环间隙内的肉芽组织，激光释放的能量可清除肉芽组织，促进破裂纤维环回缩、愈合。

另一方面，MRI 检查呈 Modic 改变是椎间盘退变进展的表现，这一类慢性腰痛患者不再适合施行 PELA 手术。患者的腰痛多源自于退变椎间盘的机械支持受损和纤维环周围广泛神经末梢增生，而并非后侧纤维环局部撕裂。该类患者行椎间融合或人工椎间盘置换后疼痛症状可明显缓解。

此外，轻度的中央型椎间盘突出症患者也可从 PELA 手术中获益。该类疼痛对激光切除术或纤维环成形术反应良好。局部中央型椎间盘突出主要引起腰痛，而不是腿痛，采用激光或内镜镊清除病灶后疼痛可迅速缓解。与传统经皮内镜椎间盘切除术相比，PELA 的手术通道直径更小，所以后者更加微创，术中患者不适感更轻，术后恢复也更快。

七、结论

目前，盘源性腰痛的治疗仍有争议。PELA 手术比其他内镜手术更加微创，比 IDET 手术更加可靠。对于 MRI 表现典型、椎间盘造影可诱发或加重原发腰痛，尤其是不愿接受开放手术的患者，PELA 是有效的微创手术方式。

（柯西江）

第九节　椎间孔镜在脊柱退变性疾病中的应用

一、历史

在 1893 年，WA Lane 首次叙述通过腰椎减压手术来治疗腰椎管狭窄。Sachs、Fraenkel 以及 Bailey、Casamajor 曾分别在 1900 年和 1911 年描述过身体前屈就能缓解疼痛的典型跛行症状。Van Gelderen 提出黄韧带肥厚是引起疼痛和导致椎管狭窄的原因。而 Mixter 和 Barr 则试图采用椎板切除术治疗神经根性疼痛。1954 年 Verbiest 提出了椎管狭窄的临床特征及诊断标准。1973 年 Kambin 开始通过后外侧通道行经皮间接脊髓减压术。1996 年 Kambin 和 Zhou 提出了伴侧隐窝狭窄的神经根减压方法。Foley 等在 1999 年描述了内镜技术在极外侧椎间盘突出症治疗方面的应用。Knight 等在 2001 年将侧面发射激光技术运用于内镜下的椎间孔成形术。Hoogland 和 Schubert 进一步发展运用扩孔器，经皮内镜行腹侧椎管的手术。

经椎间孔途径有利于保护脊柱的背侧韧带和骨结构，降低术后脊柱不稳的风险，尤其保护了多裂肌。

二、脊柱退变的诊断学困惑

处理脊柱退变性疾病时，我们应该在术前个体化分析每个患者的情况。然而年轻患者对待椎间盘突出引起的相关疼痛往往能忍受，而老年患者的症状可能更加复杂。脊柱的退行性变可能会导致脊柱畸形、不稳，或者神经压迫，因为退变会引起骨或软组织的改变。因此需解决诊断的挑战和提出理想的手术方案。

问题常常源自上面提到过的方面。神经的根性痛或者神经性跛行是老年患者一个明确的手术指征，然而通过经皮椎间孔镜治疗腰痛很困难。在休息时常常缺乏临床症状，而老年患者则症状复杂（即可能出现或者缺乏椎间小关节炎、骨质疏松症或脊柱不稳症状），可能会给外科手术的决策带来困难。

三、诊断

腰椎磁共振（MRI）是首选的影像学检查方法，它能很好地显示出腰椎的椎间盘和韧带结构。然而对于身体内有移植物或起搏器的老年患者，MRI 是禁忌证，这个时候则需要行腰椎 CT 扫描。作者还推荐行腰椎直立位 X 线摄片，用来评价在重力负荷下脊柱的负重特征和变化。在一些情况下腰椎的功能性屈伸位 X 线片可能有助于评价腰椎不稳。对于严重的畸形可能需要全脊柱 X 线摄片。在多节段狭窄，选择性的神经根阻断有助于确定引起疼痛的责任节段。

当考虑外科内镜治疗方法（即经皮椎间孔镜）时，当然会有一些特殊的考虑和技术限制。软组织很容易去除，而骨性狭窄或者韧带肥厚可能是主要的困难。原因主要在于操作通道的大小（3.8mm）以及镊子和其他工具的力量，如设计带一定弯曲度的一定硬度的磨钻看起来很困难，但是它是个有前景的问题，有待未来进一步研究。

四、解剖因素

椎管内主要为硬膜囊，而侧隐窝是从硬膜囊的外侧部向椎弓根的内侧延伸。脊神经以头侧椎弓根的下部和尾侧椎弓根的上部为界。发出的神经根大概占据椎间孔的 30%。在低位腰椎，如 $L_4 \sim S_1$，如果患有椎间小关节炎，椎管的容积会减小的更多。因为椎间盘的纤维环的强度减弱和后膨胀，造成了椎管狭窄，也常常导致骨赘的形成和小关节的增生。这些改变会导致椎间小关节的进行性退变及椎间孔内神经根和椎间盘的进一步侵蚀，可能导致黄韧带的折叠加剧，引起椎管外侧和中间区域的压迫。

椎管狭窄可以是单节段或多节段，也可以是单侧或者双侧的，$L_4 \sim L_5$ 间隙最常见。因为椎间盘的高度丢失及矢状面畸形，导致椎管容积的减少。根据解剖分类：中央型椎管狭窄、侧隐窝型及由于骨质增生导致的椎间孔狭窄型，需要区分开。经皮椎间孔减压术对神经根管的减压比后路对神经根管的减压范围要广，也没有增加腰椎在任何方向的运动范围，因此，经皮椎间孔减压手术引起的腰椎不稳的风险被降到最低。

五、椎管狭窄

（一）椎间盘突出引起的中央型椎管狭窄

椎间盘突出最常见的节段为 $L_4 \sim L_5$、$L_5 \sim S_1$。一般椎管中央突出很少导致下腰部疼痛和最终发展为神经性跛行的马尾神经根压迫。脊椎退变引起的椎间盘中央型突出大部分可以与年轻患者一样采用经皮椎间孔镜技术治疗。显微外科和经皮内镜可以治疗单纯型椎间盘突出和椎管狭窄引起的神经根炎、神经根病。对于 $L_3 \sim L_4$ 和更高的节段，为了能到达椎管的中央和对侧，工作套管的位置必须与椎间盘平行（图 14－33）。在双侧通道的情况下，患者取俯卧位可缩短手术时间和避免术中患者体位的改变。

因为髂嵴的高度和患者的性别，在较低的腰椎节段到达椎管中央非常困难。考虑到腹侧神经结构的位置，椎管可以逐步减压。在无游离髓核的中央型椎间盘突出患者中，影响到高位椎管的患者，其行微创椎间盘切除术失败率最高。依据作者的经验，内镜外科中也会出现相同的问题，可能是因为需要去除大块的后纵韧带来给中央椎管减压（图 14 - 34）。

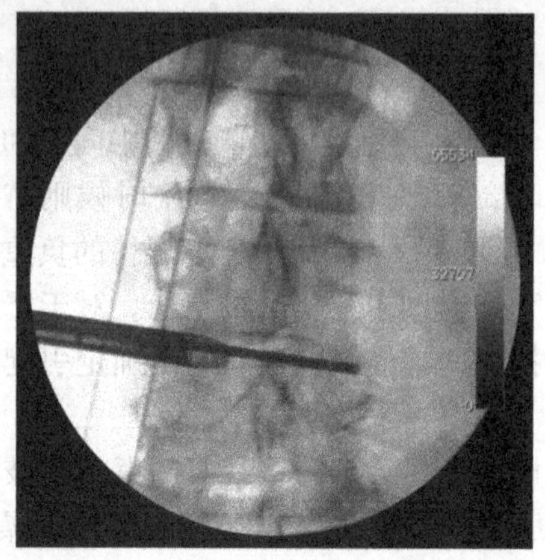

图 14 - 33　工作套管的位置与椎间盘平行

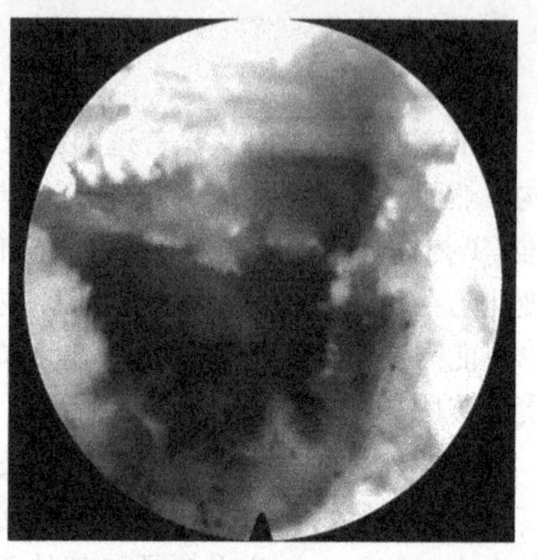

图 14 - 34　内镜减压术后后纵韧带的缺如

另一个问题可能是内镜手术后脊柱不稳和严重腰痛的增加，以及椎间盘体积的减少。内镜椎间盘减压术后的脊椎退行性变可能会导致脊椎节段的塌陷，从而引起脊柱不稳，导致腰部的疼痛（图 14 - 35）。渐进性的腰痛通常需要行外科手术治疗，如小关节去神经术或融合术。

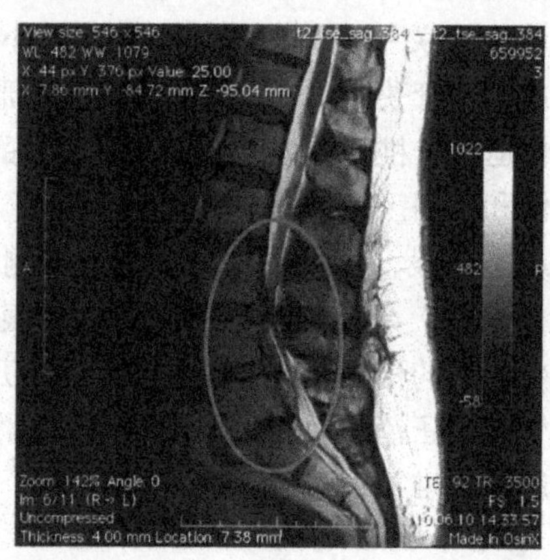

图 14 - 35　椎间盘切除椎管减压后塌陷的 L_3 ~ L_4 和 L_4 ~ L_5 椎间隙

（二）黄韧带内皱引起的中央型椎管狭窄

黄韧带内皱可导致椎管后方压迫，因而作者自己对于前方压迫或者去除椎间盘突出的经验就很少有用了。在单侧腿痛的情况下，间接的腹侧减压可能会增大椎管的容积缓解腿痛。

为了有一个好的视野去观察神经结构，黄韧带的椎间孔内部分需要去除。请注意，因为增生的小关节突，通过的神经根可能会被推向前而靠近肥厚的椎间孔内黄韧带的后面。如果没有给予足够的重视，这会导致神经损伤。

（三）侧隐窝狭窄型椎管狭窄

侧隐窝狭窄常常导致单侧躯体的神经根性疼痛。为了有足够的操作空间，因此靠近下方的脊椎的后部和隐窝必须作为目标，为了能到达病变区域。局部通过的神经根往往被推向前，必须小心地将神经根与黄韧带分离出来。因此，为了不伤及椎弓根内侧的神经结构，操作通道尤其是钻孔的间距必须小心设计。当内镜视野下操作时，经过的神经根到肥厚的黄韧带的附件分离时可能会出现困难。因此，手术操作前需要先有一个清晰的视野并判断出解剖标志（图 14 - 36）。

通道一旦被确定，减压术就可以用钻头或铰刀操作了。判断出椎弓根和椎间关节后，作者通常去除椎孔内的黄韧带，然后准备由尾侧到头侧分离出行走神经根（图 14 - 37、14 - 38）。如果行走神经漂浮在内镜液中，没有压迫的征象，那么手术就可以结束了。术后 MRI 检查可以显示出减压的范围（图 14 - 39）。

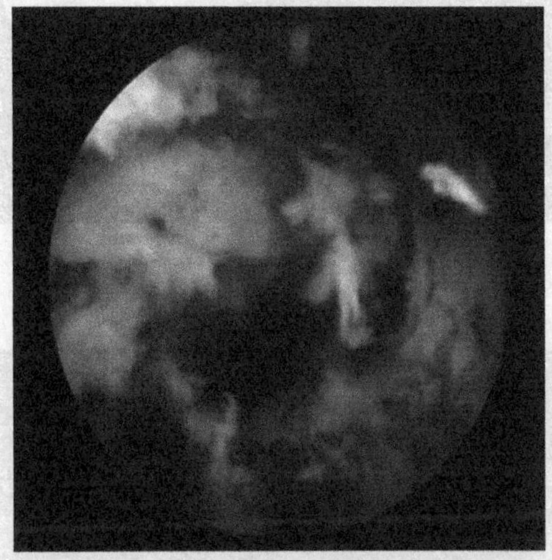

图 14 - 36 内镜视野下的侧隐窝和椎弓根

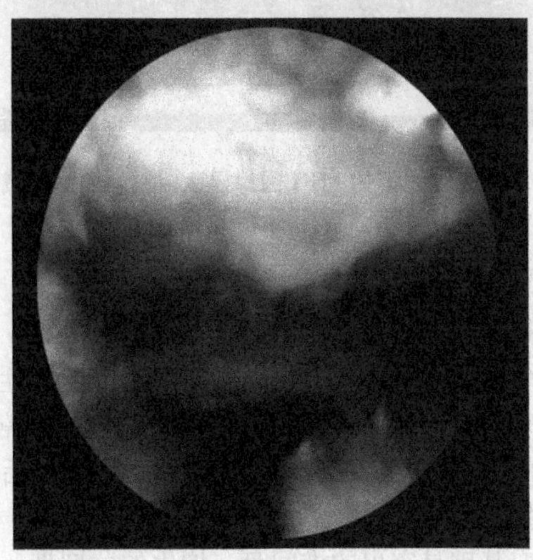

图 14 - 37 走行根与黄韧带的关系

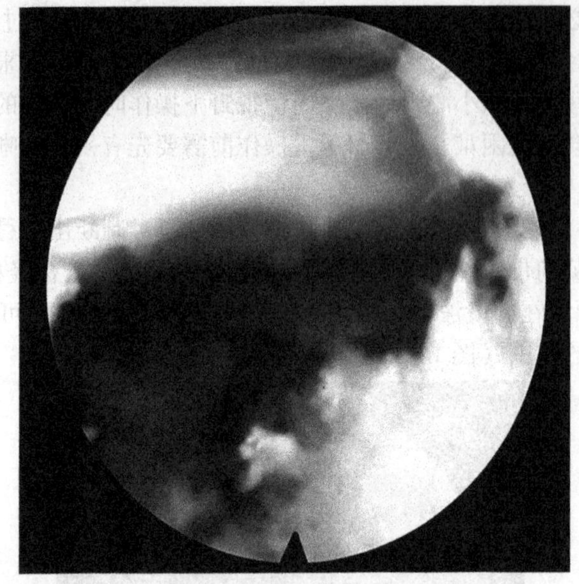

图 14-38　神经根减压后

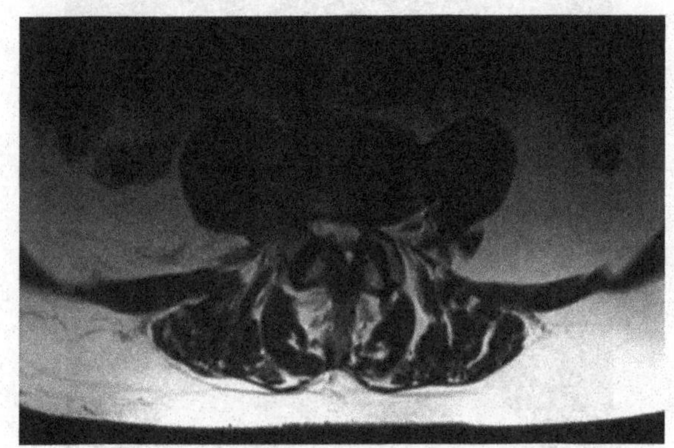

图 14-39　患者术后的 MRI 图片显示，右侧侧隐窝减压充分

（四）椎间孔狭窄型

椎间孔内神经根受压迫比椎管内少许多，而且诊断有时困难。椎间孔狭窄导致出行神经根压迫出现综合征。病理学上主要是椎间孔内椎间盘的改变或骨性压迫，通常结合有脊柱旋转和矢状位上的不稳。保守治疗无效的严重神经根病变的患者通常考虑采用外科手术干预。神经根在神经根管受压迫的患者大部分为老年患者，因此对腰椎后部结构损伤最小的手术有很大的需求。临床发现包括了 Kemp 现象：低位腰椎背伸，导致了椎间隙和椎间孔区域的狭窄加重，神经根管狭窄病变基础是突出的椎间盘、增生的黄韧带、椎体的骨赘和退变的关节突关节共同导致的。

Cinotti 等认为在中央型或混合型椎管狭窄的患者中，伴椎间孔狭窄型可能有所增加。在手术之前需要先评估神经孔的宽度，然后用铰刀逐步操作。铰刀的轨迹必须超过关节突关节内侧，这样才能铰除到足够的小关节部骨质（图 14-40）。在内镜控制下，特殊的钻头有助于打开椎间孔。

与其他病理类型的椎管狭窄病例一样，在继续向前向椎间孔移动去寻找出行神经根之前，经过的神经根、下位椎弓根和小关节突必须找到。为了整个椎间孔区域的减压，出行神经根一旦被找到，必须向椎间孔外牵出。为了充分打开椎间孔需要突破关节突的内侧面。

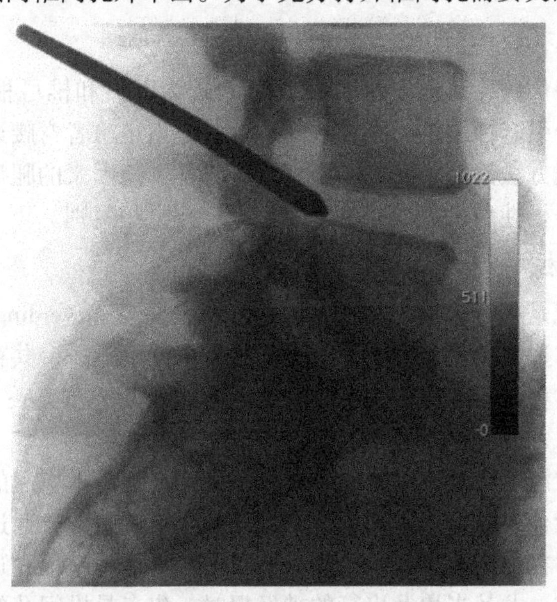

图 14-40　操作套管放置的位置

（五）腰椎多节段狭窄

对于采用经皮椎间孔镜技术治疗的腰椎多节段狭窄，推荐使用单侧通道，这样在神经损伤了的情况下，患者仍然可以活动。$L_3 \sim L_4$、$L_4 \sim L_5$ 和 $L_5 \sim S_1$ 水平通过相同的侧方通道就可以到达。为了能到达腰骶部，这个侧方通道必须足够远。快速通道虽然限制了进入的时间，但允许多节段减压操作（图 14-41）。

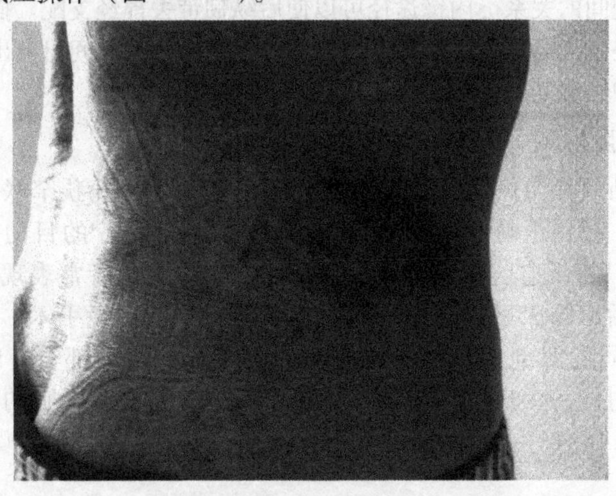

图 14-41　患者多节段减压术后 1 天

六、脊柱不稳

Frymorer 依据影像学发现和脊柱手术后并发症，将脊柱退变引起的脊柱不稳进行了分类。

（一）轴向旋转不稳

对于脊柱轴向不稳病例，在直立位 X 线片上表现为棘突和椎弓根排列错乱。因为常常有椎间盘突出，所以会引起神经根问题和腰痛，这些是由于患者弯腰运动造成的。这种情况可以采用经皮椎间孔镜方法治疗，尤其对于那些有脊柱不稳因素的腿痛患者。大多数时候椎间孔狭窄引起出行神经根性痛，需要与其他类型椎管狭窄相鉴别。

（二）退变性脊柱滑移，骶椎滑移

退变性脊柱不稳就是相对于上方的椎体向前移位，并且 Meyerding 给它进行了分类。影像学上的改变包括椎体边缘骨赘和真空椎间盘，他们可能就是一个共存的相互作用因素。患者抱怨跛行的症状，这种滑移大多数发生在 L_4 ~ L_5。这与小关节突关节面平均成 60°角的方向有关。

在处理退行性脊柱滑脱症时，需要向患者告知椎间孔镜手术引起的组织破坏可能进一步影响滑移椎体，即可能会导致脊柱更加不稳。尤其对于单侧腿痛，通过椎间孔镜的方法可以获得不错的效果。常常在椎间孔部位可以看到肥大的黄韧带，它很靠近出行的神经根。操作部位的准备可能很困难，尤其当累及出行的神经根时。焦点是椎间孔的充分减压，而不会去除太多的椎间盘组织。术后患者经常抱怨仍有腰痛，这种腰痛可以用小关节去神经疗法或稳定的物理疗法治疗。

（三）退变性椎间盘疾病

椎间盘退行性变的过程是多因素的，它可以用低位腰痛的临床表现来定义。影像学磁共振 T_2 像和椎间盘造影上表现为椎间盘脱水征。患者常常抱怨低位腰痛，有时结合坐骨神经的疼痛。尽管脊柱不稳和退行性椎间盘疾病之间的关系还没被发现，但 Fujiwara 等发现了异常滑移与椎间盘退变间的关系。内镜途径可以使后纵韧带去神经支配。操作通道须位于后纵韧带的后面，去神经疗法可以通过双侧通道完成。对于巨大的椎间盘突出，椎间盘体积的减少和后纵韧带的去神经支配有希望成为腰痛的治疗方法。

（四）退行性腰椎侧凸

退行性腰椎侧凸通常与侧隐窝狭窄和在畸形凹侧的椎间孔狭窄联系在一起。不同的神经支配腰部组织，找到正确的疼痛源可能有困难。外科治疗的目的是解除引起脊柱进一步不稳的神经组织的压迫。因为椎间孔或者隐窝狭窄，患者常表现为单侧腿痛。选择性的神经根阻滞之后，临床可以选择有压迫的神经行椎间孔镜手术。请注意，神经结构通常与骨结构有不同的解剖关系，因为曲率的旋转和狭窄的部分。L_3 ~ L_4、L_4 ~ L_5 和 L_5 ~ S_1 水平可以通过同一个皮肤切口到达。在手术之前，任何肾脏的位置异常需要进行检查（图 14 -42、14 -43）。

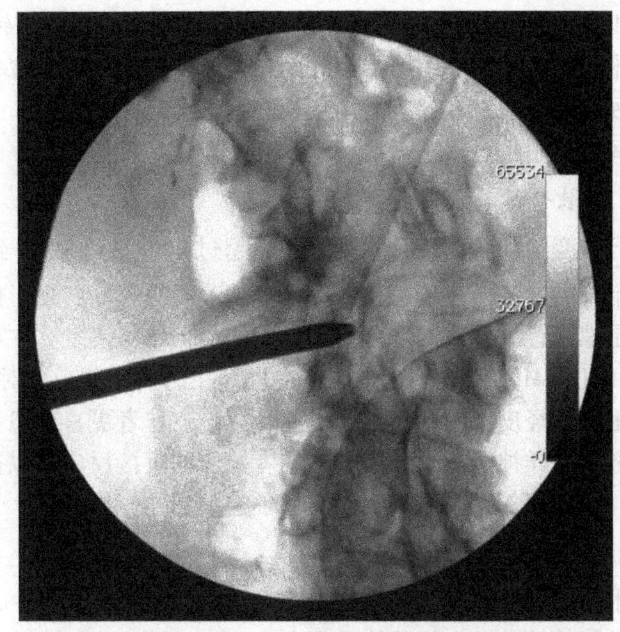

图 14－42　退行性脊柱侧凸的患者

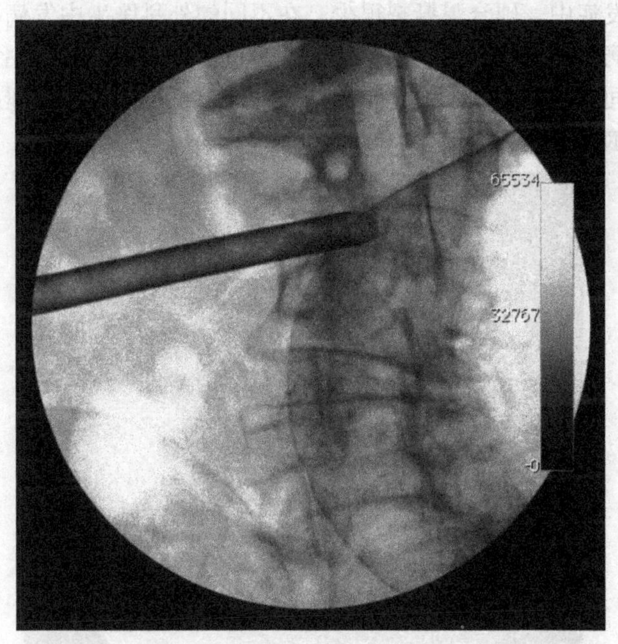

图 14－43　操作套管在退行性腰椎侧凸患者凹侧面的位置

（五）后路椎间盘切除术后复发性椎间盘突出

椎间盘切除术后复发性椎间盘突出的发病率为 5%～11%，这是手术失败最常见的原因。瘢痕组织使得再次从后路开放手术变得困难，且远期存在节段不稳的风险。被压迫的神经根周围被瘢痕组织包围，同时伴有坐骨神经痛的临床表现，这些患者适合行内镜治疗。可以充分减压神经组织并改善腰痛。Ruetten 等曾报道一个完全成功的内镜手术的结果与开放的显微椎间盘切除术相似。瘢痕组织与神经之间粘连，有时需要用双探针松解，硬脊膜与瘢痕组织粘连常导致硬脊膜撕裂。在伴有后椎板切除术综合征的患者中，关节突关节的主要结构被切除。在行椎间孔镜手术过程中需要特别小心，以避免神经损伤。

（六）脊柱后路融合术

相邻节段的退行性变的问题已经为大家熟悉。超过 20% 做过从 L_4 到骶骨的脊柱融合术的患者会出现脊柱不稳的影像学表现。融合部之上的节段更容易出现影像学上的不稳，这是由于椎间盘退变还是螺钉置入造成的压力增加导致的，仍然不清楚。在早期通常相邻节段的退变导致单侧腿痛，且在 MRI 上表现为椎间盘突出。在这些病例中，对于神经组织的减压，使开放性手术变得困难，经皮椎间孔镜则可以不受影响。作者更喜欢患者侧卧位，采用不需肌肉松弛的普通麻醉。这样神经对于双极电凝或者操作的直接反应可以被观察到。镇痛镇静下的局麻和 Lasegue 检查能够更有效地确定可能的疼痛反应。

（七）并发症

腰椎内镜减压术的并发症包括硬脊膜撕裂（图 14 - 44）、术后血肿、神经并发症，以及下关节突骨折。手术相关的并发症的总的发病率为 8%，所以对于椎间盘突出，外科医生应该先采用内镜手术，然后才是腰椎减压术。过早的腰椎减压手术并发症的发病率更高。在开放性手术的相关并发症中，硬脊膜撕裂很少，在不同的外科医生中发病率不同，但是意外的硬脊膜切开的总发病率是 12.66%。通常在老年患者中，由于黄韧带骨化和硬膜外纤维化，发生率更高。在椎间孔镜手术时发生硬脊膜撕裂，通常不需要远期处理或者排除脑脊液。作者术后没有观察到脑脊液漏。

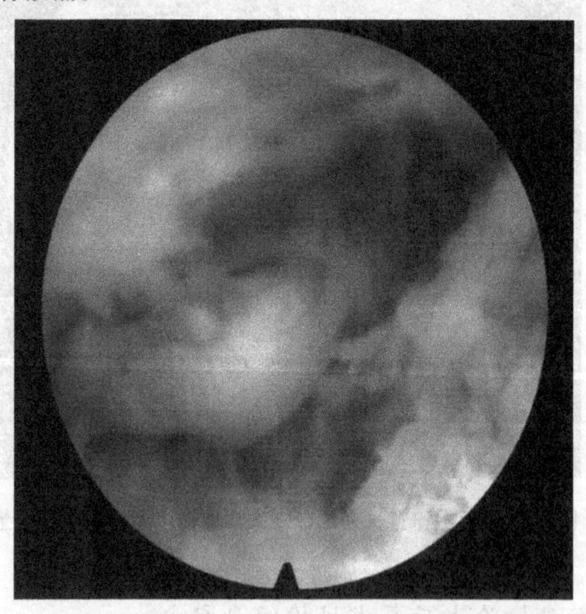

图 14 - 44　偶尔的硬脊膜撕裂

经皮椎间孔镜腰椎间盘切除术后发生腹膜后血肿需要时刻注意。充足的技术和解剖考虑可以避免这些并发症，尤其是以前就有手术瘢痕的患者。出血可能就需要一个更大的切口手术吻合或结扎血管，少量的出血可以通过引流排除。

椎管以狭窄为主的患者，因为椎弓根很小，将工作通道准确放置到腹侧很困难，手术时必须仔细处理。

另一个问题是术后几天，患者出现的患侧下肢持续的疼痛和感觉迟钝，并出现触摸患侧下肢踝关节时疼痛剧烈，这在术后康复阶段显著影响到患者，加巴喷丁、止痛片、可的松和物理疗法有助于解决这一问题。

（八）总结

经皮椎间孔镜下椎管减压术能有效地给狭窄的椎管减压，并为椎管狭窄患者保留脊柱的运动功能，提供一个安全、有效的疗法，也为脊柱关节突成形创造出了一个通道。

有关腰椎管狭窄经皮椎间孔镜手术方面的系统文献综述，其中69%～83%报道手术效果满意，其并发症率在0%～8.3%，二次手术的并发症率在0%到20%不等。

总之，脊柱内镜手术有逐渐增长的趋势，而并发症有下降的趋势。内镜手术的并发症发生率并不比传统手术高，这告诉我们这种手术方法是安全的。

虽然没有有效的随机对照实验方面的证据，证明经皮椎间孔镜手术对腰椎管狭窄的有效性，但作者依据自己的经验认为，对于老年患者这种手术很有前景。特别是在较少的出血和瘢痕组织以及较低感染率方面的优点，使经皮椎间孔镜手术在以后越发具有竞争力。

（郑永红）

第十节　腰椎经椎间孔内镜手术的技术路线、临床预后及手术指征

一、背景

微创技术治疗腰椎管狭窄症已经在脊柱主流手术中占有一席之地。许多术者报道，腰椎微创入路术后患者能更快的康复，并投入到正常的工作中去。近些年来，内镜技术发展迅速，一系列革新系统的出现及光源设备的改进，使得微创经皮椎间孔减压变得切实有效。

该技术在许多方面都具有优势。首先，由于切口足够小，手术可以在镇静药物的作用下局麻完成，因此患者可以在门诊进行治疗。其次，由于其他外科专业已广泛开展了经皮路径手术，例如腹腔镜胆囊切除术、阑尾切除术等普外科和泌尿外科手术，因此目前的患者对微创手术都抱有比较高的期望。第三，椎板切除和（或）融合手术等开放性脊柱手术长期的术后并发症，例如椎板切除术后脊柱不稳和硬膜外粘连，会给患者日后再次手术带来不良的影响，尤其是如何进行脊柱的重建，是手术者不得不去思考的问题。除此之外，卫生政策制定者、审查委员会及保险付款人都在寻求一种更经济的方式，使其受益人能在门诊就能得到应有的手术疗效。

虽然，经皮经椎间孔内镜入路相比于传统开放椎板切除入路在进行神经减压时对脊柱活动节段的骚扰要小得多，据报道传统椎板切除术后的脊柱不稳和硬膜外粘连的发生率高达25%，但是问题的焦点仍然集中在这些所谓的优势是否真正能改善临床预后。

在该研究中，作者通过影像学分型系统（CT 和 MRI）将患者进行区分，以此来评估经椎间孔内镜入路治疗腰椎管狭窄症的临床疗效。由于骨性椎间孔狭窄而造成腰椎源性间歇性跛行症状的患者采取了内镜下经椎间孔入路椎间孔成形术。作者试图通过影像学的分型系统来分析临床的预后。最终，该研究的目的是为了提出一种临床指南，使得不同的患者获得正确的入路选择。

（一）患者人群

所有参加该项病例研究的患者都获得了充分的知情同意权。该项回顾性研究包含了 220 例进行经皮内镜椎间孔成形术和微创椎间盘切除术的患者，总共 228 个节段（表 14-1）。所有的患者都有一名术者完成治疗（该文作者）。入选标准如下：

表 14-1　患者分布和突出类型（220 例患者）

椎间盘脱出	24
椎间盘突出	82
椎间盘膨出	33
椎间孔狭窄	114

1. 临床上出现神经性间歇性跛行症状，包括根性疼痛，感觉麻木和运动功能的减退。

2. 通过术前的 MRI 和 CT 提示出现了和椎间孔狭窄有关的临床症状（即侧隐窝的高度和神经根出口的宽度在轴位片上≤3mm）。

3. 保守治疗无效，经椎间孔激素注射治疗至少 12 周。

4. 年龄在 35～85 岁。

5. 术前通过动力位片提示有节段性不稳和严重的中央椎管狭窄的患者被排除在外。

（二）术前工作和临床随访

术前，所有患者进行了 X 线、MRI 和 CT 检查。术后，如果患者在 6 周后仍未有临床症状的改善，那么也将进行 CT 平扫。

患者在术后 6 周进行第 1 次临床随访，然后在 3、6、12 和 24 个月后进行同样的随访。所有的结果都通过最后的随访再进行统计。研究中，患者采用了 VAS 评分对其治疗后的腿痛进行了评估，而作者采用了 Macnab 问卷。简单地说，如果患者没有出现疼痛和活动受限，那么他的随访结果会被评估为“优秀”。如果患者出现偶尔的疼痛或感觉麻木，但是不影响日常生活，也不需要任何止痛药物，那么结果将是“良好”。如果患者虽然疼痛得到了一定的改善，但是仍需要抗疼痛治疗，那么结果将是“普通”；如果他们的活动功能甚至更差，或者需要再次手术来缓解症状，那么结果将是“差”。

（三）椎间孔狭窄的影像学分类

Lee 将神经根在其出口处受侵犯的骨性区域进行了定义，从而对椎间孔狭窄进行了分型。1 区：入口，硬脊膜到椎弓根；2 区：中段，沿椎弓根路径；3 区：出口：椎弓根到关节突关节外侧。

在入口区，最常见的椎间孔狭窄的原因是上关节突的增生肥厚；在中段，由于是椎弓根峡部下方的骨赘生成；在出口区，则是由于关节突关节的半脱位和增生肥厚（图 14-45）。

Hasegawa 将椎间盘和椎间孔的高度进行了分类，高度在 5mm 或以上的被认为是正常的，降低到 3 ~4mm 被认为是可疑狭窄，2mm 及以下就被认定为狭窄。术前采用矢状位和冠状位 MRI 和 CT 平扫来评椎间孔狭窄的位置和程度。只有在矢状位 MRI 和 CT 平扫中神经根出口的宽度在 3mm 及以下的患者，及在冠状位 MRI 和 CT 平扫中侧隐窝的高度在 3mm 及以下的患者才能入选该研究。此外，每例患者主要的狭窄部位仅有一处。

（四）手术技术

所有的手术都采取内镜下经椎间孔入路，使用所谓的经皮“由外向内”技术，将工作套管放置在椎间孔较低的位置，如此可以避免损伤神经根。套管的任何部分都未放置在椎间盘区域。

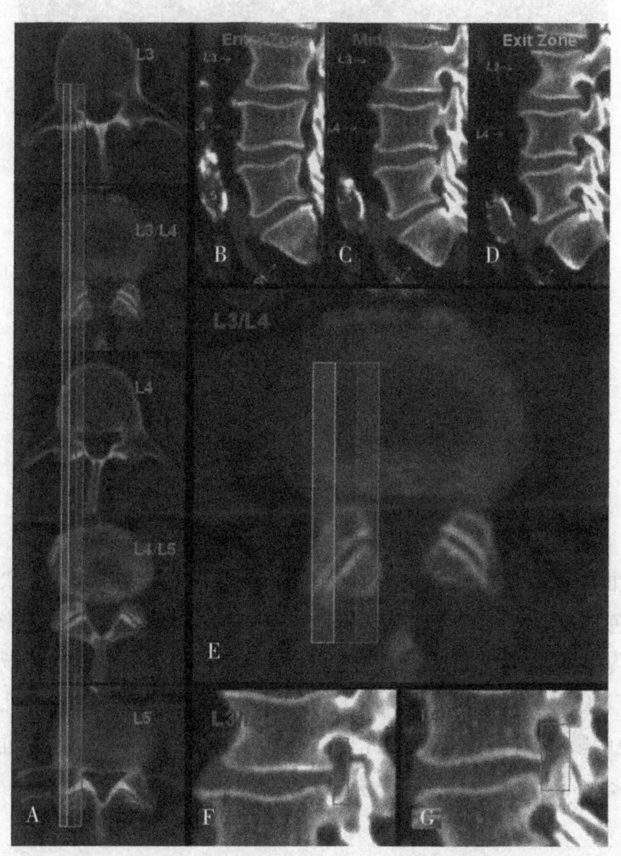

图 14－45　术前一名 70 岁男性患者的 CT 平扫

A. 左面显示的是 L_3 ~ L_5 的轴位 CT 层面；B ~ D. CT 矢状位上橘黄色阴影位置显示入口区域，蓝绿色阴影为中段区域；绿色阴影位置显示为出口区域；E. CT 轴位显示 L_3 ~ L_4 节段在椎间孔中段区域的狭窄；F、G. CT 矢状位显示 L_3 ~ L_4 和 L_4 ~ L_5 的中段区域。椎间孔高度（黄色阴影区域）<3mm，因此狭窄诊断明确。在 L_4 ~ L_5 节段，椎间孔高度 <5mm，因此也怀疑存在狭窄（黄色阴影区域）

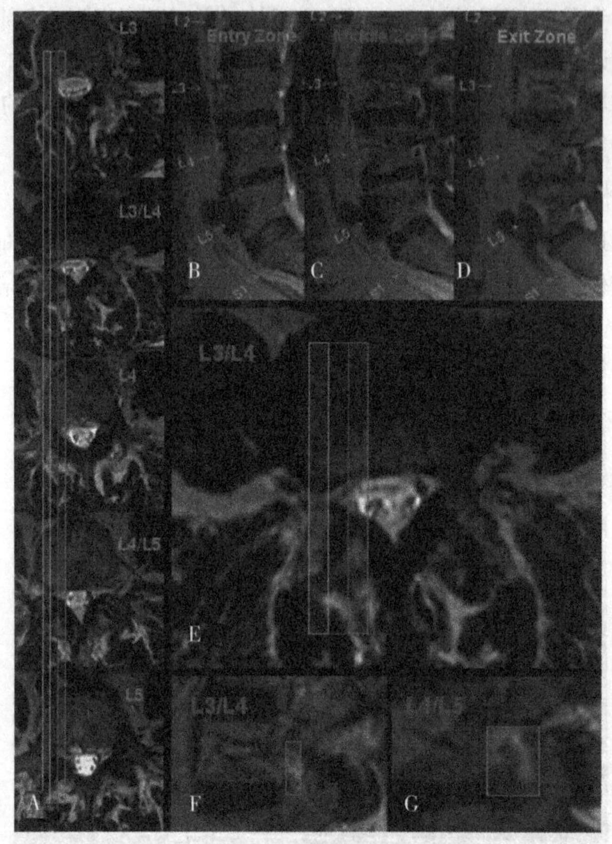

图 14-46　术前一名 64 岁女性患者的 MRI 平扫

A. 左面显示的为 $L_3 \sim L_5$ 的 MRI 轴位层面；B ~ D. 显示 MRI 矢状位上橘黄色阴影位置显示入口区域，蓝绿色阴影为中段区域：绿色阴影位置显示为出口区域：E. MRI 轴位显示 $L_3 \sim L_4$ 节段在椎间孔中段区域的狭窄；F、G. MRI 矢状位显示 $L_3 \sim L_4$ 和 $L_4 \sim L_5$ 的中段区域。椎间孔高度（黄色阴影区域）<3mm，因此狭窄诊断明确。在 $L_4 \sim L_5$ 节段，椎间孔高度<5mm，因此也怀疑存在狭窄（黄色阴影区域）

所有的患者都采取俯卧位及局部麻醉镇静。在某些情况下，由于高起的髂骨，$L_5 \sim S_1$ 的很难到达，因此会采用侧卧位。如何确定皮肤上的进针点和手术策略在其他章节已经描述，此处不再赘述。进针点在 $L_3 \sim L_4$ 节段一般为外侧 7 ~ 9cm，$L_4 \sim L_5$ 节段为 8 ~ 10cm，$L_5 \sim S_1$ 节段为 10 ~ 12cm。

目标椎间孔的定位方法如下：用一根 150mm 长度的针插入 Kambin 三角的安全区域（内侧为硬膜囊，外侧为出口神经根，远端为下位椎体的椎弓根）。理想状态下，定位针头将被放置在椎间孔下方的外侧区域，这样既可以离椎间盘足够近，又不会戳伤椎间盘。在前后位上，针头应该被放置在内侧椎弓根的连线上。随后，插入一根导丝并将定位针拔除。扩张器、钻头及环锯是椎间孔减压必不可少的工具。7 ~ 9mm 直径的铰刀也是常用工具，但在此项研究中并未使用（表 14-2）。

表 14-2 Foraminoplasty instruments 椎间孔成形术器械

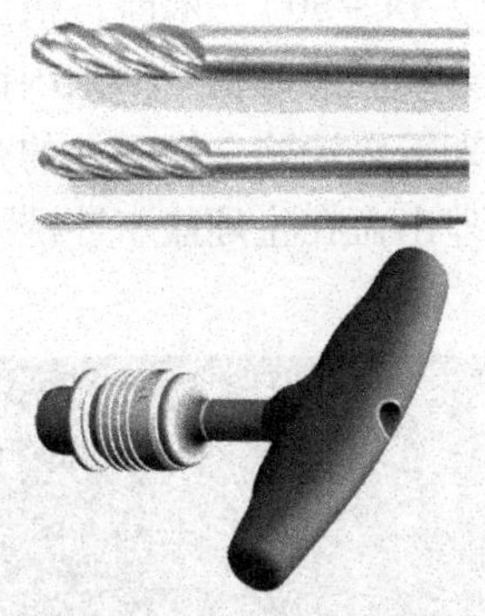	金黄色7mm和9mm经椎间孔钻孔器被设计用来进行椎间孔成形术，从而去除关节突关节增生产生的骨赘。术中，它可以被合适地插入工作通道中，从而将组织创伤和疼痛降低到最小。它的头部设计具有斜面，因此在进入时比较柔和而尽量避免损伤硬膜。斜面外侧的刻度从4～7mm，使用一个万向的T形扳手来进行操作。
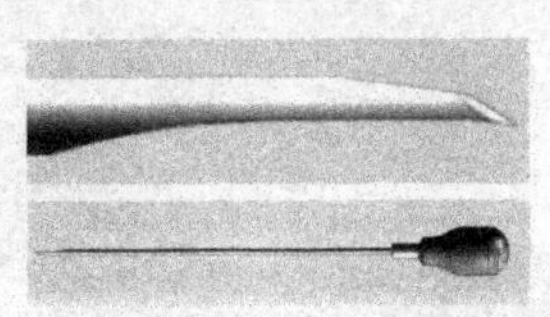	4mm的骨凿被设计用来采取“由外向内”技术时的椎间孔成形术。该工具被设计成半切面以避免不必要的切割。该工具采用一个木把手进行操作。
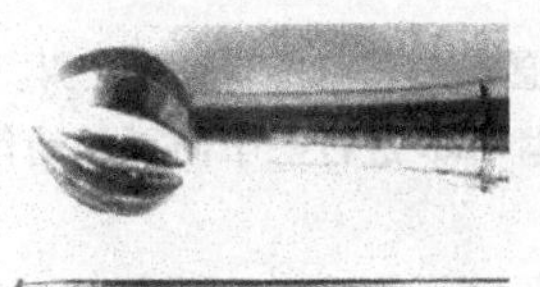	4mm的圆钻头也被设计用来进行椎间孔成形术。它有一个圆形的钻面，这样在外部动力的驱动下对骨组织的去除更有效。该钻头也不容易造成硬膜损伤。推荐在椎间孔成形术的最后步骤中使用该工具。它对于去除上关节突产生的骨刺十分有效。
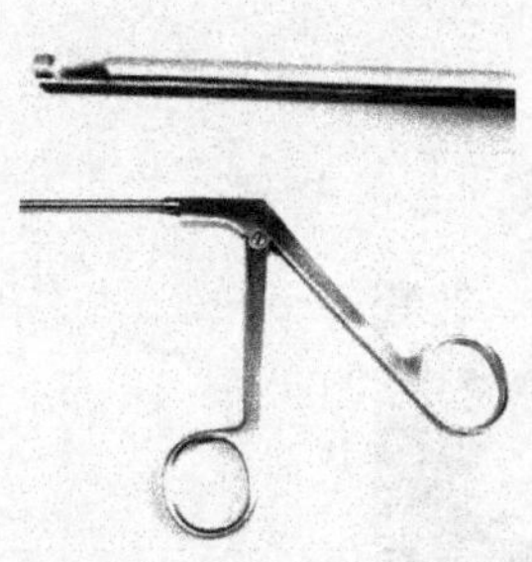	3.5mm Kerrison咬骨钳被设计进行椎间孔成形术。通过挤压手柄，可以对咬骨钳头部容纳组织进行切割和清除。
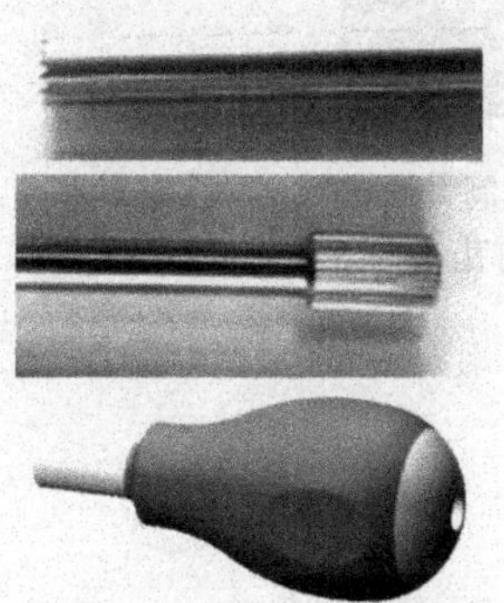	3～7mm环锯被用于扩大椎间孔成形术。它们可以被放置在椎弓根或关节突关节，通过1mm和1.65mm的钢丝和尼龙导丝进入工作通道。所设计的把手安装在环锯的尾端，为了更好地配合长导丝，它也可以进入通道。

对于椎间孔成形术，通常采用包括内镜专用的骨凿、钻头、Kerrisoon 咬骨钳和经皮环锯等不同的工具来去除上下关节突周围增生的骨赘（图 14 - 47 ~ 14 - 50）。术前，根据压迫部位的不同所制定不同的手术策略，并以此为椎间孔成形术准备不同的设备。如果内镜检查椎间孔发现松弛的椎间盘，那么可以采用特制的钳子和咬骨钳来予以清除。椎间孔的减压需要在不用的方向上重复多次，这样才能清除压迫的病因。硬膜外出血在生理盐水冲洗下采用射频针头进行控制（Ellman - Ellman International LLC，USA）。

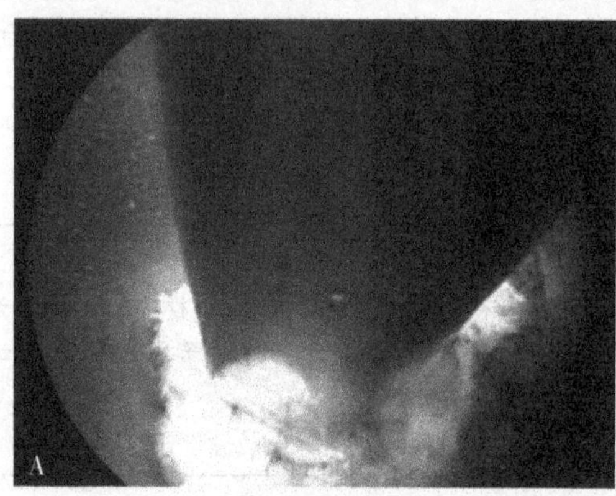

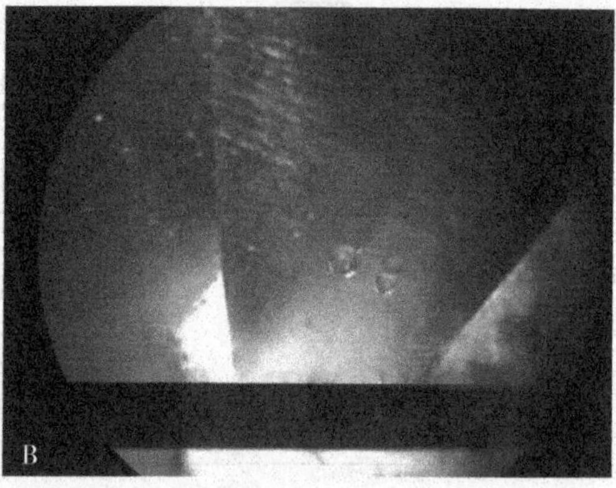

图 14 - 47　内镜下应用骨凿进行椎间孔成形术。工作通道被放置在关节突关节的外上侧。骨凿被引入工作通道后，首先进行一个向上的动作，接着旋转骨凿 180°进行一个向下的动作，以此去除关节突关节上增生的骨赘

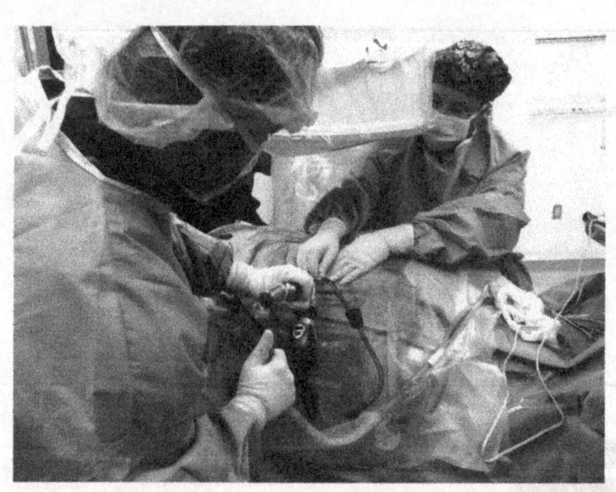

图 14 - 48　骨凿被引入内镜的中央工作通道。木质把手用来控制骨凿进行椎间孔成形术。一般来说，直接从外侧入路进入椎间孔更有优势。正确的椎间孔成形术是先进行一个向上的动作，接着旋转骨凿 180°进行一个向下的动作

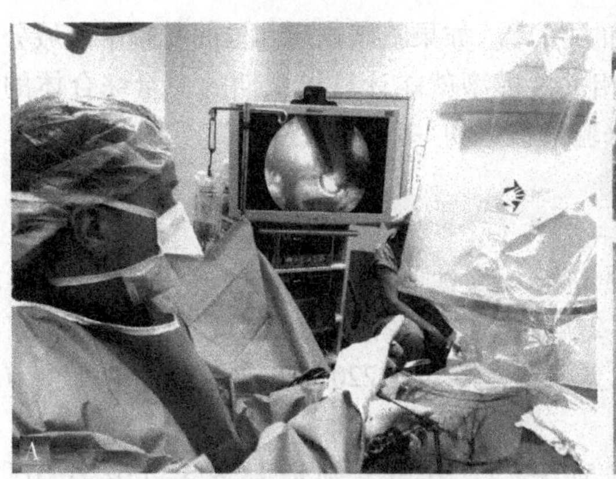
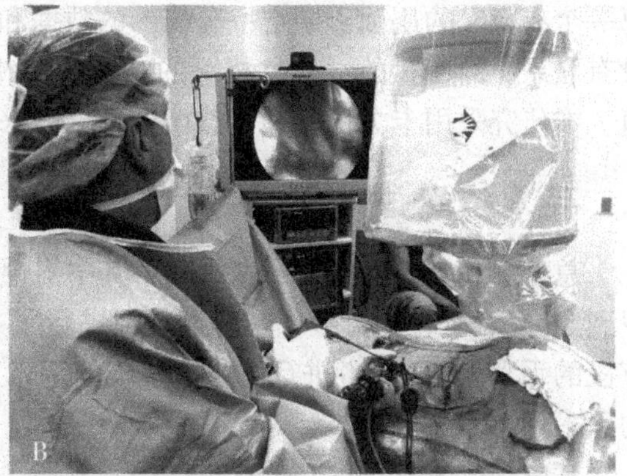

图 14-49　Kerrison 咬骨钳被用来对椎间孔成形术做最后的处理。135°斜口的 Kerrison 咬骨钳最适合用来对侧隐窝内侧的致压物进行减压。Kerrison 咬骨钳被放置在关节突关节的前面，用手握使其旋转 180°后去除骨组织

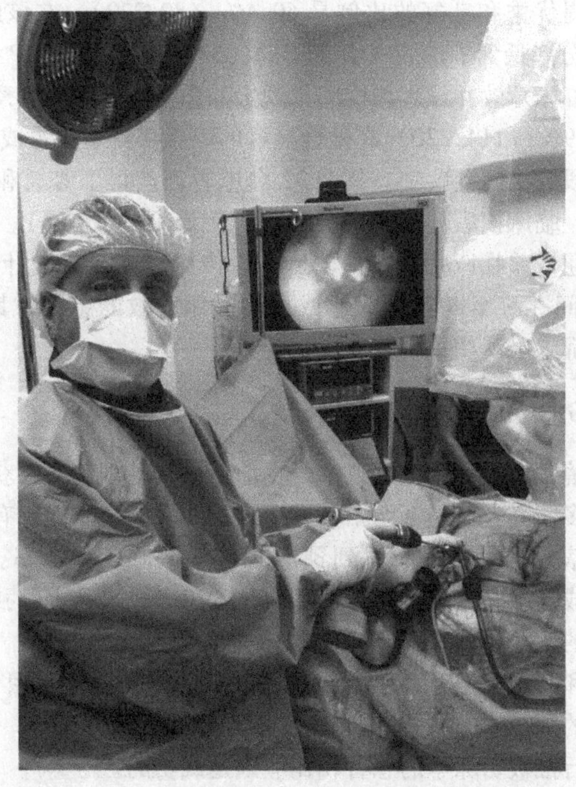

图 14-50　椎间孔钻头可以被直接引入内侧工作通道。该钻头由一个马达驱动，可以进行正转和反转。该工具最适合用来扩大椎弓根下缘的椎间孔

二、统计学方法

采用 SPSS15.0 同时进行交叉分析和关联性测量。将 Mcnab 问卷和椎间孔区域分型分别作为行和列的变量，年龄（>50 岁和<50 岁）作为控制变量（层因子），交叉分析用来为

每一个有意义的层因子制定一套统一的数据和方法库。如果临床预后和椎间孔狭窄区域分型没有联系，即变量的贡献是相等的，那么该相关性模型就能计算出预期的变量综合体的数值。本研究采用卡方检验和似然比卡方检验来验证数据的一致性。

三、结果

总共220名患者参与了本研究：其中男性88名，女性132名。平均年龄52.4岁，从37岁到86岁。所有参与本研究的患者都进行了2年的随访。在研究中，212例患者进行了单节段的手术，8例患者进行了2个节段的手术。因此，总共有220例患者进行了228个节段的手术。

其中，$L_4\sim L_5$节段最多（132个节段，57.9%），其后分别是$L_5\sim S_1$（62个节段，27.2%），$L_3\sim L_4$（31个节段，13.6%），和$L_2\sim L_3$（3个节段，1.3%）。根据Macnab问卷，95.2%（24/220）椎间盘脱出的患者都获得了优秀和良好的结果。在该组中，平均VAS评分从术前的（7.2±1.4）分降低到了最后一次随访的（2.3±1.6）分（$P<0.01$）。椎间盘突出的患者获得优秀和良好的比例是60.4%（82/220）。在该组中平均VAS评分从术前的（7.8±1.9）分降低到了最后一次随访的（3.3±1.8）分（$P<0.01$）。可见，椎间盘突出的患者最后的临床疗效并没有像椎间盘脱出的患者那样令人满意（$P<0.03$）。

在狭窄组中，71.9%（114/220）有根性症状的患者获得了优秀或良好的结果；其中82名患者为中段和出口段的椎间孔狭窄。其余32名患者都获得了普通和差的结果，而他们都是入口段椎间孔狭窄。临床预后的差异具有统计学意义（$P<0.005$）。年龄>50岁的患者也被证明是一个获得普通或差临床疗效的风险因素，该论断也具有统计学意义（$P=0.021$）。32名在入口段存在椎间孔狭窄并获得普通或差的临床疗效的患者，其中22个患者的年龄都>50岁。所有患者都未出现相关的并发症。

四、影像学分析和手术计划

采用经椎间孔内镜手术治疗椎间孔狭窄，术前仔细的计划对最终获得良好的临床疗效具有重要作用。虽然众多研究者已经证明了其在治疗椎间孔狭窄方面的有效性，但是相比于治疗椎间盘突出的优异表现，其并没有达到预期的90%的临床成功率。该作者的研究指出，只要行广泛的椎间孔成形术并选择具有合适适应证的患者，那么椎间孔狭窄的患者也能通过椎间孔入路得到成功的治疗。

由于坐骨神经痛和间歇性跛行是手术介入的主要原因，因此采用VAS评分来评估腿痛的减轻程度。在最后的随访中，我们考到VAS评分和临床疗效都有一个明显的改善。作者给出的临床疗效较进行椎板切除术的患者相比应该是成功的。

Lee等也强调术前计划对采用椎间孔镜内镜摘除突出椎间盘手术的重要性，因此根据椎间盘突出的位置提出了一种分型系统。通过术前矢状位的MRI，他根据通椎间盘区域的方位和距离定义了四个区域，如下所示：

1. 区域1　从上位椎弓根的下缘到离其以下3mm。
2. 区域2　从上位椎弓根下缘3mm到上位椎体的下缘。
3. 区域3　从下位椎体的上缘到下位椎弓根的中央。
4. 区域4　从下位椎弓根中央到下位椎弓根的下缘。

在该研究中，作者应用了已发表的影像学分型系统对术前具有椎间孔狭窄症状的患者进行评估，并根据改良的 Macnab 问卷对其临床疗效进行评估。1988 年，Lee 将椎间孔分为三型，分别为入口段、中段及出口段。此外，椎间孔在腰椎关节突关节下的高度也可以用来对椎管狭窄进行分型。1995 年，Hasegawa 提出椎间孔的高度为 5mm 或以上才是正常的。他认为，高度在 3 ~ 4mm 提示局部可以狭窄，如果为 2mm 或更少则提示有 80% 的可能性伴有神经根压迫。

该研究指出，应用椎间孔影像学分型系统对选择正确的患者进行经椎间孔减压手术具有重要意义。作者的研究结果提示了椎间孔入口区域的狭窄较之其他部位狭窄，其临床疗效最差。该类型的狭窄可能选用椎板切除术更好。同时作者也认为，成功的通过通道使用各类工具，从而达到一个良好的视野，对进行更为复杂的内镜减压尤为重要。

五、结论

通过经皮椎间孔内镜入路技术对椎间孔进行减压操作便捷，对于那些在椎间孔中段和出口段出现骨性或韧带增生的患者具有良好的治疗效果。当然，如果患者为入口区狭窄，那么应该考虑采用椎板切除术。因此，除了工具以外，术前对患者进行椎间孔区域的分型对临床医师最后的治疗选择也尤为重要。

（王慧东）

第十一节 胸腔镜脊柱微创技术

一、概述

（一）发展史

胸腔镜技术在脊柱外科的应用始于 20 世纪 90 年代。90 年代初，Michael Mack 和 John Regan 等最先在德克萨斯脊柱研究中心进行了这方面的研究。几乎同时，Frank Eismont 进行了动物实验。而 Ronald Blackman 则进行了动物、尸体和临床实验。1991 年 9 月，一篇文章出现在《纽约时报》的医学科学专栏上，表示赞同胸腔镜技术是一种“进胸手术的新入路”。这项技术代表了一个革命性的进步，因为通过内镜置入胸腔的外科手术器械，而不必切断肋骨，并可以使用 2. 54cm 长的切口而不必行 20. 32 ~ 25. 4cm 以上的切口。内镜与一个电视摄像头相连并通过套管置入胸腔，通过其他的鞘管可置入其他的手术操作器械。摄像头的光源可以使图像得到必要的放大。1992 年 3 月 23 日，《时代周刊》杂志把内镜外科定义为“所有手术中最温和的一刀”，并惊呼：巴掌大小的电视摄像头、小型化的手术器械以及微小切口将手术的痛苦一扫而光（也就是使用微创技术来进行电视辅助下手术来去除外科疾病的痛苦）。1993 年，这项技术出现在爱尔兰都柏林的脊柱侧凸研究协会会议上，以及在加利福尼亚州圣地亚哥的北美脊柱协会（NASS）会议上。1993 年 11 月的《今日美国》杂志总结了脊柱胸腔镜技术的特点：带有多重芯片的图像技术的发展明显提高了外科医师通过小切口或套管在胸腔内辨认结构的能力；电视内镜在器械上保证了脊柱外科医师能够进行脊柱畸形的内镜下前路松解手术；取自髂嵴或肋骨的植骨块可通过一个狭窄的内镜套管置入椎间隙内；与开胸手术的 22. 86 ~ 30. 48cm 以上的切口相比，胸腔镜治疗脊柱侧凸的美学效果也有巨大的提高。

1993 年，Mack 等最先开展了胸腔镜下脊柱畸形前路松解手术。与传统开胸手术相比，胸腔镜手术用胸壁锁孔代替长的手术切口，无须切断背阔肌、前锯肌和肋间肌，对肩关节的活动和呼吸功能影响小，术后并发症少，恢复快，不留瘢痕。随着这一技术的不断发展和完善，胸椎侧凸的微创矫形治疗成为可能。Picetti 等于 1996 年 10 月开展了第一例胸腔镜下脊柱侧凸前路矫形术，至 1998 年 10 月，他们共完成了 50 例胸腔镜 Eclipse 矫形术，取得了良好的矫形效果。南京鼓楼医院脊柱外科于 2001 年开展脊柱侧凸胸腔镜前路松解手术，并于 2002 年 6 月在国内率先开展胸腔镜下胸椎侧凸 Eclipse 矫形术，均取得良好的近期疗效。

（二）术前准备

电视胸腔镜是一个非常具有技术性的操作，它需要有广泛的培训、实践和经验。获得这种手术经验的理想入路是在培训实验中心的动物、模型和尸体上进行实践，模拟以及进行混合对照操作（内镜下及开放手术）。设计器械和对其他方面提出改进建议的研究小组同样必不可少。山羊和绵羊是胸腔镜技术最好的动物模型，但也可以使用猪作为动物模型，因为猪容易获得并且成本较低。胸腔镜技术的掌握存在一条明显的“学习曲线”。Picetti 等行胸腔镜 Eclipse 矫形术，其手术时间平均为 6.1 小时，而后期的手术时间平均不到 4 小时，其初期平均侧凸矫正率为 50.2%，而后期的侧凸矫正率达到 68.6%。关节镜、腹腔镜手术对于胸腔镜技术的掌握很有帮助，而传统的前后路矫形技术的掌握则是开展胸腔镜手术的前提条件。胸腔镜手术的开展需一只专门的医疗小组，包括脊柱外科医师、胸外科医师、麻醉医师，以及护理人员等。只有各方面通力合作，才能保证手术的成功。

胸腔镜下脊柱侧凸手术适应证的正确掌握对于手术的成功至关重要。术前常规拍摄站立位全脊柱正侧位 X 线（片）、平卧位左右 Bending 位 X 线（片），以及骨盆 X 线（片）。了解脊柱侧凸的类型、柔软度，以及患者的生长发育情况。女性患者需详细询问月经情况。术前应详细询问患者有无肺炎、结核和开胸手术的病史，即排除胸膜粘连存在的可能性。术前常规检查肺功能，由于胸腔镜手术采用单肺通气，因此，患者术前的肺功能必须保持正常。另外，患者的凝血功能也必须保持正常。具体手术方案的制订应遵循个体化、特异性的治疗原则。根据患者的侧凸类型、Cobb 角的度数、Bending 位 X 线（片）的侧凸矫正率，以及患者的生长发育情况决定需要手术的节段。胸腔镜手术的节段通常包括 $T_5 \sim L_1$ 的 6 ~ 8 个椎体，有的患者可以延伸到 L_2。术前应将患者的病情、治疗方案，以及唤醒试验的方法等向患者及其家属作详细的交代，以取得患者及其家属的配合。

（三）麻醉与术中监护

胸腔镜手术对于麻醉的要求非常高，术前患者的肺功能、动脉血电解质等指标均需正常。麻醉师在插管前应对患者做详细的体格检查，观察患者的呼吸方式和节律、听诊呼吸音等。脊柱侧凸胸腔镜手术一般采用单肺通气。单肺通气可通过一个双腔支气管导管来完成，可以利用光纤支气管镜来帮助插入双腔支气管导管并判定其位置。在每一次变换患者体位后均需检查双腔支气管导管的位置，以确保患者呼吸顺畅。因此，在整个手术过程中，必须确保光纤支气管镜随时可以使用。麻醉师在铺单之前将非手术侧的肺萎陷，并且在 20 分钟内达到完全肺不张。

胸腔镜手术的术中监护非常重要，可通过桡动脉或股动脉插管监测血压、动脉血 pH

值、$PaCO_2$、PaO_2 等。通过颈内静脉或锁骨下静脉插管可测量中心静脉压，从而监测患者的血容量改变。用一根 Foley 导管插入患者的膀胱可于术中监测其肾功能的变化。胸腔镜手术时，内固定物的放置、脊柱的撑开、压缩和去旋转等操作，以及结扎节段性血管等，均可对脊髓的血供产生影响，从而导致神经系统并发症的发生。因此，术者在制订手术方案时必须考虑尽可能地减少脊髓的缺血程度和持续时间，增加脊髓对缺血的耐受性，以及尽早发现脊髓的缺血性改变。近年来，以体感诱发电位（somatosensory evoked potentials，SEP）和运动诱发电位（motor evoked potential，MEP）为代表的神经电生理监护方法被广泛应用于脊柱外科手术中，使得人们可以早期发现脊髓的缺血性改变，从而大大降低了神经系统并发症的发生率。

1. SEP　SEP 是对躯体感觉系统（感觉或含感觉纤维的周围神经或感觉径路）的任一点给予适当刺激，在该系统特定通路上的任何部位所检出的电反应。SEP 应用于脊髓功能的监护已有近 30 年的历史。当脊髓缺血时，SEP 的波幅和潜伏期均会出现改变，More 等将 SEP 波幅下降 50% 或潜伏期延长 10% 作为判断脊髓缺血的标准。Apel 等在脊柱前路手术中应用 SEP 监测结扎节段性血管对脊髓血供的影响，他们将 SEP 波幅下降 50% 作为判断脊髓缺血的标准，阻断节段性血管后如 SEP 波幅下降 50%，则表明脊髓出现缺血性改变，即该节段性血管对脊髓血供很重要，应放弃结扎。邱勇等发现在脊柱前路手术中阻断 $T_{5\sim11}$ 节段性血管后 2 分钟，SEP 波幅和潜伏期均出现明显改变。但随着阻断时间的延长，SEP 逐渐恢复，当阻断节段性血管 17 分钟后，SEP 已基本恢复正常，所有患者术后均无神经系统并发症发生。Pollock 等应用 SEP 监测主动脉缩窄修复手术中的脊髓缺血性改变，阻断主动脉后 15 例患者中 8 例 SEP 无改变，6 例阻断 15 分钟后 SEP 出现变化，当去除阻断 5 分钟后 SEP 恢复正常。1 例患者阻断 5 分钟后 SEP 波形消失，去除阻断 3 分钟后 SEP 恢复正常。所有患者术后均无神经系统并发症发生，因此他们认为 SEP 是监测脊髓缺血的有效指标。

Grossi 阻断狗的主动脉并观察其 SEP 变化，一组刺激胫神经（PN - SEP），另一组将电极置于 $L_{1\sim2}$ 硬膜外，从而实现对脊髓的刺激（SC - SEP）。结果刺激脊髓组只需 3 秒经 6 次刺激后便可得到良好的 SEP 波形，而刺激胫神经组需 90 秒内连续刺激 200 次才能得到稳定的 SEP 波形。阻断主动脉后，刺激脊髓组 SEP 波形完全消失的时间显著长于刺激胫神经组［（13.7 ± 1.0）分钟：（11.3 ± 0.7）分钟］，去除阻断后刺激脊髓组 SEP 波形的恢复时间明显快于刺激胫神经组。因此他们认为对于判定脊髓缺血，SC - SEP 比 PN - SEP 更加敏感。

2. MEP　MEP 系用电或磁刺激大脑运动区或其传出通路，在刺激点下方的传出径路及效应器——肌肉所记录到的电反应。很多研究表明 MEP 是监测脊髓缺血性损伤的敏感指标。于泽生等认为脊髓前索缺血是导致 MEP 变化的解剖基础，而缺血时脊神经元兴奋性下降则是 MEP 变化的细胞电生理基础。脊髓缺血可使神经传导速度减慢，导致一过性神经传导阻滞，从而表现为 MEP 潜伏期延长。脊髓缺血还可以使运动神经元兴奋性下降，放电运动神经元的数量减少，从而表现为 MEP 波幅降低。David 等通过狗脊髓缺血再灌注损伤实验发现 MEP 波幅的改变与脊髓组织病理损害程度呈正相关。Meylaerts 等将 MEP 波幅下降 75% 或潜伏期延长 10% 作为判定脊髓缺血的标准，他们发现有些患者术中 MEP 波幅缓慢下降，而另一些患者术中 MEP 波形突然消失，虽经处理但 MEP 恢复缓慢。他们认为 MEP 缓慢改变表明脊髓的血液灌注处于临界状态，虽然运动通路信号的传导开始减慢，但神经元的活性尚能维持，当脊髓血供恢复后，MEP 迅速恢复正常。而 MEP 突然消失，表明脊髓血供完全中断，此时神经元遭受严重损伤，因此当恢复脊髓血供后，MEP 恢复缓慢。Laschinger 等通过阻断狗的胸主动脉造成脊髓缺血并观察 MEP 变化，结果显示，阻断胸主动脉后阻断水平以下的脊髓组织出现缺血性改变，MEP 逐渐消失。恢复脊髓血供后，MEP 由脊髓近端向远端逐渐恢复，若远端脊髓建立了侧支循环，则阻断胸主动脉后，远端脊髓的 MEP 保持正常。

肌源性 MEP 即复合肌肉动作电位（compound muscle action potential，CMAP），Nakagkwa 认为 CMAP 能同时体现脊髓前角运动神经元和运动传导通路的电活动。由于脊髓前角运动神经元对于缺血最为敏感，因此，CMAP 表现出对脊髓缺血的超敏性。也正由于此，CMAP 表现出一定的假阳性，即术中 CMAP 出现变化的患者，术后并没有全部出现运动功能障碍。因此，Nakagkwa 等建议术中可联合其他方法监测脊髓缺血，Deletis 认为最佳的脊髓监护方法应能够同时对脊髓的运动和感觉传导通路进行监护。Owen 认为神经源性 MEP（neurogenic motor evoked potentials，NMEP）同时包含沿运动传导通路顺行传导的电信号和沿感觉传导通路逆行传导的电信号。因此，NMEP 能同时对运动和感觉传导通路进行监护。Pereon 等的研究证明了 Owen 的观点，他们碰到一例患者，术中 NMEP 出现改变，但术后未出现运动功能障碍，其左腿却出现了感觉异常。Kai 通过结扎狗的节段性血管造成脊髓缺血，并观察 NMEP 变化，结果表明，NMEP 对脊髓的缺血性改变非常敏感，当脊髓缺血时，NMEP 表现为波幅的下降和波形的改变（波峰从多相变为单相），而潜伏期则无明显改变。

对于手术结束时 SEP 和 MEP 仍不稳定的患者，其脊髓血供处于临界状态，手术结束后仍会发生脊髓缺血。因此，对于此类患者术后仍需进行一段时间的脊髓监护。Guerit 等认为术中脊髓监护只能反映当时脊髓的功能状态，由于术中患者处于低代谢状态，脊髓对缺血的耐受性相对较高，而术后患者的代谢加快，脊髓的血供需求增加，因此，术中监护正常并不能保证术后不出现神经并发症，特别对于低血压、贫血、情绪不稳定的患者，术后继续行神经监护尤为必要。术后 MEP 监护不可行，由于在清醒状态下电刺激会造成患者疼痛，而刚做完手术的患者尚处于镇静状态，经颅磁刺激不可靠，因此，SEP 便成为术后脊髓监护的唯一有效方法。

（四）胸腔镜手术器械

胸腔镜手术的器械与传统开放性手术的器械明显不同，由于侧胸壁至脊柱的操作距离大约在 14 ~ 30cm 之间，因此，胸腔镜手术的器械较开放性手术的器械明显加长。通常胸腔镜手术的器械都标有刻度，有些器械末端带有角度，以便于视野暴露和手术操作。

1. 内镜　胸腔镜手术一般采用直径较大的硬性内镜（1cm 左右），以保证成像的清晰和视野的开阔。而直径较小或柔软的内镜成像效果较差，视野相对较狭窄。因此胸腔镜手术一般不予采用。

2. 锁孔装置　胸腔镜手术的操作是通过胸壁上的数个操作锁孔来进行的。锁孔装置包括套筒和套针两部分。套筒有硬性套筒和软性套筒两种，软性套筒可减轻对肋间血管和神经的压迫。套筒的直径有 7mm、15mm 和 20mm 等几种。

3. 软组织分离器械　包括各式组织钳、组织剪、牵开器、剥离器等。牵开器可以将肺组织牵开，以便于暴露脊柱。剥离器可将壁层胸膜从脊柱和肋骨表而分开，有助于节段性血管的分离和结扎。

4. 止血器械　包括各式血管钳、单极、双极电凝、血管夹、吸引器、骨蜡，以及可吸收明胶等。

5. 脊柱操作器械　包括整套刮匙、骨膜剥离器、咬骨钳、肋骨剪、持棒器、推棒器、螺丝起子、三叉型导向器、撑开钳、压缩钳、植骨器、特制克氏针、棒测量器等。

二、脊柱侧凸胸腔镜下前方松解手术

（一）手术适应证和禁忌证

现在几乎可以利用胸腔镜来治疗所有原先需要开胸手术的脊柱疾病。脊柱畸形手术的目的是将脊柱撑直，并且安全地获得正常的生理曲度。手术必须既矫正矢状面的畸形，又矫正额状面的畸形。术者必须努力使头、躯干和骨盆的位置得到平衡（即达到矢状面上的平衡），并且通过适当的关节融合手术来达到脊柱的持久稳定。最安全地矫正大的弯曲对于儿童患者是极为重要的。如果将纤维环、椎间盘和前纵韧带去除，松解了脊柱前方的软组织，那么超过70°的僵硬性侧凸能够得到更为安全的矫正，并且可以获得更佳的美容效果。在1993年之前，脊柱外科医师们乐于在开胸的情况下进行脊柱的前路松解，这样可以增加椎体的活动度，降低脊柱的僵硬性，便于进行椎体间的融合，使畸形的矫正度更大而且更为安全。而现在将胸腔镜用于脊柱的前路松解的原因是其手术并发症比开胸手术要少得多。对于儿童患者来说，脊柱前路手术需要掀开软骨的终板，以便进行前路椎体间的植骨，这个操作增加脊柱融合的稳定性，并且可以在患儿的生长发育过程中预防曲轴现象。曲轴现象发生于骨骼尚未成熟的患者，当脊柱后路达到稳定的融合时，椎体前柱持续生长所造成的无法控制的畸形进一步加重。外科医师对儿童进行开胸手术进行前路松解和椎体间融合植骨感到为难，因为患者术后疼痛较重、呼吸系统并发症比较高以及有些患者出于“美容”的目的来接受手术却会在胸部残留有22.86～30.48cm的瘢痕。这些顾虑使得外科医师不得不先应用支具治疗，或者对患者进行观察，直至他们骨骼已经发育成熟。电视胸腔镜的应用使得脊柱前路松解的适应证进一步扩展，而没有开胸手术所带来的并发症和影响美观。

脊柱侧凸胸腔镜下前方松解手术的适应证主要包括Cobb角>75°、Bending位X线（片）侧凸矫正率<50%的僵硬性脊柱侧凸，以及>70°的后凸畸形，先进行前方松解手术可增加脊柱的柔软性，从而使后路矫形手术获得更好的疗效。对于Cobb角>50°、未发育成熟的儿童，在行后路矫形手术之前，可先行胸腔镜前路骨骺阻滞术，这样可以防止曲轴效应的发生。另外，对于一些胶原代谢性疾病、神经纤维瘤病所致脊柱侧凸，以及先天性半椎体畸形、严重的剃刀背畸形等患者均适合做胸腔镜下前方松解手术。

脊柱侧凸胸腔镜下前方松解手术的禁忌证主要包括术前存在严重的呼吸功能障碍、肺气肿、高气道压力等，以致不能耐受单侧肺通气的患者。对于曾有过肺炎、结核和开胸手术病史的患者，可能存在较广泛的胸膜粘连，由于胸腔镜下去除胸膜粘连非常耗时，且容易出血造成视野模糊，术后并发气胸和感染的概率也大大增加，因此，此类患者不宜行胸腔镜下前方松解手术。低体重儿童胸腔容积小、肋间隙狭窄、单肺通气困难、“操作距离”短，因此，体重低于20kg可作为胸腔镜手术的相对禁忌证。Newton认为脊柱侧凸越严重，则胸腔镜手术时从侧胸壁至椎体的“操作距离”越短，视野的暴露和手术操作也越困难，经一个锁孔所能切除的椎间盘数也越少，这就需要做更多的锁孔并且更加频繁地在锁孔之间调换手术器械。因此他认为对于非常严重的脊柱侧凸，尤其是神经肌源性脊柱侧凸和儿童患者，更适宜做开放性手术。南京鼓楼医院认为对于Cobb角>90°的严重脊柱侧凸，虽然操作空间狭小、椎体旋转严重、手术难度大，但通过术前的仔细评估和术后的细心操作，仍可获得良好的松解效果，且不会增加并发症的发生率。

（二）锁孔选择

胸腔镜下前方松解手术的锁孔选择与定位非常关键，正确设计锁孔的位置不仅可以减轻对肋间神经血管的压迫和损伤，防止术后胸壁皮肤麻木和肋间神经痛的发生，而且可以更加方便和彻底地切除椎间盘和上下终板，达到更好地融合效果。胸腔镜下前方松解手术的锁孔选择必须遵循一些基本的原则，如锁孔之间必须隔开一定的距离，以避免术者的双手及其与内镜之间的距离靠得太近，从而使术者获得充分的操作空间。用于牵开、吸引等操作的锁孔应位于腋中线的稍前方，一般在腋中线和腋前线之间，这样可以使术者的手臂处于一个相对自然、舒适的位置。插入胸腔镜的锁孔位置最好位于腋中线的稍后方，一般在腋中线和腋后线之间，这样可以保证内镜的位置位于术者的操作范围之外。

暴露上胸椎的锁孔选择：在腋窝的下缘作锁孔可以到达 $T_{1\sim5}$ 椎体。由于腋窝内存在臂丛神经和血管，因此应避免在腋窝内做锁孔。第 1、第 2 肋间由于锁骨下动静脉的存在，因此也不宜做锁孔。操作锁孔通常做在 3、4 肋间隙，而插入胸腔镜的锁孔位置应位于 4、5 肋间隙、背阔肌的前缘。

暴露中胸椎的锁孔选择：$T_{5\sim10}$ 胸椎位于胸腔的中段，因此较容易暴露而无须牵开膈肌。中胸椎的操作一般 3 ~ 4 个锁孔便可完成。如采用 0°角的内镜，则锁孔的位置可设计成 T 形，如采用 30°角的内镜，则锁孔的位置可设计成 L 形。对于脊柱侧凸前方松解手术而言，锁孔的位置设计成 L 形更加合适。

暴露下胸椎的锁孔选择：$T_9 \sim L_1$ 椎体离膈肌很近，因此在暴露时需将膈肌向尾侧牵开。可适当升高手术台的头侧，利用重力作用使膈肌、肝、脾等腹腔内容物的位置下降。T_{12}、L_1 椎体的暴露较为困难，可适当切开膈肌脚并尽量压低膈肌暴露其椎体，一般无须在腹膜后间隙另做锁孔。暴露下胸椎时，锁孔的位置设计成 T 形或 L 形均合适。

（三）手术操作

脊柱侧凸胸腔镜下前方松解手术时患者的体位为侧卧位，凸侧椎体朝上。由于大多数特发性脊柱侧凸患者的胸椎凸向右侧，因此一般患者取左侧卧位。将患者手臂置于高过肩膀处，以利于操作。用笔标记出肩胛骨边缘、第 12 肋，以及髂嵴等体表标志。C 形臂 X 线机正侧位透视，定出须行松解的最上端和最下端的脊椎在侧胸壁的体表投影。在腋中线或腋后线上第 6 肋或第 7 肋间隙做第一个直径 2cm 的锁孔，插入胸腔镜镜头。由于卧位时，膈肌常升至第 8 或第 9 肋水平高度，所以第一个锁孔不宜过低，以免损伤膈肌。在做锁孔时应尽量靠近肋骨上缘，以免损伤肋间神经血管束。在插入镜头前，可用手指探入锁孔内，仔细分离，探查是否有胸膜粘连的存在。当镜头插入胸腔后，即可见萎缩的肺，根据需要松解的节段个数，再在腋中线附近做 3 ~4 个操作锁孔。手术器械可在锁孔之间相互替换操作。稍推开萎陷的肺，暴露出脊柱和肋骨，电刀切开椎体前方的壁层胸膜，在视野中可辨别出凸起的椎间盘、凹陷的椎体以及覆盖于椎体中部的节段性血管。钝性分离壁层胸膜，节段性血管电凝后切断。以电刀切开纤维环，使用髓核钳、刮匙等去除椎间盘组织及上下终板。在切除椎间盘后，取自体肋骨植入椎间隙。植骨完成后，再次查看有无出血存在。无须缝合椎体前方的壁层胸膜，通过最下方的锁孔放置胸腔引流管。术后引流量 $<50ml/8h$ 时可拔除胸腔引流管。

清楚的视野暴露对胸腔镜手术至关重要，这就要求术者必须对胸腔内的解剖非常熟悉，并经过系统的训练以达到手眼合一。肋骨头是非常有用的参考标志，参考其位置可更加完全地切除椎间盘和上下终板，并且可防止损伤大血管和避免进入椎间隙损伤神经根。Arlet 认为结扎节段性血管可更好地暴露脊柱，并可以更加彻底地切除椎间盘。而 Sucato 则认为保留节段性血管可减少手术对脊髓血供的影响，降低神经系统并发症的发生率。南京鼓楼医院的临床实践证明节段性血管的结扎在青少年并不构成脊髓损害的威胁，进行胸腔镜前路松解手术时，结扎节段性血管可节约手术时间，降低操作难度，更加彻底地切除椎间盘。近来，King 等报道了采用俯卧位行胸腔镜手术，他们认为与传统的侧卧位相比，俯卧位具有以下优点：①有利于后凸畸形的矫正。②由于肺和大血管受到重力的牵引，因而无须插双腔管行单肺通气。③接着行后路手术时无须再次摆体位和铺单，从而节省了时间。④手术时间和出血量与侧位手术相当。

（四）并发症

脊柱侧凸胸腔镜下前方松解手术虽然是一种微创手术，但仍具有一定的并发症：

1. 出血　术中碰到出血时，术者需保持镇静，毕竟我们看到的图像已被胸腔镜放大了15 倍。可先用吸引器将出血吸干净，然后用电刀止血或小块可吸收明胶压迫止血，也可适当应用一些止血药物。胸腔镜手术必须常规配备开胸手术的器械，以防紧急情况发生时，可立即开胸止血或改行开胸手术。

2. 肺损伤　虽然手术侧的肺处于萎陷状态并被牵开，但仍然容易遭受损伤。这就要求术者必须仔细分离胸膜粘连，并且确保每一个操作步骤均在胸腔镜直视下完成。

3. 硬脊膜撕裂　当看到椎体间流出比较清亮的液体时，就必须考虑有硬脊膜撕裂的可能。少量的脑脊液漏可以用生物蛋白胶或可吸收明胶止住，如脑脊液漏较严重，则需请神经外科医师会诊，决定进一步治疗方案。

4. 淋巴管损伤　在手术视野中出现牛奶样或云雾状的液体提示淋巴管损伤，可能是胸导管或是一个淋巴管的分支受损。通过使用内镜下的夹子或小的外科不锈钢夹或内镜下电凝装置可以使淋巴管损伤得到关闭。

5. 脊髓损伤　如术中 SEP 监护出现异常，表现为波幅的下降或潜伏期的延长，则表明有脊髓损伤的可能性。这时术者应立即停止手术操作，并改变患者体位，同时应用大剂量激素以保护脊髓。

6. 交感神经链的损伤　如果手术后患者诉双下肢的皮肤温度不一样，则需考虑交感神经链的损伤的可能。交感神经链损伤一般不会产生严重的后果，其产生的双下肢皮温和肤色的差异只是暂时现象，经过一段时间后便可恢复。

三、胸椎侧凸胸腔镜下矫形术

（一）适应证和禁忌证

由于镜下操作难度大，矫形力应用受限，因此，胸腔镜下脊柱侧凸矫形手术仅适用于年龄较轻、Cobb 角较小、侧凸较柔软、脊柱矢状面形态正常或有轻度前凸的特发性胸椎侧凸患者，对于 King Ⅱ型和 King Ⅲ型脊柱侧凸尤其适合。对于 King Ⅴ型脊柱侧凸，可采用选择性融合技术，即上胸弯较柔软时可仅融合下胸弯。对于 Risser 小于 2 的患者，胸腔镜 Eclipse

矫形术可消除椎体的生长潜能，防止曲轴效应的发生。Picetti 于 1996 年 10 月开展了第一例胸腔镜下脊柱侧凸前路矫形术，他选择的病例均为特发性胸椎侧弯，平均年龄 12.7 岁，平均 Cobb 角 58.1°。对于后凸型胸椎侧凸，行胸腔镜 Eclipse 矫形术时前方加压可加重已经存在的后凸畸形或产生曲轴效应。如胸椎前凸畸形过大，则会影响患者的肺功能，使其不能耐受单肺通气，并且会使胸腔镜下的操作空间变得更加狭小。因此，以上两类患者不适合做胸腔镜 Eclipse 矫形手术。患者的肺功能均需正常，无肺炎、结核和开胸手术的病史，即术前胸膜粘连存在的可能性很小。脊柱侧凸越严重，则胸腔镜手术时从侧胸壁至椎体的“操作距离”越短，视野的暴露和手术操作也越困难，经一个锁孔所能切除的椎间盘数也越少，这就需要做更多的锁孔并且更加频繁地在锁孔之间调换手术器械。因此，对于非常严重的脊柱侧凸，尤其是神经肌源性脊柱侧凸和儿童患者，更适宜做开放性手术。Picetti 认为双主弯患者不适合做胸腔镜矫形手术，另外，未发育完全、存在后凸畸形的侧凸患者，术后脊柱前部的生长阻滞，而后部继续生长，可产生曲轴效应，故这类患者也不适合做胸腔镜矫形手术。

（二）锁孔选择

胸椎侧凸胸腔镜下矫形术的锁孔设计原则与脊柱侧凸胸腔镜下前方松解手术基本相同。术前用记号笔标记出肩胛骨边缘、第 12 肋，以及髂嵴等体表标志。C 形臂 X 线机正侧位透视，定出须行内固定的最上端和最下端的脊椎在侧胸壁的体表投影。最 E 端锁孔位置应位于需固定的最上端椎体的中部水平，最下端锁孔位置应位于需切除的最下端椎间盘水平，这样可以使上、下端脊椎的螺钉置入变得更加容易。胸椎侧凸胸腔镜下矫形术的固定节段一般为 $T_5 \sim L_1$，如膈肌位置较低，可固定到 L_2，一般在腋中线和腋后线上做 4 ~ 5 个锁孔便可完成手术。由于卧位时膈肌常升至第 8 或第 9 肋水平，因此，第一个锁孔位置不宜过低，一般在腋中线和腋后线上第 6 或第 7 肋间隙做第一个直径 2cm 的锁孔，以免损伤膈肌。在做锁孔时应尽量靠近肋骨上缘，以免损伤肋间神经血管束。

（三）手术操作

胸椎侧凸胸腔镜下矫形术的初始步骤与胸腔镜下前方松解手术基本相同。全身麻醉，双腔管气管内插管，选择性单肺通气，手术侧肺叶压缩塌陷。手术体位为凸侧在上的全侧卧位，上肢尽量向头向屈曲，以避免肩胛骨影响上胸椎的镜下操作，肾区位于手术床腰桥部位，术中可适当升高腰桥，便于下胸椎的操作。当镜下松解手术完成后，便可在 C 形臂 X 线机引导下置入 Eclipse 中空螺钉。螺钉置入的位置一般位于肋骨小头的前方，椎体的中央。透过操作孔置入相应长度的短棒，从下向上依次抱紧压缩 Eclipse 螺钉，矫形固定。无须缝合椎体前方的壁层胸膜，再次查看有无出血存在，通过最下方的锁孔放置胸腔引流管。术后引流量 <50ml/8h 时可拔除胸腔引流管。出院时石膏外制动，为期 3 个月。

螺钉置入位置必须位于椎体的中央并且与终板平行。螺钉位置的偏斜可产生两种情况，一种是置棒困难。当棒强行置入螺钉后，位置偏斜的螺钉处便可产生很大的应力，很容易导致脊椎骨折。另一种情况是棒的置入变得更加容易，但产生的矫正力减弱，从而达不到预期的矫形效果。节段性血管的结扎在青少年并不构成脊髓损害的威胁，但对于胸腔镜矫形手术，节段性血管不宜过早切断，切除椎间盘时并不一定要切断节段性血管。这样可减少出血，使手术野更加清晰，而且在钻入椎体钉时，位于椎体中央的节段性血管还可作为进钉的参考位置。在手术过程中 T_5 和 T_{12} 的椎体钉最难钻入。T_5 椎体较小，侧壁前倾，导引器易向前打滑，容易损伤前方的奇静脉或半奇静脉。T_{12} 椎体部分被膈肌阻挡，进钉困难且容易损伤膈肌。因此，钻入这两个椎体钉时须反复透视，小心操作。

（四）并发症

胸椎侧凸胸腔镜下矫形术的并发症除具有与胸腔镜下前方松解手术相似的并发症以外，还具有一些特殊的并发症。胸椎侧凸胸腔镜下矫形手术时由于内固定物的植入，缝合椎体前方的壁层胸膜较为困难，因此，术后的胸腔引流量较胸腔镜下前方松解手术多，且患者更容易出现呼吸系统并发症。另外，胸椎侧凸胸腔镜下矫形手术后还会出现一些内固定方面的并发症，如螺钉的拔出、内固定物的松动等。远期并发症主要包括脊椎不融合、假关节形成，以及矫正丢失等。因此，术者在进行胸椎侧凸胸腔镜下矫形手术时必须严格掌握手术适应证、熟练掌握手术技巧、规范操作，这样才能最大程度地防止并发症的发生。

四、胸腔镜辅助下小切口胸椎侧凸前路矫形术

（一）背景知识

近年来胸椎侧凸前路矫形术越来越受到重视，与传统后路矫形手术相比，前路矫形手术的融合节段明显缩短，其融合范围一般是从上终椎到下终椎，这样可保留较多的腰椎活动节段。Betz 比较了 78 例前路矫形手术和 100 例后路矫形手术的融合节段，结果前者比后者平均少融合 2. 5 个节段。前路矫形手术的另一个优点是对胸椎矢状面的形态有良好的矫正效果。Betz 发现前路矫形手术胸椎后凸的重建效果明显好于后路手术，在胸椎后凸减少的病例，后路矫形手术组有多达 60% 的患者后路矫正不满意（$T_{5\sim12}$ 小于 20%），而前路矫形组 81% 的患者术后恢复了正常的胸椎后凸。对于低骨龄儿童患者，前路矫形手术还可以同时切除融合区域内的椎间盘和上下终板，消除融合区域脊柱的生长潜能，从而防止曲轴效应的发生，前路矫形手术对腰背肌肉无损伤，因此术后下腰痛的发生率大大降低。

胸椎侧凸前路矫形手术的方法很多。传统的如双开胸前路矫形手术、单开胸经皮广泛游离前路矫形手术，近年来又出现了胸腔镜下胸椎侧凸矫形手术，然而这些手术均具有一定的缺点和局限性。全开放胸椎侧凸前路矫形手术创伤较大，恢复慢，伤口长，不美观，在处理上下终椎区域时，全开放前路矫形手术较困难，终椎区域的椎间盘和上下终板常不能彻底地切除，从而造成松解的不彻底和远期假关节的发生，胸腔镜下胸椎侧凸矫形手术虽然克服了全开放前路矫形手术的上述缺点，但是自身也具有一定的局限性，如手术适应证相对较少，它仅适用于年龄较轻、Cobb 角较小、侧凸较柔软、脊柱矢状面形态正常或有轻度前凸的特发性胸椎侧凸患者，胸腔镜手术对肺功能的要求较高，另外，它还存在技术要求较高、操作复杂、术者过量接受 X 射线等缺点。

胸腔镜辅助下小切口开胸前路矫形手术是一种新型胸椎侧凸前路微创矫形手术，它将传统开胸矫形手术和胸腔镜手术的优点融合在了一起，克服了两者的缺点和局限性。胸腔镜辅助下小切口开胸前路矫形手术的适应证与传统开胸前路手术一样，但是创伤大大减少，外形更加美观。由于采用胸腔镜技术，因此在处理上下终椎区域时，操作难度大大降低，与胸腔镜前路矫形手术相比，其技术难度较低，费用减少，术者也无须接受大量 X 线的照射。

（二）手术方法

患者取侧卧位、凸侧朝上，经第 6 或第 7 肋进胸，手术切口长约 8cm，前端位于腋前线

偏前1~2cm，后端位于腋后线偏后1~2cm，进胸后的操作与传统开胸前路矫形手术一样，将壁层胸膜打开，结扎节段性血管，然后直视下切除侧凸中间区域的椎间盘和上下终板，分别于腋中线水平切口上下1~2个肋间隙做近端和远端锁孔。利用胸腔镜手术器械进行节段性血管的结扎和上下终椎区域脊椎的松解和螺钉的置入，其操作既可于直视下完成，也可以在胸腔镜的辅助下完成，置入相应长度的短棒，在胸腔镜辅助下从下向上依次拧紧压缩椎体螺钉、矫形固定，植骨完成后缝合椎体前方的壁层胸膜，再次查看有无出血存在，通过远端的锁孔放置胸腔引流管，术后引流量小于50ml/8h时可拔除胸腔镜引流管，出院时石膏外制动，为期3个月。

五、小切口胸腰椎侧凸前路矫形手术

（一）胸腰椎脊柱侧凸前路手术的标准入路

T_{10}至腰段脊柱的暴露通常需要经过胸膜外腹膜后入路或经胸腹膜后入路。对于胸腰段脊柱如果没有特殊的禁忌证，通常可以采用胸膜外腹膜后入路，因为这种入路创伤较小而且由于没有胸腔引流管，术后恢复较快。采取胸膜外入路时，因为胸膜比较薄，需要小心地将壁层胸膜从胸壁上分开，避免胸膜的破裂因为儿童和青少年的胸膜通常较成年人厚，对于幼年患者通常更适于采用胸膜外入路。

胸腰段手术通常需要暴露T_{10}以下的脊柱，所以一般采用切除T_{10}或T_{11}对应的肋骨进行胸腰段暴露：肋骨软骨连接处是胸和腹部的分界点，同样也是缝合时的重要标志。如果侧凸累及T_{12}、L_1和L_2，由于这些椎体通常被膈肌覆盖，传统方法均采用切断膈肌的方法显露胸腰段脊柱进行内固定。

在切开膈肌前，依次切开腹外斜肌、腹内斜肌和腹横筋膜，在切开肋软骨连接部后找到腹膜后间隙，从膈肌下面用手指或纱布钝性分开腹腔内容物，显露腰方肌和腰大肌。在腹膜后很容易发现输尿管，注意避免损伤。当腹膜被推向中线后可以安全地进行膈肌切开操作。膈肌切开的位置通常在距膈肌肋骨止点10~15cm，横向切开膈肌有可能损伤膈上、下动脉和膈神经运动支。支配膈肌的膈神经走行于膈肌的中部，一般采用从膈肌的边缘切开既节省时间又避免膈神经损伤。膈肌切开时需要留一些缝线以作为缝合时的对合标。

进行胸膜外腹膜后暴露，最重要的是将胸膜从胸壁上分开同时保证胸膜外和腹膜后的相通。如果在暴露时出现胸膜的破裂，可以将破裂口缝合以保证胸膜外手术的继续进行。暴露完成后可以用温水注入，看是否有气泡产生以测试胸膜的完整性。以上不管是经胸或胸膜外的腹膜后入路，均需切开膈肌，分离膈肌在脊柱上的止点。

传统切断膈肌显露胸腰段脊柱的方法具有技术难度小、脊柱暴露充分、操作空间大等优点。然而此种入路创伤较大，切开膈肌后容易产生一些潜在的并发症，如术后腹式呼吸减弱、膈肌麻痹，甚至肺不张等，患者术后恢复相对较慢，且残留较大手术瘢痕。南京鼓楼医院采用保护膈肌的小切口行胸腰段侧凸前路矫形手术，有效克服了传统切断膈肌手术入路的缺点，取得了良好的疗效。

（二）小切口不切开膈肌的胸腰椎前方暴露操作

患者采用常规的凸侧在上的侧卧位。脊柱的暴露分为两步，首先是$L_{1\sim4}$的腹膜后暴露，沿第10或第11肋的前1/3向前下腹壁做一长约8cm的切口。肋骨部分用电刀切开骨膜，钝性剥离骨膜后切除此肋的远端 1/3 部分，但保留肋软骨部分以作标记。将肋软骨沿中线剖开后找到腹膜后间隙，从膈肌下将腹膜连同腹腔内容物向中线方向推开，并依次切开腹外斜肌、腹内斜肌和腹横肌，此过程中注意防止损伤腹膜。将后腹膜与深部肌筋膜从腰方肌和腰大肌上分离，在腰大肌前缘向后钝性分开腰大肌显露 $L_{1\sim3}$（或 L_4）的脊柱，结扎节段性血管并切除 $T_{12}\sim L_3$（或 L_4）的椎间盘组织。第二步为沿同一肋的后部做一长 8cm 的切口（两切口间隔约 7～12cm），切除同长度的肋骨，经胸或经胸膜外分离直达脊柱。在膈肌上分离壁层胸膜，结扎 $T_{11\sim12}$ 节段性血管，暴露出 T_{11} 或 T_{12}。紧贴脊柱分离膈肌角并进入下方的腹膜后间隙，使膈肌上间隙与膈下腹膜后间隙相同，但此时特别注意可能存在于膈肌角下方的 L_1 节段性血管，因为视野小，易造成损伤出血，应当在直视下分离结扎。虽然 $T_{12}\sim L_1$ 椎间盘通常在膈肌下切除较在膈肌上切除更为方便，但从膈肌上切口有时也可切除，总之，$T_{12}\sim L_1$ 椎间盘的切除应当耐心、彻底，因为视野小和受膈肌的阻挡，此椎间盘不易切除彻底。

（三）传统手术入路和小切口下保护膈肌的手术入路比较

胸腰椎脊柱侧凸前路矫形因具有以下优点而成为目前公认的手术方法之一：①从前路可获得对旋转更好的纠正，矫形力可直接作用于脊椎中旋转的椎体。②前路矫正侧凸通过缩短而不是延长脊柱，从而减少了因脊髓受牵拉而致神经损伤的可能性。③前路矫正手术可以融合较少的节段，使骨盆上方保留更多的可以活动的椎间盘关节，使远期下腰部的退变、失代偿以及下腰痛等并发症的发生率明显减少。但标准方法经胸、腹膜后入路需要切开膈肌，才能暴露胸腰段脊柱和在直视下进行内固定矫形，此入路虽然暴露好、操作容易，但膈肌作为分隔胸腔和腹腔的重要结构，切开后可能发生一定的并发症，如手术后腹式呼吸减弱、膈肌麻痹，甚至肺不张等。采用保护膈肌的小切口胸腰段前路矫形手术的主要目的是应用微创技术的理念，减小手术创伤，避免切断膈肌，以预防相关并发症，同时可减小皮肤切口瘢痕。

在解剖上，膈肌角正好附着在 L_1 椎体上，T_{12}、L_1 椎间隙以及 L_1 节段性血管被膈肌覆盖，传统的胸腰段侧凸前路矫形必须暴露出上述结构方能进行操作。本组结果显示，对胸段和腰段分别采用小切口暴露的方法，避免切开膈肌，而仅在膈肌角处开一小孔道，同样可在保护膈肌的前提下完成 $T_{12}\sim L_1$ 椎间盘的切除以及 L_1 节段血管的结扎，说明在膈肌开孔处穿入矫形棒、置入螺钉完成矫形、保护膈肌的胸腰段前路手术完全是可行的。

Johnston 报道用 TSRH 内固定行前路治疗 18 例特发性腰椎和胸腰椎侧凸患者，术后随访 12～29 个月，矫正率为 73.5%，无矫正丢失。而 Hopf 报道采用前路 CDH 对胸腰段脊柱侧凸进行矫形，矫正率为 79.4%。南京鼓楼医院采用保护膈肌的小切口行胸腰段侧凸前路矫形手术，术后 Cobb 角矫正率达 80%，矢状面重建良好，与文献报道的全开放标准入路矫形结果相比，矫正率类似，无内固定并发症，无明显矫正丢失。该手术入路在减少手术创伤的同时，能够达到与传统入路相似的临床疗效，同时由于创伤减小，术后恢复较传统手术快，也没有因为手术操作难度的增加而使并发症增加，具有较大的临床实用价值。

（郑永红）

第十二节 腹腔镜脊柱微创技术

一、概述

传统腰椎前路手术其显露过程中所发生的并发症甚至较腰椎手术操作本身的并发症要多。为减少并发症及住院时间，加快术后恢复，现代腰椎前路手术正朝微创手术入路的方向发展。1987 年，Dubois 第一例腹腔镜胆囊切除术的成功，推动了现代腹腔镜外科技术的迅猛发展。1991 年，Ohenchain 和 Smith 首先报道了经腹腔镜前路 $L_5 \sim S_1$ 椎间盘摘除术，随后又报道了 15 例，术后患者效果良好。1995 年，Zuckerman 等首次报道了 17 例腹腔镜下前路 $L_{4\sim5}$或 $L_5 \sim S_1$ 椎间 BAK 融合术。1998 年，吕国华等在动物实验的基础上，首先开展腹腔镜前路腰椎 BAK 融合术，并进行了下腰椎血管分布与腹腔镜腰椎外科前路手术入路选择的相关解剖学研究；随后也将该技术应用于椎间隙感染、腰椎结核病灶清除等手术。与开放前路腰椎间盘髓核摘除术相比，腹腔镜下前路腰椎间盘髓核切除术经腹膜后，不需处理肠管，术后肠粘连的发生率小，且可同时进行椎体间融合，是现阶段腰椎间盘突出症手术的一种有益补充。Rodriguez 等报道 45 例前路椎间盘摘除术，其中腹腔镜下手术 31 例，常规手术 13 例，随访平均 12 个月，发现两者疗效无差异，但前者手术时间和术中出血明显少于后者。

近年来，腹腔镜腰椎外科已由单一、简单病种的治疗走向多元、复杂病种的治疗，腹腔镜与小切口技术结合的微创手术弥补了早期闭合腹腔镜腰椎手术的不足及技术局限，进一步扩大了腹腔镜腹椎外科技术的应用范围。现在腹腔镜技术的应用几乎囊括各种腰椎疾病的前路手术治疗。但由于开展时间较短，缺乏广泛、系统的前瞻性多中心随机临床实验研究，其远期疗效有待进一步观察。与传统开放手术比较，腹腔镜手术的器械操作手感和定位能力完全不同，并缺乏三维立体视觉效果；手术技术要求更高，所以需要一段较长的学习曲线才可达到熟练技术操作，具有一定的潜在风险。因此，选择腹腔镜腰椎前路手术时必须谨慎，必须有经验丰富、操作熟练的医疗团队才能较好地完成该手术。

二、腹腔镜下腰椎间盘切除术及腰椎融合术

经腹腔镜前路腰椎间盘髓核切除术主要适用于系统保守治疗无效、无椎管及侧隐窝狭窄或脱出碎片进入椎管的腰椎间盘突出症患者，包括 $L_5 \sim S_1$ 腰椎节段性不稳定。对于游离型腰椎间盘突出症、椎间盘纤维环钙化、腰椎间盘突出症伴有椎体后缘骨赘及骨性侧隐窝狭窄、存在明显腰椎不稳、中央型腰椎间盘突出症伴马尾神经损伤或近期做过腹部、肾脏、输尿管手术，广泛腹膜粘连者不宜行该手术。其他禁忌证包括：①心血管疾病不能做人工气腹者。②穿刺区皮肤感染。③凝血机制障碍、血液病、大量腹腔积液、内出血。④严重骨质疏松症。

（一）手术通道建立

患者取 Trendelenburg 体位，使小肠及腹内脏器向头端移动。骨盆及腰椎下方垫枕以保持腰椎前凸位。在腹壁做 4 个 5 ~ 18mm 切口。首先在脐下一横指做第 1 个 10mm 切口（腹腔镜通道），放置 10mm 套管，并注入 CO_2 气体，使腹腔获得满意充盈后，通过套管插入 30°腹腔镜；在腹腔镜监视下于两髂前上棘内上 2 ~ 3 横指处，做第 2、3 个 5mm 切口，并插

入5mm套管，作为吸引器、牵开器进入或组织分离用通道。在脐与耻骨联合中点做第4个15～18mm切口，经此插入相应直径的套管，作为椎间盘切除和椎间融合的工作通道。用特殊抓持器械将小肠牵拉向上腹部，术中需认清腹主动脉分叉处，工作通道建立在下腹正中线附近，位置根据欲手术的部位而定。

（二）腰椎椎间隙的显露

辨认腹主动脉分叉处，在其下方纵行切开后腹膜，钝性分离即可显露 L_5～S_1 椎间隙及骶正中血管，钳夹分离骶正中动、静脉，向两侧分离牵开髂动、静脉。解剖分离时应避免暴力，避免使用单极电凝以防止发生男性逆向射精症。在此基础上，椎间盘摘除术的入路将根据术者的不同偏好而异。C形臂X线机可用于观察椎间盘摘除及置入物放置的深度，腹腔镜可同时观察并确认手术不损伤重要的血管及其他结构。

（三）椎间盘切除及椎间融合

经操作通道克氏针穿刺椎间隙，C形臂X线机透视定位确认 L_5～S_1 椎间隙，同时可确认椎间隙倾斜度。通过操作通道，用cage定位器定位cage植入点。导钻预攻cage植入通道，通过预攻通道摘除髓核。植入椎间隙撑开塞，C形臂X线机透视确认位置良好。植入内填自体骨或脱钙骨cage 2枚，C形臂X线机透视cage位置良好。

（四）小切口+腹腔镜下前路腰椎间盘切除、植骨融合内固定术

从旁正中切口放入拉钩，放置好拉钩并暴露椎旁间隙，在相应的病变椎间隙前分离开所有的腹膜外结构，如在 L_5～S_1 间隙牵拉开髂血管。当左侧的髂血管被牵拉至后外侧时，右侧的髂血管则位于椎体的前外侧，应用特制的工具暴露 L_5～S_1 间隙并应用C形臂X线机透视加以确认。当分离骶正中血管后，应用锐性和钝性器械分离暴露椎间隙。以前纵韧带为标记，暴露好需手术的椎间隙后，进行椎间盘切除或同时行融合术。而后仔细检查手术视野是否有活跃的出血点，并予以处理。然后，闭合拉钩并小心取出，防止损伤腹膜和其他内脏器官，关闭伤口。

（五）术后处理

术后当天口服镇痛剂；口服抗生素3天，术后仰卧8小时，12～24小时内被动翻身，以后患者可主动翻身。视患者腰痛腿痛恢复情况，下床活动，开始腰背肌训练。术后2～3天可出院。据患者日常生活、腰部肌力的恢复情况及患者的年龄、身体素质、工作性质、劳动强度，可在术后2周后逐步恢复工作。早期避免弯腰、扭腰、抬物等。

（六）注意要点

主要有：①术前MRI或CTA观察腹主动脉、下腔静脉、髂血管走行。②所有套管必须在直视下插入。③避免损伤主动脉、下腔静脉、髂血管。④术中须有影像系统在侧位和前后位进行监测以确保内植物置入位置正确。⑤术后须检查手术区是否有内出血，特别是气腹减压后，创面渗血。⑥缝合工作通道切口，预防切口疝。

三、腹腔镜下腰椎骨折脊柱内固定术

脊柱骨折、脱位伴脊髓、神经损伤导致的截瘫是脊柱外科领域尚未攻克的难关。长期以来，后路椎板减压、内固定被广泛应用于脊柱骨折、脱位合并截瘫的外科治疗中。随着脊柱

骨折生物力学、病理生理机制等研究的不断深入，内固定技术的发展，以及临床经验的不断积累，后路手术在脊髓神经减压方面的作用不断遭到质疑。Bedbrook 对 100 例脊柱损伤并截瘫患者的死后解剖发现，后路椎板切除对前方脊髓神经压迫无肯定减压作用。Flesch 等研究了进行椎板切除减压、后路 Harrington 棒固定的病例，术后 X 线（片）和椎管造影发现，不能达到脊髓减压的目的。自 20 世纪 80 年代中期后，椎弓根钉内固定替代传统后路棘突钢板和 Harrington 棒固定已广泛应用于脊柱骨折脱位治疗。研究证实，虽然椎弓根钉内固定较传统后路内固定方式有明显的生物力学稳定功能，而且椎管容积恢复率也较高，但仍不能达到满意的彻底减压作用。Aebi 等对 450 例胸腰椎骨折椎弓钉内固定的临床研究发现，有 8% 的病例仍需再行前路减压手术。胸腰椎骨折截瘫前路手术的探索始于 20 世纪 70 年代。影像学发展，特别是 CT、MRI 的临床应用，证实脊柱骨折脱位脊髓神经所受打击或压迫大多来自其前方，即使后路手术使脊柱排列得到重新恢复，但并不能使前方压迫获得满意解除。因此，后路椎板切除减压不适用于多数脊柱骨折脱位并截瘫患者，而前路减压的合理性和有效性已得到公认。胸腰椎骨折截瘫前路减压的临床研究结果显示：前路直接减压效果确切，不完全瘫痪的神经功能改善率达 80% ~100%；前路减压同时可进行椎间植骨和内固定，重建脊柱稳定性；CT 扫描证实椎管容积术后恢复正常。由于传统前路手术创伤大、并发症较多，因此，对于胸腰椎骨折前路减压目前仍有顾虑，手术适应证也未完全统一。传统腰椎前路手术其显露过程中所发生的并发症甚至较腰椎手术操作本身的并发症要多。为减少并发症及住院时间，加快术后恢复，现代腰椎前路手术正朝微创手术入路的方向发展。

腹腔镜下腰椎骨折脊柱内固定术主要采用非气腹经腹膜后入路或内镜辅助下小切口入路。

（一）适应证

同传统腰椎前路手术，包括：①椎体骨折合并不完全脊髓神经损伤，影像学证实前方致压物存在，而无后方骨折块嵌入椎管。②前柱损伤严重或爆裂骨折，后部结构未完全破坏的不完全性瘫痪。③迟发性逐渐瘫痪或陈旧性爆裂骨折影像学证实前方致压物存在。④疼痛性进行性后突畸形，伴有或不伴有神经功能障碍。

（二）禁忌证

主要有：①全身情况不佳，重要脏器功能障碍，心血管疾病不能耐受手术。②既往经腹膜后入路手术史，广泛腹膜后粘连。③骨折脱位伴明显后方关节结构不稳。④凝血机制障碍、血液病，明显出血倾向。⑤穿刺区皮肤感染。⑥严重骨质疏松症。

（三）术前准备

术前准备：①全身系统检查，排除重要脏器损伤或疾病。②伴颅脑和胸腹部损伤者待病情稳定方可手术。③术前静脉抗生素应用。④常规准备开放手术器械。

（四）麻醉和体位

L_1 骨折行胸—腹腔镜联合手术的病例采取单侧肺通气全身麻醉，L_2 以下手术采取普通气管插管全身麻醉。侧卧体位，手术床头、尾侧各放低 15°~20°，使手术侧得到更好的显露。

1. 手术入路

（1）非气腹经腹膜后入路：患者取仰卧或左侧卧位，左胁腹部下垫沙袋。腹部做2个切口，右胁腹部切口置入分离气囊和腹腔镜，位置在腋前线上第11肋与髂嵴连接中点处，第2个切口位于腹正中线附近，位置由需手术的椎体位置决定。此入路可以完成T_{12}～S_1椎体间的融合、病灶清除等手术。左胁腹部切口长约15mm，分离腹侧壁肌肉，钝性分离腹外斜肌、腹内斜肌、腹横肌，显露腹膜外脂肪组织，也可用手指进行辅助的钝性分离。自切口内放入椭圆形的分离气囊至腹膜后间隙处，同时从气囊中央插管处放入腹腔镜，经气囊内充气，随着气囊的膨胀可以逐渐在镜下看到腹膜的轮廓及腹膜从腹前壁内侧剥离的情况。需持续分离使腹膜及腹内脏器移至近中线位置以便能放入前方的工作通道。腹膜后间隙暴露、腹膜自腹前壁内表面剥离后，从左胁腹部切口放入10cm长扇形提拉器，在腔镜直视下张开扇臂，将扇形提拉器连接于液压机械臂上，通过提拉腹壁扩展操作空间。特制的气囊牵开器可经左胁腹部或前腹壁的工作通道置入腹膜后间隙，充气后用来帮助牵开腹膜及腹膜内脏器。工作通道建立于前腹壁中线旁约2cm，做一长约12mm的切口，位置取决于需显露的病变部位或椎间隙水平。切开皮肤，显露并切开腹直肌前鞘，向外侧牵开腹直肌，显露并切开腹直肌后鞘，在中线附近可见腹膜及其内容物，如果分离气囊不能提供充分暴露，也可用手指进行钝性分离以帮助将腹膜从腹壁内侧剥离。腹膜内包裹小肠，可用扇形牵开器牵开，如有必要还可以从工作通道置入气囊牵开器辅助操作。之后其余步骤与前述的经腹膜入路类似。需要注意的是必须显露大血管，是否分离或牵开这些血管取决于需显露的椎间隙水平。L_5～S_1椎间隙在腹主动脉分叉下显露，而$L_{4\sim5}$椎间隙及附近水平需向脊柱右侧牵开腹主动脉及下腔静脉。经皮穿刺的Steinmann针可用于保持大血管的牵开状态，手术中应注意辨认并保护大血管和输尿管以防止损伤，交感和副交感神经丛在大血管前方向上延伸。如分离显露多个椎体，还需钳夹相应的椎体节段性血管，在$L_{4\sim5}$水平还应辨明、钳夹髂腰静脉。常规的腰椎间盘切除和终板的处理可通过工作通道施行，切骨术和不同型号的刮匙均可在工作通道内应用。另外，一些椎间置入物（如同种异体移植物、假体置入物）也可使用。

（2）内镜辅助下小切口入路：内镜辅助下小切口技术是一种优秀的微创腰椎手术。在内镜的辅助下，可以仅用一个小切口即可完成腰椎前路椎间融合术ALIF。可通过一个单独的通道置入普通内镜，也可通过小切口处置入新型可折弯内镜。由于切口很小，只有主刀医师可通过切口看到手术视野。应用内镜后，使得助手也能获得良好的手术视野，以更好地协助完成手术。

2. 建立手术通道　透视下定位骨折椎体，沿十二肋尖与耻骨结节连线做一经骨折区3～4cm切口，逐层切开皮肤、皮下组织、腹外斜肌筋膜，分离腹内斜肌、腹横肌至腹膜，经该切口在腹膜后间隙置入腹膜分离气囊，并注入生理盐水300ml，以向腹侧分离、推开腹膜，经腹腔镜观察腹膜后间隙充分显露后，将分离气囊排水取出，沿该切口放置微创腹壁牵开器，可通过牵开器进行手术操作和腹腔镜观察。也可另在小切口前侧3cm处做一1cm切口，插入1cm套管作为腹腔镜观察通道。

3. 椎体切除减压和前路重建

（1）椎体显露：L_1椎体骨折手术时，首先通过胸壁操作孔，在胸腔镜监视下，将T_{12}表面壁层胸膜用电凝钩切开，游离T_{12}椎体表面节段性血管，在血管结扎钛夹远近端双重结扎后，用电凝剪切断，切断的节段性血管向椎体前后推开，充分显露T_{12}椎体，备内固定。

（2）腰椎椎体，无论伤椎或固定椎均通过腹壁切口显露。内镜监视下，首先在欲手术切除椎体连接的椎间盘插入克氏针，电视X线机进一步确定手术目标椎体。选择椎间盘无血管区，将腰大肌自前缘向后牵开向背侧牵开，在腰椎中央凹陷处，将节段性腰动静脉游离、双重结扎、切断，切开椎体表面骨膜，并向前、后方推开，椎体及其前、后缘充分显露。

（3）椎体切除和硬脊膜前方减压：彻底切除向后移位的骨折块和椎间盘碎片是解除硬脊膜前方压迫的关键。新鲜骨折的骨折块和椎间盘碎片，用组织钳或腰椎刮匙较易取出。而对于陈旧性骨折，则需应用锐利骨刀或电动钻仔细逐步切除硬脊膜前方的致压物。陈旧性骨折前方减压，首先在椎体侧方用骨刀做大块骨切除，然后逐层向后切除，当剩薄层椎体后壁时，则以电动钻将后壁磨穿。在内镜监视下，用咬骨钳或刮匙进一步扩大窗口，并彻底去除压迫硬脊膜的骨折块和椎间盘碎片。为同时进行椎间植骨、内固定，在减压的同时一并切除于骨折椎体连接的上、下椎间盘和软骨组织。

（4）椎体复位和矫形：术中可通过背侧体外推压、椎体间撑开器应用或椎体螺钉撑开器，完成成角畸形矫正和椎间高度恢复。

（5）椎体间植骨和内固定：在手术同侧髂嵴取与椎间缺损相应长度的三面皮质骨，内镜监视和引导下通过腹壁小切口，将移植骨块嵌入椎体间。移植骨块前方骨缺损，用碎骨块填充。内固定采用钉棒或钉板前路椎体内固定装置，内固定器装于椎体侧方。电视X线机监视下将椎体螺钉安装侧方中央部位，注意螺钉勿偏前或偏后入椎管，以免损伤大血管和椎管内神经组织。L_1 椎体骨折前路内固定螺钉连接装置通过膈肌孔道安装。术毕经电视X线机透视证实植骨和内固定位置良好，无活动性出血，则冲洗伤口，放置引流管，逐层伤口缝合。

（五）操作注意事项

安全有效地显露手术视野、预防大血管和神经损伤是腹腔镜辅助前路腰椎手术的关键因素。术者必须熟悉腰椎各节段血管和神经分布特点及镜下辨识能力。通过模拟和活体动物训练达到熟练镜下操作技能方可开展该手术。术中切除骨折椎体前将其周围结构解剖清楚，在内镜引导下进行椎管减压和骨折碎片的取除。椎管内静脉丛出血用可吸收明胶压迫和双极电凝止血。如发生不可控制出血则应立即转为开放手术，因此，腹腔镜腰椎前路手术应常规备开放手术器械。

（六）术后处理

（1）术后2天床旁监护仪密切观察血压、脉搏。注意伤口引流血量，必要时输血。腹部引流管术后48小时拔除。

（2）术后常规静脉应用抗生素3天，地塞米松2天。

（3）术后禁食1～2天，待胃肠功能恢复后开始进食易消化食物，处理可能发生的肠胀气。

（4）胸腹腔镜联合手术患者，术后鼓励呼吸和咳嗽，促进肺复张和呼吸功能恢复。

（5）术后卧床时间视患者术后脊柱稳定性决定。后柱完整和已进行前路内固定重建，术后2周可起坐，否则需卧床3个月起床。外固定支架保护6个月。

（6）术后2周和术后3、6、12个月复查X线片，观察内固定稳定及骨融合情况。

（七）手术并发症的防治

1. 腹主动脉或下腔静脉损伤　主要由于椎体显露分离时器械误伤、靠近大血管进行节段性腰动静脉的分离结扎所致大血管撕裂或椎体钉固定时方向错误损伤大血管。因此，椎体显露分离须从椎体中央开始，骨膜下前后方向小心进行椎体显露。在椎体中央进行腰动静脉的分离、结扎和切断。术中电视X线机监视、引导椎体螺钉正确的方向和合适的长度。

2. 脊髓损伤　椎管减压时手术器械损伤和内固定螺钉误入椎管为常见原因。因此，去除椎管后壁骨、椎间盘对脊髓的压迫前，须显露椎弓根，椎体侧方骨刀切除大块骨，仅剩薄层椎体后壁时，用咬骨钳或刮匙由椎体后壁向前去除硬脊膜前方损伤骨和椎间盘致压物。在椎体螺钉固定前，将患者维持标准侧卧位，选择正确的椎体螺钉进入部位和方向，并在电视X线机监视、引导下进行椎体螺钉固定。

3. 椎体切除时大出血　椎体中央静脉向后引流，由椎体后壁中部穿出，汇入硬脊膜前方静脉窦，切除椎体后壁时难免发生硬脊膜前方静脉窦出血。手术时间过长、不断负压抽吸、腹部受压等可导致大量失血，严重时可危及生命。因此，切除椎体前，将椎体周围解剖结构显露清楚，尽量缩短手术时间；硬脊膜前方静脉窦出血采取压迫止血；避免腹部压迫。如闭式腹腔镜手术或小切口手术止血困难，则应立即转为常规开放手术止血。

4. 植骨吸收及假关节　植骨量不足或骨块嵌入不好、植骨块质量差，常可发生骨吸收和假关节形成。所以，须有足够长度的自体髂骨的三面皮质骨作为植骨材料。

5. 内固定失败　固定椎体骨质疏松、椎体固定螺钉反复操作和植入骨吸收及假关节等，可导致椎体固定螺钉松动、脱出和断裂。因此，骨质疏松患者不宜内固定。椎体螺钉固定力求一次成功，用足够坚强和合适长度的自体骨椎间嵌入植骨。

胸腰椎骨折截瘫前路减压手术疗效肯定，但传统前路手术所带来的较大创伤和与其相关较多并发症同样引人关注。如何在保证疗效同时减少手术创伤乃是现代脊柱外科有待解决的问题。内镜外科技术在许多外科领域的成功应用同样激发了脊柱外科界探索脊柱微创手术的热情。自20世纪90年代起，胸腔镜和腹腔镜技术开始在胸、腰椎各种疾病的前路手术治疗中应用。大量研究结果表明，内镜辅助脊柱前路手术，其手术视野清晰、并有组织局部放大作用；不仅能安全、有效地达到与开放手术同样的目的，而且软组织损伤少，对脏器的干扰小，术中出血量、引流量和伤口痛持续时间明显减少。近10年来，内镜脊柱前路手术经验同样提示：内镜脊柱前路手术是一项较复杂的手术，技术和设备要求高，学习曲线较长，术中处理复杂病变和大出血有一定的局限性，这些问题尤以在腹腔镜腰椎前路手术中表现突出，手术并发症也较多。目前，除腹腔镜前路 $L_5 \sim S_1$ 椎间融合为成熟定型手术外，其他手术还处于探索研究之中。为在腰椎疾病的手术治疗中利用内镜技术优势，使手术技术简单易行，进一步扩大内镜手术范围，内镜辅助扩大操作孔的微创手术技术应运而生。1997年，Mayer首先应用小切口开放技术进行了25例腰椎间融合，研究结果证明该技术具有适应范围广（可以进行2个节段水平以上的腰椎融合）、手术设备要求少、腹壁肌肉损伤较小（只经肌纤维间隙入路）、操作视野清晰和并发症少等优势。Zdeblick总结了50例应用腹腔镜技术和小切口技术进行的 $L_{4\sim5}$ 椎间融合，每组研究的病例数一致，两组在手术时间、术中出血量和住院时间长短上无统计学差异。Kaiser总结了98例，临床结果表明，小切口组术前准备时间要明显短于腹腔镜组。2002年，Elsaghir报道的体腔外小切口胸腰椎前路手术和Hovorkr等报道的内镜辅助腹膜后胸腰椎前路手术技术有效地解决了闭合式内镜手术存在的问题，使胸腰椎前路手术既具内镜微创特点，又简单易行，有较大的手术适应范围。而且，当出现血管损伤时，处理较为方便，避免了转为开腹手术带来的时间耽搁。

（柯西江）

第十三节 显微内镜下颈椎间盘切除术

一、概述

随着影像学诊断技术和现代光纤内镜技术的不断发展，以及对颈椎伤病基础研究的不断深入，脊柱微创外科技术尤其是脊柱内镜技术取得了很大的进步，它具有安全可靠且创伤小的特点，在治疗颈椎伤病方面也具有了日臻成熟的时机与条件，并形成骨科手术新的趋势。MED（microendoscopic discectomy，MED）是一种经后路椎板间隙腰椎内镜手术系统，在内镜辅助下，通过1.6cm的工作通道完成全部手术操作。内镜辅助下颈椎微创手术不像腰椎微创手术那样普遍，仍处于初始阶段。目前开展的显微内镜辅助下颈椎微创手术，包括颈椎前路手术和后路手术。颈椎后路内镜辅助下手术的开展比前路手术要普遍。它是由传统的颈椎后路显微镜下椎间盘切除和神经根管减压手术的基础上演变而来的，术中用内镜代替显微镜。Adamson、Tim分别报道了大宗应用显微内镜下行后路颈椎板神经根管切开减压治疗由于颈椎间盘突出或颈椎神经根管狭窄所致的单侧颈神经根病变的临床病例，认为该方法切口小、操作简单、安全、并发症少、术后恢复较快，适用于神经根型颈椎病的治疗，与传统手术相比具有明显的优点。颈椎前路内镜下手术起步晚，报道较少。2004年，刘忠军、周跃、郑燕平等报道了内镜下颈前路减压、植骨融合术的临床研究，均认为该术式创伤小、安全、可靠，适用于颈椎间盘突出症及部分颈椎伤病的治疗。

二、显微内镜前路颈椎间盘切除植骨内固定术

经颈椎前路进行颈椎间盘切除及植骨、内固定手术已被广泛应用，但常规经前路颈椎间盘切除及椎体间植骨术至今仍是一种创伤、难度及风险均较大的手术。随着脊柱外科水平的不断提高，尤其是脊柱微创外科技术的发展，使各种安全可靠且创伤小的方法如内镜辅助下的颈椎前路手术治疗颈椎疾病具有了日臻成熟的时机与条件。目前国内外已经尝试进行了多种内镜辅助下的颈椎前路手术，包括颈椎间盘切除、椎间植骨、椎间cage置入、钢板内固定等，均取得良好的临床效果。将MED技术应用于颈椎前路减压植骨融合内固定，是近年来颈椎前路微创手术的代表。

METRx是在20世纪90年代中后期经后路椎板间腰椎间盘内镜手术系统（MED）基础上发展起来的。Fontarella（1999）首次报道采用内镜行颈椎间盘手术，国内周跃（2004）、郑燕平（2004）分别报道了各自的经验。该手术是借助于一个直径约16mm的工作通道，在内镜辅助下来完成椎间盘切除植骨融合术。其特点是小切口，软组织损伤小，在工作通道内的内镜可提供一个清晰放大的手术视野，使手术更加安全，术中对气管、食管牵拉少，术后患者咽喉部不适现象明显减少。但采用METRx的颈前路手术也存在明显的不足之处，如因工作通道有限，使手术范围减小，术中不能将椎间隙充分撑开，尤其是在椎间隙狭窄时容易造成手术困难等。

（一）器械

（1）显示监视系统：由镜头、显示器、冷光源、摄像机和录像机组成。

（2）1.6cm内径的圆形手术通道。

(3) 专用配套手术器械包括各种型号枪钳、髓核钳、刮匙、剥离器、神经拉钩及吸引管等。

(二) 适应证和禁忌证

1. 手术适应证　尽管内镜辅助下前路手术具有很多优点，但我们并不能盲目地认为其可用于所有的颈椎疾病的治疗，适应该类手术的疾病还很有限，归纳其手术适应证有以下几个方面：①$C_{3\sim7}$退行性颈椎疾病伴节段颈椎不稳者。②单间隙的颈椎间盘突出压迫脊髓伴同节段的颈椎不稳者。③创伤性颈椎半脱位或全脱位经闭合复位后需行颈椎稳定性重建者。④创伤性单节段颈椎间盘突出压迫脊髓需手术减压或稳定性重建者。

2. 手术禁忌证　①需行双节段颈椎间盘减压者。②$C_{2\sim3}$节段颈椎间盘突出或不稳者。③需行颈椎体次全切除跨节段颈椎钢板内固定者。④颈椎后纵韧带钙化或严重颈椎间盘钙化者。⑤长期服用镇痛药物，凝血功能较差者。⑥颈椎间隙严重狭窄而头颅牵引难以牵开者；常规颈前路手术的禁忌证。

(三) 术前准备

1. 气管推移训练　MED 颈前路手术的术前准备与常规颈前路手术基本一致。尽管 MED 颈前路手术切口小，手术工作通道比较固定，对气管、食管牵拉少，但是术中因诸多原因而需转换手术方式，所以气管推移训练还是必需的，从而减少术后咽喉疼痛和吞咽困难，防止急性咽喉水肿和气管痉挛所致的呼吸困难。

2. 术前 C 形臂 X 线机定位　精确的手术定位监视是保证手术安全成功的关键。为确保手术安全，术前头颅牵引并在 C 形臂 X 线机下确定牵开程度，调整颈椎正常解剖序列和生理前曲度，并用胶布带固定好头部。MED 颈前路手术许多关键操作步骤都需在动态监控下进行和完成，术前应正确标定手术节段，使工作通道口与颈前缘影像正好相接。

3. 认真选择内置物　由于 MED 颈前路手术视野小，操作空间狭窄，对内置物要求较高，术前应根据影像学资料，认真选择内置物，应充分准备各种型号规格，形态和不同材料的内置物，使术中有足够的选择余地，以便手术成功。

(四) 手术方法

1. 体位　仰卧位。

2. 麻醉　气管插管麻醉或局部神经阻滞麻醉。

3. 操作步骤

(1) 头部固定：头颅牵引下，肩部垫薄垫，头稍后伸，术前以 C 形臂 X 线机透视定位。

(2) 取右侧胸锁乳突肌前缘横切口 1.5cm，切开皮肤、皮下组织、颈阔肌、双极电凝止血。沿胸锁乳突肌前缘钝性分离，将胸锁乳突肌和颈动脉拉向外侧，气管、食管推向内侧，直至颈椎前面。

(3) 将导针插入颈椎间隙 C 形臂 X 线机定位。确定间隙后，沿导针逐级扩张套管，固定工作通道。连接显示及摄像系统，调整焦距及视野位置。长柄手术刀和剥离器剥离椎前软组织及前纵韧带，双极电凝止血，显露颈纤维环。

(4) 长柄尖刀切开颈椎间盘前方纤维环，用髓核钳咬除大部分颈椎间盘，用小咬骨钳或长柄小骨凿凿去上位椎体下缘唇状骨质以扩大病变间隙，用各种型号的刮匙去除残余的椎间盘组织直至椎体后缘。用刮匙刮除相邻椎体软骨终板，同时注意保留软骨下骨性终板。

(5) 适度增加头颅牵引重量扩大病变椎间隙，用微型咬骨钳去除椎体后缘骨赘，必要时切除后纵韧带，以减压脊髓神经。

(6) C 形臂 X 线监视下测量和确定椎间隙高度，选择合适自体髂骨块做椎间植骨。牵开椎间隙植入骨块，椎间加压稳定骨块。

(7) 椎间植骨完成后，选用合适长度的钢板，7 号缝线从钢板一侧螺孔贯穿，以防钢板滑脱。将钢板送入操作套管内，使钢板居中并覆盖在椎间植骨处，C 形臂 X 线机监视确认位置后，用螺钉固定钢板。

(8) 冲洗创口，退出工作套管，放置引流管，缝合创口。

(五) 注意事项

1. 避免食管和气管的损伤　工作通道的位置应避开颈动脉，在颈动脉鞘内侧上下滑动，到达颈椎体前方后，逐渐向中线移动。

2. 工作通道口应位于颈椎正前方　若有偏移，操作时可能损伤椎动脉，或内置物偏移。

3. 如果后纵韧带粘连严重，不必强行剥离，可予保留。

4. 术中止血　必须采用双极电凝止血，严禁使用单极电凝。必要时用蛋白可吸收明胶或“速凝纱”止血。

(六) 并发症防治

1. 颈动脉刺伤　穿刺针误伤颈动脉，即刻退出穿刺针，手指压迫颈动脉数分钟，见无出血，再行穿刺。

2. 食管刺伤　穿刺针偏向中线，易损伤食管，宜小心避免。

3. 椎动脉损伤　髓核钳夹过于偏外，可损伤椎动脉。一旦发生椎动脉损伤，必须立即停止手术，采取应急措施，压迫伤侧椎动脉，填塞可吸收明胶及出血纱布或结扎椎动脉。

4. 脊髓损伤　咬除椎体后方骨赘时失误下压，或切除后纵韧带时致伤，或过度牵拉撑开椎间隙，均可损伤脊髓神经。术中实行脊髓神经诱发电位监测，一旦发生波形改变，立即停止手术，明确的脊髓损伤者，术后应行脊髓损伤常规治疗。

三、显微内镜后路颈椎间盘切除术

传统的经后路颈椎手术由于切口大、软组织剥离较多，易导致术后颈部疼痛和颈肌痉挛。若行后路椎板广泛切除，术后可能引起“鹅颈样”畸形。为避免大切口和椎板广泛切除后并发症，受 MED 手术启发，Sung（2000）首先报道采用后路椎间盘内镜技术在尸体上的研究，认为该技术具有可行性及优越性。Adamoson（2001）报道了临床应用结果。该手术特点在于内镜下手术代替传统直视下手术，切口明显减小（约 16mm），避免了椎旁肌的广泛剥离而导致的肌肉组织损伤，准确定位、椎板间开窗及对椎间盘及神经根周围致压物进行切除，可达到充分减压的目的，但也存在诸如硬脊膜破裂及神经根损伤等并发症，值得注意。在内镜辅助下行后路颈椎间盘切除、神经根管切开减压是近年来刚刚开展的新技术，可通过准确定位、椎板间开窗、清除椎间盘及神经根周围致压物，达到充分减压的目的，其疗效大致与开放手术相当。且该术式属于微创手术，切口小，颈部肌肉剥离少，恢复快，术后需要止痛药物少，住院时间短，易于被患者接受，与传统手术相比具有明显的优势。

（一）应用解剖

脊神经位于脊髓两侧，颈脊髓段共8对，脊神经的前根和后根在椎管内向椎间孔延伸，并在椎间孔处合为颈髓神经。上4对脊神经根较细小，下4对较粗大。神经根均较短，近水平方向行走。在颈髓神经根由脊髓发出至穿出椎间孔的行程中，任何解剖结构的变化均可使其受到压迫或刺激，均有可能出现神经根型颈椎病的临床表现。

（二）适应证和禁忌证

1. 手术适应证　内镜辅助下的颈椎后路手术取得良好效果的前提是严格的病例选择，其最佳适应证是经神经系统检查和影像学检查证实的神经根型颈椎病，临床表现为剧烈的神经根痛，不伴或伴有轻度脊髓压迫征象，主要包括：①侧方椎间盘突出压迫神经根产生相应的根性症状和体征者。②骨赘压迫神经根产生相应的根性症状和体征者。③椎间盘或骨赘压迫椎间孔处神经根产生相应根性症状和体征，经保守治疗无效者。

2. 手术禁忌证　①脊髓型或混合型颈椎病。②中央型颈椎椎间盘突出和颈椎管狭窄者。③诊断不明确者，不能施行局限减压术。

（三）手术方法

1. 术前准备、麻醉　同常规颈椎后路手术。

2. 体位　可采取半坐位或俯卧位。

3. 手术操作

（1）以 C_2 或 C_2 棘突作为体表定位标志初步定位，再以C形臂X线机透视确认。以目标椎间隙为中心，在后正中线旁开1.5～2cm处经过颈部侧后方置入定位针，尖端对准病变椎间隙，顺次穿过皮肤、皮下、深筋膜直抵关节突关节内侧份。C形臂X线机确定定位针准确位置后，以定位针为中心做1.6cm长纵行切口，切开皮肤、深筋膜，依次插入不同大小的扩张器逐级扩张，置入时需缓慢旋转并持续加一定压力，以防套筒滑移，直至触及颈椎椎板和侧块交界处。最后放置操作通道，连接固定臂固定于手术台上，移去扩张套筒，安装内镜，并调节镜头，确定手术视野方向，所显示手术视野最好与患者体位一致。

（2）在内镜下，利用高速磨钻在椎板的外侧和关节突关节内侧缘之间切除部分椎板和关节突关节内侧1/3～1/2，形成一个卵网形或圆形的开窗。神经根正位于椎弓根的正上方和上关节突的下方。

（3）在黄韧带侧缘正下方的疏松组织中有硬膜外静脉，应仔细切开黄韧带，可以安全显露脊髓硬膜的外侧部分。常以硬膜外侧缘作为解剖标志，进一步沿神经根入椎间孔处进行分离。

（4）分离显露椎弓根内侧面和椎管底部，分清硬膜外侧和椎体后外侧之间的硬膜外间隙，向上分离，从而显露椎间盘。为了避免对神经根的机械性压迫，去除椎间孔后壁，进一步切开下关节突，从而可直视上、下椎弓根和触及椎间孔外侧长约5mm的神经根。

（5）仔细应用双极电凝将神经根从骨性椎管中游离出来。此时可确定突出的椎间盘及其下方的骨赘的位置，分离神经根旁的粘连组织并摘除椎间盘。将神经根向上或向下牵开，用小型颈椎髓核钳及其他器械将突出的椎间组织切除。必须切记该入路不宜进入到间盘间隙中，否则将引起脊髓或神经根损伤。当脊髓与神经根充分减压后，神经根袖中会充入脑积液，神经根袖随脑积液的搏动而扩张。

（6）用双极电凝或可吸收明胶彻底止血。冲洗创口后，用一片湿润的可吸收明胶或脂肪组织填塞手术区消灭无效腔，镜下仔细进行止血后，缝合创口，留置引流管。

（四）术中注意事项

（1）内镜下手术要求精确定位病变部位，否则显露病变部位不但要花费过多时间，而且易造成不必要的创伤甚至误伤。因此，术中 X 线监视定位是必需的。手术的最佳显露范围应包括病变椎间隙和上下位椎板的外侧半及关节突关节，在保证定位针不滑移的情况下顺次置入扩张套筒。此过程中需保持持续向下的压力，防止偏离关节突关节或通过椎板间隙进入椎管，造成脊髓损伤。

（2）去除椎板骨质、关节突关节进入椎管是完成镜下操作的关键。椎板及关节突上下减压范围以暴露神经根上下界为宜，内侧咬除骨质范围需暴露硬膜囊外缘及神经根起点，外侧减压范围因人而异，若患者系旁中央型椎间盘突出，仅咬除关节突关节少许即可，若系旁侧型椎间盘突出或关节突关节肥大所致的椎间孔狭窄，则外侧减压范围需相应增大，但应注意关节突的咬除范围不得超过 50%，否则易导致关节突骨折和颈椎不稳。

（3）内镜下操作由于显露和操作范围比较小，且内镜有手术视野放大的作用，少量的出血即可弥漫整个手术视野，因此术中彻底止血非常重要。清理椎板外软组织的出血可用双极电凝直接凝固止血，有学者在安装好内镜及操作通道后，先用电凝沿套筒内壁凝固 1 周，再清理软组织，出血较少。椎管内静脉丛一旦破裂出血，会给手术带来巨大的困难，可用双极电凝烧灼后离断，亦可用带凝血酶的可吸收明胶压迫。另外，患者取坐位可有效减少出血。

（4）术后疗效取决于造成神经根压迫的致压物是否获得准确而彻底的切除，在椎间孔减压后，需仔细探查是否有椎间盘突出及突出的部位、类型。对于椎间盘脱出、游离于椎间隙者，必须将椎间盘碎片完全清理干净，彻底减压神经根。

（五）术后处理

术后处理类似颈椎其他后路手术，如在术中对神经根和脊髓有扰动，术后应使用激素和脱水药物。常规给予抗生素 3 天，预防感染。术后为防止颈部疼痛，可用颈托固定颈部 1 天，术后当天即可活动，但术后应配戴颈围固定 3 ~4 周。

（王慧东）

第十四节　经皮椎体后凸成形术

一、概述

为了减轻或消除骨质疏松性椎体压缩性骨折（osteoporosis vertebral compression fracture，OVCF）引起的疼痛，同时改善或预防脊柱后凸畸形，目前有一种新的手术方法，称为经皮球囊扩张后凸成形术（percutaneous kyphoplasty，PKP）。这种方法是将球囊样的装置经皮置入压缩椎体，并使该装置膨胀，从而抬高终板，恢复椎体高度。从理论上讲，这种方法有望增加肺活量、增进食欲和延长寿命，同时减少椎体进一步塌陷或再骨折的可能性。PKP 是在 PVP 的基础上发展起来的。20 世纪 80 年代，法国介入神经放射科 Deramand 和 Galibert，在

X 线监视下将 PMMA 经皮注入 C_2 椎体，治疗血管瘤所致的椎体骨质破坏，缓解了患者的长期疼痛，随访 3 年，效果满意，这一技术就是 PVP，从而开辟了骨质疏松性脊柱骨折微创治疗的先河。但是，由于 PVP 不能恢复椎体高度和纠正后凸畸形，因而不能更好地重建脊柱的稳定性，并且由于该技术骨水泥渗漏率高而增加了手术风险。

1994 年，Lieberman 和 Dudeney 在 Belkoff 和 Mathis 实验研究的基础上，在人体行经皮后凸成形术（percutaneous kyphoplasty，PKP），应用一种可膨胀性气囊（inflatable bone tamp，IBT）经皮穿刺置入椎体，充气扩张后使压缩骨折的椎体复位并形成空腔，注入骨水泥。PKP 既恢复压缩椎体的强度和硬度，又可部分恢复压缩椎体的高度，重建脊柱的稳定性，达到缓解疼痛、矫正后凸畸形、改善患者生活质量的目的。并且充气后使椎体内压力降低，使骨水泥注入更加安全，取得了较 PVP 更好的治疗效果。PVP 和 PKP 均用于各种原因引起的椎体压缩性骨折。自 1998 年美国 FDA 批准 PKP 运用于临床以来，以其疗效可靠、安全等潜在优势而备受青睐，与 PVP 相比，具有较少的并发症，疗效也大大提高。

Gangi 等报道了 628 例 PVP 病例总结，其中骨质疏松压缩性骨折 58%，转移性肿瘤、骨髓瘤 39%，血管瘤 3%，有效率分别为 78%、83% 和 73%。Garfind 等报道了 603 个压缩性骨折，经 PKP 治疗后，有效率达 95%，椎体高度恢复达 50% 以上，而同时文献回顾 PVP 有效率为 70% ~90%。

二、手术适应证与禁忌证

（一）适应证

适应证同经皮椎体成形术，主要用于因骨质疏松和肿瘤引起的疼痛型椎体压缩骨折的治疗。原发性骨质疏松症（primary osteoporosis，POP）引起的椎体压缩性骨折，多见于绝经后妇女和老年人，疼痛症状持续不能缓解或为防止长期卧床可能引发并发症者，这是最主要、也是最常见的适应证。术中恢复椎体高度的可能性主要取决于骨密度与骨折时间，对于陈旧性压缩骨折是否采取手术，应由 MRI 等影像资料及临床医师的经验来判断；近期发生 OVCF（通常 <36 个月）或继发性骨质疏松症（serondary osteoporosis）患者（如正在接受激素治疗的患者）中较易出现骨密度降低或松质骨变脆者，可否进行预防性治疗应予以考虑。

（二）禁忌证

PKP 的绝对禁忌证也与 PVP 非常相似：凝血功能障碍患者；不能行急诊椎板切除减压术患者。下列情况之一者可视为相对禁忌证：①无痛的 OVCF 或 OVCF 不是主要疼痛原因。②骨髓炎或全身性感染的存在。③向后方凸出的骨块，或者是位于后方的可能危及椎管的肿瘤团块，必须先对向后凸出的骨块和位于后方的肿瘤块进行治疗前的评估，因为这些实质性团块在球囊扩张时可能会被挤压后进入椎管。④椎体压缩程度超过 75% 者。Mathis 认为当椎体压缩超过原高度的 65% ~70% 时不易手术。⑤病变椎体周壁特别是后壁骨质破坏或不完整者。对前壁缺损行分次骨水泥灌注，第一次应使骨水泥少量、稠厚，低压充填以封堵缺损区；第二次可行正常充填；对侧壁与后壁破裂者，术中持续动态影像监测，当骨水泥充填至椎体周壁时立即停止，仍能够避免术中渗漏的危险，不过这样无疑增加了术者的 X 线照射，是否可行仍有待探讨。⑥椎弓根骨折。⑦椎体骨折合并神经损伤。⑧成骨性转移性肿瘤者。⑨出凝血功能障碍或有出血倾向者。⑩严重心肺疾病者或体质极度虚弱不能耐受手术者等。

临床上还需注意以下几个问题：①由于 OVCF 患者在长期的保守治疗过程中椎体有可能继续发生塌陷，早期手术的并发症发生率低；3 个月内行 PKP 椎体容易扩张，手术效果好，所以有学者提倡早期手术②有并发症如肺炎、血栓性静脉炎、麻醉止痛药过敏等或对止痛药耐受，疼痛较剧而不能行动者可早期治疗。③必须要有足够的椎体残留高度，以利于后凸成形术所用工具能够置入压缩椎体内。④对于多节段椎体压缩骨折的患者手术椎体的选择，最好有骨折平面的透视定位和能清晰显示伴有骨髓水肿（marrow edema）的 MRI。

Eastell 等按椎体前后缘之比大小的不同将 OVCF 分为：①楔形骨折，椎体前部、中部的高度降低，引起楔形变；②中央骨折，引起椎体的双凹畸形，即通常所说的鱼椎样变；③整个椎体压缩骨折，产生椎体扁平样变；此外，还有学者提出兼有上述类型中任何 2 种或 2 种以上者，形成混合样变的椎体畸形，如双凹 + 楔形变者，多表现为椎体前缘高度低于后缘的楔形变同时合并中央部位显著低于前缘者。总之，无论上述何种类型，只要在 X 线（片）上形成肉眼可见的骨折征象，表现为椎体局部或全部不同程度的压缩，均可归结为 OVCF。然而，是否上述所有 X 线（片）表现为椎体压缩骨折椎体都需要 PKP 治疗呢？近期的临床研究认为，应当结合 MRI 信号改变来确定进行 PKP 手术的椎体：术前磁共振检查在自旋回波序列（Spin Echo，SF）的 T_1 加权像（T_1 weighted imaging，T_1WI）上呈低信号，T_2 加权像（T_2 weighted imaging，T_2WI）呈高信号，在短 T_1 反转恢复序列（short T_1 inversion recovery，STIR）上呈高信号，表明骨折椎体存在微动，伴有骨髓水肿，有此特征的椎体应行 PKP 治疗，反之则说明骨折已陈旧，即使骨折压缩变形很重，也不需 PKP 强化，这对多节段椎体压缩骨折选择手术椎体、取得良好疗效尤为关键（图 14－51）。Gaitanis 等研究证实，椎体存在骨髓水肿其 MRI 脂肪抑制序列 STIR 上显示的高信号改变存在于全部具有 9 个月以上临床症状的 OVCF 患者，而且与 PKP 对脊柱畸形的矫正程度密切相关。

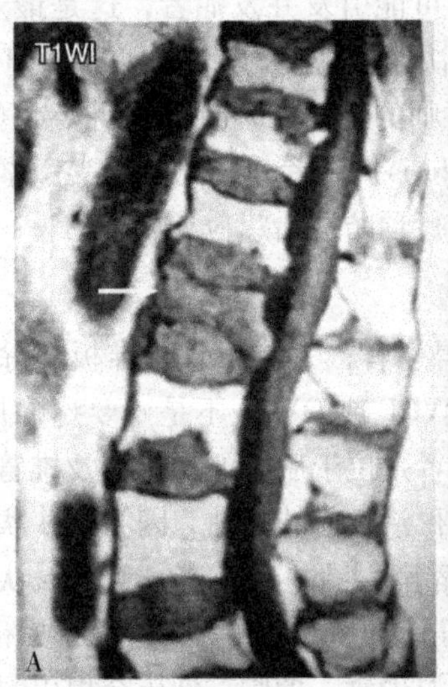

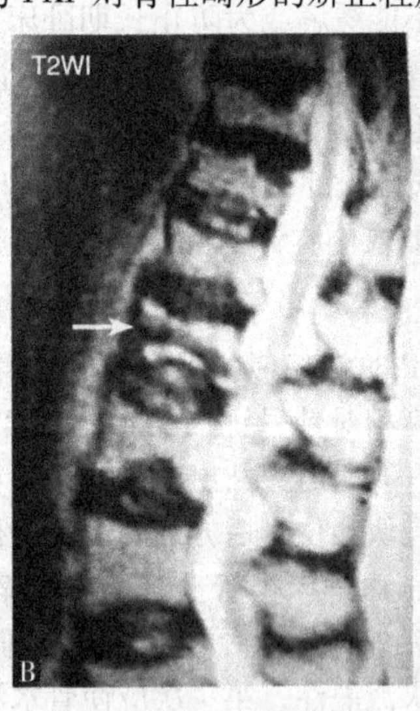

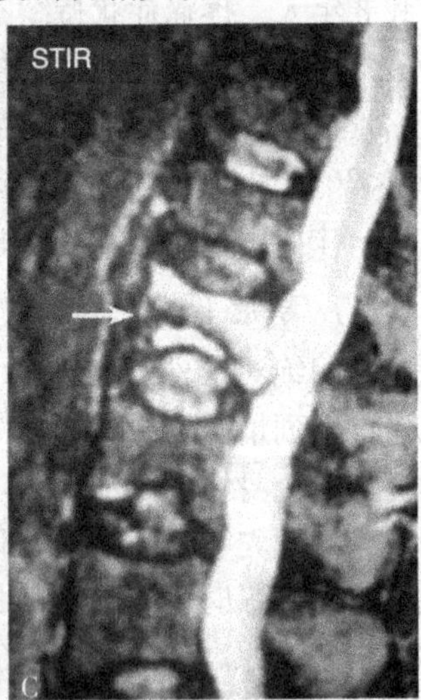

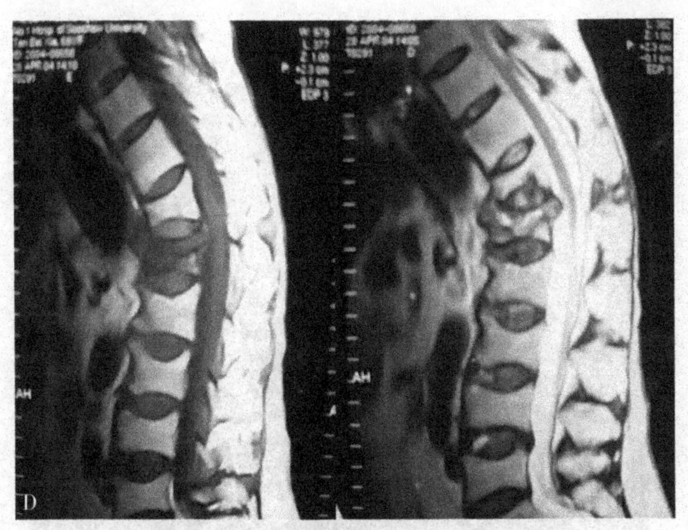

图 14-51 椎体骨折 MRI 图像

A. T_1 为低信号；B. T_2 为高信号；C. STIR 为高信号；D. T_{12}、L_{1-5} 椎体压缩骨折，手术椎体只选择 L_1 椎体

三、术前准备与操作

（一）手术器械

球囊扩张器主要包括可扩张球囊、穿刺针、手动骨钻、导针、套管和带有压力传感器的注射装置、无菌硫酸钡或其他造影剂和 PMMA 骨水泥。

（二）手术步骤

1. 麻醉与体位　术前给予镇静剂和止痛剂，局部消毒后局部麻醉或全身麻醉。局部麻醉常规使用 1% 利多卡因；若难以俯卧位时，应给予全身麻醉。采用插管全身麻醉，患者俯卧于手术台上，两臂伸向头侧（图 14-52）。将上肢放置于这种体位对于避免影响肘前静脉回流非常重要。肘部需要捆扎固定在合适的位置，以避免术中肘部突然落下以及旋转透视时带来的潜在伤害。操作时必须使用高分辨率的 C 形臂 X 线机或双平面的透视机（图 14-53）。

2. 透视定位　调整 C 形臂 X 线显示患椎无“双边影”，即正位该椎体终板与 X 线平行而使其终板成像为一线影，同时双侧椎弓根影必须对称并与棘突等距；侧位要求椎体终板、椎弓根上下缘均为一线影。

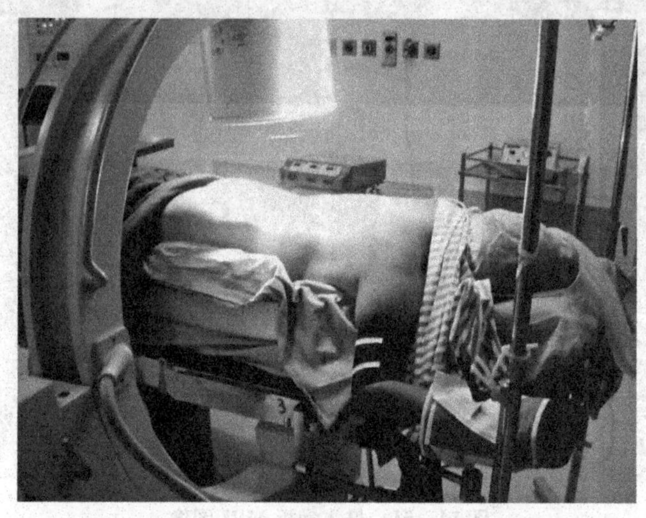

图 14－52　C 形臂 X 线机，装有传统的前臂板和辅助的垫子，有利于患者取俯卧位

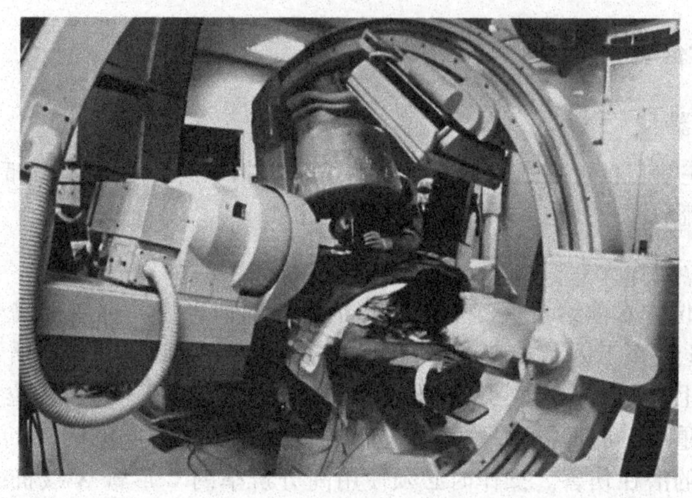

图 14－53　双平面 X 线透视设备，不需旋转即可提供两个平面的影像

3. 穿刺　常规消毒铺单，在透视指引下将穿刺针直接插入骨质中。将穿刺针针尖置于椎弓根影的外上缘（左侧 10 点钟、右侧为 2 点钟位置，见图 14－54、14－55）钻入套管针（即带套管穿刺针，必要时轻轻锤击针柄），当针尖至椎弓根的 1/2 时，正位透视如针尖位于眼睛状椎弓根影的中线处，则说明进针正确，否则应予以调整。可在侧位透视下继续钻入。当侧位显示针尖到达椎体后壁时，继续钻入针尖至椎体后壁时，正位透视针尖如位于椎弓根影的内侧缘，说明进针方向正确，否则应予以调整。侧位透视下，继续钻入 2～3mm 后停止。

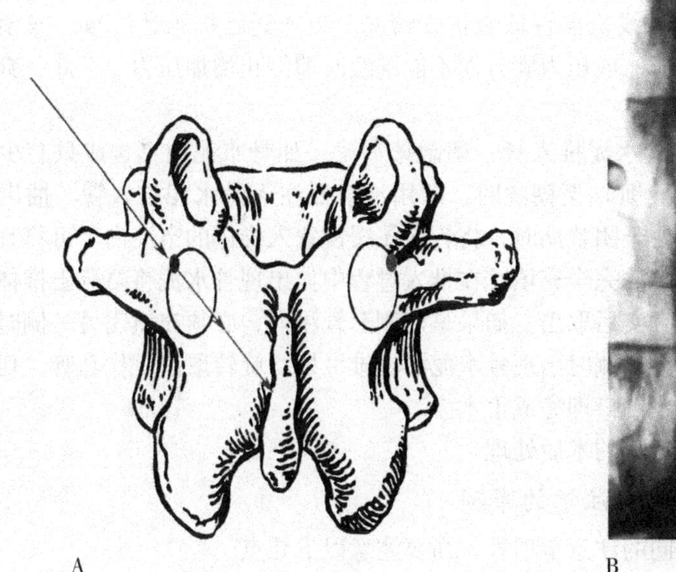
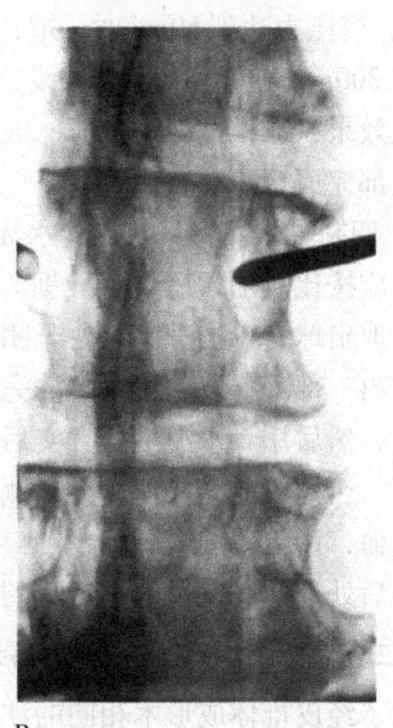

A　　B

图 14-54　定位

A. 进针点；B. 由外向内转动持续透视椎弓根轴位

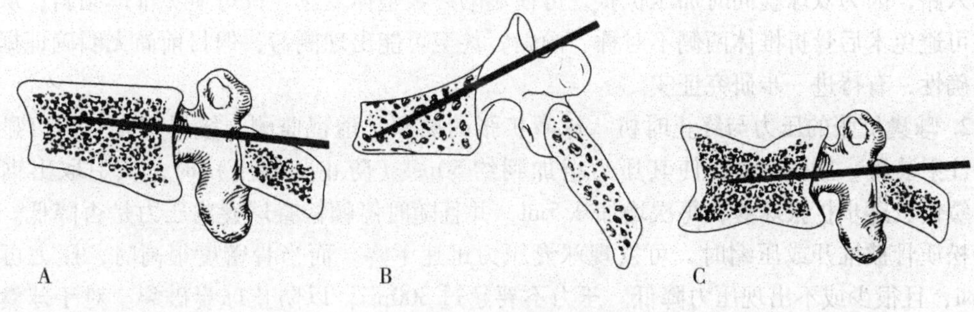

图 14-55　穿刺入路

A. 双面凹陷进针方向水平；B. 上终板压缩进针向尾侧；C. 下终板压缩进针向头侧

4. 抽出穿刺针的内芯，置入导针　拔出穿刺针，按序沿导针置入扩张套管和工作套管，使工作套管的前端位于椎体后缘皮质前方 2～3mm 处。将精细钻放入工作套管后，用手指的力量顺时针缓缓钻入椎体，当感觉阻力过大不能进入时，可用手柄将其旋入。当侧位显示钻头尖到达椎体 1/2 处时，正位应显示钻头尖不超过椎弓根影与棘突连线 1/2 处；当侧位显示钻头尖到达椎体前缘时，正位应显示钻头尖靠近棘突边缘。采用与钻入时相同的旋转方向边旋边取出精细钻（用螺纹中所带骨屑或病变组织常规送病理），用带芯的骨水泥推入管探测，证实椎体前缘皮质未破，然后放入 IBT，其理想位置是在侧位显示位于病椎的前 3/4 处由后上向前下倾斜，同法完成另一侧的穿刺和球囊的放置。

双侧穿刺者，按上述步骤完成对侧穿刺和球囊的放置。

5. 连接注射装置（每个注射器抽显影对比剂 Ominipaque 10ml，以便术中监测球囊位置扩张情况），扩张球囊（双侧穿刺、双球囊者两侧同时扩张；双侧穿刺、单球囊者两侧交替扩张），当压力达到50psi时，取出球囊的内芯导丝，逐渐增加压力至球囊扩张满意，一般不超过300psi，同时C形臂X线机监视球囊扩张情况。当球囊已扩张达终板，或预计的椎体复位效果，或椎体四周皮质，或压力骤升而不能继续时即停止增加压力。至此，穿刺与扩张已全部完成。

6. 调制骨水泥将其灌入骨水泥推入管　调制骨水泥（如骨水泥内不含或只有少量显影剂时，应按比例加入适量硫酸钡）至糊状时，即用注射器注入骨水泥推入管。抽出球囊内液体，取出球囊。当骨水泥处于团状期时，将骨水泥缓慢置入椎体的空腔内。可将骨水泥推入管退出一部分，以利于空腔的完全充填，在推入过程中如出现骨水泥将要流出椎体范围时即停止，然后用骨水泥推杆夯实后取出。如果是双侧套管注入，必须充填完另一侧时才把该侧拔出，否则可能会在注射另一侧时出现骨水泥漏出椎弓根，旋转取出工作套管，切口给予压迫止血，用无菌创可贴闭合创口即完成手术。

术后处理同经皮椎体成形术的术后处理。

（三）手术操作过程中应注意的事项

除了经皮椎体成形术相同的注意事项外，尚要注意以下几点：

1. 手术入路的选择　综合文献报道，主要有3类：①单侧经椎弓根或椎弓根旁；②双侧经椎弓根或椎弓根旁；③单侧椎体侧方。虽然Tohmeh等对经单侧和双侧椎弓根入路的椎体后凸成形术进行单轴加压试验，发现两者在力学上无显著性差异，但有些学者倾向于选择双侧入路，因为双球囊同时加压扩张，可使塌陷终板整体复位，并可避免椎体倾斜；从理论上讲可避免术后骨折椎体两侧不对称、倾斜，甚至可能出现侧弯，但目前尚无明确证据表明其正确性，有待进一步研究证实。

2. 球囊扩张的压力与终止时机　球囊扩张的要领是透视监测，缓慢扩张。用可显示压力的注射装置，扩张球囊，使其压力增加到约50psi（防止其移出）时，从中取出钢丝内芯。缓慢、逐步扩张球囊，每次增加0.5ml，并且随时停顿检查球囊内压力是否降低。在邻近的松质骨被推开或压缩时，可发现球囊压力迅速下降。而当骨密度很高时，压力可高达180psi，且很少或不出现压力降低。压力不要超过300psi，以防止球囊破裂。对于球囊压力与椎体骨密度之间的关系，尚待研究。整个扩张过程必须在术者的视觉和双手感觉控制下，在扩张到终点后，记录球囊所用液体量，这个容量可作为注入骨水泥量的估计值。

Mathis等提出终止扩张球囊的指征：①椎体高度恢复至正常；②虽无高度恢复但球囊已扩张至终板；③球囊已达到一侧皮质；④扩张时球囊压力不再降低；⑤已达到球囊的最大容量或最大压力。达到或出现上述任一项时，即可停止扩张。

3. 充填剂的选择　PMMA最早被用于PVP和PKP中，也是目前最常用的填充剂。由于PMMA不是PVP和PKP的专用充填剂，在X线下不能最佳显影，需要再加一定量的显影增强剂，最常用的是硫酸钡，其含量目前尚没有统一的标准，多数学者趋于认同总含量为30%。椎体前缘高度生物力学测试表明，加入硫酸钡改变了骨水泥的力学性能，但不影响临床治疗效果。最近一项体外实验对羟基磷灰石骨水泥与PMMA骨水泥比较发现，两者高度恢复相同，都具有容易注射的特性，但是与PMMA相比，前者对刚度恢复较差。另外一个体外实验采用相同的羟基磷灰石骨水泥直接注入骨质疏松性椎体，证实这种类型的骨水泥同PMMA骨水泥一样容易注射，表明羟基磷灰石骨水泥的组成比它注射的环境与注射的难易度更相关。

四、临床疗效和并发症

由于 PKP 临床试用不久，评价临床效果的文献较少，但是已有初步临床报道证实其疼痛缓解率高。据目前的文献报道，疼痛性 OVCF 经 PKP 治疗后疼痛的缓解率和功能改善率高达 95%，而且疼痛在手术后 24 小时就缓解，患者的生活质量明显提高。67% 的椎体可恢复部分高度甚至全部高度。后凸畸形的发生率减少到 50%，但缺少长期随访的结果。一项治疗 30 例患者 70 个椎体的早期研究结果显示丢失高度平均恢复 2. 9mm。把治疗的椎体分成两组，70% 的椎体平均高度增加 4. 1mm（恢复 46. 8% 的高度），而 30% 椎体没有恢复高度。8. 6% 的治疗椎体出现骨水泥渗漏，与已报道的 PVP 治疗 OVCF 的骨水泥渗漏率相似。有文献报道，在 24 例 PKP 手术中，平均椎体高度恢复如下：前部 3. 7mm，中部 4. 7mm，后部 1. 5mm。每个病例的疼痛都得到显著缓解，而且未出现并发症。Lane 等报道 30 例患者获得相同的椎体高度恢复和疼痛缓解，并发症的发生率低于 1%，并发症包括 1 例需要手术减压的硬膜外血肿，1 例不全性的脊髓损伤和 1 例短暂的呼吸窘迫综合征。

这些临床报道是令人鼓舞的。为了确定高度恢复对于肺功能、生活质量和后凸畸形的预防在理论上的有利作用，需要进行长期的随访研究。

另外，PKP 术后是否会增加邻近椎体节段骨折发生率目前尚未达成共识。Fribourg 等的一项研究中，38 例椎体骨折患者的 47 个椎体接受了后凸成形术治疗。在平均时间为 8 个月的随访期间，10 例患者又发生了 17 次椎体骨折，其骨折发生率高于不予治疗的椎体骨折患者的自然骨折发生率。其中 8 例患者的骨折发生在椎体后凸成形术后的 2 个月内，而且至少累及手术椎体相邻的一侧椎体。在所有 17 次椎体骨折中，仅 4 次未发生在手术椎体的相邻节段，而且在发生时间上，不相邻椎体的骨折（远位骨折 remote fractures）显著晚于相邻椎体的骨折（adjacent fractures）。如此高的再骨折发生率，在其他报道中却未曾见到。在 Harrop 等的研究中，总结了 115 例（225 个椎体）后凸成形术的大样本临床资料，随访 3～33 个月（平均 11 个月），26 例（34 个椎体）发生了再骨折（34/225，15. 1%），其中 80 例（原发组）患者为 POP，35 例（继发组）为类同醇药物长期治疗导致的继发性骨质疏松症患者，两组共 27 例术后再骨折，其中原发组占 35%（9/27）继发组占 65%（17/26），原发组 PKP 术后再骨折的发生率为 11. 25%（9/80），而继发组为 48. 6%（17/35），统计分析显示两者有显著性差异（$P<0.0001$），其中邻近骨折（12/19 因为使用类同醇，$P=0.0009$），远位骨折（7/9 因为使用类固醇，$P=0.027$），表明继发于类固醇依赖的 VCF 患者 PKP 术后椎体再骨折的发生率显著增加，而并未表明 PKP 会增加 OVCF 患者术后再骨折发生率，反而可能会降低 OVCF 邻近骨折、远位骨折发生率。上述两项研究资料存在如此大的分歧，前一项样本含量较小，也未明确原发组与继发组，而后一项样本含量较大，似更有说服力，但这并不意味着可以肯定哪项资料的结果准确，因此，这预示着还需进行深入细致的研究与长期随访，才能得出更为准确的结论。

并发症防治基本同经皮椎体成形术，但由于 PKP 在椎体内形成空腔，同时向椎体内空腔注射较黏稠的骨水泥，注射骨水泥的压力较少，因此，骨水泥渗漏等并发症发生率较 PVP 低，文献报道 PVP 骨水泥渗漏率为 40%，PKP 为 8%。

尽管如此，与 PVP 相比，PKP 是一相对安全的微创手术，其并发症发生率低，特别是骨水泥渗漏率明显较 PVP 低，即使产生神经症状，也是一过性的，大多数并无临床意义。

尽管如此，但因为其开展时间尚短，远期并发症还需进一步观察。

五、存在的问题及应用前景

自1998年美国FDA批准PKP试用以来，虽然已有初步的临床报道，但仍存在许多有待解决的问题。

在基础研究方面，生物力学测试目前国内外采用的多为离体实验，所测定的生物力学虽接近人体，但其生物活性及术后负重状态下骨水泥与椎体的生物结合程度尚未见报道；单个椎体强化后，是否对其他未强化椎体产生力学上的改变，是否应进行预防性的手术。

在临床研究方面，对PKP的长期随访、适应证、穿刺方法和复位程度以及复位作用的评价方法等均尚待进一步研究。PKP最初用于椎体压缩性骨折，现在应用范围越来越广，如外伤引起的胸腰椎爆裂骨折，后壁完整者可体位复位后再行PKP手术，可不需要开放手术内固定，即能够更好地恢复椎体的高度和强度。尽管有大量的文献报道手术效果良好，但术后疗效缺乏明确、统一的评价标准，也没有严格的随机对照实验研究，同时缺乏长期随访，许多资料缺乏一致性。因此，探讨和规范术前分级与术后疗效评估标准应是完善PKP临床研究科研方法学的依据。

在充填材料方面，尽管PMMA替代材料的开发和研究已取得了可喜的进展，如目前已开发出了可吸收的注射用磷酸钙骨水泥以及可诱导成骨的多孔天然珊瑚（含骨诱导因子）、碳酸钙骨替代物（Ca－P）等，不仅具有可注射性和椎体成形能力，还具有良好的组织相容性和可生物降解性，此外，前者尚有骨诱导作用，但其生物力学性能尚待研究。另一方面，因患椎强化后刚度上升将与邻近节段形成明显的力学梯度，加之患者多为老年人，存在不同程度的椎间盘退变和椎体骨质疏松，术后加速椎间盘退变或诱发邻近椎体骨折的可能性尚需进一步研究。

在椎体内撑开手术器械的研究进展方面，虽然在KyphX Balloon之后相继出现了KyphX Elevate、KyphX Exact、KyphX Latitud、Sky Expander、Sunflower System，以及撑开与成形一次完成的vesselplasty等，这些后凸成形术的器械虽已逐渐应用于临床，但一些器械自身的不足正在渐渐显露出来，如撑开力不够、可控性差、球囊易破裂、术中断裂难以取出等，且由于应用时间尚短，缺乏长期随访比较的数据，因此还需要长期的研究观察与反复实践。

随着研究的深入，PKP结合可吸收骨水泥有望推广应用治疗早期脊柱侧凸及骨科的其他领域，如原发性骨质疏松症患者其他部位的骨折，如跟骨、距骨、胫骨平台骨折等。充填材料的改进，PKP用于年轻的创伤性椎体骨折，以及加载药物的充填材料用于PKP治疗椎体肿瘤、结核或其他病变从而达到椎体强化后药物持续缓释局部治疗等都是未来的发展方向。此外，生物可吸收球囊以及其他恢复椎体高度和防止渗漏技术等也必将成为新型手术器械的研究热点。总之，鉴于上述优越性和应用前景，随着材料工程的日趋成熟，新型手术器械的问世，PKP技术有望在骨质疏松性脊柱骨折以及其他椎体病变的微创治疗领域得到迅速的推广和发展。

（王慧东）

第十五节　经皮椎弓根螺钉内固定术

一、经皮颈椎椎弓根螺钉内固定术

椎弓根螺钉内固定技术早已在胸腰段脊柱疾病中得到应用，1989 年，池永龙率先开展上胸椎椎弓根螺钉内固定技术。1994 年，Abumi 等和 Jeanneret 等分别报道用颈椎弓根内固定技术治疗颈椎损伤。1993 年，孙宇等报道颈椎椎弓根观测及其临床意义。1994 年，高雨仁等做了颈椎后路关节突椎弓根联合内固定的解剖学研究。1998 年，王东来等首次报道应用椎弓根钢板治疗颈椎损伤和肿瘤。1999 年，瞿东滨等测量了 100 个枢椎标本的椎弓根中部宽度，结果为右侧（6.0 ±1.6）mm，左侧（5.9 ±1.6）mm。2001 年，Howington 等应用 10 具标本行 CT 检查测量了枢椎椎弓根的高度、宽度以及长度，其平均值分别为 9.1mm、9.7mm 和 16.6mm，椎弓根向内成角平均为 35.2°，向头端成角为 38.8°。

2001 年，傅一山和陈正形选用 7 具标本做 $C_{1\sim7}$ 颈椎椎弓根 X 线及 CT 断层测量椎弓根外径、高度、宽度及其进针的角度，并认为任何一个形态学测量数据在颈椎弓根临床实际置钉时只能作为参考。每例手术均应根据每个椎弓根的实际测量结果来置钉才能提高手术的成功率。2002 年，闫德强等通过 40 具成人颈椎（$C_{1\sim7}$）干燥标本的观测，认为颈椎弓根完全可以接受直径 3.5mm、长 2.8mm 的螺钉内固定。2002 年，谭军报道 8 例 C_2 椎弓根拉力螺钉治疗 Hangman 骨折，取得满意疗效。此后，不断有学者报道颈椎椎弓根螺钉内固定的病例。

（一）器械结构

1. 中空穿刺针　内径为 1.2mm，针尾带有 10ml 针筒。
2. 扩大套管　内径为 1.2mm，外径为 5.8mm，长 150mm。
3. 保护套管　内径为 6.0mm，外径为 7.0mm，长 70mm。
4. 中空钻头　内径为 1.2mm，外径为 3.0mm，长 150mm。
5. 中空六角起子　内径为 1.2mm，外径为 5.8mm，长 250mm。
6. 中空拉力螺钉　内径为 1.2mm，外径为 3.5mm，螺纹长为 10mm。

（二）手术适应证

（1）C_2 椎弓根断端骨折线与固定螺钉的方向垂直者，经牵引可复位但不稳定的 Hangman 骨折。

（2）$C_{1\sim2}$ 类风湿性关节炎颈椎畸形矫正重建者。

（3）$C_{1\sim2}$ 陈旧性脱位，颈椎畸形矫正重建者。

（4）枢椎以下颈椎各种原因所致的严重颈椎失稳需将稳定性重建和畸形矫正者。

（三）手术禁忌证

（1）严重骨折脱位。

（2）严重心肺疾病及凝血功能障碍。

（四）手术方法（以枢椎椎弓根断裂为例）

1. 术前准备

（1）头颅牵引：枢椎椎弓根骨折后，轻重量的牵引可以解除肌肉痉挛，减少颈部疼痛，加快软组织修复，达到解剖复位。术前牵引是必要的，但是必须注意 $C_{2、3}$ 纤维环和韧带已有断裂时，过重牵引导致 $C_{2,3}$ 分离引发继发性脊髓损伤。

（2）影像学检查：术前X线（片）、CT片和MRI检查是必要的。X线（片）强调侧位及左右斜位片，从中了解骨折类型、移位情况及椎间孔形态。CT断层扫描显示枢椎椎弓根横断面骨折线的方向、椎弓宽度、横突孔改变等。在CT水平断层上精确测量出 C_2 棘突中线至椎弓轴心线之夹角的度数和体表距离。手术操作应严格按照此参数执行。MRI扫描了解脊髓损伤情况，术前认真分析并制订治疗方案。

（3）围术期治疗：围术期治疗非常重要，对于伴有脊髓损伤的治疗，应根据病情轻重，酌情制订相应的围术期治疗措施。如早期类固醇激素冲击疗法，抗休克治疗，水电解质平衡治疗以及围术期抗生素治疗。

（4）术前定位：术前C形臂X线机做张口位、正位、侧位及左右斜位的投照获得准确的术前定位是手术成败的关键，亦是减少或杜绝术中并发重要组织损伤的关键。所以必须设定C形臂X线机的投照角度、球管距离、照射剂量以及各个部位不同而投照方向相应进行改变，均必须在术前作好标志，术中严格按术前设定标准实施，可以获得统一投照成像，避免影响术中操作、手术质量及其并发症的发生。

（5）脊髓功能监测：由于经皮颈椎弓根穿刺操作具有一定的盲目性和危险性，为确保脊髓和神经根的安全，术前必须做脊髓诱发电位监测，以保证脊髓神经的生理状态，取得手术成功。

（6）手术器械准备：经皮穿刺椎弓根螺钉内固定技术，术前必须准备好穿刺操作的所用工具和内固定器械。各种工具的规格和匹配术前应该严格检查，以免术中不匹配，影响手术操作。

（7）患者知情同意书：由于颈椎弓根周围结构复杂，操作口具有一定的风险性和不可预料的并发症，所以要如实将此项技术的安全性、科学性、实用性及相关的并发症告知患者及患者家属，取得患方同意和支持，才能安全开展手术，避免术后医疗纠纷和法律纠纷。

（8）术者辐射防护：参加手术的医师护士和麻醉师，均应穿戴射线防护衣、围领、头帽、眼镜等。如防护衣等不够，除主刀和助手必须穿戴，其他人员在透视时，可以暂时性回避，以保证医护人员的健康。

2. 麻醉　经鼻或口腔气管内插管麻醉或局部神经阻滞麻醉。上下磨牙间填入牙垫，使口腔处于张口位。

3. 体位　头颅牵引下俯卧位，颈部稍屈曲，以胶布固定在U形牵引架上，必须注意保护患者眼睛，切勿受压以避免术后导致眼球出血或瘀血影响视力。

4. 步骤

（1）根据术前的X线（片）准确标定固定的部位所在和CT断层扫描片显示颈椎椎弓根轴心线延长线在颈后皮肤交点至颈中线的距离，测量结果，根据此数据做皮肤穿刺，在C形臂X线机透视下将克氏定位针送达所须固定的进针点。

（2）以克氏定位针为基准，导入内径为1.2mm、外径为5.8mm的扩大管，使扩大管尖部处于正确的进针点位置上。C 形臂 X 线机透视下，正位投照，克氏定位针向内 40°~47°，侧位投照，向上夹角平行于上终板用低速电钻将克氏定位针穿过椎弓根轴心达椎体前缘皮质。

（3）沿着扩大管，导入保护套管并退出扩大管。在保护套管内沿克氏定位针导入外径为 3.2mm 中空钻头制造螺钉孔道。

（4）退出中空钻头，测量螺钉孔道深度，选择合适直径和长度的拉力螺钉，沿克氏定位针拧入螺钉，螺钉头部螺纹必须过骨折线，再拧紧使骨折断端紧密接触。

（5）同样方法处理对侧。

（6）术毕创口缝合一针，根据内固定稳定状态，选择不同的外固定架配戴，保护颈部，确保处于制动位。

（五）操作注意事项

（1）头颅牵引术前应行充分头颅牵引，尽量恢复颈部解剖结构。

（2）术中 X 线机透视：术中 C 形臂 X 线机透视是十分必要的，确定进钉点，要严格按标准角度进行，然后在进钉点的基础上再进行定向。

1）寰椎椎弓根进钉点：寰椎的上关节后上缘突尖的垂线与寰椎后弓线的交点。进钉角度向中线夹角 10°~20°，向上倾斜 5°。

2）枢椎椎弓根进钉点：枢椎椎弓根外缘矢状线与下关节突上缘水平线的交点。亦可以 C_2 侧块中点为进钉点。进钉角度一般向头端倾斜 25°~30°，向内倾斜 30°~35°。

3）下颈椎椎弓根进针点：垂直于关节突后平面的椎弓后上缘水平线与上下关节突间侧凹外缘的矢状线的交点。进针夹角 $C_{3\sim5}$ 向中线夹角约 47°，$C_{6\sim7}$ 分别为 42°~40°。

（3）颈椎弓根螺钉进钉时应始终保持与上终板平行，尽量向内侧钻孔及置钉，这样不仅可以避免椎动脉损伤，而且螺钉切入内侧皮质骨增加抗拔出力。

（六）术后处理

（1）严密观察生命体征变化情况，重复观测脊髓诱发电位。

（2）严密观察创口局部有否出血或血肿形成，一旦出现即刻处理。

（3）术后配戴颈围 8~12 周。

（4）术后继续抗感染治疗 3~5d。

（5）术后 3~5d 嘱患者起床或下床功能练习。

（七）并发症防治

1. 椎动脉损伤　颈椎椎弓根螺钉置钉过程中，最大的危险是脊髓、神经根和椎动脉损伤，而置钉中出现方向偏差是主要原因。Abumi 对 180 例颈椎弓根螺钉患者回顾性分析，1 例损伤椎动脉。Wright 报道颈椎椎弓根置钉椎动脉损伤率为 2.4%。Madami 报道椎动脉损伤为 8.2%，吴战勇报道椎动脉损伤率为 3.3%，所以防止椎动脉的损伤的关键是提高颈椎弓根置钉准确率。既要高精仪器如导航系统，三维 CT 或 C 形臂 X 线机，又要过硬的操作技巧。椎弓根置钉点和方向由于颈椎弓根形态学变异很大，所以每例椎弓根置钉均应根据每个椎弓根实际 X 线和 CT 测量结果来决定进针点和方向，这样才能提高手术成功率。一旦发生椎动脉损伤，应严密观察椎动脉出血流量和硬膜外血肿形成的情况来决定处理方案。如果是克氏针定位损伤，由于克氏定位针直径较细，贯穿损伤椎动脉，当时有喷射性动脉出血，可以用骨蜡封堵进针孔，严密观察出血情况，无再出血，可以重新改变进针点和方向，以达到正确的进针点和方向。如属椎弓根螺钉拧入时损伤，这种情况不能急于退出螺钉，否则会导致不可收拾的局面。应观察出血量和椎管内是否形成血肿而决定处理方案。如继续出血，即在下位椎间孔结扎椎动脉。

2. 脊髓、神经根损伤　由于椎弓根螺钉进针方向偏内，易引起脊髓和神经根损伤。吴战勇报道30例中14例颈椎弓根螺钉置钉方向偏差，其中进入椎间盘4例，偏外3例，偏下2例，偏内5例。偏内5例均未引起脊髓、神经根损伤，但椎弓根内侧皮质均已破坏。Delamarter报道神经根损伤占0.7%。有学者报道1例C_6椎弓根峡部骨折，经皮穿刺推弓根螺钉个体化内固定，术中C形臂X线机透视下位置良好，术后患者均无脊髓与神经根损伤症状，术后第4天行CT扫描检查发现，两侧椎弓根螺钉均进入椎管，而硬膜囊未受压，1.5年拔除内固定，无神经损伤症状，一旦损伤脊髓，后果不堪设想。所以颈椎椎弓根螺钉置入"宁上勿下，宁外勿内"，以避免脊髓与神经根损伤。

二、经皮胸腰椎椎弓根螺钉内固定术

椎弓根螺钉内固定能抗衡各个方向上的脊柱运动，在治疗胸腰椎骨折已越来越普遍。但是，常规椎弓根螺钉系统内固定需要广泛的组织切开进行螺钉置入和棒安装。切开操作的椎弓根螺钉内固定的组织创伤大、失血量大、住院时间长、费用高。1982年，Magerl最早使用腰椎经皮穿刺固定术，但使用的是外固定器。1995年，Mathews报道使用板作为纵向连接器；2000年，Lowery介绍了使用棒的同类技术。但上述病例中纵向连接器不是外置就是紧贴在皮肤下的浅表位置，易导致浅表的内植物产生刺激；需要较长的螺钉，导致了较长的力臂，生物力学稳定性差。脊柱骨折经椎弓根螺钉复位后载荷大部分作用在后路的器械上，而椎体强化能增加骨折椎体的稳定性，减少后路器械应力，促进骨折愈合。Mermelstein等通过离体模拟脊柱骨折后进行椎体强化，表明经椎弓根向骨折椎体内注入新型磷酸钙骨水泥可以增强爆裂性骨折模型的前柱稳定性，减少后路内固定的应力，Wilson等通过离体实验也得出相似的结论。因此，对于脊柱前中柱较严重的骨折，有必要行闭合穿刺注射磷酸钙骨水泥强化。

手术通过在C形臂X线机引导下，采用微创经皮操作器械与中空椎弓根螺钉内固定器，经皮穿刺安装内固定器，并选择椎管占位较重侧，做4cm切口行半椎板切除脊髓减压，经椎弓根做骨折椎体强化，并与传统切开椎弓根螺钉内固定治疗胸腰椎骨折病例进行临床疗效评定（比较围术期参数与影像学指标）发现：对胸腰椎骨折患者，微创经皮椎弓根螺钉内固定手术组与传统切开组在时间上无显著性差异（$P>0.05$），而在切口长度、椎旁肌损伤、术中出血量、术后引流量、术后疼痛程度、住院时间方面均有显著性差异（$P<0.05$）。两组自身术前、术后影像学观察椎体前缘高度、后凸Cobb角、椎间隙高度及椎管堵塞指数等恢复方面均有显著性差异（$P<0.05$），但两组术前、术后影像学观察指标无显著性差异（$P>0.05$）。因此，微创经皮椎弓根螺钉内固定手术技术具有操作简便、安全可靠、创伤小、出血少、疼痛轻、恢复快、住院时间短等良好的近期治疗效果。

（一）器械结构

1. 经皮椎弓根螺钉内固定器

（1）固定部件：正、反螺柱角度钉座，螺柱的螺纹互为相反，螺纹柱上为一平面导轨，供紧同螺纹控制钉座，防止旋转活动。正、反螺柱角度钉座外侧端为6°、12°的斜面，此角度供开口椎弓根螺钉将椎体前缘恢复正常生理屈度。

（2）握持部件：椎弓螺钉内柱为锥形结构，中心部为1.2mm直径的中空管，供经皮穿刺的克氏定位针通过。外径为6.0mm、5.5mm和5.0mm，供不同年龄和不同部位选用。螺钉尾部为单侧U形开口结构，与角度钉座相匹配，紧固螺母将螺钉与钉座扣锁。

（3）伸缩部件：为一正反内螺纹套管，长度分别为35mm、40mm、45mm和55mm，与正反螺纹柱角度钉座相接洽，套管上有一六面体，供六角扳手转动套管，套管顺、逆时针转动，可使正反螺柱角度钉座将椎弓螺钉撑开或压缩，在纵轴位产生强大撑、压综合力。

（4）连接部件：为一扁平的长形横杆和两个连接横杆的杆座，横杆杆座套在正反内螺纹套管上，以紧固螺母控制连接横杆，使整个内固定器形成H形结构，处于极为稳定的工作态度。

2. 经皮椎弓根螺钉内固定器配套器械　此配套器械包括：T形手钻、T形开路器、T形中空起子、T形中空攻丝、T形中空持钉器、中空扩大管、中空工作通道、直、弯六角扳手等。

（二）手术适应证

（1）$T_{10}\sim L_2$单纯压缩性骨折，前缘压缩大于50%者。

（2）$T_{10}\sim L_2$爆裂性骨折，伴椎管内骨块占位，脊髓受压少于50%。

（3）$T_{10}\sim L_2$骨质疏松性骨折无神经症状。

（三）手术禁忌证

（1）严重骨折脱位。

（2）严重心肺疾病及凝血功能障碍。

（四）手术方法

1. 术前准备

（1）影像学检查：脊柱X线摄片为常规检查，其临床意义比CT和MRI检查更为重要。X线（片）可以明确外伤部位、范围、程度和分型，是治疗前后疗效对比的客观手段之一，并有助于预后的判断。阴性结果亦有助于诊断和鉴别诊断。CT扫描可以更明确地获取椎体、椎管和根管的直径和横径等有关数据；可判断椎管内有否占位性损伤以及范围与性质；可观察骨折块移位情况，尤其是椎体后缘，上下终板的损伤；配合使用造影剂（CTM）可观察骨赘和韧带骨化等变化，CT扫描可以二维或三维重建损伤组织，更加逼真地反映脊柱的解剖结构。MRI成像可以同时从矢状面、冠状面和横断面来观察椎管内外的解剖结构，更有意义的是早期发现脊髓组织本身的病理和生化改变，以及椎间盘和软组织的损伤变化。因此，X线（片）、CT和MRI检查是确定治疗胸腰椎损伤的最佳方案。

（2）脊髓继发损伤的药物应用：脊柱脊髓损伤的治疗，应注重脊髓损伤的治疗。脊髓损伤的两大基本策略，一是减轻受伤脊髓的继发损伤，二是促进脊髓神经的再生。当前最为常用的措施是通过药物拮抗继发性损伤因子来达到治疗目的，主要药物有甲泼尼龙、阿片受体拮抗剂、钙离子通道阻滞剂、NMDA受体拮抗剂等。同时应用神经营养因子、神经节苷脂等，促使脊髓神经恢复。

（3）围术期事宜：脊柱损伤患者术前必须做肝、肾、心、肺功能检测，如有肝、肾、心、肺功能不全，应在术前给予纠正，达到正常的检查值方可施行手术。术前还需做血常规及出凝血时间检查。术前使用抗生素，术中抗生素在麻醉生效后滴注，严格控制以保证抗生素使用的完全性和抗耐药性。

（4）术前定位：术前使用C形臂X线机做正位与侧位透视，在体表以标号笔绘出伤椎和上下椎体的投影，供手术时参考。同时要做好C形臂X线机位置、高度、角度投照设置，简化术中操作，减少X线辐射量和操作意外。

2. 麻醉　气管插管麻醉或局部神经阻滞麻醉。

3. 体位　俯卧位，胸部及两髂棘部垫软枕，腹部悬空，根据骨折部位，调整手术床的伸屈度。术前徒手按压伤椎施行整复。

4. 术中定位　将C形臂X线机正位投照，在伤椎上、下椎体的椎弓部位，即透视像的“眼睛部位”各置一枚克氏针，垂直棘突连线，使克氏针投影线通过“眼睛”的中心线，再各置两枚克氏针平行于棘突连线，使克氏针投影通过“眼睛”的外侧缘，两投影线交点，即为进椎弓根点。亦可作椎弓根轴心位投照法，C形臂X线机投照方向与椎弓根轴心线一致，将克氏针的轴心线与椎弓根轴心线吻合，成为透视像的“眼睛”中心点。

5. 穿刺椎弓定位　在棘突旁开2cm左右做1.5cm纵行切口，用1.2mm穿刺针到达椎弓根点，即“眼睛”中心外侧缘。向内10°~15°，缓慢均匀钻入，侧位C形臂X线机投照像上穿刺针通过椎弓根中心轴与终板平行。正位投照像上针尖距离棘突连线约1~1.5cm，距离终板线约1cm为佳。或者将C形臂X线机作正位垂直椎弓根轴心位投影，穿刺针应位于“眼睛”的中心位置，针尖不能超越“眼睛”边界。用同样的方法将4枚穿刺针置入病椎上、下椎的椎弓根。

6. 椎弓螺钉置入　用中空扩大管通过穿刺导引针，扩大钉道后，置入保护套管，退出扩大管。通过穿刺导引针，用空心丝攻扩大钉道后，中空椎弓根螺钉通过穿刺导引针，在保护套管内用中空起子将椎弓根螺钉拧入椎弓根，C形臂X线机透视下显示位置良好。

7. 固定棒植入　取相应长短的固定棒，经预弯，转向孔朝上，通过皮下肌肉隧道，去旋转后固定钉棒，或用CYL钉伸缩套管直接安装撑开，手术完成。

8. 小切口减压　如脊柱爆裂骨折严重，一侧撑开复位后，对侧经皮椎弓根螺钉固定。另一侧小切口做半椎板切除，保留小关节突关节，运用特制脊柱花刀前方骨块推挤减压。

9. 伤椎强化　如椎体前方压缩较严重，经内固定器械复位固定后，再经伤椎的椎弓根，闭合穿刺将穿刺道扩大至6mm，通过器械将伤椎塌陷椎体终板复位，同时向伤椎前中柱部注入自固化磷酸钙骨水泥等以稳定骨结构，促进骨愈合。

10. 闭合创口　缝合皮下组织，行椎管减压及椎体强化者，术毕置管引流，闭合创口。

（五）操作注意事项

（1）准确定位：准确定位椎弓根进钉点是手术成败的关键，C形臂X线机正位投照像上进针点必须在“眼睛”的中心点偏外侧缘。胸椎进行进钉时，内外5°~10°，腰椎为10°~15°，钉尖距离椎体中心轴线约1.0~1.5cm。侧位投照像上，钉像需与椎体终板平行。

（2）透视必须有正位、侧位投照，球管投影面必须与椎体垂直，不能倾斜、旋转及过度放大，以免误导进针方向。

（3）对骨质疏松患者，椎弓根皮质扩大不宜过宽，攻丝道不能过深，以免椎弓螺钉固定不稳而易松动或拔出。

（4）强化伤椎灌注自固化磷酸钙骨水泥，粉液配比要适合，灌注压力不得过大，以免进入椎管。

（5）任何操作均在套管中进行。严格选择螺钉直径、长度及类型。

（六）术后处理

（1）严密观察生命体征，观察运动感觉及括约肌功能变化。

（2）严密观察局部是否有血肿，引流管是否通畅，是否有脑脊液引出，引流物的颜色、量等。

（3）术后抗感染 3～5d，防止感染。

（4）术后 3～5d，嘱患者功能锻炼，5～14d 可以逐渐起坐，14d 后可下地扶拐行走。

（5）对有神经症状患者，应特别注意翻身护理及膀胱、直肠功能护理，防止并发症发生。

（七）并发症防治

1. 脊髓神经损伤　进钉点太偏斜中线、夹角大于 15°，正位投照像，钉尖接近或超越中线，螺钉可能进入椎管，如退出螺钉或导引针，有脑脊液溢出，说明已损伤硬膜或脊髓，在钉道填塞可吸收明胶与骨蜡，同时重新调整角度。术后密切观察运动感觉及括约肌功能。

2. 神经根损伤　椎弓根螺钉方向偏外侧及下侧，螺钉靠近或部分通过椎间孔，必须调整椎弓根螺钉位置，并辅助药物治疗，必要时神经根探查并修复。

3. 椎弓根螺钉松脱　严重骨质疏松症患者，或伤椎上下椎椎弓根或外侧壁有破损，椎弓根螺钉难以锚状固定，易产生松脱。遇此现象，需在椎弓根内植入条状皮质骨或注入骨水泥，行椎弓根强化后再行螺钉固定。

4. 导针损伤内脏或大血管　由于操作者只在正位投照像上操作，而又不作侧位投照像观察，导针穿刺椎体前缘皮质内脏或大血管。此时即刻停止手术，必要时行开腹（开胸）探查或修复。

5. 内固定物折断　术后过早负重活动，或内固定质量问题（材料与工艺）可以导致内固定物断裂。一旦出现，根据术后时间、复位及愈合情况决定是否取出内固定物。

6. 骨水泥渗漏　伤椎强化时，由于椎体后壁破裂，或注射骨水泥压力过大，或骨水泥过稀，均易在操作时渗漏。有的向椎体前缘渗漏，有的向椎间孔部渗漏，有的向椎间盘渗漏，有的向椎管渗漏。若有压迫神经根和脊髓，术后产生临床症状者必须再次手术取出渗漏骨水泥。

（彭　宏）

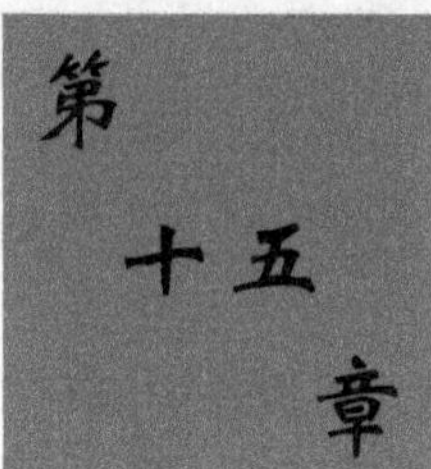

髋部手术

第一节　股骨头骨折

单纯股骨头骨折比较少见，常是髋关节严重复合损伤的一部分。比较常见是股骨头骨折合并股骨颈骨折、髋臼骨折或髋关节脱位。

一、应用解剖

股骨头的血液供应来自旋股内动脉主干之终末支外骺动脉（上支持动脉），此动脉 2 ~ 6 小支由股骨头颈交界处之外上部进入股骨头，供给股骨头外侧 2/3 ~ 3/4 的血运；其次是旋股外动脉发出的下骺动脉（下支持动脉），此动脉有 1 ~ 2 小支在股骨头软骨内下缘处进入头部，供给股骨头内下 1/4 ~ 1/2 的血供；圆韧带动脉（内骺动脉）发自闭孔内动脉，供给股骨头凹窝部分，来自股骨上端的骨髓内动脉无独立分支到达头部。以上动脉在股骨头内形成互相吻合（图 15 - 1）。

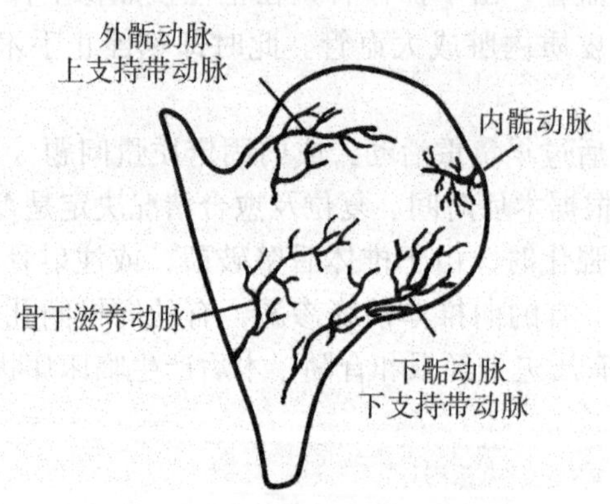

图 15 - 1　股骨头的血液供应

二、损伤机制

造成股骨头骨折需要较强大暴力。如机动车碰撞冲击时，髋关节屈曲，股骨头碰撞髋臼后上方坚强的骨质，可引起股骨头及髋臼骨折。再如摔跌时髋关节处于屈曲内收位，膝部着地，外力沿股骨干传导至股骨头，在发生股骨头骨折的同时，可冲破后侧关节囊并向后脱位。如膝部直接着地时，股骨处于外展外旋位，股骨上端的杠杆作用，将股骨头向前撬出髋臼窝，并可发生股骨头及髋臼骨折。

三、类型

较常用是 Pipkin 分类法，可分为 4 型（图 15－2①②③④）。

Ⅰ型　圆韧带止点下内侧的骨折。

Ⅱ型　圆韧带止点上外侧的骨折。

Ⅲ型　Ⅰ型或Ⅱ型合并股骨颈骨折。

Ⅳ型　Ⅰ型或Ⅱ合并髋臼骨折。

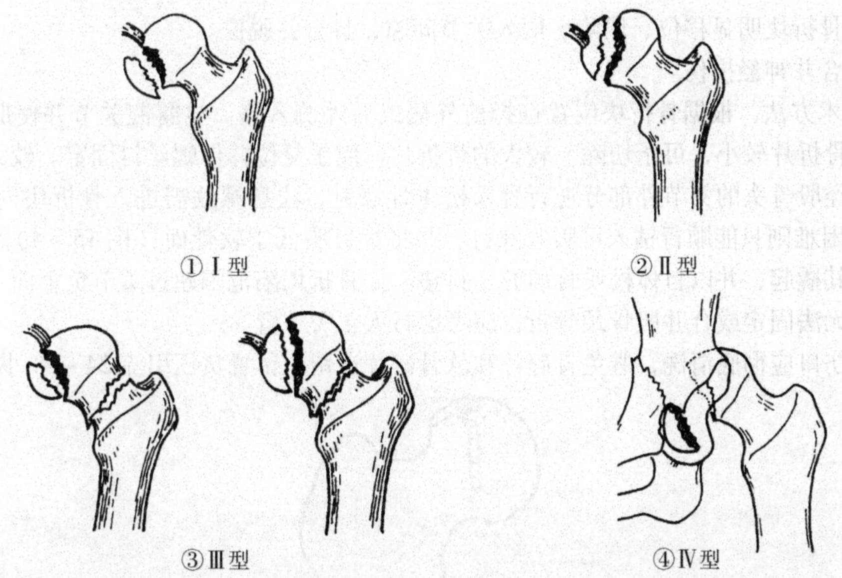

图 15－2①②③④　股骨头骨折 Pipkin 分类法

四、临床表现

损伤后首先表现髋关节脱位征象，如弹性固定、疼痛、畸形及活动障碍等。

五、诊断

外伤暴力大和典型的受伤姿势有助诊断。所有髋关节脱位的患者，均应考虑到合并股骨头骨折可能。在进行股骨头进一步检查之前，应先整复髋关节脱位。复位后摄 X 线片，正位片可观察股骨头外形或发现颈部骨折；侧位片能较好显示股骨头和髋臼的前、后缘。对合并髋关节后脱位的股骨头前侧或后侧骨折或剪力骨折，则需通过 MRI 确诊，并排除关节间隙是否有骨块、卷曲的圆韧带或髋臼盂唇等。

六、治疗

（一）保守治疗

1. 不伴有髋关节脱位　骨折无明显移位或压缩，如圆韧带撕脱骨折或圆韧带下方小块剪力骨折，可作保守治疗处理。卧床休息 3 周后，伤肢不负重扶双拐下地。有学者认为长期牵引易导致关节软骨的缺血性坏死和关节僵硬。

2. 合并髋关节脱位的骨折　应先在充分麻醉下复位，并争取一次成功。如连续 2 次复位失败，应考虑手术治疗。

复位后摄 X 线片了解复位情况，CT 检查可更为明确骨折的位置、大小和对位情况。

（二）手术治疗

1. 手术指征

（1）手术复位失败。

（2）骨折块明显移位、塌陷、嵌入关节间隙，且合并脱位。

（3）合并神经损伤。

2. 手术方法　根据骨折块位置选择前外侧或后外侧入路。显露髋关节并使股骨头脱出髋臼，如骨折片较小，可予切除。较大的骨折片，应予复位并作螺丝钉固定。较大、较厚的骨折块可经股骨头的关节外部分逆行置入松质骨螺钉，注意螺纹需进入骨折块内（图 15－3）。如有困难则只能顺行钻入可吸收螺钉，并将螺钉头低于软骨面（图 15－4）。骨折部塌陷，应将其撬起，并以自体松质骨填充、衬垫。如骨折塌陷范围超过关节负重面一半，骨折粉碎程度无法固定或合并股骨颈骨折，应考虑行人工关节置。

术毕伤口应彻底清洗，避免骨碎片和软骨碎片遗留，留置负压引流 24～48 小时。

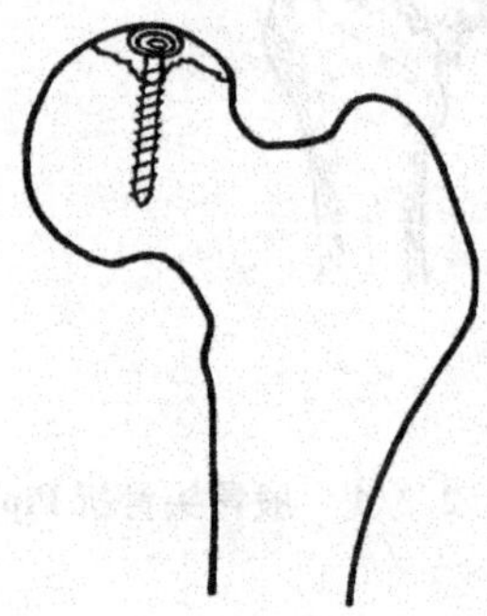

图 15－3　关节外逆行松质骨螺钉固定

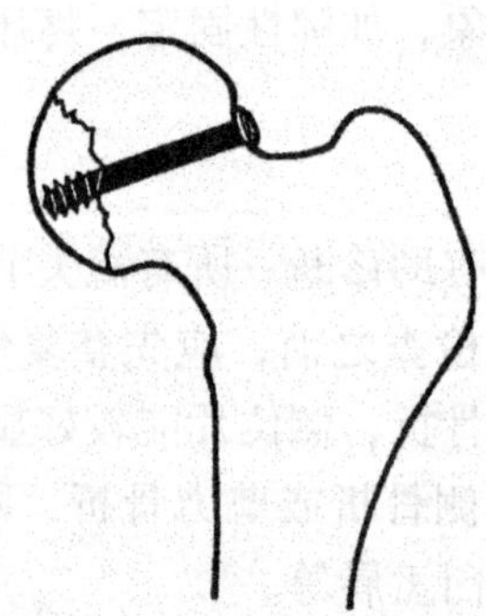

图 15－4　顺行可吸收螺钉固定

七、并发症

主要有股骨头或骨折块缺血性坏死以及继发性骨关节炎，可作相应对症处理。如导致明显疼痛和功能障碍，可考虑行人工关节置换术。

（杨家福）

第二节　股骨颈骨折

股骨颈骨折指股骨头下至股骨颈基底部之间骨折。由于股骨颈只有外侧局部露于关节囊外，绝大多数骨折线都在关节囊内，故又称为股骨颈囊内骨折。1823 年，Astley Cooper 首次将它区别于髋部骨折。

股骨颈骨折为临床常见损伤，约占全身骨折 3.6%。患者平均年龄在 60 岁以上，随着平均寿命的延长，发病率有呈增高趋势。一般认为与老年人骨质疏松，自身平衡能力差，反应迟缓而容易跌伤有关。由于这类患者年老体弱，伤前大多患有心、肺、高血压或糖尿病等内科疾病，为治疗带来一定困难。资料统计，其病死率达 15% ~20%。

由于保守治疗效果欠佳，手术方法已被认为是首选的治疗方法。目前常用的有 AO 空心螺纹钉、加压螺纹钉、Knowels 钉、Richard 钉、多根斯氏针以及内固定加植骨等技术。但由于发病特殊群体和骨折部位特殊的功能解剖和血供特点，骨折不愈合率仍较一般骨折高，约占 15%。股骨头缺血性坏死发生率也达 20% ~40%。为了避免内固定术后长期卧床的并发症和二次手术的创伤，有利于功能恢复，目前趋向于应用人工关节置换。

一、应用解剖

（一）股骨上端骨结构特点（图 15 -5）

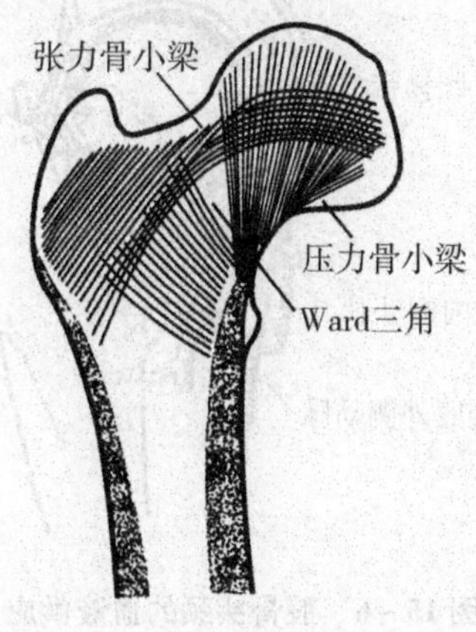

图 15 -5　股骨上端骨梁结构特点

从股骨颈冠状面可见两种排列不同的骨小梁系统。

1. 压力骨小梁　自股骨干上端内侧骨皮质，向股骨颈上侧呈放射状分布，止于股骨头外上 1/4 的软骨下方。

2. 张力骨小梁　起自股骨颈外侧皮质，沿股骨颈外侧上行与内侧的压力骨梁交叉，止于股骨头内下方 1/4 处软骨下方。

（1）Ward 氏三角区：指压力骨小梁和张力骨小梁在股骨颈交叉的中心区形成的三角形骨梁薄弱区域。在老年人骨质疏松时，该处为脂肪所填充，尤其脆弱。

（2）股骨距：有称为“真性股骨颈”。指从股骨干后面粗线上端内侧的骨密质起，由大量骨小梁结合成致密的一片骨板结构。向上通过小粗隆部前方，向外扩展至大粗隆部，向上与股骨颈后方皮质融合，向内侧与股骨头后内方骨质融合，是干颈间主要的连接和支持力。

（3）内固定物位置与固定强度的关系：大粗隆下方股骨干的皮质较薄，向下则逐渐增厚，故在治疗股骨颈骨折时，内固定物的位置与固定强度有密切关系。

1）如内固定从大粗隆下方骨皮质较薄处进入，经 Ward 三角区作固定，就不能起到很好固定作用。

2）如内固定物从大粗隆下方骨皮质较厚处进入，沿股骨干成 30°左右的方向，紧贴股骨距进入，此内固定物尾端嵌在较厚的骨皮质中，经过牢固致密的内侧骨小梁系统，并与髋关节负重力线相平行，所受剪力较小。

（二）股骨头颈部的血供特点

1. 外骺动脉（上支持动脉）　来自旋股内动脉主干的终末支，2～6 小支由股骨头颈交界处上部进入股骨头，供给股骨头外侧 2/3～3/4 血运。

2. 下骺动脉（下支持动脉）　来自旋股外动脉，有 1 或 2 支在股骨头软骨内下缘处进入头部，供给股骨头内下 1/4～1/2 血运。

3. 圆韧带动脉（内骺动脉）　供给股骨凹窝部分。

4. 骨髓内动脉　来自股骨上端骨髓，无独立支到达头部。

以上各动脉在股骨头内互相吻合（图 15－6）。

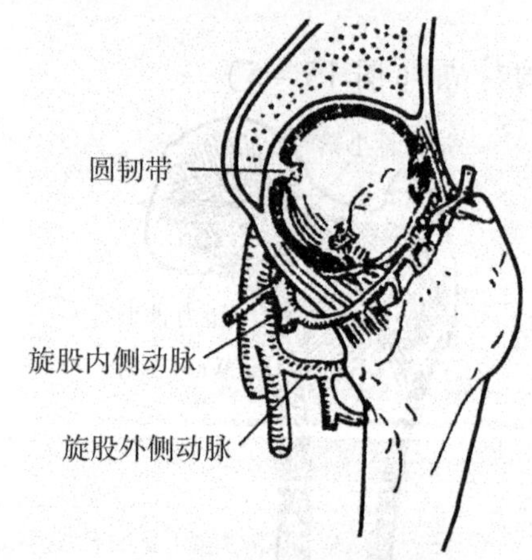

图 15－6　股骨头颈的血液供应

据动物实验资料，股骨颈头下骨折后，血供减少 83%；颈中骨折则减少 52%。股骨头是否发生坏死，认为与残存血供及代偿能力有关。因而，股骨颈骨折早期处理中，骨牵引或内固定有利于残存扭曲或受压血管的恢复。

二、损伤机制

（一）老年人骨折

多数老年人常伴有骨质疏松，故有认为是在骨质疏松基础上的病理性骨折。老年人骨质疏松，尤其股骨颈部张力骨小梁数量减少甚至基本消失，最后压力骨小梁数目也减少，加之股骨颈上区滋养血管孔密布，均可削弱股骨颈生物力学结构强度，使股骨颈脆弱。另外髋部受到的应力为体重2~6倍，老年人髋骨肌群退化，肌肉平衡能力下降，反应迟钝，不能有效抵消髋部的损伤应力。因此，仅是平地滑倒，由床上跌下，下肢骤然扭转，甚至在无明显外伤的情况下都可发生骨折（图15-7）。

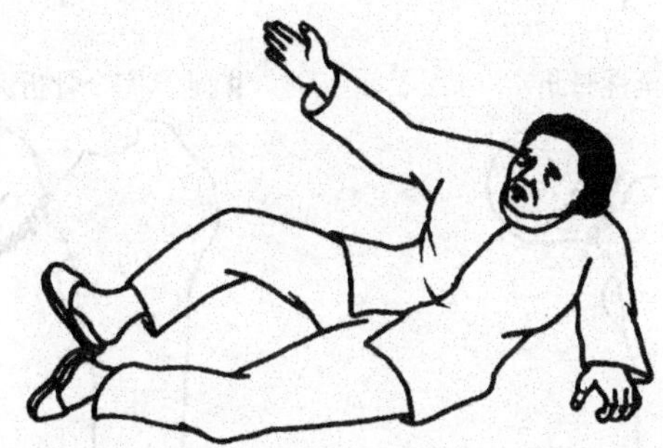

图15-7　老年人股骨颈骨折的受伤姿势

（二）青壮年骨折

青壮年股骨近端骨结构比较坚强，一般不存在骨质疏松，需较大能量暴力才能发生股骨颈骨折，一旦发生，骨折移位和血管损伤也较严重。

（三）疲劳骨折

指多次重复轻微的外伤，逐渐积累而发生的骨折。多见于青、壮年，如长途行军、长跑等。其特点是慢性过程，症状轻，X线表现骨折线与骨痂同时存在，容易被误诊为一般髋部损伤。

三、类型

股骨颈骨折的分类目的，主要是指导正确选择治疗方法及估计预后。

（一）按骨折移位程度分型

由Garden于1961年提出这一分型方法，可分为4型（图15-8）。

Ⅰ型　骨折为不完全性骨折，股骨头斜向后外，近折端保持一定血运，预后较好。

Ⅱ型　为完全骨折，无明显移位。股骨颈虽然完全断裂，但下缘皮质骨破坏较轻，故预后较好。

Ⅲ型　为完全骨折，并有部分移位。多见远折端向上移位或下角嵌插在近折端的断面内，形成股骨头向内旋转移位，颈干角变小，预后较差。

Ⅳ型　股骨颈骨折完全移位，骨折端完全分离。远折端多向后上移位，近折端可产生旋转移位，伴有关节囊及关节滑膜损伤，股骨头血运容易受到损伤，预后最差。

这种分类法临床应用最为广泛，并列入2009年卫生部6个病种治疗路径标准。Nieminen比较各种分类法，认为Garden法对估计预后较为合理。

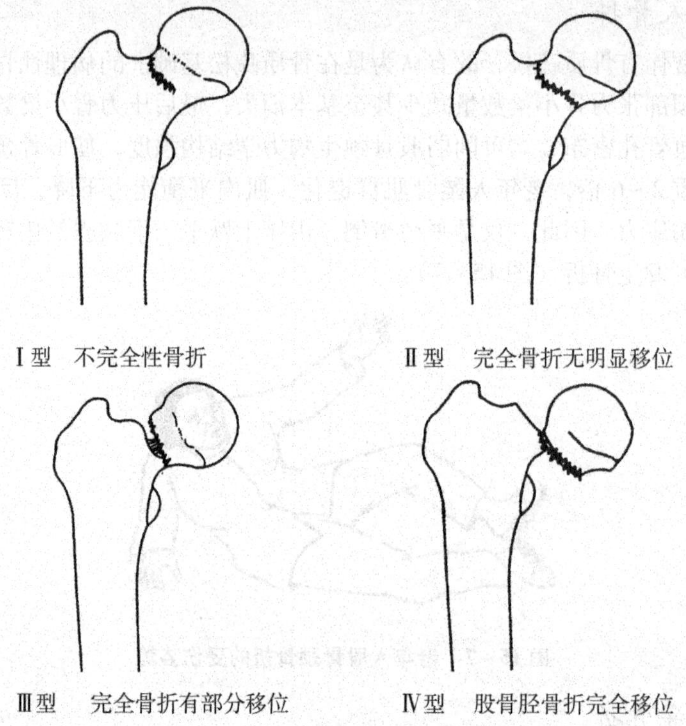

图15－8　股骨颈骨折Garden分型

（二）按骨折部位分型

是临床上较常用的分型方法（图15－9）。

1. 头下型　骨折线位于股骨头颈的交界处。由于股骨头完全游离，可在髋臼和关节囊内旋转移动，股骨头的血供大部分已中断，即使小凹动脉存在，也仅能供应圆韧带凹周围股骨头的局部血运。此类骨折股骨头容易发生缺血坏死，骨折愈合也较为困难。

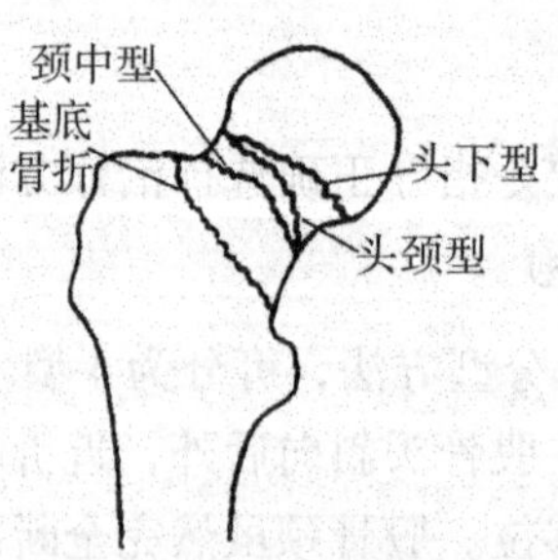

图15－9　按骨折部位分型

2. 头颈型　骨折线由股骨头下斜向颈中部。常为外上斜向内下，远折端向上移位。骨折线与股骨纵轴线的交角很小，甚至消失。这类骨折剪力大，骨折不稳定，骨折移位和关节囊及滑膜损伤，导致股骨头血管的损伤，使骨折不易愈合且易造成股骨头缺血坏死。

3. 经颈型　此类型少见，尤其是老年人。骨折线通过股骨颈中段，骨折线较低，关节囊动脉的分支如旋股内动脉、骺外侧动脉、干骺端上及下侧动脉等通过滑膜进入股骨头，故骨折多能愈合，股骨头坏死率较低。

4. 基底型　骨折线位于股骨颈与大转子之间，有时难以与顺粗隆间骨折区别。由于骨折断端接触面长，两端血液循环均较好，骨折容易愈合，股骨头一般不发生坏死。

（三）按X线片骨折线倾斜度分型

Pauwel's 于 1935 年提出这一分型方法。主要根据骨折线的倾斜度评估剪应力的大小，依骨折线与股骨干垂直线所成的角度即 Linton's 角可分为外展型和内收型（图 15－10①②③）。

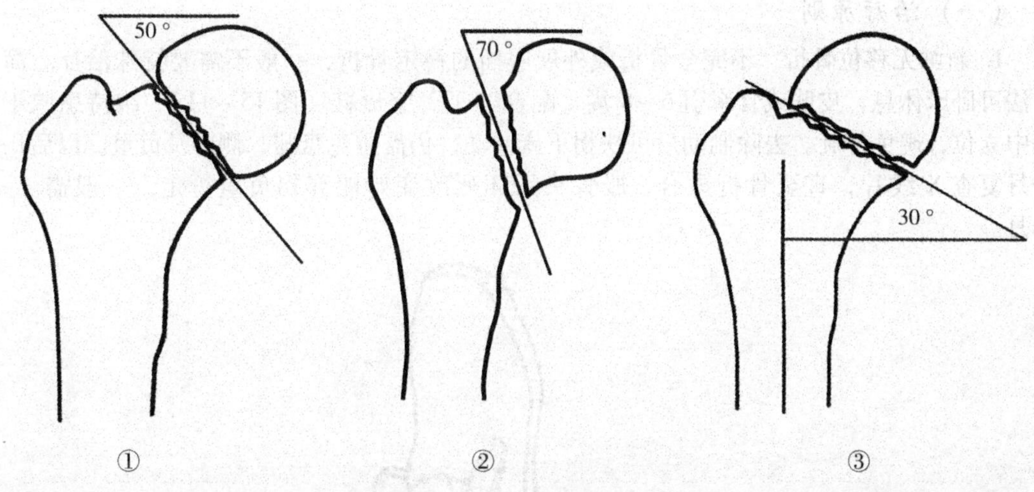

图 15－10①②③　Linton's 角分型

1. 外展型　两骨折端呈外展关系，压力骨小梁向内成角，股骨头向外翻，外侧皮质有嵌插，颈干角增大，Pauwel's 角 <30°。这种骨折的剪力较小，同时由于髋周围肌肉的收缩力，对骨折端施以一定压力使其靠拢，骨折相对稳定。

2. 内收型　骨折线的 Pauwel's 角 > 30°而 <50°，有移位的完全骨折多数属于此型。多见股骨头呈内收，骨折远端向上移位。这种骨折端的剪力较大，多有明显移位，骨折不稳定。骨折远端因肌肉牵拉而上移，又因下肢重力外旋，造成关节囊破坏较严重，治疗效果较差。

3. 极不稳定型　Pauwel's 角 >50°，由于股骨颈骨折移位和股骨头旋转，准确的角度在复位前难以判断，而复位后的测量已失去指导治疗意义。

四、临床表现

（一）症状

老年人跌倒后，有髋部疼痛，不敢站立走路，应考虑有股骨颈骨折可能。儿童及青壮年骨折则多为较强大暴力所致。

（二）体征

患肢呈内收、外旋和短缩畸形，大粗隆上移。股三角区压痛，纵轴叩击痛，关节活动障碍。

五、诊断

一些无移位或嵌插骨折，伤后仍能行路，甚至骑单车和上楼梯，容易漏诊而使原来无移位稳定型骨折变为移位不稳定型骨折，最终导致骨折不愈合或股骨头坏死。因此，对怀疑病例应作X线片检查，并先制动处理。必要时伤后2~3周照片复查显示骨折线可确诊。

六、治疗

主要依据骨折部位、年龄以及骨折的稳定性选择适当的治疗方法。

（一）治疗原则

1. 新鲜无移位骨折　不完全骨折或外展嵌插的稳定骨折，一般不需要特殊治疗。简单方法可卧床休息，皮肤或骨牵引6~8周，配合“丁”字形鞋（图15-11），维持患肢于外展中立位，避免外旋。去除制动后可扶拐下床活动，仍需避免盘腿、侧卧及负重。以后1~2个月复查X线片，直至骨折愈合，股骨头无坏死改变始能弃拐负重行走，一般需4~6个月。

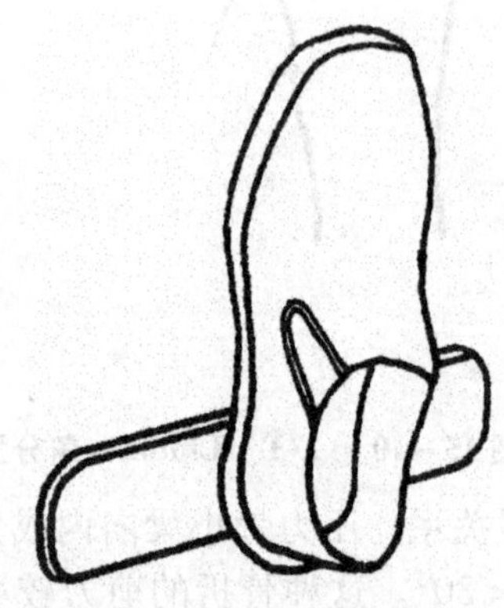

图15-11　“丁”字形鞋

2. 新鲜有移位骨折　股骨颈骨折中大部分是有移位的不稳定骨折，除了有手术禁忌证，复位内固定是治疗基本原则。

（二）牵引复位

1. 牵引逐渐复位法

（1）操作步骤：患肢作胫骨结节牵引，重量4~8kg。牵引方向应与股骨头移位的方向一致，即股骨头内收，则作内收位牵引；股骨头外展，则作外展位牵引；股骨头中立位，则作中立位牵引。2~3日后复查X线片，如骨折远端已牵下，即将内收位牵引改为中立位或外展位，并内旋以纠正骨折的向前成角。如骨折远端尚未牵下，则需调整牵引角度及调整牵引重量，直至达到满意复位为止，一般在1周内完成，然后行内固定手术。

（2）限制：①推迟手术时间。②使关节内压力增高，增加股骨头缺血性坏死可能。③牵引过程可能出现并发症。

2. Mc Elvenng法　是一种快速牵引法。患者仰卧于牵引台，保持骨盆两侧对称，双足固定于牵引架上，将木棒顶住会阴部，双下肢伸直、对称外展30°。X线透视下，施行牵引至双下肢等长，双侧下肢内旋20°，然后患肢内收至中立位或稍外展，最后叩击大粗隆部使骨折端嵌紧（图15－12）。多数骨折可用这种方法达到满意复位，是首选的复位方法。

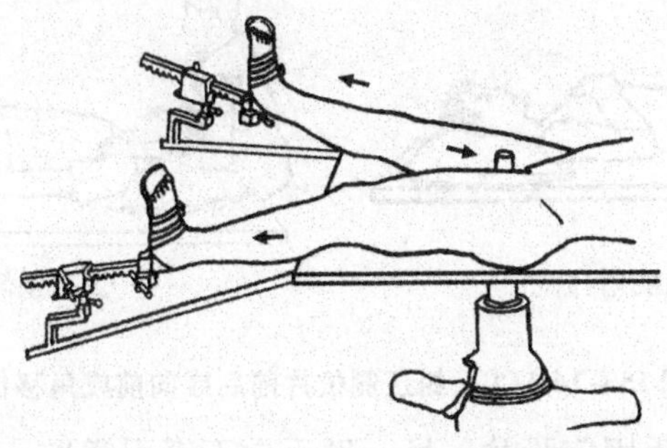

图15－12 Mc Elvenng快速牵引法

（三）手法复位

麻醉下，患者仰卧，助手按住两侧髂嵴，术者站于患侧，用肘弯套住患肢腘窝部，另手握患肢踝部，屈髋屈膝90°，向上拔伸牵引。牵引方向应根据股骨头方向再伸髋130°，内旋患肢，最后适当外展并伸直患肢（图15－13①②③④）。

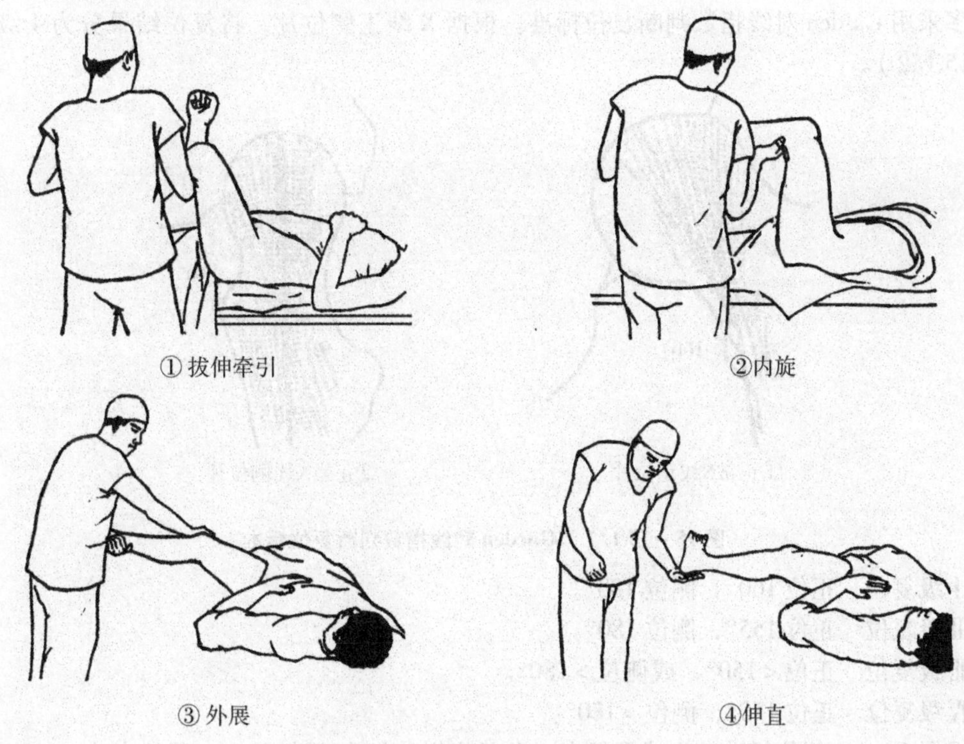

图15－13①②③④ 股骨颈骨折手法复位

反复采用以上手法仍不能复位，应考虑骨折端有关节囊或骨碎片阻碍复位。整复后X线透视正位片对位好，侧位片有前后移位或向前成角时可作以下处理（图15－14①②）。

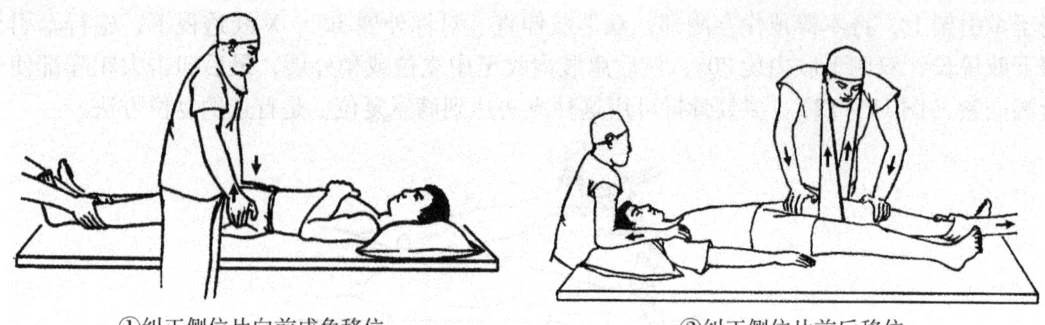

①纠正侧位片向前成角移位　　②纠正侧位片前后移位

图 15－14①② 纠正侧位片前后或向前成角移位

1. 纠正前后移位　助手固定骨盆，另一助手向下牵引患肢，并稍外旋。术者用一宽布带绕过自己颈上和患肢大腿根部。按压股骨头和股骨下端，同时挺腰伸颈，利用杠杆作用纠正前后移位，然后再内旋患肢。

2. 纠正向前成角　一助手向下牵引患肢，术者一手用力按压股骨颈前方，另一手扣住大粗隆部后侧，向前端提，两手同时用力，助手在牵引下将患肢强力内旋，向前成角即可纠正。

（四）复位标准

多采用 Garden 对线指数判断复位标准。根据 X 线正侧位片，将复位结果分为 4 级（图 15－15①②）。

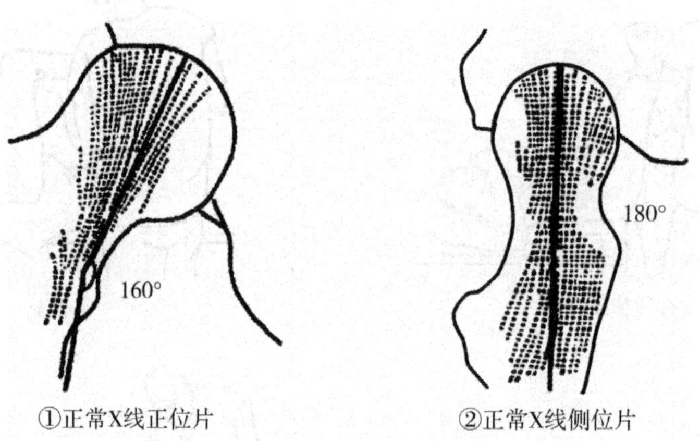

①正常X线正位片　　②正常X线侧位片

图 15－15①② Garden 对线指数判断复位标准

Ⅰ级复位　正位 160°，侧位 180°。

Ⅱ级复位　正位 155°，侧位 180°。

Ⅲ级复位　正位 <150°，或侧位 >180°。

Ⅳ级复位　正位 150°，侧位 >180°。

根据 Garden 复位标准达Ⅰ或Ⅱ级者，股骨头塌陷发生率为 66%；Ⅲ级者为 65.4%；Ⅳ级者 100% 发生股骨头塌陷。

（五）内固定

1. 闭合空心松质骨螺钉固定　适用于年轻、松质骨密度较高患者。其优点是采用多钉式平行拧入或交叉置入方式，使骨折端得到均匀加压并紧密贴合，有利于骨愈合。注意钉的螺纹需进入股骨头内，才能起到加压效果。这种方法固定作用稳定、抗扭、抗弯强度及骨折面加压作用和控制股骨头轴向旋转效果均较好，是目前常用的内固定方法（图 15－16①②③）。

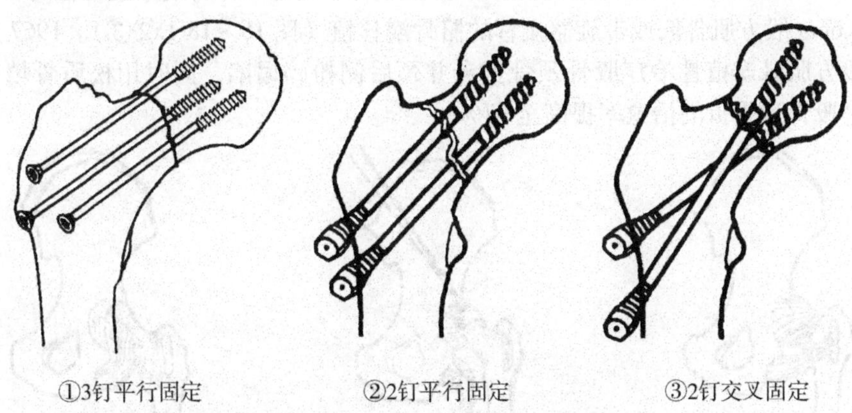

图 15－16①②③　空心松质骨螺钉固定

2. 普通松质骨拉力螺钉固定　在不具备空心松质骨螺钉的情况下，也可在 X 线透视或照片下，应用实心松质骨螺钉固定。

3. 多针固定　根据胥少汀的经验总结，在 X 线透视下，采用 4 根直径 3.5mm 的斯氏针，在不同角度和平面固定股骨颈骨折的方法，适应于各个年龄组和各种类型的股骨颈骨折。其优点是：操作简单，抗旋转剪切力强，生物相容性好，损伤感染率低。尤其对青少年骨折，使用直径 2mm 的克氏针固定，几乎不会造成对骨骺的二次损伤。不少人认为多针内固定比其他任何形式的内固定坚强。

胥少汀等设计的多根内固定针的穿针方法可分为两组，其中 1、2 针经压力骨梁和股骨距；3、4 针经张力骨梁和股骨头，针尾埋于阔筋膜下（图 15－17①②）。

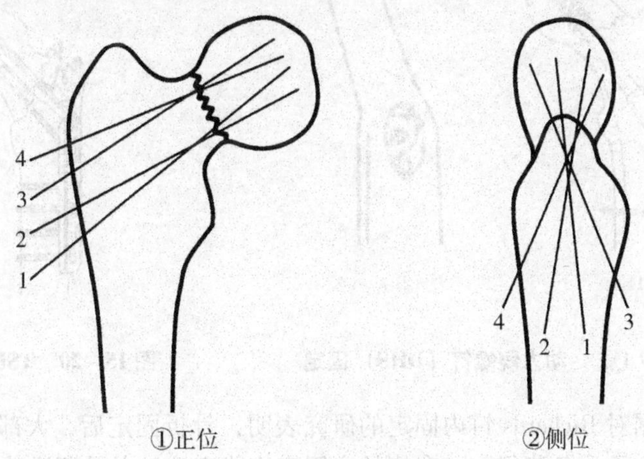

图 15－17①②　多针固定

术后处理：术后患足穿防旋鞋。第 2 日开始屈髋活动，2 周后扶拐下地，允许患肢外展位和足内侧缘部负重。按以上标准固定，骨愈合率达 92%，但固定针位置欠佳，则易发生退针及骨不愈合。

4. 单针或多针固定加植骨　适用于50岁以下，尤其青壮年的股骨颈头下型或头颈不稳定骨折，术前复位不满意者，骨折不易愈合并有股骨头坏死可能。可采用切开复位多根针或加压钉固定，同时行股骨颈植骨术。植骨方法可采用带血管带骨瓣或带肌蒂骨瓣，常用有切取1.5cm×6cm股方肌骨瓣或带旋髂血管的髂骨瓣移植（图15－18①②③）。1967年Meyers首先应用股方肌骨瓣植骨治疗股骨颈骨折合并颈后侧粉碎塌陷，同时用松质骨填充塌陷缺损，使新鲜股骨颈骨折的治愈率提高至97%。

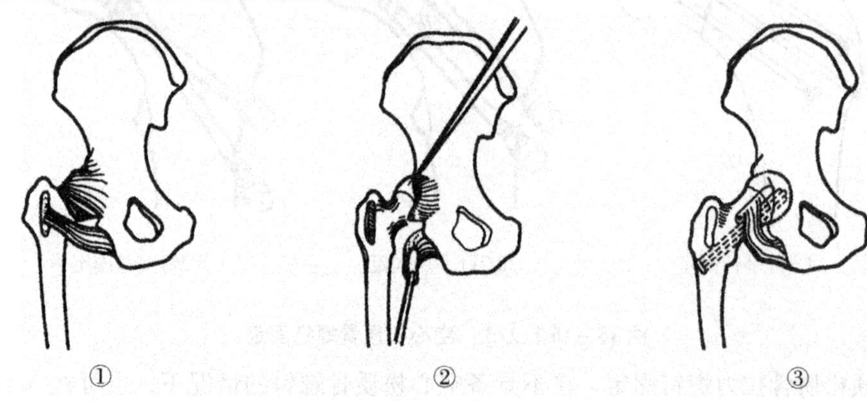

图15－18①②③　股方股骨瓣移植

5. 动力髋螺钉（DHS）固定　也称Richards钉固定（图15－19①②）。其特点是通过侧钢板与股骨颈内拉力螺钉的滑动加压作用，使股骨头颈段与股骨干固定为一体，有效防止髋内翻。适用于股骨颈基底部骨折及严重的粉碎骨折，骨质疏松及外侧皮质粉碎的骨折。为增强稳定性和防止旋转，可在动力髋螺钉的近端加用一枚螺丝钉，使用TSP钢板固定（图15－20）。

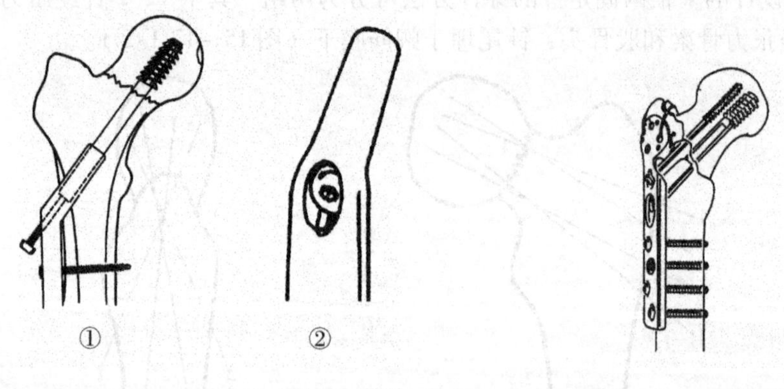

图15－19①②　动力髋螺钉（DHS）固定　　**图15－20　TSP钢板固定**

术后处理：根据对Richards钉内固定的研究表明，骨折固定后，大部分负荷由Richards钉承担，而骨折部位承受负荷很小。合格的内固定应能容许患者早期活动，包括在床上坐起及扶拐下地活动，一般术后1～2周可扶拐下地，如患肢负重时无疼痛，则可逐步扶拐练习行走，直至骨愈合。

术后随诊：术后摄X线片证实内固定效果，然后每2～3个月复查摄片。一般愈合时间4～6个月，骨折愈合后仍需坚持随诊，每6～12个月复查1次，直至术后5年，以便早期发现股骨头缺血性坏死。

（六）人工关节置换

人工关节置换治疗老年性股骨颈骨折有上升趋势，尤其是有移位的头下型骨折。

1. 适应证　65 岁以上，因下列某种疾病，导致有明显疼痛、功能障碍以及影响生活质量者。

（1）有移位的老年性头下型或 Garden Ⅲ、Ⅳ型骨折。

（2）股骨颈骨折术后数周，骨折不能得到满意复位或内固定丧失。

（3）无法保持配合内固定治疗。

（4）包括原发与继发原因的晚期骨关节炎。

（5）伴有股骨头完全脱位的股骨颈骨折。

（6）股骨颈骨折不愈合。

（7）股骨头缺血性坏死 Fieat Ⅲ、Ⅳ期。

（8）髋臼或股骨近端肿瘤。

（9）类风湿关节炎或强直性脊柱炎。

（10）结核性或化脓性髋关节炎静止期。

（11）先天性髋关节脱位或髋臼发育不良。

（12）髋关节非功能位强直或髋关节融合术失败。

2. 禁忌证

（1）绝对禁忌证

1）有严重伴发疾病，全身情况差，不能耐受手术。

2）髋关节结核或化脓性感染，无明确随访资料证实病变静止状态 1 年以上。

3）存在髋关节或其他部位活动性感染。

（2）相对禁忌证

1）65 岁以下。

2）全身或局部严重骨质疏松。

3）髋外展肌力丧失或不足。

4）神经营养性关节病（Charcot 关节病）、帕金森病、脑瘫、智力障碍等。

5）股骨上段髓腔硬化性疾病，骨干严重畸形。

七、并发症

（一）股骨颈骨折术后不愈合

股骨颈骨折愈合时间较慢，平均为 5 ~ 6 个月，因此判断愈合与否不得少于 1 年。有移位的股骨颈骨折，不愈合发生率 20% ~30%。

1. 影响骨折愈合因素

（1）年龄：多数学者认为，高龄是影响骨折愈合的一个因素，国外资料 75 岁以上不愈合率为 32% ~41%；75 岁以下为 18%。

（2）骨折错位程度：骨折错位程度是影响骨折愈合的重要因素，资料显示内收型或外展型骨折，轻度错位愈合率为 96%；中度错位为 85%；严重错位为 59%。

（3）骨折部位：除股骨颈基底部骨折外，均认为属囊内骨折。骨折部位对愈合无明显影响，但高位骨折的股骨头坏死率较高。有学者认为，骨折线的倾斜度对于 Paunwel's 角和 Linton's 角测量作为单独因素判断骨折愈合的根据不足，骨折倾斜度对骨折愈合无明显临床意义。

（4）骨折部位缺损：粉碎骨折及缺损多发生在股骨颈后侧，复位前 X 线片不易发现，复位后的侧位片可见典型的蛇形骨片。根据对颈后骨折缺损的发生机制及临床研究结果，确认后侧骨缺损影响内固定坚固性，是影响骨折愈合的一个重要因素。在 Garden Ⅲ、Ⅳ型骨折中，轻度粉碎的不愈合率为5%；中度粉碎为21%；严重粉碎为75%。

（5）骨折复位程度：准确复位是内固定效果的前提，也是提高骨折愈合的重要条件。复位不良的不愈合率为55%；而复位满意的不愈合率为35%。

（6）内固定类型：资料报道，多钉类固定的不愈合率在15%以下，采用其他固定方法的不愈合率为20%～30%。

（7）开始负重时间：确定负重时间仍存在分歧，20 世纪 60 年代以前主张晚期负重为主，1968 年 Garden 报道了内固定术后随访 3 年的临床总结，认为早期负重不增加内固定效果及骨折愈合率。

2. 临床表现与诊断

（1）症状：患肢短缩无力，不敢负重，旋转受限，髋部疼痛不严重。

（2）X 线征：骨折线清晰可见，骨折端囊性改变，股骨颈吸收变短，以致内固定物退出，股骨头逐渐移位，股骨颈内倾角增加，颈干角变小。

3. 治疗

（1）骨折超过 3 周为陈旧性骨折。股骨颈无明显吸收及短缩者，可按新鲜骨折处理，作牵引复位后，行内固定加植骨术。

（2）对年龄较轻，股骨颈有吸收，但无明显短缩或内固定后不愈合者，可行多钉内固定加植骨术。

（3）经治疗无效的陈旧性股骨颈骨折，应考虑行人工关节置换术。

（4）此外还有股骨颈“U”型截骨、头颈嵌插等多种截骨术，目前已较少使用。

（二）股骨颈骨折术后股骨头缺血性坏死

股骨头缺血性坏死是股骨颈骨折常见并发症，迄今治疗效果无明显进展，成为股骨颈骨折治疗预后的主要问题。

1. 病因病理

（1）发生率：关于股骨颈骨折后股骨头坏死的发生率，因为与年龄、骨折类型、诊断标准、治疗方法、随诊例数和年限有关，故各人报道结果差异较大。据胥少汀报道，收集文献3000 余例。发生率约为23%。其中在无移位骨折为10%～20%，移位骨折为15%～35%。在 Garden Ⅰ型骨折为16%，Ⅲ、Ⅳ型为27%。

（2）发生时间：股骨颈骨折术后，发生股骨头坏死的诊断依据主要是 X 线表现。发生时间最早为伤后6 周，最晚为伤后17 年，其中80%～90%发生于伤后3 年以内。文献报道，发生于1 年以内占 19.6%；2 年以内占 39.2%；3 年以内占 23.5%；4 年以内占 8%，即98%发生在5 年以内。因此，股骨头坏死随访观察时间，应在伤后 2～3 年严密观察，并须随访至伤后5 年。

（3）其他因素

1）年龄：儿童和青壮年股骨颈骨折后股骨头缺血性坏死率比老年人发生率高，约为40%。儿童和青壮年发生股骨颈骨折，常因较强能量暴力所致，骨折的错位和血管损伤均较严重，是造成股骨头坏死的重要原因。儿童和青壮年股骨颈骨折复位内固定较老年人困难，骨折端较难嵌插，且易分离，因而影响股骨头血运。儿童期髋软骨板形成的血运屏障，加上圆韧带动脉供血不足，缺乏交通支，降低了损伤后血运的代偿能力。

2）骨折部位：骨折部位越高，错位越严重，股骨头缺血坏死发生率就越高。

3）复位质量：复位质量与骨折愈合有关，也与股骨头缺血性坏死的发生关系密切。其中股骨头发生旋转是重要原因。判断方法可以 Garden 氏的对线指数为标准。据报道，对线指数正常者无发生股骨缺血性坏死。正、侧位 X 线片角度均在 155°～180°者，股骨头缺血性坏死率几乎为 100%。

4）内固定方法：股骨颈骨折各种内固定方法对股骨头缺血性坏死的影响，至今尚无统一结论。一般认为多针内固定比其他固定方法所发生的股骨头缺血性坏死率低。

2. 病理表现（图 15－21）

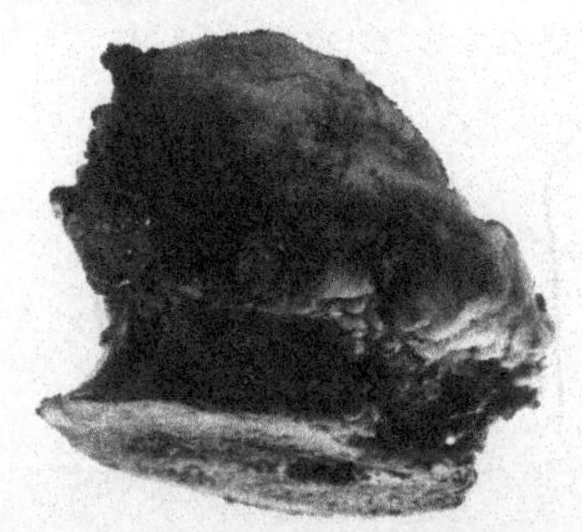
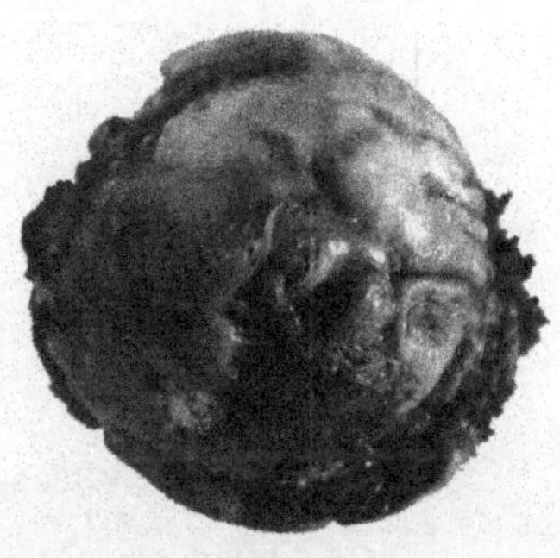

图 15－21　股骨头缺血性坏死病理改变

（1）坏死期：股骨头发生缺血 12～24 小时，除软骨外，股骨头缺血范围内骨细胞均死亡；1～2 日后，骨髓细胞、毛细血管内皮细胞及骨细胞相继发生萎缩、变形或溶解，陷窝内空虚，4 日后约 60% 骨细胞陷窝空虚。

（2）恢复期：伤后 2 周开始，修复与坏死过程交错进行。最早表现是骨梁之间的原始间叶细胞和毛细血管的增生并逐渐扩展，8～12 周可扩大至大部分坏死区，在坏死骨表面分化为成骨细胞，经过漫长的“爬行替代”合成新骨。

关节软骨受到致密骨修复组织的直接侵犯和滑膜反应所产生的血管翳样物由边缘向中心侵犯，逐渐破坏关节软骨。髋臼软骨的变化，主要继发于股骨头形态和机械性能改变所引起的力学和应力改变所致，与血管侵入无关。

（3）塌陷期：是在“爬行替代”过程中，新生血管已长入，尚未骨化之前，形成的一个软化区，在受到髋臼压力时发生塌陷，在整个修复过程中均可发生。临床上，青壮年的股骨头坏死塌陷比老年人多见，如果股骨头没有修复活动，则无塌陷现象出现。

3. 临床表现与诊断　早期可无明显症状。

（1）疼痛：骨折愈合后，逐渐出现间歇或持续性髋痛，行走活动加重，可向腹股沟、臀后侧或外侧及膝内侧放射。

（2）活动障碍：早期出现外展及内、外旋活动明显受限，例如不能盘腿和骑单车。

（3）跛行：早期为间歇性跛行，继而呈进行性缩短性跛行。儿童由于髋痛及股骨头塌陷或晚期发生髋关节半脱位，症状更为明显。

（4）体征：早期有腹股沟区及内收肌起点髋关节伸直及屈曲90°位障碍，髋内旋受限。"4"字试验阳性、托马（Thomas）征阳性、艾利斯（Allis）征阳性、托化德兰堡（Trende Lenbury）试验阳性。晚期患肢可短缩、肌肉萎缩，甚至髋关节半脱位，髋外展、外旋均障碍，纵向叩痛可阳性。

（5）X线表现：结合临床与X线表现，Marous将本病分为6期（图15－22）。

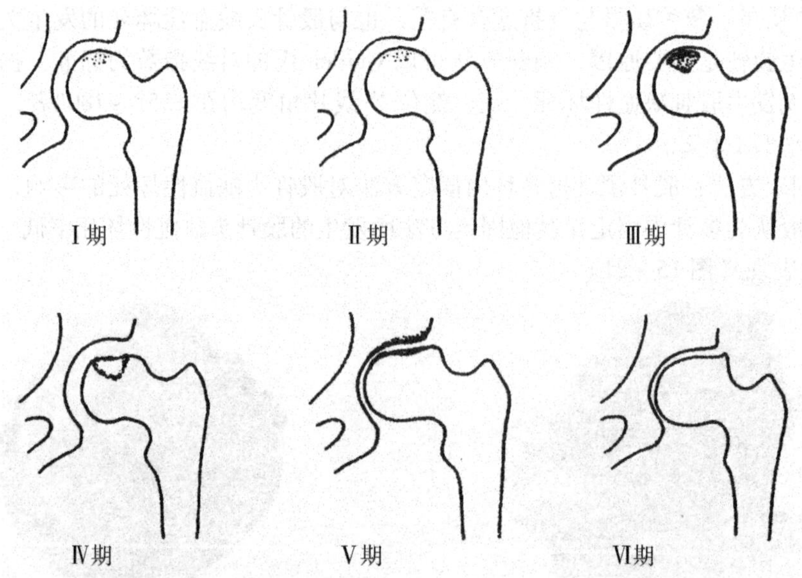

图15－22　股骨头缺血性坏死结合临床与X线表现分期

Ⅰ期：髋部无症状，X线表现有轻度点状密度增高。

Ⅱ期：症状无或轻，X线表现密度增高，头无塌陷。

Ⅲ期：症状轻微，有软骨下"扇形骨折"少数有"新月征"（Gresent sign）。

Ⅳ期：有髋痛，跛行及功能障碍。X线表现股骨头扁平或死骨区塌陷。

Ⅴ期：髋痛明显，X线表现死骨破裂，关节间隙狭窄，骨质密度更加硬化。

Ⅵ期：髋痛严重，X线表现股骨头肥大变形、半脱位、髋臼不光滑或硬化增生等。

4. 治疗　关键是早期诊断，早期处理。在骨折愈合后出现髋痛及X线征改变，即应考虑到股骨头缺血性坏死的诊断，并在股骨头塌陷前进行治疗。坏死的股骨头一旦发生塌陷，无论哪种治疗方法，都难以恢复髋关节的功能。根据股骨头塌陷的程度和年龄，采用限制负重、中西药物、电磁刺激、体外震波及高压氧等治疗。符合人工关节置换术适应证者，效果较好。

（1）保守治疗：长期用双拐，不负重，期望股骨头修复及防止股骨头塌陷。但发生缺血坏死的股骨头，即使不负重，在髋部肌肉的压力下，仍可致股骨头塌陷，失去手术时机。

1）药物治疗：降脂药、抗凝药、扩血管药等对症治疗。

2）中医治疗：包括温补法、温通法、活血化瘀、补肾壮骨、渗湿化痰、通气行痹。

（2）手术治疗：在股骨头发生塌陷之前，果断采取手术治疗，有利于股骨头坏死的修复。

1）钻孔术：最好在X线透视下用4mm直径空心环锯，钻入股骨头坏死区，达到坏死区域减压和使血运进入，同时做病理检查。也可在粗隆部用长钻头向股骨头内钻多个孔道。

2）血管束植入术：20世纪60年代有研究用血管移植促进骨生长和修复，但因发现无静脉回流，效果不佳。且未能证实植入血管仍供血存在，故未得到推广。

3）带股方肌蒂骨瓣植骨：Meyers1967开始用于治疗股骨颈骨折，骨愈合率达90%以上，经观察股骨头缺血性坏死发生率也有所降低，故用于治疗早期股骨头缺血性坏死，可取得较好效果。

4）游离植骨术：由大粗隆下向股骨头内坏死区打通隧道，取2条胫骨或髂骨条植入。有文献报道，治疗成功率达80%左右。

5）吻合血管的骨瓣移植术：包括带血管蒂游离腓骨移植、带旋髂深血管髂骨瓣移植、带血管蒂大转子骨瓣移植、带旋髂深血管蒂髂骨膜移植。资料报道，40岁以下者成功率达80%以上；40~50岁者成功率为57%；50岁以上者为50%。

6）全髋置换术：符合人工关节置换术适应证者，效果较好（图15-23①②③）。

7）表面关节置换术：运用在年轻患者不伴或伴有髋臼软骨的轻度退变，表现为新月征或股骨头塌陷；年轻患者坏死范围大而没有股骨头塌陷（图15-24①②）。

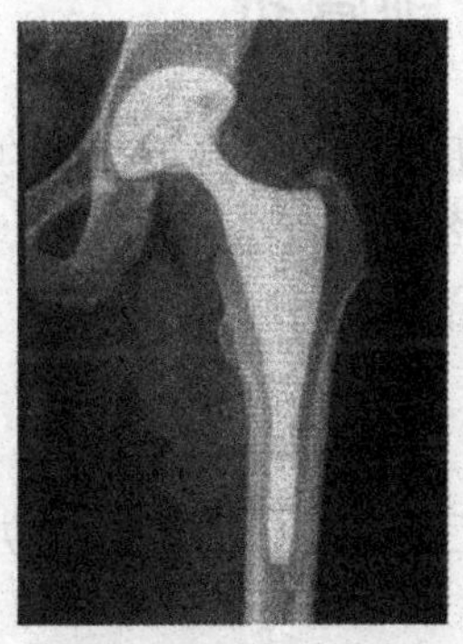

正位

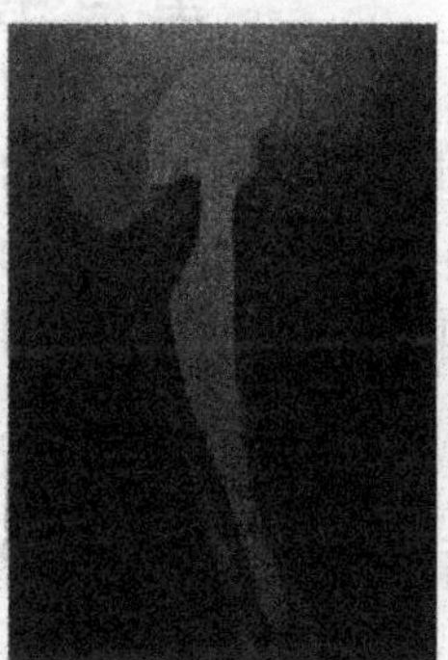

侧位

①陶瓷头生物型全髋置换术

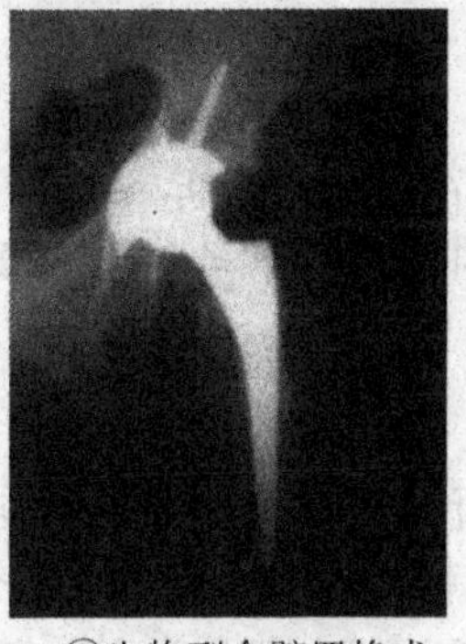

②生物型全髋置换术

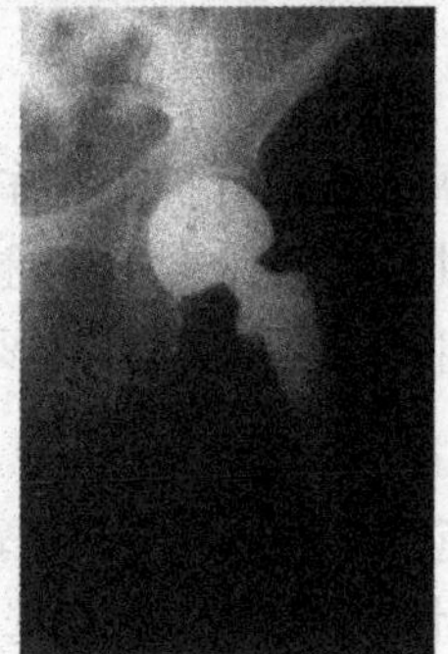

③骨水泥型全髋

图15-23①②③ 全髋置换术

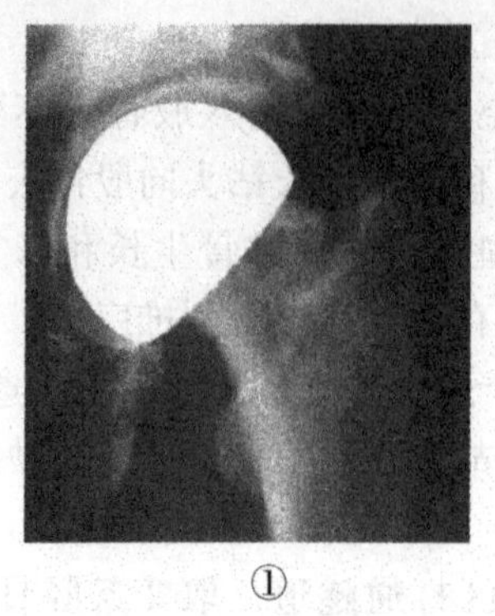
①

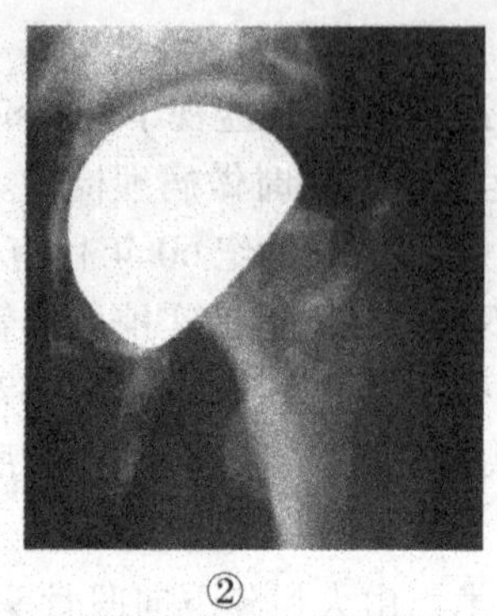
②

图 15－24①② 人工表面关节置换术

优点：有效解除患者疼痛；最大限度地恢复关节的功能；去除受损的软骨面；股骨头、颈骨量得以最大限量保存；不影响以后的全髋关节置换手术。

限制：表面人工关节假体寿命有限，缺乏长期随访资料。

（杨家福）

第三节 儿童股骨颈骨折

儿童股骨颈的血供主要来自髓内动脉，股骨颈骨折移位使来自干骺端的血供中断，颈与头骺之间为骺板，无血运交通，因而骨折远端的股骨颈缺血、股骨头坏死发生率可达40%以上。疗效多不满意，容易发生髋内翻和骨骺早期闭合等并发症。

一、损伤机制

儿童股骨颈骨折，多需较大暴力所致。发生骨折后移位多较严重，复位较困难，血供损伤也较明显。

二、治疗

（一）保守治疗

对无移位外展型嵌入骨折，可作双髋“人”字石膏或支具固定12周，也可行股骨下移骨牵引4周。但由于儿童配合治疗难度大，骨折位置难以维持，故多数人主张内固定，以减少骨折移位和发生骨折不愈合或畸形愈合。

（二）手术治疗

对有移位儿童股骨颈骨折应行内固定。在X线监视下作骨折闭合复位，力求达到解剖复位。

1. 经皮克氏针内固定　是首选治疗方法。对无移位骨折，患肢置于外展15°，内旋10°～15°。于股骨大粗隆下，经皮斜向上经过股骨颈骨折线向股骨头方向穿入3或4枚直径2mm克氏针，针尾包埋于皮下。术后髋人字石膏或支具固定12周。

2. 空心螺纹钉内固定　X线透视下复位后，用2枚空心螺纹钉固定。优点是手术时间短，损伤小。术后卧床2～3周。

3. 腓骨骨栓移植固定　优点是植入腓骨与股骨颈融为一体，内固定坚强；无金属内固定物不良反应。限制是需切取腓骨，手术较复杂。儿童切取腓骨后，远期有发生距小腿关节不稳定可能。术后髋“人”字石膏或支具固定3周。

4. 可吸收拉力螺钉内固定　优点是手术较简便，避免金属内固定物引起应力遮挡及骨质疏松，内固定后骨折端微小活动有利骨愈合及不会造成距小腿关节不稳定。限制是内固定强度丧失较快，造成有些内固定失败，影响骨折愈合。术后髋“人”字石膏或支具固定3周。

（杨家福）

第四节　小儿股骨头缺血性坏死

小儿股骨头缺血性坏死，又称股骨头骨骺骨软骨病（Legg - Calve - Perths 病），是最常见的骨软骨病。

一、病因病理

本病好发于4 ~ 12岁的儿童，其中以4 ~ 9岁发病率最高。男性为女性的4 ~ 5倍，大多为单侧性，双侧发病率约为15%，可能与家族史有关。

（一）发病原因

尚无确切的说法，现今大多数学者认为发病与外伤有关。Tructa 指出，儿童4 ~ 9岁时，经过骨骺板的血运差不多完全消失，此时圆韧带的血运又未穿至整个股骨头的深部，故整个股骨头骨骺的血运。完全靠旋股内侧动脉的外骺支及旋股外侧动脉前骺支的少量血供给。Tucker 用注射的方法，显示股骨头血运在后半部较前半部多，其缺血性坏死常常仅涉及头的前半部，很少使整个股骨头坏死。Legg 及 Caffey 等均认为外伤是造成此病的主要原因。

（二）病理改变

股骨头缺血性坏死在病理上可分为4期，这种病理分期与X线诊断相吻合。

1. 缺血坏死早期　股骨头缺血性坏死的早期病理改变以骨质坏死为主，此期骨化核停止生长，X线片上显示股骨头骨骺完整，较健侧小。由于骨质废用性萎缩，在干骺端出现骨质疏松，X线片上出现骨骺密度均匀性增高。

2. 重建血循环活动期　特点为坏死与修复同时进行，而以修复为主。此期由于新骨在骨骺处沉积，使X线片上显示股骨头骨骺密度增加，在骨骺前半部软骨下出现骨质疏松。Salter 称此现象为病理性骨折，此时临床上出现髋关节酸痛及活动受限。由于破骨细胞活跃而使骨质碎裂，成骨细胞活跃，使结缔组织及血管进入骨质稀疏区，此时即可在X线片上显示股骨头骨骺呈斑点状密度增加及节裂形成。骨骺由于缺血出现畸形，干骺端增宽。股骨大粗隆骨骺未受侵犯，发育正常，因此股骨头骨骺缺血性坏死的患儿，包括那些采用不负重的方法治疗的患儿，愈合后仍出现有畸形。

3. 骨愈合期　此期股骨头骺部坏死骨质吸收，节裂消失，新骨重新形成，骨结构完全恢复正常。

4. 后遗期　此期股骨头骨骺最后的形状已定，常呈现圆帽状畸形。

(三) X 线表现（图 15－25①②③）

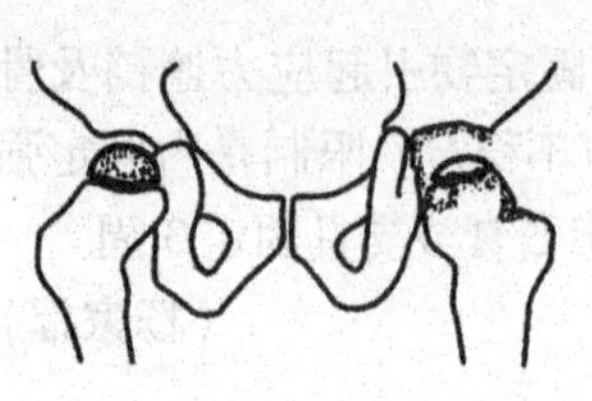

①缺血坏死期

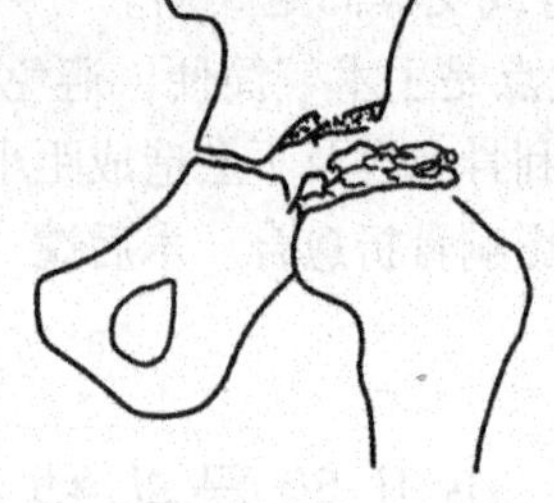

②重建血循环活动期

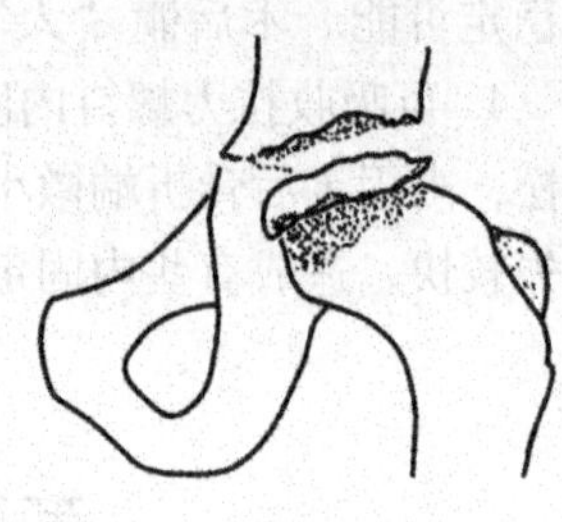

③骨愈合期

图 15－25①②③ 儿童股骨头缺血性坏死 X 线表现

本病最早期 X 线检查可无任何发现。因此如临床疑及本病时，切不可因早期 X 线检查阴性而完全排除它的存在，须再隔 3～4 周后拍片复查，必要时行 MR 检查。

1. 早期　相当于缺血坏死期，X 线显示以骨质坏死为主。

(1) 股骨头骨骺密度均匀性增高，骨纹消失，少数骨密度不匀，股骨头外上部有轻度扁平。

(2) 股骨颈变短，骨质疏松，干骺板由于血营养障碍而显示不规则性增宽，附近骨质可有囊样缺损区。

(3) 髋关节间隙轻度增宽，关节囊因滑膜增厚及积液而肿胀。

(4) 泪滴与颈唇距增大（Waldenstrom 征）。

(5) 两侧闭孔不对称，患侧闭孔变小。

2. 进展期　相当于重建血循环活动期，骨骺坏死与修复同时进行，而以修复为主。

(1) 股骨头坏死加重，骺核受压变扁，碎裂成几个致密骨块或压缩成一线状。

(2) 股骨颈由于骨骺内生软骨生长障碍而变短，由于骨膜反应而更粗，局部骨质疏松及囊样区亦更明显。

(3) 干骺板增宽且不规则，有时可见早期愈合。

(4) 髋关节间隙稍宽或正常。

3. 晚期　相当于骨愈合期。

(1) 股骨头坏死骨质吸收，节裂消失，新骨重新形成，骨结构完全恢复正常，骨骺逐渐恢复其光滑和整齐的外形。如因未及时适当治疗，则常可呈现圆帽状畸形。

(2) 股骨颈短而粗，头部缩入颈内。也可偏斜于前下方，大粗隆升高，颈干角变小，形成髋内翻。

(3) 髋臼由于适应扁而宽的股骨头而增大变扁及变浅，外形不规则，有时不能包含整个股骨头，使其外侧部分位于之外，形成半脱位。

二、临床表现

(一) 早期

患儿一般健康，发育正常，发病比较缓慢，可无明显外伤史及感染情况，有的发病与外伤如跌伤或挫伤密切有关。

患儿有跛行，主诉髋关节或膝关节处疼痛、乏力，尤以在活动后较明显。检查患侧髋关节外展、外旋功能受限。

（二）晚期

可出现臀部及大腿肌肉萎缩，髋关节创伤性关节炎，疼痛和跛行均加剧，活动功能受限，但不发生关节强直。

三、诊断

根据临床表现，结合 X 线特殊变化可做出诊断。

四、鉴别诊断

早期髋关节结核与本病鉴别较为困难。

（一）股骨头缺血性坏死

1. 股骨头骨骺　外伤后软骨下骨质坏死，全骨骺坏死早期骨密度均匀增高，逐渐成碎片，外形扁平，晚期呈圆帽状。

2. 干骺板　不规则形增宽致密或早期愈合。

3. 股骨颈　增粗变短、颈干角度小及髋内翻。

4. 骨质疏松　局限。

5. 死骨形成　无。

6. 髋臼　早期无改变，晚期变宽而浅。

7. 髋关节　关节间隙正常或稍宽，不发生关节强直，晚期可见肥大性骨关节病。

（二）髋关节结核

1. 股骨头骨骺　局限性进行性骨质破坏，甚至骨骺完全消失。

2. 干骺板　模糊，密度减低。

3. 股骨颈　外形无改变。

4. 骨质疏松　广泛。

5. 死骨形成　可见。

6. 髋臼　可见骨质破坏。

7. 髋关节　早期关节间隙狭窄，以至消失，晚期可见纤维性强直。

五、治疗

对股骨头缺血性坏死曾采用多种不同的治疗方法，如一般对症治疗，用支架使患肢不负重，长期卧床不负重还可改善股骨头的血液循环，如钻孔术、植骨术或用截骨术改进股骨颈干角等。

（一）保守治疗

1. 早期制动　股骨头骨骺的外形及股骨颈的横径没有变化的早期患儿，可采用患肢外展位作小腿皮肤牵引或作髋外展支具或石膏固定。

2. 髋外展石膏负重　Gordon Petrie 在总结中发现，股骨头的外侧和前侧被侵犯，而最后发生畸形者比内、后侧多。因此提出若能将整个股骨头骨骺置于髋臼内，使患肢在外展 45°位负重，关节内的压力则可帮助股骨头重新回复正常形态。提出让患儿卧床制动或作牵引治疗，直至解除肌肉痉挛或患肢能外展 45°为止。必要时可作内收肌切断，术后两髋外展 45°，内旋5°~10°，作髋“人”字形石膏固定后可允许小孩扶双拐行走。3~4个月后去除石膏，活动膝、踝关节，待其关节活动恢复正常后，再作同样髋外展固定，平均固定约需19个月。

3. 髋外展支具负重治疗方法　Gordon Petrie从1957年开始应用髋外展支架负重方法治疗，并取得良好效果。

这种治疗方法不影响骨骺生长发育，小儿可带着支架活动。

这种治疗方法的目的是：

（1）使整个股骨头位于髋臼内。

（2）避免股骨头受髋臼边缘的压力。

（3）使整个股骨头关节软骨面所承受的压力均等。

（4）当走路时可以减少髋臼软骨的平均压力。

（5）保留关节一定的活动度。

（6）尽可能使股骨头在正常髋臼下保留原形。

（7）早期活动有助于股骨头塑形，关节间歇性的活动，对关节软骨面产生交替压力和减除压力作用，有利于关节软骨面营养的吸收。

固定最初中心边角平均为19°，后期角度增加至25°，而健侧则由27°增加至29°。

（二）手术治疗

Sater氏认为截骨术可以使髂腰肌松弛，股骨头全部纳入髋臼内。Garceau曾对因股骨头畸形而有疼痛与跛行的11岁患儿，用切除突出于髋臼外之部分股骨头的方法治疗，经随访6年无疼痛症状出现。

1. 适应证

（1）早期坏死期：股骨头骨骺仅有密度均匀性增高，可先采用保守治疗3个月，治疗无效时再考虑手术。

（2）进展期或重建血循环活动期：股骨头变扁、碎裂，股骨颈变宽者，可作为手术绝对适应证。

（3）年龄：12岁以下可考虑手术治疗，12岁以上手术效果不佳，应不考虑手术。

2. 手术方法　采用髋关节滑膜亚全切除术治疗股骨头骨骺缺血性坏死，已取得满意的疗效。根据在手术中均见关节囊及滑膜增厚，切片检查见纤维结缔组织增生，认为采用髋关节滑膜亚全切除术后，可使股骨头周围有大量新生结缔组织及血管增生，有利于改善股骨头的血液循环。

3. 术后处理　术后患肢作髋外展45°，内旋5°~10°位石膏固定，可将整个股骨头纳入髋臼内，减少股骨头骨骺外上方受到髋臼边缘及关节囊的压力，从而使股骨头在生长过程中得到逐步塑形。

3个月后拆除石膏开始在床上练习髋关节活动，3个月后再拍片复查，如股骨头密度恢复正常，才能弃拐负重。

（三）疗效评定标准

Gordon Petrie对治疗结果提出以下3项评定指标。

1. 愈合初期X线片上显示股骨头的形状　用一刻有多个同圆心而半径相差2mm的圆圈的透明板来测定正、侧位X线片上的头形。如正、侧位X线片上所量圆形的半径相等，则疗效好，如2个半径相差2mm以上，则表示头不规则，疗效差。

2. 愈合初期股骨头的大小　Sjovall 用骨骺商数来确定治疗效果，疗效优良者，骨骺商应超过 60%。

3. 愈合后期股骨头是否全部在髋臼内　用测中心边角的方法可以测出股骨头是否完全在髋臼内，从股骨头之中作两条直线，一条垂直线，一条与髋臼边缘的连线，此夹角如果 < 20°则疗效差，> 20°则疗效好。

（杨家福）

第五节　股骨粗隆间骨折

股骨粗隆间骨折是指股骨颈基底至小粗隆水平以上的骨折。股骨粗隆间骨折发生率约占全身骨折 1.4%。多为老年人，其平均年龄比股骨颈骨折大 5 ~ 6 岁。由于股骨粗隆部血运丰富，无论哪种类型骨折，均极少发生不愈合，即使不予处理依然能够愈合。骨折中，很少并发股骨头坏死，Mann 报道 1600 例粗隆间骨折中，发生股骨头坏死仅 5 例。主要的并发症是髋内翻，下肢外旋和短缩畸形。

一、损伤机制

老年人骨质疏松，肢体灵活度差，可因直接或间接暴力致伤，也可由两种外力同时引起，由于粗隆部骨质松脆，故骨折常为粉碎型。

（一）直接暴力

跌倒或直接外力作用于粗隆部，或下肢突然扭转，股骨干长轴作用于粗隆部易致骨折。

（二）间接暴力

粗隆部受到内翻及向前成角的复合应力，引起髋内翻畸形和以小粗隆为支点，嵌插受压形成小粗隆蝶形骨折。小粗隆骨折可因髂腰肌强烈收缩牵引所致。

二、类型

将粗隆间骨折先分为顺粗隆间和逆粗隆间骨折 2 种大类型（图 15 - 26①②），再将顺粗隆间骨折按 Evan's 分型分为 4 种亚型。

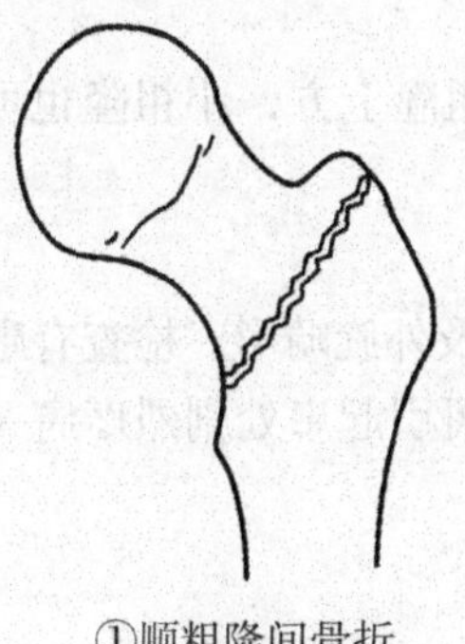

①顺粗隆间骨折　　②逆粗隆间骨折

图 15 - 26①②　粗隆间骨折两种大类型

（一）顺粗隆间骨折

约占80%骨折线自大粗隆顶点的上方或稍下方开始，斜向内下，到达小粗隆的上方或稍下方，基本与粗隆间线平行。按照Evan's标准分为4型（图15－27）。

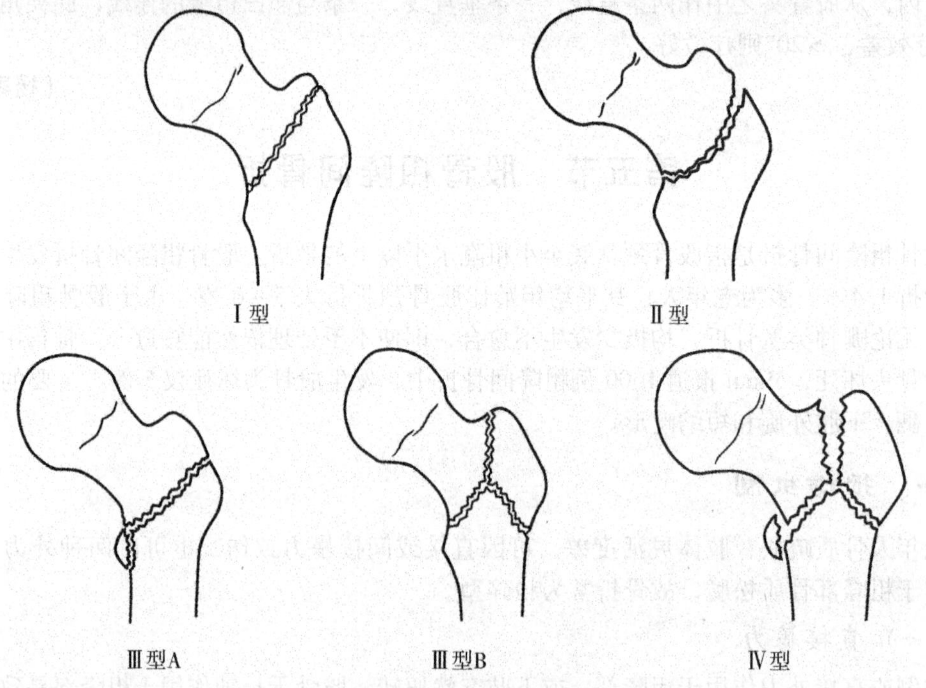

图15－27　Evan's分型

Ⅰ型　骨折线平于粗隆间线，无明显移位，为稳定骨折。

Ⅱ型　骨折线至小粗隆上缘，该处皮质可有压陷，骨折有移位，呈内翻变形，但大、小粗隆完整。

Ⅲ型　A：粗隆间骨折有移位及内翻畸形，小粗隆骨折为游离骨片。

Ⅲ型　B：粗隆间骨折和大粗隆骨折，并有移位。

Ⅳ型　粗隆间骨折移位，同时有大、小粗隆骨折移位。

（二）逆粗隆间骨折

约占20%骨折自大粗隆下方斜向内上，到达小粗隆上方，小粗隆也可成为游离骨块。

三、临床表现

伤后髋部疼痛，不能站立行走，有明显下肢短缩及外旋畸形。检查有患侧大粗隆升高，局部可见肿胀及皮下瘀斑，压痛明显，叩击患肢足跟常可引起患处剧烈疼痛（图15－28）。

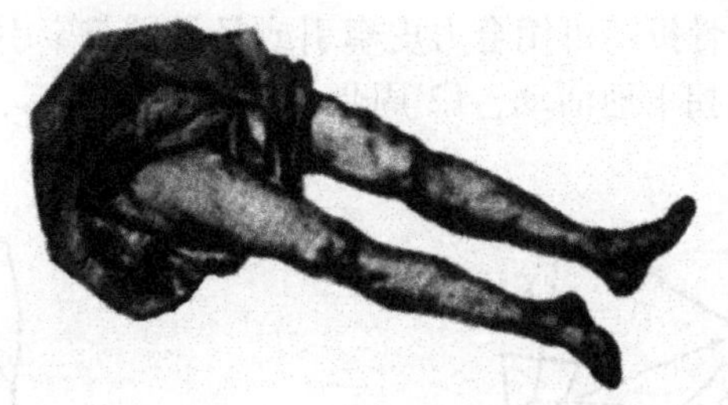

图 15－28　粗隆间骨折体位

四、诊断

X 线片检查可确诊及分型。

五、鉴别诊断

股骨粗隆部骨折与股骨颈骨折的主要临床鉴别见表 15－1。

表 15－1　股骨颈骨折与粗隆间骨折鉴别

鉴别点	股骨颈骨折	股骨粗隆间质折
局部肿胀	不明显	明显
皮下瘀斑	少有	常有
外旋畸形	轻度	明显
压痛点	腹股沟韧带中点外下	大粗隆部
大粗隆上移	轻度	明显

六、治疗

因为患者多为老年人，伤后因长期卧床，容易发生较多的并发症，病死率也较高。国外资料显示，65 岁以上髋部骨折保守治疗结果，能恢复独立生活仅占 1/2。基本恢复至伤前水平仅占 1/4，而手术治疗后 80% 功能恢复满意。应根据患者的年龄，全身情况及骨折局部情况，选择合适的治疗方法。随着内固定器械的不断改进和手术技术的提高，较多学者主张通过手术治疗，以达到降低并发症和病死率，减少髋内翻发生率，挽救肢体功能。

（一）保守治疗

1. 适应证　适用于所有类型的股骨粗隆间骨折和全身情况不适合手术者。

2. 牵引要求

（1）重量须足够，占体重 1/8～1/7，以纠正髋内翻畸形。

（2）髋内翻纠正后，须以体重 1/10～1/7 维持。

（3）牵引时间不能少于 8～12 周　膝关节由于处于伸直位时间较长而易发生僵硬，去除牵引后应重点练习膝关节活动，恢复至一定程度后才扶拐下地，一般须 16 周后，足背能对抗 1. 5kg 重量时方可负重行走。

3. 应用

（1）不全或无移位稳定骨折：卧床休息，用合力皮肤牵引重量 4kg 及“丁”字鞋（图 15－29①②），维持患肢中立位，6 周后可扶双拐下地活动。

（2）轻度移位的稳定骨折：可用合力皮牵引或胫骨结节牵引，维持患肢外展，中立位，6～8周后带外展夹板扶双拐下地活动，12周骨性愈合坚实以后，患肢才能负重，避免髋内翻畸形（图15－30）。

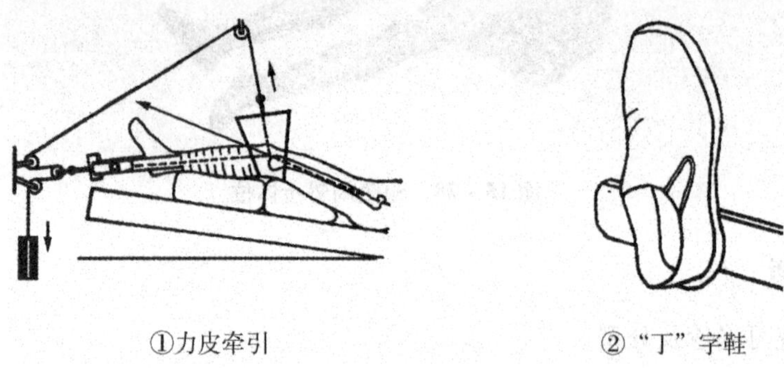

图15－29①② 合力皮牵引及“丁”字鞋

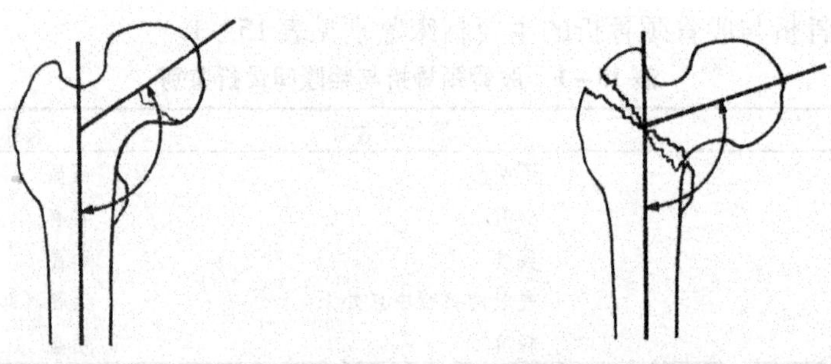

图15－30 股骨粗隆间骨折后髋内翻畸形

（3）移位的不稳定骨折：如全身情况允许，配合适当手法复位，并作胫骨结节牵引8～12周。

（4）其他：高龄患者或其他原因不能长期卧床，可采用力臂或其他类型外固定器治疗。确实无法耐受骨牵引者，可作皮肤牵引，并尽早取半卧位，争取骨折愈合，即使残留部分畸形，也不影响生理自理。

（二）手术治疗

临床以内固定治疗常用。内固定物包括钉板类和髓内钉。常用的钉板类是Richard钉（DHS）、DCS、AO角钢板等。髓内固定系统包括带锁髓内钉、Gamma钉、股骨近端PFN钉等。这类骨折内固定，必须强调内侧支撑的重要性，否则即使强大的钉板，也易产生疲劳折断。

1. 钉板类内固定

（1）动力髋螺钉（DHS）或TSP钢板（图15－31①②）：也称Richard钉。20世纪50年代开始应用在股骨粗隆部骨折治疗，基本适用于各种类型的股骨粗隆骨折，是目前标准的内固定法之一。其设计的特点是通过股骨颈内拉力螺钉的滑动加压作用和有侧方套筒的钢板，使股骨头颈与股骨干连为一体，起到防止髋内翻效果，具有较好的生物力学性能。研究资料表明，骨折固定后，大部分负荷由Richard钉承载，而骨折部位承受负荷很小，此外也甚少发生螺钉穿破或切割股骨头。20世纪70年代开始，这种方法成为股骨粗隆部骨折治疗“经典”，成为各种内固定物效果比较的“金标准”。DHS的应用限制主要是老年人骨质疏松可发生内置物松动，拉力螺钉退出及股骨头切割。导致骨折不愈合或髋内翻畸形愈合和股骨头坏死等。这类患者术后应延迟负重。

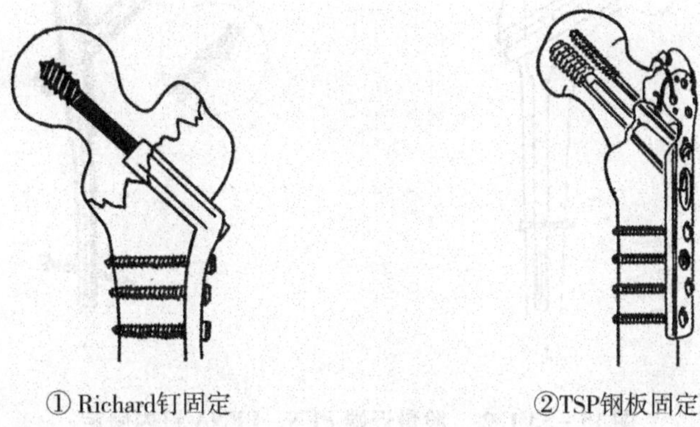

① Richard钉固定　　②TSP钢板固定

图 15－31①②　钢板内固定

（2）Gamma 钉（图 15－32①②）：Gamma 钉是由 Liekel 钉改进而得，主要结构由一根近侧粗，远侧细的髓内钉和一枚通过髓内针插入股骨颈部的拉力螺钉组成。根据髓内钉远端有无交锁螺钉，可分为动力型和静力型。

Gamma 钉的主要优点是将股骨头颈与股骨干牢固嵌插固定。从生物力学角度，其缩短力臂，减少弯矩，控制旋转的能力较强。

（3）股骨近端 PFN、PFNA 钉（图 15－33①②）：是近年来 AO 组织对 Gamma 钉基础上的改进。主要改进是：①增长主钉长度为 240mm，远侧锁钉远端为 58mm 的可屈性设计，减少了针尾应力集中现象，避免发生股骨干骨折。②在股骨近端的拉力螺钉上方增加了 3 枚直径 6.5mm 的螺钉，达到较好抗旋转能力。这些改进是与 Gamma 钉和重建钉的主要区别。

（4）股骨重建钉（图 15－34）：近端 2 枚 6.5mm 的拉力螺钉的结构与 PFN 相似，有较好抗旋转能力。主要不同在髓钉结构，没有 PFN 钉尾的可屈性设计。

（5）角钢板（图 15－35）：20 世纪 50 年代末正式开始使用，其设计在“凹”形刃板与钢板之间有 95°和 135°固定角度，具有固定角度下增强钢板抗折断强度。限制是操作较复杂和有明显应力集中现象，目前已较少使用。

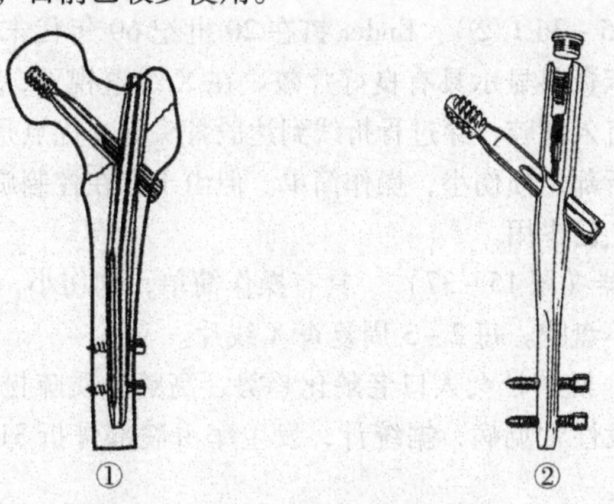

①　　②

图 15－32①②　Gamma 钉固定

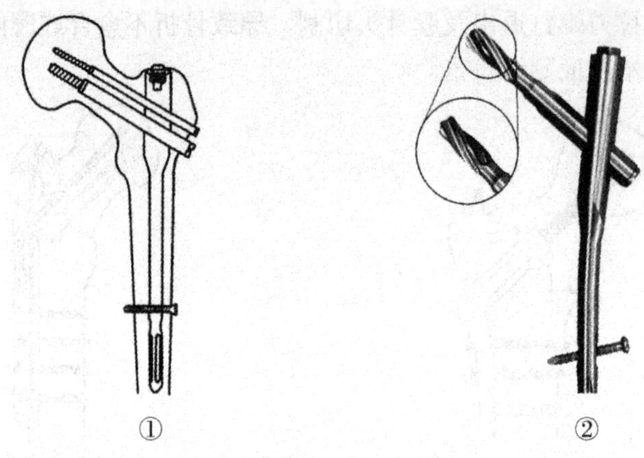

图 15－33①② 股骨近端 PFN、PFNA 钉内固定

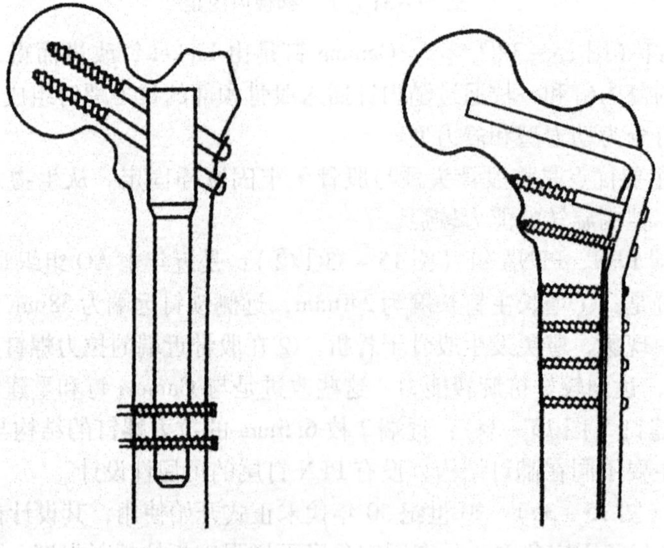

图 15－34 股骨重建钉固定　　图 15－35 角钢板固定

（6）Ender 钉（图 15－36①②）：Ender 钉在 20 世纪 60 年代末使用的一种弹性多针内固定方法，有千余例临床资料显示具有良好疗效。在 X 线透视下，将 3 或 4 枚直径 4.5mm 可屈性钢针从股骨内髓打入髓腔，穿过骨折线到达股骨头部。优点是符合承重力线，减少成角应力，不切开暴露骨折部，损伤小，操作简单。但由于存在控制旋转能力较差和针尾易向外滑脱限制，目前临床上已少用。

2. 力臂式外固定架器（图 15－37）　具有操作简单，创伤小，固定可靠的优点。固定期间不负重、不侧卧、不盘腿。每 2～3 周复查 X 线片。

3. 人工关节置换术　随着社会人口老龄化趋势，高龄骨质疏松合并股骨粗隆部有移位型骨折已成为老年人多发性常见病，据统计，发生率占髋部骨折 31%～51%，平均年龄比股骨颈骨折高出 5～6 岁。

高龄骨质疏松患者发生粗隆部骨折，多呈粉碎及有移位类型。目前使用的钉、板类内固定方法，效果均不尽满意。术后负重仍较易引起骨结构破坏，骨折不愈合发生率可达 36%～

54%；髋内翻畸形发生率可达 16% ~21%。并且在内固定术后，依照骨折愈合前不能完全负重的原则，卧床时间较长，容易发生坠积性肺炎，尿路感染，褥疮等并发症，甚至威胁患者生命。资料统计，一年内病死率可达 12% ~36%。

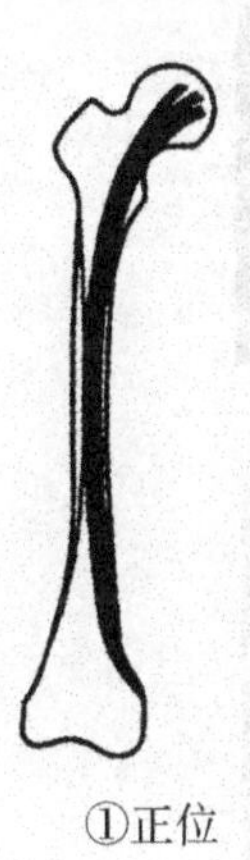

①正位

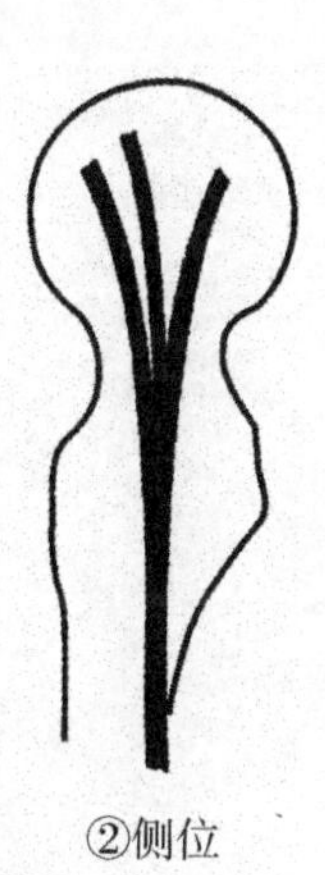

②侧位

图 15 -36①② **Ender 钉固定**

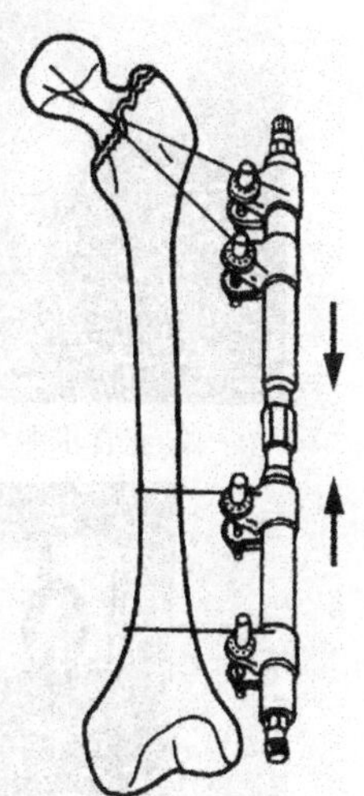

图 15 -37 **力臂式外固定架器**

随着对高龄骨质疏松骨折治疗研究的进展和假体置换材料及技术的提高，高龄骨质疏松合并股骨粗隆部有移位型骨折的人工关节置换术治疗，术后可尽快下地负重行走，避免了骨折不愈合、髋内翻畸形等术后并发症。

笔者自 2005 年以来，应用这种治疗方法，对高龄、有骨质疏松和骨关节炎病变基础的有移位型股骨粗隆部骨折，施行人工半髋或全髋关节置换术，手术最大年龄为 96 岁，骨折部位先作复位后用钢丝捆绑，假体使用水泥型全髋或混合髋，全部病例均获成功，术后患者恢复情况良好。我们认为只要能严格控制病例选择标准，熟练掌握手术技术，手术创伤可比内固定手术少，手术时间比内固定手术短，髋关节可以尽快恢复到损伤前状态，同时消除了原有的骨关节病症状，尤其对合并复杂内科并发症而不宜长期卧床的病例，不失为一种"挽救生命的手术方法"（图 15 -38①②③④）。

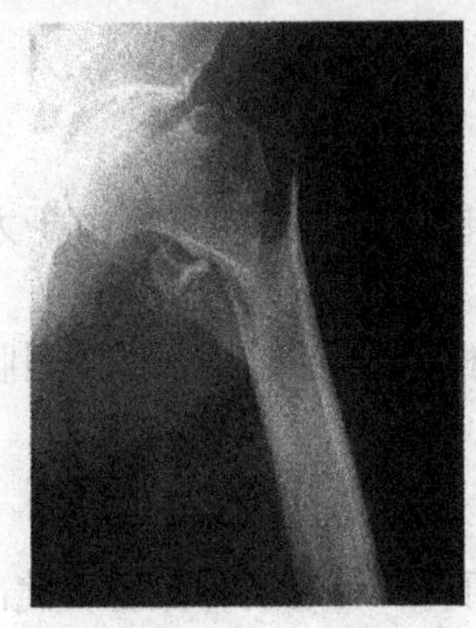

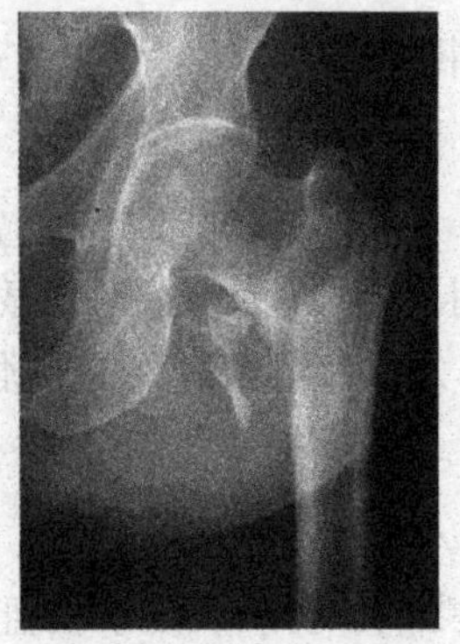

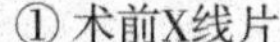

① 术前X线片

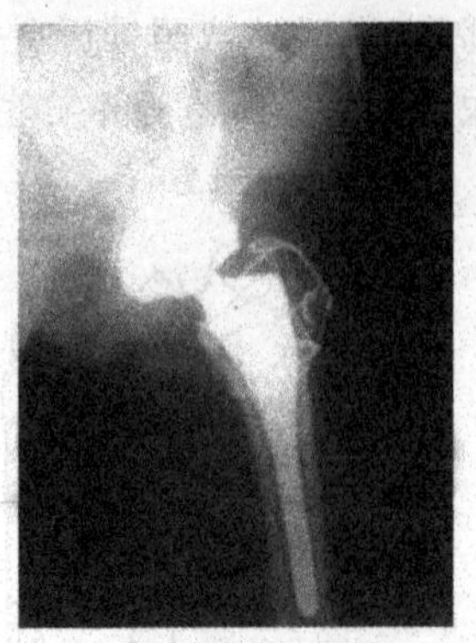

② 非骨水泥全髋

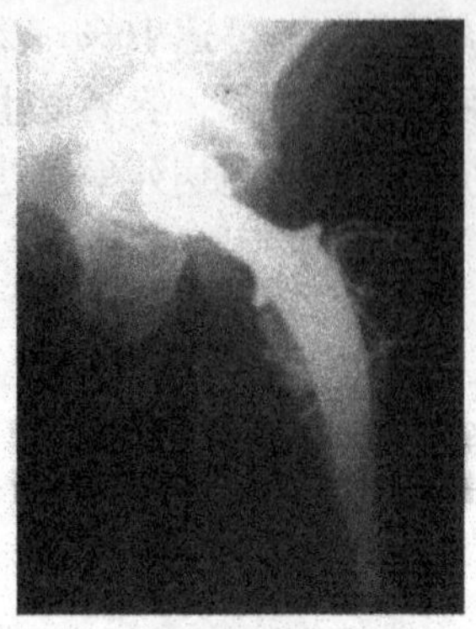

③骨水泥全髋

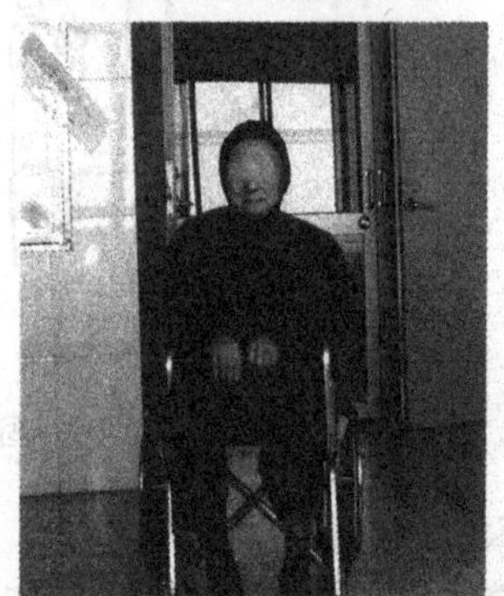

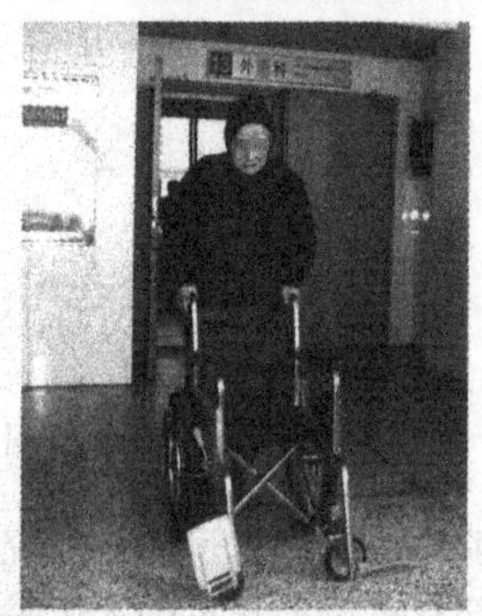

④ 96岁患者术后3周出院

图 15－38①②③④　粗隆部粉碎骨折全髋置换术

（杨家福）

第六节　股骨大、小粗隆骨折

一、股骨大粗隆骨折

单独的大粗隆部骨折较少见，一般预后较好。

（一）损伤机制

1. 直接暴力　大粗隆受到直接撞击或砸伤所致，骨折多呈粉碎性。由于大粗隆部附着的软组织尚保持完整，故骨折无明显移位。

2. 间接暴力　大粗隆为臀中肌附着点，可因下肢极度内收或臀中肌强烈收缩，发生大粗隆撕脱骨折。

（二）临床表现与诊断

伤后局部疼痛，肿胀及皮下瘀血斑，压痛表浅而明显，可触及骨擦音，髋部活动可有轻度障碍。X 线片检查可明确诊断。

（三）治疗

1. 无移位骨折　卧床休息 2～3 周，不需特殊处理，不影响功能。

2. 有移位的撕脱骨折

（1）骨折块较小：卧床休息2～3周，保持患肢外展位则可。

（2）骨折块较大：移位明显，可切开复位后螺丝钉固定。

二、股骨小粗隆骨折

单独小粗隆骨折较罕见，股骨小粗隆是髂腰肌的附着点，如运动员做剧烈运动时，可因髂腰肌猛烈收缩发生撕脱骨折。

（一）临床表现与诊断

伤后髋内侧有疼痛及压痛，髋关节活动无明显障碍。X线片检查可确诊。

（二）治疗

不需要特殊处理，卧床休息数日，适当做患肢内收位则可。

（杨家福）

第七节　股骨粗隆下骨折

股骨粗隆下骨折是指小粗隆下缘以下5cm范围内的骨折。发生率约占股骨上段骨折的5%～11%，占粗隆部周围骨折27%。可单独发生，也可并发于粗隆间骨折。

一、损伤机制

股骨粗隆下骨质坚硬，单纯股骨粗隆下骨折多见于青壮年，多为较大直接暴力引起，常见为粉碎性骨折。股骨粗隆下合并粗隆间骨折，多见于骨质疏松的老年人，可因平地摔跌等较轻外伤引起。由于骨折近端受臀肌，髂腰肌和外旋肌群的牵拉力作用，加之内收肌的强大拉力，特别是内侧骨皮质有缺损的粉碎性骨折，易发生骨折端向前、向外成角移位。

二、类型

Seinsheimer按照骨折块数目、骨折线部位和形状分为5型（图15－39）。

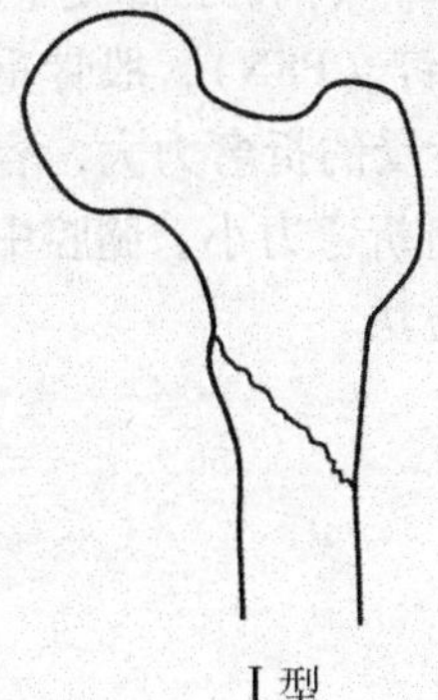

Ⅰ型

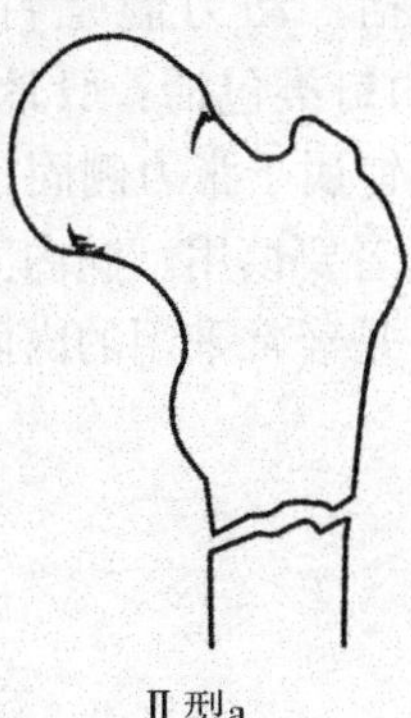

Ⅱ型a

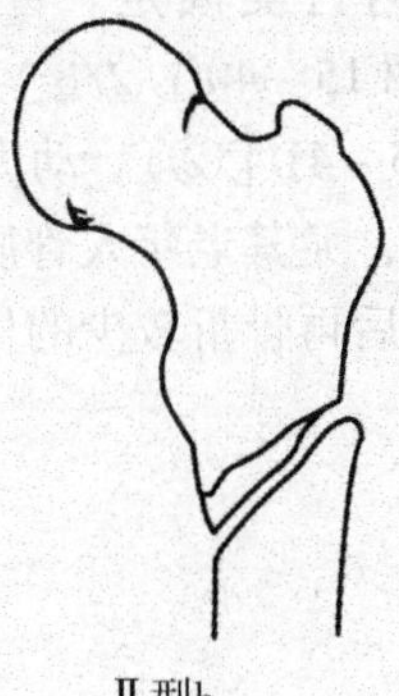

Ⅱ型b

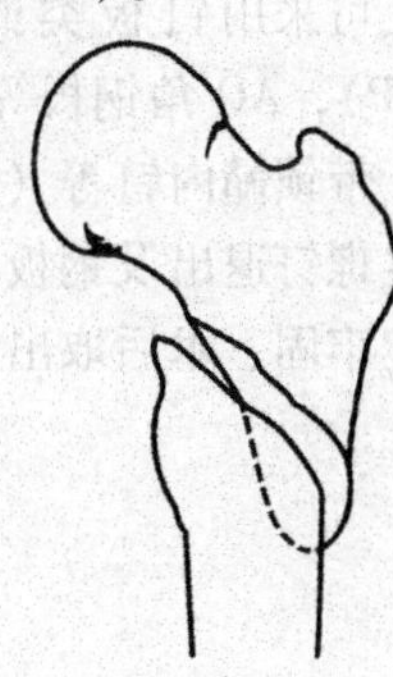

Ⅱ型c

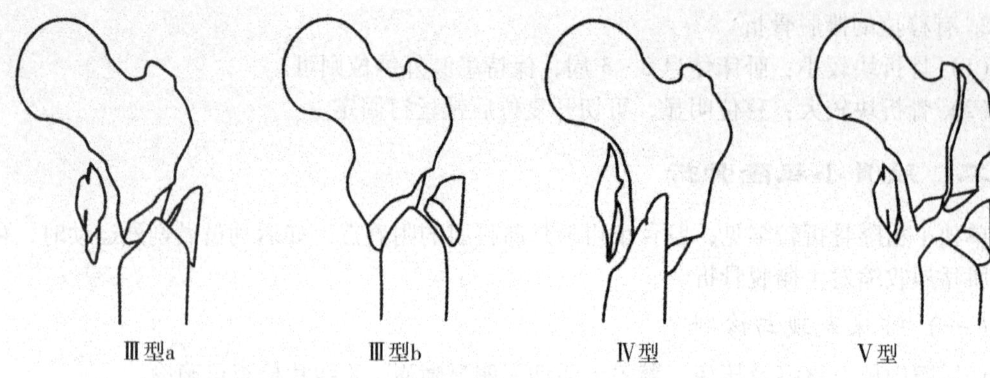

图 15－39　股骨粗隆下骨折 Seinsheimer 分型

Ⅰ型　骨折无移位或移位不超过 2mm。

Ⅱ型　二骨折块型，又分为 a、b、c 亚型。

Ⅲ型　三骨折块型又分为 a、b 亚型。

Ⅳ型　骨折块 4 块或以上的粉碎骨折。

Ⅴ型　粗隆下及粗隆间均有骨折。

三、治疗

股骨粗隆下骨折的治疗有一定难度，骨牵引法容易发生移位，复位效果不理想。选择合适的手术治疗方法，能使骨折得到有效固定，尽早作关节活动，避免长期卧床的并发症。对Ⅲ型以上骨折，因小粗隆部下方内侧和后侧的骨皮质有缺损，内固定往往难以保证效果。

（一）保守治疗

可采用屈髋 90°、屈膝 90°行骨牵引，过度牵引容易致骨折不愈合，效果不甚满意，故少用。

（二）手术治疗

可采用钉板类或髓内钉类固定。钉板包括：动力髋螺钉（DCS），转子稳定钢板（TSP），AO 角钢板等（图 15－40①②③）。髓内钉类包括：股骨近端钉（PFN），股骨重建钉，带锁髓内钉等（图 15－41①②）。动力髋螺钉属于张力侧固定，承受的折弯力大，容易发生螺钉退出及钢板断裂，尤其老年人骨质疏松者要慎用。髓内固定有折弯力小、髓腔中央固定牢固、术后取出固定后再骨折较少的优点，是经常采用的内固定方法。

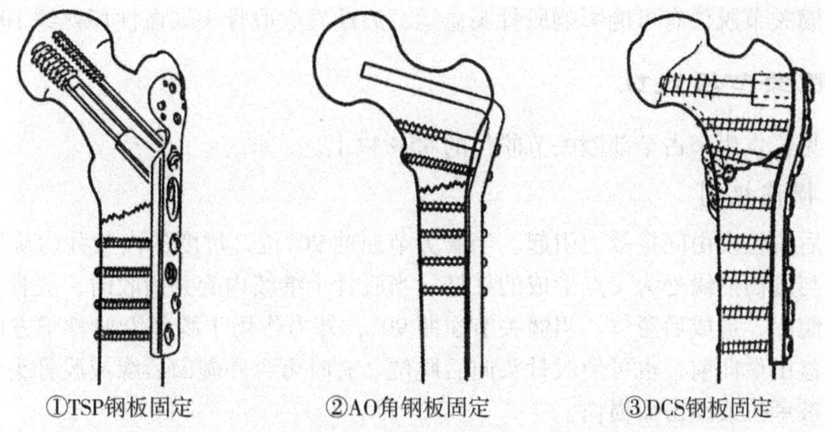

①TSP钢板固定　　②AO角钢板固定　　③DCS钢板固定

图 15-40①②③　股骨粗隆下骨折钉板类固定

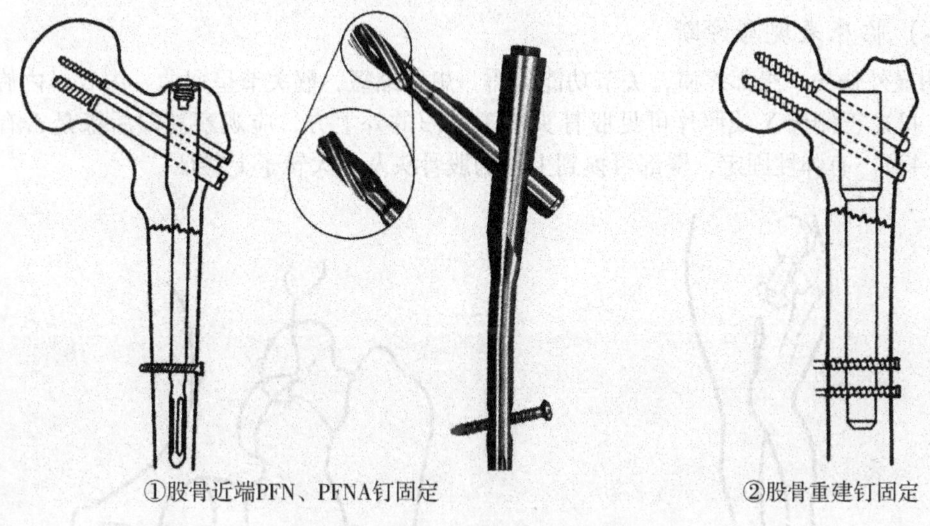

①股骨近端PFN、PFNA钉固定　　②股骨重建钉固定

图 15-41①②　股骨粗隆下骨折髓内固定

四、并发症

粗隆下骨折的骨折片为坚硬皮质骨，愈合较为缓慢，且容易发生骨折延迟愈合或不愈合。钉板类固定由于承受循环弯曲载荷而容易发生疲劳折断。另外，坚强的钉板固定后容易产生钢板下骨质疏松，去除内固定后应防止发生再骨折。

（杨家福）

第八节　髋关节脱位

髋关节脱位占全身大关节脱位的第 3 位，髋关节周围肌肉丰厚，结构比较稳固，只有在强大的暴力打击下才会发生脱位。因此，伤者常为青壮年，且多在劳动或运动中受伤，临床上根据脱位后股骨头处于髂坐线（Nelaton）的位置分为 3 种类型。股骨头处于 Nelaton 线前方为前脱位；处于后方为后脱位；股骨头向中线冲破髋臼底或穿过髋臼底进入盆腔者，为中心型脱位，髋关节脱位有可能影响股骨头血运，后期发生股骨头缺血性坏死约 10%。

一、髋关节后脱位

最为常见，发生率占全部髋关节脱位的 85% 以上。

（一）损伤机制

髋关节后脱位多由间接暴力引起。当髋关节屈曲 90°位，过度的内收并内旋股骨干，使股骨颈前缘与髋臼前缘处为支点形成的杠杆，当股骨干继续内旋并内收时，股骨头因受杠杆作用而离开髋臼，造成后脱位。当髋关节屈曲 90°，外力作用于膝部沿股骨干方向向后或外力作用于骨盆由后向前，也可使股骨头向后脱位。有时可合并髋臼后缘或股骨头骨折，偶可合并坐骨神被牵拉或撞击而损伤。

髋关节后脱位的主要病理变化是关节囊后下部破裂和股骨头的向后移位，而前侧的髂股韧带多保持完整。

（二）临床表现与诊断

有明显外伤史，患部疼痛，关节功能障碍。患肢缩短，髋关节呈屈曲、内收、内旋畸形（图 15－42）正侧位 X 线照片可见股骨头位于髋臼的外上方，应观察髋臼后缘是否有骨折（图 15－43）。有弹性固定，臀部可摸到上移的股骨头及有大转子上移征。

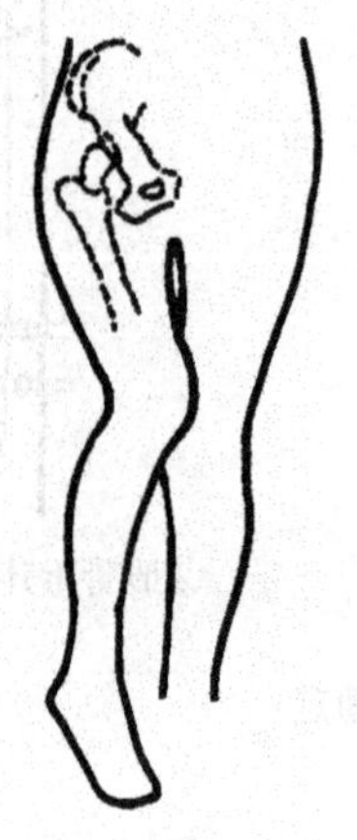

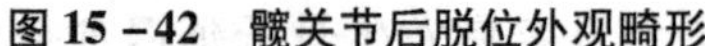

图 15－42　髋关节后脱位外观畸形

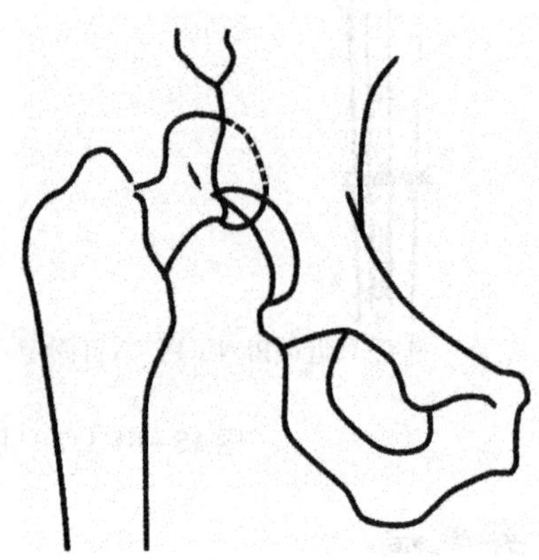

图 15－43　髋关节后脱位 X 线表现

（三）治疗

新鲜的髋关节脱位，即使有合并髋臼或股骨头骨折，也应立即施行复位。

1. 手法复位　须在麻醉下进行。

（1）屈髋拔伸法（Allis 法）：患者仰卧于低平板床上，术者站在患髋侧旁，助手按住双侧髂前上棘固定骨盆。术者双手套住患肢腘窝部，使髋、膝关节各屈 90°，用力提位及外旋，使股骨头滑入髋臼内。如肌肉松弛不够，复位困难，另一助手可用手将大粗隆向前下推压，协助复位。听到或感到明显弹响，患肢伸直后畸形消失，弹性固定消失，并可做内收、外展、旋转等被动活动即表示复位成功。此法简便、常用（图 15－44①②）。

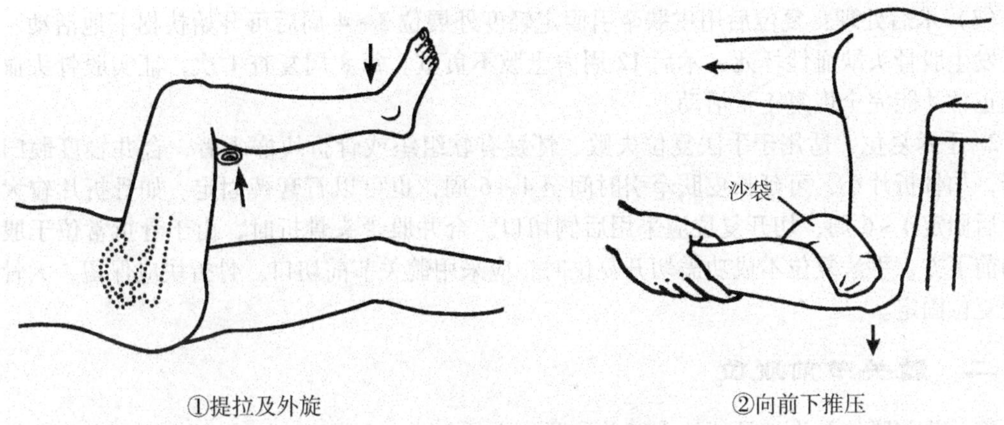

①提拉及外旋　　②向前下推压

图 15－44①② 屈髋拔伸法（Allis 法）复位

（2）回旋法（Bigelow 法）：也称问号法。术者一手握患肢踝部，另一手托腘窝部，在牵引下缓慢屈髋、屈膝、并内收、内旋髋关节，使膝部接近对侧髂前上棘和腹壁。再在继续牵引下，使髋外展、外旋、伸直，其动作在左髋像一个问号"?"（图 15－45①②③④⑤），在右髋为反问号。股骨头滑入髋臼时可听到或感到弹响。由于回旋法的杠杆作用较大，施行手法动作要慎重，不可使用暴力，以免导致骨折或加重软组织损伤，此法临床也较常用。

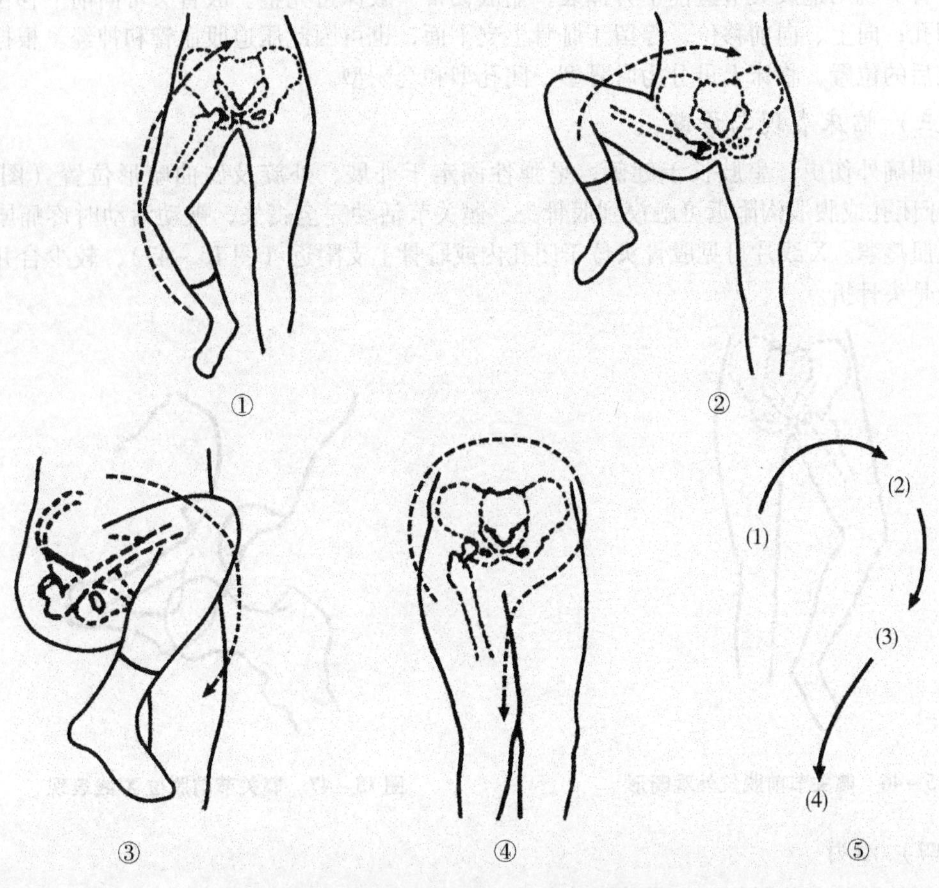

图 15－45①②③④⑤ 回旋法（Bigelow 法）复位

（3）术后处理：复位后用皮肤牵引固定轻度外展位3～4周后可开始扶拐下地活动。为防止发生股骨头缺血性坏死，术后12周内患肢不负重。每8周复查1次，证实股骨头血供情况正常才能完全恢复正常活动。

2. 手术复位　适用于手法复位失败、怀疑有软组织或骨折块嵌入者，合并轻度髋臼缘骨折，如骨折片小，可延长皮肤牵引时间至4～6周，也可以石膏裤固定。如骨折片较大应复位后固定4～6周，切开复位应采用后侧切口。合并股骨头骨折时，由于骨折常位于股骨头的前下方，手法复位不成功需切开复位时，应采用髋关节前切口。骨折块应保留，大骨折片应复位固定。

二、髋关节前脱位

髋关节前脱位较为少见，约占髋关节脱位中的8%。

（一）损伤机制

间接暴力产生的杠杆作用是导致髋关节脱位的主要原因，当患髋因外力作用强度外展时，股骨大粗隆顶端可与髋臼上缘相接触，患肢再稍发生外旋，股骨头就可于关节囊前下方较为薄弱区穿破并脱出，造成髋关节前脱位。

（二）类型

股骨头脱出造成关节囊前下方撕裂，髂股韧带一般保持完整。股骨头可向前下移位，停留在闭孔；向上、向前移位，停留于耻骨上支平面，也可因此压迫股血管和神经。根据股骨头脱位后的位置，临床上可分为耻骨型、闭孔型和会阴型。

（三）临床表现与诊断

有明确外伤史。患肢长于健侧，呈弹性固定于外展、外旋及屈曲畸形位置（图15－46）。于闭孔或腹股沟附近可触摸到股骨头，髋关节活动完全丧失，被动活动时疼痛剧烈并有明显肌痉挛。X线片可见股骨头位于闭孔内或耻骨上支附近（图15－47），较少合并有髋臼或股骨头骨折。

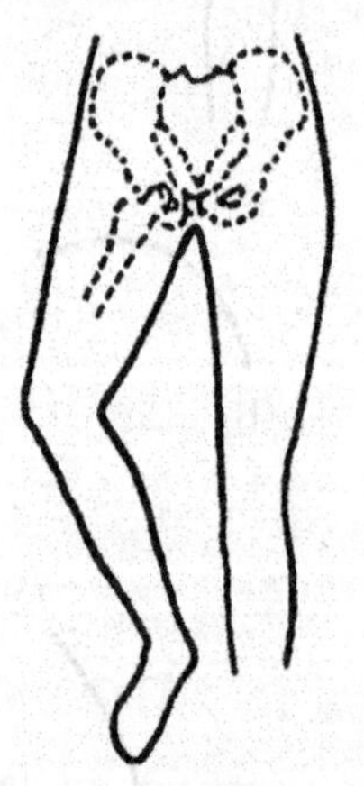

图15－46　髋关节前脱位外观畸形

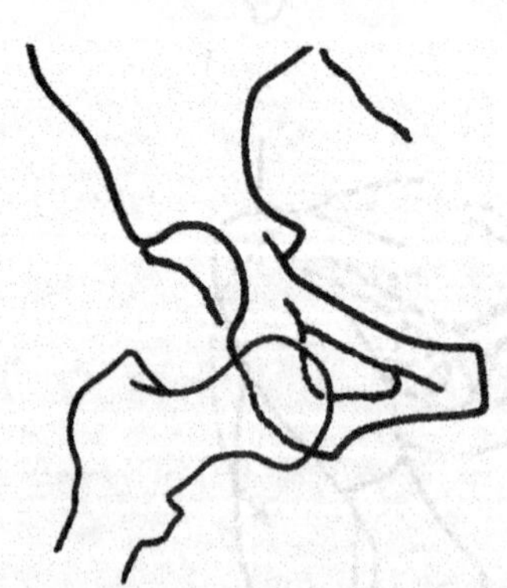

图15－47　髋关节前脱位X线表现

（四）治疗

新鲜的髋关节前脱位，应尽快手法复位。

1. 屈髋拔伸法（ALLIS 法） 患者仰卧于床上，近端助手按压双侧髂嵴部，远端助手双手托小腿上部，屈膝 90°以便腘绳肌松弛。慢慢增加髋部外展、外旋及屈曲，并持续向外方牵引，使股骨头离开闭孔或耻骨支附近。然后术者双手环抱大腿根部向后外上方牵引，远端助手将患肢内收、内旋，使股骨头滑入髋臼。当闻及响声后，慢慢伸直大腿（图 15－48①②）。

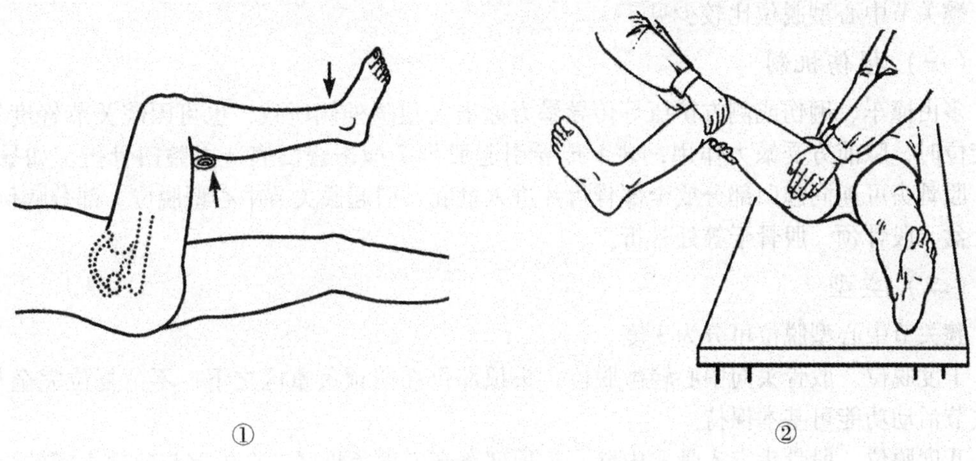

图 15－48①② 屈髋拔伸法（ALLIS 法）

2. 反回旋法 手法复位步骤与髋关节后脱位复位相反。即先将髋关节外展、外旋，然后屈髋、屈膝，再内收、内旋，复位完成后伸直髋和膝（图 15－49①②③④⑤）。

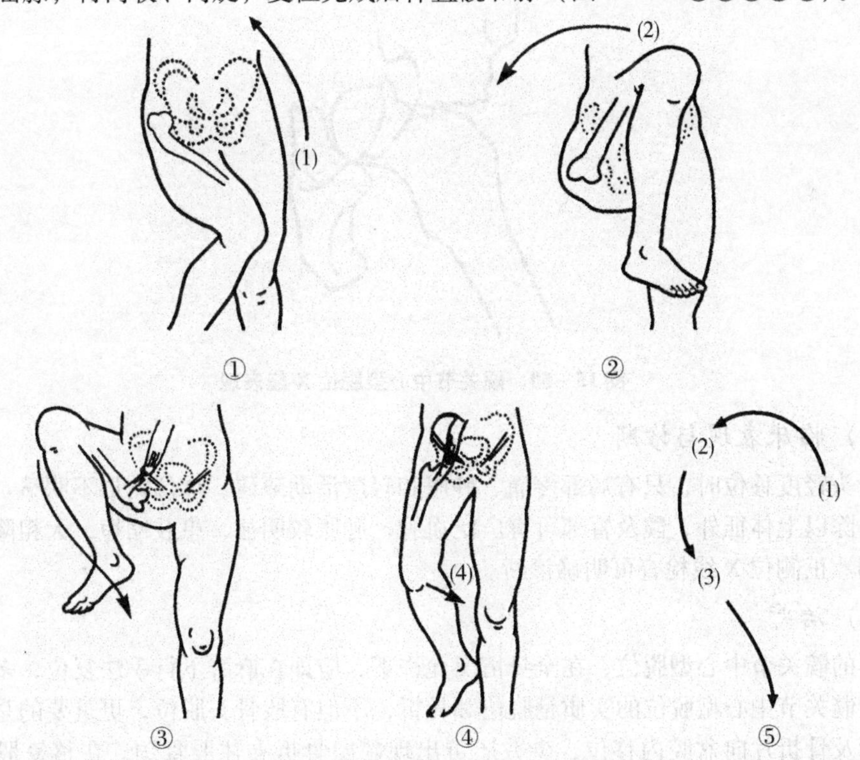

图 15－49①②③④⑤ 反回旋法

3. 术后处理　术后使用石膏裤或皮肤牵引固定时，须避免患肢外展。其余处理与髋关节后脱位相同。

三、髋关节中心型脱位

髋关节中心型脱位比较少见。

（一）损伤机制

多由撞车、砸伤或侧方挤压等传导暴力撞击大粗隆外侧所致，也可因髋关节轻度外展，外旋位时，膝前方受暴力作用，向上传导引起股骨头撞击髋臼底造成髋臼骨折。如暴力增大，股骨头可连同髋臼部分或全部骨折片进入盆腔，引起髋关节中心型脱位。部分病例可并发骨盆、股骨颈、股骨干等处骨折。

（二）类型

髋关节中心型脱位可分为3度。

Ⅰ度脱位　股骨头向中心轻微脱位，头顶部仍在臼顶负重区之下，不论复位完全与否，髋关节活动功能可基本保持。

Ⅱ度脱位　股骨头突入骨盆内壁，头顶部离开臼顶负重区，在内壁与臼顶之间的骨折线内，如不复位，髋关节功能受到严重破坏。

Ⅲ度脱位　股骨头大部或全部突入骨盆壁之内，如不复位，则髋关节功能完全丧失（图15－50）。

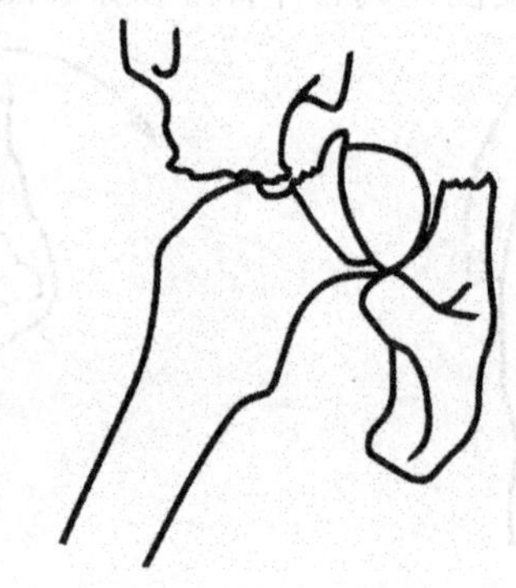

图15－50　髋关节中心型脱位X线表现

（三）临床表现与诊断

股骨头轻度移位时，只有局部疼痛、肿胀和轻度活动障碍，体位畸形不明显。脱位程度严重时，除以上体征外，髋及臀部可有广泛血肿，肿胀较明显，患肢缩短，大粗隆因内移而不易摸到。正侧位X线检查可明确诊断。

（四）治疗

新鲜的髋关节中心型脱位，在全身情况允许下，应即在麻醉下行手法复位，多可获得复位。由于髋关节中心型脱位的实质是脱位和骨折，不但有股骨头脱位，更重要的是髋臼底的粉碎骨折及骨折片向盆腔内移位，少数还可出现髋臼骨折夹住股骨颈。在整复股骨头的同时，应尽量达到将移位的骨折片同时复位，故使用骨牵引逐渐牵引复位的方法，比人力快速复位更安全，效果也更好。

1. 骨牵引复位　健侧作石膏裤，患侧作股骨髁上骨牵引，维持外展30°，重量在6～12kg之间调整。一般2～3日后可达复位，X线证实完全复位后应立即减轻重量，一般以4～6kg维持8～12周后可去除牵引。开始不负重活动及扶拐行走，应尽量延迟负重活动，以防止创伤性关节炎。

2. 手术复位　股骨颈及髋臼底移位的骨折，可用螺钉或钢板内固定。适用于手法复位失败；合并有股骨颈骨折块嵌入髋臼内或软组织交锁；股骨头复位后，髋臼底移位的骨折片不能获得复位；同侧肢体多发骨折等。

术后患肢皮肤牵引或骨牵引4～6周，去除牵引后练习关节活动，12周后逐渐负重。

四、陈旧性髋关节脱位

髋关节脱位时间超过3周则为陈旧性脱位。

（一）病理机制

此时髋部软组织损伤已经在畸形位置下愈合，关节囊破裂口也已经愈合，髋臼内的血肿机化成为硬实的纤维组织，脱位的股骨头被大量瘢痕组织粘连并固定于脱臼的位置。

（二）临床表现与诊断

髋部周围肌肉可发生挛缩，患肢弹性固定明显，可发生废用性骨质疏松。根据病史及X线摄片可确诊。

（三）治疗

治疗较为复杂，应根据脱位的时间、类型，结合患者的年龄、全身情况、主要症状、职业和要求等，进行细致的分析评估，然后制订相应的治疗方案。陈旧性髋关节脱位多主张手术切开复位，术前须作患肢胫骨结节牵引1～2周。

1. 脱位时间8周以内　脱位时间在8周以内，无合并骨折者，加大重量牵引，可使原来内收、内旋和屈髋位置逐渐恢复至伸直和外展位，股骨头下降或稍低于髋臼水平。可在麻醉下试行手法复位，用力从轻到重，活动范围从小到大，逐步松解股骨头周围粘连，然后按新鲜脱位方法予以手法复位，须注意勿因暴力导致股骨头塌陷或股骨颈骨折。如手法复位困难，应改为切开复位或其他手术治疗。8周内合并骨折的脱位，即使达到复位，日后关节功能仍有影响。

2. 脱位时间3～6个月　脱位时间3～6个月者，需行手术切开复位。采用髋关节外侧切口，术中须完全切除股骨头及髋臼周围瘢痕组织，剥离髋臼底骨折块并予复位，必要时作螺钉固定。然后显露检查关节软骨，如大部分破坏，应改行其他手术方法，如人工关节置换术等。

术后患肢外展位骨牵引，维持重量5～10kg，4～6周去除牵引，作CPM练习并扶双拐逐步负重活动。

3. 脱位时间6个月以上　脱位时间6个月以上，如年龄偏高，症状不严重，仍要参加劳动，可不作处理。症状严重者，可采用截骨术恢复重力线，改进功能目的，效果较满意。后脱位可行粗隆下外展截骨，前脱位可行沿股骨颈基底部截骨，也可考虑行人工关节置换或关节成形术。

五、髋关节习惯性脱位

较为罕见，通常长期形成假臼的假性关节腔与原来关节腔相连，手术切除假性关节腔及假性关节囊。

（一）并发症

1. 早期并发损伤

（1）髋关节脱位合并同侧股骨干骨折：多见于后脱位，一般致伤外力强大，多为撞击伤或塌方砸伤。

1）合并股骨干骨折而漏诊髋脱位：资料统计漏诊率可达67%，发生漏诊的主要原因是髋关节后脱位的典型体征被股骨干骨折所掩盖。另一方面，因股骨干骨折的症状及体征均甚明显，吸引了医生的注意力，致使发生髋脱位漏诊，有的甚至数月之后始发现。

2）预防髋脱位漏诊

a. 了解受伤机制，对外力较大而有股骨干骨折的患者，应考虑到髋脱位的可能性，注意检查有无大粗隆上移，臀部能否扪及股骨头突出和局部有无瘀血斑等。

b. 在股骨干骨折的 X 线片上，如发现股骨近段的典型移位（向外成角）消失，而代之以向内、向前移位，则应考虑到髋关节脱位的可能性，应复查 X 线片证实。

c. 股骨干骨折同时出现坐骨神经损伤的体征，应注意排除髋关节后脱位。

d. 对中 1/3 以上的股骨干骨折，在拍 X 线片时，应常规包括髋关节。

3）治疗：两处损伤的处理顺序，应视具体情况而定，在多数情况下，应先处理髋关节脱位。复位方法可用一斯氏针穿过股骨粗隆部，进行牵引复位；也可用一螺丝装置拧入股骨近端，用以牵拉复位。临床经验证明，即使同侧股骨干骨折，在充分麻醉下，仍有可能通过徒手牵引，同时推挤股骨头而获得复位，并非必须使用辅助牵引装置，但复位时不宜采用 Bige - low 法。对股骨干骨折，多主张切开复位内固定。陈旧性脱位，一般应行手术治疗。

（2）神经损伤：常发生为坐骨神经损伤，股神经损伤少见。髋关节后脱位，特别在髋臼后上缘有骨折时，合并坐骨神经损伤较为常见，发生率约 10%，损伤后可有腓神经损伤表现，出现足下垂，足趾背伸无力和足背外侧感觉障碍。这类损伤多受牵拉或受到股骨头、髋臼骨折块的压迫、捻挫所致，大多数可逐渐恢复，一般在 3 ~ 20 个月内恢复正常。因此如骨折脱位本身不需手术者，就不急于单为神经损伤而施行控查手术。可暂行观察，经 2 ~ 3 个月仍无恢复迹象，再考虑手术探查。

探查坐骨神经时，如缺损过多，不能直接吻合，可行神经移植术，但实际效果不够理想。因此，也有人主张于晚期行三关节融合术。

髋关节前脱位合并股神经损伤者罕见，表现为不同程度的股四头肌麻痹。当关节复位后，多可自行恢复，极少需要手术治疗。

2. 晚期并发症

（1）创伤性关节炎：单纯髋关节脱位复位后，很少发生创伤性关节炎，但如为骨折脱位，则发生率可在 25% 以上。可因关节内骨折复位不良而直接发生，也可因股骨头缺血坏死后继发创伤性关节炎。

1）病理改变

a. 关节软骨发生退行性改变，失去光泽和弹性，逐渐变薄、变硬，可脱落成为关节内游离体。

b. 关节周缘发生骨与软骨的代偿性增生，软骨下骨质可有囊性变。

c. 关节滑膜呈现水肿、渗液和肥厚。

2）临床表现：主要症状是进行性疼痛、肌痉挛和关节活动限制。X 线显示关节周缘骨增生、关节腔狭窄、关节面不平整、软骨下骨质硬化和囊性变等，有时可发生游离体。

3）治疗：多数先采取保守措施，适当减轻关节负担，在急性发作期间，可进行理疗。对于晚期症状严重者，可采取手术治疗；高龄患者，可作全髋置换术；青壮年患者，可行关节清理。

（2）股骨头缺血性坏死：髋关节脱位及骨折脱位后，股骨头缺血坏死率 10% ~20%，根据损伤的具体情况，可有较大的差异。一般单纯脱位而又及时复位者，其缺血坏死率均在 10% 以下；而合并骨折，损伤严重者，则坏死率增高。对髋关节脱位，特别是骨折脱位的患者，应进行较长时间的随诊观察。

（3）骨化性肌炎（髋关节周围钙化）：髋关节损伤后，少数可在关节周围发生钙化，发生原因不明。一般钙化范围较小不影响功能则无明显症状，如钙化范围广泛并影响关节功能，可待钙化成熟，界限清楚后行手术切除。手术切除应细致，并彻底止血，避免复发。

（马国涛）

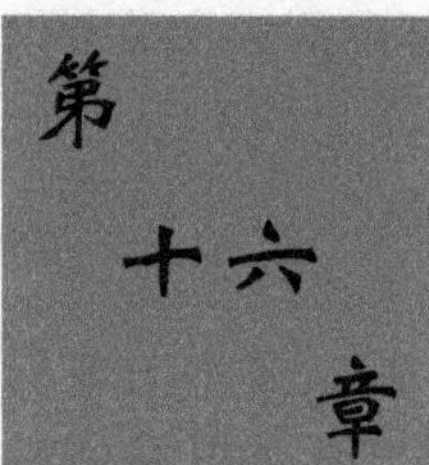

第十六章 髋关节微创手术

应用显微与微创外科技术治疗由创伤、大剂量激素治疗等引起的股骨头坏死、骨关节退行性变等髋关节疾病，可以更精确彻底地清除坏死骨组织，避免正常血管、神经及骨膜等组织的损伤，使髋关节置换等手术更加成熟。近年来髋关节疾病的微创手术技术取得了进展，其治疗结果受到患者的好评。

第一节 髋关节镜手术

1931 年，Burman 首先介绍了髋关节镜的概念；1971 年，Gross 报道了应用关节镜治疗先天性髋关节脱位；1980 年，Vakliff 和 Warren 报道了关节镜下取出全髋关节置换术遗留的骨水泥块；1981 年，Holgersson 等报道了用髋关节镜诊断和治疗青少年型慢性髋关节炎。髋关节镜的发展相对滞后，其主要原因是由于髋关节镜的发展与膝关节镜相比有很大不同。在过去的 10 年间，随着微创技术的进展，关节镜技术在骨科领域发展迅速，髋关节镜诊断和治疗髋关节疾患得到了快速发展。髋关节镜为进一步探讨和认识髋关节疾病，提供了有效空间。对以前需要切开手术的髋关节疾病，如关节内游离体、骨赘等疾患，都可以在髋关节镜下完成。采用关节镜微创手术，可大大加快康复时间，是开放手术无法比拟的。以前一些不经关节切开难以确诊而束手无策的病变，可在关节镜下进行直观手术。随着对髋关节解剖的认识，对于髋关节内病变的形态学、病因学将会大大地加深理解。关节镜手术为我们提供了一套全新的诊治手段，该技术将会对未来的治疗产生巨大影响。

一、适应证

（1）适应证尽管很多，但具备绝对适应证的患者却很少。一般来说，游离体、盂唇撕裂、髋臼或股骨头软骨病变、股骨头缺血性坏死、圆韧带断裂或撞击、髋臼发育不良、滑膜疾病、胶原病（如类风湿关节炎或系统性红斑狼疮伴撞击性滑膜炎）、结晶性髋关节病（如痛风、假性痛风）、关节囊挛缩症（如 Ehers – Danlos 综合征）、滑膜软骨瘤病、血液疾病、感染、全髋关节成形术后异物取出（隐性感染的诊断，关节内钢丝或骨水泥异物的取出）、创伤后疾病（脱位，Pipkin 骨折）、骨性关节炎、关节外疾病和顽固性髋关节痛，均可进行关节镜手术检查和治疗。有外伤史的患者更适合于关节镜诊治，无外伤史或仅受到轻度外伤的患者的症状可能预示着关节更容易受到损伤或产生退变过程，这种情况作关节镜的效果可能不很理想。

（2）伴有绞锁、刺痛等症状的患者，较单纯关节疼痛或因疼痛而活动受限的患者更适合于做髋关节镜下关节清理术。长期反复发作、症状持续不能缓解的髋关节痛，查体有阳性体征但不能明确诊断的患者也可采用髋关节镜的诊治。

(3) 通常患者的症状由明确的外伤引起的更适合关节镜手术治疗；如果患者的症状不明显，关节镜手术的疗效则很难预测。因为，如果没有明确的致伤因素，则常常是由一些潜在的致病因素或退行性病变引起的，关节镜手术则很难完全逆转这些病程。

(4) 对于关节活动时发生绞锁、尖锐的刺痛等症状，可以行关节镜手术缓解症状。对于仅仅是运动时疼痛，甚至症状与运动无关，行关节镜手术要慎重，术后不一定能够达到预期的疗效。年轻人的髋关节痛，常常是功能性的，可能源于髋内和髋周软组织病变，多数患者非手术治疗可以改善功能和减轻髋痛。如果持续性髋关节疼痛，通过休息、非甾体类抗炎药或理疗等系统的非手术治疗无效，行髋关节镜检查具有重要价值。

二、禁忌证

(1) 髋关节强直、僵硬者或关节囊挛缩，关节牵开受限的疾病者。

(2) 异位骨化关节无法牵开或充盈，关节镜器械无法进入者。

(3) 股骨颈应力骨折、坐骨支和耻骨支不全骨折及严重骨质疏松者。

(4) 创伤或手术造成的髋关节骨与软组织明显的解剖异常者。

(5) 髋关节进行性破坏、骨髓炎、脓肿形成或败血症患者。

(6) 邻近切口处皮肤病或溃疡病者。

(7) 病态肥胖，器械难以达到关节内，手术操作困难者。

三、设备与器械

(1) 常规备用C形或G形臂X线影像增强器，对确保准确无误的进入髋关节腔隙是十分必要的。

(2) 30°和70°的关节镜、冷光源、摄像成像系统、监视器关节镜，手动器械和电动切割刨削系统、射频是必备的器材。一般30°的关节镜观察髋臼中心部分和股骨头及髋臼窝的上部效果最好。70°的关节镜观察关节外周部分、髋臼盂唇和髋臼窝的下部效果最好。交替使用可获得最佳图像。

(3) 机械液体压力泵对维持水流量方面颇有优点，如果水压过大可能导致灌洗液渗漏，无须过高的压力即可产生足够的水流量。

(4) 分类齐全地加长关节镜套管，直径为4.5mm、5.0mm和5.5mm，是为髋关节周围致密而又丰厚的软组织专门设计制作的，可以在这些套管上使用标准的关节镜。

(5) 套管、穿刺锥关节镜与导丝配套器械，导丝通过特殊17号6英寸穿刺针进入关节内。

(6) 圆锥形套管穿刺锥在防止损伤方面较尖端三刃形套管针更加安全，避免因穿刺关节囊时造成严重的关节软骨面损伤。

(7) 为适应股骨头球形曲面，加长弧形刨削刀具和加长的带槽套管，专为弧形刀具建立通道，使操作更加方便。

(8) 特殊设计的加长手术器械和专门加长的等离子刀，有助于关节镜下手术操作。

四、体位

髋关节镜多采用仰卧位牵引（图16－1），优点是摆体位比侧卧位方便且容易得多，仰卧位时做前方入路比较容易。仰卧位一个重要的优势可避免液体渗漏。体位不合适会使手术难以进行，不管是采取仰卧位还是侧卧位，体位必须合适，体位的选择取决于医师的习惯。

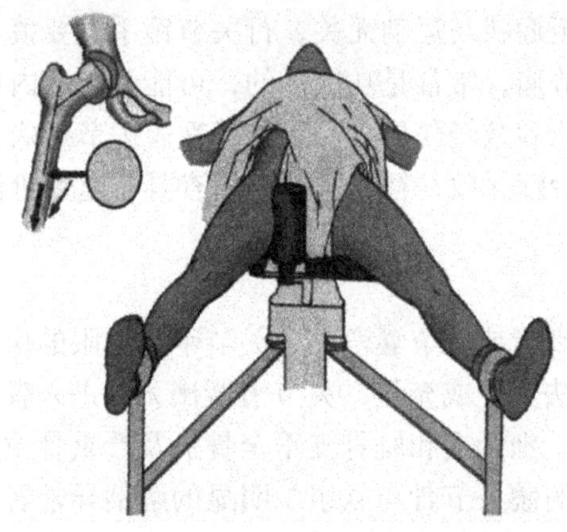

图16－1　仰卧位髋关节牵引

五、麻醉

全麻或硬膜外麻醉。

六、牵引

（1）由于牵引对横跨坐骨的阴部神经分支的压迫和对坐骨神经的牵拉。有人术中用诱发电位监测坐骨神经，确定牵拉力量不应>75磅，牵引时间不应超过2h。

（2）垂直会阴柱屈髋可大大增加牵引力，同时对坐骨神经牵拉，有可能造成坐骨神经失用。

（3）为保护阴部神经免受损伤，包裹好会阴柱（直径至少9～12cm），使手术侧髋关节偏向一侧，可有效分散对会阴部的压力。会阴柱的摆放可以最大限度地减小压迫性会阴神经麻痹的危险。

（4）通过牵引产生一个轻度向外的分力，从而拉开了接触点与阴部神经之间的距离，分散作用在坐骨上的外力，掌握好时间，减少暂时性神经麻痹。

（5）患者仰卧牵引床上，屈曲位可以使关节囊松弛，但可能使坐骨神经受到牵拉或者使坐骨神经太靠近关节囊。因此，关节镜手术时应避免髋关节屈曲。

（6）术中下肢必须旋转至中立位，但足板应可以自由旋转，以确保能够看到股骨头。

（7）对侧肢体应尽量外展，在两腿之间可以放进影像增强器。在固定对侧足时应施以轻度的牵引以产生一个反牵引力，这样可以维持骨盆在手术床上的位置，使其不致因患侧的牵引而移位。

（8）通过透视可进一步确定施加在肢体上牵引力的大小以及髋关节牵开的程度。

（9）牵开髋关节的力量需要25～50磅的牵引力。如果关节太紧，可以再加大些力量，但增加牵引力必须小心谨慎。

（10）如果还不能顺利地牵开关节，可持续牵引几分钟，让关节囊对张力有所适应，以便使关节囊松弛，这样不需要过多的牵引力也能够使关节牵开。确认髋关节已经牵开后，应减少牵引重量。

（11）荧光屏上显示的真空现象，是由于关节牵开后的囊内负压造成的。术中向关节内注入液体扩张关节，使关节的密封腔被打开后，就可牵开关节腔。

七、体表定位

将股骨大粗隆画出，标记髋关节周围的骨性标志、血管神经走行、关节镜和器械入口。髋关节周围可触及骨性标志有大粗隆、髂前上棘。深部骨性标志有股骨头颈和髋臼。进入髋关节后，这些深层的骨性标志用穿刺针和套管针均可探及。

八、手术入路

一般为3个手术入路，即前方、前外侧和后外侧入路（图16－2）。股动脉和股神经在前方入路的内侧，股外侧皮神经与前方入路的位置接近，坐骨神经位于后外侧入路的后方。确定入路时，应考虑到神经血管的走行。外侧入路附近重要的解剖结构包括后方的坐骨神经和前方的股外侧皮神经。前方有股动脉、股神经以及臀上神经远离入口，要注意其位置以免损伤。

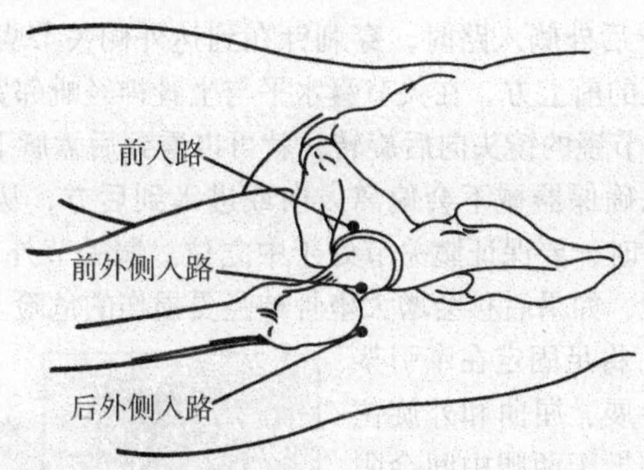

图16－2　髋关节镜入路

1. 前方入路　在髂前上棘以远平均6.3cm处，进入前关节囊之前，先穿过缝匠肌和股直肌的肌腹。股外侧皮神经在前方入路水平，分成三到四个分支。前方入路与这些分支的距离通常在几个毫米之内。由于神经有多个分支，所以在改变入路位置时难免碰到神经；不过通过仔细的操作可以避免神经损伤。特别需要注意的是，如果皮肤切口过深，很容易伤及皮神经分支。前方入路在从皮肤到关节囊的行进中，几乎垂直于股神经轴线，在关节囊水平则更为接近，平均距离为3.2cm。旋股外侧动脉的升支与前方入路的关系有一定变异，但一般都位于前方入路以下大约3.7cm处。通过一些尸体标本确认，在关节囊水平，入口周边几个毫米处有该动脉的一支终末动脉。注意防止前方入路造成血管损伤。

2. 前外侧入路　首先建立前外侧入路，此入路比较安全。前外侧入路在关节囊外侧面的前缘穿过臀中肌。在此部位，与前外侧入路关系比较密切的唯一结构就是臀上皮神经出坐骨窝后，由后向前横向走行，经过臀中肌的深面。该神经与前后两个外侧入路的位置差不多，平均距离为4.4cm。在X透视引导下，用6英寸长的17号穿刺针做前外侧穿刺，当穿刺针刺入关节腔内时，由于髋关节牵开后，通常会出现一种真空现象，液体可被主动吸入关节腔内，确认穿刺针已在关节囊内，注入40ml液体扩充关节腔。穿刺针经前外侧入路进入关节腔时常常会穿透髋臼盂唇，进针时可以体会到穿透盂唇比穿透关节囊的阻力更大，如果穿刺针穿透盂唇，简单的处理方法是在关节扩充后将针退出，然后在盂唇水平之下重新进入关节囊。如果不认识到这一点，套管会造成盂唇损伤。手术器械穿入髋关节时，需要穿过臀中、小肌，一旦穿入关节囊，即可感到明确的“落空感”。如果在穿入关节囊前碰到骨质，说明器械太靠上碰到了髋臼的外壁，太靠下而碰到股骨头。连接关节镜和进水管，在关节镜直视下置入关节镜工作套管和刨削或射频汽化清理增生肥厚、充血水肿的滑膜组织，剥脱浮起的软骨碎屑，修整股骨头和髋臼的软骨创面。前后位X线透视确定入路的位置，当下肢旋转至中立位时，股骨头前倾使得关节的中心位于大转子中心的前面。前外侧入路位于大转子前缘的位置，应该从关节中部进入前方。

由于髋关节解剖结构的局限性，而且有丰厚而又致密的软组织包绕，不小心可引起医源性的关节软骨损伤。只要熟悉髋关节周围的局部解剖，就不会损伤到附近的股神经。不过，股外侧皮神经的走行与该入路十分接近。做切口时千万小心，运用正确的手术技巧是可以避免该神经损伤的。如果皮肤切口太深也很容易伤及该神经。必要时仅用外侧两个入路就能顺利完成关节镜手术。

3. 后外侧入路　建立后外侧入路时，穿刺针在到达外侧关节囊后缘之前要穿过臀中肌和臀小肌，走行于梨状肌的前上方，在关节囊水平与坐骨神经毗邻紧密，与神经外侧缘　的距离平均为2.9cm。将关节镜的镜头向后旋转，就可以看到后盂唇下方的进入部位。在关节镜监控下建立入路，可以确保器械不会偏离方向或进入到后方，从而保护坐骨神经免受伤害。同样，做后外侧入路时，要保证髋关节处于中立位。髋关节外旋会使大转子向后移位。大转子是主要的解剖标记，如果后移会增大坐骨神经受损伤的危险。

4. 髋关节外侧入路　将足固定在牵引架上。髋关节处于轻度的外展、屈曲和外旋位以便关节囊松弛。会阴柱抵于两腿中间会阴区，抵住患侧大腿的内侧面并向外推，产生一个轻度向外的对抗牵引力，并使会阴柱远离横跨坐骨的阴部神经分支。在大转子附近将长穿刺针在预定的切口部位穿入以保证切口位置准确，切口远离重要血管神经比较安全（图16-3）。股外侧皮神经的分支与前方切口的距离相对较近，但对神经并不构成危险。施加足够的牵引力，至少牵开髋关节12mm，并由X线透视确认，必要时可增加牵引力量。髋关节牵开后，将长穿刺针经大转子前缘插入，经股骨颈上方进入关节腔。穿透关节囊时会有明显的突破感，之后髋臼会阻挡穿刺针的进入。此时需要用X线影像增强器来确认穿刺针的位置。如果还没有进入关节内，应在X线透视下进入关节。术者应调整视频摄像系统，使荧光屏上出现的关节镜图像与患者解剖位置的图像相对应，经外侧入口可直接见

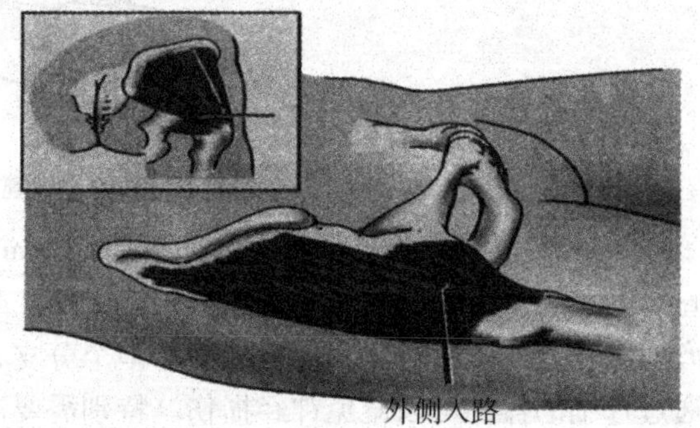

图16-3　外侧入路在股骨大粗隆顶端

到髋臼。待手术器械插入到关节后，将牵引力减小至 50～75 磅。当牵引力达到更安全的水平后，关节依然保持牵开状态，这是因为肌肉已经处于松弛状态。

九、穿刺步骤

（1）用 18 号 25cm 长的专用穿刺针进行髋关节穿刺，将穿刺针沿股骨大粗隆的顶点穿入，沿髋臼缘刺入髋关节内。

（2）髋关节穿刺成功后，连接穿刺针的注射器内的生理盐水会自动吸入髋关节腔内 10～15ml。液体注入髋关节腔内会自动反流，说明穿刺针已在髋关节腔内。用注射器向关节内注射 10～15ml 的水，用以打破关节内的负压抽吸密封状态，髋关节会松弛下来，并可进一步牵开。

（3）导丝插入穿刺针内，拔出穿刺针，导针置于原位。

（4）用直径 5mm 的空心状导向棒沿导针插入关节腔，关节镜穿刺锥套管沿导向棒穿关节腔。

（5）置镜后，在关节镜和 X 线的监视下完成前方入路。用 70°的关节镜直接观察髋关节囊的穿刺部位。在前方盂唇游离缘之下，先将 17 号腰穿针刺入关节腔以便探路，再将穿刺套管刺入并远离股骨头的关节面。关节镜通道已经建好之后，在大转子尖端的上方建立工作通道，直接达股骨头前上方，器械与股骨头要保持一定的距离，以免造成关节面磨损。

十、并发症

髋关节镜并发症，通常由关节镜手术方面经验比较丰富的医师报道，而许多初学者所发生的严重问题并没有报道。髋关节镜检查无论入路还是技术操作都比膝关节镜困难得多，要注意手术并发症的预防。

1. 神经血管牵拉伤　Glick 报道在他的早期病例中，曾在牵引后出现暂时性的坐骨神经麻痹。如果选择常规入路且操作正确的话，不会损伤血管神经，因为这些结构与切口的距离相当远，从解剖角度也证实了这一点。髋关节牵开时，一般不主张屈曲髋关节。屈髋可以部分松弛关节囊，但会给坐骨神经以更大的牵拉力。外侧入路可能出现的并发症是由于牵引对横跨坐骨的阴部神经支的压迫和对坐骨神经的牵拉。股外侧皮神经在关节镜前入口就分成三支或更多分支，其中一支紧邻入口。因此，切开皮肤时应注意避免伤及该神经。当从该出口取出较大的游离体时，需扩大切口可能会造成神经损伤，有的为一过性的某一分支麻痹，因此应特别注意。

2. 会阴部挤压伤　Eriksson 等报道了 1 例因为挤压导致会阴部软组织坏死的病例。我们曾遇到 2 例一过性阴部神经麻痹的患者，其原因是骨科手术床会阴柱顶压所致。正确使用牵引设备十分重要。当髋关节牵开后，应尽量减少牵引重量和时间。

3. 股骨头和盂唇损伤　髋关节周围有丰厚的软组织，关节腔限制了术者使用手术器械。穿刺时股骨头软骨面特别容易受到损伤。在建立入路或操作过程中，可能会发生盂唇或软骨损伤。在建立入路时，穿刺点最好要低于盂唇，远离股骨头关节面。

4. 液体渗漏到关节囊之外组织　有人报道了侧卧位液体大量积聚在腹腔和后腹膜，并短暂影响下肢血供，甚至有的造成了心衰。可能是因为重力的作用下，腹腔和盆腔液体聚集，液体渗漏具有潜在的危险性。

5. 关节镜手术对股骨头血供的影响　影响尚不清楚，目前尚无关节镜造成股骨头缺血坏死的报道，也没有人报道髋关节镜术后感染和静脉血栓。虽然如此，这些并发症仍然可能会发生。另一常见现象是在外侧入口附近发生大转子滑囊炎，较难治愈。由于髋关节软组织厚，限制手术器械操作，造成器械断裂的情况时有发生。

（杨家福）

第二节　髋关节骨关节炎与滑膜炎

髋关节疼痛可能源于滑膜病变、结晶体、肿瘤、血液病、结缔组织病，但以滑膜的炎性病变和骨关节炎多见。游离体常见于关节退变、创伤、滑膜软骨瘤病和白塞病引起的关节软骨炎。也可发生于青少年型类风湿关节炎、风湿性关节炎、红斑狼疮和 Ehlers – Danlos 综合征等胶原系统疾病造成的髋关节滑膜组织水肿。Dorfmann 报道了在 12 年中行髋关节镜手术 413 例的经验，其中 68% 为不明原因髋关节疼痛，髋关节镜诊断性检查、游离体取出和髋关节清理术后取得满意的结果。

一、临床特点

1. 髋关节骨性关节炎　影像学显示关节间隙变窄，预示着关节软骨退变后关节间隙狭窄。骨赘形成、游离体形成、软骨下骨硬化或囊性变，是骨关节炎出现临床症状的常见原因。成年人髋臼发育不良可导致髋臼盂唇损伤，也表现为髋关节疼痛、反复绞锁症状，关节镜清理后症状可明显缓解。Santori 和 Villar 发现 X 平片诊断早期骨性关节炎的阳性率较低，当疾病发展到 X 线片有所表现时，则关节镜下通常已经有明显的病变。如果放射学表现出典型的骨性关节炎改变，则意味着病变较重，已经不太适合于关节镜手术。髋关节 MRI 扫描 T_2 加权可以清楚地显示关节腔内积液和软骨破坏情况。Dienst 对髋关节骨性关节炎非手术治疗无效的 17 例，行髋关节镜检查发现髋关节滑膜水肿、盂唇和关节软骨退变，关节内游离体和骨赘形成。

2. 滑膜软骨瘤病　为滑膜化生性疾病，是导致游离体的主要原因。文献报道术前通过影像学检查诊断率为 50%。McCarthy 和 Buaconi 报道 67% 的游离体在普通放射学检查时不显影。髋关节滑膜软骨瘤病，术前正确诊断率只占 40%，如果游离体发生钙化，在放射片或 CT 上均可以显示。如果没有骨化的游离体，X 线检查难以明确诊断，对 X 线片不显影的游离体则可行 CT 或 MRI 检查。关节镜检查可以发现大量的米粒状颗粒。

由于髋关节位置深在，周围有丰厚的肌群和软组织包绕，因此，髋关节疾病诊断治疗比较困难。传统的开放手术进行滑膜病变切除术，要求把股骨头从髋臼脱出，本身就存在股骨头缺血性坏死的危险性。关节镜下清理包括清除滑膜组织与粘连束带，关节镜下滑膜切除作为色素沉着绒毛结节性滑膜炎的辅助诊断和治疗方法，已经发挥了良好的治疗效果。关节镜手术与开放关节手术相比，虽然不可能取出所有的滑膜组织和游离体，但可清除增生的滑膜组织和引起症状的软骨碎片。关节镜与开放手术相比已经大大降低了手术的风险性。

二、适应证

（1）非手术治疗无效的髋关节类风湿关节炎、滑膜增生、关节腔大量积液和关节软骨损伤，应行关节镜下滑膜清理术，以便确定诊断和治疗。

（2）滑膜软骨瘤病和色素沉着绒毛结节性滑膜炎是关节镜手术处理的良好指征，术后能够达到缓解症状的目的。

（3）类风湿滑膜炎行滑膜切除可以缓解症状，关节镜下将滑膜完全切除几乎是不可能的，滑膜切除后的效果取决于软骨损伤的程度。

（4）髋关节游离体可引起绞锁症状并损伤关节软骨，如果关节间隙尚好、髋关节活动度正常，首先选择关节镜清理术。

（5）髋关节退行性骨关节炎、先天性髋臼发育不良或创伤性骨关节炎，非手术治疗效果不理想，行人工关节置换受年龄、病情和人工关节使用寿命等因素的制约，关节镜清理可减轻疼痛、推迟全髋关节成形术的时间。

（6）髋臼周围创伤畸形愈合或骨赘发生髋关节撞击，致髋关节疼痛活动受限，切除骨赘可能消除症状，但需要良好的视野和局部解剖知识。

（7）先天性髋臼发育不良合并骨关节炎，股骨头与髋臼受力区软骨磨损，发生关节软骨退变，产生大量碎屑、微结晶、软骨降解微粒和大分子炎性致痛因子滞留在关节腔内，出现髋关节疼痛、活动受限，MRI 显示滑膜组织充血水肿者。

三、手术步骤

（1）下肢牵引，备用 G 形臂或 C 形臂 X 线透视机。

（2）一般选择髋关节外侧和后外侧入路，在股骨大转子上方首先用特殊专用髋关节穿刺针，刺入髋关节腔后，注入的生理盐水则从针头返出，证实已经刺入关节腔内。

（3）沿穿刺针插入导针，拔出穿刺针头，再沿导针插入空心交换棒，并将穿刺锥沿交换棒插入髋关节腔。

（4）关节镜下检查与清理：关节镜下发现关节内浑浊的关节液、漂浮的软骨碎屑。股骨头或髋臼负重区的软骨磨损，有的软骨呈斑片状剥脱，软骨下骨裸露。

（5）关节囊内滑膜组织增生肥厚、充血水肿，有可见盂唇组织磨损。关节镜下刨削刀或等离子刀清理增生肥厚的滑膜组织和剥离的软骨碎片。等离子刀冷凝损伤的软骨创面和滑膜组织。

四、疗效评定

关节镜检查可明确软骨退变的程度和部位，可排除其他病变，术后有助于清除关节内微结晶和磨损的软骨等致痛物质，阻断炎症过程的恶性循环，减轻疼痛、改善功能、延缓病情的发展。多数患者经关节镜清理术后临床症状和功能较前改善。但是退行性髋关节疾病进行关节镜清理的疗效并不十分确切。髋关节镜清理术的效果不如其他关节骨性关节炎的疗效好。髋关节属于单间室关节，不可能有效地避免负重，这就可以解释为什么有的患者术后效果不佳。文献报道有 34% 的患者感到十分满意，即使是经过仔细筛选过的患者，最乐观的报道 60% 的症状能够得到缓解。

（杨家福）

第三节　髋关节撞击综合征与盂唇损伤

髋臼盂唇沿髋臼的周围呈环形，前后与髋臼横韧带相连，由于盂唇的存在才扩大了股骨头的覆盖面积。髋臼盂唇由纤维软骨构成，通过髋关节内负压来增强其稳定性。盂唇有神经末梢，包括本体感受器和痛觉感受器，这就解释了髋臼盂唇撕裂后为何出现本体感觉减退和疼痛。盂唇的血供来自于关节囊最外层，大部分盂唇缺乏血供，损伤后难以愈合。

一、损伤原因

髋臼盂唇损伤可能与外伤有关，但有的并无外伤史，有人认为是先天性的髋臼发育不良、髋臼覆盖失衡，造成股骨头与髋臼和盂唇的负重区磨损，有的为股骨头骨骺滑移和 Legg - Calve - Perthes 病，股骨头与髋臼负重区力学改变有关，还有的是运动损伤股骨头与髋臼撞击，造成髋关节盂唇撞击。Altenburg 提出髋臼盂唇撕裂患者可能更容易继发髋关节退行性变。Harris 等报道了对髋关节晚期退行性变的患者行全髋关节成形术时发现髋关节盂唇有退变的情况。Fitzgerald 报道了 49 例盂唇损伤中有 45 例（92%）发生髋臼前缘附着区撞击。McCarthy 等报道 58 例盂唇明显撕裂的患者中，96% 发生在前 1/4 处损伤。然而，Ikeda 观察发现年轻患者中 86% 的盂唇撕裂和损伤发生在后上象限。正常的盂唇也可以出现急性损伤，一般来说盂唇组织都存在一些致病因素或退行性变的情况，轻度的创伤也会造成盂唇撕裂。盂唇撕裂可能伴有更为广泛的关节面磨损和退行性变。本病多发生于运动伤和训练伤时，当髋关节内收内旋屈曲，再突然伸直的情况下，髋臼盂唇组织受到突然的牵拉造成撕裂伤。另外，髋臼发育不良合并髋关节退行性关节炎，磨损后可造成盂唇磨损，损伤的盂唇组织，可嵌入髋臼内出现绞锁症状。

二、临床诊断

由于本病少见，对其了解甚少，不易引起注意，容易发生漏诊。由于髋关节位置深在，周围组织丰厚，临床诊断相对比较困难。临床查体髋关节旋转活动或“4”字实验为阳性表现。关节盂唇撕裂嵌入关节内，可引起髋关节绞锁、疼痛或弹响，临床症状与游离体类似。虽然骨科文献中很早就有盂唇撕裂的报道，但人们直到最近几年才对该病的临床意义加以重视。髋臼盂唇与膝关节半月板有一定的相似性，都存在伤后影响愈合的问题。关节活动时，由于股骨头活动和反复的应力刺激，可造成髋臼盂唇微小的创伤。盂唇损伤后股骨头软骨面也会发生相应的损伤。症状的轻重与关节镜下发现的盂唇损伤程度和统计学呈正相关。

X 线片和 CT 扫描等影像学检查也难以显示病变。高分辨率 MRI 和增强 MRA 的临床应用，提高了对盂唇病变的认识。MRI 可以显示关节内积液和软组织的异常改变，有助于明确诊断。但受病变和扫描层面的影响，有时难以发现病损。正常的盂唇在形态上有很多变异，常见的变异有盂唇和髋臼关节缘之间有一裂缝，其边缘光滑，无纤维愈合征象或创伤后反应，注意不要将这种变异误认为是盂唇损伤。

三、手术步骤

1. 关节镜入路　同本章第二节。

2. 关节镜检查

(1) 关节内滑膜组织充血水肿，可有陈旧性出血。髋臼盂唇撕裂的瓣可游离并嵌夹于关节腔内，呈现绞锁改变。

(2) 髋臼缘或股骨头撞击，可发现髋臼缘和股骨头前外侧有骨赘形成。

3. 选择性清理　发育不良伴有盂唇损伤进行选择性的清理，并尽可能地保留健康的组织，盂唇清理范围过大会加重关节不稳。关节镜不能替代截骨术。在明确诊断的同时关节镜直视下用电动刨削清除关节内陈旧血肿、破碎的盂唇及滑膜组织，进行关节镜下手术，清除关节内陈旧性血肿和瘢痕组织，将损伤的盂唇组织镜下切除，解除绞锁因素，修整软骨面。

四、疗效评定

关节镜术后的疗效如何，更多地取决于关节内的退变程度。术后应严格避免关节负重，维持关节于中立位，以便组织纤维软骨愈合。

盂唇撕裂伤清理术固然可以缓解症状，但由于受诸多因素的影响，如撕裂原因、伴发伤和不确定因素的影响，其疗效较难预测。盂唇撕裂关节镜清理术后的疗效，更多地取决于伴发关节损害的程度。盂唇撕裂清理术可能效果不理想，会不会加重髋关节的退变则更难以预测。髋臼发育不良伴盂唇撕裂，有人认为术后疗效更多地取决于关节内病变的程度。Santori 和 Villar 报道不论有没有关节软骨面的损伤，仅有 67% 的盂唇损伤患者，对外科治疗效果表示满意。所以，术后的症状不一定缓解得十分明显，疗效可能不会像预期的那样显而易见，术前应该向患者讲明确。

（杨家福）

第四节　全髋关节置换术

随着人工全髋关节置换术（total hip arthroplasty，THA）的发展，代表了 THA 最新技术的微创全髋关节置换术（minimally invasive surgery total hip arthroplasty，MISTHA）应运而生，成为国际上关节外科发展的新技术。目前 MISTHA 可归结为两大类：①小切口技术（mini－incision technique），除切口小外，手术操作与普通 THA 无本质差别；②微创技术（minimally invasive technique），该术式以减少对周围组织的创伤和对生理功能的干扰为出发点，具有损伤小、出血少、疼痛轻、瘢痕小、康复快以及费用节省等潜在优点，已经发展为关节置换中的热门研究方向。

一、适应证

(1) 骨关节炎、类风湿关节炎及无畸形或强直的创伤性关节炎。

(2) 无菌性股骨头坏死。

(3) 轻度髋臼发育不良。

(4) 有快速出院动机或对手术切口有美容要求。

(5) 初次 THA。

(6) 对于肥胖、先天性髋臼发育不良、严重髋臼骨折及有内固定要取出、翻修或因关节屈曲挛缩需作软组织松解，以及需用骨水泥假体的人群则不建议做该手术。然而随着医师经验的积累以及技术的熟练，适应证可适当放宽。

二、体位

根据不同术式选择仰卧位或侧卧位。

三、麻醉

硬膜外麻醉或全麻。

四、切口设计

根据不同术式选择不同手术切口。

1. 小切口技术　切口长度为5.0~6.0cm，手术入路有后外侧入路、前外侧入路和正前方入路，双切口入路等。

（1）后外侧入路切口：是对传统 Gibson 入路的改良，也是 MISTHA 最常用的一个手术入路，切口以大粗隆后侧顶点为中心，轻度倾斜，方向从后上向前下，远近端比例为2 ：1（图16－4）。

以大粗隆顶点下方2cm为中心与股骨长轴成30°做8cm长切口，切口由前下方向后外上方延长。

（2）前外侧入路切口：是对 Hardinge 入路的改进。在与股骨长轴平行的大转子中轴线上标出距大转子尖端2cm的位置，手术切口以该点为中心，与股骨长轴成45°，由前下方向后上方的方向做长7~9cm切口。

（3）正前方入路切口：是对 Smith－Peterson 入路的改良。在髂前上棘外侧与股骨大转子前缘做一长5~8cm向前弯曲的切口，利用了缝匠肌和阔筋膜张肌间隙。若术中髋臼操作困难，可在股骨近端加做切口。而由 Watson－Jones 入路近侧进入则可通过利用阔筋膜张肌和臀中肌间隙来进行操作。另外，Siguier 等还报道了单切口正前方入路，切口平行髂前上棘和腓骨头连线下方2cm，近远端比例为2 ：1。

2. 微创技术　微创技术指通过一个或两个＜10cm，甚至更短的切口进行肌肉间分离，被认为是真正意义上的 MISTHA，手术入路有双切口入路和改良 Watson－Jones 入路，也称之为改良前外侧入路。

（1）双切口入路切口：由 Berger 首创，是对 Smith－Peterson 入路的改良，前侧切口从股骨头基部沿股骨颈纵轴指向粗隆间线，约5cm长，用来切除股骨头和安放髋臼假体。在臀部后外侧加做一长约2.5cm后侧切口用来进行股骨准备及安放假体（图16－5A）。

（2）改良 Watson－Jones 入路切口：由德国 OCM（Orthopadische Chirurgie Munchen）医院 Rottinger 和 Hube 医师设计完成的。切口选自 Watson－Jones 入路的一段。切口自大转子前缘向髂前上棘后7cm，2/3位于大转子顶点以上，1/3位于转子下，且与股骨轴线成20°~30°角，利用臀中肌和阔筋膜张肌间隙进入。为便于文字表达，故也称该入路为 OCM 入路（图16－5B）。切开皮肤游离皮下，自阔筋膜张肌与臀中肌间隙入内，显露前方关节囊。

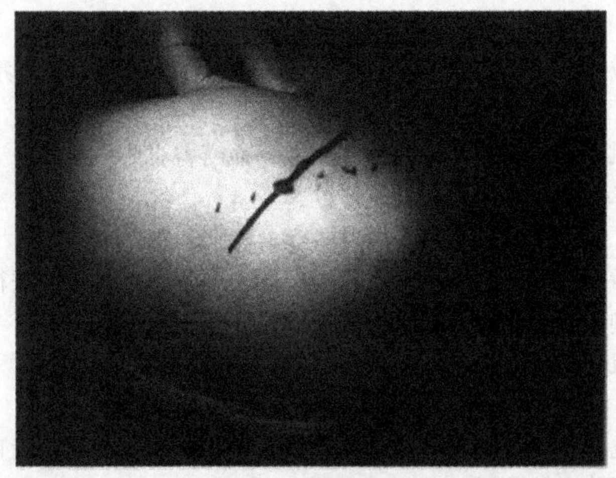

图 16－4　切口设计一

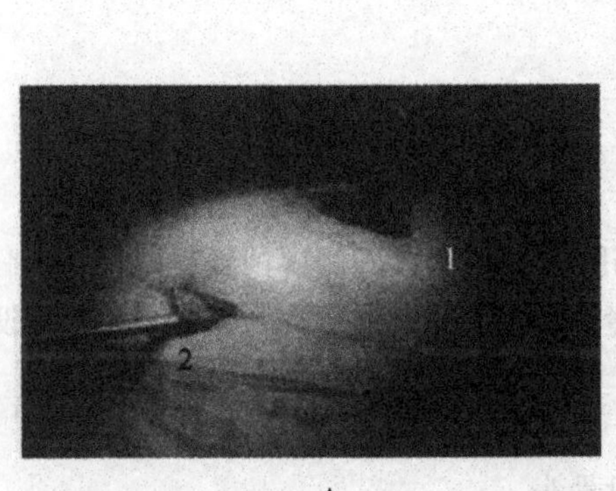

A

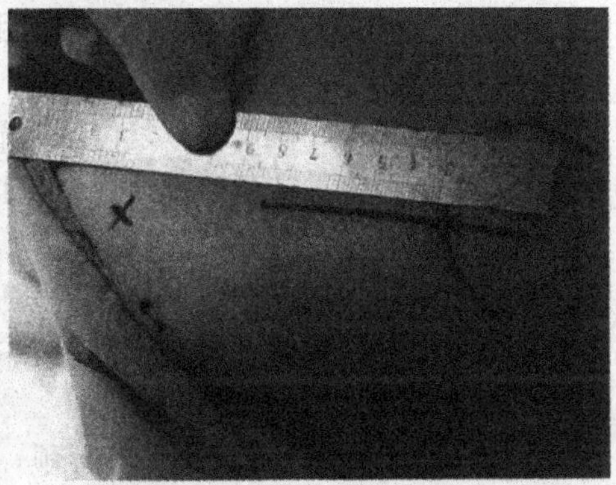

B

图 16－5　切口设计二

A. 双切口微创全髋置换（1. 前方入路安放髋臼假体；2. 安放股骨假体）；B. 以大粗隆顶点前方 1/3 至髂前上棘连线做切口

五、手术步骤

1. 后外侧入路

（1）患者侧卧位。自切口进入后，沿肌纤维方向切开臀大肌和阔筋膜，显露梨状肌窝和外旋肌群。

（2）剥离外旋肌群后切开关节囊。

（3）股骨颈截骨后取出股骨头。

（4）显露髋臼后刨削髋臼，并将患肢置于屈髋、屈膝、内收、内旋位，进行股骨端扩髓。

（5）置入股骨侧和髋臼侧假体，复位髋关节。

（6）修补后外侧关节囊及外旋肌群后逐层缝合皮肤。

2. 前外侧入路

（1）患者仰卧位。自切口进入后显露深部的臀中肌和股外侧肌，切断臀中肌大转子止点前 1/3 部分。

（2）沿股外侧肌外缘向远端解剖，外旋患肢，显露臀小肌。

（3）L 形切开臀小肌，切除前方关节囊。

（4）内旋患肢，股骨颈截骨后取出股骨头。

（5）显露髋臼后刨削髋臼，并将患肢置于屈曲、内收、外旋位，进行股骨端扩髓。

（6）置入股骨侧和髋臼侧假体，复位髋关节。

（7）修补臀中肌、臀小肌和关节囊后逐层缝合皮肤。

3. 正前方入路

（1）患者仰卧位。自切口进入后切开阔筋膜张肌和缝匠肌，切断股直肌后半和臀中肌。

（2）显露并切开前方关节囊。

（3）股骨颈截骨后取出股骨头。

（4）显露髋臼后刨削髋臼，若髋臼操作困难，可在股骨远端加做切口，进行股骨端扩髓。

（5）置入股骨侧和髋臼侧假体，复位髋关节。

（6）修补后臀中肌和关节囊后逐层缝合皮肤。

4. 双切口入路

（1）患者仰卧位。自前侧切口进入后于深筋膜浅层找到股外侧皮神经予以保护。

（2）切开深筋膜，浅层利用阔筋膜张肌和缝匠肌间隙，深层利用阔筋膜张肌和股直肌间隙进入，显露前方关节囊。

（3）“工”字形切开关节囊后显露股骨颈。

（4）在 X 线透视下进行股骨颈截骨，取出股骨头。

（5）显露并清除髋臼盂唇和骨赘，刨削髋臼。

（6）自后方切口进入后，利用臀大肌和臀中肌间隙进入，并于臀中肌和梨状肌间做一软组织隧道，插入皮肤保护套管。

（7）扩髓后分别置入股骨侧和髋臼侧假体，复位髋关节。

（8）T 形缝合前关节囊，逐层缝合皮肤。

5. OCM 入路

（1）患者侧卧位，固定于 Trumpf - Jupiter 牵引床。自切口进入后钝性分离臀中肌和阔筋膜张肌，显露臀小肌。

（2）将关节囊表面臀小肌轻轻牵开，助手将患肢充分外展外旋使臀中肌放松，显露关节囊。

（3）Z 形切开关节囊前外侧，牵开关节囊后显露股骨颈。

（4）患肢适当外展、外旋、后伸并屈曲膝关节，暴露股骨颈后截骨。

（5）患肢置于正常位，暴露髋臼后清理、刨削髋臼。

（6）安装股骨侧和髋臼侧假体，复位髋关节。

（7）缝合前关节囊，逐层缝合皮肤。

六、注意事项

(1) 由于微创手术的切口小，为了做到不损伤周围软组织，需要根据不同的术式使用特殊器械保护周围软组织。

(2) 由于视野的减小，术中一方面需要通过借助特殊器械或者参考小转子位置来确定股骨颈截骨位置，另一方面可分次截骨以便于股骨头的取出。

(3) 为了使假体安装合适，在假体放置过程中根据需要用C形臂X线机进行辅助定位。

(4) 如果术中切断了部分肌肉、肌腱，在人工关节复位后应当进行缝补，避免发生术后跛行，并根据需要缝合关节囊。

(5) 不同的术式学习曲线长短不一，随着医师熟练程度的增加，可适当放宽适应证。

(6) 后外侧入路的髋臼暴露不充分，同时应避免损伤坐骨神经。

(7) 正前方入路的股管暴露不充分，但当髋关节极度外旋，用拉钩在小转子位置牵开股骨至切口时即可充分暴露。

(8) 对于OCM入路来说，手术显露需要下方一半可拆卸的手术床，并且切口位置很重要，偏前、偏下不利于柄的安放，偏上不利于臼的安放。

七、术后处理

(1) 术后使用抗生素和抗凝药。若放置引流管，当24h引流量<50ml时，即可拔除。

(2) 体位为平卧或半卧位，患肢外展30°，穿“丁”字鞋使踝关节处于中立位。平时翻身时以健侧为主，患侧在上。术后第2～3天患者可以扶双拐在床边练习站立。

(3) 术后1d患者清醒后开始行股四头肌等收缩活动及踝关节背伸、跖屈和旋转活动。术后第2天行患肢直腿抬高训练。

八、并发症

1. 感染　除了传统THA中造成感染的原因外，MISTHA由于切口小，会增加对切口周围皮肤、深部软组织的摩擦，从而造成软组织损伤，增加了感染的概率。预防及处理方法如下。

(1) 切口位置准确。严格按照MISTHA操作程序进行，合理运用特殊器械显露，注意术中对软组织的保护。

(2) 术后全身使用抗生素。已发生深部感染的患者，应及时将人工假体取出，彻底清除病灶，行人工关节旷置术，待后期翻修。

2. 神经血管损伤　MISTHA由于切口小，同样会增加对神经血管的损伤，其中不同的术式有不同的注意点。尤其后外侧入路，坐骨神经的保护显得尤为重要。避免血管神经损伤的主要方法是解剖层次清晰，手术操作轻柔，合理运用特殊器械进行有效的术野显露。

3. 人工关节脱位　一方面是由于切口小，操作空间小，造成的假体安放位置不合适；另一方面是由于对于关节囊等软组织修补不足造成的。其中后外侧入路造成的后脱位最为常见。预防及处理方法如下。

(1) 切口位置准确，合理运用特殊器械充分显露，必要时借助术中X线确定假体位置。

(2) 术中加强对软组织的保护，做到从肌间隙进入，避免对软组织的剥离，假体复位后及时缝合关节囊。

（3）术后患肢保持外展中立位。

4. 假体位置不佳、假体松动、假体周围骨折　除了常规 THA 存在的原因外，均是由于切口小，术野暴露不充分造成，所以掌握正确的切口位置，合理运用特殊器械充分显露，必要时借助术中 X 线确定假体位置显得尤为重要。

九、优缺点

1. 优点

（1）切口小，瘢痕小，可满足美容需要。术中失血少，术后疼痛少。切口可扩展性好。

（2）软组织损伤小，可不需切断肌肉，而由肌间隙进入。关节稳定性好，功能恢复快。

（3）减轻全身各系统应激反应，减轻手术打击。住院时间短，康复快，降低医护费用。

（4）先进的导航技术及特殊器械的使用，使切口更小、软组织损害更小，手术更加容易和精确。可早期下床活动，减少下肢深静脉血栓形成等并发症发生率。

2. 缺点

（1）视野暴露有限，操作困难。学习曲线较长，对于术者技术要求高。

（2）适应证的选择较严格，需要翻修或松解软组织的患者不推荐该术式。

（3）重复性差，假体位置不合适需要调整时非常困难。常需要特殊手术器械和辅助设备。

（4）存在潜在并发症，严重的如假体位置欠佳，神经、血管的损伤等。

（5）作为一项新技术，MISTHA 仍然需要不断地发展和丰富，包括特殊假体的设计、术中精确的假体定位、精确的导航技术应用、术中及术后麻醉的实施、术后康复护理等。随着 MISTHA 技术逐步成熟，骨科医师培训的规范化，麻醉方法的改进，假体设计的不断完善，手术操作过程和手术工具的标准化，MISTHA 在计算机辅助下，其优势将日益突出。

十、典型病例

许某，女性，67 岁，微创全髋关节置换术（图 16－6）。

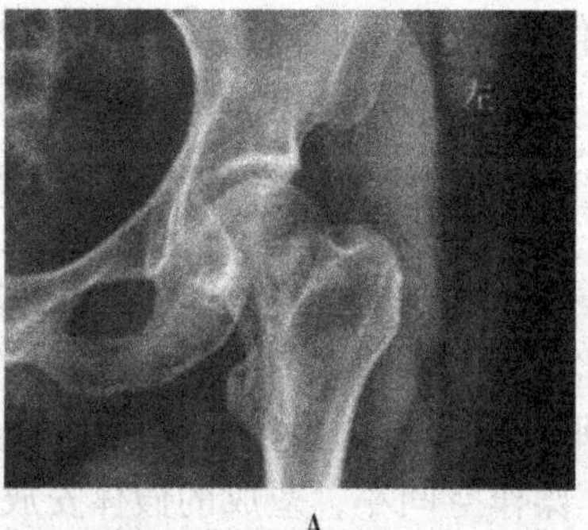

A

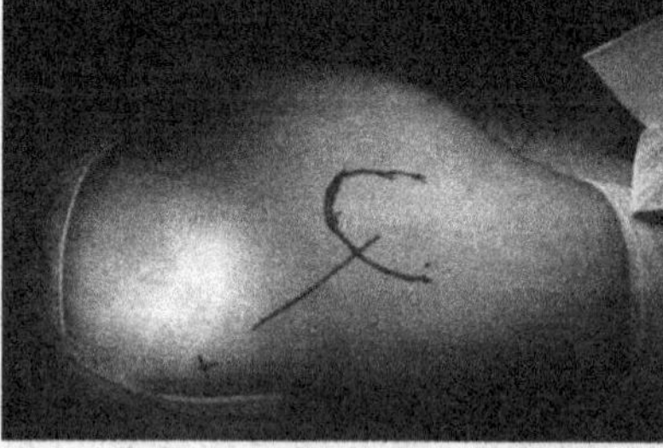

B

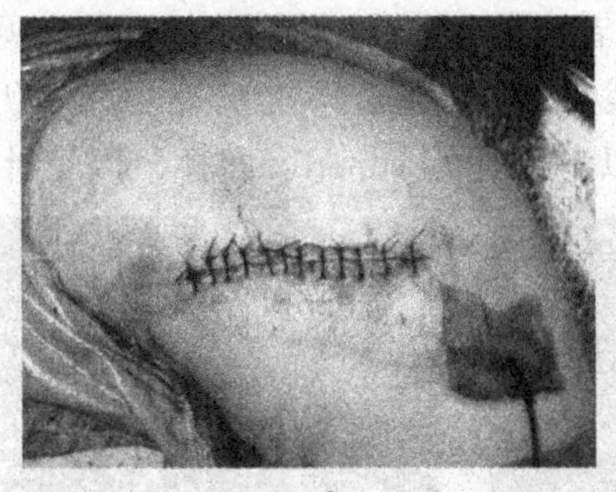
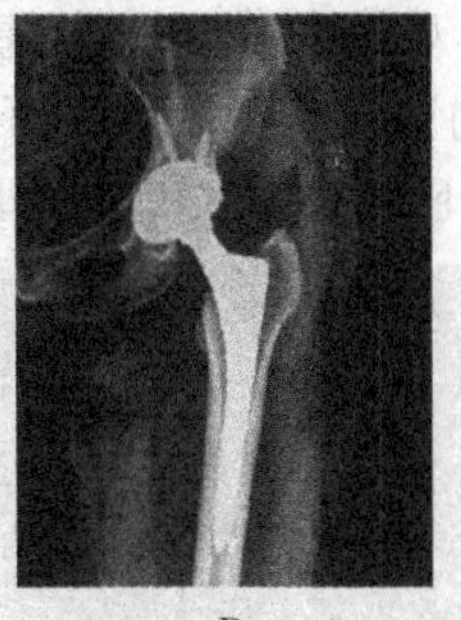

C　　　　　　D

图16－6　微创全髋关节置换术

A. 左股骨颈骨折，头下型；B. 采用OCM入路（手术切口）；C. 术后伤口；D. 术后X线片

（杨家福）

第五节　髋关节表面置换术

金属－金属承重面髋关节表面置换的出现是人类进入21世纪以来，人工髋关节置换领域的重要进展。这种术式在欧洲和澳洲已经得到广泛应用，在美国也将得到广泛开展。在2007年美国骨科医师协会年会上，至少有15篇大会发言和1个专题讲座涉及髋关节表面置换，并有多种相关展品和壁报交流，可见该术式已成为当前骨科医师关心的热点。近年来，我单位关节外科在表面置换领域积累了一定的经验，结合目前国内外最先进的表面置换技术，将表面置换的手术技术介绍如下。

一、模板测量

术前通过模板测量作准备是必要的。医师应该选用自己惯用的相同放大倍率的模板。对正常体形的患者（体重指数，body mass index，BMI<30），前后位的骨盆平片，20%的放大率是最佳的。当患者的BMI发生变化时（高或低BMI），放大率会出现上下6%的差异（一个标准差）。15%的模板可直接采用，并适合于体形瘦的患者（低BMI）。拍摄X线片时，球管与X线片距离为1m。除了常规X线片外，也可使用数字输出格式打印在纸上或者胶片上的图像进行术前模板测量。前后位X线模板测量将柄－干角定在约140°。注意在模板上从股骨头中心发出的呈放射状的标记线，每条线的距离约为5mm，这些线的作用是帮助确定导针的最佳位置，从模板上可判断其与上方圆韧带位置的距离（图16－7）。

在图16－7A中，导针位于圆韧带上方约15mm处。与股骨颈平行的标记线指示了这一模板测量出的尺寸锉磨骨质时，应去除的厚度，骨锉应锉到股骨颈的相应位置，以获得1mm厚的骨水泥幔。推荐稍微偏上置入导针，这样锉磨时更贴近股骨颈。侧位片的模板测量确定股骨柄的位置，其必须向前移，并指向颈轴线的中立位，除非在颈的前方有巨大骨赘。而在这一情况下，应稍稍从后指向前，以避免锉入到骨赘里。当骨赘长到一定大小时，其所覆盖的前方骨皮质可能已经部分或被全部替代。在这种情况下，这些骨赘具有加强骨结构的作用。髋臼的大小也通过模板来测量，应当恢复解剖偏心距并且仅去除炎性关节面。对于大约97%的患者，均可使用薄的臼杯。而如果有髋臼内陷（protrusio）或较广泛的髋臼骨质侵蚀，可以采用5.5mm厚的臼杯。如果仍存在更广泛的骨质破坏，或需纠正下肢的不等长，则可以考虑使用superfix臼杯，以填补1cm的缺损。

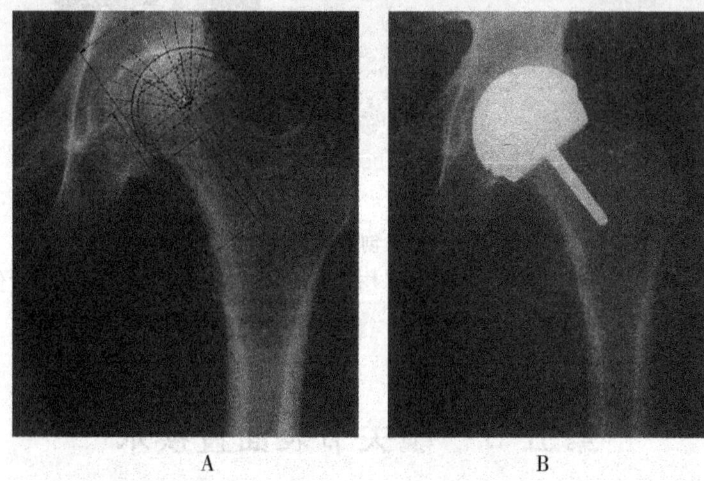

A　　　　B

图16-7　正位片模板测量

A. 测量模板置于前后位的X线片上，柄-干角呈140°，观察导针的入点相对于圆韧带位置的关系，注意股骨柄基本平行于股骨颈下方的皮质；B. 术后前后位的X线片显示股骨侧假体的位置

二、体位

取侧卧位，通过在耻骨、骶骨、前后胸部用衬垫，将骨盆稳定，手术台轻度前倾，患者身体与地面垂直（图16-8）。这样的体位能够最大限度地将患者往后转动，而便于髋臼更直接地锉磨和定位。耻骨处的支持固定对髋臼的定位和假体固定，均非常关键。手术时，下肢必须能够屈曲90°，并最好能内收45°，以使股骨头在脱位后容易与臀大肌分开。

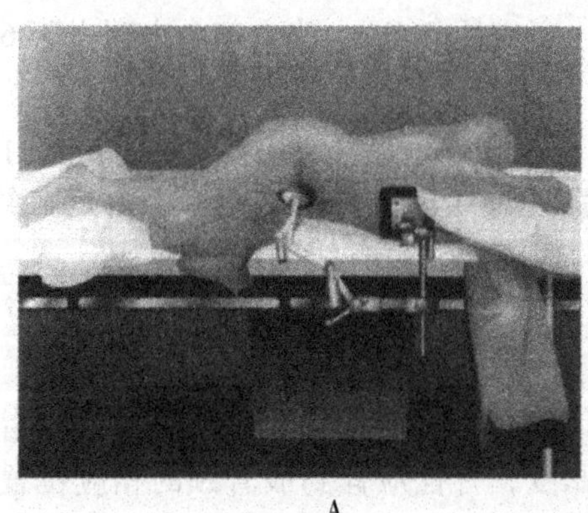

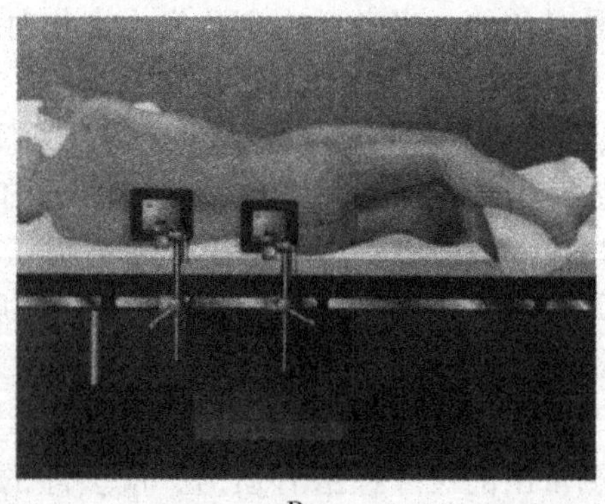

A　　　　B

图16-8　手术台患者的姿势摆放

A. 注意在耻骨处的固定。手术床前倾，患者垂直；B. 注意患者后侧在骨盆和胸椎部位的固定

三、麻醉

推荐手术应在采用高换气流手术室进行，或者手术人员穿戴排气的头盔系统手术衣。大多数的金属对金属表面置换手术宜选用持续硬膜外麻醉，或脊椎麻醉结合控制性低血压全麻。硬膜外导管作为镇痛留置过夜，可以非常好地缓解疼痛。预防性的抗生素一直使用到术后第 1 天拔出导尿管。

四、手术入路

虽然其他入路也是可行的，但我们基于以下理由推荐后外侧入路。

(1) 重要的肌群不需切断。

(2) 外展肌群不需分离或切断，其在行走和其他活动中，对髋关节的稳定起最重要的作用。

(3) 臀中肌及臀小肌仍保持完整，也不需切断。而唯一需松解或切断的肌群为外旋短肌群，其在手术结束时被修复。然而，由于可以通过其他的肌群完成外旋，即使不修复，对术后步态等无明显影响。

五、切口设计

从大粗隆顶点的远端 6 ~ 8cm 开始，沿股骨干中线的略后方，越过大粗隆尖端时拐向后方 4 ~ 6cm（图 16 - 9）。这样当髋关节屈曲 90°时，切口几乎是直的。

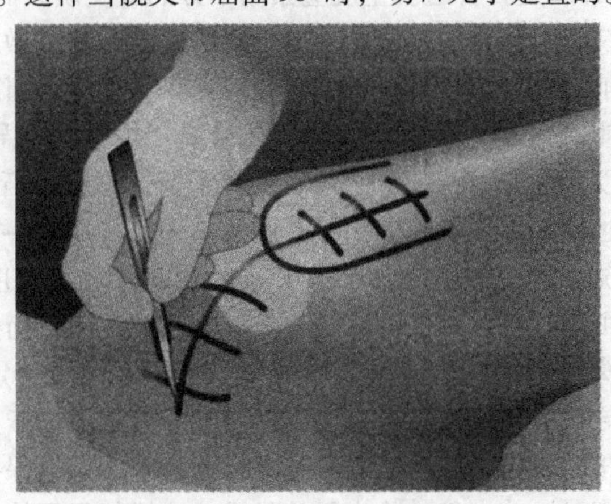

图 16 - 9 后入路时的皮肤切口

六、手术步骤

1. 显露术野　切开外侧筋膜（阔筋膜），然后分离臀大肌纤维。

2. T 形切开关节囊　由于臀大肌肌腱附着于股骨嵴，对于刚开始做该手术的医师，建议将其附着点完全切断。当一定经验积累后，特别是对于瘦的患者，以及那些股骨头直径小的患者（ <48mm），这步可以不需要。如果手术时遇到困难，将下肢回到外侧位，而将臀大肌肌腱止点切断。置入 Charnley 自持型拉钩。分离并切断外旋肌群，可以做标记以术后原位修复。从粗隆间嵴到髋臼，向后切开关节囊，并分别向上的髋臼圆顶及向下股骨颈的基底

部，T形切开关节囊。

3. 松解关节囊　屈曲、内收并内旋下肢，使髋关节脱位。与全髋关节置换的最主要技术不同是，需要将股骨头移动、牵开，而做股骨头和髋臼的准备，所以需松解整个关节囊。首先做上方关节囊的切开，接下来松解下方的关节囊。内收、内旋下肢至90°~100°，或110°后，股骨头颈和髋臼之间的间隙增宽，然后切断并松解前方的关节囊（图16-10）。用手术刀沿前方的股骨颈作关节囊的松解，以增加股骨颈与髋臼之间的间隙，以便于插入将股骨颈向上撬的拉钩放置股骨颈的中心定位针导向器。后侧的关节囊不必切除，将一针置入坐骨后，即可将后关节囊牵开，而方便髋臼的准备。接着如下文所述锉磨缩小股骨头体积，以便切除关节囊，或将股骨头向上、向前移动，以做髋臼准备和假体置入。

4. 导针中心定位　使用范围135°~145°的分度器，置于股骨外侧，这样使得中心定位导针与股骨干呈约140°。导针的入点与术前模板测量时的位置一致。通过分度器确认合适的角度后，在股骨头的导针进针点用电刀做标记（图16-11）。导针应位于颈的中央。如果头-颈比例>1.2，则入点可以在额状位（前后位）中点的偏上方，以增加外侧偏距（图16-12）。由于头偏心置于颈上，所以从后方去除的骨量较前方多，同样从下方去除的骨量较上方多。在冠状面上，导针应指向股骨颈中央的前方，并稍稍从后指向前，以避免锉磨时切入前方的骨赘。然后，在导引器下将一枚3.2mm的斯氏针置入3~5cm深，用导引器的目的是防止钻入时，脱离预定的路径。然后用筒锉量规（测量切迹）测量预计最小的型号（图16-13），并确认进针点是否合适。量规应紧贴下方的骨皮质，而给上方留出更多空间。测量时，量规应该能够绕股骨颈自由旋转，并有足够的间隙，保证做圆柱形锉磨时不发生股骨颈切迹。这样股骨头前方的骨质被最小量地去除。如果量规在任何部位与股骨颈擦碰，则导针需采用微调定位器重新定位（图16-14）。在微调定位器的引导下，可以重新定位导针，可以隔一根针的宽度（相差一号筒锉大小，新导针通过槽口平行于初始的导针）；也可以隔两根针的宽度，通过微调定位器上的引导孔和槽口进入（图16-15）；甚至也可以在矢状面（内翻或外翻）或冠状面（从前到后，或者从后到前）调节角度。如果觉得三维定位一次完成很困难，或不可行，则可以连续作两次导针的微调定位，而选择最佳的导针。采用导针与动力系统快速分离接口的动力工具，则非常方便导针的重新定位，以及接下来的锉磨。细心地检查调整后导针的位置，并再次用筒锉量规作确认。由于上方和外侧的骨皮质较下方的薄，并且承受抗张的应力，以减少股骨颈骨折的危险，所以保护上方和外侧的骨皮质显得尤其重要。最后锉磨时，前方仅去除少量的骨量，这样使得假体能够稍稍前置，而有利于最大屈曲时，前方不发生碰撞。当然，导针置入的方法还有其他多种方法。其中一种有用的方法是所谓的“棒棒糖”（lollypop）法。使用游标卡尺或切迹标尺测量股骨颈的最大宽度（图16-15），然后选择一“棒棒糖”（lollypop），其能非常好地抱住股骨颈。调整器具，使角度呈140°，并用电刀在股骨头上做标记（图16-16）。在另一平面，旋转髋关节90°，做同样的标记。置入导针，如前叙述一样，检查对线和方位（使用角度计和筒锉量规）。这一器具在有巨大骨赘，或患者非常肥胖，或肌肉特别发达，或采用非常小的切口时，很有用。

用电刀作柄-杆角标记，并与冠状面的标记相交，后者平行于股骨颈的轴线，这样从后侧及下方去除的骨量更多。

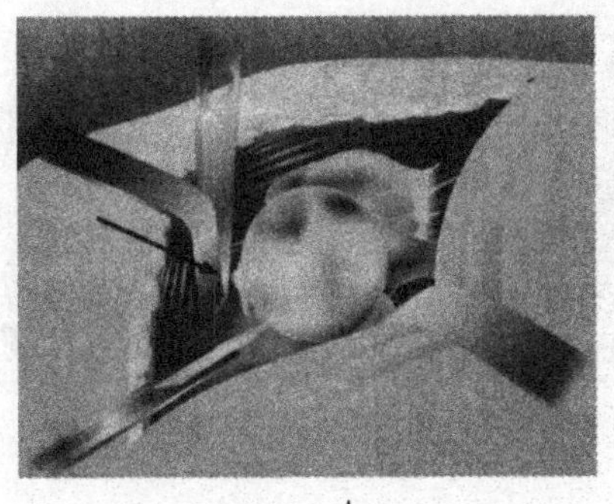

A

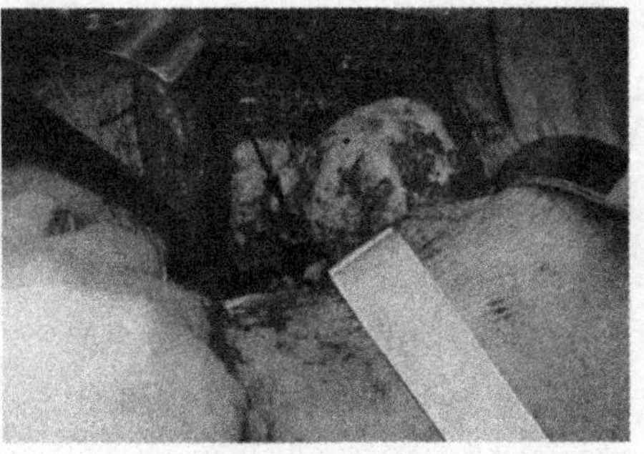

B

图 16 – 10　松解前方的关节囊

A. 将髋关节更多地内旋后，增加股骨头颈部与髋臼之间的间隙，以从前方股骨颈上松解前侧关节囊；B. 注意图 16 – 10A 中上方弧形的 Homan 拉钩，置于外展肌的下方，以及股骨颈前侧的骨赘（箭头所示）

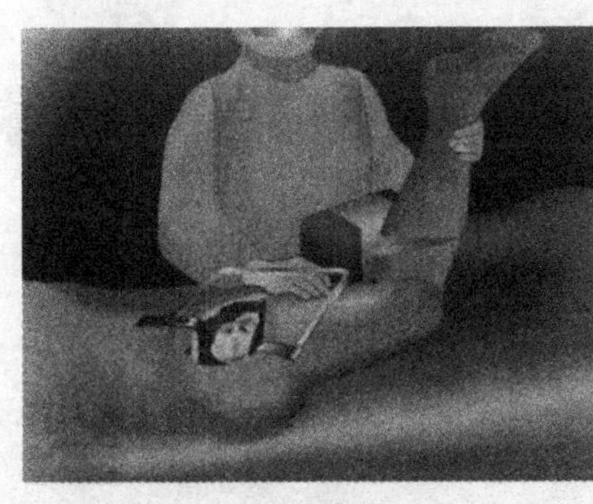

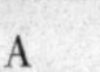

A

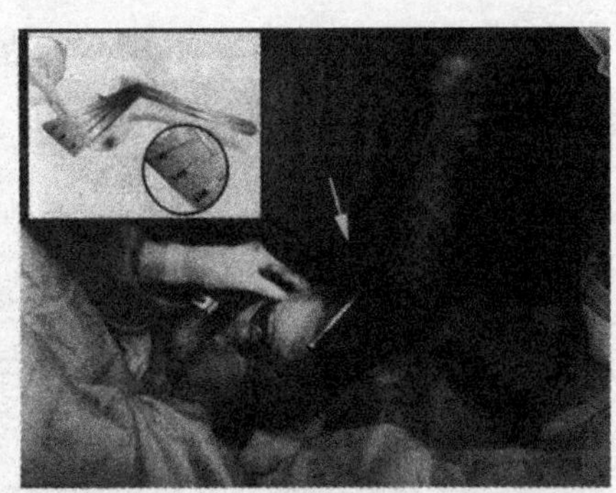

B

图 16 – 11　颈干角测量

A. 下肢应垂直于手术床。注意助手身前的毛巾垫，其有助于助手维持下肢直立的位置，以让术者清楚地观察颈干角；B. 将角度计对准颈干角，槽口分别为 135°、140°、145°。插入电刀，并做标记。通常柄杆角设置为 140°

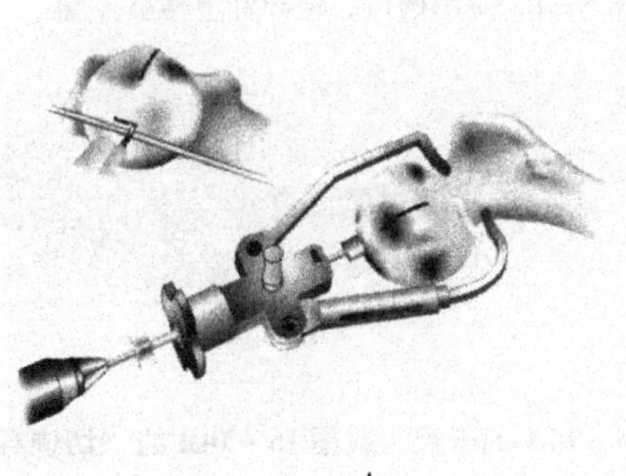

A

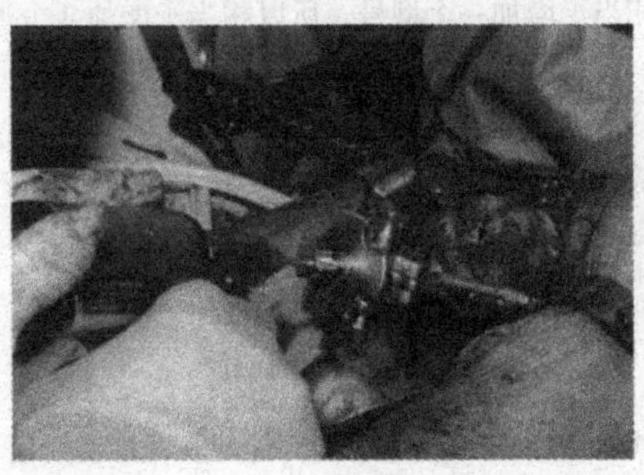

B

图 16 – 12　导针位于颈的中央

A. 显示用电刀在股骨头矢状面做标记，则斯氏针上方去除的骨量更多。放置导针中心定位器，套臂置于骨赘上；B. 从股骨头后侧去除的骨量较前侧多。圆韧带的止点在照片上显示不清，用箭头所指高亮区域表示

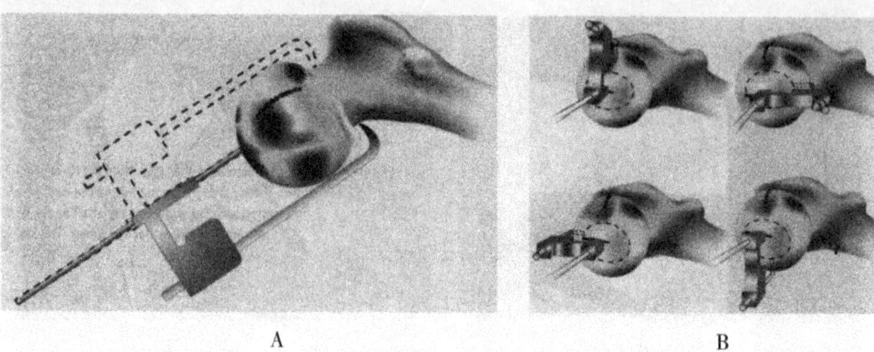

A　　　　B

图 16－13　筒锉量规（测量切迹）测量预计最小的型号

A. 用柱形锉磨量规作测量，以确定相匹配型号筒锉锉磨股骨颈时，与颈的距离；B. 虚线显示股骨颈的大致外形。后侧和下方将被锉去更多的骨量

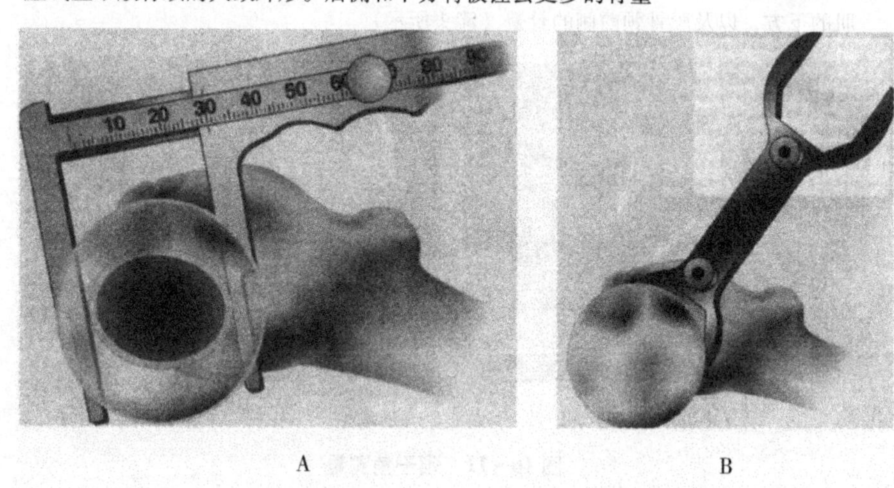

A　　　　B

图 16－14　微调定位器重新定位

A. 导针重新定位器使得医师能在任何方向修正导针的位置，向后调整 2 根导针的宽度（每根导针的宽度相当于增加一个型号，所以相当于增加 2 个型号）；B. 使用槽口，将导针上移呈外翻

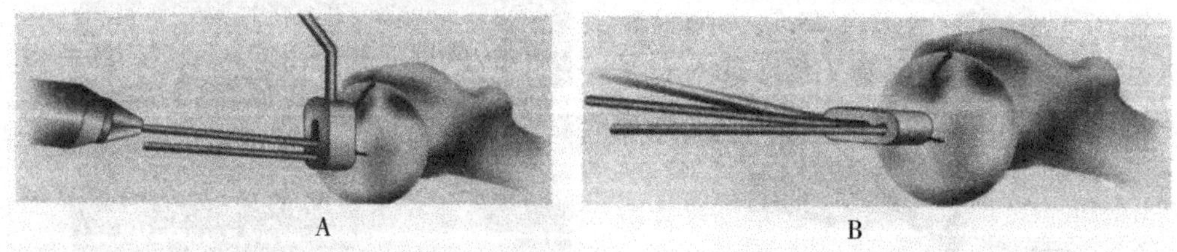

A　　　　B

图 16－15　为预估最小的筒锉型号，可使用图 16－14A 的卡尺，或图 16－14B 的“切迹导板”

5. 圆柱状锉（筒锉）锉磨　开始锉磨时，通常使用比最终预期的型号大两到三号的筒锉锉磨，并彻底冲洗骨屑，以防影响锉磨的准确性。对于新设计的锉磨工具，导针上增加了一个中空套管，以增加锉磨时的稳定性（图 16－17）。锉磨时，筒锉的齿与股骨头呈非对称的接合，所以如果锉磨时仅仅通过导针，开始锉磨时应平行于导针的轴线，呈间歇性的反复用力边压边锉，这样不至于导致导针弯曲，这一点很重要（图 16－18）。由于套管提供了锉磨时更好的稳定性，所以导针几乎不会弯曲。用筒锉锉磨时应非常小心，避免造成股骨颈的切迹。由套管引导的筒锉内有一根据人体解剖测量设计的阻止装置，以防锉到股骨颈的基底部。

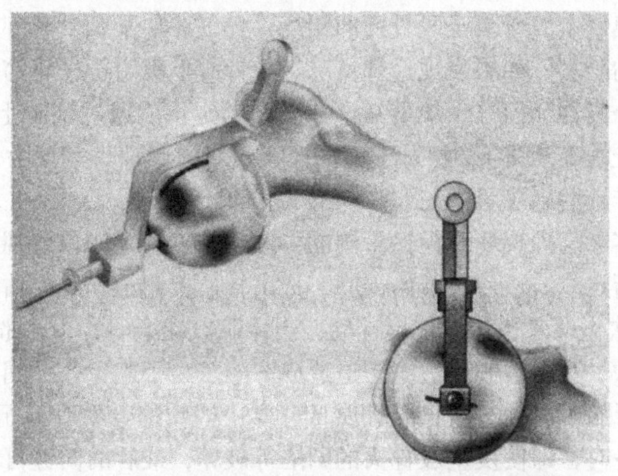

图 16－16　使用“棒棒糖”（lollypop）法

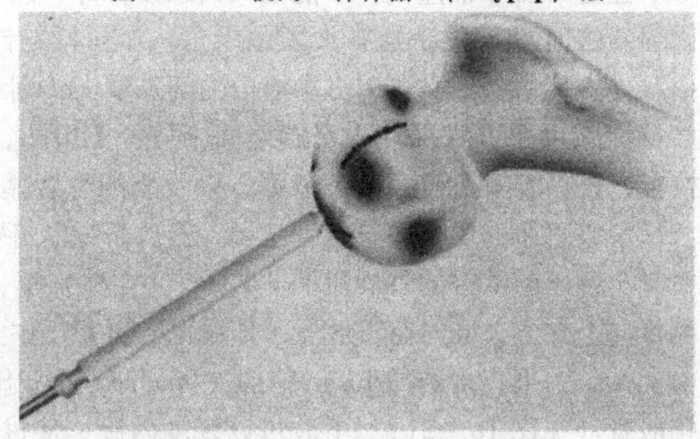

图 16－17　将中空的套管置入导针

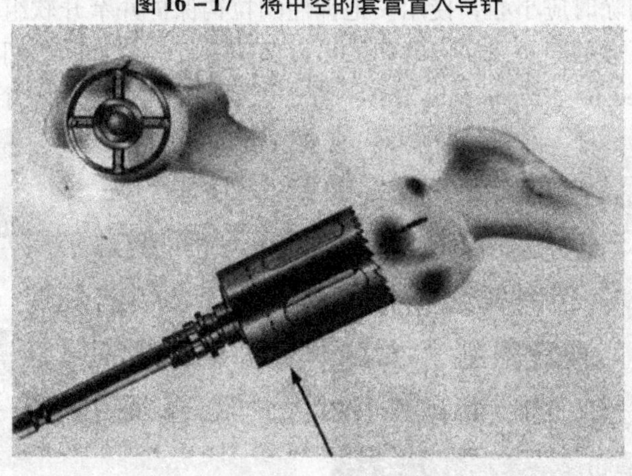

图 16－18　筒锉锉磨

对于严重骨关节炎的患者，巨大的骨赘可能包绕整个股骨颈，阻塞了任何进入头颈交界部的正常血管。如果有大量的骨质和骨赘需去除，或者担心筒锉过于贴近股骨颈，或者股骨颈相对比较短而担心筒锉锉入股骨颈的基底部，如有以上这些情况，可以不再锉磨，而改用弯的骨刀，将剩余的骨质或骨赘去除。对于新的筒锉，使用时在导针上套入套筒，并且在筒锉上设有阻止装置，以防锉磨时切入股骨颈的基底部。在每用一把筒锉锉好后，我们建议，通过围绕股骨颈触摸剩余股骨头至股骨颈的距离，仔细评估头颈交界部。看看有否位于上方或下方包含软组织的陷窝。如果发现这种情况，导针应重新定位，将筒锉更靠近有陷窝颈的一侧。然后，使用分度器和筒锉量规重新评估导针的定位。通过基本上已准备好的股骨头，其上方有一隐窝（止血钳所指），相对于周围锉磨成形的股骨头呈现为一个凹陷。在这种情况下，就不需进一步锉磨到股骨颈。

评估股骨头的实际病理改变和筒锉量规的再次仔细确认，如果发现导针不在最理想的位置，则导针必须重新定位。然后再开始锉磨，选用较模板测量和术中估计预计的最终型号大1～2号的筒锉，依次做股骨头的圆柱形锉磨。当做髋臼锉磨时，由于股骨头位于外展肌下，如果股骨头骨质较软，其会被髋臼边缘压迫造成凹陷。为了避免这一问题，或考虑到股骨头发生凹陷的结果，开始时只锉磨少量的骨质，这样一些硬的骨质，甚至硬化骨暂时仍保留，而这样在做髋臼准备时，即使发生股骨头的凹陷等破坏，最后的筒锉可以将其去除，这样可获得较完整的柱状外形。锉磨时需非常谨慎，不能锉入头颈接合部，以避免造成颈上方的切迹。这一点需切记，因为锉磨时呈140°，通常大于颈干角。作初始的锉磨后缩小了股骨头的体积，然后屈曲、内收、内旋后，股骨颈前方和髋臼的间隙增大，则剩余的前方关节囊可以较为容易地切断或切除。在助手的大腿和患者腿之间，放一毛巾垫，使得下肢能内旋达120°。然后做最后的检查，去除髋臼上残余的关节囊，以及有的患者髋臼边缘突出的骨赘，或不规则的髋臼边缘。松解股直肌的反折头，用骨膜剥离器从髂骨上将臀小肌推开，为股骨头腾出空间。为了把股骨头置于前上方的外展肌下“袋子”（空隙）里，助手用一把钩子拉住股骨颈，把股骨近端拉向上外方，同时将下肢置于伸展位，再置于中立位。主刀和助手共同用力将股骨头推向前上方。一把直角的 Hohman 拉钩（Innomed Inc，Savannah，GA）置于髋臼前壁，以向前阻挡股骨（见图 16－21）。下肢可以轻度内旋，使进入髋臼的空间增宽。髋臼下方的关节囊切除时应小心，使用一把弹性的拉钩保护并牵开软组织，就在其下方包含有血管。关节囊和下方的脂肪及肌肉的间隙可以保护下方的血管。我们常将一把双尖头的髋臼下方拉钩（Innomed Inc，Savannah，GA）置于该处，则可以显露整个髋臼（图 16－19）。

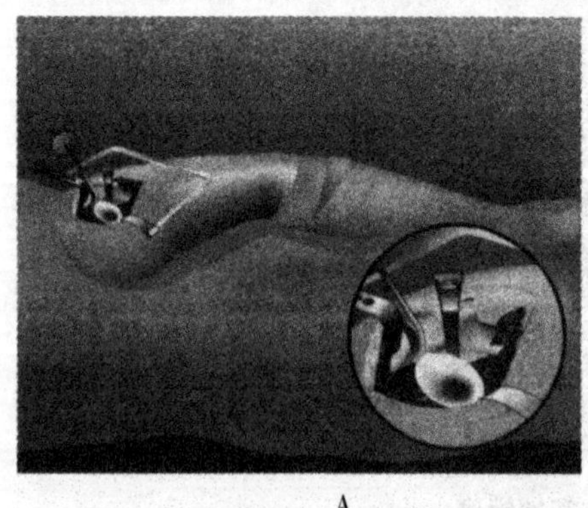

A

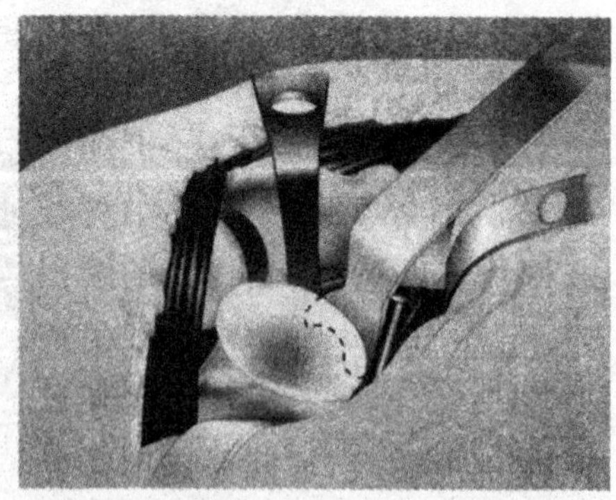

B

图 16－19　显示整个髋臼

A. 将股骨头置于外展肌群的下方，以显露髋臼；B. 直角的 Hohman 拉钩置于髋臼前壁，以牵股骨向前。Charnley 针固定住后侧关节囊。双齿的拉钩置于下方，其有助于显示整个髋臼

6. 髋臼准备　开始做髋臼准备前，首先需对髋臼的前后壁及髋臼方位做仔细的评估。去除髋臼卵圆窝顶部的软组织。如果髋臼呈正常结构，则最好就按解剖方位做锉磨，在这种情况下，髋臼卵圆窝的软组织并不一定要全部去除。和全髋置换一样，依次使用大一号的半球形锉，做髋臼锉磨，直到有些骨松质被显露出来。评估髋臼前后壁的厚度。对于骨质硬、密度高的年轻活跃患者，作者喜欢采用一种“熊爪”式的髋臼锉（图 16 - 20），而不是“乳酪摩擦”式髋臼锉。开始锉磨时，以与股骨头外径相一致大小的锉开始，这样髋臼锉可获得较好的稳定性，而避免髋臼锉的抖动，而导致偏心的锉磨。而当髋臼锉锋利时，锉起来会很厉害，尽管非常有效率，但使用时应小心。髋臼锉指向外展 42°，前倾 20°～25°。对大多数患者而言，不必锉到髋臼底部。最后将“熊爪”式髋臼锉（较完全匹配的尺寸小一号）置入，去除任何髋臼后方边缘的突起。最后采用完全匹配的“乳酪摩擦”式髋臼锉，直径大小与列出的要置入假体的大小一致。准备后的髋臼较髋臼假体的外直径小约 1.5mm，以获得髋臼假体置入后的压配固定。

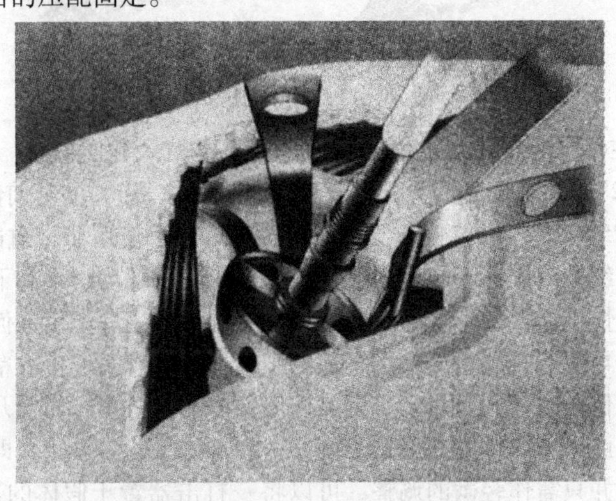

图 16 - 20　“熊爪”式髋臼锉锉磨

髋臼假体有 5 种类型：薄髋臼杯（3.5mm）、厚髋臼杯（5.5mm）、带侧翼固定的髋臼杯、上缘固定的髋臼杯、带钉刺的髋臼杯。

将髋臼囊性变病灶刮除，用高速钻去除其他的软组织，脉冲冲洗，然后用从股骨头上锉下的骨做植骨。使用半透明的髋臼试模和止血海绵压实植骨组织，但是植骨材料不应放在髋臼的前后柱之间。使用半透明的髋臼试模确认最终的尺寸、球形度，特别是髋臼锉磨后的深度。假体的后缘可以突出几个毫米，这样增加了约 10°的前倾，到 20°～30°，并避免完全锉磨到髋臼底部。然后，使用坚硬的金属环状试模，在 3 个平面上作最终确认（图 16 - 21）。对于薄的髋臼假体，锉磨的原则是“一对一”。例如，锉 58 号，则使用直径 58mm、3.5mm 厚的薄壁假体，而真正的髋臼杯外直径为 59.3mm。58mm 的环状试模应使所有平面都完全坐落于髋臼底部。如果其不能到达底部，或难以置入，可能是髋臼后侧或前侧入口处的骨嵴边缘阻挡所致。其原因是锉磨的齿在半球形以下。而如果用 59mm 的试模能贴到髋臼底部，使用 58 号的髋臼假体则不能获得 1.3mm 的压配。压配主要是在前后方向上的髋臼前后柱之间获得。对于一些骨质较松软的患者，将 59mm 的环形试模推入到髋臼底部是可能的，而且感觉仍满意，那是因为，对于 Conserve Plus 多孔微珠涂层的髋臼杯，仅仅 0.5mm 的过盈配合，即足够获得初始的稳定性。如果血液从骨松质渗出，可以将凝胶用透明的塑料试模压入骨的间隙。用纱布清除髋臼前后柱之间的任何植骨材料等，否则，其会影响假体的初始稳定性。

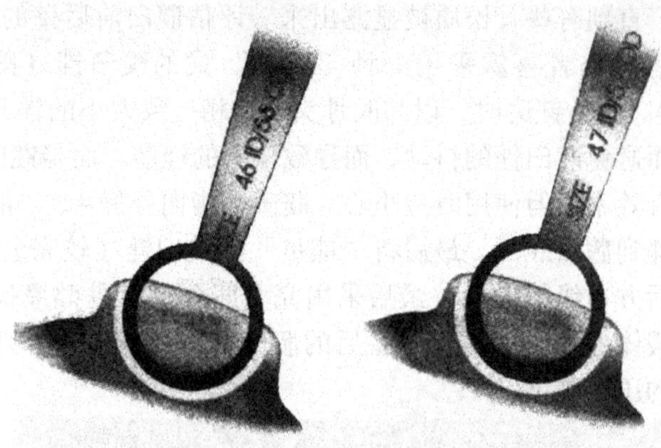

图 16－21　环形测量器

7. 髋臼植入　在作脉冲冲洗及抗生素液的冲洗后，植入髋臼假体。将假体打入手柄装置设置在假体外展 42°（患者侧卧、导杆垂直于地面即可获得），同时前倾 15°。我们建议前倾可以增加到 20°～25°。术者维持打入器在最佳位置，助手使用非常重的 10 磅锤子将其锤至髋臼底部。然后仔细检查髋臼杯的方向。在完全击入到底部后，不卸下打入器，摇动骨盆检查假体的初始稳定性。如果假体固定欠牢靠，或者骨盆摇晃后产生任何的假体移动，则必须取出假体，将髋臼再锉磨得深些。重复上述的步骤，确保髋臼准备的精确性。假体重新置入前，使用脉冲冲洗作彻底清洗，用纱布去除任何残留的软组织。为松开打入器，术者只要握住释放的部位，叫助手逆时针方向旋转几度，术者拉住手柄向头侧，即可取出打入器。如果假体位置不正确，并只需作轻微的调整，可以将一打击器置于假体的边缘，用锤子轻击，慢慢重新定位于预定方向。然后再将假体打实。如果不可能作这样的纠正，并且位置不满意，则用打入器取出假体，彻底用脉冲冲洗，用棉垫去除软组织。同样，在调整髋臼假体位置时，也可用锤子敲击髋臼假体边缘上的打击器，以微微调整髋臼假体的倾斜。然后，使用球状的嵌击器作最后打压，确保假体完全坐落于髋臼底部。去除髋臼后侧，特别是前壁的突出骨赘，直到露出髋臼假体边缘 1～2mm，对其可用高速磨锉等予以修成斜面。对于其他的髋臼假体，置入时同样采用以上的步骤，用透明的量规、环形的量规作测量确认，最后将最终选择型号的假体置入。

8. 股骨头最终准备　再次脱位股骨头，在助手的大腿及患者下肢之间垫一毛巾垫，以增加下肢内旋（见图 16－11）。将撬起股骨颈的拉钩置于股骨颈底下，通过最后筒锉的导针孔重新插入导针。对导针方向做最后的检查，如有必要，在继续做圆柱形锉磨前，用微调定位器再作适当调整。在做最终的圆柱形锉磨前，对柱形的截骨面做 360°完整的检查，确定隐窝或凹陷的位置。通常在圆柱形截骨面的上方或下方，偶尔在上下部位都有隐窝。去除隐窝内的软组织，以确认股骨头和颈的最终轮廓，如果需要，也便于在做最后的锉磨前，对导针作精细的微调。最后锉磨时，筒锉一次性进入，这样锉磨精确度高，保证了近端截骨板贴合安放。近端截骨板与塔式力线导杆组合后置入（图 16－22）。取下塔式导杆，确认近端截骨板的下缘覆盖头颈。

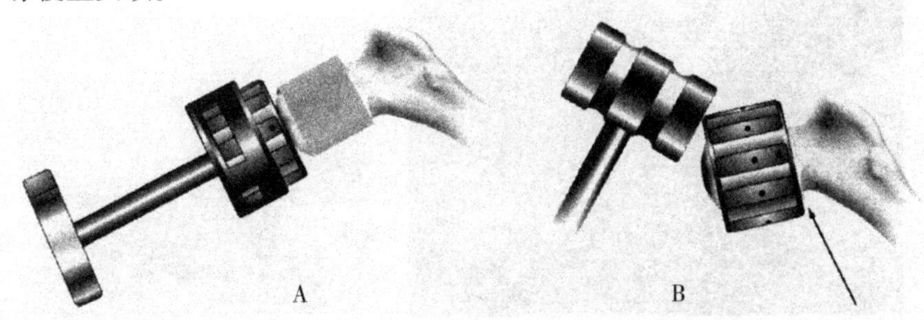

图 16－22　近端截骨板与塔式力线导杆组合后置入

A. 放置切骨导向器；B. 移去塔式对线导杆，如有必要，用锤子轻击，以使切骨导向板覆盖柱形锉磨股骨头的所有下缘

交界部锉磨的柱形头部。如果没有，可用锤子轻轻往下叩击。用2～3枚（一般两枚，如有截骨板的任何移动则用三枚）固定钉，置入截骨板的钉孔（图16－23A），以维持用摆锯做股骨头穹顶部截骨时截骨板位置的稳定（图16－23B）。穹顶部必须切得非常平齐，并且去除所有的碎屑，否则塔式导杆不能坐落在截骨板上，则不能做旋转贴合锁定。用启动钻头确定逐渐变细的干骺端柄锉的中心，以及用来在小粗隆钻孔，以接锥形的骨内吸引头（图16－23C），该吸引头与墙壁的吸引装置连接。柄锉磨的深度依据于选用的柄固定方式。如果柄做骨水泥固定，则深度要超过一到两个型号；如果作压配固定，则深度要小一号（图16－23D）。我们建议，如果有 >1cm 的囊肿，或假体直径 <48mm，则柄做骨水泥固定。取出塔式对线和近端截骨导杆后，将适合的斜面定位杆插入钻孔中。将斜面锉插入定位杆中，做斜面锉磨，获得股骨头的最终外形。我们建议，用斜面骨锉去除上方的硬化骨。如果不能去除这些硬化骨，则可以用小一号的斜面骨锉，锉到相应小一号的筒锉位置，也可以用高速磨钻打磨硬化骨表面。对于老式的160°斜面骨锉，可能会不必要地去除较多骨量，尤其在骨量较好的情况下，特别明显。在那些情况下，可以使用较大型号的斜面骨锉，可以较筒锉的型号大3号之多，从而去除较少的骨量，而仍然能将假体坐落到底。对于新的170°的斜面骨锉，在定位杆上做锉磨。这样的锉磨保留了更多的骨量，如果残留硬化骨，可以用接着的小一号骨锉来去除硬化骨。这样的操作使得医师在骨量较好的情况下，去除较少的骨质。在做斜面锉磨前，可用一张中间有小孔的“眼科视力检查样纸”套在股骨头上，以收集斜面骨锉锉磨时的骨屑。然后套上塑料试模，对已准备好的表面作最后的确认检查，并在头颈交界部用电刀做标记，以确保假体的完全坐落到底。如果需要检查活动度和碰撞的可能，则作试验性的复位。

对于老式的开口型金属试模，最终的股骨头外形确认是通过旋转股骨头的试模，来确保股骨头周围完整的，1mm 骨水泥层。对已准备好的股骨头，一定要用锋利的刮匙，特别是高速磨钻，去除所有的囊肿和软组织。在股骨头的穹顶和没有多孔的斜面部位（即骨质硬化处），用1/8英寸或3.2mm的钻头，作另外的固定孔（图16－24）。小的孔比大的孔可获得的更大的固定总面积，从取出的假体分析也得知，前者假体生存时间更长。通常在股骨头的穹顶部钻8～10个孔，而在斜面钻12～20个孔。当骨质致密或硬化，钻孔尤为重要。

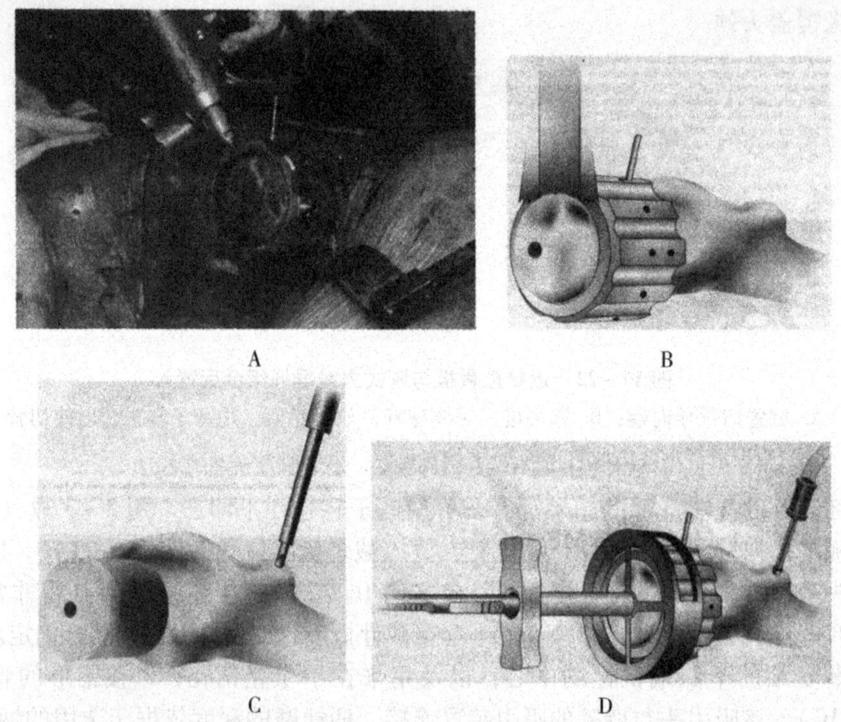

图 16－23　股骨头最终准备

A. 将 2～3 枚短钉通过导孔打入，确保切骨导向板位置在切骨时的稳定；B. 用摆锯作穹顶部截骨；C. 用启动钻作干骺端柄锉的锥形中心孔的定型，以及在小粗隆处开孔以插入吸引套管；D. 干骺端柄锉的钻孔深度取决于柄做骨水泥固定还是压配固定

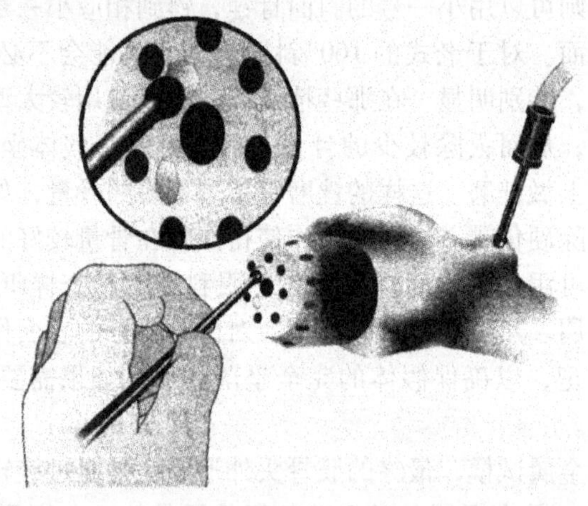

图 16－24　在已准备好的股骨头的穹顶及斜面做骨水泥固定孔

9. 股骨头的骨水泥固定　在用骨水泥固定前，用脉冲冲洗以清除股骨头表面的任何脂肪或碎屑，并用抗生素液冲洗。将连到墙壁的吸引装置的吸引头插入股骨柄孔。而将另一个锥形的吸引套管插入用启动钻在小粗隆钻的 3. 2mm 的孔内。轻击锥形的吸引套管，使之紧密插入。这样就需要两路吸引管。清理并使股骨头表面干燥十分重要。一种碳吹干喷射装置

（Kinamed Inc，Camarillo，CA）非常有用，不但可以干燥骨的外表面，也可以干燥股骨柄孔的内部，并且能区分任何软的或硬的组织，这些组织影响骨水泥渗入骨质内。把股骨头当做一个牙齿的空洞，这样就像牙医一样，在充填丙烯酸树脂之前，对股骨头作准备。必须使股骨头绝对干净和干燥。

推荐使用普通的 Surgical Simplex P 骨水泥（Howmedica Inc，Rutherford，NJ），因其极佳的操控性能。将一包骨水泥混合，约两分钟后倒入股骨假体中，用手指将假体的内侧面均匀涂平。大约 4min 时，当骨水泥进入面团期早期，用手压入锉磨的柱形股骨头表面。如果股骨柄也做骨水泥固定，则将股骨柄插入孔清理干净并干燥，再把骨水泥压入然后将股骨假体安于股骨头上，用手压住打入器，以确保假体完全坐落到底。如果有需要，轻轻反复锤击打入器。持续加压直到骨水泥已硬化。为了缩短工作和凝固时间到约 10min，将单体在电热加温器上加热到人体温度以上，但是应在凝固前有足够的时间，确保让多余的骨水泥溢出及假体完全到底。应将所有溢出的骨水泥小心地用手术刀切除，注意后侧、下方和上方，切割时刀与股骨假体表面呈直角，这样不会把骨水泥从杯内拉出。在清理前方杯与骨交界处溢出的骨水泥，用带有反光镜的齿科器械非常有用。在反光镜的帮助下，可看清局部多余的骨水泥，并予以切割后取出。接着，用湿的棉垫清洁假体表面。通常，需使用数千毫升的水来冲洗手术区，同时使骨水泥在凝固过程中的最大温度降低。注意这种骨水泥技术，旨在提供柱形锉骨面最大的骨水泥固定面积，并防止骨水泥过度渗透。其他的骨水泥技术必须与其他的器械相配套，假体与骨 <1mm 的间隙，则需使用低黏度的骨水泥，更多的水泥压向上方，而可能较少的骨水泥压入柱形锉骨面，其原因是存在较多的剪力。我们的目标是获得几乎环状的 1mm 骨水泥层，而渗入深度不超过 2 ~ 3mm。

10. 髋关节复位和切口的闭合　在仔细去除所有可见或可触及的骨水泥碎片和骨屑后，将髋关节复位，作关节的充分活动。最好能屈曲髋关节到 120°，尤其对于那些术前非常僵硬的患者。这种术中大范围的屈曲，有利于术后功能锻炼的起始阶段。髋关节屈曲 90°并内旋，检查前方是否有撞击。最好能达到至少 40°内旋。如果不能，可确认前方的骨赘是撞击的原因，则予以清除。同样，也必须至少伸直位 40°的外旋。在髋膝关节伸直时，向前推髋关节，以确认髋关节稳定。如果发现不稳定，可能是髋臼前倾过大，表明需要重新置放。由于关节囊已松解并至少部分被切除，所以可以容易地把髋关节从髋臼中拉出，即所谓的“Shuck test”，但这是在预料中的，只要术后作适当的预防措施，是不成问题的。再用 2000ml 或 3000ml 的盐水、1000ml 的抗生素溶液，作最后的冲洗。用 1 号抗菌薇乔缝线修复外旋短肌群，如需要还需修复臀大肌肌腱，伤口置小号的 1/8 英寸的 Hemovac 引流，然后关闭切口。对于大多数切口，可以做皮下缝合后，再用多抹棒涂抹（Dermabond，Ethicon，Somerville，NJ），可以安全愈合。

七、术后处理

1. 预防髋关节脱位　一旦麻醉消退，髋关节即获得稳定，不需要特殊的外展枕。然而，在患者安全地转送到苏醒病房之前，保持对已复位髋关节的压力很重要，以避免发生髋关节脱位。将足用带子绑好内旋，拍片。如果不这样做，在偶尔的情况下，通常是在外旋位发生脱位。对于那些脱位的患者，只要牵引并内旋，即可以成功地复位，而不再发生。

2. 抗感染及抗凝治疗　使用预防性的广谱抗生素 2d，3 周低剂量的华法林，然后改用 3

周的阿司匹林。术前及术后给予吲哚美辛 50mg。继续使用吲哚美辛 25mg，3 次/d 口服，或 75mg，纳肛，5d。所有同时双侧亏术者，术前作 7Gy 的单剂量照射及给予吲哚美辛。

3. 功能康复　术后第 1 天开始行走，扶拐下至少 50% 负重，或到能忍受程度。患者通常术后 2 ~ 3d 出院。如果是一期双侧手术者，则通常推迟 1d 出院。使用拐杖 3 ~ 4 周，有利于软组织的愈合，也有利于人工关节恢复更为正常的润滑。偶尔再继续使用手杖 1 ~ 2 周。当患者能控制其下肢时，即可恢复驾车。大多数患者在术后 2 ~ 4 周恢复工作。术后 4 ~ 5 个月，通常可允许做低碰撞性的运动。肢体接触性或撞击性运动应该予以禁止 10 ~ 12 个月。对于髋关节有 >1cm 囊肿的患者，不建议做躯体接触性运动。

八、并发症

(1) 在做股骨头柱形锉磨时，造成股骨颈上方皮质的切迹，其减弱了股骨颈，并且可能导致将来的股骨颈骨折。在开始锉磨前，必须尽可能地精确放置导针。在股骨头准备过程中，随时调整导针，以确保最终的锉磨获得假体最佳的位置。

(2) 如果锉磨时进入前方的骨赘，则明确骨赘下方没有正常结构的骨皮质。否则，减弱了股骨颈，因为在这种情况下骨赘已经成了股骨颈正常结构的一部分。我们建议，只要屈曲位有足够的内旋，可稍稍将股骨假体向前安放，同时少许呈从后向前，以保护骨赘。

(3) 在骨水泥固定前，股骨头表面有残留的骨屑，并且股骨头没有作适当的干燥处理。这是一个关键的手术步骤，其决定股骨假体初始固定的质量，以及最终假体的长期生存率。必须记住，与全髋置换时股骨柄假体固定的面积相比，表面置换时股骨假体的固定面积明显减少。

（杨家福）

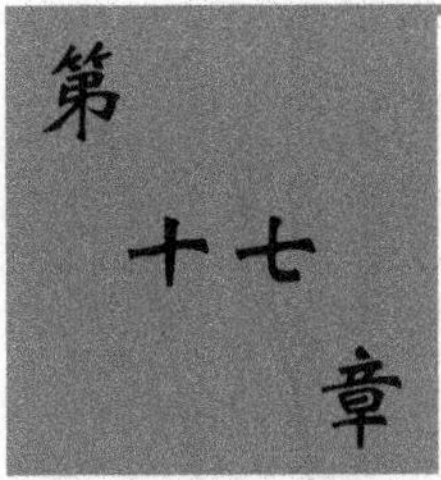

第十七章 膝部手术

第一节　股骨下端骨折

股骨下端骨折包括髁上骨折、单髁骨折、髁间骨折和股骨下端骨骺分离。

一、股骨髁上骨折

指发生在腓肠肌起始点 2～4cm 范围内的骨折。此部位即为股骨髁至股骨干骺端的连接部。多发生于青壮年（图 17－1）。

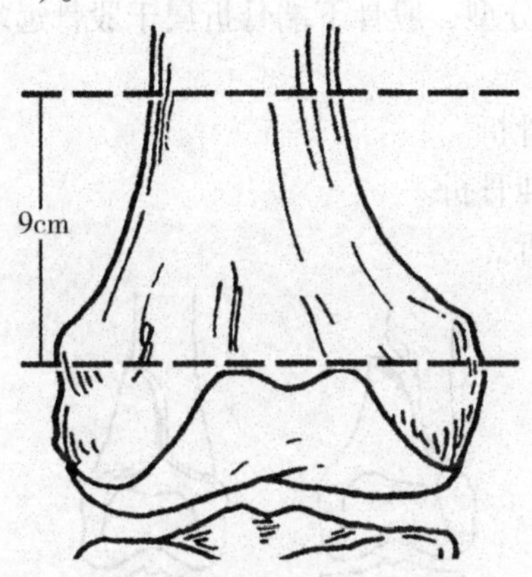

图 17－1　股骨髁上范围

（一）损伤机制

1. 直接暴力　直接暴力打击可导致骨折。

2. 间接暴力　如从高处坠落，足部或膝部着地产生的传导暴力导致骨折。膝关节强直且骨质疏松，由于膝部的杠杆作用增加，猛烈扭伤或屈曲位跌倒时，也容易发生骨折。

（二）类型

1. 按骨折移位分型（图 17－2①②③）

（1）屈曲型：为膝关节处于屈曲位受伤所致。骨折线自后上斜向前下，多呈横形或短斜形。由于腓肠肌和关节囊的牵拉作用，骨折远端向后移位，有可能刺伤或压迫腘动、静脉及胫神经，骨折近端可刺破髌上囊或皮肤。

（2）伸直型：因后方遭受暴力或膝关节处于伸直位受伤所致。骨折线有横形或斜形。

斜形骨折线与屈曲型相反，即自后下至前止，骨折远端在前，近端在后，形成重叠移位。此类骨折应注意腘动脉损伤。

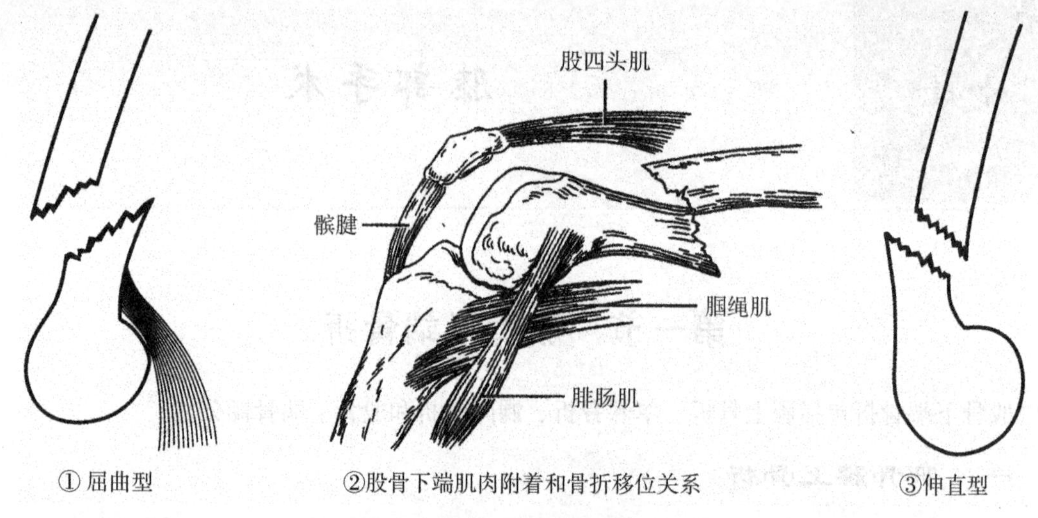

图 17-2①②③ 按骨折移位分型

2. AO 分型 按 AO/ASIF 分型，股骨下端骨折属于股骨远端骨折的 A 类，又再分为 3 个亚型（图 17-3）。

（1）A1 型：无明显移位骨折。

（2）A2 型：有移位的单纯骨折。

（3）A3 型：髁上粉碎骨折。

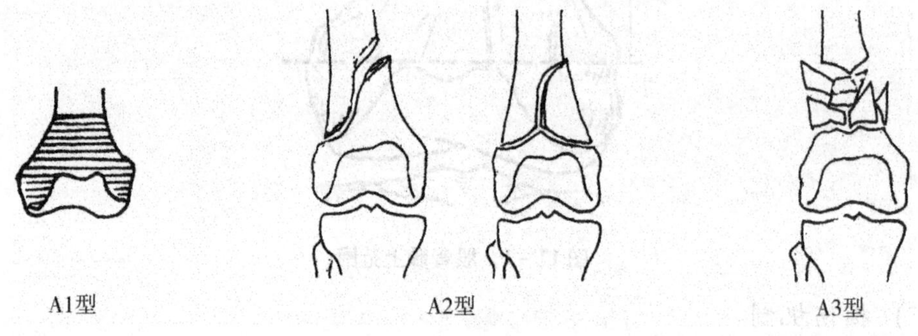

图 17-3 AO 分型

（三）临床表现

伤后大腿及膝部明显肿胀及疼痛。患肢短缩畸形，活动受限，有异常活动，可触及骨擦音等。屈曲型骨折可触及骨折近端向膝前外上方突起，伸直型不易触及骨折端，可有局部前后径明显增大。检查时应防止膝关节过伸造成腘部血管、神经损伤。

（四）诊断

膝关节正、侧位 X 线片，可了解骨折类型及移位情况。由于该处是骨肿瘤好发部位，故需排除病理性骨折，CT 扫描可为诊断和治疗计划提供更好参考。

（五）治疗

1. 保守治疗　一般认为只适用于无移位的 A1 型骨折。而有经验的中西医结合学者认为，股骨髁上骨折，除非移位程度严重，手法不能整复或有血管神经合并伤，多数手法复位有效。

单纯超关节夹板或石膏固定，适用于儿童青枝骨折及成年人无移位的稳定骨折，膝关节内如有积血应先抽除。

（1）超关节夹板固定：用 4 块夹板，前侧板下端至髌骨上缘；后侧板下端至腘窝中部；两侧以带轴活动夹板作超关节在小腿上端固定。固定期间应坚持股四头肌收缩练习，6～8 周后可去除外固定，练习关节活动。一般骨折愈合时间 3～4 个月（图 17－4）。

（2）长腿管型石膏固定：见图 17－5。

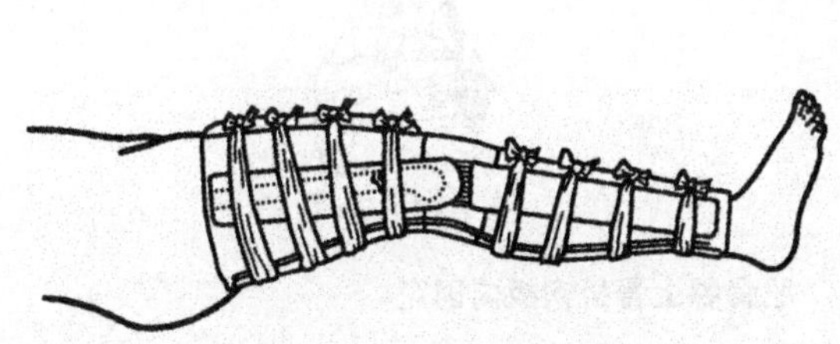

图 17－4　超关节夹板固定

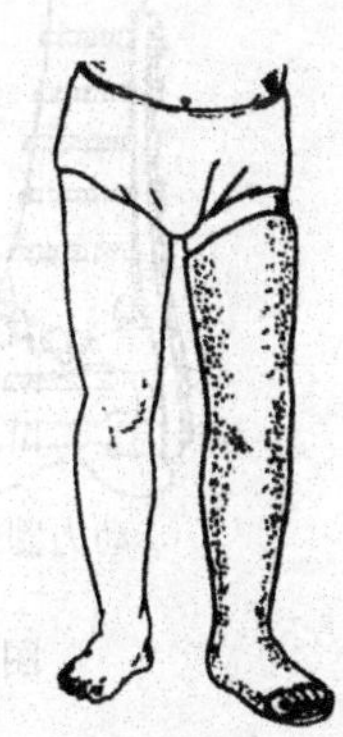

图 17－5　长腿管型石膏固定

（3）骨牵引复位：适用于有移位的 A2、A3 型骨折。屈曲型骨折可用股骨髁冰钳或克氏针牵引法（图 17－6），伸直型骨折可用胫骨结节牵引法（图 17－7）。

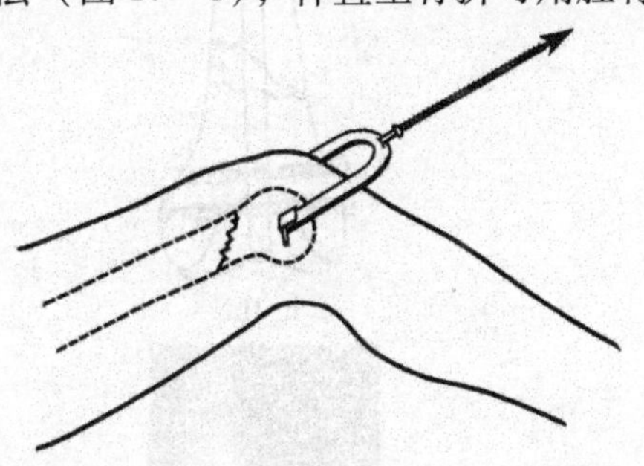

图 17－6　屈曲型骨折冰钳或克氏针牵引法

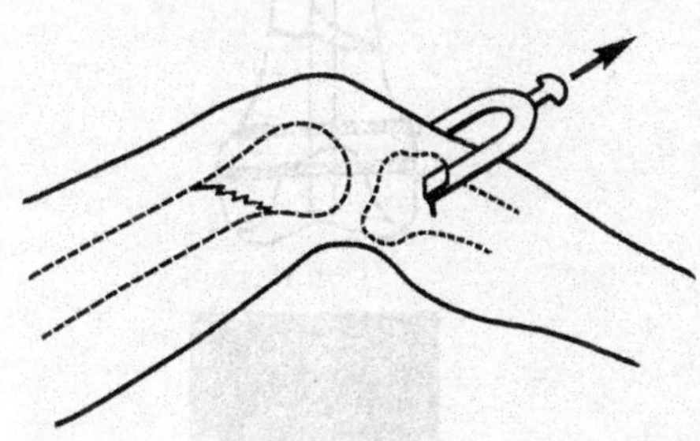

图 17－7　伸直型骨折胫骨结节牵引法

如经牵引不能取得自动复位，可在牵引下加用手法复位。屈曲型骨折术者向上端提骨折远端，且手向下挤按骨折近端。伸直型骨折的整复手术则相反。整复成功后，作夹板固定，进行功能锻炼。4～6 周去除牵引，改为超关节夹板固定，直至骨愈合。

2. 手术治疗　目前常用的有 95°角钢板，动力髁螺钉（DCS）及股骨髁支持钢板（CBP）等（图 17－8①②③④）。近年来，逆行髁上带锁钉因具有手术不需显露骨折端、损伤小、内固定坚实等优点，临床上也较常用（图 17－9①②③）。有人认为，开放性骨折及手术途径方便置入髓钉时可应用，而为了置入髓钉而另需开放膝关节时应慎重。

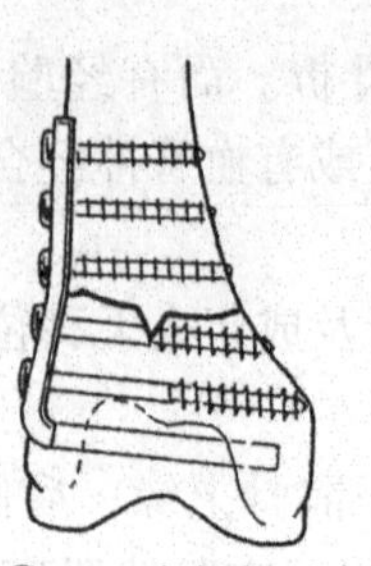

①95° 角钢板固定

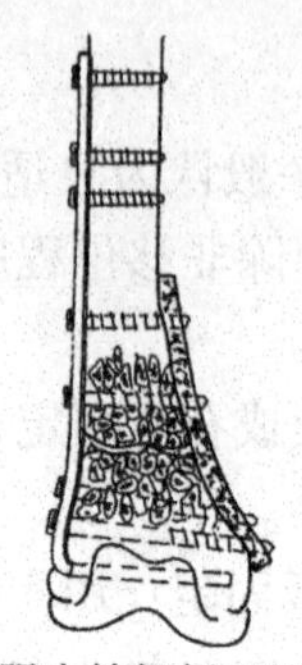

②股骨髁支持钢板(CBP)植骨

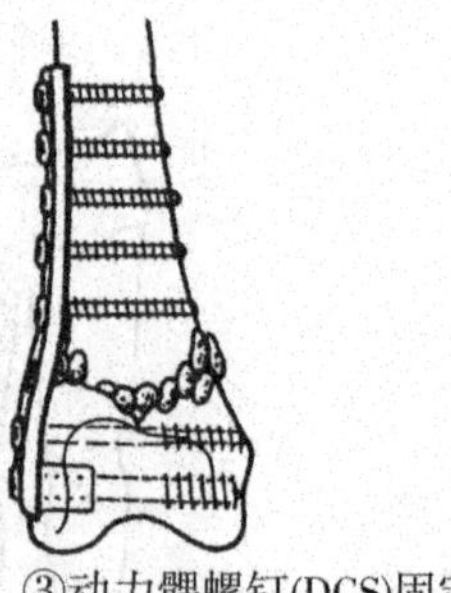

③动力髁螺钉(DCS)固定

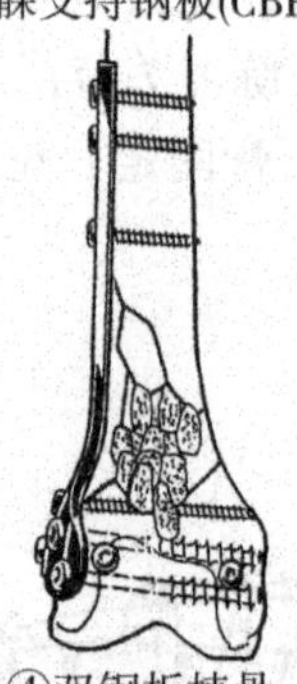

④双钢板植骨

图 17－8①②③④　股骨髁上骨折钢板内固定

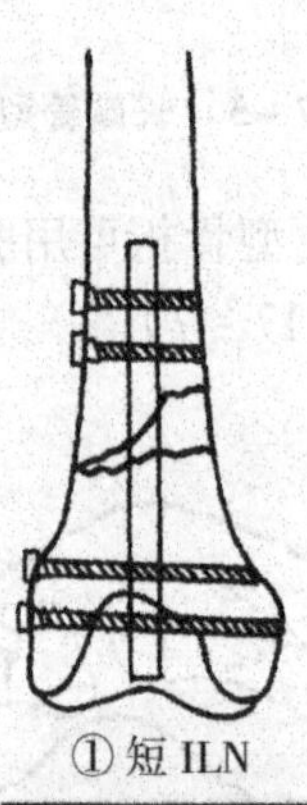

① 短 ILN

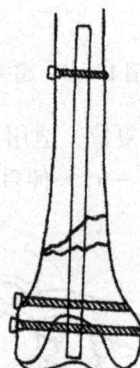

②长 ILN

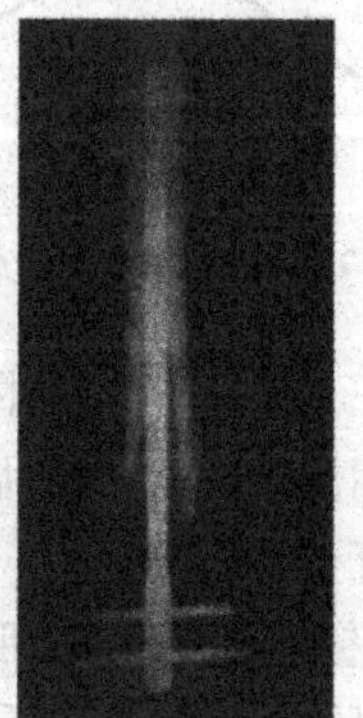

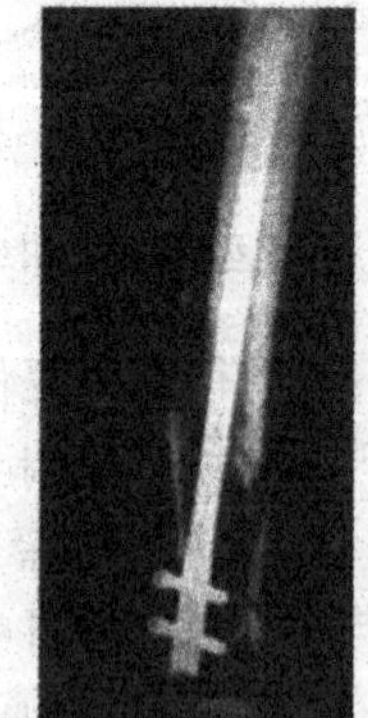

③术后X线照片

图 17－9①②③　逆行髁上带锁钉（ILN）固定

二、股骨髁间骨折

股骨远端膨大部分，通过内外上髁的连线与股骨干骺端相连。股骨髁间骨折属关节内骨折，发生率约占全身骨折的4%，在股骨骨折中占4% ~7%。

(一) 损伤机制

1. 直接暴力　暴力直接作用于股骨髁部前方可导致骨折。暴力经髌骨，产生撞击股骨髁的楔形力，多为开放性或粉碎性骨折，常发生于青壮年。

2. 间接暴力　多由高处跌落，足跟触地，先发生股骨髁上骨折，暴力继续经近折端向下传达，并嵌插于股骨二髁之间，将股骨髁劈开为内、外2块，成为“T”或“Y”形骨折。此外，股胫骨纵轴方向的间接暴力，在伸膝状态下可产生股骨髁间劈裂骨折。在屈膝状态下可导致后髁骨折，此时伴有膝关节内翻或外翻应力导致的内髁或髁上骨折。股胫间纵轴方向的间接旋转暴力，还可产生不同部位股骨髁骨软骨骨折。

高龄伤者多数有骨质疏松基础，在较轻微外伤即导致骨折，且多数伴有脊柱、髋部或桡骨远端多部位骨折。

(二) 分型

传统分型有伸直型和屈曲型，屈曲型包括“T”和“Y”形骨折（图17 -10①②）。在AO分型中，属“C”形骨折（图17 -11）。

C型　双髁骨折，分为3个亚型。

C1型　双髁骨折伴髁上非粉碎性骨折（“T”或“Y”形骨折）。

C2型　双髁骨折伴髁上粉碎性骨折。

C3型　双髁骨折伴髁上粉碎性骨折及髁间粉碎性骨折。

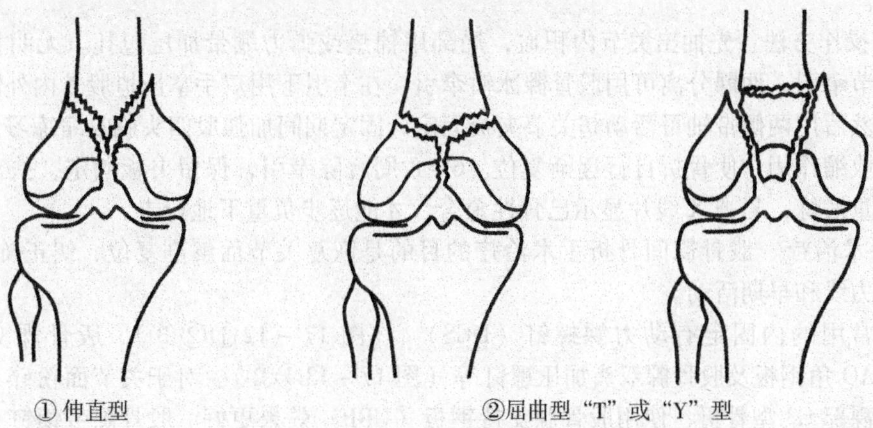

① 伸直型　　②屈曲型“T”或“Y”型

图17 -10①②　伸直型和屈曲型骨折

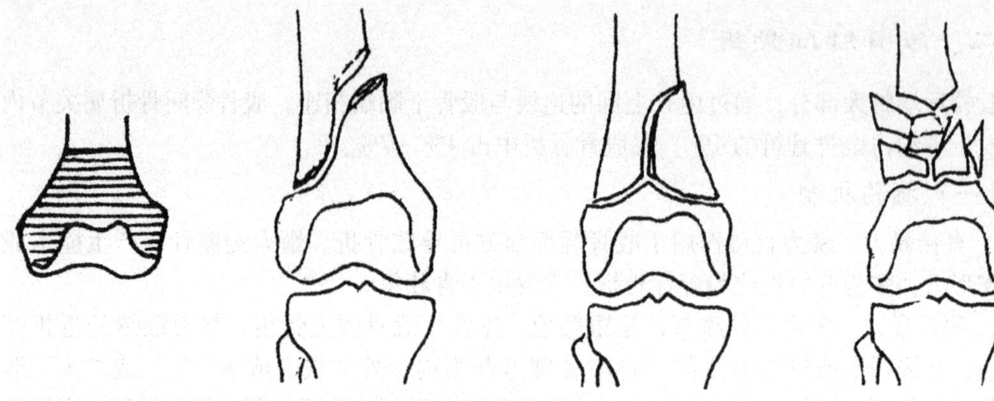

图 17－11　AO 分型属“C”形骨折

（三）临床表现与诊断

患膝明显肿胀、疼痛、活动受限，无法站立。检查膝部明显肿胀，有皮下瘀斑，股骨远端明显压痛、纵轴叩击痛，腘窝处可触及骨折远端成角移位及异常活动，可有骨擦音或骨擦感。有重叠移位者，患肢短缩，或出现膝内、外翻畸形。膝关节内出血者，浮髌试验阳性。挤压研磨试验及 McMurray 试验阳性。要注意检查腘窝部是否有血肿、足背动脉的搏动、末梢血运及足踝部的活动情况，以便确定是否有血管、神经损伤。

（四）治疗

1. 保守治疗　可采用手法复位、骨牵引和超关节夹板固定

（1）适应证：适用于骨折轻度移位，关节面骨折移位 2mm 以内或仅有内、外髁轻度分离的骨折。

（2）操作方法：先抽出关节内积血，局部用棉垫或弹力绷带加压包扎。无明显移位可行胫骨结节牵引，两髁分离可用股骨髁冰钳牵引，在牵引下用双手掌压迫股骨内外髁，使骨块复位。然后用两侧带轴可活动超关节夹板固定，固定期间加强股四头肌收缩练习，通过夹板与肌肉收缩作用，使骨折自行逐渐复位。6～8 周解除牵引，保留夹板固定，扶双拐下地进行不负重锻炼，复查 X 线片显示已骨性愈合，才能逐步负重下地行走。

2. 手术治疗　股骨髁间骨折手术治疗的目的是恢复关节面解剖复位、纠正旋转移位、恢复负重力线和早期活动。

临床常用的内固定有动力髁螺钉（DCS）（图 17－12①②③）、股骨髁支持钢板（CBP）、AO 角钢板及股骨髁双头加压螺钉等（图 17－13①②）。对于关节面粉碎、移位严重的股骨髁部 C3 型骨折，使用股骨髁支持钢板（CBP）效果更好。股骨髁带锁钉（GSH），适用于 A 型、C1 型、C2 型骨折，但不适用于 C3 型骨折。

3. 影响骨折治疗效果的原因

（1）行牵引治疗闭合复位者，较难以达到解剖复位，从而遗留发生创伤性关节炎的解剖基础。

（2）骨折错位及出血，发生在膝关节内髌上囊或股四头肌与股骨之间的滑动装置，经牵引或石膏固定治疗者，易发生关节内外粘连，致关节活动障碍，甚至僵硬。

（3）行切开复位者，如无坚强内固定，则仍需外固定，膝关节如果不能得到早期锻炼

活动，可发生术后膝关节粘连。

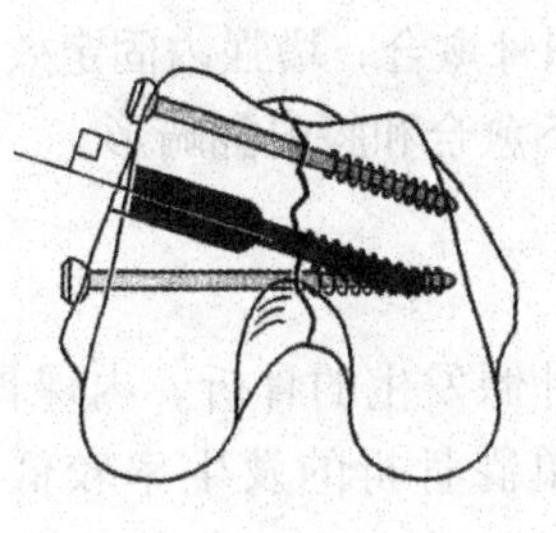

①髁加压螺钉置入正确位置

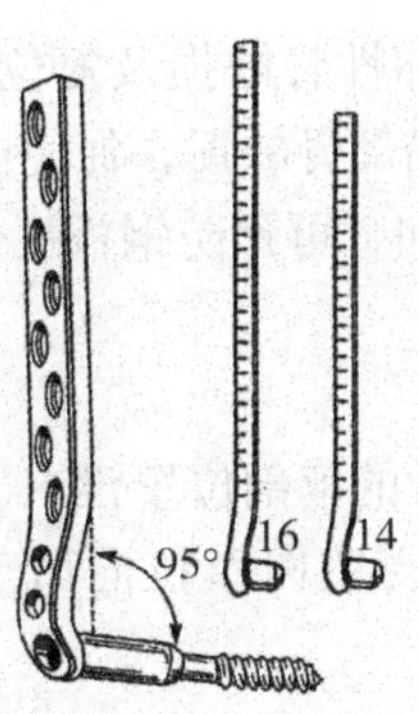

②95° 髁加压螺钉

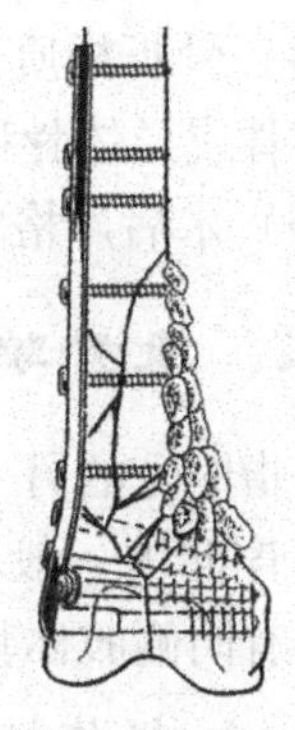

③DCS植骨固定

图 17－12①②③　股骨髁间骨折 DCS 固定

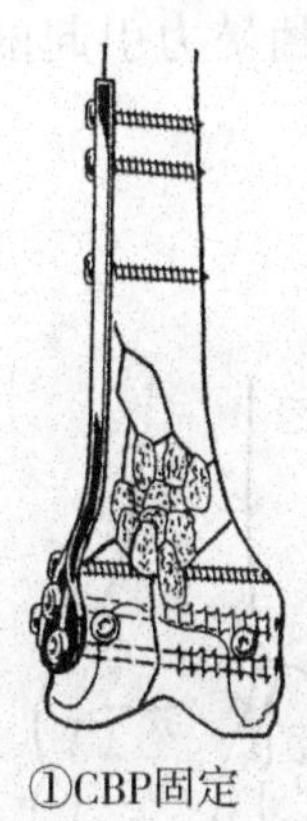

①CBP固定

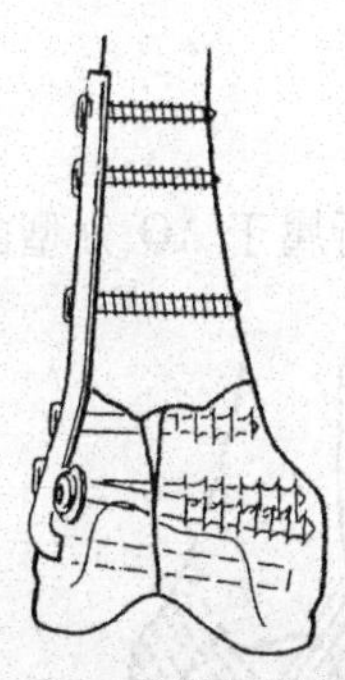

②AO角钢板固定

图 17－13①②　股骨髁骨折钢板固定

未达到解剖复位与关节内外粘连是影响疗效的主要原因。因此，对有移位的股骨髁部骨折，应早期采用手术解剖复位，清除关节内积血及碎骨片，作坚强内固定，恢复完整的关节面及正常关节关系。术后负压吸引，防止关节内积血，早期开始关节活动练习，预防关节粘连及僵硬。

（五）并发症

股骨髁间骨折复位内固定有一定难度，固定不牢固可出现骨折不愈合、膝内翻畸形以及膝关节功能障碍等并发症。

（1）髁部如果插入主钉或刃的位置偏后，容易使股骨髁向内侧移位，产生旋转畸形。将动力髋螺钉（DCS）的进钉点置于股骨髁侧前方 1/4 点上，使之与侧方髁面方向垂直，这样可增强控制旋转的稳定性。

（2）使用股骨髁支持钢板（CBP）时，由于螺钉和钢板固定的角度，能较好控制骨折内翻畸形。如内侧皮质缺损则效果较差。

（3）对于 C3 型骨折，钉板类固定后仍容易存在不稳定。在骨折处内侧再放置 6～8 孔普通钢板，这种双侧钢板固定，虽然造成一定创伤，但能起到钢板夹板的稳定作用，可明显提高骨折端的稳定性。

（4）骨折松质骨出现的压缩性骨缺损及复位内固定操作，均有影响术后骨愈合。采用自体髂骨或异体骨移植，填补局部骨缺损，促使诱导成骨，有利骨愈合，增强内固定效果。

（5）术后严格掌握负重时间，可预防钢板疲劳折断、骨折不愈合和膝内翻畸形。

三、股骨单髁骨折

是指股骨的另一半髁与股骨的解剖位置没有改变，内髁或外髁发生的骨折。内踝骨折，游离的骨折块一般较完整，常受肌肉牵拉向后上移位。股骨单髁骨折的发生率较低，约30%伴有同侧肢体其他合并伤。

（一）损伤机制

1. 直接暴力　常因直接外力冲击股骨内或外髁导致骨折。

2. 间接暴力　常因膝伸直位时从高处坠落，足跟着地，暴力向上传达至髁部，因为膝关节存在正常外翻角而形成外翻暴力，导致外髁骨折。膝内翻暴力引起的内髁骨折较为少见。

（二）分型

股骨单髁骨折属于AO分型的“B”形（图17－14）。

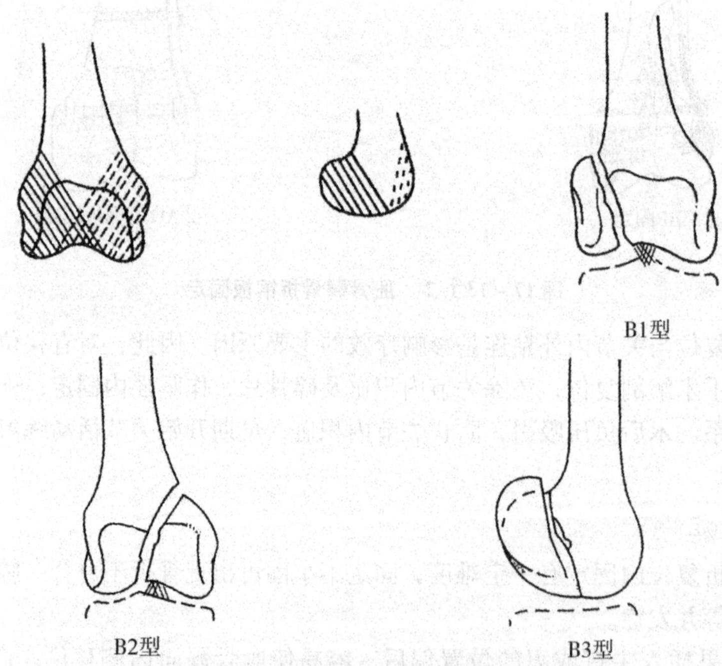

图17－14　AO分型属“B”形骨折

（三）临床表现与诊断

伤后膝部肿胀、疼痛，关节内积血，可触及骨擦音，关节活动受限。

X线摄片包括轴位、前后位、侧位及髌骨切线位，可明确诊断并发现是否合并有后髁冠状骨折或其他膝关节损伤。CT扫描可更准确了解骨折及移位情况。

(四) 治疗

1. 保守治疗 无移位骨折，可采用外固定治疗，但需定期复查，防止骨折再移位。

2. 手术治疗

(1) 手术方法：有移位的股骨单髁骨折需手术复位内固定。对青壮年骨质较好的有移位骨折，可采用经皮复位，松质骨拉力螺丝钉、髁锁定螺钉（图 17－15①②）或双头加压锁定螺钉固定（图 17－16①②③），对老年人骨质疏松、骨折程度较严重，伴有明显压缩性骨质缺损者，可用动力髋螺钉固定及植骨。

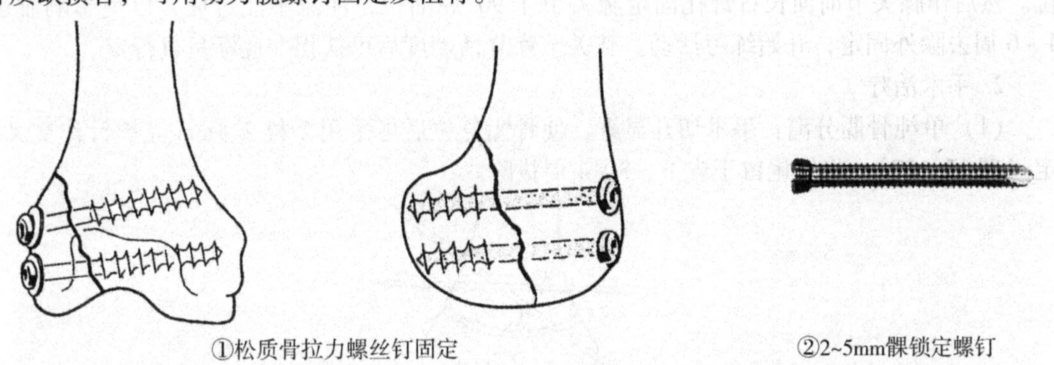

图 17－15①②　股骨单髁骨折螺丝钉固定

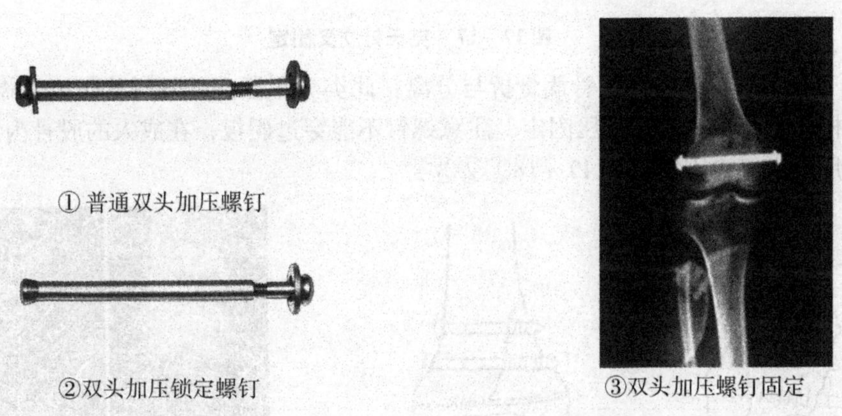

图 17－16①②③　股骨单髁骨折螺钉固定

(2) 术后处理：拔除引流管即可活动膝关节，2～3 周扶双拐下地，一般 8～12 周骨折可愈合并完全负重。

四、股骨下端骨骺分离

多发生在 8～14 岁的青少年。

(一) 损伤机制

常因膝关节受到过度伸直性外伤，导致股骨下端骨骺分离，分离骨骺向前移位至股骨干骺端前侧。因直接暴力冲击膝关节前部或侧面，可导致骨骺分离并向后或侧方移位。

（二）分型

股骨下端骨骺分离包括单纯骨骺分离和带有三角形干骺端骨片的骨骺骨折与分离。

（三）治疗

1. 保守治疗　可采用手法复位、石膏托固定。

操作方法：麻醉下平卧，用支柱顶住会阴部。患肢屈膝 90°，助手作对抗牵引。术者用 4 指将股骨干骺端向前提位，两拇指置于分离骨骺的前侧向后挤按，将分离的骨骺推回原位。然后作膝关节前面长石膏托固定膝关节于 90°屈曲位，注意不能过屈，以免影响血运。4～6 周去除外固定，开始练习活动。膝关节恢复活动度后可扶拐并逐渐负重行走。

2. 手术治疗

（1）单纯骨骺分离：手术切开显露，使骨骺复位后可采用 2 枚 2.4mm 克氏针作交叉固定（图 17－17），将针尾留于皮下，3～4 周拔除。

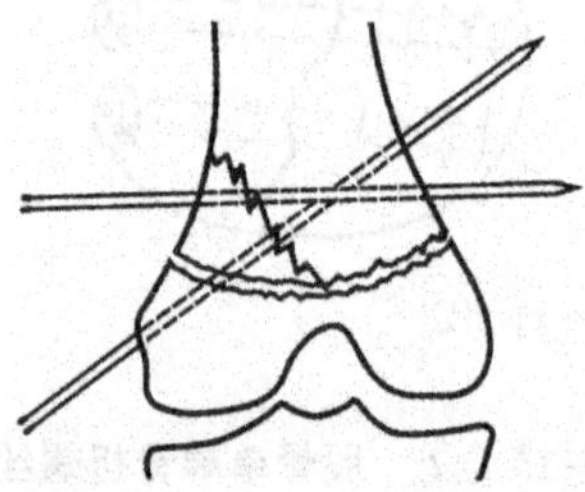

图 17－17　克氏针交叉固定

（2）带三角形干骺端片的骨骺骨折与分离：此类型干骺端的骨折片较大，需充分复位，并用 2 枚松质骨拉力螺钉行加压固定，注意螺钉不能穿过骺板，在成人的股骨内髁骨折切开复位后可用空心钉内固定（图 17－18①②③）。

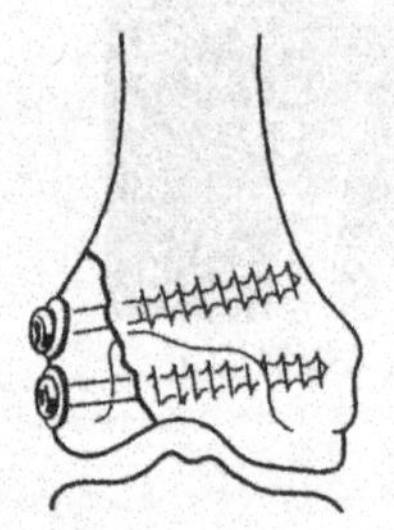

① 松质骨拉力螺钉固定

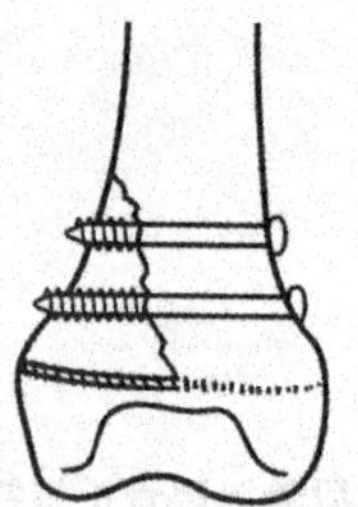

②双螺钉固定

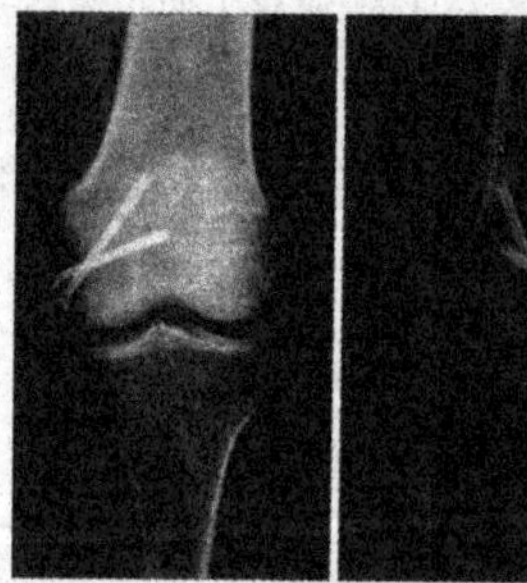

③空心钉固定

图 17－18①②③　股骨外髁螺钉固定

（3）术后处理：膝关节屈曲 30°，背侧石膏托固定，拔除引流即开始膝关节伸屈活动。2～3 周去除外固定，3～4 周拔除克氏针，4～6 周可持拐杖行走，6～8 周逐步负重行走。

（4）微创固定系统（MIPO）：20 世纪 90 年代开始，由 Krettek 发明的微创接骨板固定技术（MIPO）。MIPO 技术包括关节内骨折经关节经皮和关节外骨折经皮接骨板技术。由 AO/ASIF 设计的新型微创固定系统（LISS），适用于治疗干骺端和骺部骨折，具有能闭合插入接骨板而更好保护局部血液供应的优点（图 17－19①②）。

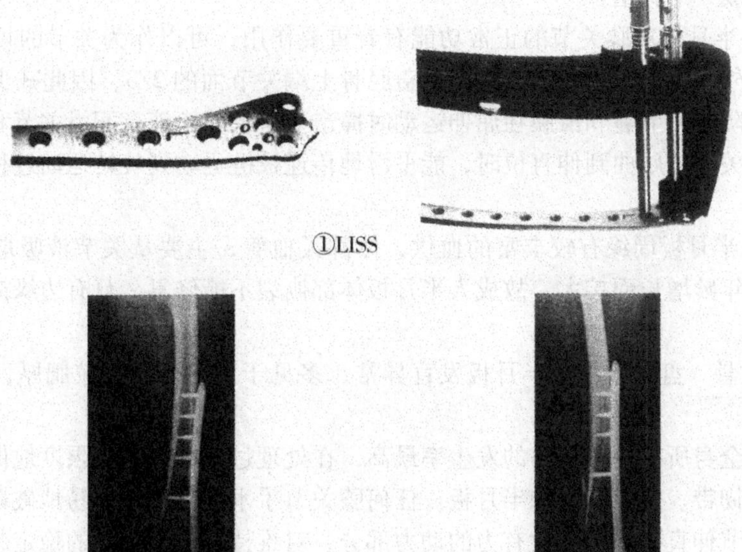

①LISS

②术后X线照片

图 17－19①② 微创固定系统

LISS 基本结构是由接骨板和锁定螺钉构成的内固定器，由于固定后，应力从骨经螺丝钉颈部传递至内固定器，所以接骨板很少甚至没有与骨面接触，从而保护了局部血运。骨折得到充分复位后，用特殊的器械和插入导向手柄能够使接骨板作小切口从肌肉下插入，通过小切口经皮拧入螺丝钉。

（谭红略）

第二节 膝关节半月板损伤

半月板系位于股骨髁和胫骨髁之间的纤维软骨垫，切面为三角形，外侧缘较厚，附着在关节囊的内侧面，借冠状韧带疏松附着于胫骨平台的边缘，内缘锐利，游离于关节腔内。

一、应用解剖（图 17－20）

1. 内侧半月板　内侧半月板的环大而窄，呈“C”形。前角薄而尖，附着于胫骨髁间隆起前区，位于前交叉韧带和外侧半月板前角之前方；后角宽，附着胫骨髁间隆起后区，位于外侧半月板后角与后交叉韧带之间，两角相距较远。整个半月板的周围附着在内侧关节囊，并通过冠状韧带止于胫骨的上缘。其前半部松弛，活动度大，容易破裂，后半部比较稳定，中间部易受扭转外力而横行破裂。

2. 外侧半月板　外侧半月板较内侧半月板环小而略厚，几乎为“O”形。前角附着于胫骨髁间隆起与前交叉韧带之间；后角处于胫骨髁间隆起与后交叉韧带之间，两角附着处相距较近。外侧半月板内侧边缘薄而游离，外侧缘与关节囊之间被腘肌腱隔开，并在外侧半月板的外侧缘形成一个斜槽。

3. 功能 半月板对膝关节的正常功能有着重要作用，可以作为关节的填充物，使股骨髁和胫骨髁的外形相适应。两半月板约遮盖胫骨上端关节面的2/3，因此减少了股骨和胫骨的直接相撞，防止关节囊和滑膜在屈伸运动时撞击。滑膜分泌液有润滑关节和营养关节软骨的作用。当膝关节从屈曲到伸直位时，能平滑地传递铰链运动到旋转运动过程。保持正常膝关节的稳定性。

4. 血运 半月板周缘有较丰富的血供，体部无血管，主要从关节液吸取营养。半月板的无血管区随年龄增长而扩大，故成人半月板体部撕裂不能修复，只有边缘撕裂伤才有可能愈合。

5. 盘状软骨 盘状软骨是半月板发育异常，多见于外侧，因其较肥厚，易发生磨损变性或水平撕裂。

膝关节在全身所有关节损伤的发生率最高，在处理过程中应最大限度地保护和修复稳定膝关节的侧副韧带、交叉韧带和半月板。任何膝关节手术，都不应轻易地破坏这些结构。股四头肌是膝关节伸直装置中强大有力的动力部分，对维持关节伸直时的稳定起重要作用。膝关节受伤后，可导致股四头肌萎缩，造成膝关节功能失调，影响关节功能的恢复，故此，在膝部疾病的治疗期间，都应按正确的方法锻炼股四头肌。

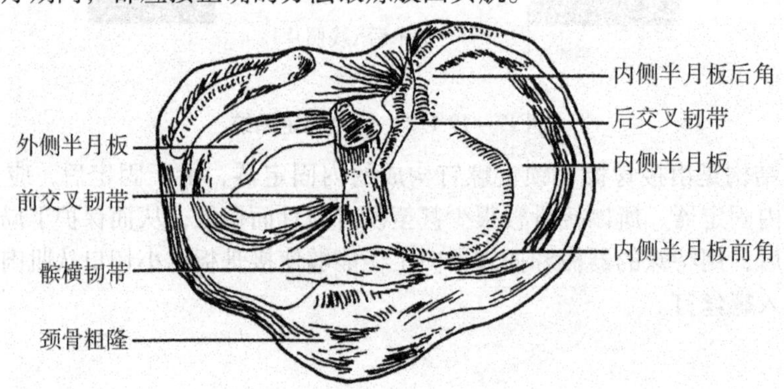

图17－20 半月板形态

二、病因病理

间接暴力和慢性劳损是半月板损伤的主要原因。膝关节在半屈位作强力的内翻或外翻时，半月板处于股骨髁部与下面胫骨平台之间形成旋转摩擦碾力。如骤然暴力很大，关节面之间对半月板的压力也很大，在旋转碾锉力超过半月板所能允许的缓冲力量时，即可引起各种类型的损伤，如前角、后角和体部撕裂。也可发生于无明显外伤史，如部分中老人和长年的蹲位或半蹲位工作者，长年累月的磨损也可造成半月板变性撕裂，其发生部位多位于后角或后1/3，膝关节的屈曲、旋转和伸直动作的慢性劳损与暴力致伤的机制相似。

三、临床表现

局限性膝关节内、外侧疼痛，影响膝关节屈伸运动，伤后数小时内关节肿胀显著，损伤当时可出现“清脆”的关节弹响声，如指弹墙壁声；慢性损伤，膝关节伸屈时出现弹响声，患者常自己做出。

患者走路时，膝关节忽然被“卡住”于某一体位，既不能伸又不能屈，谓之交锁现象，同时有关节酸痛感，关节“打软”而欲跪感；膝关节内侧或外侧间隙有明显压痛，如有关节积液可出现浮髌试验阳性；如为慢性损伤，可出现股四头肌萎缩，常用的临床检查方法有麦氏试验、研磨试验和重力试验阳性。

四、诊断

典型的病例依据病史，临床症状及体征可以确诊。膝关节交锁具有重要的诊断意义，但仅有关节打软感并非是半月板损伤的特有症状，需结合其他症状加以鉴别。体征不明确，诊断有困难的需用各种辅助检查手段。膝关节平片不能显示半月板损伤，但摄平片可排除膝关节内的骨性病变或其他疾患，可作 MR 或 CT 检查（图 17－21①②）。膝关节镜检查是目前最精确的诊断手段，确诊率超过 90%，关节镜可直接观察半月板损伤的确实部位、类型（图 17－22），并发现单独或并存的其他关节内病变。

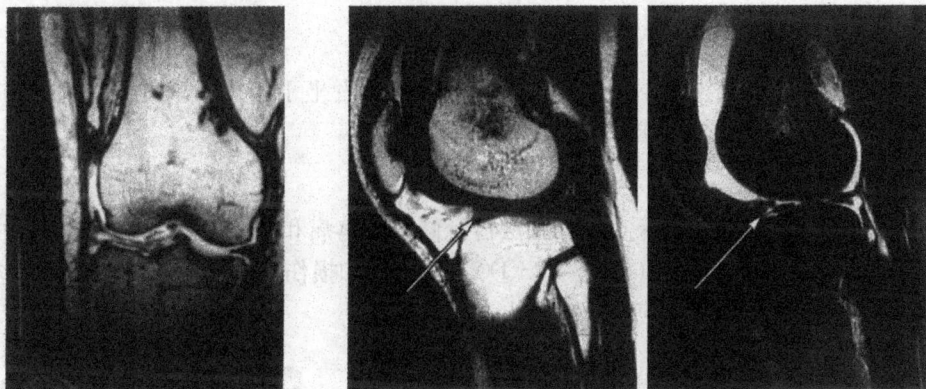

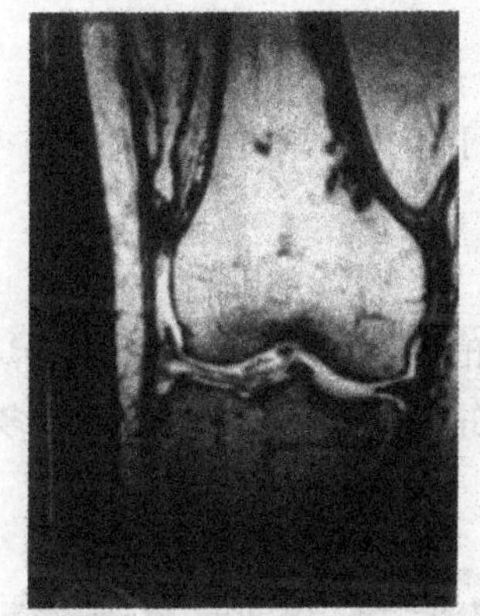

① 外侧半月板损伤

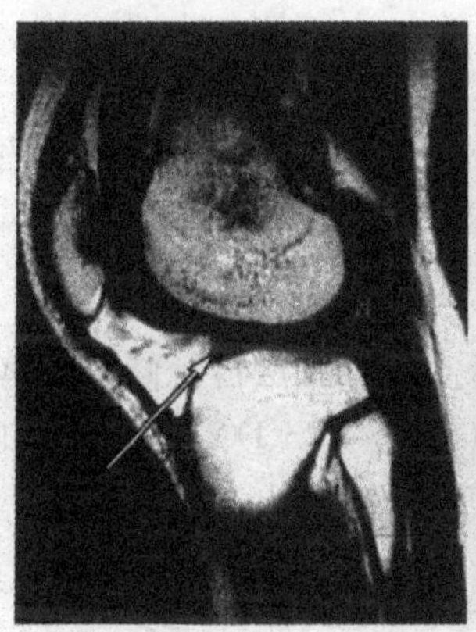

②右外侧前角撕裂

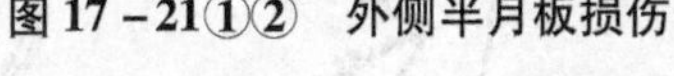

图 17－21①②　外侧半月板损伤

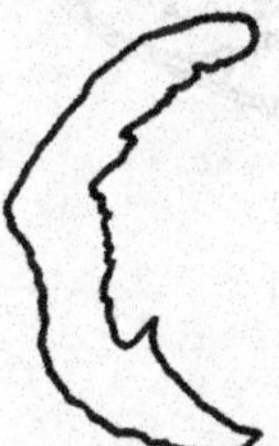

A型　退变型

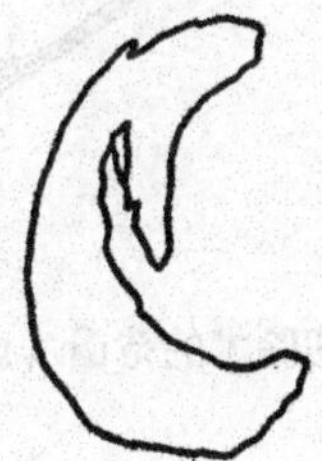

B型　放射型(斜型)

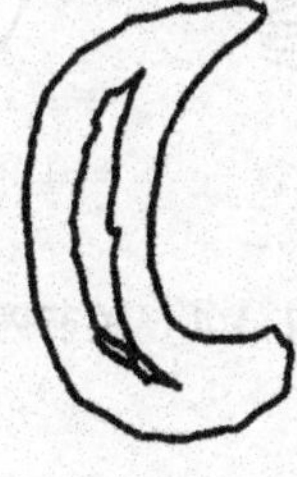

C 型　纵型(柄型)

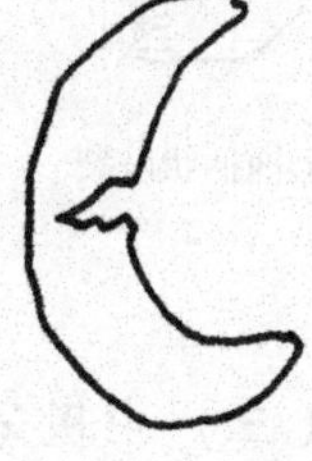

D型　横型

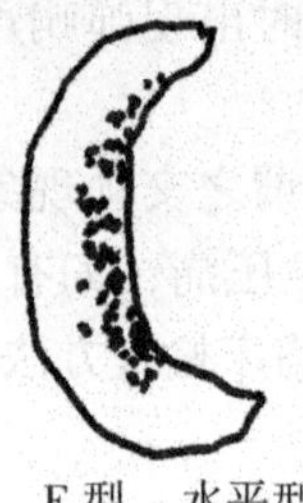
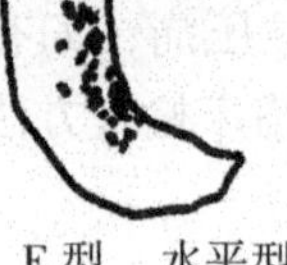
E型　水平型

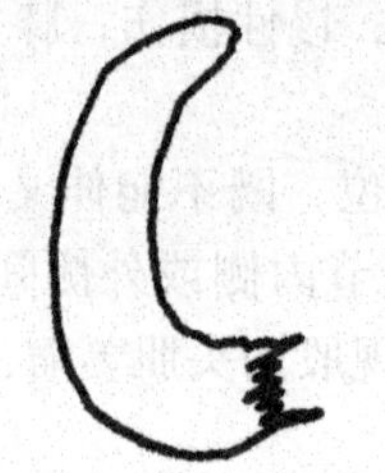
F型　前或后角撕裂型

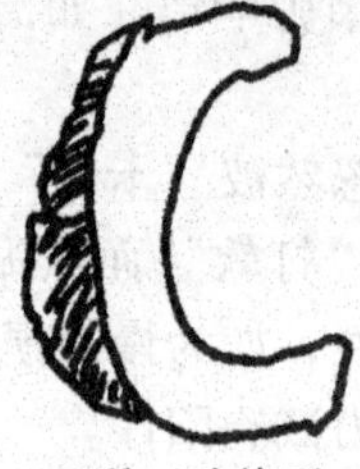
G型　边缘型

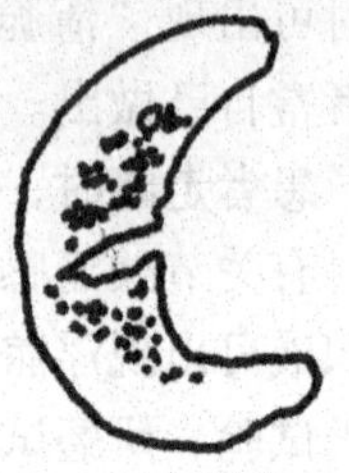
H型　混合型

图 17－22　半月板损伤的类型

五、治疗

从解剖学证明，半月板本身无血管，只有外周1/3部分有血管分布。因此，除少数周边部损伤可以治愈外，一般不能愈合。但对半月板损伤的边缘型和有人主张无交锁、症状轻的病例不急于手术，对有变性的关节炎，或退变型半月板撕裂的中老年患者的手术问题宜慎重。

（一）手法治疗

主要在发生膝关节交锁，不能自行解除交锁时。患者坐于床边，术者先将膝关节牵引，以扩大关节间隙，同时进行小腿轻度的旋转即可解脱。

（二）手术治疗

半月板损伤一经确诊，经保守治疗无法自行修复，疼痛和交锁症状尚无改善者，应尽早行患侧半月板次全切除修复术（图17－23①②③④），如损伤早期，关节腔内积血较多，肿胀明显时，宜采取保守治疗，应将积血抽出。

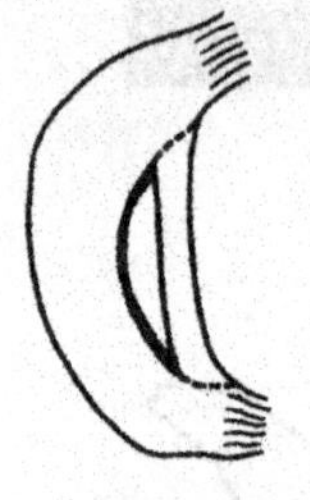
①桶柄状破裂

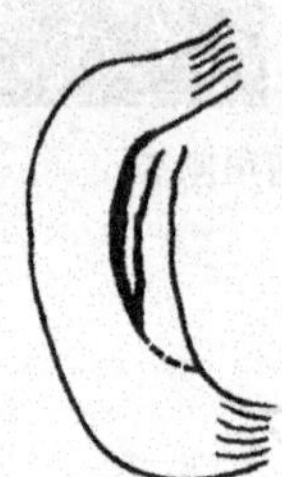
②纵行破裂

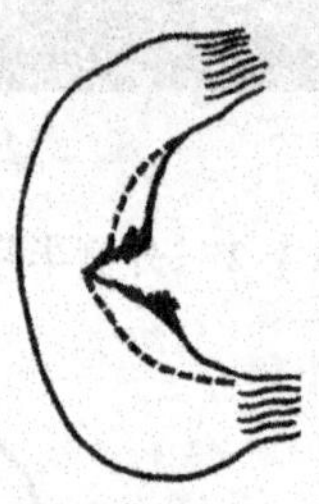
③横行破裂

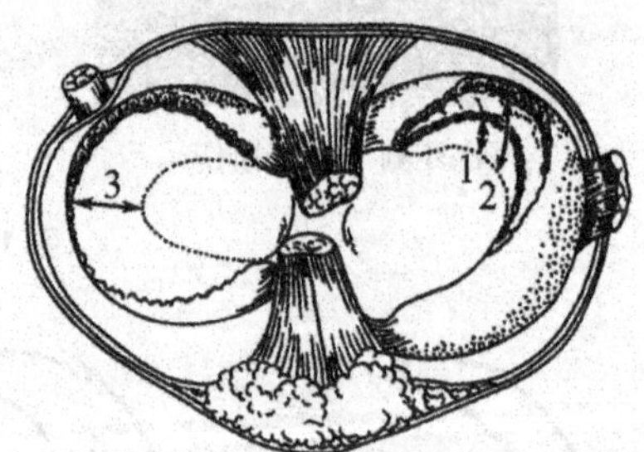

④冠状面

图 17－23①②③④　关节镜部分半月板切除术的范围（虚线内）

（三）中医治疗

1. 内服药　急性损伤早期治宜活血祛瘀、和营止痛，方选桃红四物汤、舒筋活血汤等；中后期和慢性损伤治宜补益肝肾、温经通络，方选补肾壮筋汤、六味地黄丸。

2. 外用药　早期外敷消肿止痛膏、双柏膏、洗伤Ⅰ号；中后期应用洗伤Ⅲ号、海桐皮汤、下肢损伤洗方等。

（四）功能锻炼

先用石膏或夹板固定膝关节于170°位，休息4～5周，同时作下肢肌群主动收缩锻炼。手术后患者固定第2日开始可作股四头肌收缩锻炼，检查膝关节无积液，也无压痛及异常活动，2～3周后可解除固定，扶拐逐渐负重活动，如发现伤膝关节有积液反应时，应立即停止活动，卧床休息，给予相应的处理。

（谭红略）

第三节　膝盘状软骨

膝关节盘状软骨在我国相当常见，其发生率在切除的半月板中占25%～46%。

一、病因病理

盘状软骨的存在，不利于膝关节载荷的传导，压力往往集中于较小的面积上，在行外侧盘状软骨切除时，有时可见到股骨外髁偏后部的软骨有磨损。盘状软骨的形成原因迄今仍不清楚，对其解释有先天或后天获得。

（一）先天获得

半月板在胚胎早期均为盘状，发育过程中其中央部分因受股骨髁压迫而逐渐吸收成为半月形。如其中央部分由于某种原因而未吸收或吸收不全，则会出现不同程度的盘状。另一种论点则认为是先天性畸形。

（二）后天获得

认为是半月板长期受到异常运动和研磨的影响而增生肥厚，成为盘状。外侧盘状软骨无后角附着点，而是由半月板股骨韧带所固定，当伸膝时，盘状软骨被拉向内至髁间窝后部；屈膝时，则又因附着在其后缘的腘肌和前方的冠状韧带将其拉向外侧。

二、分型（图17－24）

盘状软骨形状可有圆形、方形、盘形及肾形。

Ⅰ型　完全为圆盘状或方形，厚而大，内侧部分存在，有时厚达8mm，盘的外缘和内侧厚度相差很少，受整个股骨和胫骨平台相隔开。

Ⅱ型　也呈盘状，半月板的边缘肥厚，内侧较薄。内侧游离缘有双凹陷的切迹，两凹陷之间有一凸出朝向关节中心。

Ⅲ型　在结构方面前后宽窄，与正常半月板相接近，仅中央部分较薄。

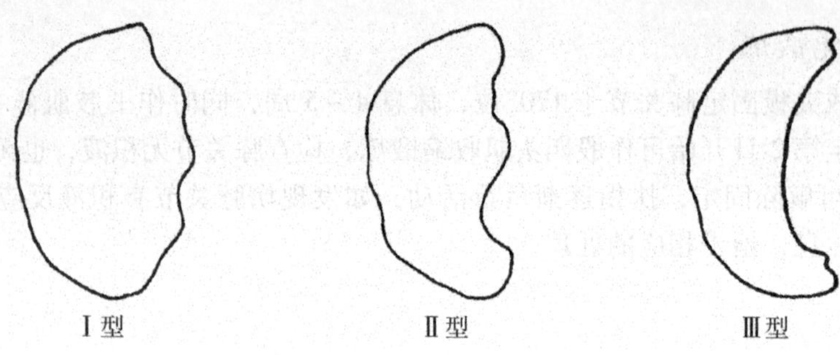

图17-24 盘状软骨病理分型

三、临床表现

盘状软骨的存在很不适应膝关节的运动要求，即使无损伤，也常引起某些症状。因此，应在青少年阶段就诊。

（一）症状

主诉关节弹响、弹跳、伸直障碍、疼痛或关节内不适等，但不一定有外伤史，而且一旦外伤后其症状可能有所改变，例如弹响消失。年龄较大出现类似症状，往往已有撕裂。

（二）体征

1. 弹响及弹跳 患者平卧或坐位自主伸屈膝关节过程中，在某一位置，膝关节出现明显的弹响和弹跳。如注意观察，可发现弹跳时小腿向侧方摆动，同时轻度旋转。盘状软骨绝大多数发生在外侧，因此弹响也多发生在外侧。摆动的方向为外展，自屈而伸时伴随弹响出现的旋转为外旋，自伸而屈时则相反。膝关节运动过程中，伸膝伴有小腿外旋，屈时内旋。盘状软骨的存在使膝关节运动过程失去平滑，盘状软骨中部较厚，当股骨外髁自其后方的凹面滑过中央隆起部而达到前方的小凹面时，首先出现膝关节内翻，以加大外侧间隙，使其易于滑过最厚的中央部分，刚一滑过即突然外翻回到正常位置，故表现为带有外展和旋转的弹跳。

弹响和弹跳出现的位置，伸屈时并不一致。伸膝时多发生在约20°位；屈膝时则常在约120°位出现。这是由于盘状软骨也如同半月板一样，随膝关节的伸屈而向前及向后移动之故，当盘状软骨撕裂后，此规律往往改变。

2. 伸屈受限 当盘状软骨很厚时，体征也可能表现为伸直受限，而不出现弹响和弹跳，屈曲受限者较少。有时在被动内收膝关节的条件下伸膝，仍可出现弹响及弹跳。

3. 侧卧重力试验 患者先后取健侧卧（同时患肢髋外展）和患侧卧（同时垫起骨盆）位，主动伸屈膝关节，根据在不同体位，在伸屈过程中出现弹响弹跳的强弱显隐，来判断是否为盘状软骨以及在何侧。由于小腿重力的关系而使膝关节被动内翻或外翻，加大或减小一侧股胫关节间隙。如为盘状软骨，则其所受的压力也随之减少或增加，减少时弹响弹跳征则减弱或消失，反之则加强。例如右膝外侧盘状软骨，患者左侧卧伸屈膝关节时体征减弱或消失，反之加强。但如盘状软骨很厚，则也可以出现相反的体征，即当健侧卧间隙加大时出现弹响弹跳，而患侧卧间隙减小时体征不出现，但此时必然有伸直障碍。因此，判断外侧或内侧病变时，不能只根据体位和体征的相互关系，而仍需依靠何侧出现弹响弹跳或疼痛而定。

4. 其他体征　当盘状软骨有撕裂时，可出现和半月板损伤相类似的症状和体征。

四、诊断

根据病史及体征诊断盘状软骨及其损伤并不困难，少数病例须借助X线检查。膝关节前后位X线片上的表现主要有关节间隙较宽，胫骨内髁关节缘较股骨宽，且关节面骨质密度较外侧为高，胫骨髁间隆突内侧增高，骨质密度也高，且常呈骨刺样，腓骨头较正常位置高。关节造影在前后位X线片上可见到深入中央部的宽厚的阴影，而不呈楔形，但半月板撕裂也有个别呈类似表现而造成混淆者，则需结合临床加以区别，必要时可行MRI检查。

五、鉴别诊断

1. 关节外弹响膝　因腘绳肌在胫骨髁一侧的异常滑动，可引起弹响，但无弹跳，更无关节内症状，滑动的肌腱也可以触及。

2. 膝关节前外侧旋转不稳定　因前交叉韧带断裂所引起的前外侧旋转不稳定，其轴移现象，也表现为弹响弹跳，但无论自屈而伸或反之，所引起之体征均在20°～30°位出现，同时侧卧重力试验阴性。

3. 半月板撕裂　与盘状软骨损伤有时可相互混淆，甚至须通过造影或在关节镜检下才能区别，但其治疗原则相同。

六、治疗

有症状的盘状软骨应手术处理。既往一直采用全切除术，术后症状完全消除，近期疗效多很满意。但因切除后间隙增大，比原半月板切除后可能引起的不稳定更为明显，以及对正常生理载荷传导的影响。近年来开始采用可在关节镜下盘状软骨成形术，即将其修整成近似正常半月板的外形。术后症状和体征在很短时间内即消失或减轻，随诊在10年以上的病例仍可保持良好状态。

（谭红略）

第四节　内外侧副韧带损伤

内侧副韧带浅层起于股骨内上髁的内收肌结节附近，呈扇形止于胫骨内髁及胫骨体的内侧面；其深层纤维与内侧半月板紧密相连，可防止膝关节过度外翻活动。外侧副韧带起于股骨外上髁，呈绳状止于腓骨小头外侧中部，防止膝关节过度内翻活动。膝关节内、外侧副韧带损伤，常见于内侧，外侧较少见。

一、病因病理

多由膝关节内、外翻和旋转暴力所致。内侧副韧带损伤如某种姿势使小腿外展、外旋，或外侧遭受暴力打击和重物压砸，迫使膝关节过度外翻外旋所致。外侧副韧带损伤常因某种外力使膝关节过度内翻所致。

二、临床症状

内、外侧副韧带损伤后，膝关节活动功能障碍，膝部内、外侧肿胀及膝内侧和外侧腓骨头处压痛明显。疼痛严重者，患肢不能负重，多可见皮下瘀斑。

内侧副韧带断裂合并内侧半月板撕裂时，可出现膝关节交锁，有时合并腓总神经损伤。膝外翻试验内侧疼痛者，为内侧副韧带损伤的特征；膝内翻试验外侧疼痛者，为外侧副韧带损伤之特征。

三、诊断

根据小腿外翻或内翻受伤史，结合临床症状和体征可做出诊断。X 线摄片检查对诊断内、外侧副韧带断裂有重要价值，双膝外侧加压下双小腿外展位摄 X 线正位相，如见膝关节内侧间隙增宽，为内侧副韧带撕裂；在双膝内侧加压下双小腿内收摄 X 线正位片，如见膝关节外侧间隙增宽，为外侧副韧带损伤，并可见撕脱的腓骨头骨折块。

四、治疗

部分撕裂损伤可行保守治疗，完全断裂或合并半月板损伤须作手术治疗。

（一）保守治疗

1. 手法治疗　早期用手法使韧带平顺，散瘀消肿，晚期松解粘连，恢复关节功能。

2. 局部封闭　中后期可用醋酸泼尼松龙 12.5mg 加 1% 普鲁卡因 5ml，作痛点注射封闭，5 ~7 日 1 次，3 ~5 次为 1 个疗程。

（二）手术治疗

对断裂的韧带及破裂的关节囊进行修补，如半月板损伤破裂可同时将其切除。对腓骨小头撕脱性骨折，要注意保持骨折片与外侧副韧带的联系，并将骨折片复位，用一枚螺丝钉或克氏针固定，若合并腓总神经损伤须进行探查（图 17 –25①②）。

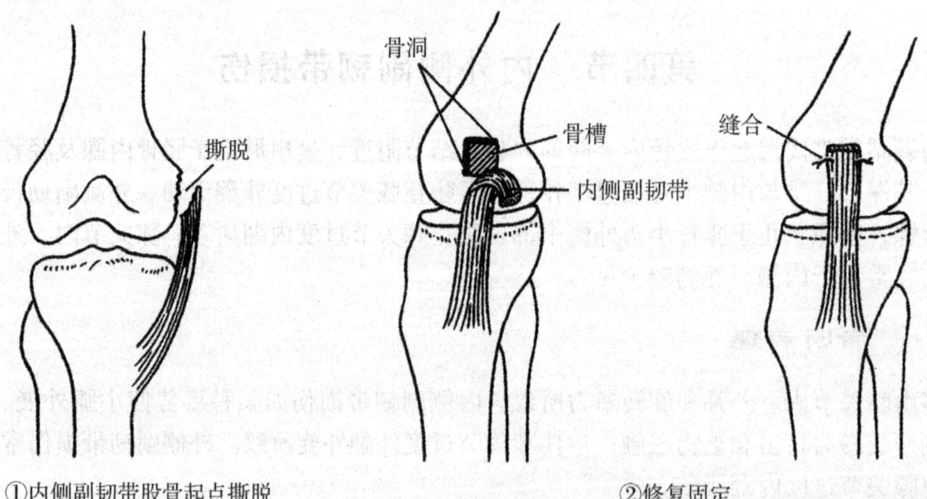

①内侧副韧带股骨起点撕脱　　②修复固定

图 17 –25①②　内侧副韧带股骨起点撕脱身修复方法

（三）中医治疗

1. 内服药　早期治疗宜活血祛瘀、消肿止痛，方选活血止痛汤、桃红四物汤；中后期治疗宜舒筋活络、活血壮筋，方选舒筋活血汤、独活寄生汤等。

2. 外用药　早期外敷双柏膏、消肿止痛膏；中后期应用海桐皮汤、洗伤Ⅲ号或洗伤Ⅱ号等。

（四）功能锻炼

内、外侧副韧带部分撕裂，关节轻度不稳的保守治疗或手术后均分别采用弹力绷带包扎或长腿石膏固定于功能位，固定后即可作股四头肌收缩练功，4～6 周后解除弹力绷带和拆除石膏固定，进行膝关节屈伸功能锻炼。

（谭红略）

第五节　前后交叉韧带损伤

一、前交叉韧带损伤

前交叉韧带起于胫骨髁间前窝内侧，止于股骨外髁后内面上部。其作用可防止胫骨向前移动，限制小腿外翻内旋，稳定膝关节。过伸和强力外展，可致此韧带与膝关节内侧副韧带联合损伤，联合损伤比前交叉韧带损伤多见，损伤部位在胫骨附着部尤其合并胫骨棘撕脱性骨折者最常见。

（一）损伤机制

直接暴力或扭转暴力均可造成前交叉韧带损伤。当膝关节处于伸直位，暴力使胫骨向前滑脱和股骨向后滑脱损伤，或足固定于地面不动，身躯急剧向一侧强力扭转时，均可引起前交叉韧带断裂。

（二）临床表现

伤后关节即有错动感和撕裂感，随即膝关节软弱无力，膝前压痛，局部疼痛肿胀，关节内积血，活动功能障碍。膝关节呈半屈曲状态，膝关节前抽屉试验阳性。

（三）诊断

有明显的外伤史，结合膝关节的症状和体征，一般可做出诊断。少数患者因急性损伤剧痛，股四头肌保护性痉挛，不接受抽屉试验检查时，可在麻醉下进行，或在肿胀消退、疼痛减轻后进行，患者自觉关节不稳、无力，有错落感，前抽屉试验阳性，表示前交叉韧带断裂。X 线侧位片必须在膝屈曲 90°、用手推拉下进行摄片，并与健侧对照；膝正位相，常发现胫骨棘撕脱骨折，侧位由于前交叉韧带松弛而胫骨移位较多。可作 MRI 或 CT 检查（图 17－26）。可行膝关节镜检查，冲净关节腔内积血，可见前交叉韧带裂端出血或血小块凝集，滑膜下韧带损伤，其长度及张力异常，可提示本类损伤的可能性。

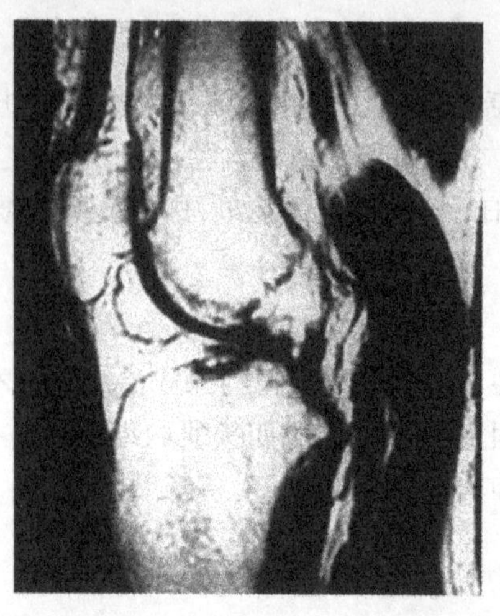

图 17－26　交叉韧带损伤 MRI 图像

（四）治疗

1. 保守治疗　疑有新鲜前交叉韧带损伤的部分断裂，合并胫骨棘撕脱无移位者，可先进行保守治疗，用前后石膏夹板固定于功能位 4～6 周。

2. 手术治疗　前交叉韧带完全断裂并胫骨棘撕脱骨折移位明显，陈旧性断裂，关节严重不稳定，影响生活、工作或合并内侧副韧带联合损伤，可考虑行韧带修补和骨折缝合固定术（图 17－27①②）。

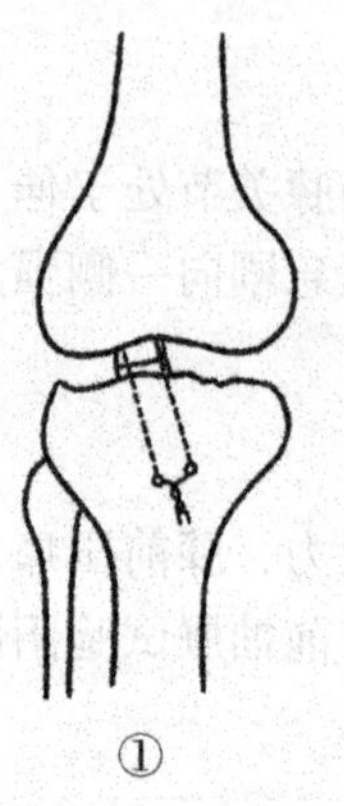

①

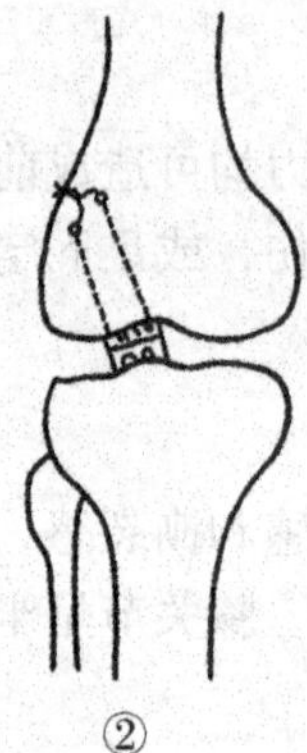

②

图 17－27①②　前交叉韧带断裂修复方法

3. 外固定　手术与保守者均须以作膝关节于屈曲 20°～30°位长腿石膏固定，保守治疗固定 4～6 周；手术作韧带修补或撕脱骨折内固定术后须固定 6～8 周。

4. 中医治疗

（1）内服药：损伤早期，治疗宜活血祛瘀，消肿止痛，方选桃红四物汤、祛瘀止痛汤；中后期宜补益肝肾，强壮筋骨，选独活寄生汤等。

（2）外用药：损伤早期，外敷双柏膏，消肿止痛膏；中后期应用海桐皮汤、下肢损伤洗方熏洗及药物热敷等。

5. 功能锻炼　保守治疗或手术治疗，早期都应在膝功能位固定下作股四头肌收缩锻炼，去除石膏固定后进行膝关节屈伸功能锻炼。

二、后交叉韧带损伤

后交叉韧带起于胫骨髁间后窝外侧，止于股骨内髁前外面。其作用可防止胫骨向后移动及限制小腿内翻外旋，是膝关节屈伸及旋转活动的主要稳定结构。后交叉韧带损伤后，可造成关节直向不稳、旋转不稳和侧方不稳。

（一）病因病理

膝过伸暴力、旋后暴力和膝关节屈曲的前后暴力所致。当暴力迫使膝关节过伸位，首先导致后交叉韧带断裂，若暴力继续使膝过伸，继而前交叉韧带也遭损伤。若足部固定，胫骨上端受到来自前方的暴力并同时旋转，这种损伤常合并有侧方结构的损伤，胫骨向后半脱位。如屈膝位胫骨上端受到由前向后的暴力，使小腿上段突然后移，引起后交叉韧带断裂。

（二）临床表现

与前交叉韧带损伤基本相同。伤后立即感觉关节错动感和撕裂感，局部疼痛、肿胀，甚者压迫腘动脉，导致足背动脉搏动变弱及小腿与足部静脉回流受阻而出现凹陷性水肿。膝关节呈半屈曲状态，作膝关节后抽屉试验阳性。

（三）诊断

1. 外伤史　可从问诊中得知。

2. 症状　有以上临床表现。

3. 体征

（1）抽屉试验：少数因急性损伤剧痛，不接受抽屉试验检查，可在麻醉下，或待肿胀消退、疼痛减轻后进行，患者自觉关节不稳、无力，有错落感，后抽屉试验阳性者表示后交叉韧带断裂。

（2）屈膝后掉征：双下肢上举，屈膝至 90°，后交叉韧带断裂时，可出现患侧小腿后掉（图 17－28）。

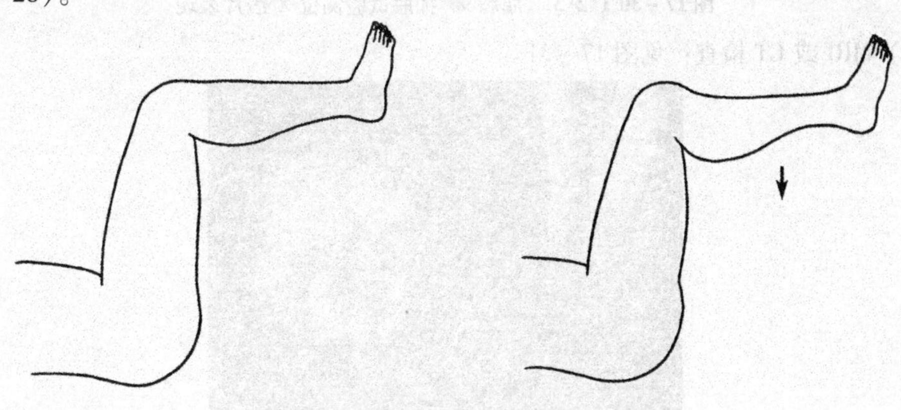

图 17－28　屈膝后掉征

（3）胫骨外旋试验（Dial test 征）：可检查受伤膝关节的后外侧不稳，在屈膝 30°和 90°时测定胫骨在股骨上的外旋。可取仰卧或俯卧位，屈膝 30°时与对侧比较，外旋增加 >10°，且有疼痛，但 90°时无此表现。单纯后外角损伤时，在屈膝 30°和 90°时外旋均超过 10°，则提示后交叉韧带和半月板后外侧角均受损伤（图 17-29）。

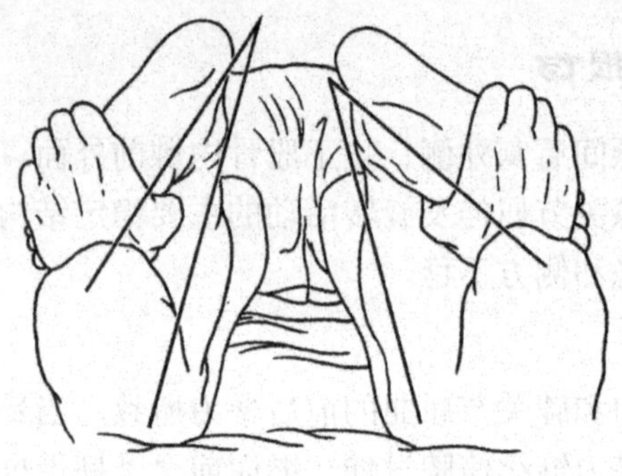

图 17-29 胫骨外旋试验

4. 影像学检查

（1）X 线检查：X 线检查提示关节间隙增宽，后交叉韧带胫骨附着点撕脱骨折时，可见胫骨髁后部有撕脱骨折块。屈膝 90°做抽屉试验，侧位 X 线片可见胫骨前移或后移（图 17-30①②③）。

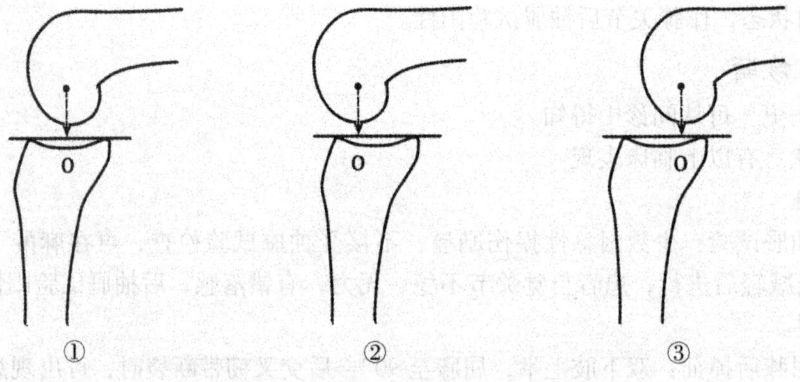

图 17-30①②③ 屈膝 90°抽屉试验侧位 X 线片表现

（2）MRI 或 CT 检查：见图 17-31。

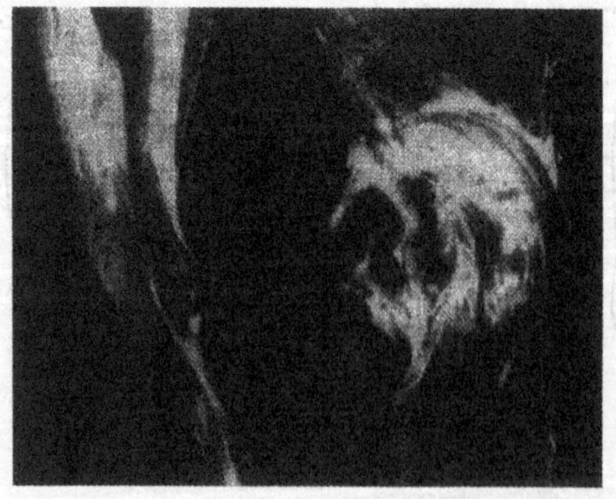

图 17-31 后交叉韧带损伤 MRI

5. 膝关节镜检查 可见损伤的后交叉韧带或撕脱骨折块，同时观察到半月板及前交叉韧带损伤。

（四）治疗

1. 保守治疗　同“前交叉韧带损伤”。

2. 手术修复适应证

（1）后交叉韧带断裂合并内侧副韧带、前交叉韧带断裂，内、外侧副韧带损伤，膝关节明显内、外、后旋转不稳。

（2）胫骨止点撕裂骨折明显移位者。

（3）合并有半月板损伤。

（4）陈旧性损伤膝关节不稳定。

3. 中医治疗　辨证治疗、固定方法与功能锻炼同“前交叉韧带损伤”。

（谭红略）

第六节　胫骨结节骨骺炎及骨骺分离

胫骨结节骨骺炎也称胫骨结节骨软骨炎（Osgood Schlatter 病）。致病原因可因胫骨结节骨化失常或股四头肌牵拉造成的急性撕脱损伤。多见于 10 ~ 15 岁男孩，一侧多见，双侧约 30%。患者多有剧烈运动史，如踢足球及跳跃等。

一、损伤机制

（一）慢性骨软骨炎

胫骨结节骨骺是股四头肌通过髌骨和髌韧带附着的骨骺，也是髌腱抵止部的弱点，由于胫骨结节有时可成为一单独化骨中心，至 20 岁才完全闭合。而此年龄段股四头肌发育较快，肌肉的收缩力可使胫骨结节骨骺撕脱拉开，致使骨骺部位血液循环障碍，以至发生缺血性坏死。病情常持续 2 ~ 3 年或更长，至骨骺完全化骨后病理过程停止，一般可自行修复。持续损伤而未经治疗，可导致骨骺永久性分离。

（二）急性损伤

骤然强力或持续的股四头肌牵拉损伤，可造成胫骨结节撕脱。

二、类型

根据撕脱程度可分为 3 型（图 17 – 32）。

Ⅰ型　胫骨结节骨骺前部小部分撕脱，有分离移位。

Ⅱ型　胫骨近端骨骺前部撕脱分离，髌腱与骨骺连接。

Ⅲ型　胫骨近端骨骺前部撕脱骨折，骨折块累及关节面，并有移位。

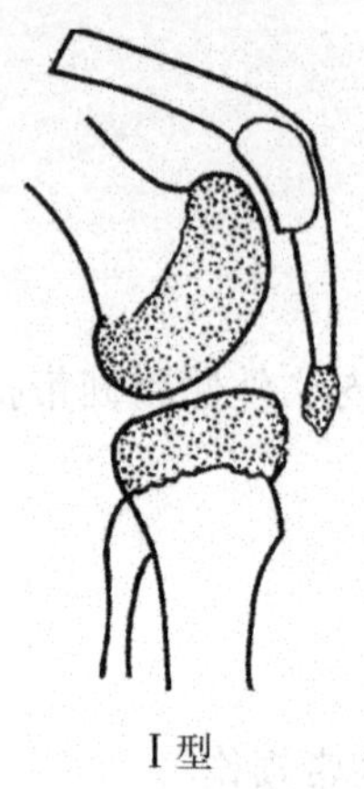

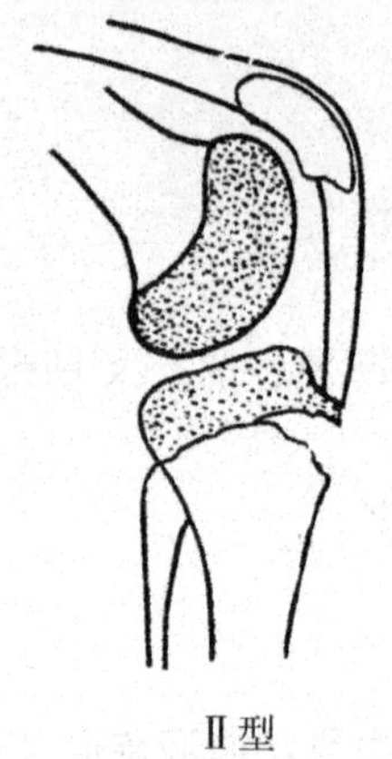

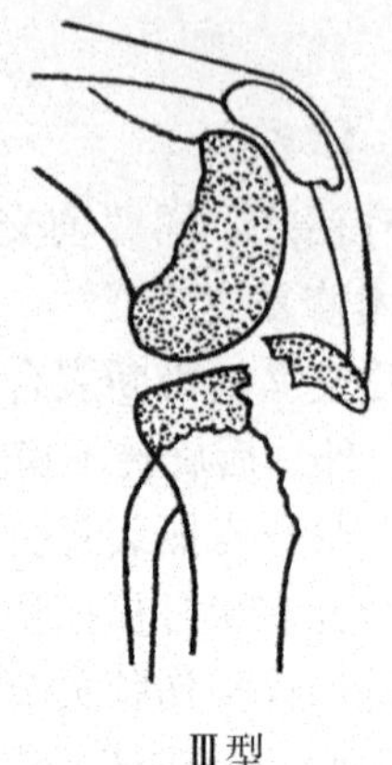

图 17－32　胫骨结节撕脱分型

三、临床表现

有剧烈运动史。主诉患膝疼痛，行走时明显，上下楼梯可加重，体检患侧胫骨结节前方局限性肿胀，压痛明显，晚期胫骨结节肥大突起，股四头肌抗阻力运动试验阳性。

四、诊断

X 线位显示胫骨结节骨骺呈舌状，骨骺致密，边缘不整齐，附近软组织肥厚，骨骺碎裂与骨干分离，有坏死与新生骨交替征象。

五、治疗

（一）保守治疗

原则上应减少运动量，避免剧烈运动，一般有自愈倾向。急性期应作膝部伸直位制动 4～6 周，可带支具行走。如症状严重，应卧床休息，至疼痛缓解为止。疼痛剧烈可作局部封闭治疗，每周 1 次，连续 3 次。可配合热敷、按摩等理疗。

（二）钻孔减压术（图 17－33）

用克氏针经皮在胫骨结节骨骺钻孔，直达髓内，一般一次钻孔疼痛即可消失，必要时 1 周后可行第 2 次钻孔，现时已较少应用。骨骺完全闭合后，如胫骨结节膨大畸形，可考虑作切除矫正。有伸膝生理后遗症，可行胫骨结节移位手术。

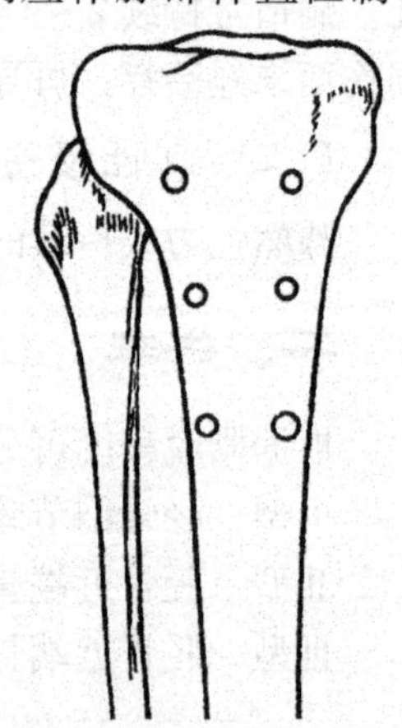

图 17－33　钻孔减压术

（三）胫骨结节撕脱骨折的治疗

Ⅰ型　可行骨折切开复位，缝合固定。

Ⅱ型　采用手法整复外固定，可免手术治疗。

Ⅲ型　可试行手法整复，如不成功，应切开复位缝合固定。

术后患肢石膏托伸直位固定 6 周，练习股四头肌活动。

（谭红略）

第七节　膝关节僵硬

膝关节僵硬是多种原因所致的膝关节功能障碍的表现，由于膝关节可能僵硬于屈曲或屈曲、外旋和外翻位，也可能处于完全伸直位，故又分为屈曲性强硬和伸直性僵硬。

一、膝关节屈曲性僵硬

（一）病因

膝部外伤、炎症、脊髓灰质炎后遗症、截瘫、类风湿关节炎、膝关节结核、伸屈膝肌力不平衡或长期卧床，是造成膝屈曲性僵硬的常见原因。

（二）病理机制

膝关节长期处于屈曲位，腘窝内的软组织收缩，腘绳肌向后牵拉胫骨、股二头肌和髂胫束又使胫骨外旋，常并发胫骨在股骨上的半脱位和胫骨外旋畸形。组织学表现为关节内肉芽增生，结缔组织退变甚至坏死，增生性闭塞性脉管炎及巨细胞反应；滑膜结缔组织增生，软骨退行性变、软化、骨化；关节周围钙化新生骨形成，周围肌腱及韧带支持带退行性变。

（三）临床表现

膝关节屈曲性僵硬表现为膝关节屈曲畸形及伸直功能障碍。皮肤挛缩，周围组织硬韧，无弹性，髌骨活动度变小。

（四）治疗

1. 保守治疗　膝关节屈曲性畸形持续时期较短、症状较轻者，通过牵引、矫形夹板或设计的支架逐渐矫正，辅助体育功能锻炼及推拿按摩，多数可获得满意效果。这些措施也可作为术前准备，能减少手术范围和增加手术矫正程度。

2. 手术治疗　保守治疗效果不好，病期长，膝关节屈曲严重者，应考虑手术治疗，可根据病情选择以下手术方法。

（1）前交叉韧带切断术：患者仰卧位，作膝前内侧小切口，进入内侧关节腔，用小尖刀或小钩钩住前交叉韧带将其切断，于膝屈曲位 90°位，将胫骨向前拉使之复位。

（2）后关节囊切开术：主要手术方式有以下两种。

1）患者俯卧位，在腘窝内作一长约 15cm 弧形切口，显露关节囊后面部分的内侧和外侧面，分离进入深层结构，解剖皮下组织和深筋膜之间到腘间隙的外侧面，并纵行切断深筋膜，显露股二头肌腱和腓总神经和腓肠肌外侧头，在正中间向内牵腘血管和神经。在直视下切开腓肠肌外侧头、后关节囊的外侧半和后交叉韧带的附着。在皮下组织和深筋膜之间解剖腘间隙的内侧面，切开深筋膜显露内侧面的半腱肌和半膜肌并向内牵开，将腘血管和神经向外牵开，切开腓肠肌内侧头和后关节囊的内侧半，此时轻柔手法试行将膝关节伸直，如有股二头肌、半膜肌、半腱肌和髂胫束严重挛缩时，可行“Z”形延长，切开髂胫束和外侧肌间隔。

2）在腘窝内、外侧缘各做一纵向切口。在外侧切口中，关节线上方约 5cm 处切断髂胫束。游离和保护腓总神经。“Z”形切断股二头肌腱，待手术后期延长。显露后关节囊，将其分开。用骨膜剥离器将后关节囊自股骨后面向下剥离。向上延长关节囊切口至股骨外髁，分离腓肠肌外侧头。沿股骨向上作骨膜上剥离，直至关节线上 7 ~ 8cm，内达股骨后中线。继而作内侧切口，切开关节囊后内缘，按处理外侧的同样方法进行剥离。用纱布条将关节后方的所有结构牵开，膝关节屈至锐角，骨膜下解剖游离髁间切迹区域紧缩的关节囊结构和腓肠肌内侧头。有些挛缩组织必要时可以切断或延长。施加手法使膝关节伸直。此时如腓总神经张力增大，可向上及向下游离，设法减轻张力以保护神经，尤其在腓骨颈部。

3）术后处理：屈曲挛缩程度较轻，足趾检查表明远端血液循环良好，可用衬垫管型石膏或夹板固定于伸膝位。2 周后开始股四头肌锻炼及理疗。术后 5 ~ 6 周配用带膝关节支具，以保持走路时膝关节伸直，坐时可以屈膝。睡眠时可用夹板适当制动，需坚持 6 个月，以避免复发。对挛缩严重的病例，即使术中获得充分矫正，术后仍不宜立即固定于完全伸直位。一般可先固定于 30° ~ 45° 屈膝位，然后酌情逐步伸展，以避免神经或血管损伤，完全伸直后可按前法以石膏管型固定。

（3）股骨髁上截骨矫形术：股骨髁上截骨可以矫正膝关节屈曲畸形，但不能纠正软组织挛缩，不能增大膝关节的活动幅度。

1）适应证：适用于软组织手术不能充分矫正畸形，膝关节内部无明显病变，并有相当活动功能者。

2）手术方法：采用改良的 Osgood 法，作膝关节外侧纵切口，长约 10cm。显露股骨外髁，切除一四边形骨块，调整好截面后作内固定。

3）术后处理：术后用石膏绷带固定于膝伸直位 4 周。

二、膝关节伸直性僵硬

（一）病因

伸直性膝关节僵硬，多由于股骨骨折或股骨前面广泛的软组织损伤后，股四头肌部分或全部瘢痕形成或纤维变性所致。这种畸形可由以下单一因素或综合作用造成。

（1）股中间肌的纤维变性。

（2）髌骨和股骨髁之间发生粘连。

（3）股直肌短缩，股外侧肌扩张部纤维变性和短缩，并与胫骨髁发生粘连。

（二）治疗

对伸直性膝关节僵硬，应针对不同病因、发生功能障碍时间和程度，选择合适的治疗方案。

（1）病程不超过 3 个月，症状较轻者，采用理疗、推拿、按摩，多能获得恢复。

（2）病程 3 ~ 6 个月，可在麻醉下施行轻柔手法推拿，配合理疗。

（3）病程在半年以上，症状较严重，可考虑行手术松解，首选膝关节镜下松解，或切开粘连松解术、股四头肌成形术等。松解后术中膝关节屈曲应达到 120° 以上。术后尽早做屈、伸功能练习，以保持较好的活动范围，防止再粘连。

（谭红略）

第八节　膝关节游离体

一、病因病理

膝关节内游离体主要来源于剥脱性骨软骨炎、滑膜骨软骨瘤病、骨赘、关节面骨折、损伤的半月板。游离体可为纤维蛋白性、纤维性或骨软骨性。纤维蛋白性游离体可继发于关节内出血，血凝块极化构成；纤维性游离体常为自身脱落的肥大滑膜绒毛；软骨性游离体主要来自创伤或各种病变，如滑膜骨软骨瘤病、剥脱性骨软骨炎、神经性关节炎。

二、临床表现

(1) 活动时突然出现膝关节剧痛，有时可因此跌倒。膝关节可突然锁住，即软腿征，出现完全不能屈伸。

(2) 关节肿胀，常在发作之后，早期为积液，逐渐发展慢性滑膜炎。

(3) 可在皮肤下摸到肿块，甚至自觉关节鼠游离体在关节内活动。

(4) X线片可显示骨软骨性游离体及其他性质的游离体，需经关节造影或关节镜检查才能做出诊断。

三、治疗

主要措施是摘除关节内游离，首选为关节镜下手术，对带关节面的骨软骨碎片尽可能复位固定，也可切开关节取出。

（谭红略）

第九节　膝关节创伤性滑膜炎

膝关节的滑膜囊上起自股骨髁关节软骨边缘，上方与髌上囊相延续，向上约4横指处再反折，向下止于髌骨关节面的上缘。两侧由股骨髁内外侧软骨缘向右延展，形成股骨髁两侧的滑液囊间隙，再返回向下覆盖脂肪垫。翼状韧带止于胫骨平台前缘稍下，后侧起自股骨后髁关节软骨缘，向下止于胫骨平台的下缘。滑液囊形成一个封闭的囊腔。滑膜表层细胞分泌淡黄色黏稠滑液，对关节有滑润、营养关节软骨及关节活动时散热的作用，滑膜血供丰富，容易受伤出血，形成创伤性滑膜炎。

一、急性创伤性滑膜炎

（一）临床表现

1. 病史　有膝关节外伤病史。

2. 症状　关节受伤出现膝关节部位肿痛，逐渐加重，膝关节周围的肌肉呈保护性痉挛，伸屈活动受限。

3. 体征　关节肿胀，局部有压痛，皮肤温度增高，可有低热，浮髌试验阳性。应注意与骨折、韧带及半月板损伤相鉴别。

（二）治疗

（1）关节肿胀明显，滑膜水肿、充血，伴出血、积液。应及时抽出积血，再用生理盐水反复冲净关节内的积血。然后关节腔内注入醋酸泼尼松龙25mg，加压包扎，适当制动，避免继发血肿机化粘连、滑膜增生肥厚、关节软骨破坏等。

（2）对单纯急性创伤性滑膜炎，早期应冷敷并加压包扎，膝关节固定伸直位2周。48小时后应用理疗，一般可较快获得恢复。

（3）可口服阿司匹林1g，每日3次。

二、慢性创伤性滑膜炎

（一）病因

（1）急性创伤性滑膜炎治疗不彻底遗留。

（2）由于膝关节受反复微创伤劳损所致。

（二）临床表现与诊断

膝关节反复肿胀、酸痛，局部有轻压痛，膝关节活动受限，浮髌试验阳性，可触知因滑膜肥厚产生的摩擦音。病程较长可出现关节韧带松弛、关节软骨软化等。

（三）治疗

（1）症状明显时应适当限制活动，症状减轻后再逐渐恢复。

（2）理疗，如超短波、微波。

（3）中药外敷。

（4）醋酸泼尼松龙关节内注射，每周1次，使用不超过3次。

（谭红略）

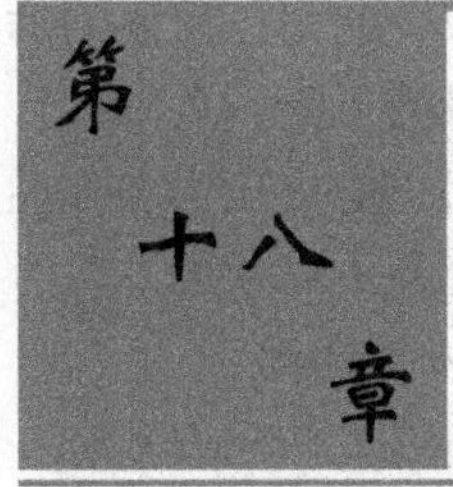

第十八章 骨科常见的骨病

第一节 骨关节炎

一、概述

1. 定义 骨关节炎（osteoarthritis，OA），又名骨关节病（osteoarthrosis）、退行性关节病、肥大性关节炎、老年性关节炎、软骨软化性关节病等，是一种多发于中年以后的慢性关节疾病，多累及负重大、活动多的关节，如膝、手、髋、脊柱等。临床上以关节疼痛、变形和活动受限为特点。

1994 年美国骨关节炎研讨会上对骨关节炎作了较为简明的定义，骨关节炎是一组有不同病因但有相似的生物学、形态学和临床表现的疾病。该病不仅发生关节软骨损害，还累及整个关节，包括软骨下骨、韧带、关节囊、滑膜和关节周围肌肉，最终发生关节软骨退变、纤维化、断裂、溃疡及整个关节面的损害。

2. 流行病学特点 骨关节炎是中老年人群中最常见的关节疾病。据 WHO 统计，目前，全球人口中 10% 的医疗问题源于骨关节炎。骨关节炎的发病率随年龄而增加，X 线普查结果发现，16 岁以上人群中骨关节炎的患病率为 9% ~ 10%；60 岁以上的人群中，50% 有骨关节炎表现，其中 35% ~50% 有临床表现；75 岁的人群中，80% 以上的人可有骨关节表现，该病的致残率可高达 53%。骨关节炎发病率性别差异明显，女性多见（女：男 =2：1）。骨关节炎侵犯的关节部位及发病率与患者的职业、生活方式及遗传因素有关。我国骨关节炎患者数量庞大，严重危害中老年人的健康。

3. 病因及发病机制 骨关节炎的发病机制尚不清楚，一般认为与衰老、创伤、炎症、肥胖、代谢障碍和遗传等因素有关。关节软骨损害是骨关节炎最明显的变化。由于创伤、冲击、关节负荷异常、过度劳损以及部分的衰老过程，可导致关节软骨的组成、结构和性质发生改变。这种改变会影响负重关节软骨功能和正常力学状态下的寿命。关节损伤，继发关节不稳定成为骨关节炎发生的重要因素。因为运动不足、运动过度或关节异常，引起关节损伤和负重异常，也是骨关节炎产生的因素。肥胖也是一种与关节超量负荷有关的非常明确的发病因素，由于人类对直立体位的进化性适应，主要负荷力重新分布到新的部位，致使髋、膝和腰椎等部位发生骨关节炎倾向增加。

关节软骨丢失是骨关节炎的关键病变。尽管磨损是软骨丢失的主要因素，但蛋白溶解酶（组织蛋白酶）和中性金属蛋白酶（如基质溶解酶、胶原酶、明胶酶等）在骨关节炎关节软骨丢失中起重要作用。许多研究发现，IL－1 启动了关节软骨的破坏，IL－1 是单核细胞

（包括滑膜内皮细胞）产生的细胞因子，而且也能由软骨细胞合成，IL－1 能刺激潜在的胶原酶、基质溶解酶、明胶酶和组织纤溶酶原激活物的合成和分泌。骨关节炎的另一重要的病因是软骨内蛋白聚糖不能被限制在胶原网内，随着胶原网内蛋白聚糖含量的下降，关节软骨逐渐缓慢降解。关节软骨的进行性退变伴随着胶原的丢失，可导致软骨组织的抗压力和弹性功能丧失，这种变化可能是在骨关节炎中最早的基质变化，并且这种变化是不可逆的。

4. 分类　根据致病因素，可将骨关节炎分为特发性（原发性）和继发性两类。

原发性骨关节炎是由于关节软骨变性，无明确的全身或局部诱因。遗传和体质因素有一定的影响，多发生于中年以后，发病部位多在负重关节。原发性骨关节炎又可分为局限性和全身性两种。局限性原发性骨关节炎指仅局限于某一部位，如手、足、膝、髋、脊柱或其他关节；全身性原发性骨关节炎指 3 个以上不同区域的关节同时受累。

继发性骨关节炎可发生于青壮年，可继发于慢性反复的积累性创伤、炎症性疾病或先天性疾病，如髋关节的 Perthes 病、髋关节脱位，髋关节发育不良、股骨头缺血坏死、内外翻畸形等；成骨不全及代谢性疾病可引起全身性继发性骨关节炎。

二、诊断

1. 临床表现

（1）好发部位：骨关节炎经常侵犯的关节依次有：膝关节（41%），手部各关节（30%），髋关节（19%），其他关节（10%）。

（2）关节疼痛：疼痛通常是骨关节炎患者的最初主诉，病程早期，过度使用或活动后出现疼痛，休息后可缓解。开始疼痛为间歇性，随着病情进展，尤其是合并明显的炎症因素时，疼痛变为持续性，静息时也会有疼痛，晚期髋关节骨关节炎患者常见夜间痛。

（3）关节僵硬：僵硬指关节紧束感和运动缓慢，僵硬的程度与客观的关节活动受限及疼痛不一定相关，并且僵硬和疼痛有时不好区分。典型的发作出现在早晨，持续 15～30min 后能够缓解。骨关节炎性的僵硬局限于受累关节，与类风湿或其他炎性骨骼疾病不同。僵硬与疼痛一样，大气压下降或湿度增加等天气改变可使其加重。

2. 查体

（1）压痛：骨关节炎受累局部可出现压痛，尤其有渗出时，即使没有压痛，受累关节被动运动时，疼痛也是一个突出的体征。大多数有症状的关节压痛在关节线上，关节周围结构的受累多出现非特异性压痛，特别是在膝关节的一个或多个滑囊受累时（鹅足滑囊炎）。

（2）关节肿胀：关节肿胀是周围骨质增生突起、滑膜炎症增厚、关节腔积液所致，皮肤发热和红肿少见，而趾骨间关节则例外。指间关节骨关节炎可向侧方增粗，形成Heberden 结节。

（3）关节摩擦感：主被动活动中可感触到关节的摩擦，相对于类风湿关节炎，退变的关节可感觉到粗糙不平，明显的摩擦感有诊断的意义，这可能是因为关节面的不规整或关节内碎片，活动时产生响声。

（4）活动受限：大多数中重度骨关节炎可导致关节活动受限。主动或被动活动受限可由以下原因引起，疼痛、炎症、屈曲挛缩、关节游离体、畸形等。检查重点是观察患者的功能，比如从椅子上站起、上检查床、解开袖口、写字、行走等，这些功能活动的受损取决于关节损害的部位和程度。

（5）畸形：畸形可因屈曲挛缩、对线不良、半脱位、关节膨大引起，这些提供了诊断和治疗的依据。

（6）其他：骨关节炎中肌肉乏力并不常见，由此引发疾病的原因还不清楚。膝关节骨关节炎的发生可能与股四头肌等长收缩肌力下降有关，中度受损时将有明显的肌萎缩。步态改变可能是负重关节骨关节炎的首要表现，继续发展将出现关节的不稳定。

3. 辅助检查

（1）常规检查

1）实验室检查：原发性骨关节炎实验室检查一般无特殊发现，少数病例急症发作时血沉增快、C 反应蛋白升高，类风湿因子、抗核抗体等免疫学指标一般无异常。血清磷、钙、碱性磷酸酶以及蛋白电泳等生化检查也无异常发现。

2）X 线检查：X 线检查对骨关节炎的诊断至关重要。尽管近年来发展的微焦摄影术、关节超声波检查、核素扫描、CT 和磁共振成像等使我们获得更多的信息，但 X 线检查至今仍为骨关节炎的诊断、分类、分期的基础。骨关节炎的 X 线表现主要为关节间隙狭窄、软骨下骨硬化、囊性变、关节边缘骨赘、“关节鼠”、关节面塌陷和畸形等。关节间隙狭窄为软骨受损、变薄所致，为骨关节炎的基本病变。软骨下骨硬化见于关节承受压力较大部位，为骨皮质磨损、代偿性应答所致的致密硬化。软骨下囊性变为滑液注入骨质的结果，在 X 线上表现为直径 0.1 ~ 2.5cm 大小、类圆形、梨形或蜂窝状透亮区，周边有清楚的骨质硬化边，关节边缘骨赘是骨关节炎的特征性表现，发生于韧带、肌腱附着处，为骨关节炎代偿性应答引起。骨赘或软骨脱落入关节内的游离体称“关节鼠”，关节鼠为 0.1 ~ 1.5cm 大小、边缘光滑锐利、圆形或椭圆形块状物，主要见于膝关节，其他关节少见。如关节内有多个关节鼠，应与关节骨软骨瘤病鉴别。关节面塌陷见于负重较大部位，病理可见关节面下骨小梁微骨折，常见于胫骨平台内侧或外侧。关节畸形一般为关节生物力学改变，导致关节囊和韧带结构破坏、脱位所致。

（2）特殊检查

1）MRI 检查：MRI 技术应用于骨骼系统检查以来，大大提高了骨关节炎的早期诊断率，MRI 无疑是骨关节炎检查最好的新技术，特别是膝关节骨关节炎的诊断。它可以详细了解关节结构的微细变化，避免了关节腔造影的创伤不良反应，具有 X 线平片无法比拟的优越性。MRI 可显示关节软骨、滑膜、滑液囊、韧带、半月板等病变，可为临床提供更多的信息，但价格较贵，也不宜代替 X 线平片作为常规检查。

2）关节镜检查：关节镜能直接观察关节内部情况，且创伤小，已成为关节疾病诊断和治疗的重要手段，其最主要优点在于诊断的同时可以进行相应的治疗。

3）关节腔穿刺滑液检查：迄今为止，关节滑液的研究较多，意义比较肯定。其检查对诊断和鉴别诊断颇有帮助。采集滑液应加肝素抗凝。正常滑液清亮且黏度正常，黏蛋白凝固试验阴性，细胞数一般为（$150 \times 10^6 \sim 1500 \times 10^6$）/L，可见含蛋白多糖、胶原纤维以及矿物质的颗粒。骨关节炎患者黏蛋白凝固试验阳性，滑液细胞计数属非炎症性表现，即白细胞数 $< 2000 \times 10^6$/L，而炎症性关节病除白细胞数大于 2000×10^6/L 外，多核白细胞常超过 75%。创伤性关节病，关节内疾病如半月板撕裂、无菌性骨坏死、帕格病、夏科关节、肥大性肺性关节病和关节外病变相关的交感神经性渗出、某些治疗中病情处缓解状态的炎症性关节病等，关节液检查结果可能与骨关节炎相似，应予鉴别。

4. 诊断流程　见图 18 - 1 所示。

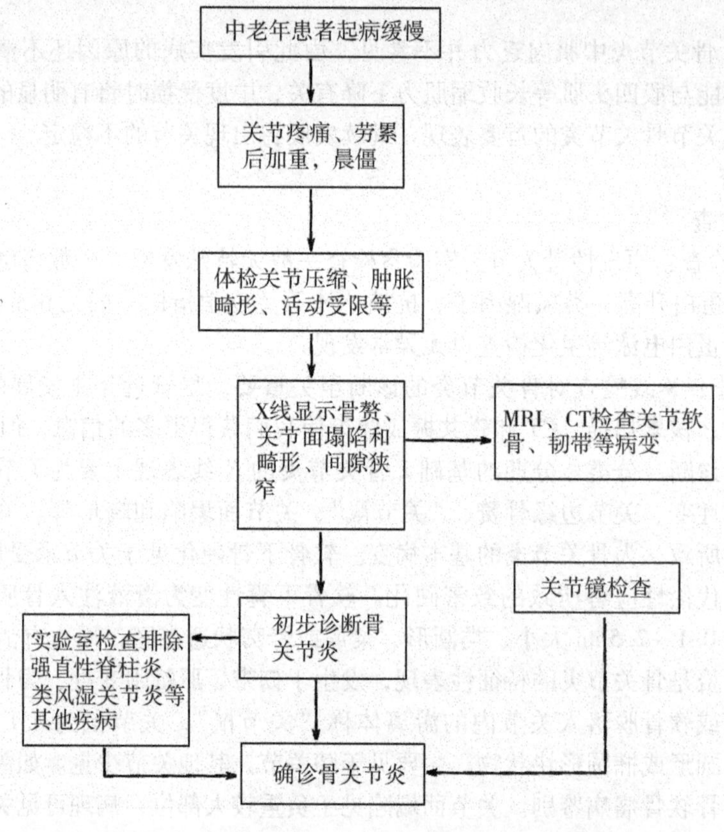

图 18 - 1　骨关节炎诊断流程

三、治疗

骨关节炎的治疗目的是减轻或消除疼痛，矫正畸形，恢复或维持关节功能，改善生活质量。目前，治疗骨关节炎的模式，可谓金字塔模式（图 18 - 2）。即以患者教育、理疗和职业疗法、减肥、体育锻炼和辅助装置为基础，无效者施以非处方类非甾体抗炎药（NSAIDs）或处方类非甾体抗炎药；保守治疗无效时，考虑外科治疗。在上述治疗过程中，必要时可用外用镇痛剂，或行关节内激素或透明质酸注射等，总之，骨关节炎的治疗应该是综合性的。

1. 保守治疗　对于初次就诊但症状不重的骨关节炎患者而言，这应该是临床医生首先推荐的治疗方式。目的是减轻疼痛、恢复功能，避免导致严重不良反应。

（1）患者教育：包括自我处理方法（减少活动，避免不良姿势，避免跑、跳、蹲，减少或避免爬楼梯），减肥，有氧锻炼（如游泳、骑自行车等），关节动能训练（如膝关节在非负重位下，练习屈伸活动以保持关节最大活动度），肌力训练（如髋关节骨关节炎应注意外展肌群训练），膝前拍打等。

（2）物理治疗：热疗、水疗、超声波、按摩、牵引、经皮神经电刺激（TENS）等减少疼痛；指导和鼓励患者锻炼，建议修改日常活动方式以保护受累关节；局部热敷也是一种治疗手段，热疗的作用是使痉挛的肌肉放松。

（3）活动/行动支持：手杖、拐杖、助行器，可以减少受累关节负担。

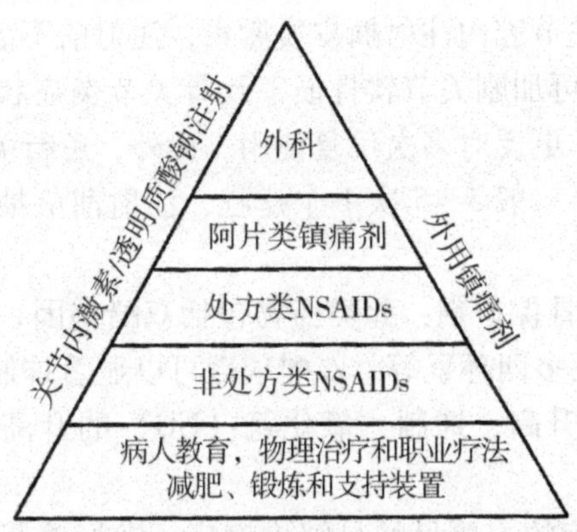

图 18－2　骨关节炎综合治疗示意图

（4）矫形支具：根据骨关节炎所伴有的膝内翻或外翻畸形，采用相应矫形支具，改变负重力线。

（5）药物治疗：20 世纪 90 年代以来骨关节炎的药物治疗有很大的进展。对于骨关节炎若非药物治疗无效，可分别采用下列药物治疗。

1）口服镇痛药物：用药原则包括：①用药前作风险评估，关注潜在内科疾病风险。②根据患者个体情况，尽量采取多模式、联合镇痛，剂量个体化。③尽量使用最低有效剂量，避免过量用药及同类药物重复使用。④用药 3 个月内定期查血、大便常规及大便潜血试验。

对于轻中度疼痛的骨关节炎患者，可选用对乙酰氨基酚，300～600mg/次，每天 4～6 次，每日最大剂量为 4000mg。

对于中重度疼痛的骨关节炎患者，在评估患者胃肠道、肝肾、心血管疾病风险后，可根据具体情况使用非甾体抗炎药，非甾体抗炎药（nonsteroidal anti－inflammatory drugs，NSAIDs）是除抗生素外消耗量最大的药物。非甾体抗炎药虽然化学结构不同，其作用性质大致相似，都有不同程度的抗炎解热镇痛作用，只是作用时间、剂量和不良反应有所不同。NSAIDs 包括非选择性 NSAIDs 和选择性 COX－2 抑制剂。非选择性 NSAIDs 会增加胃肠道、心、肾不良反应风险并引起血小板功能障碍，选择性 COX－2 抑制剂会增加心、肾不良反应风险。如果患者发生胃肠道不良反应危险性较高，可应用选择性 COX－2 抑制剂，或非选择性 NSAIDs 加用 H_2 受体阻断剂、质子泵抑制剂等胃肠道保护剂，以降低胃肠道不良反应风险。对于心血管疾病高危患者，应综合疗效安全性因素后慎用 NSAIDs。须指出的是无论选择何种 NSAIDs，剂量都应个体化；只有在一种（NSAIDs 足量使用 1～2 周）无效后才更改为另一种；避免两种或两种以上 NSAIDs 同时服用，因其疗效不叠加，而不良反应增多。长期服用非甾体抗炎药患者中大约 50% 有消化不良症状，30% 有明显上消化道黏膜损害而无不适表现，10%～20% 发生消化道溃疡，2%～4% 发生上消化道出血。

中重度疼痛的骨关节炎患者也可用其他止痛剂，如曲马朵、阿片类制剂等。NSAIDs 无效的重度疼痛患者或禁用 NSAIDs 的患者，可以使用阿片类镇痛剂。如果疼痛仍不缓解，可考虑使用强效阿片类镇痛剂。

2）局部治疗：局部可使用各种 NSAIDs 乳剂、膏剂、贴剂等。

3）关节腔注射：对 NSAIDs 药物治疗 4~6 周无效或不能耐受 NSAIDs 药物治疗，持续疼痛，炎症明显者，可行关节腔内注射糖皮质激素，注射前不需抽吸关节液，每年最多不超过 3~4 次，若长期使用，可加剧关节软骨损害及骨关节炎症状。多数学者不主张随意选用关节腔内注射糖皮质激素，更反对多次反复使用。此外，可行关节腔注射黏弹性补充剂，如透明质酸钠等，一周一次，一般 3~5 次 1 个疗程，注射前应抽吸关节液，注射后 48h 患者应减少负重。

4）改善病情药物及软骨保护剂：此类药物包括双醋瑞因、硫酸氨基葡萄糖、硫酸软骨素、ASU、S_2 腺苷蛋氨酸及多西环素等。双醋瑞因可以显著抑制白介素-1 的升高，抑制基质金属蛋白酶（MMPs）的升高，抑制一氧化氮（NO）的升高，从而达到抗炎、止痛和延缓病程的作用。

2. 手术治疗　手术治疗的主要目的是解除疼痛、增加关节灵活性和关节稳定性。对于大多数患者来说，缓解关节疼痛意味着关节功能的改善。治疗骨关节炎的手术可以分为两大类：一类是保留关节的手术，包括关节镜下关节清理术、软骨下骨微骨折术、软骨下骨钻孔术、自体骨膜或筋膜移植术、异体关节软骨移植术、骨软骨马赛克移植术、截骨矫形术等；另一类是去除病变关节的手术，如关节融合术、关节成形术等。

关节镜下关节清理术治疗骨关节炎具有安全、有效、创伤小、手术时间短、康复快等优点。通常用于治疗中度疼痛、关节变形不明显的骨关节炎患者。在各种保留关节的治疗术中，关节镜下关节清理术是这类患者首选的外科治疗方法，不仅能对关节病变进行诊断，而且可以对病损关节进行清理和修复。关节镜手术可以切除或部分切除已经发生变性的半月板、松解或切除关节内粘连带、清理软骨碎块、切除骨赘、摘除关节内游离体、刨削或切除退变的滑膜等。关节镜手术时，大量生理盐水冲洗关节腔，不仅清除刨削的病损关节碎片，而且清除了大量炎症介质，使骨关节炎患者关节疼痛获得缓解。手术后应进行持续关节被动锻炼，以保证关节清理术的效果。当然，关节清理术并不能从根本上逆转病程，根据报道，关节清理术的疗效一般在 50%~67%。

软骨下骨微骨折术和软骨下骨钻孔术是在关节清理的基础上，通过在软骨下骨上钻孔或凿洞造成软骨下骨的骨髓腔向关节腔开放，多能干细胞溢出，修复软骨缺损。但这种修复的软骨为纤维软骨，而非关节透明软骨，生物力学特性与关节软骨相差较大。其手术指征为：关节清理术中发现关节负重区软骨发生全层软骨剥脱，软骨下骨裸露，软骨缺损的边界清晰。

自体骨膜或筋膜移植术是将自体骨膜或筋膜移植到负重区软骨缺损处的一种技术。该方法虽有一定疗效，但移植后再生的主要是纤维软骨，而且随着时间的推移，基质有不断钙化的趋势，远期效果不理想。

异体关节软骨移植术，虽然人们应用异体关节软骨移植治疗骨关节炎取得了一定疗效，但由于供体来源比较复杂，而且存在免疫排斥反应和疾病传播等问题，因此，该手术难以推广应用。

自体骨-关节软骨移植术（Mosaiplasty，马赛克手术）是将股骨髁非负重区正常或接近正常的关节软骨连同软骨下骨一起移植到负重区软件缺损处的一种技术。近年来该手术在欧美国家较为普遍，并取得了较好的疗效。马赛克手术适用于负重区局限性软骨缺损，患者年龄相对较轻者。

目前，人工关节置换术治疗晚期骨关节炎已取得非常理想的疗效，但是股骨近端和膝关节周围截骨术对部分患者仍然是一种有效的措施。截骨术一般用于关节稳定性良好、活动度好、肌力正常、有部分残存软骨的年轻、活动量大的患者。该手术可以改变关节面负重状态，使残存的关节软骨得到恢复，对减轻关节疼痛、稳定关节和改善畸形具有一定的作用。

对部分不适合人工关节置换术患者，如青壮年体力劳动者更需要一个稳定的关节，可以选择关节融合术。踝关节骨关节炎患者中，中青年、重体力劳动者，为工作需要迫切希望能够消除踝部疼痛，应为重点关节融合对象。但关节融合术必然付出丧失关节活动的代价，膝关节、髋关节和肘关节融合术的影响更大，因此，这些部位的关节融合术只有在无法选择施行其他手术的情况下方可考虑。进行关节融合术之前还必须考虑邻近关节的功能及活动程度，如果邻近的关节已有病损，也不应施行这种手术。

应用人工关节置换术治疗骨关节炎是当今重建骨关节炎关节功能最成功和最流行的方法，目前，最成功和最实用的仍是人工髋关节和人工膝关节，全肩关节置换和少量的全肘关节置换也已开展起来并获得一定的成功，该手术已经成为骨关节炎中晚期最常用、最有效的治疗方法。尽管人工关节置换术已取得惊人的进步，但它仍是一个需要不断加以完善的治疗手段，特别是人工关节的磨损和无菌性松动是目前亟待解决的问题。

3. 治疗流程　见图 18－3。

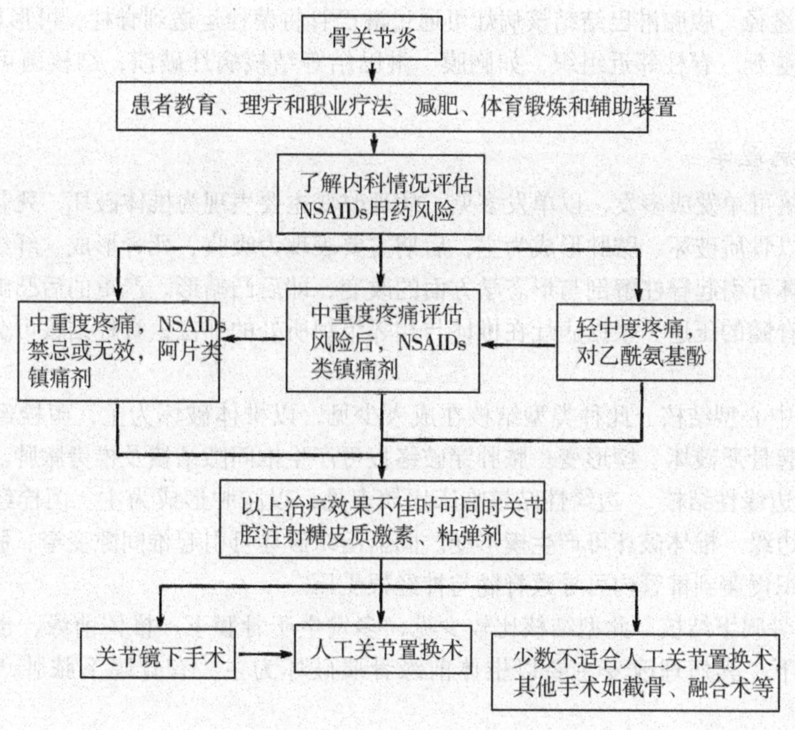

图 18－3　骨关节炎治疗流程

四、预后评价

骨关节炎是一种退变性疾病，大部分早期患者经保守治疗后效果较好，但易反复发作，晚期患者行人工关节置换术后效果满意。

（马国涛）

第二节 脊柱结核

脊柱结核是疾患常见病之一，其发病率占全身骨与关节结核的 40% ~50%，可见于各个年龄组。在脊柱结核中椎体发病率最高，节段发病率依次为胸椎、胸腰椎、腰骶椎、颈椎、颈胸椎。

一、病因和病理

（一）病因学

椎体以松质骨结构为主，血管丰富，承受载荷功能。原发结核分枝杆菌菌栓易停留终末血管。

1. 血行传播　原发病灶在尚未接受有效抗结核治疗和机体抵抗力下降时大量的结核菌进入血流，即以血行播散的方式达到全身的组织和器官，形成结核病灶。机体抵抗力强并得到有效的治疗，病灶可被纤维包绕、机化和钙化。反之，可形成慢性活动性病灶。

2. 淋巴途径　腹腔淋巴结结核病灶可通过淋巴管将菌栓运送到脊柱，可形成脊柱结核。

3. 局部蔓延　脊柱邻近组织，如胸膜、淋巴结等结核病灶破溃，结核菌可直接蔓延到椎体。

（二）病理学

脊柱结核可单发或多发，以单发多见。病理改变主要表现为椎体破坏、死骨形成、脓肿形成。早期以骨质破坏、脓肿形成为主，后期主要表现为吸收、死骨形成、纤维化及钙化。

椎体破坏可引起脊柱解剖与形态学方面的改变，即后凸畸形。严重的后凸畸形与椎管内脓肿可导致脊髓的压迫。根据病灶在椎体与相邻组织所处的部位，脊柱结核可分为以下几个类型。

1. 椎体中心型结核　此种类型结核在成人少见，以椎体破坏为主，菌栓经血循环达到椎体中央引起骨质破坏、楔形变。脓肿穿破终板可产生椎间隙结核及椎旁脓肿。

2. 椎体边缘性结核　边缘性结核临床比较多见，以脓肿形成为主。菌栓经血循环到达椎体上、下边缘。椎体破坏可产生楔形变。间盘组织破坏可引起椎间隙变窄、脓肿形成。结核性肉芽组织侵袭到椎管内可导致脊髓与神经根受压。

3. 椎体骨膜下结核　此型结核比较少见，多发生于骨膜下、椎体前缘，也可由椎体结核达到骨膜下。其病理改变主要以椎体前缘骨质破坏为主，有骨膜下脓肿，但很少形成死骨。

4. 附件结核　此类型结核比较少见，可发生于椎弓、棘突、横突及椎板。常与椎管内结核同时存在。

5. 结核脓肿　结核脓肿又称为“寒性脓肿”，无红、肿、热、痛等急性炎症表现，含结核性肉芽组织、干酪样物质、坏死组织及死骨。脓肿可沿筋膜或组织间隙流注到远隔部位，形成闭合性窦道。颈、胸、腰、骶等不同部位的脓肿有不同的特点。

（1）颈椎结核：脓液可沿着前纵韧带，聚集在颈前肌后方，形成咽后壁脓肿、食管后脓肿，脓肿较大者可引起呼吸困难或吞咽困难。脓肿也可沿筋膜及肌间隙流注，形成颈前肌间隙脓肿。脓肿穿破皮肤可形成开放性窦道。

（2）胸椎结核：胸椎结核可形成病椎两侧的“梭形”脓肿，穿破胸膜可形成脓胸，沿肋间神经流注可形成胸背部脓肿。也可形成椎管内脓肿，引起血管的闭塞或脊髓的压迫。

（3）腰椎结核：当腰椎结核脓肿在脓液压力作用或外力作用下，穿破前纵韧带肌椎前筋膜流注至腰大肌内，形成一侧的腰大肌脓肿；沿腰大肌向下流注形成髂窝脓肿，沿阔筋膜向下流注可形成膝部脓肿。

（4）胸腰段结核：可具有胸腰椎结核的特点，上段形成椎旁脓肿，下段形成腰大肌脓肿。

（5）骶椎结核：骶椎结核临床上比较少见。脓液在骶骨前方聚集，形成骶前脓肿，也可沿坐骨大孔向股骨大粗隆流注。

6. 脊柱畸形　椎体结核可导致脊柱后凸畸形或侧凸畸形，临床上后凸畸形多见，造成脊柱后凸畸形的原因主要是病椎椎体塌陷，椎间隙变窄或消失，使相邻椎体前缘靠拢；其次是儿童生长期椎体的二次骨化中心被破坏，椎体纵行生长障碍。

7. 脊髓受压　脊髓受压是椎体结核严重的并发症，据相关国内外资料统计，其发生率约占11%。可导致完全性瘫或不全瘫。病变发生在颈、胸椎。导致脊髓受压的原因主要有以下几种：①椎管内脓肿或干酪样物质的压迫。②死骨或坏死的间盘组织椎管内占位压迫。③椎管内结核性肉芽组织、纤维束带及蛛网膜下隙广泛粘连对脊髓的压迫。

8. 脊髓缺血　椎管内结核可因机械性压迫脓肿及毒素的刺激引起血管的缺血或痉挛，导致相应节段的脊髓缺血，引起截瘫。

二、临床表现

（一）全身症状

早期结核中毒症状可不典型，如同时存在肺、胸膜结核以及其他部位的结核，部分患者可有持续发热、盗汗等，有时被呼吸系统、神经系统的疾患所掩盖。

（二）局部症状

1. 疼痛　持续性钝痛是脊柱结核的主要特征。早期出现，程度不等，疲劳时加重，休息时减轻。疼痛可以是早期症状的唯一表现，临床上易被误诊为筋膜炎等。病程长者，夜间也会疼痛。颈椎结核多为轻微疼痛，局限在颈肩部或双上肢。颈部后伸时可引起双上肢麻木、疼痛，咳嗽、打喷嚏会加重疼痛。神经根受压时疼痛则剧烈。

寰枢椎结核可有顽固性颈部疼痛，致颈前屈头低垂的强迫体位，不能平卧，需半坐位。坐或行走时以双手托扶下颌。咽痛、吞咽疼痛及张口受限。胸椎及腰椎结核可有局限腰背部或腰骶部的疼痛，也可因刺激神经根而具有神经放射痛。应当注意的是，胸腰段病变的疼痛有时出现在腰骶部。

2. 活动受限　视病变部位不同，可发生相应的脊柱节段活动障碍。颈椎结核表现为颈部僵硬、斜颈、头颈转动受限或明显障碍，头不能抬起，眼睛不能平视，头颈部失去了正常的运动功能。由于结核渗出物的炎性刺激，使腰肌痉挛，伸屈受限。胸腰段或腰椎结核患者在站立或行走时，头与躯干向后倾斜，以减轻体重对患椎的压力。患者拾物时需挺腰、屈膝、屈髋，即拾物试验阳性。胸椎的活动度很小，不易观察患椎活动受限的区域。

3. 畸形　由于相邻的椎体缘楔形破坏或椎体楔形压缩，脊柱的生理弧度发生改变，以向后成角畸形为多见。侧凸畸形少见。胸椎原已有后凸，病变时则后凸尤为明显，而腰椎后凸不明显。成角后凸的上下脊柱段常有代偿性前凸。

4. 叩击痛　叩击患椎棘突可引起疼痛。

5. 脊髓受压症状　以胸椎结核发生脊髓压迫症状最常见。脊髓受压时，患者的病变平面以下部位的感觉、运动、腱反射及括约肌功能可有异常。胸椎及颈椎结核引起完全性截瘫。

三、诊断和鉴别诊断

（一）诊断

（1）结核病史：除了掌握患者的一般情况外，还应询问其家庭及其所接触人群中有无发病者。

（2）全身症状：以低热、盗汗等结核中毒症状为主，部分出现轻度营养不良及贫血等。脊髓受压者则可有肢体麻木、四肢无力、大小便障碍等。

（3）局部症状：患椎有压痛及叩击痛。胸、腰椎的椎体较深，压痛不明显，但有叩击痛。

（4）影像学检查：早期摄片对本症的诊断和病情的判定有着重要作用。有条件者可做CT、MRI检查。CT可以显示出病灶的破坏程度、范围；MRI能清晰显示脊髓受累情况。

（5）细菌学与病理学检查：浅在的脓肿可予以穿刺，抽脓行细菌学检查，或者行病灶穿刺取组织病理检查。确诊常需依靠细菌学和病理学检查。

（二）鉴别诊断

1. 脊柱肿瘤　转移性肿瘤见于老年人，疼痛夜间加剧，全身情况较差。可有原发肿瘤病灶。原发性脊柱肿瘤较少，恶性肿瘤有网织细胞肉瘤等，良性肿瘤有血管瘤等。一般肿瘤不侵犯椎间盘，椎间隙可正常，无寒性脓肿及死骨，患椎可发生病理性骨折，碱性磷酸酶可升高。

2. 椎间盘突出症　椎体后缘结核早期可侵犯间盘，产生神经根刺激症状。椎间盘突出症患者无发热等全身症状，X线片上无椎体边缘破坏，红细胞沉降率正常。

3. 强直性脊柱炎　多见于男性青年，40岁以上者发病少见。早期时疼痛可局限骶髂关节及髋关节，以后逐渐沿腰椎向胸、颈部发展，可累及整个脊柱，使脊柱强直、固定。症状严重者可有发热、纳差、消瘦，呼吸幅度减少。X线片具有特征性改变，骶髂关节面模糊，髂骨侧关节面有小囊状骨质破坏，关节间隙变窄、硬化。脊柱骨质疏松，椎体间有骨桥形成，椎旁韧带钙化，呈“竹节样脊柱”。组织相容抗原HLA－B_{27}阳性。

4. 化脓性脊柱炎　急性患者则发病急，进展快。全身症状明显，有高热、严重腰背痛，局部有明显压痛，早期血培养可为阳性。X线片在早期可见椎间隙狭窄，以后椎体硬化，椎体边缘增生及相邻椎体融合。

5. 退行性脊柱病变　多见于中年以后，表现为颈肩痛或腰背痛。有的患者合并有神经根刺激症状，疼痛可扩散到肢体。少数可有脊髓压迫症状。全身状况尚好。X 线片可见椎间隙狭窄，椎体边缘骨质增生，但无骨质破坏及脓肿形成。

四、脊柱结核的治疗

脊柱结核的治疗也应遵循结核病的基本原则，并按照加强营养、休息与制动、使用抗结核类药物、手术与康复疗法的顺序进行治疗。

（一）非手术治疗

1. 一般疗法

（1）加强营养：给患者提供足够的蛋白质、糖和维生素 B 及维生素 C 的饮食。可酌情服用中药阳和汤等方剂，以改善患者的症状，增强食欲，增强抵抗力。

（2）制动：卧床休息，在病变活动期应强调卧床休息，减少体力的消耗，有利于健康状况的改善，也可避免脊髓及神经根受压的加重。

（3）保护性支架：颈围、腰围和躯干支架适用于病变已趋稳定或融合术后该处尚未牢固愈合者。

（4）牵引固定：对颈椎或上胸段病变较重者，或脊柱的稳定性受到影响者，可施行头部或骨盆牵引。牵引能使颈部处于相对固定状态，使颈部肌肉松弛，恢复颈椎的生理曲线，减轻颈椎局限水肿、充血及渗出等。

（5）处理原发病灶：采取多种方法治疗原发结核病灶，尤其是肺结核，使之得到有效的控制。

2. 药物疗法　控制感染、消灭结核菌是抗结核药物治疗的目的。必须遵循以下原则：

（1）早期用药。一旦确诊，即开始用药。

（2）联合用药。2 种或 3 种药物同时使用，以增强疗效、降低毒性、缩短病程。一般情况下，可使用异烟肼 + 利福平，或者异烟肼 + 链霉素。重症者以异烟肼 + 链霉素 + 利福平 + 乙胺丁醇的疗法最佳。对中毒症状重者，可在严密观察下，使用小剂量的激素以提高疗效。

（3）药量足、足疗程。初治者可选用 2 ~ 3 种药，量应足够大，连续用药。2 ~ 3 个月后，病情改善则酌情减药、减量。6 个月后，待病情稳定，可单独使用一种药，维持 1 ~ 1.5 年。

（二）手术治疗

脊柱结核外科手术干预目的是清除病灶，解除脊髓及周围神经的压迫。所采取的手术途径及方法以不损害或尽可能少地影响脊柱稳定性为原则。在病灶彻底清除的同时可以适当选择经前、后路内固定及植骨融合术重建脊柱的稳定性。

1. 适应证　①出现脊髓受压症者，应尽早行病灶减压术，促进脊髓功能的恢复。②骨质破坏明显，有寒性脓肿形成，或伴有巨大死骨存在及窦道形成，非手术疗法难以奏效者。③病灶虽小，但经长期治疗无明显改善者。④需行患椎融合者。⑤后凸畸形需矫形者。

2. 禁忌证　①患有严重器质性疾病，体质虚弱，难以忍受麻醉及手术的患者，如冠心病、房室传导阻滞、肝硬化、肾功能不全、出血性疾患、严重糖尿病等患者。②有肺部等部位活动性结核病灶，未能被控制者。③幼儿或病情较轻者。

3. 术前准备　先非手术治疗 1 ~ 3 个月，积极进行全身支持疗法，使用合理的抗结核药物以使病灶相对静止稳定。做好术前全面实验室检查，观察红细胞沉降率接近正常或明显下降。术前 2 ~3 周卧硬板床。颈椎结核患者的颈枕部用沙袋制动，肩部置棉垫抬高，使颈部后伸、头低位；进半流质，注意口腔及压疮的处理；在床上体疗及大小便；经口腔入路行病灶清除的患者，需练习简单的手势以表达动作。术前 1 ~2 天给予青霉素 40 万单位、链霉素 0.5g 雾化吸入，每 2 小时一次。对症治疗夹杂症，严格控制感染。

4. 手术方式选择

（1）前路病灶清除术：适应证：①寒性脓肿较大者。②出现脊髓压迫症者。③X 线上显示有较大的死骨与空洞。④伴有窦道，长期流脓不愈者。

（2）脊柱后路融合术：适应证：①当结核病变稳定，不需要做病灶清除术者。②患者的病情不允许做病灶清除术，可先行后路植骨以维持脊柱的稳定性，择机再行病灶清除术。③估计病灶清除术后颈椎的稳定性受到破坏，可先行后路植骨融合，然后再清除病灶。④前路植骨融合不良或失败者。

（3）脊柱前路融合术：适应证：①病变相对稳定。②椎体破坏较多，病灶清除后脊柱不稳定或残留较大的骨洞。③已行椎板切除，不宜做后路植骨融合术者。

（4）脊髓减压术：①后侧减压：椎板减压术适用于椎弓结核并截瘫或前侧外侧减压失败的病例。②前侧减压：适用于脊椎结核。脊髓受压较轻者可行前路减压，彻底清除椎体和后纵韧带前方的椎体病灶，达到脊髓减压的目的。③前外侧减压：具有减压及病灶清除两种效果。常用于胸椎结核，尤其是上胸段病变合并截瘫者。

5. 手术后处理

（1）卧床休息：术后一律卧硬板床。休息 6 ~8 周后，脊柱疼痛减轻，脊柱结构稳定者，在原有脓肿缩小或消失、体温趋于正常、红细胞沉降率下降，可配戴支具起床锻炼。但运动量不能过大。

（2）护理与饮食：术后需积极补充能量及营养。在患者不能进食或进食少的情况下，早期静脉补充营养药物或可鼻饲有营养且易消化的食物，少量多餐。

（3）使用抗生素：术后 1 周内使用抗生素控制感染。抗结核药物应继续使用 12 ~18 个月。外科治疗辅以系统化疗是远期疗效的保证。脊椎结核术后复发与截瘫减压术后恢复不佳者，多与短期、无规律、单一用药有关。

（4）康复治疗：步行训练与体育治疗相结合，预防各种并发症。

五、脊柱结核的治愈标准

全身情况良好，无发热、盗汗等结核中毒症状，食欲正常，体重回升。局部无疼痛。红细胞沉降率在正常范围。X 线片显示病变椎体已骨性愈合，植入骨块生长良好。病变区轮廓清楚，无异常阴影。恢复正常活动和轻工作 3 ~6 个月，无症状复发。预后良好。

（彭　宏）

第三节　脊椎非特异性感染

脊椎感染的发病率较低，占全身骨骼感染的 1%。1897 年，Lannelongue 首先详细描述了化脓性脊柱感染。在使用抗生素以前，脊椎感染的发生率和病死率都很高。其病因包括：

术后感染及一些医源性原因，创伤、血行播散及结核的淋巴播散也可造成脊椎感染。

脊椎感染可发生于任何年龄，其易感人群包括：健康人、类风湿关节炎等系统疾病患者，以及糖尿病、AIDS、需做透析的肾衰患者等继发性免疫功能低下人群。由于发病率低，临床经验不足，易漏诊，应在适当的临床情况下高度怀疑此疾病，根据临床表现及辅助检查尽早获得诊断，并针对不同病因采取相应治疗手段以达到清除感染灶，维持脊椎稳定，保护神经功能的目的。

一、化脓性脊髓炎

（一）病因病理

急性化脓性脊髓炎（Acute Purulent Myelitis）系由化脓性细菌感染所引起，细菌多数经全身败血症、脊柱损伤感染、邻近软组织脓肿、腰椎穿刺或麻醉技术以及肺的化脓性感染转入脊髓而引起，造成完全或不完全的截瘫。在解剖上脊髓的蛛网膜下隙经脊神经与纵隔、腹腔、腹膜后间隙的淋巴管相通，因此感染可经淋巴管进入脊髓伴或不伴脑膜炎。由于脊髓静脉压力低，血流易瘀滞以及静脉内缺乏瓣膜，当胸或腹腔压力变化时可引起其血液倒流，有利于细菌从远处病灶进入脊髓和形成感染。任何年龄的男女均可发病。

病变部位以胸段脊髓为多见，其次为腰段。受累节段支配区可出现疼痛，脊柱局部可有压痛。瘫痪初为弛缓性，继之受累节段以下肢体转为上运动神经元性瘫痪。受累脊髓节段出现上缘以下的深浅感觉障碍，病变只限于脊髓上的中心部，可出现分离的感觉障碍。受累节段的腱反射减弱或消失，锥体束受损平面以下同侧腱反射亢进，病理征阳性，腹壁反射和提睾反射消失。早期各种反射可消失（包括病理反射）。

自主神经功能障碍可有大小便障碍。瘫痪肢体皮肤干燥、脱屑、少汗或无汗等。正常脑脊液无任何病原微生物。急性化脓性脊髓炎以金黄色葡萄球菌最常见（50% ~60%），其次为大肠杆菌和变形菌属（13% ~18%）。细胞学检查：细胞数增多，以粒细胞为主。化脓性脑膜炎（Purulent Meningitis）时白细胞在（1000 ~10 000） $\times 10^6$/L，甚至更高，有时脓细胞积聚成块状物。

（二）临床表现

1. 发病年龄　任何年龄男女均可发病，以20 ~30 岁多见。

2. 病史　发病前可有疖肿、肺炎、脓毒败血症、腹腔脏器感染等病史或医源性介入史。

3. 全身中毒症状　先有高热、寒战等中毒症状，数天后出现完全性或不完全性截瘫，可伴有感觉异常。

4. 脊髓受损的表现　突发的截瘫，感觉障碍，大小便功能障碍。病变部位常有疼痛和束带感，检查病变部位棘突有明显压痛、叩痛，可有脑膜和脊神经根刺激症状（Kernig 征、直腿抬高试验阳性等）。

（1）颈段脊髓受累：表现为四肢瘫痪，C_4 以上节段损害时四肢均为痉挛性瘫痪，并有呼吸肌麻痹出现，呼吸困难。颈膨大部位损害，表现为双上肢弛缓性瘫痪和双下肢痉挛性瘫痪。

（2）胸段脊髓受累：表现为双下肢痉挛性瘫痪。

（3）腰段脊髓受累：仅出现双下肢弛缓性瘫痪。

(4) 骶段脊髓受累：出现马鞍区（会阴部）感觉障碍，肛门及提睾反射消失，无明显肢体运动障碍和锥体束征。

(三) 辅助检查

(1) 周围血白细胞升高，在（10～40）$\times10^9$/L，个别患者可以正常。

(2) 早期血培养常呈现阳性结果。

(3) 脑脊液检查示蛛网膜下隙通畅，如脊髓内脓肿形成或蛛网膜粘连较重，可出现不通畅或不完全通畅，脑脊液透明或变黄。正常脑脊液无任何病原微生物，急性化脓性脊髓炎常见金黄色葡萄球菌，其次为大肠杆菌和变形菌属。细胞学检查：细胞数增多，以粒细胞为主。蛋白增高，糖和氯化物降低。脑脊液涂片或培养可得到致病菌，药物敏感试验常可指导治疗。

(4) 脊髓造影可见脊髓增粗，或椎管不通畅。CT、MRI 可发现脊膜增厚和小脓肿形成及脊髓实质性变化。

(四) 诊断

(1) 全身或局部感染史。

(2) 突然发生的截瘫、大小便功能障碍，伴有高热。

(3) 脑脊液细胞数增多，蛋白增高，糖、氯化物降低，椎管通畅改变。

(4) 脑脊液涂片或培养获致病菌。

(5) 脊髓造影、CT 或 MRI 将有助于诊断。

(五) 治疗

(1) 抗生素治疗应选用足量有效的抗生素，静脉给药，可根据细菌血检查结果选用敏感抗生素。

(2) 如脊髓内脓肿形成，应尽早行脊髓背侧切开，充分引流脓液。

(3) 应保持足够的营养和水、电解质平衡，发热、疼痛给予对症治疗。

(4) 加强护理，定期翻身，每 2～3h 一次，保持皮肤干燥，防止压疮。有排尿困难者应进行无菌导尿，定期冲洗膀胱，预防尿路感染。

(5) 恢复期应进行康复治疗，如理疗、体疗、针灸等，加强瘫痪肢体功能锻炼，防止肢体关节挛缩、足下垂等。

二、化脓性脊椎炎

(一) 概述

化脓性脊椎炎（Suppurative Spondylitis）又称脊椎化脓性骨髓炎，由 Delefield 与 Lannelong 首先于 1874 年报道，为化脓性细菌引起的椎骨炎性病变及骨质破坏。主要为血源性感染，多可发现远隔部位的原发病灶，病变部位以腰椎为多。由于受累部位不同，化脓性脊柱炎患者出现的症状及体征各异，临床表现不尽相同，X 线片早期无特殊性，特别是起病隐匿、伴有瘫痪的患者易与结核等疾病混淆而常被误诊或漏诊。

(二) 病因病理

化脓性脊椎炎致病菌多为金黄色葡萄球菌，主要为血源性感染，因脊椎静脉系统有位于硬膜及脊椎周围无瓣膜的静脉丛，属腔静脉、门静脉、奇静脉外的独立系统，但又与上、下腔静脉有许多交通支联系。

脊椎静脉系统内血流缓慢，可以停滞，甚至逆流。因此任一静脉系统内有细菌栓子均可到达脊椎内。Baston 通过阴茎背静脉造影发现阴茎背静脉和前列腺静脉丛与脊椎静脉相通，所以泌尿系统感染亦可合并脊椎感染。

成年人红骨髓集中在脊椎及扁平骨，红骨髓有丰富的静脉窦，故成年的血源性化脓性脊椎炎偏多，少数为创伤和医源性。血源性脊椎骨髓炎大多系败血症的并发症，或机体有其他感染病灶如疖、痈或扁桃体炎等。病变细菌首先侵犯椎体中心或边缘，即红骨髓集中的部位，感染能通过一条动脉进入干骺区域，若有一定压力也可逆行由静脉途径进入，干骺区域一旦感染便能通过血管扩散到椎间盘周缘，或破坏终板进入椎间盘，感染邻近的椎体终板及椎体，或向椎弓扩展，很少一开始就先侵及椎弓，但也可先由椎弓感染再向前扩展到椎管和椎体。也有外伤如子弹贯通伤所造成的继发感染；或因医源性所致，如腰穿、脊椎手术等继发的感染。

由于椎骨血运丰富，故很少形成大块死骨。典型病变，最初为骨质破坏、骨质吸收，使骨质呈斑点状或蛀状骨质疏松。软骨板或皮质破坏后形成椎旁脓肿，顺软组织间隙蔓延破溃至皮肤，形成窦道。约半数以上病例累及腰椎，其次为胸椎及颈椎。

一般早期病变仅累及两个椎体，感染在椎体骨膜之间，若脓液穿破骨膜，向椎体外扩散，可出现椎旁脓肿，像脊椎结核一样向周围软组织扩散，发生于颈段可产生咽后壁脓肿、颈部脓肿及上纵隔脓肿；发生在胸段可出现肺水肿、心包炎、肺脓肿、脓胸、胸膜炎和膈下脓肿等；在骶段可产生盆腔、肛旁和坐骨直肠窝脓肿；在腰段可产生腰大肌脓肿；另外，腰椎发生的化脓性脊椎炎，因腰椎静脉与盆腔静脉自由交通，可出现盆腔感染。

当感染和脓肿进入椎管内即可形成硬膜外脓肿和硬膜下脓肿等病变，可产生神经根和脊髓受压症状，造成根性神经痛和截瘫；也可穿破脊膜，则进入蛛网膜下隙，发生脑脊膜炎；感染亦可波及蛛网膜引起蛛网膜炎。

由于化脓性脊椎炎是骨破坏和新骨形成同时进行，随着病变的进展，骨质逐渐增生，骨密度增高，骨质硬化，到晚期可出现大量新骨，骨桥形成或椎间融合。故在化脓性脊椎炎，一般很少发生椎体塌陷、楔形变，或后突畸形。但在有些化脓性脊椎炎中，尤其是当病变使椎弓、椎板破坏后，脓肿、坏死组织及新生的纤维组织可压迫脊髓或马尾神经引起截瘫或神经根受压。这种情况多见于颈段及胸段脊椎。也有可能是脓栓引起脊髓的缺血性改变或是硬脊膜的炎性渗出所致。而化脓性脊椎炎因椎体被侵犯，破坏严重者后凸畸形可明显加重。

（三）临床表现

化脓性脊椎炎的临床表现主要取决于感染病菌的能力与机体的抵抗力。以急性期严重中毒症状，腰背部剧烈疼痛、局部压痛和肌肉痉挛、脊柱僵直呈板状，腹痛、腹胀、腹肌紧张等为其临床特点。现代抗生素的应用降低了暴发型感染的发生与病死率。在化脓性脊椎炎中表现有持续高热、寒战、脉快、烦躁、神志模糊等全身中毒症状，局部剧痛、椎旁肌痉挛、脊柱活动受限、棘突压痛、明显叩痛等典型病程及临床表现者仅为20%左右。

大部分则以急性腹痛、神经根性痛、髋关节痛，或严重败血症等临床表现为主，待全身症状好转后，局部症状和体征才趋于明显。甚至有些病例一开始即为亚急性或慢性表现，而被误诊为结核等疾患。

化脓性脊椎炎的临床表现，按照病程可分3种类型。

1. 急性期 多见于儿童，其病机由于全身中毒症状和局部症状。主要表现为寒战高热、谵妄、昏迷、恶心、呕吐、颈项强直，有酸中毒、失水、电解质平衡失调。有全身炎症表现灶，血培养阳性，白细胞数增高，继之贫血，红细胞沉降率快。有腰痛、肾区叩击痛、骶棘肌痉挛，神经根受压时有放射性疼痛至两侧腹股沟和下肢等。

如腰椎受累，则直腿抬高试验阳性，负重时疼痛加重，腰椎生理前凸消失。若腰大肌受累引起屈髋。在颈椎感染患者中可能仅表现为斜颈、吞咽困难或发热。X线片在急性期1个月内无明显变化，放射性核素扫描可见局部浓聚现象，有助于早期诊断。

2. 亚急性期 多见于成人，细菌有一定活力，毒性不高。患者有抵抗力，全身毒性症状轻微，有低热。全身和局部体征不明显，但有腰痛、骶棘肌痉挛和脊椎僵硬，活动不便，不能起床。白细胞和中性粒细胞轻度增高，红细胞沉降率快，X线片示椎体骨质增生，但轮廓无改变。

3. 慢性期 病程长，可能由急性转化而来，也可由于全身抵抗力强、细菌毒力低所致，全身和局部症状轻微，有时因软组织脓肿穿破至皮肤外形成瘘管、慢性窦道，久治不愈。可能由小死骨，为脊椎慢性骨髓炎。早期脓肿在胸椎可引起瘫痪，在腰椎有神经压迫症状。

（四）辅助检查

1. 实验室检查 早期白细胞计数升高，有明显核左移现象，红细胞沉降率增快，血培养可能为阳性，其中红细胞沉降率虽然不是一个特异性检查，但其在化脓性脊椎炎诊断，尤其在应用有效抗生素疗效评估时的价值较大。另外C反应蛋白也可作为脊柱手术后是否感染的参考指标。在CT引导下行局部穿刺吸引及活检，将抽出脓液做涂片及细菌培养，将取出的组织做病理检查，可直接做出诊断。当血培养阳性和明显脊椎炎症状时可以不考虑活检。

2. 核医学检查 急性化脓性脊椎炎早期，可出现患椎放射性核素浓聚现象。放射性核素扫描虽为非特异性检查，但对寻找病灶、确定病变部位有一定帮助。

3. 影像学检查 发病2周内普通X线片可无任何异常发现。断层摄影或CT扫描，有时可见有局限性骨质吸收或斑点状骨质破坏。随着病变的进展，软骨板可出现破坏，椎体边缘模糊呈毛刷状，继而椎旁软组织肿胀，椎间隙变窄，骨密度增加，骨质硬化，骨桥形成等，早期1个月内脊椎炎症并不明显，继之骨质稀疏，可能有虫蚀样破坏，软骨板模糊成毛刷样，有少量骨质增生。若形成脓肿，在颈胸椎可在咽后壁和椎旁出现阴影，在腰椎可见腰大肌阴影增宽，但不如结核那样巨大。

椎体骨质增生，椎间隙狭窄，上、下两椎体逐渐融合在一起，或两椎体间有骨桥形成，一般波及两个椎体，多个较少见，产生椎体塌陷者不多。在凭借早期影像学不能做出明确诊断时，应及时在CT引导下作诊断性穿刺。对于有神经改变症状而单纯X线片无骨质改变的病例，MRI检查有非常重要诊断价值，增强扫描有助于与结核等病变的区别。

（五）诊断

根据化脓性脊椎炎的临床表现和辅助检查，诊断基本可以确立。注意有尿路感染、皮肤感染或吸毒人群，长时间腰痛，同时存在发热、恶寒和脊椎棘突扣击疼痛等，要想到化脓性脊椎炎的可能，可通过核磁共振等检查进一步确诊。

（六）鉴别诊断

1. 脊椎结核　为慢性进行性破坏性病变，病程长，一般有肺结核史。椎体呈破坏性改变，椎间隙狭窄，椎体可塌陷，并有软组织阴影，也可见死骨，骨质增生不多。化脓性脊椎炎中的感染椎间盘很快就被细菌产生的酶破坏，而结核感染的椎间盘往往得以保留，在手术中常可看到结核腔里漂浮的椎间盘。

2. 伤寒性脊椎炎　一般有伤寒史，血清肥达反应阳性，病程由急性到慢性，可能有胃肠道并发症。

3. 类风湿性脊椎炎　全身和局部症状没有化脓性脊椎炎那么剧烈，疼痛范围广，从腰骶椎开始，类风湿因子阴性血清黏蛋白和抗“O”增高。

4. 强直性脊柱炎　症状与类风湿性脊椎炎相似，有“晨僵”现象，HLA－B_{27}呈“+”结果。

（七）治疗

有效的治疗应达到以下目的：帮助明确诊断，消除感染，防止复发，防止或恢复神经损伤，缓解疼痛，恢复脊柱的稳定性。由于急性化脓性脊椎炎易与败血症、腰部软组织化脓性感染相混淆，早期诊断常有一定困难，凡疑有化脓性脊椎炎者，均应按本病尽早治疗，边治疗边进一步检查，以免延误有效的治疗时机。

1. 抗生素治疗　在确诊或疑诊为急性化脓性脊椎炎时，应及时全身使用有效广谱抗生素治疗，待细菌培养及药敏试验找出敏感抗生素后，再及时调整，可应用两联治疗。如细菌培养阴性用药3d无明显效果，应更换抗生素，其疗程应持续到体温恢复正常、全身症状消失后2周左右。停药过早，易使炎症复发或使局部病变继续发展而变为慢性炎症。

2. 全身支持及对症治疗　在早期应用大剂量有效抗生素的同时，患者应严格卧硬板床休息，加强营养给予高蛋白、高维生素饮食。或输液纠正脱水，防止水、电解质紊乱或维持其平衡。根据需要可少量多次输血，给予适量镇静剂、止痛剂或退热剂。对中毒症状严重者或危重患者应同时配合激素治疗。

3. 其他保守治疗　可采用如中医药、支具制动、物理疗法和高压氧等综合方法进行治疗。

4. 外科治疗　对保守治疗无效的患者应及时进行手术治疗。有脓肿可进行引流，以尽早解除脊髓受压，防止供应脊髓的血管发生血栓而致脊髓软化，造成不可逆转的瘫痪。若有瘘管和死骨形成，等病情稳定后再作彻底处理。

（1）椎旁脓肿引流术：化脓性脊椎炎，经椎旁穿刺抽得有脓液或CT扫描显示有椎旁有脓肿者，应及时行脓肿切开引流，以控制病变发展，减轻全身中毒症状。

（2）椎板切除硬膜外脓肿引流术：急性化脓性脊椎炎，一旦出现脊髓压迫症状，如下肢无力，感觉改变或尿潴留等症状，应紧急行CT扫描检查。如显示为硬膜外有脓肿压迫脊髓时，立即行椎板切除、硬膜外脓肿引流，以防止截瘫加重，或脊髓营养血管栓塞、脊髓软化、坏死等。术后常放管负压引流，或置管行冲洗吸引疗法。待体温正常、症状好转，引流液清净后拔除。

（3）窦道切除及病灶清除术：慢性化脓性脊椎炎，有窦道形成，经久不愈，保守治疗不能治愈，应根据不同病变部位采用不同切口。首先切除窦道及其周围瘢痕，再显露病灶，扩大骨瘘孔，凿除硬化骨，充分显露病变，吸尽脓液，刮除骨腔内死骨、肉芽组织、坏死组织及纤维包膜等。将病灶彻底清除后，反复用生理盐水冲洗和清理病灶。病灶内放置引流管，或置管行闭式冲洗吸引疗法。术后再给以抗生素治疗。

(4) 化脓性脊椎炎的手术适应证：①闭合穿刺活检阴性或穿刺不安全而需要得到细菌学诊断。②临床显示典型的弛张热及脓毒症病程。③脊髓受压引起神经体征，如硬膜外脓肿压迫脊髓。④明显畸形或椎体破坏，特别是颈椎。⑤保守治疗效果不佳的顽固性感染。⑥红细胞沉降率高或持续性疼痛。⑦急性化脓性脊椎炎的二期手术治疗。

(八) 疗效评价

(1) 治愈：全身及局部症状消失，X线片显示病变已修复或稳定。

(2) 好转：全身及局部症状好转，X线片显示病变未继续发展。

(3) 未愈：全身及局部症状未改善，X线片显示病变继续扩散。

(九) 预后

化脓性脊柱感染的病死率低于5%。老年人或伴有全身性疾病的患者危险性比较大，若非胃肠道抗生素应用少于28 d，复发率可高达25%。

有学者认为化脓性脊椎炎是骨科化脓性炎症中能保守治疗并治愈的极少数疾病之一，大部分的化脓性脊柱感染无须手术治疗。一些研究报道感染区域自发性椎体间融合的可能性高达50%。感染越靠近头侧，自发性融合的可能性也越大。其他病例逐渐出现椎体间纤维性强直，从而后凸畸形和疼痛改善。感染后畸形好发于胸腰段，尤其是椎体累及超过50%者，而颈椎的畸形较少见。

经过前路手术病灶清除，植骨和非胃肠道抗生素治疗后，大部分患者都能恢复，伴有坚强的融合和轻度后凸畸形。

年龄超过50岁，有糖尿病和类风湿关节炎历史者易发生神经损伤改变。婴儿患者预后很差，复发率高，感染后遗留明显脊柱后突，可伴有死骨，应与先天性脊柱后凸相鉴别。相反，静脉内滥用药物者预后较好，92%的患者经非胃肠道抗生素治疗后好转，文献未见死亡报道。

三、术后椎间隙感染

(一) 病因病理

引起术后椎间隙感染的原因众多，目前多数学者认为腰椎间隙感染是细菌性感染、无菌性炎症及自身免疫性反应所致，但以细菌性感染为主，特别是慢性低毒力性细菌。致病菌有金黄色葡萄球菌、铜绿假单胞菌、大肠杆菌、表皮葡萄球菌等。

感染可能与以下的一种或多种因素有关：

(1) 椎间盘主要靠软骨板的渗透作用获取营养，局部血供差，不易愈合。

(2) 未严格执行无菌操作技术、内镜和手术室消毒不达标、器械可能的污染等可引起细菌感染，如经皮穿刺椎间盘切除术等介入治疗在净化条件较差的放射科治疗室进行等。

(3) 操作粗暴或术式选择不当，手术时间长出血多。手术时间过长，为细菌污染提供了机会，术中出血过多，尤其椎间隙内操作过多会产生过多的椎间盘碎屑及积血，易产生炎性反应，给细菌的生长提供了条件，增加了感染机会。

（4）过分强调手术的彻底性，术中椎间盘及相邻结构破坏较多，如刮除上下软骨板等操作导致软骨板和终板的破坏，首先易引起松质骨出血，其次破坏了椎体边缘软骨的血运，易造成椎体边缘骨质缺血、坏死。

（5）术中环形切开纤维环的切口太小，术后椎间隙的积血不易引出，局部血液不易吸收，压力增高，久之椎间隙的渗出物易发生变性。

（6）椎间隙内残留的间盘组织由于缺血而发生无菌性坏死并液化。

（7）术后切口内引流不畅或拔出引流管太早，术后皮下又留有较大的空腔，从而为细菌繁殖提供了条件。

（8）患者全身情况差，或伴有盆腔脏器炎症、皮肤炎症、糖尿病之类疾病等。

细菌经手术切口、血液循环或直接蔓延进入椎间隙，生长繁殖引起椎间盘软骨、纤维环炎性细胞浸润，变性坏死，继而软骨下骨质破坏，产生大量化脓性炎性介质，导致椎间隙内压增高。

由于椎体周围韧带的严密封闭，炎性物质及病灶内高压不能向周围扩散，使脊神经根受到强烈的高压及炎性刺激，致使所支配肌肉痉挛性收缩引起剧痛。同时病灶内压力进一步增高，使疼痛加剧，如此形成恶性循环。导致椎间隙感染具有顽固性、痉挛性剧烈腰痛，低热，红细胞沉降率增高，C 反应蛋白阳性等主要临床特点。抗生素及镇痛治疗效果不佳。病变后期相邻椎体表面广泛破坏，软骨板全部糜烂，软骨下骨质增生。常在 1 年后椎间盘纤维环周围骨化及骨桥形成甚至滑脱，但椎间不发生骨性融合，亦无椎旁脓肿。

（二）临床表现

剧烈的腰痛和脊神经支配区疼痛，肌肉痉挛是椎间隙感染的主要症状。典型症状为下腰痛和腰部肌肉痉挛，而疼痛有别于术前的根性刺激症状，患者主诉往往可超过客观体征，白天轻，夜间重，一般止痛药常难以奏效。术后出现椎间隙感染症状，可在 3～25d，平均 1 周左右。

患者腰部常取强迫体位，伸屈活动明显受限，动作十分迟缓、艰难。上腰椎病变常为腰痛或伴有髋关节、腹股沟、股前区和下腹痛，尤以髋关节和腹股沟区痛的发生率极高。下腰椎病变多为腰髋部、臀部、股后区域和坐骨神经分布区疼痛，常为难以忍受的痉挛性腰痛。腰腿痛范围与术前相同或腰痛范围更广泛，疼痛区域对疼痛刺激过敏，患者常因疼痛不愿翻身并拒绝他人搬动。

检查时病变区腰椎椎旁有深压痛和叩击痛，直腿抬高试验常较术前严重。持续低热、红细胞沉降率增快是本病的明显特征。本病早期往往发热，呈持续性不规则热型，体温在 37.5℃～38℃，多在午后至傍晚体温最高，可达 39℃左右；后期体温多正常或有低热。临床可分为 2 型：

（1）重型：有剧烈难以忍受的痉挛性腰部疼痛，呈阵发性发作，夜间明显，常因床铺震动、翻身而诱发或加重，可以放射至臀部、会阴部及大腿，腰背肌痉挛。有发热，体温 37.2℃～38.2℃，平均 37.8℃。发作时可伴有幻觉、谵语等精神症状。ESR 增高，C 反应蛋白（CRP）阳性。

（2）轻型：有腰部活动受限，改变体位、轻叩病变间隙均可诱发剧痛。不规则低热，ESR 增高，CRP 阳性。

（三）辅助检查

1. 实验室检查　可有血常规改变，但血 WBC 总数和 WBC 分类计数多在正常范围。血液细菌培养及椎间盘经皮穿刺细菌培养多不能发现细菌生长，而病灶清除术清理出的病变组织细菌培养阳性率可达 40%。红细胞沉降率明显升高（42～172mm/h，平均 32.8mm/h），C 反应蛋白检查多为阳性（0.12～9.12mmol/L，平均 2.9mmol/L）。

2. 影像学检查

（1）X 线片主要有椎间隙狭窄及骨质破坏，早期无明显变化，4～6 周后表现为骨质疏松、密度减低、椎体软骨下骨质吸收、椎体边缘不规则骨质破坏、上下椎板边缘模糊、毛糙或部分椎体溶骨性破坏、感染椎间隙变窄或消失。长期病史者可表现为受累椎间隙狭窄，上下椎体明显硬化，密度增高。

（2）椎管造影可见病变椎间盘处硬膜囊充盈缺损，提示椎间盘膨出改变。

（3）CT 检查在早期诊断上无特异性。主要表现为椎间隙周围有低密度软组织阴影向周边膨出及受累椎体上下缘骨质不规则破坏或骨质硬化，可显示软骨板破裂缺损，椎体边缘呈参差不齐的毛刷状，椎间隙内有残留气体。可见感染椎间盘不规则密度减低区呈“掏空”状变化。

（4）MRI 检查最早在发病 1 周后即可检出病变间隙椎间盘形态和信号异常，病变椎体 T_1 加权像呈低信号，T_2 加权像呈高信号，并可见椎间隙变窄、边缘模糊粗糙、硬膜外脂肪信号消失等征象。

（5）B 超经济方便，可反复动态观察，一旦发现椎旁和腰大肌旁有不规则回声区即可作为决定治疗的重要依据。

3. 核医学检查　ECT 检查在病灶处有放射性浓聚增强。

（四）诊断

根据临床表现及辅助检查，诊断基本确立。

（五）鉴别诊断

由于椎间隙感染除剧烈的腰痛、脊神经支配区疼痛、肌肉痉挛、持续低热、红细胞沉降率增快等缺乏特异性临床症状外，缺少其他特异性诊断指标，故需和许多相关疾病进行鉴别。影响红细胞沉降率增快的主要因素在血浆，而红细胞沉降率增快的关键是红细胞之间的排斥力减小而导致的缗钱状线形成，血浆纤维蛋白原是促进缗钱状线形成的最强有力的因素，而清蛋白则相反，红细胞大小和形态也可影响红细胞沉降率，其病理性增快主要见于急性炎症、结核病、骨折、组织严重破坏、恶性肿瘤、风湿性疾病等。

椎间隙感染的 X 线和 CT 扫描在早期诊断方面缺乏特异性，椎管造影常可见病变间隙硬膜囊充盈缺损。CRP 检查可以作为诊断本病时的参考指标之一。CRP 是由肝脏产生的一种糖蛋白，属于急性相反应物质，能与肺炎链球菌菌体的 C 多糖起沉淀反应，对炎症、组织坏死和恶性肿瘤的诊断与疗效观察具有参考意义；本病发病时 CRP 检查为阳性，抗炎药物和激素治疗并不影响 CRP 的水平。

（六）治疗

本病在手术与非手术治疗、手术时机、手术方法、手术入路等方面均有较大争议。Petri 等报道对椎间盘术后椎间隙感染患者的成功保守治疗，但其感染症状持续较长，平均住院时间为8个月。有学者认为由于椎间盘血供很少，抗生素很难达到病变部位，应用抗生素无效，同时其上、下为椎体，周围被韧带封闭，炎性物质及病灶内压不易向周围扩散、吸收。故保守治疗不能及时、有效地控制病情，建议早期采取手术进行引流。

而Boscardins等认为头孢唑啉等药物可渗透进椎间盘，并在用药后15~80分钟达到足够的浓度，而且抗生素治疗的满意率可达84.2%，从而为手术后椎间隙感染的预防提供了理论依据。目前多数学者主张当临床上怀疑椎间隙感染时，首先应该积极有效地保守治疗，早期制动、绝对卧床休息、应用足量有效的广谱抗生素静脉滴注，直到临床症状消失后2周。大部分椎间隙感染患者经保守治疗能够获得治愈。若在治疗后2周症状无缓解、持续加重或引起神经症状、红细胞沉降率持续增快时，则需要采取果断措施，采用手术方法达到清除病灶、冲洗引流、减压缓解症状、防止感染物质穿破硬膜引起炎性神经损害等目的。

1. 保守治疗

(1) 绝对卧床休息、腰围支具固定或骨盆牵引。

(2) 早期大剂量静脉滴注广谱抗生素，根据患者红细胞沉降率改变来考虑用药时间，一般应用3~5周；若用抗生素足量2周而症状及红细胞沉降率未见改善者，可考虑加用氢化可的松等皮质激素静脉滴注，短期用后一般症状及红细胞沉降率等可获改善。

(3) 加强护理治疗预防长期卧床以后的并发症。

(4) 对症和全身营养支持治疗。腰部剧烈疼痛，可以常规给予止痛药物对症治疗，出现肌肉抽动可以给予少量钙制剂、镇静剂治疗；出现高热应给予退热处理；由于患者卧床治疗时间长，进食不方便加上感染消耗可出现营养不良，应注意膳食营养，必要时静脉营养支持。症状体征消失后可在围腰保护下离床，半年症状无复发、红细胞沉降率维持在正常范围者可算痊愈。

2. 手术治疗

(1) 经皮旋切椎间病灶清除术：Haake等主张早期应用特效抗生素，并通过经皮椎间盘切除术（PLD）获得足够组织学来源，以进行组织学检查和微生物学培养，45%的患者有特异性感染。作为一种诊断性技术，他们认为PLD对椎间隙感染治疗是很有帮助的、损伤较小的方法。经皮椎间盘穿刺作活检后局部注入抗生素的治疗效果更加明显。PLD多根据影像资料确定病灶的椎间隙，在局部麻醉和影像手段引导下，常规行经皮椎间隙穿刺，留置工作套管。

根据影像学指导的深度，经工作套管从各个角度清除椎间隙内的坏死和炎性组织，送普通细菌培养、厌氧菌细菌培养和涂片检查。术毕放置双腔冲洗引流管，接广谱抗生素生理盐水，24h持续灌注冲洗，同时全身使用抗生素。3~5d后根据细菌培养结果更换抗生素生理盐水和全身使用的抗生素。冲洗时间7~50d，平均约21d，待冲洗液体清亮后可拔管。全身使用抗生素的时间为2~7周。

(2) 后路病灶清除术：多于第一次后路手术后3~7周行二次手术。从原切口进入，清除椎间隙内炎性肉芽组织及残留的髓核组织，椎间隙及切口用大量盐水及抗生素溶液反复冲洗，并置管2根，术后予庆大霉素生理盐水作连续灌注冲洗，全身抗感染治疗，冲洗1周左右，待冲洗液清晰后拔管。患者经再次手术后疼痛可明显缓解。有学者认为，当后路椎间盘髓核摘除术后出现某一个椎间隙感染时选用同一手术切口对侧入路治疗有诸多优点：

1) 手术操作时对神经根刺激少，患者配合。

2）可较完全清除椎间隙内对侧前外侧方、后外侧方残余的髓核，椎间隙感染时这一部分残留的髓核可能是椎间隙感染迁延不愈、感染程度深浅的重要原因，另外经过炎症刺激，椎间隙的纤维环往往脱落或游离，尤以对侧前外侧、后外侧方为多。

3）降低了蛛网膜下隙感染的发生率。同侧入路硬脊膜及神经根瘢痕粘连明显，特别是术后时间相对长的患者，术中神经根不能清楚显露，增加硬脊膜撕裂或神经根袖撕裂的机会，导致蛛网膜下隙感染。在对侧操作时则可避此不利。另外应注意，局麻手术下经常对疼痛极度敏感的神经根应用神经根封闭，亦可能是导致蛛网膜下隙感染的原因。

4）减轻椎间隙的冲洗吸引管对神经根的刺激症状。原开窗侧神经根敏感程度高，对冲吸管的刺激难以忍受，而对侧神经水肿轻，相对来说敏感性差些，容易耐受。

（3）前路或侧前方入路病灶清除术：PLD 及后路病灶清除，由于难以彻底清除炎性坏死组织，减压不充分，则难达到快速控制病情、缩短疗程的目的。前方或侧前方入路能充分显露病灶，彻底清除炎性坏死组织，减压完全，从而可彻底解除对神经根的高压炎性刺激，缓解腰背肌的高度痉挛状态，疗效迅速确切，不失为治疗此病的最佳手段。国内资料显示患者术后痉挛性剧痛常可立刻缓解，在腰围保护下，术后 3 ~ 4 天可自行翻身，CRP 可以在 2 周内（8 ~ 15 天）转阴，ESR 在 4 周内（20 ~ 35d）可降至正常，8 ~ 10 周可生活自理。

（4）相关要点：根据临床表现及 MRI 结果，经确诊为椎间隙感染的重型患者，无论病程长短，应立即手术；轻型患者经短期保守治疗无效、感染中毒症状重无法忍受，或伴有高热及影像学有硬膜囊明显受压表现是手术治疗的适应证。入路以前路或侧前方入路为首选。对有两个或多个间隙手术史者，务必要判断出哪一个间隙感染，以免感染扩散。

术中病灶清除及大量生理盐水冲洗非常重要，病灶清除务必彻底，彻底切除糜烂的纤维环及残留髓核充分减压是手术的关键。病灶清除后，为了维持椎体高度和脊柱稳定性，应一期椎间植骨，但也有持不同意见者。有学者认为，前路病灶清除、带髂腰血管蒂髂骨瓣转位椎体间植骨融合术是治疗 $L_4 \sim L_5$ 与 $L_5 \sim S_1$ 椎间隙感染有效的新术式。红细胞沉降率和 C 反应蛋白不但是判定术后椎间隙感染的重要指标，也是监测椎间隙感染患者对治疗反应的重要参考。

（七）预防

提高对本病的认识和警觉性是避免误诊和及时诊治的关键环节。术中谨慎操作及做好围手术期处理，是防止椎间隙感染发生的基本措施。术前及术后分别给予预防性抗生素的应用，对预防术后椎间隙感染的发生有一定帮助。

（1）为防止脊柱手术后感染及椎间隙感染的发生，首先应严格掌握手术适应证，认真做好各项术前准备，进入人体无菌部位的内镜需严格按国家颁布的消毒技术规范进行灭菌，对操作器械应高温高压灭菌，对术中使用的明胶海绵、引流物等均需确保无菌。择期手术必须待局部和全身感染灶愈合、上呼吸道感染和咳嗽控制以后才能进行。如果术前诊断不明或仅凭影像学诊断采取手术治疗，不但手术效果不佳，反而会给患者带来不必要的痛苦。

（2）要正确选择治疗方法，脊柱病变的手术治疗方法很多，但不宜过分夸大某种疗法的效果。如片面地夸大或追求所谓“小切口”手术的效果，在病例选择不当或操作不熟练时，对局部组织破坏较多会增加局部出血和并发症的发生。

（3）严格执行无菌操作，无论是采用开放式或微创术式脊柱手术，都应在绝对无菌条件下进行，包括手术环境的净化、手术室需严格按照一类手术要求消毒、控制参观手术人员等。认为经皮穿刺术是“小手术”，为便于操作，在不符合无菌条件的放射检查室内进行，无疑会增加椎间隙感染的发生概率。

（4）术中操作轻柔，加强围手术期抗感染。术者要仔细了解局部解剖，熟练掌握操作技能，减少手术创伤。如椎间盘手术中切除突出的纤维环和摘除髓核时，尽量不要破坏软骨板，当不做椎体间融合时，建议不应在术中破坏终板及切除过多尚属正常的髓核组织，而仅将椎间盘突出物切除即可。术中严格止血，椎间隙要用生理盐水反复冲洗，将碎屑彻底清除，正确安置负压引流，术后继续应用抗生素，直至临床症状缓解。

（5）术后放置引流，勿过早拔除引流物，使引流充分有效。

（6）术后注意患者腰痛情况、体温变化，查 CRP、红细胞沉降率和血常规。疑有椎间隙感染及时处理。

（八）预后

椎间隙感染的预后取决于能否早期诊断和及时有效的治疗。一旦不能有效控制病程，可引起椎间隙塌陷，感染、坏死组织向椎管内侵入，挤压神经根或马尾神经丛，给患者带来极大的痛苦。采用保守治疗虽然多数患者最终得以治愈，但患者不得不忍受长期剧烈疼痛。由于本病的发病率很低，临床医师往往缺少对本病的意识而致不能及时诊断和治疗，所以对本病提高认识和警觉性是获得正确诊断和及时治疗的关键。早期大剂量应用抗生素和局部注入抗生素对控制病情有效，提示本病很可能与细菌性感染有关。本病若诊断及时，治疗得当，多在半年内治愈，预后良好。

四、硬膜外脓肿

（一）概述

脊髓硬膜外脓肿（Spinal Epidural Abscess，SEA）是硬脊膜外间隙的化脓性感染，由于大量脓液积聚及肉芽组织增生导致脊髓受压，出现相应的临床表现，是神经脊柱外科少见的急症之一，临床误诊率及致残率均较高。

（二）病因病理

脊髓的硬脊膜与椎骨骨膜之间为硬脊膜外间隙，其内充满脂肪组织和静脉丛。此间隙主要存在于脊髓背侧，在腹侧则硬脊膜与骨膜紧密相连，故硬脊膜外脓肿多位于脊髓背侧。在 C_7 以下，硬脊膜外间隙逐渐变宽，至 $T_4 \sim T_8$ 处硬脊膜外间隙达 0.5 ~ 0.7cm。自 $T_9 \sim L_2$ 间隙又渐狭小，因此硬脊膜外脓肿好发于下颈椎至上、中胸椎段。感染来源主要是由邻近感染灶，如椎旁、纵隔、后腹膜间隙，或远处的感染灶，经血行进到硬脊膜外脂肪；其次为脊椎化脓性骨髓炎、尾骶瘘管等附近组织的感染灶直接或沿淋巴管蔓延入硬脊膜外间隙；脊髓手术、外伤或腰椎穿刺虽可为病因，但不多见。但有台湾资料显示意外创伤在硬脊膜外脓肿中作为一个重要的致病因素可占到 25%。

常见的病菌为金黄色葡萄球菌、链球菌属、假单胞菌属、伤寒沙门菌、放线菌等，也偶为真菌，如芽酵母属（芽生菌）等。病菌侵入硬脊膜外间隙后，在富于脂肪和静脉丛组织的间隙内形成蜂窝组织炎，有组织充血、渗出和大量白细胞浸润，进一步发展为脂肪组织坏死、硬脊膜充血、水肿、脓液逐渐增多而扩散，形成脓肿。脓肿主要位于硬脊膜囊的背侧和两侧，很少侵及脊髓硬膜囊腹侧，上下蔓延的范围可达数个节段，在个别情况下可累及椎管全长，甚至向颅内扩散。脓肿多为单发，少数病例有多数散在小脓腔与一个主要脓腔相沟通。

脓肿的形式和动态学改变与致病菌、机体和局部组织的免疫反应、硬脊膜外腔的解剖特点、血管和淋巴系统结构等因素有关。呼吸运动和血管搏动可使椎管内负压差增大，这对炎症通过血管或淋巴系统向硬脊膜外腔扩散具有“吸引”作用。而头和躯干的伸屈活动所引起脊髓和硬脊膜的移动性，则为脓肿上下扩散创造有利条件。后期由于脓液逐渐吸收，结缔组织增生而最终形成肉芽组织。脓肿除直接机械性压迫脊髓外，还可引起血管的炎性血栓形成，使脊髓的血供发生障碍，最后引起脊髓软化，造成不可逆性损害。根据炎症的病理形态，硬脊膜外脓肿可分为：

(1) 急性型：全部为脓液。

(2) 亚急性型：脓液与肉芽组织并存。

(3) 慢性型：以炎性肉芽组织为主。临床上以亚急性型和慢性型多见，急性型少见。单纯根据发病时间长短，也可分为急性型（<7 天）、亚急性型（1 ~4 周）和慢性型（>1 个月）。但与上述的病理形态分类并不完全一致，有时病程虽短，却以肉芽组织为主，反之，有时病程较长，却有脓液存在。因此有学者根据 MRI 表现将硬脊膜外脓肿分为小脓腔、大脓腔、肉芽肿及纤维肉芽肿型 4 型，脊椎或脊髓受累作为伴随病列入诊断。认为这样有利于指导治疗方法的选择，由于同时显示了脊椎及脊髓受累的情况，亦有利于预后的估计。

（三）临床表现

大多数患者首先表现为全身感染征象，如发热（38℃ ~40.2℃）、全身倦怠、精神萎靡、头痛、畏寒、周围血内白细胞增多、红细胞沉降率加快；少数患者或病程发展较缓慢者，全身感染征象不明显。多数伴有局限性腰背痛、棘突压痛或叩击痛，程度剧烈，呈针刺或电击样，与局限性脊髓蛛网膜炎的疼痛在程度上有显著差异，具有定位价值。脊柱运动受限制。局部皮肤可有轻度水肿，棘突旁组织有压痛和叩击痛。

由于病变部位的神经根受炎症刺激而出现神经根痛，因病变部位不同而向胸、腹部或下肢放射。早期出现尿潴留。上述表现持续数天至数十天不等，接着就出现脊髓压迫征。初期表现为痉挛性瘫痪，如肢体麻木、运动或感觉障碍、腱反射亢进、病理反射阳性和大小便障碍等。经数小时或数天即发展为弛缓性瘫痪，表现为运动、感觉、腱反射和病理反射全部消失。根据病程可分为以下几期：

①脊椎痛与神经根痛期：病变脊椎有剧烈疼痛，全身症状有畏寒、高热，有时出现败血症和脑膜刺激征。神经根受累则出现神经根痛。

②脊髓功能障碍期：双下肢无力、麻木，病变平面以下感觉减退及括约肌功能障碍，下肢腱反射亢进，病理征阳性，最后出现脊髓完全横贯性损害，且迅速由下向上发展。

③完全麻痹期：脊髓功能障碍出现后数小时至 2d 内，很快出现双下肢软瘫，感觉及反射消失，尿潴留，形成弛缓性瘫痪。

（四）辅助检查

(1) 实验室检查：急性期血象可升高。血液或穿刺液培养可确定感染致病菌。病变早期 CSF 的蛋白含量正常或稍增高，椎管常通畅，以后发展至椎管梗阻，蛋白增高（平均可达 400mg/dl，白细胞正常或数百个）。

（2）诊断性穿刺：从压痛最明显的椎间隙行硬脊膜外腔穿刺抽脓，如抽到脓液，可不需做影像学检查。对病变位于胸腰段者，做腰穿时必须慎重，以免感染扩散入鞘内。此时可经枕大池或颈1～2侧方穿刺检查。

（3）影像学检查：如硬脊膜外腔穿刺抽不到脓液，可行脊髓造影或CT和MRI检查确诊。约1/4患者的X线片上可见脊椎化脓性骨髓炎改变。椎管碘油造影、脊髓CT和MRI检查表现硬脊膜外占位征象，可明确病变节段和范围。MRI表现T_1加权像为等信号或稍高信号，T_2加权像呈高信号，相应平面硬膜囊及脊髓受压、变细。

谭利华等根据MRI表现将硬脊膜外脓肿分为4型：

（1）小脓腔型：多见于感染早期，此时硬膜外充血、水肿的组织及小脓腔均呈长T_1、长T_2信号，平扫难以发现脓腔及其位置和大小；增强扫描充血、水肿区强化，小脓腔不强化，可清晰显示其特征。也有小脓腔型增强扫描无强化，认为是强化信号与脂肪信号类似而忽略了这一特征。

（2）大脓腔型：具有典型MRI特征：①T_1显示硬脊膜外腔呈等或稍低信号的占位病变，病变内有脂肪信号残存。②增强扫描脓肿壁及间隔呈线状强化。③脓肿邻近硬膜囊发炎，T_2信号增高，增强扫描有强化，有时可见累及硬膜下的炎性强化组织。

（3）肉芽肿型：表现为硬脊膜外占位病变，其中无脓腔或脓腔甚小而不能显示。此较难与其他硬脊膜外占位病变区别，但T_1显示病变内有脂肪组织残存是其区别于其他疾病的特征。

（4）纤维肉芽肿型：特征是病变周围有大量长T_1、短T_2信号的纤维组织，中心区尚有肉芽肿信号存在。因纤维组织与黄韧带在大体病理及MRI信号特征上相差不大，手术中都可能与黄韧带肥厚混淆，两者鉴别诊断困难，好在其治疗原则无大差异，术前不必进一步鉴别。硬脊膜外脓肿均有占位效应，前3型病变在T_1上与脊髓比较呈等低信号，其中残存形态不同的脂肪信号为其特征；增强扫描T_1显示大小脓腔不强化，脓肿壁、间隔及硬脊膜强化具有特征；肉芽肿型呈弥漫增强，无强化特征。纤维肉芽肿型兼具纤维组织与肉芽组织的信号特征。总之，MRI特别是其增强扫描对硬脊膜外脓肿的诊断及分类较有价值。

（五）诊断

（1）有化脓性感染或脊柱手术、创伤、医源性操作等病史。

（2）起病多较急，先有畏寒、发热、白细胞增高，数日内出现脊椎剧烈疼痛和局部神经根痛。

（3）病变区棘突、椎旁有压痛及叩击痛，可在疼痛部位皮肤出现凹陷性水肿。

（4）病变平面以下躯体出现运动和感觉障碍。截瘫是自下而上，由轻渐重乃至全瘫，截瘫平面缓慢上移。

（5）病变节段硬脊膜外腔穿刺抽出脓性分泌物。可根据截瘫平面及棘突压、叩痛部位选择硬膜外穿刺点。穿刺阴性系因硬脊膜外组织高度充血、水肿，堵塞针头或隔开脓液所致。为提高穿刺阳性率，可做多个椎间隙穿刺，同一椎间隙可做两侧穿刺，还可用生理盐水冲洗硬膜外腔，冲洗液离心后涂片查脓细胞及细菌。

（6）CT扫描及MRI显示硬脊膜外脓肿。

（六）鉴别诊断

硬脊膜外脓肿应与下列疾病鉴别。

（1）急性脊髓炎：常无原发化脓感染史，体检无局限性棘突叩击痛或压痛，腰背痛也不明显。一般在发病后 3d 内病变以下肢体即发生完全瘫痪，脊髓蛛网膜下隙没有阻塞。

（2）脊柱转移癌：常可找到原发癌瘤，如肺、乳腺、前列腺或消化道等癌瘤；X 线摄片可见到“手风琴”样椎体压缩和破裂。

（3）蛛网膜炎：一般起病缓慢，症状时轻时重，感觉障碍分布常不规则，且不能以单节段损害来解释其全部症状；椎管造影时碘油流动缓慢、分散，呈不规则的点滴状、条状或片状阴影，碘油受阻端的边缘不整齐。

（4）椎管内肿瘤：常无感染史，必要时可做椎管碘油造影或脊髓 CT 检查，以及手术探查来区别之。

（5）脊柱结核：有肺结核或身体其他部位结核病史，腰背痛和低热症状历时较长，脊柱可有后突畸形，X 线片可见骨质破坏和椎旁冷脓肿阴影等有助鉴别。

（6）急腹症和其他疾患（如肋间神经痛等）：仔细询问病史和检查，不难加以鉴别。不少情况下误诊原因是没有考虑到本病的可能性，以致延误诊治。

（七）治疗

1. 治疗原则　①一经确诊，迅速行椎管病灶清除减压术。②局部和全身应用足量广谱抗生素。③预防压疮、肺炎及尿路感染的发生。④对症支持治疗。

2. 用药原则　①抗生素要联合用药，用药要足量、够疗程，以第三代头孢抗生素为佳，如头孢他啶。合并厌氧菌感染时可加用甲硝唑。②有脊髓功能障碍者，应辅以神经细胞营养药（如胞二磷胆碱、脑活素）。③合并败血症者要注意加强支持疗法。④症状严重者，还要注意水、电解质平衡，预防并发症。

3. 治疗要点

（1）本病处理关键在于早期诊断和及时治疗。在脊髓发生不可逆损伤以前即应紧急手术减压和排脓。资料显示瘫痪时间在 2h 内者，手术效果满意，大于 36h 则效果差，而完全瘫痪 48h 后再手术仅可能挽救患者生命。因此缩短瘫痪至手术时间是提高本病疗效的关键。

（2）椎板切除要足够和充分，清除脓液和肉芽组织，尤其是炎性肉芽组织常在硬脊膜外环形包绕压迫脊髓，应尽量清除干净，使硬脊膜恢复正常搏动，以达到彻底减压和防止感染扩散的目的。但尽量避免损伤硬脊膜，严防穿破硬脊膜，将感染带入蛛网膜下隙而造成蛛网膜下隙感染。

（3）脓液做细菌涂片，厌氧菌和需氧菌培养。

（4）手术切口的处理有 3 种：a. 切口不缝合，填以纱条；b. 部分缝合切口留置引流物；c. 全部缝合切口，以望达到一期愈合。除皮肤缝线用丝线外，皮内缝线宜用肠线。对手术切口干净，未受严重污染者，可用含庆大霉素生理盐水反复冲洗后，一期将全部切口缝合以缩短病程；如切口肌层内已有脓液或术时脓液污染伤口，即不应缝合切口或部分缝合。一些人主张硬脊膜外放置导管，术后进行冲洗和注入抗生素，导管保留 5 ~7 天。

（5）术前、术后全身应用强有力的广谱抗生素，待细菌培养和药敏结果出来后，再酌情更改抗生素。术后全身应用抗生素不应短于 4 周。

（6）同时应注意纠正水、电解质紊乱，加强营养，防止压疮和并发症，可适当应用神经营养药物，以促进神经功能恢复。

（7）高压氧治疗，其理论依据：a. 对厌氧菌增殖产生不利环境；b. 有利于中毒症状的改善。

(八) 疗效评价

(1) 治愈：局部炎症和硬脊膜外脓肿清除，全身感染征象消退；神经系统功能损害征象明显好转或恢复正常。

(2) 好转局部炎症病变和全身感染症状消失，但神经功能损害症状仅有好转或无变化，生活尚需照料。

(3) 未愈局部炎症病变和全身感染症状未能完全消失，神经功能损害症状无改善，生活不能自理。

(九) 预后

硬脊膜外脓肿病情进展迅速，发病 1 ~2 天肢体即可完全瘫痪。手术疗效与病程和瘫痪程度有直接关系。未完全瘫痪前手术者，瘫痪能完全恢复，弛缓性瘫痪发生后再手术者，则效果极差。故提高本病疗效的关键在于早期诊断、及时治疗。身体有感染灶和全身感染症状的患者，如出现肢体麻木、无力的症状，应迅速到医院做相应检查，以排除硬脊膜外脓肿的可能；如明确诊断为硬脊膜外脓肿，则应在最短时间内迅速行脓肿清除减压术。故本病预后与下列因素有关：

(1) 诊疗及时与否，如不施行手术，大部分患者最终并发肺炎、压疮、尿路感染等而致死。

(2) 手术减压的及时性与彻底程度。术中应将所有受累椎板切除，警惕跳跃型椎管受累，要解除对脊髓的所有压迫。可用细导尿管做上下椎管探查，还可通过观察脊髓搏动恢复情况来判断是否减压彻底。

(3) 脊髓受压程度越重，术后恢复的可能性也越小。

(4) 发生截瘫至手术时间。时间越长，脊髓缺血时间长，发生坏死、变性严重，恢复能力差。

(5) 截瘫的程度。完全性截瘫脊髓压迫严重，恢复程度小。

(6) 胸段硬脊膜外脓肿较胸腰段及腰段恢复率低，可能与胸段椎管容积小脊髓受压严重有关。

(7) 痉挛性截瘫的疗效较弛缓性者要好。

(8) 合理使用抗生素及辅助治疗。通过脓液培养及药敏试验选择 2 ~3 种有效抗生素大剂量联合静脉点滴，辅以能量合剂及神经营养药。加强护理以防泌尿系感染及压疮形成。晚期功能锻炼与理疗相结合，促进功能恢复。

五、继发性粘连性脊蛛网膜炎

(一) 概述

脊髓蛛网膜炎（Spinal Arachnoiditis）多系继发于某种致病因素的发生在脊髓或马尾周围蛛网膜的反应性炎症或浆液性炎症，致脊髓蛛网膜发生增厚、粘连和囊肿形成，导致对神经组织的压迫和血运障碍为特征的，以节段性根性疼痛、感觉障碍、运动障碍、括约肌功能障碍为主要表现的，具有起病缓慢、病程中有缓解为临床特点的脊髓疾病。是否存在有原发性脊髓蛛网膜炎尚有争议，故继发性粘连性脊蛛网膜炎可称之为脊髓蛛网膜炎。

脊髓蛛网膜炎是一种慢性炎症，多见于青、中年男性。病因常不明确，许多医源性因素可引起脊髓蛛网膜炎，如腰椎手术和既往有椎管造影史者似乎是最常见的促发因素。此外尚有感染、皮质激素注射或麻醉、创伤、蛛网膜下隙出血等。以往使用的油剂造影剂注射到鞘内后与血液混合，易形成蛛网膜炎。术后感染也可能在其病理发生中起一定的作用。但其所引发的脊髓蛛网膜炎的确切病理机制仍不明了。另外脊髓蛛网膜的广泛粘连可能与机体内特殊性因素有关。

（二）病理

脊髓蛛网膜炎一般分为粘连型和囊肿型。病理基础是慢性炎性粘连导致的脊髓受压，局部血循环障碍和组织水肿。由于持续性的缺氧，使局部脊髓组织发生不可逆改变而坏死，进而出现囊性变或胶质增生等一系列病理改变。由于蛛网膜属于浆膜类组织，故脊柱蛛网膜炎的病理机制与浆膜，如腹膜的修复机制一样。

当蛛网膜遇受到各种物理和化学等刺激因素时，则出现与浆膜组织类同的炎性反应与修复过程，形成蛛网膜炎。病理过程可分为软脊膜炎期、蛛网膜炎期、粘连性蛛网膜炎期和神经变性期，反映了病程发展的阶段性和进行性。主要是纤维蛋白进行性的渗出，常累及硬脊膜、蛛网膜和神经根。在充血水肿、成纤维细胞增生以及纤维析出的基础上，蛛网膜与软脊膜之间，甚至和硬膜之间有大量胶质纤维沉着，除膜状粘连外，间以条状索带，将蛛网膜下隙分隔成多囊状，以致完全或大部闭塞。

椎板切除后使局部血管通透性增加，加速了血管内皮细胞的转运，破坏了马尾部血管－神经屏障，纤维蛋白渗出增加促进了马尾粘连的形成。研究证实椎板切除3小时后马尾部有血凝块形成，6周后血凝块有部分溶解。术后3小时马尾血管开始有蛋白渗出，24小时达到高峰，6周时大部分消失。24小时蛋白渗出至手术邻近部位。清蛋白渗出与马尾粘连同时开始，24小时后血管通透性稳定，而马尾粘连开始形成。1周后渗出的蛋白局限化形成粘连。粘连造成蛛网膜下隙的梗阻，致使囊腔的压力发生改变，加之牵拉的作用，使神经组织出现变性。一些药物，如木瓜凝乳蛋白酶和布坦本悬浊液对蛛网膜均无炎症和瘢痕形成作用。

局限性脊髓蛛网膜炎所致的腰痛是因为有从椎间盘或小关节内渗出的物质进入到椎管所致。推测髓核、乳酸和滑膜液等与硬脊膜接触后可能发生硬脊膜炎。以猴为实验动物，12周后取材发现髓核组织在蛛网膜和蛛网膜下隙内有明显的纤维结节，而对照组无明显的炎症和纤维结节形成。这表明髓核物质进入到椎管后引起蛛网膜和硬膜的炎症反应。

MRI检查表明，马尾粘连在切除椎板的$L_3 \sim L_4$、$L_4 \sim L_5$和$L_5 \sim S_1$节段最严重。未行椎板切除的节段，术后1周内有粘连出现，但以后逐渐溶解，最后（术后6周）只有部分粘连。在椎板切除节段有蛛网膜下隙的收缩，但3周后又恢复。马尾粘连与蛛网膜下隙的收缩密切相关，与椎间盘切除无关。表明深部伤口愈合的炎性过程与椎板切除诱导的蛛网膜炎有关，由此造成术后的腿部症状。

（三）临床表现

脊髓蛛网膜炎多属慢性病，但亦有急性或亚急性起病者。病前常有感染、发热、椎管内药物注射等病史，或有脊柱疾患如外伤、增生、椎间盘突出、椎管狭窄，或脊髓病变如肿瘤、多发性硬化、脊髓空洞症等。主要病变常仅累及脊髓某一部分，以胸段、颈段多见。早期常有后根刺激症状，如上肢及胸背部呈放射性疼痛或有束带感，休息后症状减轻，其后出现不同程度的脊髓受损症状。少数患者病初即可出现脊髓横贯症状。患者临床表现各异，多主诉腰腿疼痛。

多以各种神经根刺激症状，如根性痛、麻木和异样感觉等为首发症状，症状常以一侧为重，体查多无阳性体征。病程缓慢进展，症状常有自发缓解或复发加重。可分局限型与弥漫性两类。如粘连型等病变弥散者，感觉障碍常突出而零乱，除主要病变部位的神经体征外，常有多发性脊髓或神经根损害症状，如横贯水平以下感觉减退区内尚有根性分布的感觉障碍，即根性和束性感觉障碍同时存在；也可能有运动障碍的表现，如痉挛性瘫痪部位内有限局性的肌肉萎缩或肌纤维震颤等。

可和脊髓肿瘤和横贯性脊髓炎鉴别。手术后腰腿痛症状缓解一段时间后，又出现顽固性的腰腿痛是公认的脊髓蛛网膜炎特征之一。症状常有缓解，但在受凉或感染后可迅速加重。囊肿性蛛网膜粘连较少见，临床症状似肿瘤且具有相应部位的神经压迫体征。腰穿及压颈试验阳性，碘油造影可进一步确诊。神经系统改变可能与前次手术相关。统计表明，患者多有一次以上的手术史，术后出现疼痛的时间多为 1～6 个月，脊柱活动或直腿抬高可能受限，严重者可有下肢肌力和跟腱反射减弱、排尿困难和瘫痪等。

（四）辅助检查

1. 实验室检查　脑脊液正常或有不同程度的蛛网膜下隙梗阻现象，细胞数和蛋白可增高。白细胞数增加，以淋巴细胞为主。

2. 影像学检查　脊髓碘油造影可呈现典型的“烛泪样”表现。但 CT 对继发性粘连性蛛网膜炎诊断无特异性。脊髓蛛网膜炎不易与椎管狭窄鉴别，且易被混淆为脊柱肿瘤。MRI 诊断蛛网膜炎的符合率为 100%，特异性为 92%，在对 CT 扫描未发现异常的髓蛛网膜炎患者进行 MRI 扫描发现：脊髓蛛网膜炎病变的共同特点是病变段脊髓不均匀变细，内有斑点状长 T_1、长 T_2 异常信号影，与正常脊髓段分界不清，脊蛛网膜下隙间隙狭窄，以背侧明显，脊髓常被牵向背侧移位，使腹侧蛛网膜下隙间隙增宽。

MRI 上脊髓蛛网膜炎的表现可分为 3 种类型。①粘连的神经根聚集在鞘内。②神经根被粘连在硬脊膜的周围，即所谓的空囊型。③在蛛网膜下隙填充着大块的软组织。MRI 越来越多用于诊断评价脊柱手术后症状持续存在的患者，它能显示病因。另外，对骨化性脊髓蛛网膜炎的 CT 表现也进行了研究。

（五）诊断

根据临床表现、体征、脑脊液和影像学检查，如脊髓造影、CT 和 MRI 有助于明确脊髓蛛网膜炎的诊断。以往诊断主要依赖脑脊液细胞学检查、脊髓造影及 CT 增强扫描，但都有明显的局限性。由于 MRI 具有很高的软组织分辨力及任意方位成像，故对脊髓蛛网膜炎的诊断具有独特的优越性。MRI 诊断蛛网膜炎的符合率为 100%，特异性为 92%。

（六）鉴别诊断

1. 椎管内肿瘤　早期其局灶性症状较轻，病前无感染、外伤、蛛网膜下隙异物史，病程中无缓解现象。

2. 急性脊髓炎　起病急骤，迅速见脊髓病变水平以下的截瘫、感觉障碍，无节段性花斑样特点。

（七）治疗

对弥漫性粘连者以内科治疗为主，如采用抗生素及激素等。对囊肿型或局限性蛛网膜粘连型者，可行手术摘除和剥离。

1. 一般治疗

（1）积极预防和治疗颅内外感染，避免脊柱外伤。

（2）积极预防和治疗压疮、肺部感染、尿路感染。注意保持床单的干燥、柔软和皮肤的清洁、干燥；垫以气圈或软垫；勤翻身，经常按摩。

（3）加强瘫痪肢体的功能锻炼，尽早做被动运动，使瘫痪肢体保持在功能位置，预防肢体畸形。

2. 药物治疗

（1）肾上腺皮质激素治疗：静脉滴注氢化可的松（100～200mg qd，10日为一疗程）或肌内注射、口服泼尼松、地塞米松等。椎管内注射对防止粘连扩散和促进炎症吸收效果更好。通常用地塞米松，首次为2mg（可逐渐增量至5mg），和脑脊液混合后缓慢注射，每周2～3次，10次为一疗程。

（2）抗感染治疗：对疑为感染引起者，可酌情选用抗生素、抗病毒制剂或试用抗结核药物控制及治疗感染所致的蛛网膜炎。

（3）给予B族维生素改善神经组织代谢。

（4）血管扩张剂：可用烟酸、妥拉唑林、山莨菪碱（654－2）注射液或活血化瘀中药等。

（5）中药治疗。

3. 外科治疗　①进行粘连性囊肿切除。②减压手术。③手术探查。

4. 其他治疗　①放射治疗：小剂量放射治疗对改善血运可能有一定帮助。②蛛网膜下隙注气（鞘内注射氧气疗法）：一次酌情注入10～15ml氧气，自小量开始，每注入5ml气体，即放出等量脑脊液，每5～7天一次。对早期病例可能有助于松解粘连，改善脑脊液循环。③针灸治疗。④理疗。

（八）预后

脊髓蛛网膜炎除非合并蛛网膜囊肿以非手术治疗为好。而且在胸段椎管管腔比其他节段相对狭窄，代偿条件差，加之胸段脊髓血供也较薄弱，所以在此即使手术，也只能做粘连部分的局部减压或单纯行椎板减压术，但一般很难收到满意效果。由于该病为一种多因性、继发性、非特异性炎性病变，目前尚无好的治疗方法，故预后较差。

（马国涛）

第四节　强直性脊柱炎

强直性脊柱炎常见于青年男性。90%以上病例为男性。男女发病比为在10∶1～14∶1。发病多在15岁以后。20～40岁多见。

一、诊断

（一）临床表现

强直性脊柱炎起病缓慢，多表现为不明原因的腰痛及腰部僵硬感。行走、活动后减轻。以后腰痛逐步向上发展，胸椎及胸肋关节出现僵硬。呼吸时扩张度减少，并伴有较剧烈的疼痛。有时有肋间神经痛。病变发展到颈椎后，出现颈椎伸屈受限，转头不便。病程可长达十余年。其间有病变、疼痛缓解，但数月或数年后又复发。最后整个脊柱发生强直。疼痛症状也消失。病变最常累及脊柱、骶髂关节及髋关节。有时侵及膝关节，而手足关节受累者较少见。

（二）实验室及其他检查

实验室：HLA－B_{27}阳性占患者的90%以上，但存在正常人假阳性，仅作为参考依据，不作为特征诊断依据。

X线表现：骶髂关节最早出现改变。骶髂关节髂骨处出现硬化，关节边缘模糊不清。随后骶髂关节面也出现边缘不整齐、硬化。两侧骶髂关节均出现改变。以后骶髂关节间隙狭窄。关节边缘呈现锯齿样破坏，两侧关节周围骨密度增加。最后关节间隙消失，骶髂关节融合。

胸腰椎体早期出现骨质疏松，以后出现骨质增生，骨纹理增粗，椎小关节、肋椎关节处骨质模糊，边缘不清晰。椎间盘变窄，椎间隙纤维环出现钙化。前纵韧带、后纵韧带均出现钙化，而使相邻椎体相互连接，形成竹节样脊柱。在病变发展中，脊柱常呈现驼背畸形。髋关节也常被病变侵犯。髋关节骨质出现疏松，关节间隙逐步变窄，而破坏区常只限于表面骨质。同时也在股骨头颈区骨质出现条索状硬化骨，形成疏散的骨小梁。最后关节间隙消失，骨小梁通过关节面，发生骨性融合，髋关节常融合于内收或外展、屈曲畸形位置。

二、治疗

早期除药物治疗外，应加强理疗，减轻疼痛，并鼓励患者多活动锻炼并注意防止畸形发生。

对于功能位置的脊柱强直病例不需手术治疗。少数病例出现椎管狭窄的症状，可进行椎管减压术。对于严重驼背畸形则可进行手术矫正。对于双侧髋关节强直病例可行单侧或双侧全髋关节置换。对于畸形位强直的髋关节也可行股骨上端截骨，进行矫形。因为患者多为青、壮年患者，但其活动功能明显受限。对于全髋关节置换术的年龄限制可以放宽，全髋关节置换术后关节活动功能，受周围挛缩组织的影响，关节活动度常不理想。但患者因解决了部分屈髋活动，改善了行走、坐位的功能，已感到十分满意。术后进行康复治疗可改善关节活动情况。

（马国涛）

第五节　大骨节病

一、概述

1. 定义　大骨节病（KBD）是一种以软骨坏死为主要特征的地方性变形性骨关节病，

不仅侵犯生长软骨而且关节软骨也受累，具有持续性和致残性的特点。病变常呈多发性，对称性缺乏软骨内成骨性骨骼，导致软骨内成骨障碍，管状骨变短和继发性变形。关节病主要发生于青少年，临床表现为关节疼痛、增粗变形、肌肉萎缩、运动障碍。在国外文献中，称为 Kashin－Beck 病（或 Kaschin－Beck 病）。

2. 流行病学特点　本病发生有明显的地区性分布，从俄罗斯的西伯利亚东南部到我国中北部，以及朝鲜西北部的半月形地区，是一种地方病。而且发病有明显的聚集性，发病大都相对集中于一个地区。据统计在我国的某些高发区域，发病率可高达 80%。本病在我国基本分布于农村，患者约有 170 万。

3. 病因及发病机制　本病的病因尚不清楚，多数学者认为与环境中低硒、所摄入的食物被致病菌污染及病区内饮水被腐殖质污染有密切关系。经动物实验证实，使用疫区水粮饲养的动物骨骼所发生的病理改变基本与大骨节病相似。

本病主要累及软骨内成骨的骨骼，骺板软骨破坏，正常骨化过程停顿。坏死灶为局限性时，骺板厚薄不匀，坏死灶贯穿整个骺板时由骺板和干骺端两个方向进行坏死物的吸收、机化和骨化，最终导致骺板提前闭合。关节透明软骨表现为变性坏死及伴随的吸收、修复性变化。

二、诊断

1. 病史要点　本病可发生于任何年龄，以 20～30 岁最常见，男性多于女性。若 8 岁前离开疫区则可免于发病，如 12 岁以前迁入疫区或 12 岁以后离开疫区也可发病，但程度可较轻，严重者常于 30～35 岁即失去劳动能力。本病属慢性疾病，随着年龄增加发病率增高。发病顺序为踝关节、手部小关节、膝关节、肘关节、腕关节、足趾关节和髋关节。患者表现为关节破坏，产生反复性、双侧关节疼痛，活动受限，干骺端增大。由于骨骼发育障碍，干骺端变形，骨小梁萎缩，关节出现肿大。受累关节多为多发对称性增粗，首发于第 2、3、4 近节指间关节，伴有活动受限和疼痛，与劳累和气候变化有关。晨僵，休息后疼痛，双下肢出现膝内外翻或髋内翻畸形，下蹲困难，步幅小，发病年龄越小畸形越严重。由于关节不平，关节内有摩擦音，关节软骨坏死脱落，形成游离体，可有交锁症状。手小形方，短指（趾）畸形，手指关节弯曲。弓状指，指节增粗，身材矮小，躯干接近正常人，四肢短小形似侏儒。尽管成年人常常受损严重，但是最严重的类型是幼年起病，可导致侏儒。侏儒的发生与软骨发育不良不同，原因是长骨的生长软骨坏死，可能只影响一个节段，但是远端负重关节受累的可能性更高。本病可引起残疾，丧失劳动能力，并给患者和家庭带来经济困难。

2. 辅助检查

（1）X 线诊断标准以掌指关节、腕关节、距跟骨和跖趾关节的 X 线片为准，概括为以下 5 种 X 线征象。①钙化带变薄、模糊、中断、消失；②凹隔硬化；③硬化带再现；④骺变形，骺线早期闭合；⑤关节增粗，短指畸形。晚期 X 线表现像骨关节炎，但是发病年龄提前，关节骨端增大，关节面不平整，骨密度增高，关节内有游离体。X 线诊断依据为骨端具有任何一项 X 线征象，其他 X 线征象为多发，单个部位 X 线征象需结合临床诊断或加照其他部位，阳性者可做出诊断。

（2）实验室检查：无明显的诊断意义，除部分患者 ESR 可有轻度增高外，血液中白细胞计数、C 反应蛋白、免疫球蛋白等均无变化，提示本病不属于炎症性疾病和自身免疫性疾病。

3. 诊断要点　在疫区内对晚期患者诊断本病并不困难，早期诊断较困难，缺乏统一的诊断标准。一般认为依据为：大于5岁，生活居住在流行区域内6个月以上，至少有一个关节慢性肿大，局部无炎症或损伤，常见的关节为踝关节、膝关节、指间关节和肘关节等。

三、治疗

1. 保守治疗　本病尚无根治方法，因此预防显得十分重要，主要方法是通过干预流行区的生活环境来降低发病率。防治策略和措施包括：①首先，应针对可能的病因和发病机制进行预防和控制，力争在病变早期阻断病情发展，如改良水质、改善粮食质量等；②将防治措施与生产、生活方式相结合，如种水田主食大米、改种经济作物；③实行严格的病因、病情监测，及时调整防治工作的进程；④目前，我国部分地区已采取加硒预防。西安医科大学经过20年的研究表明，补硒对大骨节病的发生有一定的预防作用，但不能完全防止新发。

对发病早期和轻度病例可采用换粮和改食大米等方法，数年后，基本上可恢复正常。用硫酸盐治疗有一定效果，部分患者可治愈。常用的有硫酸钠水溶液，7岁以下儿童每次服1.5g，12岁服2 g，13岁以上服3 g，每日服2次，共服2～3个月，也可服硫酸镁或硫酸钾，用量相似，硫酸钾可每日服3次。减轻症状药物：主要是非甾体类抗炎药物和止痛剂，用法基本与治疗骨关节炎相同。

2. 手术治疗　适用于中晚期患者，手术治疗的目的是纠正畸形，改善功能，减少残疾，对晚期病例可用截骨术矫正畸形和人工关节置换术。

对部分关节破坏不重，表现为关节交锁，以游离体为主的患者，可采用关节镜治疗。关节镜下表现与晚期骨关节炎类似，关节镜一方面可评估关节软骨的状况；另一方面可摘除游离体，清理关节，去除即将剥脱的软骨，清除妨碍关节运动的骨赘，切除炎性滑膜。可消除交锁症状、缓解疼痛、减轻肿胀，取得较好的短期疗效，长期疗效尚待进一步观察。

对重度的年轻患者，合并有严重的关节畸形和关节挛缩，可行截骨矫形手术，矫正畸形，纠正力线。据国内文献报告，能收到良好的效果，恢复生活工作能力。

对于以膝、髋等大关节受累为主、关节退行性变较严重的患者，人工关节置换术是明智的选择。因患者体矮，关节周围骨端的骨质膨大而且坚硬，类似于象牙质地，术中应准备良好的器械和动力，必要时应用特殊假体，以免影响手术，术后疗效良好。部分患者因踝关节受累，人工膝关节置换术后活动能力增加，踝关节症状可加重，需要对症治疗，必要时行人工关节置换术或关节融合术。

四、预后

儿童的关节软骨和骨骺被破坏，并导致发育障碍。成年后，患者身材矮小，四肢和手指呈短缩状，且关节粗大，活动受限，以致常常丧失劳动力。

（马国涛）

第六节 松毛虫性骨关节炎

一、概述

1. 定义 松毛虫性骨关节炎为近几年来在我国南方各省陆续发现的一种具有季节性的地区性暴发流行性疾病，以侵犯皮肤、骨和关节为主的疾病。经流行病学调查及动物实验研究证明，本病与接触松毛虫有关，故定名为松毛虫病。

2. 流行病学特点 从发病情况上看，在我国的广东、福建、广西、湖南、湖北、安徽、浙江、江西、江苏等9个省区均有报道。1970年浙江金华某窑员工因用带有松毛虫的松树枝烧窑而发病，为我国最早报道的个案病例。1975年广东潮阳曾发病4010例，占总人口数的5.54‰。接触松毛虫人口的发病率为5.29%~8.64%。发病时间以夏秋为流行高峰期，10月份最多。患者年龄从8个月至84岁均有，其中20~50岁的青壮年患者为多见。男女的发病率无差异，主要视接触的人群组成情况而异。发病地多为近山区，主要是有松树林及松毛虫的地区。多数病例是直接接触松毛虫，也可能是由于接触到受松毛虫污染的野草、衣物及水等而发病。

3. 病因及发病机制 发病者均有松毛虫接触史，或是有被松毛虫接触过的物品的接触史。如果用松毛虫的毒毛、死松毛虫或死虫的浆液接触或涂擦家兔或小白鼠剃毛的皮肤，或使其接触有松毛虫的柴草，都可使其产生类似的病变。我国发现的松毛虫有40余种，其中以马尾松毛虫为多见。其发病机制尚不清楚，目前有以下3种推测：

（1）中毒学说：即毒毛刺入人体皮肤后，由于毒素进入血液循环而引起毒血症，但将毒素注入动物皮下组织，却并不能使动物发病。

（2）变态反应学说：许多研究者发现，所有患者均有与松毛虫或其污染过的物品的接触史，且发病早期使用抗过敏药物可迅速控制症状，其X线表现和关节周围组织的病理学改变等也均与类风湿关节炎相似，从而推断为变态反应，但动物实验尚难支持此说。

（3）感染学说：有的学者发现在本病患者病变关节或皮肤硬结内可以排出脓性液体，并培养出金黄色葡萄球菌、白色葡萄球菌、铜绿假单胞菌等，且其X线片改变和病理变化都符合低毒性感染的特点，因而推断：在松毛虫毒素作用下，血管通透性增加，易受松毛虫或人体常带细菌的侵入，引起低毒性感染。但其他研究者所做的局部培养并无细菌生长，X线片上也从未发现死骨，因此，此说亦难成立。

以上推论虽都有一定根据，但都不能明确说明松毛虫病的发病机制，尚有待进一步研究。

二、诊断

1. 病史要点 患者接触松毛虫或其污染物潜伏期较长，最长可达48d。患者全身症状大多较轻，或没有全身症状。发热，多在37.5℃~38.5℃之间，个别达39℃，此时有畏寒、头痛、头晕、全身无力及食欲减退等症状，并于2~3d后渐消退。区域淋巴结肿大，可移动，有压痛，于起病后10~20d时逐渐消退，局部皮肤无溃破。

身体暴露部分容易发病，这与直接接触有关。最常见的发病部位是手、足、膝、踝等处，但也可发生于头、眼、耳、胸、脊椎旁、臀部及会阴处，少数患者可蔓延至全身。其中

55%以上为骨关节型，危害大，若治疗不当，常易残留功能障碍，甚至导致病损。其发病部位多为四肢显露的小关节骨端，单关节发病常见，且不对称，仅30%的患者为多关节发病，或表现为一个关节症状消退后，另一关节又发病。表现为局部红、肿、热、痛和功能障碍。有时疼痛严重难忍，可呈持续性刺痛；有时呈阵发性加剧，夜间影响睡眠。局部呈非凹陷性肿胀，关节远端肢体肿胀。表面皮肤潮红，温度升高，局部有甚敏感的压痛点。关节活动时疼痛加重，本型患者常有全身症状及区域性淋巴结肿大，大关节出现的症状一般较小关节重。病情常迁延数月或数年，约有1/5的病例有复发倾向，在后期可形成关节畸形强直，并伴有关节近侧肌肉萎缩，以致严重影响功能。

2. 辅助检查

（1）常规检查。

1）实验室检查：血常规检查可发现：50% ~60%的患者有白细胞计数增高，60%以上的患者有嗜酸粒细胞增多，40% ~70%的病例血沉增快，其程度与病情轻重成正比。关节液多为少量淡黄色或黄绿色黏稠液体，早期多含中性粒细胞。细菌培养多为阴性，少数有金黄色葡萄球菌、白色葡萄球菌或铜绿假单胞菌生长。皮下肿块穿刺有时可抽出血性液体。少数病例行心电图检查时可发现有心肌损害表现。

2）X线表现：骨关节的X线改变在发病后2周才显示出来，有时要1个月后才出现，在6个月内同急性期改变，6个月以后为慢性改变。急性期改变主要是受累关节周围软组织肿胀、骨质疏松、骨质破坏和关节损害。慢性期改变主要是骨质增生、硬化和关节强直。局部软组织肿胀表现为关节周围软组织密度增高、层次不清，皮下脂肪透明度减低；重者有网织状阴影，关节囊肿大，密度增高，轮廓多较清晰。这种改变是早期的主要所见，但不具特异性。慢性期软组织阴影缩小，且长期难以消失。少数病例在受累骨质邻近的软组织中出现小片状或团块状钙化或骨化阴影。骨关节方面的改变在早期是骨质疏松和骨小梁模糊或中断，局限于近关节的骨端，与类风湿关节炎的早期骨质疏松相似。急性骨质破坏往往在骨端的一侧或双侧有一个或多个小圆形虫蚀状破坏，边界清晰，常见于肌腱附着的骨隆突处。与此同时，附近可有单层细条状或不规则骨膜增生。本病后期的骨关节改变主要是在原来破坏区周围有骨质增生、硬化，破坏区边界清晰、致密，形成硬化致密的小环形灶。手、足管状骨常有整个骨干增粗，但无死骨；在骨骺未融合者，破坏区可在骨骺或干骺端，易引起骨骺早期闭合。

关节间隙的改变表现为早期的关节间隙不对称狭窄、模糊，关节变形，甚至有半脱位，软骨下常有骨质破坏。在本病后期，可发现关节有自行融合趋势，可形成关节强直，但融合多不完全。

（2）特殊检查：CT及MRI检查可及早发现早期骨关节改变。

3. 诊断要点　在暴发性流行季节和地区，可根据松毛虫及其污染物接触史，以及皮肤、骨关节的局部表现做出诊断。对散在发病或接触松毛虫灾不清楚者，则需与类风湿关节炎、化脓性关节炎、关节结核等作鉴别诊断。此时，可根据典型松毛虫接触史（对接触史明确者适用）、皮肤与软组织病变特征、骨关节的X线表现以及关节液检查等做出诊断。

三、治疗

1. 早期　发病初期可用3%氨水外擦，或用肥皂水清洗，也可用中药外涂或普鲁卡因泼尼松龙局部封闭或关节内注射，均可取得良好疗效。

2. 急性期　在急性期治疗的目的是抗过敏、止痛、抗炎和制动，若有继发感染、可加用抗生素。

3. 慢性期　对慢性期的骨关节病变者仍以非手术疗法为主，但对其中长期不愈者，可考虑手术，手术指征为：

（1）合并有窦道或化脓性感染者。

（2）自发融合而不牢固且仍有症状者，或强直于非功能位者。

（3）关节固定后已严重影响功能者。

（4）对病程超过半年，非手术治疗无效或恶化者，均应考虑手术治疗，手术方法可根据病变情况决定。

四、预后

病情常迁延数月或数年，约有 1/5 的病例有复发倾向。本型在后期可形成关节畸形强直，并伴有关节近侧肌肉萎缩，以致严重影响功能。

（马国涛）

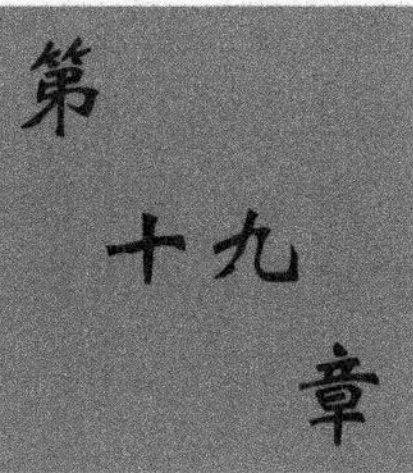

第十九章 脊柱疾病的针刀治疗

第一节 腰椎椎体滑脱症

由各种急、慢性损伤导致的腰椎前方移位，亦可称为腰椎滑脱（不包括椎弓峡部裂及峡部不连等先天性椎体移位及椎弓骨折所引起的椎体前滑脱）。由于腰椎前移幅度不大．常被忽视，只作为一般性腰部骨质增生处理，因为轻度前移位常有椎体前唇样增生。由于过去对此病在病因认识上的错误，所以未能找到有效的治疗措施。

一、病因病理

腰椎椎体滑脱一般多发于中、老年患者，由于腰部软组织慢性持续性受损和外伤暴力损伤后，腰部力平衡失调，造成椎间盘老化，韧带韧性下降，致使腰椎向前移位。常见于L_4、L_5。由于椎体滑脱，影响周围软组织、神经根，而引起一系列相应的临床症状。另外，软组织损伤日久结疤、粘连，甚则钙化，对滑脱又起到一种畸形固定的作用。

二、临床表现

初期，部分患者可无明显症状，随着滑脱加剧症状逐渐明显，呈持续性腰痛，活动时加剧，使腰部活动受限；若滑脱严重，压迫神经，可表现为下肢酸痛麻木等神经放射症状，严重者生活不能自理。

三、诊断要点

1. 腰痛绵延不止，稍负重则疼痛加剧。
2. 患者椎骨棘突向前凹陷，棘突两侧有压痛，且向下腰、臀部及下肢放射。
3. 腰前后屈受限，直腿抬高试验（+）或（-）。
4. “4”字征阴性。
5. X线腰椎正位片无异常，侧位片示腰椎椎前角或后角连续中断、屈曲，椎体前移，椎体前缘唇样增生，后关节脱位，无椎弓裂及峡部不连。
6. 排除结核、肿瘤、骨髓炎等，且需与假性脊柱滑脱（先天性）、椎弓峡部裂、峡部不连（先天性）、腰椎旋转移位及后关节紊乱、慢性腰臀部肌损伤、风湿性骨炎、腰骶关节损伤、椎弓骨折引起的椎体滑脱、中央型椎间盘突出症等相鉴别。

四、针刀治疗

根据针刀医学理论，腰椎滑脱症分为先天性腰椎滑脱（真性滑脱）和退行性腰椎滑脱。

后者是由于腰部的慢性软组织损伤，使腰椎受力不平衡，尤其是下腰段椎间关节的力平衡失调，引起腰椎移位，病变椎体离开脊柱的正常阵列向前方滑动，而产生临床表现。故要使滑脱的腰椎复位，必须解决腰部软组织的粘连、瘢痕、挛缩和堵塞，再加上手法整复，才是治本之策。根据慢性软组织损伤病理构架的网眼理论，我们设计了以“回”字形针刀松解术为基础术式的针刀整体松解术，使胸腰结合部的软组织以及腰部软组织的动态平衡得到恢复，在此基础上，应用手法调整腰段脊柱的力平衡，此病方可治愈。

1. 第1次针刀松解术－腰部“回”字形针刀整体松解术。

2. 第2次针刀松解术－松解腰背筋膜的粘连和瘢痕。

3. 第3次针刀松解术－松解胸腰结合部的粘连和瘢痕。

4. 第4次针刀松解术－松解腰椎关节突关节韧带的粘连和瘢痕。

5. 第5次针刀松解术－松解顽固性压痛点　轻中型患者经过4次针刀松解后，临床表现基本消失，但有些严重的患者在腰部仍有部分痛性结节或者顽固性压痛点，此时，通过临床触诊发现这些压痛点或者痛性结节，进行针刀精确松解。

6. 手法治疗　针刀手术完成后，让患者俯卧于手法治疗牵引床上，做骨盆牵引，牵引重量为40～60kg。牵引20分钟之后，让患者取仰卧位，做屈髋按压手法治疗。

（1）屈髋按压手法的治疗过程：患者仰卧于治疗床上，两手重叠平放于小腹部（需正对前移之椎体），令患者屈髋屈膝，臀部稍稍抬离床面，以移位椎体的上一椎体做支撑点。术者屈左肘，以前臂按压于患者胫骨结节下缘，右手挽扶患者双足跟部，使双膝关节齐平，嘱患者深呼吸后屏气，术者以左前臂用力向前胸方向按压，反复数次，有时可听到椎体错动弹响声，即告复位。若检查棘突仍有凹陷，可重复上法，直到棘突平复为止。然后再用轻手法按摩后送回病房（需用担架将患者抬送至病床上，上担架和病床均应保持脊柱挺直不动）。绝对卧床7天。

（2）对屈髋按压手法的简要说明：腰椎前移位多发于第4、5腰椎，极少数也发生于上腰椎，其原因有：①人体重心力线正好通过第4、5腰椎，受压力最大。②腰椎向前的生理弧度致使该处所受的剪切力最大。③椎体前后纵韧带由上向下逐渐薄弱变窄，在此处尤为明显。④腰骶关节面是向前倾斜的关节面，亦是前移位的解剖学原因。⑤下腰部最易受到外力的影响。屈髋按压手法是根据该病的发病机制和力学原理制定的，对此病的治疗整复有确定的疗效，当患者屈髋抬臀时，腰椎处于屈曲位，椎体后纵韧带、棘上韧带、棘间韧带等处于紧张的牵拉状态，产生迫使椎体后移的拉力，加上前方的外在压力以及屏气时腹腔产生的压力，三力相加作用于椎体上，使椎体向后移动而达到复位之目的。另外，在按压膝部时，是以患者的大腿作为杠杆，患者重叠之双手作为支点。支点到膝部的长度一般都是支点到大腿上端长度的4倍左右。支点力是力臂和力距两点受力之和，也就是说医生在膝部下压1kg的力，使腰椎移位的力就是5kg，所以医生用力不大，但产生复位的力却很大。

（3）做屈髋按压手法的注意事项：①操作时一定要用力柔缓，不可粗糙行事。②术后一定要让患者绝对卧床休息，才能保证周围的软组织得到充分修复，增加复位成功率。③手法治疗后，常出现腹胀或疼痛不适，对症处理后3天即可消失。

五、针刀术后康复

1. 目的　针刀整体松解术后康复治疗的目的是进一步调节腰部弓弦力学系统的力平衡，

促进局部血液循环，加速局部的新陈代谢，有利于损伤组织的早期修复。

2. 原则　腰椎椎体滑脱症行针刀术后48～72小时可选用下列疗法进行康复治疗。

3. 方法

（1）牵引整脊

1）俯卧位腰椎牵引：牵引重量为20～40kg，持续15分钟，每天1次，5天为1疗程：

2）八字分拍法整脊：患者俯卧位，腹部患椎下垫枕，四肢自然垂于治疗床下，术者施㨰法10分钟、拿法5分钟、理筋5分钟，空心拳击打腰骶椎两侧10分钟。每天1次，5天为1疗程。

（2）温针灸

1）取穴：肝俞（双）、胃俞（双）、关元俞（双）、秩边（双）、腰段夹脊穴、腰阳关、长强。

2）温针时间：每次30分钟，每天1次，7天为1疗程。

（3）内服中药

1）生脉饮（市售）：每次10ml，每天2次，7天为1疗程。

2）柔筋散：每次10g，每日2次，7天为1疗程。

（4）刺血

1）取穴：大椎、秩边、委中。

2）刺法：每次取两穴，交替选取，每穴出血量约2ml，每周1次。

（5）康复锻炼：针刀术后半个月内，要求以完成动作意图为原则，逐渐达到正常完成动作。

1）触地式：10分钟×1组，每天2次，60天为1疗程。

2）搓腰式：10分钟×1组，每天2次，60天为1疗程。

3）搓脚心：10分钟×1组，每天2次，60天为1疗程。

（魏千程）

第二节　骶尾椎损伤综合征

骶尾椎损伤综合征是一种骨科常见病，是由于骶尾部的跌仆伤、挤压伤，造成尾骨偏歪移位，从而牵拉骶尾椎前方的骶丛神经支及末端椎前和椎前交感神经节所构成的奇神经节，引起的骶尾部疼痛及男、女性生殖病症候群。

一、针刀应用解剖

1. 静态弓弦力学单元

（1）弓

1）腰椎参照相关应用解剖。

2）骶骨呈扁平的三角形，其底向上，尖向下，向后下方弯曲，由5个骶椎愈合而成。两侧与髋骨相关节。可分为骶骨底、侧部、背侧面、骨盆面及尖端5个部分。

3）尾椎尾骨为三角形的小骨块，通常由4个尾椎愈合而成，倾向前下方，上宽下窄。幼年时，尾椎彼此分离，成年后相互愈合。

（2）弦

1）骶尾前韧带：位于骶骨及尾骨的前面，是前纵韧带向下的延续部，沿骶骨及尾骨的前面下降。

2）骶尾后深韧带：为后纵韧带的延续部，沿 S_5 椎体的后面下降，于尾椎的下缘与终丝及骶尾后浅韧带融合。

3）骶尾后浅韧带：为棘上韧带的延续部，自骶管裂孔的边缘，沿尾骨的后面下降。此韧带经过骶管裂孔的上方，几乎完全封闭该孔。骶管麻醉时，刺针通过此韧带后有明显的落空感，提示已进入骶管。

4）骶尾外侧韧带：相当于横突间韧带，连结骶骨外侧缘的下端与尾椎横突之间。上方与骶结节韧带融合，与骶骨外侧缘之间围成一孔，有第5骶神经的前支通过。

2. 动态弓弦力学单元。

二、病因病理

多由于身体坠落时臀部直接受伤或分娩等原因，使尾骨骨折、脱位和韧带损伤或外伤性纤维组织炎刺激或压迫尾神经丛从而引起骶尾骨痛。无外伤史的慢性尾骨痛，多因长期紧张坐位工作，或习惯性不良坐姿而造成。本病发病，女性多于男性。这是因为女性的骨盆具有解剖特殊性，骶尾骨后凸，使尾骨容易受到外伤。由于骶椎2~4节分布有副交感神经低级中枢，当骶髂筋膜挛缩或骶髂关节半错位，或者尾骨偏歪时，可刺激压迫骶椎的交感神经低级中枢及尾椎前面的奇神经节，从而出现临床症状。

三、临床表现

1. 症状

（1）多见于长期从事坐位工作者，如办公人员、出纳员、打字员等，或长期从事晃位震荡工作者，如矿区的司机、山区的拖拉机驾驶员等，容易造成骶尾椎挤压伤、跌仆伤。

（2）表现为尾骨尖部持续性钝痛、隐痛或灼痛，有时向臀部及腰骶部扩散。

（3）当快速坐下、起立、走路或大便时，疼痛可以加重。患者常因持续不断疼痛，而影响日常生活。

（4）女性多于男性，与女性的骨盆解剖结构特殊性有关。

（5）部分女性伴有痛经、闭经、不孕症等。

（6）男性伴有阳痿、性欲低下、性功能障碍等症状。

2. 体征　骶尾部触诊时，骶髂筋膜区软组织结节、增厚，呈筋膜结节疝，尾骨偏歪、移位、后翘或呈钩状，伴有胀痛、压痛、触痛等。

四、影像学检查

X线检查：需拍摄正侧位平片，以判定尾椎骨有无损伤及其程度。但有些畸形或变位常为先天性，故应以临床症状为主要诊断依据。

五、诊断要点

根据临床症状和体征明确诊断。X线检查判定尾椎是否有损伤，如有损伤，程度如何。

六、针刀治疗

1. 第1次针刀松解术－腰部“口”字形针刀整体松解术（图19－1） 腰部的整体松解包括 L_3～L_5 棘上韧带、棘间韧带，左右 L_3～L_5 腰椎横突的松解，在骶正中嵴上和两侧骶骨后面骶棘肌起点的松解。从各个松解点的分布上看，棘上韧带点、棘间韧带点、左右 L_3～L_5 腰椎横突点、骶正中嵴上和两侧骶骨后面骶棘肌起点的连线共同围成“口”字形状，故称之为“口”字形针刀整体松解术。下面通过每个松解点阐述“口”字形针刀整体松解术的操作方法。

（1）体位：俯卧位，腹部置棉垫，使腰椎前屈缩小。

（2）体表定位：L_3、L_4、L_5 棘突及棘间，L_3、L_4、L_5 横突，骶正中嵴及骶骨后面。

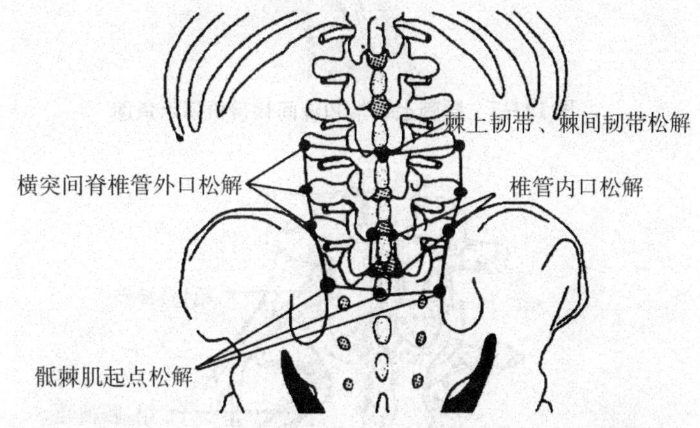

图19－1　“口”字形针刀整体松解术各松解部位示意图

（3）麻醉：1%利多卡因局部麻醉。

（4）针刀类型：Ⅰ型4号直形针刀。

（5）针刀操作

1）L_3、L_4、L_5 棘上韧带及棘间韧带松解　以松解 L_3 棘上韧带及 L_3～L_4 棘间韧带为例（图19－2）。

a. 第1支针刀松解棘上韧带：两侧髂嵴连线最高点与后正中线的交点为第4腰椎棘突，向上摸清楚 L_3 棘突顶点，在此定位，从棘突顶点进针刀，刀口线与脊柱纵轴平行，针刀经皮肤、皮下组织，直达棘突骨面，在骨面上纵疏横剥3刀，范围不超过1cm，然后贴骨面向棘突两侧分别用提插刀法切割2刀，深度不超过0.5cm。其他棘上韧带松解方法与此相同。

b. 第2支针刀松解棘间韧带：以松解 L_3～L_4 棘间韧带为例。两侧髂嵴连线最高点与后正中线的交点为第4腰椎棘突，向上即到 L_3～L_4 棘突间隙，在此定位，从 L_4 棘突上缘进针刀，刀口线与脊柱纵轴平行，针刀经皮肤、皮下组织，直达棘突骨面，调转刀口线90°，沿 L_4 棘突上缘用提插刀法切割3刀，深度不超过1cm。其他棘间韧带松解方法与此相同。

2）横突松解（图19－3）：以 L_3 横突为例。摸准 L_3 棘突顶点，在 L_3 棘突中点旁开3cm处定位。刀口线与脊柱纵轴平行，针刀经皮肤、皮下组织，直达横突骨面，针刀体向外移动，当有落空感时，即达 L_3 横突尖，在此用提插刀法切割横突尖的粘连、瘢痕3刀，深度不超过0.5cm，以松解骶棘肌、腰方肌及胸腰筋膜（图19－4）在横突尖部的粘连和瘢痕，然后调转刀口线90°，沿 L_3 横突上下缘用提插刀法切割3刀，深度不超过0.5cm，切开横突间韧带。其他横突尖松解方法与此相同。

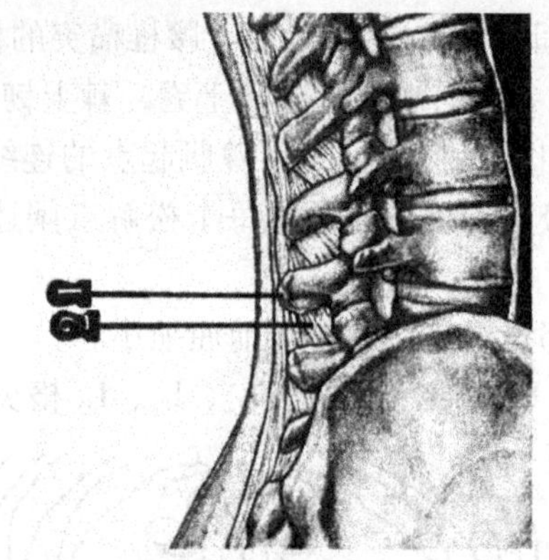

图19－2　腰棘上韧带和棘间韧带松解示意图

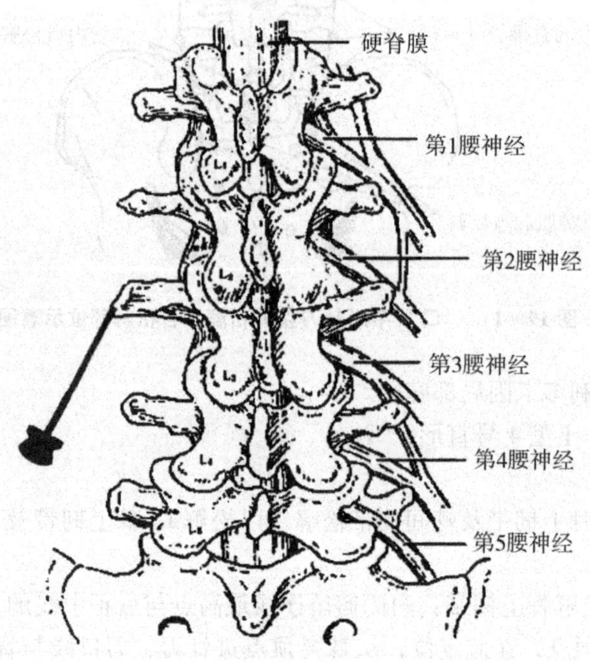

图19－3　腰椎横突松解示意图

3）髂腰韧带松解（图19－5）

a. 第1支针刀松解髂腰韧带起点：以 L_4 横突起点为例。摸准 L_4 棘突顶点，在 L_4 棘突中点旁开3～4cm处定位。刀口线与脊柱纵轴平行，针刀经皮肤、皮下组织，直达横突骨面，针万体向外移动，当有落空感时，即达 L_4 横突尖，在此用提插刀法切割横突尖肌肉起点的粘连、瘢痕3刀，深度不超过0.5cm。

b. 第2支针刀松解髂腰韧带止点：在髂后上棘定位，刀口线与脊柱纵轴平行，针刀经皮肤、皮下组织，直达髂后上棘骨面，针刀贴髂骨内侧骨面进针2cm，后用提插刀法切割髂腰韧带止点的粘连、瘢痕 3 刀，深度不超过 0.5cm。

4）骶棘肌起点松解（图 19 -6）

a. 第 1 支针刀松解骶棘肌骶正中嵴起点：两侧髂嵴连线最高点与后正中线的交点为第 4 腰椎棘突，向下摸清楚 L_5 棘突顶点，顺 L_5 棘突沿脊柱纵轴在后正中线上向下摸到的骨突部即为骶正中嵴，在此定位，从骶正中嵴顶点进针刀，刀口线与脊柱纵轴平行，针刀经皮肤、皮下组织，直达骶正中嵴骨面，在骨面上纵疏横剥 3 刀，范围不超过 1cm，然后贴骨面向骶正中嵴两侧分别用提插刀法切割 2 刀，深度不超过 0.5cm。

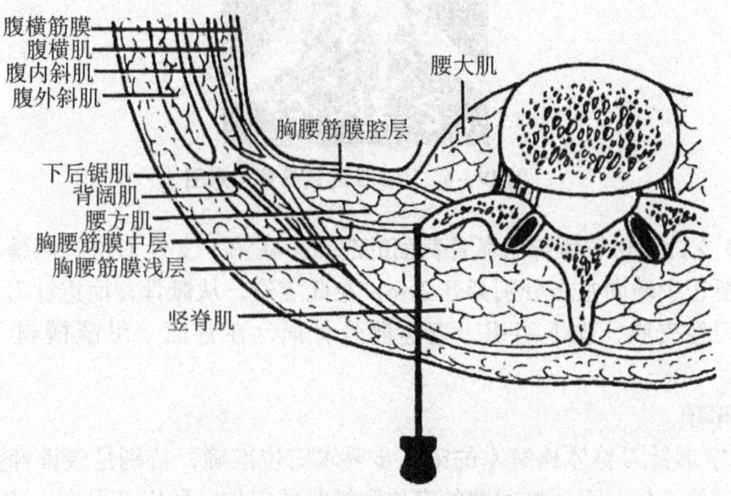

图 19 -4　针刀松解胸腰筋膜示意图

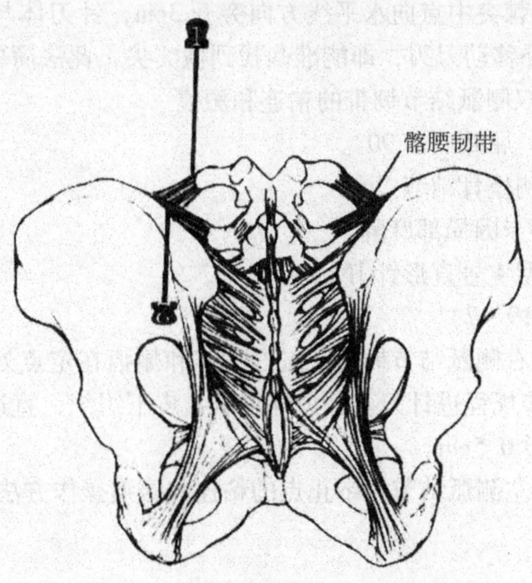

图 19 -5　针刀松解髂腰韧带起止点示意图

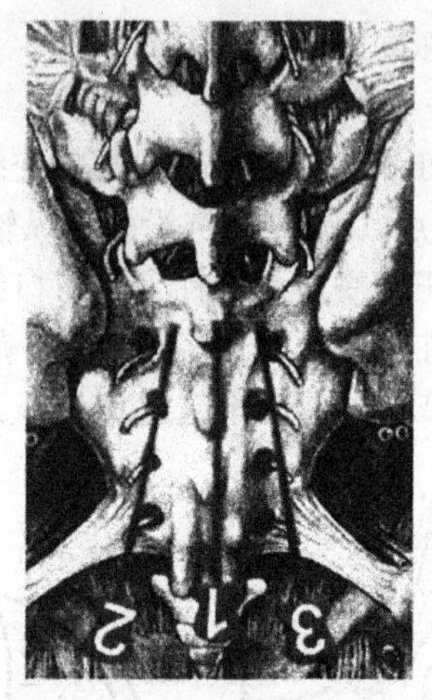

图 19－6　骶棘肌起点松解示意图

b. 第 2、3 支针刀松解骶棘肌骶骨背面的起点：在第 1 支针刀松解骶棘肌骶正中嵴起点的基础上，从骶正中嵴向左右分别旁开 2cm，在此定位，从骶骨背面进针刀，刀口线与脊柱纵轴平行，针刀经皮肤、皮下组织，直达骶骨骨面，在骨面上纵疏横剥 3 刀，范围不超过 1cm。

（6）注意事项

1）“口”字形针刀整体松解术的第 1 步要求定位准确，特别是腰椎棘突的定位十分重要，因为棘突定位直接关系到椎间隙的定位和横突的定位。所以若棘突定位错误，将直接影响疗效。如果摸不清腰椎棘突，可先在电视透视下将棘突定位后，再做针刀松解。

2）横突的定位：从棘突中点向水平线方向旁开 3cm，针刀体与皮肤垂直进针刀，针刀均落在横突骨面，再向外移动刀刃，即能准确找到横突尖，此法简单实用，定位准确。

2. 第 2 次针刀松解双侧骶结节韧带的粘连和瘢痕

（1）体位：仰卧位，屈膝屈髋 90°。

（2）体表定位：双侧坐骨结节。

（3）麻醉：1% 利多卡因局部麻醉。

（4）针刀类型：Ⅰ型 4 号直形针刀。

（5）针刀操作（图 19－7）

1）第 1 支针刀松解右侧骶结节韧带止点的粘连和瘢痕在定点处进针刀，刀口线与下肢纵轴平行，严格按照四步规程进针刀。针刀经皮肤、皮下组织，直达坐骨结节骨面，在骨面上铲剥 3 刀，范围不超过 0.5cm。

2）第 2 支针刀松解左侧骶结节韧带止点的粘连和瘢痕操作方法与第 1 支针刀相同。

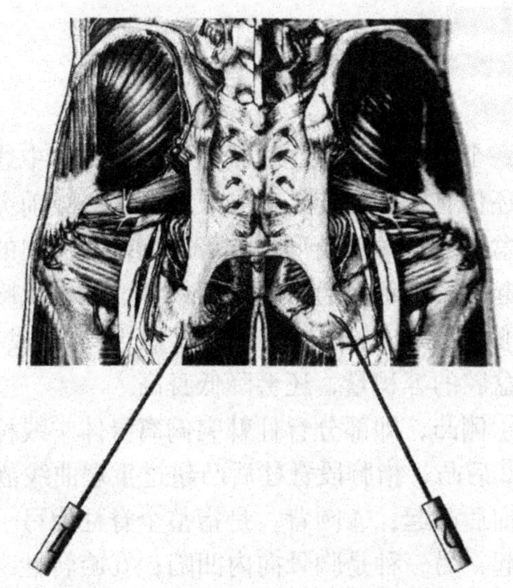

图 19－7　骶结节韧带止点松解示意图

七、针刀术后康复

1. 目的　针刀整体松解术后康复治疗的目的是进一步调节骶尾部弓弦力学系统的力平衡，促进局部血液循环，加速局部的新陈代谢，有利于损伤组织的早期修复。

2. 原则　骶尾椎损伤综合征行针刀术后 48～72 小时可选用下列疗法进行康复治疗。

3. 方法

（1）动静整脊手法：患者取俯卧位，骨盆垫上高枕，术者两拇指在骶尾关节两侧自上而下对抗牵引。术者手按住患者大腿，协同拉踝之助手向后上方牵引并夹住双下肢，另一手甩大鱼际按压尾骶关节处，并向上推摩。最后让患者仰卧，双下肢屈膝屈髋，术者一手用大鱼际放在尾骶关节处，让助手拿住双踝，帮助患者将双下肢伸直，同时术者在下之手向上做托按法。

（2）中药离子导入

1）中药处方：当归 20g，白芍 20g，白芷 10g，桑寄生 60g，威灵仙 150g，盐附片 10g。

2）制备方法：将上方浸泡于 1000ml 水中，半小时后煎熬成 250ml 药液，瓶装备用。

3）取穴：腰阳关、长强、阿是穴。

4）离子导入：30 分钟，每天 1 次，5 天为 1 疗程。

（3）内服中药

1）壮腰健肾丸（市售）：每次 10g，每天 2 次，7 天为 1 疗程。

2）柔筋散：每次 10g，每天 2 次，7 天为 1 疗程。

（4）康复锻炼

1）拱腰式：3 遍 ×2 组，每天 2 次，15 天为 1 疗程。

2）搓腰式：10 分钟 ×2 组，每天 2 次，15 天为 1 疗程。

3）搓脚心：10 分钟 ×2 组，每天 2 次，15 天为 1 疗程。

（魏千程）

第三节　脊柱侧弯

脊柱侧弯是指脊柱的一个或数个节段在冠状面上偏离身体中线向侧方弯曲，形成一个带有弧度的脊柱畸形，通常还伴有脊柱的旋转和矢状面上后突或前突的增加或减少，同时还有肋骨左右高低不等平、骨盆的旋转倾斜畸形和椎旁的韧带和肌肉的异常，它是一种症状或X线体征，可由多种疾病引起。脊柱侧凸通常发生于颈椎、胸椎或胸部与腰部之间的脊椎，也可以单独发生于腰背部。侧弯出现在脊柱一侧，呈“C”形；或在双侧出现，呈“S”形。它会减小胸腔、腹腔和骨盆腔的容积量，还会降低身高。

按弯曲方向可分为：①侧凸，即部分脊柱棘突偏离身体中线称脊柱侧弯，有左侧凸、右侧凸及S形弯、C形弯；②后凸，指胸段脊柱后凸超过生理曲线范围者；③鞍背，是指局部某椎体被破坏，椎体突然向后凸起；④圆背，是指整个脊柱像弓一样向后凸起；⑤畸胸，分两种，一种是胸骨向外突起，另一种是胸骨向内凹陷；⑥旋转性（扭曲性），是因为腰椎横突一面高一面低或胸骨扭曲所形成的，这种弯曲是最复杂、最难治的。

按性质可分为：①先天性脊柱侧弯，是指脊柱结构发生异常，即出生后有三角形半椎体、蝶形椎、融合椎，还有肋骨发育的异常，导致脊柱发生倾斜，形成侧弯或后凸畸形。临床较少见，多需要手术矫正。②特发性脊柱侧弯，是指脊柱结构基本没有异常，由于神经肌肉力量的失平衡，导致脊柱原有的生理弯曲变成了病理弯曲，即原有的胸椎后凸变成了侧凸等。临床常见，多由于长期不良姿势、不良生活习惯所引起，多数可以通过保守治疗取得理想效果。

一、病因病理

1. 特发性脊柱侧弯　特发性脊柱侧弯是所有脊柱侧弯中最多见的，原因不明。80%病人为结构性侧弯。诊断要在全面体检和X线照片分析以除外神经肌肉原因和其他综合征（如神经纤维瘤病）以后方能确定。特发性脊柱侧弯可发生在生长期的任何阶段，但多在生后1岁、5～6岁、11岁到骨龄成熟三个生长高峰期出现。因此特发性脊柱侧弯常按发病年龄而划分。婴儿型特发性脊柱侧弯，多指在3岁以前发病者。少年型特发性脊柱侧弯多在3～10岁出现。而青年型特发性脊柱侧弯是指10岁到骨骼成熟期间发现者。其中以青年型最为常见。成年后出现的脊柱侧弯称为成年型侧弯。

特发性脊柱侧弯的病理改变主要包括：①椎体、棘突、椎板及小关节发生改变，侧弯凹侧椎体楔形变，并出现旋转，主侧弯的椎体和棘突向凹侧旋转。棘突向凹侧倾斜，使凹侧椎管变窄。凹侧椎板略小于凸侧。凹侧椎弓根变短、变窄。在凹侧，小关节增厚并硬化而形成骨赘。②肋骨的改变，椎体旋转导致凸侧肋骨移向背侧，使后背部突出，形成隆凸（hump），严重者称为“剃刀背”（razor－back），凹侧肋骨互相挤在一起，并向前突出。凸侧肋骨互相分开，间隙增宽，导致胸廓不对称。③椎间盘、肌肉及韧带的改变，凹侧椎间隙变窄，凸侧增宽，凹侧的小肌肉可见轻度挛缩。④内脏的改变，严重胸廓畸形使肺脏受压变形，导致肺通气量减少；由于肺泡萎缩，肺的膨胀受限，肺内张力过度，引起循环系统梗阻，严重者可引起肺源性心脏病。

特发性脊柱侧弯的病因：特发性脊柱侧弯的病理改变虽然大体相同，但是学界对其致病原因还存在诸多争议。自提出特发性脊柱侧弯这一疾病以来，许多学者为探索其病因，分别从生物力学因素、中枢神经系统改变、生物化学因素、遗传因素、营养及代谢因素等方面进行了大量研究。以下分别阐述特发性脊柱侧弯的可能病因。

（1）生物力学因素：生物力学因素在脊柱侧弯中起着重要作用。临床工作中大量病例表明任何造成脊柱生物力学改变的因素均可能导致脊柱侧弯，如骨盆倾斜影响脊柱稳定及腹肌系统较弱不能支撑脊柱所造成的侧弯。但是生物力学因素对特发性脊柱侧弯的影响还缺乏有说服力的实验研究。生物力学因素依解剖结构的不同可分为脊柱结构变化和椎旁肌的变化：

1）特发性脊柱侧弯的脊柱结构变化：对于特发性脊柱侧弯中脊柱结构的改变，已做过许多基础和临床研究。正确认识特发性脊柱侧弯的脊柱结构变化对其病因学研究及临床治疗都有很大帮助。脊柱不对称负荷、过度负荷可能是发生特发性脊柱侧弯的原因之一。多数学者认为脊柱在结构上的变化是脊柱侧弯继发性改变结果。Harrington 观察侧弯患者椎体的组织学改变，发现侧弯的大部分畸形是外力所引起的骨及软骨的适应性改变，说明弯曲畸形为骨外因素所致。SomeniIJe 通过棘突间缝线固定及椎板处软组织松解来降低脊柱后方生长所造成的脊柱矢状面上前突，但侧弯成功率较低，说明在冠状面上平衡的脊柱前凸一般不导致脊柱侧弯。1984 年，Dickson 提出“两平面脊柱不平衡”设想来解释脊柱侧弯的成因，即脊柱在冠状面上不平衡（侧弯），同时伴有矢状面的失衡（前凸），才能在动物身上复制出脊柱侧弯模型，并且这种模型是进展性结构性脊柱侧弯模型。根据骨密度测量资料，我们认为骨质疏松同样可能是造成侧弯的原因，但也可能是继发性因素。还有许多研究表明，能够导致躯干生长不平衡的因素包括骨骼、椎间盘和终板等结构的异常。这是因为脊柱后柱膜内成骨延迟，致使前柱软骨内成骨和后柱膜内成骨失衡，从而使脊柱前柱生长过快而后柱生长缓慢，导致脊柱生长与脊髓生长比例失衡，而这种比例失衡可导致脊柱侧弯。脊柱侧弯患者的椎间盘存在着基质合成代谢的异常，不能产生足够量的正常Ⅰ、Ⅱ型胶原来维持椎间盘的生物力学功能，使脊柱在正常的应力或轻微的非正常负荷下出现畸形。据此我们认为脊柱受力不平衡导致脊柱侧弯，长期脊柱侧弯导致脊柱结构的改变，脊柱结构的改变反过来加重脊柱侧弯。

2）特发性脊柱侧弯中椎旁肌的变化：从生物力学的角度出发，椎旁肌肌力的不平衡在特发性脊柱侧弯的发病过程中起了较为重要的作用。脊柱的运动依靠椎旁肌及其神经的支配。椎旁肌的病理变化与脊柱侧弯的关系一直是人们关注的问题，许多研究也试图通过椎旁肌的病理改变来明确脊柱侧弯的病因。临床观察证实，脊柱侧弯患者椎旁肌的形态学、椎旁肌肌纤维的构成及椎旁肌神经终末支配均有改变。研究表明，肌肉畸形具有多样性，其改变主要表现在以下几方面：肌肉纤维形态、组织化学、肌电图及肌肉离子浓度等。特发性脊柱侧弯椎旁肌肌纤维类型与正常人之间有较大差别。在病理学上，椎旁肌肌纤维的类型变化所带来的功能改变及其与椎旁肌肌力不平衡之间的因果关系，对揭示特发性脊柱侧弯病因也有重要意义。正常人椎旁肌两侧肌型的构成大致相等，Ⅰ型肌纤维占 54% ~ 58%，两侧肌力均衡对维持脊柱的正常发育十分重要。在特发性脊柱侧弯患者中常发现肌纤维类型构成改变，其中凸侧Ⅰ型纤维明显多于凹侧，且伴有Ⅰ型肌纤维的群聚、肌萎缩等变化。脊柱侧弯后椎旁肌在结构和功能上发生许多变化，特别是肌型分布的变化，使凹凸侧微量元素含量产生差异。研究发现，在特发性脊柱侧弯病人中，随着侧弯角度的增大，椎旁两侧肌中 Ca、

Mg、Fe 含量增多，而凸侧肌中上述 3 种元素含量增多更加明显，且与 Cobb 角呈正相关性。但是，单纯用椎旁肌变化一种因素来解释侧弯的成因，难以令人信服。研究表明，肌肉的改变并不是引起特发性脊柱侧弯的真正病因，它只是其病理发展过程中的一个阶段，是脊柱侧弯的继发性改变。

肌梭是横纹肌中调节肌肉收缩、调节其长度以及张力变化的本体感受器。出生后肌梭的数目是不会改变的。特发性脊柱侧弯患者椎旁肌中肌梭密度明显降低，多数肌梭结构正常，部分肌梭有不同程度的病理改变，如囊壁增厚、直径扩大、梭内肌纤维数增多且 Cobb 角越大上述改变越明显。肌梭结构的改变是侧弯的继发改变，而肌梭的病理改变进一步使侧弯的进展加快。

目前尚无有力证据证实任何一种生物力学因素是脊柱侧弯的病因。脊柱的结构生物力学特性、异常负载等均是静态机制，而实际上人体整个脊柱既处于静态生物力学状况下，又处于动态生物力学状况之中，不但脊柱生物力学异常的静态机制可能造成脊柱侧弯，脊柱生物力学的动态过程也可能导致脊柱侧弯的发生和发展。

（2）中枢神经系统改变：许多临床和基础研究均显示中枢神经系统异常在特发性脊柱侧弯发病机制中起重要作用，然而研究结果并不一致。中枢神经系统疾患常常合并脊柱侧弯，但是很难鉴别出哪个是因哪个是果。

特发性脊柱侧弯常常合并前庭神经功能障碍。大量研究发现，对特发性脊柱侧弯患者做 Caloric 检查时表现为一种异常的眼震反应，提示眼 - 前庭传导障碍。这种前庭 - 眼球反射的不对称可能是高位脑皮层中枢发育不对称的结果。临床脑电图研究也证实，特发性脊柱侧弯患者的脑电图较正常者有显著改变。对称性水平或侧方凝视麻痹的患者并发特发性脊柱侧弯的比率非常高。一般认为，神经系统畸形的部位可能在脑桥旁正中网状结构，与前庭神经运动核及前庭神经核相连，

有研究认为，侧弯的发生是脑干功能性或器质性改变造成的。学者们还发现特发性脊柱侧弯患者与正常人之间在位置觉、震动觉和前庭功能方面有显著差异，而先天性脊柱侧弯患者未发现类似异常，这提示特发性脊柱侧弯患者本体感觉通道功能障碍可能为原发病变。有报道，手术解除脊髓空洞后可使特发性脊柱侧弯病人的侧弯减轻，因而认为脊髓空洞与这些病人侧弯的发生相关。

而另外一些学者认为大脑皮质可能是病因所在。经研究发现，特发性脊柱侧弯患者的肌电图和皮层诱发电位存在一侧异常或潜伏期不对称。磁共振（MRI）的发明使脊柱侧弯研究有了新的武器。合并 Chiari Ⅰ型畸形的颈胸段脊髓空洞与脊柱侧弯之间存在显著相关，在脊柱侧弯患者中脊髓空洞的发病率为 17% ~47%。左侧弯以脊髓空洞较多，一些患者无其他阳性体征而仅仅表现为腹壁反射的不对称。目前无法证实，这种反射的不对称究竟是脊髓空洞引起还是后脑或中脑损害所致。Chiari Ⅰ型畸形可能是由于患者脊髓的生长较慢，导致脊髓短于椎管，或者脊髓生长缓慢使松果体功能障碍所致。

无论是临床观察的结果还是动物实验都表明，神经系统异常在特发性脊柱侧弯病因中起重要作用。神经系统异常通过椎旁肌力量的不对称作用引起脊柱侧弯。但是，任何现有学说都很难解释为什么神经系统有损害的脊柱侧弯患者尚可以完成一些需要高度协调能力的运动，也不能解释这样的事实，即多数脊柱侧弯患者在运动能力方面超过正常。

(3) 生物化学因素

1) 生长激素：生长激素可能与脊柱畸形有关。特发性脊柱侧弯患者生长模式的不同继发于生长激素的不同，患者年龄是重要的变量，但生长激素不是脊柱畸形的真正病因，因为生长需要多种激素和生长因子相互作用，所以生长的调控非常复杂。这些激素和生长因子包括：甲状腺激素、性激素、生长激素等，多种生长因子，调节蛋白（如钙调蛋白）。虽然目前已研究了钙调蛋白与脊柱侧弯的关系，但是其他因子仍未深入研究。

2) 褪黑素：松果体的主要作用是分泌褪黑素。通过切除小鸡松果体可以成功地在小鸡身上复制出脊柱侧弯模型。在切除小鸡松果体后，必然导致其血清中褪黑素水平下降，因而产生了一种假说，即血清褪黑素水平下降可能导致脊柱侧弯的发生。但恒河猴松果体摘除动物模型的成功构建，最终证实灵长类动物的脊柱侧弯形成机制与松果体和褪黑素可能无关=

3) 雌激素：特发性脊柱侧弯患者中女性患者的侧弯进展概率明显高于男性患者。多项研究表明，女性侧弯进展的危险约为男性的10倍。同时研究表明，特发性脊柱侧弯女孩月经初潮时间较相应年龄的正常女孩提前。雌激素需要与雌激素受体结合才能发挥生物效应，雌激素受体基因多态性与特发性脊柱侧弯的发生和发展有关。因为特发性脊柱侧弯患者雌激素受体基因的多态性，其侧弯的进展和预后有较大差异。雌激素受体基因 Xbal 位点可能和特发性脊柱侧弯的发生有关，能较好地预测其未来的进展情况。

4) 5-羟色胺：平衡反射的破坏也可能是脊柱侧弯的病因之一，5-羟色胺在维持正常姿势性肌肉张力和姿势平衡方面有重要作用。研究表明，5-羟色胺缺乏可能破坏肌张力和姿势平衡产生脊柱侧弯。同时，5-羟色胺在预防脊柱侧弯发展方面有重要的作用。

5) 钙调蛋白：钙调蛋白是钙结合受体蛋白，是真核细胞钙功能和多种酶系统的调节因子。钙调蛋白通过调节肌动蛋白和肌球蛋白的相互作用以及调节肌质网钙流动，从而调节骨骼肌和血小板的收缩特性。进展性脊柱侧弯患者与稳定性脊柱侧弯患者相比，血小板中钙调蛋白含量明显增高，而稳定性脊柱侧弯患者与正常对照组之间差异无统计学意义。因此认为血小板钙调蛋白可以作为预测脊柱侧弯进展的一个独立指标。对特发性脊柱侧弯患者椎旁肌的研究发现，凸侧椎旁肌内钙调蛋白的含量明显低于凹侧，并且钙调蛋白与脊柱侧弯的严重性呈正相关。但是钙调蛋白并不仅仅是细胞骨架的组成部分，最近的研究表明，它同褪黑素、雌激素受体、生长激素之间都有相互作用，有可能直接影响骨细胞代谢甚至生长发育。钙调蛋白对于雌激素受体具有高度的亲和性，与雌激素受体结合以后可以使雌激素与其受体的结合能力大大降低，拮抗雌激素作用。雌激素可以升高成骨细胞内钙调蛋白的水平，钙调蛋白通过介导信号传递可以调节多巴胺促进生长激素释放，而生长激素是儿童生长发育的主要调节激素。

(4) 营养及代谢因素：在21世纪初，曾有学者认为营养不良（尤其是维生素缺乏）是特发性脊柱侧弯的病因。但研究表明，维生素缺乏所致的脊柱侧弯很少加重，同时经过相应的治疗可以逆转疾病发展。因此，营养及代谢因素也不是真正的病因。

(5) 遗传因素：遗传因素在特发性脊柱侧弯发展中的作用已得到广泛的认同。遗传方式可能为常染色体遗传、性连锁遗传或多因素遗传等。有关遗传方式的研究基本上将脊柱侧弯的病因归结为符合孟德尔遗传定律的单基因病变。这一概念把基因定义为将疾病由父代传给子代的遗传单位，遗传性状是显性的，这就是说这一基因的存在足可以致病。但是，在临床中脊柱侧弯多表现为不同形式而非单一形式，这可以被解释为本病可能是多基因交互作用的结果，因为单基因病变易于受可变的外显率和异质性等遗传规律的影响：一部分携带目的基因的个体不发生脊柱侧弯时，外显率发生变化；在同一研究人群中，2 个或 2 个以上基因各自起作用，并且因基因异质性的存在而表达各自的性状，出现临床表现的多样性。

针刀医学认为，特发性脊柱侧弯首先是脊柱动静态弓弦力学单元的弦的应力异常后引起脊柱单关节弓弦力学系统应力异常，然后引起脊柱弓弦力学系统的弓变形，再引起脊 - 肢弓弦力学系统的应力异常，人体通过粘连、瘢痕、挛缩来代偿这些过大的应力，导致脊柱各关节的关节囊增厚，在关节囊、韧带、筋膜的行经路线及其附着处形成粘连、瘢痕、挛缩，如果这种异常应力不解除，人体脊柱（弓）就只能在软组织异常应力情况下生长、发育，从而导致脊柱畸形，引发临床表现。

2. 退行性脊柱侧弯　退行性脊柱侧弯是一种特殊类型的脊柱侧弯，是指成年以后新出现的侧弯，而不是被忽视的原有侧弯的进展，除继发于脊柱椎体器质性病变如肿瘤、创伤骨折、结核等原因引起的侧弯，退行性脊柱侧弯常继发于腰椎间盘及腰椎骨关节退变，其临床特点为从退变开始就伴随着腰痛及椎间盘突出的症状。随着病情的加重，出现广泛的椎间盘退变，椎间盘膨出、突出，小关节增生和黄韧带肥厚，从而产生椎管狭窄，出现典型的根性疼痛和神经源性间歇性跛行。多数患者同时伴有腰椎的滑脱或侧方移位。随着社会快速进入老龄化，退行性脊柱侧弯作为一种严重退变性疾病，其发病率有明显增加趋势，是引起老年患者腰痛、下肢痛、间歇性跛行的重要原因。

病理改变：与脊柱旋转或侧方滑脱一样，非对称性的椎间隙塌陷造成了脊柱的畸形，如侧方楔形的压缩性骨折可引起或加重侧弯的程度，这是除腰椎小关节退变之外的引起脊柱侧弯的另一重要因素。患者多伴有一定程度的腰椎前凸消失。伴有侧方滑脱者侧弯进展的速度更快，可加重受累节段神经根的牵拉。关节突关节不对称时，会因磨损造成关节退变，进而引起中央性椎管或椎间孔狭窄。绝大多数患者出现神经根受压的疼痛，少数人也可表现为肌力下降。无论有无滑脱，严重的椎间隙塌陷所造成的疼痛和无力都特别顽固，相邻椎弓根间距的缩小会引起椎间孔狭窄。退行性脊柱侧弯椎间孔狭窄者的症状发生机制与神经源性间歇性跛行的发生机制很相似，即神经受压缺血，在腰椎后伸时尤其明显，脊柱前屈时（如坐下）缓解。但有一部分继发于退行性脊柱侧弯的椎管狭窄患者自述肢体症状并不能通过前屈动作而缓解，可能与椎间孔明显狭窄，前屈不能使椎间孔扩大而缓解神经根受压有关，这是退行性脊柱侧弯的腰椎管狭窄和一般腰椎管狭窄不同表现之一。

有观点认为成人侧弯（即退行性脊柱侧弯）继发于骨质疏松和骨软化症。另有观点认为成人侧弯与骨质疏松不直接相关。已有的资料证实，在没有骨质疏松和骨软化症的成人中发生了进展性侧弯，目前普遍认为退行性脊柱侧弯主要是由于椎间盘、双侧椎间小关节严重的退变、不稳引起的。至于一些患者伴有骨质疏松表现，则可能是由于长期慢性腰背痛致活动减少而引起的废用性骨质疏松，并不是退行性脊柱侧弯的直接原因。

针刀医学认为，退行性脊柱侧弯与特发性脊柱侧弯的病因病理有相似之处，只是人体对脊柱弓弦力学系统、脊 - 肢弓弦力学系统异常应力的代偿方式不同。首先是脊柱动静态弓弦力学单元的弦的应力异常后引起脊柱单关节弓弦力学系统应力异常，然后引起脊柱弓弦力学系统的弓变形，再引起脊 - 肢弓弦力学系统的应力异常，人体通过粘连、瘢痕、挛缩来代偿这些过大的应力，导致脊柱各关节的关节囊增厚，相关韧带筋膜粘连、瘢痕、挛缩，如果这种异常应力不解除，人体脊柱（弓）就只能在软组织异常应力情况下承受重力，从而导致脊柱畸形。同时，人体会在脊柱的关节囊和韧带、筋膜的附着处即弓弦结合部进行对抗性调节，即在此处形成硬化、钙化、骨化，最终形成骨质增生，骨质增生的结果是使相关弓弦力学系统的弓变长、弦变短，从而代偿异常的拉力。

二、临床表现

1. 特发性脊柱侧弯　特发性脊柱侧弯的临床表现多种多样，除背部不适以外，还有一侧肩高，一侧肩胛骨或乳房隆起，髂骨翼升高或突出以及腰部皱纹不对称。但这些畸形大多不是患者自己发现的。患者常伴有多系统症状，如头晕头痛、皮肤粉刺、痛经、抑郁、多动等，容易被诊断为颈椎病、粉刺、痛经、抑郁症、多动症等。

青少年主诉有背痛时宜仔细询问病史，作全面的体检和摄脊柱的X线平片。若初步检查结果正常，可诊断为特发性脊柱侧弯。临床常发现脊柱侧弯症状持续存在、日常活动明显受限，而神经系统检查为正常的病例。对神经系统检查异常的病人，脊髓的磁共振造影常有指征。

青年特发性脊柱侧弯发生呼吸道症状的不多见。肺功能降低45%或有明显胸椎前突，导致胸廓前后径狭窄的病例开始有心肺功能受损，神经功能受损不多见。对出现可疑症状时（如持续颈部疼痛，经常头痛，共济失调）应仔细作神经系统检查。一旦发现神经受损或胸椎凸侧向左，应作影像学检查。青年特发性脊柱侧弯其胸椎突向右侧，异常的左凸弯常有深部脊髓病变。

2. 退行性脊柱侧弯　患者主要表现为腰背痛、神经根性症状、椎管狭窄症及神经源性跛行。退行性脊柱侧弯病人的腰痛症状远较退行性脊柱滑脱者严重得多，这些患者不仅有多节段、严重的退行性椎间盘病，而且常在矢状面及冠状面上失平衡。腰背痛严重程度与病人矢状位畸形及半脱位程度相关。与大多数退变性椎管狭窄常继发于关节突关节的增生肥大不同，这些患者中根性痛和椎管狭窄更多是由椎体旋转半脱位所引起。与典型退变性椎管狭窄疼痛不同的是，这种椎管狭窄性疼痛在脊柱背伸时加重，在坐位时疼痛通常不缓解，病人必须用双臂来帮助支撑他们身体的重量。在体征上，病人的根性痛症状可能不伴有确切的、客观的神经体征，神经根紧张征几乎总为阴性。

通过对退行性脊柱侧弯病人的X线片进行观察发现，侧弯大部分发生于腰椎段，也可累及胸段和胸腰段，破坏性变化绝大部分位于L_2～L_3、L_3～L_4和L_4～L_5椎间盘之间，而L_5～S_1椎间盘退变相对少见。T_{12}～L_1椎间盘基本保持完好，侧弯的严重性取决于畸形和椎间盘退变的程度。一些退行性脊柱侧弯病人大体只在矢状位上失去平衡。

三、诊断要点

1. 特发性脊柱侧弯　根据病史、查体及X线摄片，一般能明确诊断。

（1）病史：有与脊柱畸形有关的病史，如患者的健康状况、年龄及性成熟状况等。还有既往史、手术史和外伤史。并应了解脊柱畸形的幼儿母亲妊娠期的健康状况，妊娠最初3个月内有无服药史，怀孕分娩过程中有无并发症等。家族史应注意其他家族成员脊柱畸形的情况。

（2）体征：①两肩不等高；②肩脚一高一低；③一侧腰部皱折皮纹；④腰前屈时两侧背部不对称，即“剃刀背征”；⑤脊柱偏离中线。

(3) 影像学检查：脊柱前后位 X 线片上有超过 10°的侧方弯曲。脊柱的 MRI 检查，排除脊髓病变。

2. 退行性脊柱侧弯

(1) 主要表现为腰背痛、神经根性症状、椎管狭窄症及神经源性跛行。

(2) 疼痛在脊柱背伸时加重，在坐位时疼痛通常不缓解，病人必须用双臂来帮助支撑其身体的重量。在体征上，病人的根性痛症状可能不伴有确切的、客观的神经体征，神经根紧张征几乎总为阴性。

(3) X 线片表现为侧弯大部分位于腰椎段，也可累及胸段和胸腰段，破坏性变化绝大部分位于 $L_2 \sim L_3$、$L_3 \sim L_4$ 和 $L_4 \sim L_5$ 椎间盘之间。

(4) CT 和 MRI 表现为小关节突的增生肥大、内聚，黄韧带肥厚，椎间盘变性，椎间盘突出，椎间隙变窄，侧隐窝变窄，神经根受压。

四、针刀治疗

根据人体弓弦力学系统及慢性软组织损伤病理构架的网眼理论可知，脊柱侧弯的基本原因不是骨骼（弓）的问题，而是附着在骨骼上的软组织（弦）的应力异常，导致脊柱力学传导障碍，最终引起脊柱畸形。针刀治疗通过整体松解这些软组织的粘连和瘢痕，然后通过人体的自我调节，重新恢复软组织的正常力学传导，最后使畸形的脊柱（弓）逐渐恢复正常。

脊柱侧弯针刀整体松解术分次松解腰、胸、颈相关弓弦力学系统的粘连、瘢痕和挛缩，破坏脊柱侧弯网络状病理构架，然后应用针刀术后手法进一步松解残余的粘连和瘢痕，为脊柱恢复正常创造条件。

1. 第 1 次针刀松解术　腰部“回”字形针刀整体松解术。

2. 第 2 次针刀松解术　松解腰背筋膜的粘连和瘢痕。

3. 第 3 次针刀松解术　松解胸腰结合部的粘连和瘢痕。

4. 第 4 次针刀松解术　松解腰椎关节突关节韧带。

5. 第 5 次针刀松解术　松解脊柱胸段弓弦力学系统的粘连瘢痕和挛缩

(1) 单节段胸椎后外侧软组织针刀松解术：由于脊柱侧弯可以引起胸段脊柱前后左右软组织的粘连、瘢痕、挛缩、钙化、骨化，但这些病变都是从单节段胸椎开始的，所以明确了单节段胸椎病变的针刀治疗，其他节段的针刀松解就有据可依了。具体部位的针刀松解在下面有详细的介绍。

1) 体位：俯卧位。

2) 体表定位：脊柱融合部。以某单节段融合的胸椎为例。

3) 麻醉

a. 1% 利多卡因局部麻醉：一次只能松解部分节段的病变。

b. 全身麻醉：可一次完成多节段的针刀松解。

4) 针刀类型：Ⅰ型 4 号直形针刀。

5) 针刀操作（图 19－8）

a. 第 1 支针刀松解棘上韧带：在棘突顶点定位，刀口线与脊柱纵轴平行，按四步规程进针刀，针刀经皮肤、皮下组织，直达棘突骨面，在骨面上纵疏横剥 3 刀，范围不超过 1cm。

b. 第 2 支针刀松解棘间韧带：根据 X 线片定位棘突间隙，刀口线与脊柱纵轴平行，按四步规程进针刀，针刀经皮肤、皮下组织，调转刀口线 90°，用提插刀法切割 3 刀，深度不超过 1cm。

c. 第 3 支针刀松解关节突关节囊韧带：分别在胸椎棘突顶点向左右旁开 2cm 处定位，刀口线与脊柱纵轴平行，按四步规程进针刀，针刀经皮肤、皮下组织，直达两侧关节突关节骨面位置，用提插刀法切割关节囊韧带 3 刀，范围不超过 0.5cm。可切开部分关节囊韧带。

d. 第 4 支针刀松解多裂肌回旋肌：在棘突顶点分别旁开 0.5cm 处定位，刀口线与脊柱纵轴平行，按四步规程进针刀，针刀经皮肤、皮下组织，沿棘突方向，紧贴骨面分别到达两侧的棘突根部后，在骨面上向下铲剥 3 刀，直到刀下有松动感，达到切开部分多裂肌回旋肌的作用。

e. 第 5 支针刀松解横突间韧带：在胸椎棘突顶点分别旁开 3cm 处定位，刀口线与脊柱纵轴平行，按四步规程进针刀，针刀经皮肤、皮下组织，直达两侧横突骨面，针刀体向外移动，当有落空感时，即到达横突尖，在此用提插刀法切割横突尖的粘连、瘢痕 3 刀．深度不超过 0.5cm。然后，调转刀口线，分别在横突的上下缘，用提插刀法切割 3 刀，深度不超过 0.5cm，以切断部分横突间韧带。

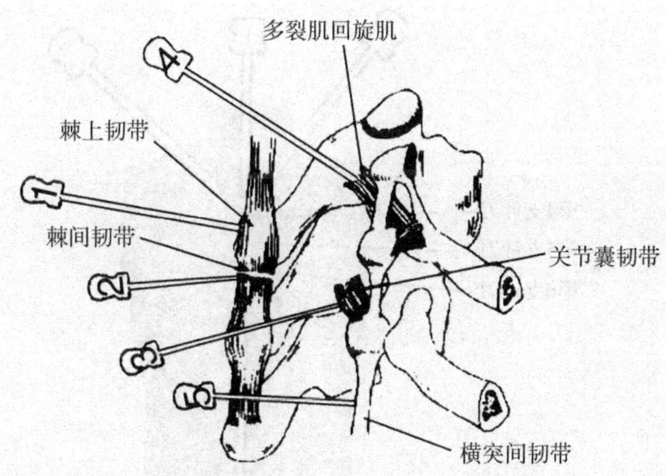

图 19-8　单节段胸椎后外侧软组织针刀松解术示意图

6）注意事项

a. 定位要准确。

b. 进针刀时，针刀体向头侧倾斜 45°，与胸椎棘突成 60°，针刀直达棘突顶点骨面，对棘突顶点的病变进行松解，要进入棘间松解棘间韧带，必须退针刀于棘突顶点的上缘，将针刀体逐渐向脚侧倾斜与胸椎棘突走行方向一致，才能进入棘突间，切割棘间韧带的范围应限制在 0.5cm 以内，以防止切入椎管内。如超过此范围，针刀的危险性明显加大。

（2）胸背部针刀整体松解：胸背部针刀整体松解时应分次从下向上进行，一次松解 3～5 个节段。第 1 次针刀松解 T_8～T_{10} 节段脊柱软组织的粘连、瘢痕、挛缩和堵塞。第 2 次针刀松解节段由第 1 次针刀已松解的节段向上定 3 个节段，进行松解。以此类推，针刀操作方法详见单节段胸椎后外侧软组织针刀松解术，一般情况下，胸段脊柱的针刀松解需要 3 次。

6. 第6次针刀松解术　后颈部大“T”形针刀松解术。

7. 第7次针刀松解术　松解钩椎关节移位。

8. 第8次针刀松解术　松解颈椎横突后结节软组织的粘连和瘢痕。

9. 第9次针刀松解术　松解前胸壁筋膜的粘连和瘢痕

(1) 体位：仰卧位。

(2) 体表定位：胸骨及剑突。

(3) 麻醉：1%利多卡因局部麻醉。

(4) 针刀类型：Ⅰ型4号直形针刀。

(5) 针刀操作（图19-9）

1）第1支针刀松解胸前浅筋膜的粘连瘢痕：在胸骨上窝正中点定位，刀口线与人体纵轴平行，针刀体与皮肤垂直，按四步规程进针刀，当刀下有韧性感时，用提插刀法切割3刀，深度达胸骨骨面。然后调转刀口线90°，在胸骨上向下铲剥3刀，范围0.5cm。

2）第2支针刀松解右侧胸大肌筋膜的粘连瘢痕：在右侧胸锁关节外侧1cm、锁骨下缘定位。刀口线与人体纵轴平行，针刀体与皮肤垂直，按四步规程进针刀，当刀下有韧性感时，用提插刀法切割3刀，深度达锁骨骨面。然后调转刀口线90°，在锁骨骨面上向下铲剥3刀，范围0.5cm。注意，铲剥只能在锁骨骨面上进行，不可超过锁骨下缘。

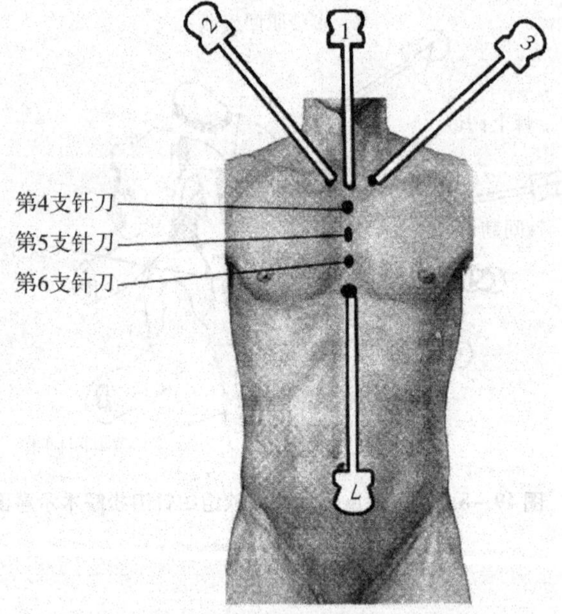

图19-9　前胸壁筋膜粘连瘢痕针刀松解示意图

3）第3支针刀松解左侧胸大肌筋膜的粘连瘢痕：在左侧胸锁关节外侧1cm、锁骨下缘定位。刀口线与人体纵轴平行，针刀体与皮肤垂直，按四步规程进针刀，当刀下有韧性感时，用提插刀法切割3刀，深度达锁骨骨面。然后调转刀口线90°，在锁骨骨面上向下铲剥3刀，范围0.5cm。注意，铲剥只能在锁骨骨面上进行，不可超过锁骨下缘。

4）第4支针刀松解胸前浅筋膜上部的粘连瘢痕：在第1支针刀下2cm处定位，针刀操作方法与第1支针刀相同。

5）第5支针刀松解胸前浅筋膜中部的粘连瘢痕：在第4支针刀下2cm处定位，针刀操作方法与第1支针刀相同。

6）第6支针刀松解胸前浅筋膜下部的粘连瘢痕：在第5支针刀下2cm处定位，针刀操作方法与第1支针刀相同。

7）第7支针刀松解剑突的粘连瘢痕：在剑突尖部定位，刀口线与人体纵轴平行，针刀体与皮肤垂直，按四步规程进针刀，当刀下有韧性感时，用提插刀法切割3刀，深度达剑突骨面。然后在剑突骨面上，向左铲剥到剑突左缘，再向右铲剥到剑突右缘。注意，铲剥只能在剑突骨面上进行，不可超过剑突骨缘。

（6）注意事项：在做胸前部针刀松解时，针刀必须在锁骨、剑突骨面上进行，不能超过骨面，否则可能引起胸腹腔内脏器官的损伤。

（7）手法治疗

1）胸椎周围软组织针刀松解术后平卧硬板床，以60kg的重量作持续牵引。于床上，在医生的协助下，做被动挺腹伸腰及四肢屈伸运动，下床后在医生的协助下进行腰前屈、后仰、侧弯、旋转等功能训练。

2）胸部针刀术后，被动扩胸数次。

3）腹部针刀术后，做伸腰活动数次。

10. 药物治疗：第1次针刀松解术后，用20%甘露醇250ml加地塞米松10mg静脉滴注，每天2次，连用3天。

五、针刀术后康复

1. 目的　针刀整体松解术后康复治疗的目的是进一步调节脊柱弓弦力学系统的力平衡，促进局部血液循环，加速局部的新陈代谢，有利于损伤组织的早期修复。

2. 原则　脊柱侧弯行针刀术后48～72小时可选用下列疗法进行康复治疗。

3. 方法

（1）毫针法

1）处方：调节颈段脊柱弓弦力学系统，取风府、大椎、C_2～C_7夹脊。

2）操作：患者俯卧位，常规消毒皮肤后，用0.30mm×40mm一次性毫针针刺，C_2～C_7夹脊以45°刺入，针刺深度0.8～1.2寸，行平补平泻手法，得气后留针30分钟，每日1次，6次为1疗程。

（2）电针法

1）处方：风池、C_3～C_7夹脊。

2）操作：常规消毒皮肤后，用0.30mm×40mm一次性毫针针刺，得气后接G6805型电针治疗仪，疏密波，强度以患者能耐受为度，30分钟后出针，同时嘱患者缓慢活动颈部1分钟，每日1次，6次为1疗程。

（3）温针法

1）处方：华佗夹脊穴。

2）操作：患者俯卧位，充分暴露患侧皮肤，常规消毒后，取1寸毫针针刺，行平补平泻手法，得气后于针柄置一小段艾炷，灸2～3壮，留针20分钟。每日1次，6次为1疗程。治疗过程中要询问患者感觉，以免烫伤。

（4）灸法

1）处方：腰夹脊、秩边、次髎、环跳、委中、阳陵泉。

2）操作：采用艾条温和灸，每穴 5～10 分钟，至局部皮肤发红为止。每日灸 1 次，6 次为 1 疗程。

（5）拔罐法

1）处方：阿是穴。

2）操作：患者坐位，采用闪火法拔罐，留罐 5～10 分钟，每日 1 次，6 次为 1 疗程。

（6）中药内服法

1）处方：黄芪 20g，葛根 10g，桂枝 12g，当归 15g，丹参 15g，川芎 10g，半夏 10g，茯苓 10g，三七 5g，桃仁 10g，红花 10g，天麻 10g，柏子仁 10g，五味子 10g。

2）操作：文火煎煮中药 2 次，共取汁约 600ml，分 3 次服完，早中晚各 1 次，15 日为 1 疗程。

（7）中药外治法

1）处方：威灵仙 30g，桃仁 20g，红花 15g，羌活、独活各 10g，伸筋草 15g，桂枝 15g，川芎 15g，当归 15g，制川乌 10g，防风 10g。

2）操作：将上药共研细末，加醋拌湿后装入布袋中，放锅内蒸 15 分钟，待放温后热敷颈部，每日 2 次，每次 1 小时，1 剂药用 1 日，15 日为 1 疗程。

（8）康复锻炼

1）预备式：5 秒 ×1 组，每天 2 次，60 天为 1 疗程。

2）伸肩式：10 秒 ×1 组，每天 2 次，60 天为 1 疗程。

3）扣肩式：10 秒 ×1 组，每天 2 次，60 天为 1 疗程。

4）突腰式：10 分钟 ×1 组，每天 2 次，60 天为 1 疗程。

5）象行式：10 分钟 ×1 组，每天 2 次，60 天为 1 疗程。

6）搓脚心：10 分钟 ×1 组，每天 2 次，60 天为 1 疗程。

7）推腹式：10 分钟 ×1 组，每天 2 次，60 天为 1 疗程。

8）推掌式：10 分钟 ×1 组，每天 2 次，60 天为 1 疗程。

（魏千程）

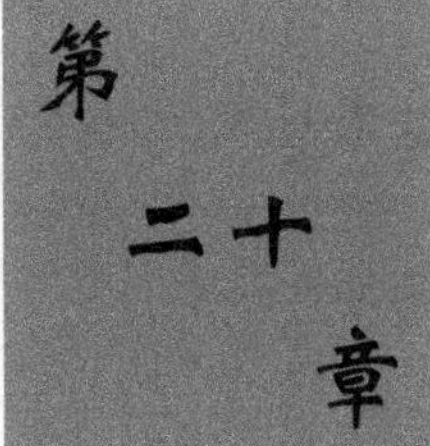

第二十章 骨科常见疾病的护理

第一节 骨科常见诊疗技术及护理

一、关节镜检查患者的护理

关节镜检查是将光导纤维内镜插入关节内以进行直接观察的方法。关节镜检查的应用范围越来越广泛，最常用的是膝部和肩部检查。

（一）适应证

（1）关节病变的诊断，确定病损的部位和程度。

（2）滑膜检查：可在直视下取活检。

（3）关节手术修复创伤：例如交叉韧带损伤的修复或再建；半月板损伤的修复；膝、肩、踝关节损伤的修复。

（二）禁忌证

（1）关节及关节周围软组织有感染的患者。因关节镜造成的机械损伤可以加重感染。

（2）关节僵硬或强直：关节屈曲小于40°的患者。

（三）术前准备

1. 解释　向患者解释关节镜检查的步骤，术后护理。

2. 膝关节检查　检查关节有无感染、僵硬或强直；关节屈曲是否超过40°。

3. 功能锻炼　术前理疗师与护士应教患者如何进行各项功能锻炼，包括股四头肌等长收缩、直腿抬高练习和全范围关节活动。功能锻炼应在医生允许后进行，尤其是全范围关节活动。

（四）术中配合

1. 麻醉　根据患者情况可采用局麻、全麻和硬膜外麻醉。

2. 止血　为需要的患者准备一条充气止血带，可扎在大腿上，减少术中出血。也可使用血管收缩药物，以减少术中出血。药物可单独使用或与止血带同用。

3. 关节冲洗　关节屈曲40°以上，用盐水或林格氏液（复方氯化钠溶液）进行关节冲洗。

4. 插入关节镜导管　做一0.6cm长的切口，插入关节镜导管，根据需要可做多个切口以在不同的角度对关节进行检查。

5. 包扎　手术结束后，用厚的加压敷料和弹力绷带进行局部包扎。

（五）术后护理

1. 观察评估　观察患肢血运情况，开始每小时记录一次。包括评估患肢远端的脉搏、温度、颜色、毛细血管再充盈情况、疼痛、活动和感觉等。

2. 止痛　如患者有疼痛等不舒适感，可给予止痛药，如对乙酰氨基酚等。

3. 冷敷　术后24h内可给予局部冷敷，术后24～48h内患肢抬高。

4. 功能锻炼　活动限制解除后，护士应鼓励患者进行术前教的功能锻炼。

（1）股四头肌等长收缩：除医嘱要求制动者，患者术后6h应开始进行股四头肌等长收缩。可采用“tens法则”，即收缩股四头肌10s，休息10s，收缩10次为一组，重复10次。

（2）直腿抬高练习：抬起和放下的时间相等，每日数次，每组10次。

（3）全范围关节活动：进行关节的屈伸活动，强化关节功能。

5. 预防并发症　护士应注意监测患者有无下列并发症出现：

（1）机械损伤：如术后患者关节疼痛加重，应考虑有无关节机械损伤。

（2）患肢温度降低：对术中应用止血带的患者，应注意观察术后患肢温度有无降低。

（3）血栓性静脉炎或关节感染：如出现严重的关节及肢体疼痛、肿胀等，应考虑是否发生血栓性静脉炎或关节感染。

6. 复查　1周后复查，检查有无并发症发生。

二、牵引及牵引患者的护理

牵引是一种利用力学原理的治疗方法，它是利用持续的适当牵引力和反牵引力，以达到整复和维持复位的技术。反牵引是一种与牵引力相反方向的牵拉力。牵引术是骨科治疗中应用较广的一种治疗方法。

（一）作用

（1）骨折、脱位及滑脱的整复和维持复位。

（2）解除肌肉痉挛。

（3）复位和预防肢体关节畸形与挛缩。

（4）骨关节炎症肢体的制动与固定，预防软组织损伤，改善静脉回流，消除肢体肿胀。

（5）固定肢体于功能位，以利于患病关节的休息，便于患肢伤口的观察、冲洗和换药。

（二）种类

牵引种类与时间的选择，取决于疾病情况、损伤的严重程度及肌肉骨骼的强度。用手牵引身体的某一部分可提供一暂时牵引力。

1. 皮牵引　借助紧贴在伤肢皮肤上的胶布条或海绵带对肢体施加牵引力，又称间接牵引。重量一般不超过5kg。牵引时间一般为1～2周。常用于儿童和年老体弱患者的四肢骨折，也用于某些骨折切开复位的固定或关节及周围软组织有炎症时的临时肢体制动和预防关节挛缩。

（1）Buck牵引：常用于髋部骨折、股骨干骨折时稳定与临时肢体制动。也可用于矫正膝关节和髋关节挛缩。

（2）Russell牵引：用于股骨和髋部骨折。

（3）Bryant 牵引：用于股骨骨折、儿童骨折，及体重在 14kg 以下儿童髋关节的制动

2. 骨牵引　是利用穿入骨内的牵引弓或牵引钢针直接牵拉骨骼，又称直接牵引法。穿入骨内的牵引弓或牵引钢针与牵引器械连接在一起。牵引的重量一般为 6.8 ~ 13.6kg。牵引时间可达 3 ~ 4 个月。常用的部位有颅骨骨板、尺骨鹰嘴、股骨髁上、胫骨结节及跟骨等部位。常用于颈椎骨折、脱位及肢体开放性骨折等患者。

3. 兜带牵引　利用兜带或海绵兜，兜住身体突出部位施加牵引力。常用的有枕颌带牵引，骨盆带牵引和骨盆悬吊牵引。适用于软组织疾病；颈椎骨折、脱位；颈椎间盘突出症；腰椎间盘突出症及骨盆骨折等患者。

（1）枕颌带牵引：用枕颌带托住患者下颌和枕骨粗隆部，向头顶方向牵引，牵引时使枕颌、带两上端分开，保持比头稍宽的距离，重量为 3 ~ 10kg。用于软组织疾病和颈椎间盘突出症。一般不用于颈椎不稳定骨折及脱位。

（2）骨盆带牵引：用骨盆牵引带托住患者的骨盆，保证其宽度的 2/3 在髂嵴以上的腰部，使两侧各有一个牵引带，向脚底方向牵引，牵引总重量为 10kg。可抬高床尾 20 ~ 30cm，使人体的力量成为反牵引力。用于腰椎间盘突出症和腰部肌肉痉挛等腰部软组织疾病。

（3）骨盆悬吊牵引：用骨盆悬吊带通过滑轮及牵引支架进行牵引。它可对患者的骨盆提供一个持续的重力，可与双下肢的皮肤牵引或骨牵引同时进行。用于骨盆骨折有明显分离移位或骨盆环骨折有向上移位或分离移位者。

4. 支架牵引　支架牵引用于矫正畸形。

5. 石膏牵引　石膏牵引是骨牵引和石膏模型的联合应用。

（三）用物

1. 牵引床　一般采用骨科特制的硬板牵引床。其特点为床板可分为两节或两节以上，可根据需要升降。附有带拉手的床架及滑轮装置，供活动及牵引使用。

2. 牵引架　有很多类型，常用的有布朗架、托马架和双下肢悬吊牵引架等。

3. 牵引器具

（1）牵引弓：常用的有颅骨牵引弓、普通牵引弓和马蹄铁式张力牵引弓。

（2）牵引针：有骨圆针和克氏针两种。骨圆针：直径 4 ~ 6mm，用于成人和较粗大骨骼的牵引。克氏针：直径 0.75 ~ 2mm，易折弯，用于儿童和较细小的骨骼牵引。

（3）牵引绳和滑车：牵引绳应无伸缩性且结实，如尼龙绳、塑料绳或细麻绳。

（4）牵引扩张板：用于皮肤牵引，使两侧胶布在肢体远端撑开以免夹伤肢体。牵引扩张板用厚约 1cm 的小木板制成，宽度根据肢体大小而定，木板中心有一圆孔，以备穿牵引绳用。

（5）牵引锤：应有重量标记，也可用沙袋。

（6）床脚垫：常用的高度有 15cm、20cm 及 25cm 三种。

（四）牵引患者的护理

1. 患者健康教育　向患者及家属说明牵引的目的和程序、牵引时应注意的问题，以使患者积极配合治疗，达到有效牵引的目的。告诉患者牵引时应采取医生指定的体位及牵引绳上不可随意放任何东西。

2. 体位

（1）密切观察患者的体位及牵引设备情况，以保证牵引有效应用。牵引过程中，要保持躯干平直，骨盆要放正，脊柱与骨盆垂直，牵引绳与患肢在一条轴线上。每 8h 注意检查牵引绳、滑轮及牵引锤是否起到有效的牵引作用。对皮牵引的患者应注意胶布及海绵带有无松散或脱落，扩张板是否与床架接触。

（2）保持牵引与反牵引之间力量的平衡：颅骨牵引时，应抬高床头；下肢牵引时，应垫高床尾，一般抬高 15～30cm。颅骨牵引患者翻身时，要使头、颈、躯干与牵引绳在一条直线上。移动患者时，应有一人先拉住牵引绳和暂时取下牵引锤后，方可移动患者。定期测量牵引侧肢体的长度，与健侧肢体进行对比，防止过牵。对颅骨牵引的患者应每日将颅骨牵引弓的螺母拧紧，防止牵引弓松脱。

（3）保持牵引锤一直处于悬空状态，没有医嘱不可取下重锤，不可着地或靠于床架上。牵引绳不可随意放松或受压，保持牵引绳在滑车内。牵引重量应根据病情加减。

（4）如果患者自述牵引部位严重疼痛、肌肉痉挛，应及时通知医生，检查是否患者牵引的重量过重或需要重新更换体位。

3. 神经血管状态评估　密切观察肢端的神经血管状态，及时发现有无循环障碍及组织损害，包括肢端皮肤颜色有无苍白或青紫、末梢有无发凉、有无肿胀、桡动脉或足背动脉搏动有无消失或迟缓、毛细血管充盈时间、指（趾）活动情况及患者的叙述，如有无疼痛、麻木的感觉等。如出现异常改变，应及时通知医生。

4. 控制疼痛

（1）非药物疼痛控制措施包括放松技巧、指导性想象、分散注意力、催眠和音乐疗法。参加一个病友联谊会是一个有效地应对和管理疼痛的方法。降低焦虑可减轻疼痛。良好的体位和有效的肌肉功能锻炼也是疼痛控制的方法之一。

（2）药物疼痛控制措施包括止痛药、非甾体类消炎止痛药、抗焦虑药及肌肉松弛剂。观察患者使用药物进行疼痛控制的措施是否有效，为患者选择合适的止痛药物和止痛方法。

5. 皮肤护理

（1）至少每 8h 观察皮肤一次，如果牵引局部的皮肤出现发红、渗出、疼痛或炎性改变等，应及时报告医生。对皮牵引的患者也应注意胶布及海绵带的松紧是否合适、有无松散或脱落、局部皮肤有无胶布过敏等。对兜带牵引的患者应注意观察患者兜带的位置，有无呼吸困难、张口困难及皮肤损伤，及时调整吊带的位置，兜带边缘及骨突出部位垫纱布或棉垫。检查骨突出部位皮肤情况，局部垫棉垫，防止皮肤损伤。

（2）对骨牵引的患者应特别注意当牵引针或牵引弓针眼处皮肤出现渗出、颜色改变、疼痛、异味及严重发红等感染症状或炎性改变时，及时报告医生。骨牵引针的两端应套上木塞或胶盖小瓶，保持针眼处清洁干燥，针眼处每日用 75% 酒精消毒两次，注意观察牵引针有无偏移，及时调整，防止牵引针眼感染。

6. 功能锻炼

（1）保持肢体功能位，注意肢体保暖，每小时进行手指或足趾的伸屈活动数次，防止肌肉萎缩及关节僵硬。足部用托脚板、沙袋或矫正鞋托起，防止足下垂。上肢有石膏的患者，进行肩关节的旋转练习，如梳头等。

（2）鼓励患者进行下肢的肌肉等长舒缩练习：下肢有石膏的患者，每 2h 进行股四头肌等长舒缩练习数次。也可采用“Tens 法则”，即收缩股四头肌 10s，休息 10s，收缩 10 次为一组，重复 10 次。

(3) 指导患者进行四肢肌肉的主动性或被动性全范围关节活动练习。健肢每 1～2h 进行主动性全范围关节活动练习数次。有损伤或石膏等限制肢体活动的患肢，可进行被动性全范围关节活动练习。

(4) 如果患者可下床活动，护士应与理疗师一起，指导患者正确应用拐杖步行。

7. 心理护理　患者由于牵引及活动受到限制，常出现身体形象的改变及不同程度的心理变化。护士应及时了解患者的心理状态，给予积极的心理疏导，以使患者处于良好的心理状态。

三、石膏绷带固定患者的护理

石膏绷带固定是骨科常用的临时制动和保护性治疗措施。石膏绷带的应用可使患者早期活动，并减轻疼痛。石膏绷带可用于全身的任何部位。

(一) 作用

石膏绷带在骨科临床中的应用范围非常广泛。主要用于：

(1) 用于骨折整复后的固定，在骨折愈合过程中，起到制动、支持及保护作用。关节损伤及关节脱位复位后的固定。

(2) 各种关节畸形的预防和矫正及关节损伤和关节脱位复位后的固定。

(3) 骨与关节急慢性炎症的局部固定、制动与支持。如骨髓炎的患者应用石膏绷带，有利于局部休息，促进炎症的修复，减轻疼痛，并可预防病理性骨折的发生。

(4) 周围神经、血管、肌腱损伤或断裂手术修复术后，皮瓣移植术后及截肢术后的固定。

(5) 支持保护身体损伤或患病部位，促进早期活动。

(二) 石膏材料

1. 石膏绷带　石膏绷带是将熟石膏粉撒在纱布绷带上自制成的。天然石膏即生石膏为硫酸钙（$CaSO_4 \cdot 2H_2O$）经加热至 120°，即脱水成为粉状熟石膏［$(CaSO_4)_2H_2O$］。熟石膏遇水，又吸收水分成为含有二个分子结晶水的硫酸钙而凝固硬化。

一般石膏粉从浸湿到硬固成型需 10～20min。石膏绷带包扎后从初步硬固到完全干固需 24～72h。水中加入少量食盐或提高水温，可缩短干固时间。包扎后石膏中水分蒸发的时间与空气的潮湿度、气温及空气的流通等因素有关。利用以上特点，可将石膏绷带制成各种形状，用于骨科患者的固定制动。

2. 合成石膏　由高密度的热塑塑料树脂或纤维玻璃等制成。这些材料具有坚固、轻便，在 10～15min 内即可干固等特点。应用后 30min 即可持重。聚酯棉编织石膏 7min 即可干固，应用后 20min 即可持重。

(三) 种类

常用的石膏绷带固定的类型主要有以下几种。

1. 上肢固定

(1) 短臂石膏管型：范围从手掌近侧端的折痕（沟纹）到肘下。用于治疗手及腕部的稳定性骨折；矫正手及腕部的畸形；维持手及腕部手术后的位置与制动。

（2）长臂石膏管型：范围从手到上臂。用于治疗前臂及肘部的骨折；矫正前臂远端、肘部及腕部的畸形；维持前臂远端、肘部及肱骨手术后的位置及制动。

2. 腿部固定

（1）短腿石膏管型：范围从足趾到膝下。用于治疗足、踝及小腿远端的骨折；矫正足部及踝部的畸形；维持足及踝部手术后的位置及制动。

（2）长腿石膏管型：范围从足趾到股骨上端。用于小腿、膝部及股骨远端骨折的复位固定；治疗膝关节脱位及膝周围软组织撕脱伤；矫正小腿及膝部的畸形；维持小腿、膝及踝部手术后的位置及制动。

3. 石膏托、石膏夹板及石膏支架

（1）石膏托：用于四肢长管状骨骨折及四肢软组织损伤的暂时固定。

（2）石膏夹板：用于固定已有肿胀或可能发生肿胀的肢体，防止肿胀影响肢体血运。

（3）石膏支架：可根据需要使关节弯曲，如蛙式石膏支架等。

4. 躯干固定

（1）石膏床、石膏背心、石膏围腰及石膏围领。用于脊柱损伤及手术后的固定。

（2）“人”字形石膏。用于肩、肘及臂部骨折、脱位或矫形手术后的固定。

（3）髋“人”字形石膏。包括单髋“人”字石膏和双髋“人”字石膏。用于髋部和股骨骨折、脱位或某些矫形术后的固定。

（四）石膏绷带固定患者的护理

1. 患者健康教育　在进行石膏绷带固定前，向患者及家属解释应用石膏绷带固定的目的和程序，石膏绷带固定期间应采取的体位及注意的问题；告诉患者在石膏绷带未干期间不要覆盖，以加速石膏的干固。指导患者在石膏绷带固定期间如何进行功能锻炼，以使患者积极配合，达到预防并发症发生的目的。

2. 石膏干固前的护理

（1）在石膏干固期间，除手足骨折外均需卧硬板床，保持石膏的对线。石膏未干固前，切勿牵拉、压迫、活动，尽量不要搬动患者。若必须搬动时，应用手掌平拖石膏固定的肢体，不可用手指抓捏，以防石膏折断、变形或形成凹陷。石膏干固后脆性增加，故搬运时切忌对关节处施加曲折成角力量，应平托加以保护。石膏干后注意勿使其受潮。四肢石膏固定的患者，应垫软枕给予患肢抬高，一般高于心脏水平面20cm，并保持肢体处于功能位。躯干部石膏固定的患者，应采取平卧或侧卧位。身体保持水平位，勿扭曲。

（2）每1～2h翻身或更换体位一次，以促进通风，加速石膏的干固。石膏未干固前，不要覆盖被毯，保持通风。如天气寒冷时盖被须用支架托起，并注意保护外露肢体，防止冻伤。温度低、湿度大时，可用灯泡烘烤或电风扇吹干。烤灯照射时，应距离石膏30～50cm，避开刀口，以防局部渗血增加。

（3）可在患者床头放一标志，以提醒其他医务人员注意，提供特殊护理。

3. 预防末梢血液循环不良

（1）注意观察肢体远端的血运、感觉和活动情况，如出现皮肤苍白、皮温下降、疼痛、感觉减退、麻木等，应立即通知医生给予石膏剪开减压，防止坏疽及缺血性肌挛缩发生；如出现皮肤颜色青紫，局部肿胀，考虑是静脉回流不畅，应给予患肢抬高或局部剪开；如出现手指或足趾不能自主活动，皮肤感觉减退或消失，但血运尚好，表明是神经受压，应立即行局部开窗减压或更换石膏。

（2）检查石膏绷带固定的松紧是否合适，保证石膏与肢体皮肤之间能插入一个手指为宜。躯干部石膏固定的患者，应保持石膏距腹壁的距离适宜，一般2～3cm。

（3）在应用石膏绷带固定后的头24～48h内，可用布面枕头给予患肢抬高，以减轻局，部肿胀和预防神经血管损害。

4. 皮肤护理

（1）注意观察石膏边缘及骨突出部位皮肤有无红肿、刺激或磨擦伤。石膏边缘及骨突出部位皮肤不要涂洗剂和粉剂。

（2）石膏内骨突出部位及石膏边缘部位应垫好棉垫，保持石膏平整，边缘光滑，防止压迫和摩擦肢体。

（3）告诉患者石膏内不要放任何物质，如果石膏下的皮肤出现瘙痒，不要将用物伸至石膏内抓痒，可用吹风机解痒。

（4）观察石膏内有无异味，局部有无发热，如出现腐臭味，考虑石膏内伤口感染或有溃疡形成；注意观察石膏绷带固定局部有无渗出及引流量是否增加，渗出的颜色、范围的变化，并用红蓝铅笔做好标记，并应立即通知医生给予处理。

（5）石膏干固后，每1～2h翻身或更换体位一次，促进局部血液循环，预防皮肤压疮。用枕头支撑石膏。观察石膏固定部位内有无持续性疼痛，如患者出现持续性疼痛，应及时通知医生给予处理，防止压疮的发生。如行局部开窗时，应在开窗的部位适当加压包扎，防止石膏疝的发生。

5. 排便的护理　应用长腿管型石膏或髋人字石膏患者，会阴及臀部附近的石膏易被大小便污染，故在排便时，可用塑料等保护敷料覆盖，防止污染。用为骨折患者特制的便器，取便器时应小心，防止洒在石膏上污染石膏。

6. 并发症的预防

（1）石膏综合征：石膏综合征发生在躯干部石膏固定的患者，由于坚硬的石膏增加了对腹壁的压力，影响肠系膜动脉的血液循环所致。护士应注意观察患者有无呼吸困难、腹胀、恶心、反复呕吐、腹痛；观察患者的饮食情况，应少量多餐，不要进食过饱；保持石膏距腹壁的距离适宜，以防止石膏综合征的发生。如患者进食后出现腹痛、腹胀、恶心、呕吐等症状，应立即通知医生，剪开躯干处过紧的石膏，变换体位。

（2）急性骨筋膜室综合征：石膏绷带固定后，局部没有弛张余地，因此如果包扎过紧或肢体出现进行性肿胀时，可造成骨筋膜室压力增加，引起局部血液循环严重损害而发生肌肉缺血、坏死，进而发生缺血性肌挛缩，甚至肢体坏疽。患者可出现剧烈疼痛，进行性加重，止痛药无法控制，运动感觉丧失及脉搏消失等临床表现。

7. 心理护理　石膏固定后，患者的活动受限，所以患者常出现焦虑、烦躁及身体形象改变等心理问题，护士应及时了解患者的心理状态，消除患者的心理顾虑，增强患者战胜疾病的信心。

（谭小欣）

第二节 腰椎间盘突出症

一、概述

腰椎间盘突出症又称腰椎间盘纤维环破裂症或腰椎间盘髓核突出症，是指腰部椎间盘变性，纤维环破裂，髓核组织突出压迫和刺激相应水平的神经根、马尾神经所表现的一种综合征。腰椎间盘突出症是骨科的常见病和多发病，也是引起腰腿痛最常见的原因，患者痛苦大，有马尾神经损害者可伴有大小便功能障碍，严重者可致截瘫，对患者的生活、工作和劳动均可造成严重影响。

腰椎间盘突出症好发于20~50岁的青壮年，因为这个年龄段的活动强度较大，而老年人则发病较少。男性多于女性，男女比约为10 : 1。由于腰骶部活动度大，承受的压力最大，因此腰$_{4\sim5}$及腰$_5$骶$_1$椎间盘发病率最高。据文献报道，国外以腰$_5$骶$_1$椎间盘突出症为最多，国内则以腰$_{4\sim5}$椎间盘突出为最多。从种族上看，印第安人、爱斯基摩人及非洲黑种人发病率要比其他民族的发病率低。

二、病因和发病机制

一般认为导致椎间盘突出的最主要原因是椎间盘的退行性改变。椎间盘由纤维环、髓核和透明软骨板构成。①纤维环：由纤维软组织组成，纤维排列成同心的环层。腰椎纤维环前厚后薄，前方有宽阔坚韧的前纵韧带加强，而后纵韧带较薄弱。②髓核：为胶样物质，含水量可达80%，随着年龄的增加含水量逐渐减少。③透明软骨板：与椎体高度的增长有关，它有防止髓核突入椎体松质骨的作用。

正常的椎间盘富有弹性和韧性，具有强大的抗压能力，但是20岁以后椎间盘逐渐发生退行性变化。髓核中硫酸软骨素和含水量逐渐减少，膨胀力和弹性均减退，容易压缩。纤维环由于长期反复承受挤压、屈曲和扭转等负荷，因此很容易在纤维环的后部产生裂隙甚至断裂。在此基础上，一次较重的外伤，或反复多次的轻度外伤，甚至一些日常活动均可促使退变的纤维环进一步破裂。变性的髓核组织便可从破裂处膨出或脱出，压迫和刺激相应水平的坐骨神经根，从而引起一系列的症状和体征。

诱发腰椎间盘突出的因素有：①过度负荷。长期从事重体力劳动和举重运动的人可因过度负荷造成椎间盘的早期退变。另外长期从事弯腰工作的人如建筑工人、煤矿工人、纺织工人等，由于需要经常弯腰提取重物，腰部负荷过度，因此亦容易诱发腰椎间盘突出。②急性损伤。外伤如腰背扭伤，并不能引起腰椎间盘突出，只是引起腰椎间盘突出的诱因。③妊娠：妊娠期间整个韧带系统处于松弛状态，后纵韧带在原先退变的基础上可致椎间盘膨出。有调查显示，多次妊娠的妇女腰椎间盘突出发病率高。④吸烟。椎间盘的营养依靠椎间盘周围血管提供，长期吸烟可使椎间盘营养不良，促进椎间盘的退变。⑤受寒与受湿。寒冷和潮湿可引起小血管收缩及肌肉痉挛，使椎间盘的压力增加，从而导致髓核的破裂。

三、病理

腰椎间盘突出症的病理变化过程，大致分为三个阶段。

（一）突出前期

此期髓核因退变和损伤可变成碎块状物，或呈瘢痕样结缔组织。变性的纤维环可因反复损伤而变薄变软或产生裂隙。此期患者可有腰部不适或疼痛，但无放射性下肢痛。

（二）椎间盘突出

外伤或正常的活动使椎间盘的压力增加，髓核从纤维环薄弱处或破裂处突出，突出物刺激或压迫神经根即发生放射性下肢痛，或压迫马尾神经而出现尿、便排出障碍。髓核突出的病理形态，可有三种类型。

1. 膨隆型　纤维环部分破裂，表层完整，退变的髓核经薄弱处突出，突出物多呈半球状隆起，表面光滑完整。因后纵韧带和部分纤维环完整，突出物常可自行还纳，或经非手术疗法还纳，临床表现呈间歇性发作。

2. 突出型　纤维环已完全破裂，退变和破碎的髓核由纤维环的裂口突出，突出物多不规则，多呈菜花状或碎片状，常需手术治疗。

3. 脱垂游离型　纤维环完全破裂，髓核经纤维环破口脱出，游离于后纵韧带之下，进入椎管内，造成广泛的神经根和马尾神经的损害，非手术治疗往往无效。

（三）突出晚期

腰椎间盘突出后，椎间盘本身和其他邻近结构可发生各种继发性病理改变：①椎间盘突出物纤维化：突出物可发生纤维化呈瘢痕样硬块，并和神经根、硬膜及周围组织紧密粘连。②椎间盘整个变性：椎间隙变窄，椎体上下面骨质硬化，边缘骨质增生，形成骨赘。③神经根损害：由于椎间盘突出物的刺激压迫，受累神经根在早期发生急性创伤性炎症反应，神经根充血、水肿、变粗和极度敏感，任何轻微刺激均可产生剧烈疼痛。后期神经根可发生粘连、变性和萎缩。④黄韧带肥厚：腰椎间盘突出症时，腰椎生理前凸往往消失或呈后凸畸形，使黄韧带经常处于紧张状态，张力和应力增加。侧方的增厚黄韧带，可造成侧隐窝狭窄，压迫神经根。⑤椎间关节退变与增生：因椎间盘突出及退变，椎间隙变窄，椎间关节代偿性负荷增加，可逐渐发生骨性关节炎。关节边缘骨质增生，可导致侧隐窝或椎间孔变窄，从而加重对神经根的压迫。

四、护理评估

（一）健康史

评估患者的年龄、身高及体重。询问患者的职业及工作体位，是否长期从事重体力劳动或从事经常弯腰的工作。评估患者有无腰部急性或慢性损伤。评估患者有无其他疾病史，如糖尿病等。

（二）身体评估

1. 腰部疼痛　是本病重要的症状，多数患者先有腰痛，过一段时间后才出现腿痛。疼痛范围较广泛，但主要在下腰部及腰骶部，以持续性的钝痛最为常见。疼痛程度差别很大，轻者可坚持工作，但不能从事重体力劳动，重者疼痛难忍，卧床不起，翻身困难。于卧时疼痛减轻，久站后疼痛加剧。疼痛的主要原因是椎间盘突出后刺激了邻近组织的神经纤维。

2. 坐骨神经痛　典型坐骨神经痛是从下腰部向臀部、大腿后方、小腿外侧至足跟部或足背，呈放射性刺痛。患者为了减轻疼痛被迫采取腰部前屈、屈髋位，以松弛坐骨神经的紧张，当弯腰、咳嗽、打喷嚏、用力大小便，甚至大笑或大声说话时，可使疼痛加重。

3. 马尾神经受压　向正后方突出的髓核或脱垂、游离椎间盘组织可压迫马尾神经，出现大小便障碍，鞍区感觉异常。发生率约占0.8%～24.4%。

4. 体征

（1）腰部压痛及放射性痛：压痛点常在病变棘突旁1cm，其特点在于不但有压痛还会向下肢放射。

（2）一侧或两侧腰肌痉挛，同时脊柱腰段生理性前凸减小或消失，严重者可有后凸畸形，此外约有65%的患者有脊柱侧弯畸形。由于腰肌痉挛，脊柱前屈、后伸活动均可受限。

（3）直腿抬高试验和加强试验：患者取仰卧位，检查者站在患者右侧身旁，一手握患者踝下方，另一手置于股前方保持膝关节伸直，然后将下肢徐徐抬高到一定角度，如患者直腿抬高在60°以内即可出现坐骨神经痛，称为直腿抬高试验阳性。其阳性率约90%。在直腿抬高试验阳性时，缓慢降低患肢高度，待放射痛消失，这时再被动背屈患肢踝关节以牵拉坐骨神经，如又出现放射痛称为加强试验阳性。

（4）神经系统表现。

1）感觉异常：80%患者有感觉异常。L_5 神经根受累者，小腿前外侧及足内侧的痛、触觉减退；S_1 神经根受累者，外踝附近及足外侧痛、触觉减退。

2）肌力下降：约70%～75%患者肌力下降。L_5 神经根受累者，踝及趾背伸力下降；骶$_1$ 神经根受累者，趾及足跖屈力减弱。

3）反射异常：约71%患者出现反射异常。踝反射减弱或消失表示 S_1 神经根受累；如马尾神经受压，则为肛门括约肌张力下降及肛门反射减弱或消失。

（三）辅助检查

1. 影像学检查　腰椎X线平片正位片可见脊柱侧弯畸形，椎间隙左右宽度不一致；侧位片可见腰椎生理前凸减小或消失，严重者甚至后凸，椎间隙表现为前窄后宽。另外可见椎体前、后上下缘骨质增生，呈唇样突出。CT可清楚地显示椎间盘突出的部位、大小、形态和神经根、硬脊膜囊受压移位的情况。并可同时显示椎板及黄韧带肥厚、小关节增生肥大、椎管及侧隐窝狭窄等情况。

2. 腰椎穿刺及脑脊液检查　多数腰椎间盘突出症患者脑脊液无异常变化，少数严重的中央型突出患者蛛网膜下腔可有部分梗阻而出现脑脊液蛋白含量轻度增高。

3. 肌电图检查　在肌电图检查中，通过测定神经根所支配肌肉出现失神经波来判定受损的神经根的范围和程度，进而推断腰椎间盘突出及其部位。

（四）心理社会评估

应注意评估患者对疾病的反应、采取的态度及应对能力。对于病程反复的慢性患者来说，由于疼痛会给日常生活带来不便，有时患者会因此产生自责及自卑等心理。

五、护理措施

腰椎间盘突出症的治疗主要分为非手术治疗和手术治疗两种。多数患者能以非手术治疗使症状缓解。腰椎间盘突出症的总体治疗目标是患者能够主诉疼痛减轻至无痛，主诉焦虑减轻，没有手术并发症出现，能进行日常基本生活及活动。

（一）非手术治疗与护理

非手术治疗的指征是初次发病、病程较短或病程虽较长，但症状较轻，或年龄较大者，且X线片无椎管狭窄者。

1. 绝对卧床休息　当症状初次发作时，立即卧床休息。卧床休息是最好的非手术治疗方法，通过卧床可使肌肉、韧带、关节囊松弛，关节间隙增大，使局部的充血、水肿获得改善，进而减轻对神经根的压迫和刺激。护士应告诉患者即便是大小便也应在床上完成。卧床3周后可戴腰围起床活动，3个月内不可做弯腰持物动作。

2. 佩戴腰围　佩戴腰围的主要的目的就是制动，也就是限制腰椎的屈曲活动，以达到损伤的腰椎间盘可以局部充分休息，为患者机体恢复创造良好的条件。使用腰围时护士应指导患者注意以下几点。

（1）腰围的规格应与患者自身的腰长度及周径相适应，腰围的上缘需达肋下缘，腰围下缘至臀裂。腰围后侧不宜过分前凸，一般以平坦或略向前凸为宜。

（2）腰围佩戴的时间要根据病情适当掌握，在腰部症状过重时，如无不适感觉应经常佩戴，不要随意取下。病情较轻的患者，可在外出时，尤其是要较久站立或较长时间坐立时佩戴。应注意过长时间的使用腰围，可以使肌肉及关节活动大幅度降低，从而继发肌肉失用性萎缩以及腰椎各关节不同程度的强直，因此佩戴腰围的时间最长不应超过3个月。

（3）佩戴腰围后仍要注意避免腰部过度活动，一般以完成正常的日常活动及工作的活动为适度。

3. 药物治疗　可使用非甾体类抗炎药，此类药物主要作用为解热、镇痛、抗炎作用。常用的代表性药物有阿司匹林、布洛芬、保泰松等。非甾体类抗炎药的不良反应主要为胃肠不适，少数可引起溃疡；其他较少见的有头痛、头晕，肝、肾损伤，血细胞减少，水肿，高血压，过敏反应等。护士应指导患者在用药过程中注意监测药物不良反应。

4. 其他治疗

（1）推拿疗法：推拿疗法是利用牵、抖、斜扳等手法起到疏通经络、调和气血、解除肌肉痉挛和关节粘连。但应注意手法要轻柔，避免加重损伤。对神经损害严重者，如广泛感觉减退、肌肉瘫痪，尤其是有大小便排泄功能障碍者，不宜做推拿。对伴有椎管狭窄者，推拿效果差，有时推拿反而使症状加剧，故不宜采用推拿疗法。

（2）封闭治疗：硬脊膜外注射类固醇药物可抑制椎间盘破裂口和神经根所发生的炎症反应，具体方法是在椎间盘突出的间隙进针，向患侧徐徐注入醋酸泼尼松加2%普鲁卡因。

（3）髓核化学溶解疗法：此法是将木瓜凝乳蛋白酶等注入髓核，使髓核的主要成分软骨黏多糖蛋白解聚，释放硫酸软骨素，从而溶解髓核，解除对神经根的压迫。

（二）手术治疗及护理

已经确诊的腰椎间盘突出症患者，经严格非手术治疗无效，或马尾神经受压者可考虑手术治疗。常用的手术方式有髓核摘除术、半椎板或全椎板减压椎间盘摘除术。

1. 术前护理

（1）心理护理：腰椎间盘突出症患者由于病程较长，反复发作，需手术治疗者往往症状较重，要求手术尽快解除痛苦，但对手术后的效果及术后需长时间卧床，生活不能完全自理而顾虑重重。因此，术前护士应对患者寄予同情，以真诚同情之心对待患者，对患者的疑问要给予及时解答，向患者解释手术的重要性、手术后的效果等。鼓励患者消除顾虑，增强战胜疾病的信心，以取得患者对医护人员的充分信任，积极配合医护人员渡过手术关。

（2）了解病情，评估患者的临床症状，如疼痛性质、范围、感觉丧失区域及肢体麻木程度等，并做详细的记录，以便于术后作比较。

（3）训练患者翻身和正确地上下床，为术后下地活动增强信心。下床法：患者卧在床的一侧，保持腰椎平直放松，屈双肘前臂与肩同宽，双腿先后着地，肘及前臂稍用力撑床抬起上身，双手撑床站立。上床法：患者站在床一侧，双腿屈膝，两手扶床，上身俯卧床上，双腿先后上床。

（4）指导患者床上平卧位大小便，避免术后排便、排尿困难。

2. 术后护理

（1）卧床休息：术后先采取硬板床平卧位 6h，然后每隔 2～3h 协助患者翻身。翻身时护士应采取轴线翻身的原则，即一手扶住患者的肩胛部，另一手扶住患者的臀部，协助患者慢慢转动成侧卧位。

（2）引流管护理：护士应注意观察引流液的颜色、性质及量，定期处理引流物，保持管道通畅。术后第 2d，如果引流量小于 50ml，则可拔除引流管。如引流物颜色变清亮，引流量突然增多应及时通知医师。

（3）观察生命体征及神经功能：患者返回病房后，应每 1～2h 测量体温、脉搏、呼吸、血压各一次，24h 平稳后改为每 6h 测量一次。观察伤口敷料有无渗血以及渗血的范围。术后 24h 内严密观察患者双下肢及会阴部神经功能的恢复情况，并与术前进行对比，如出现神经受压症状并进行性加重者，应立即报告医师。

（4）术后并发症的观察：①椎间隙感染：椎间隙感染是手术的严重并发症，护士应严密注意观察。若患者于术后 1～3d 突然出现腰部剧烈疼痛或下肢疼痛，活动加剧，不敢翻身并有低热、白细胞增多等，应考虑到术后椎间隙感染，立即报告医师。②神经根水肿、粘连：如术后出现原麻木区和疼痛不消失或较前加重，应想到神经根水肿、粘连的可能。③尿潴留：大多数患者术后发生尿潴留与不习惯卧位排尿、麻醉时药物对骶神经阻滞或术中对马尾神经的牵拉有关。护士应先诱导患者排尿，如让患者听水声，用热水袋敷下腹部或轻按摩下腹部等，若经上述各种方法仍不能排尿而膀胱明显充盈，应采用导尿术。

（5）功能锻炼：术后功能锻炼是腰椎间盘突出症患者巩固疗效极为重要的措施，具体的锻炼方法及原则为。

1）待麻醉作用消失后，协助患者直腿抬高，每次抬高 30°～70°。术后第 2 天引流管拔除后应鼓励患者主动直腿抬高，协助患者屈膝屈髋等被动活动。下肢的屈伸移动可牵拉神经根，并使神经根有 1cm 范围的移动，因此可防止神经根的粘连。

2）卧床期间坚持每日活动四肢，以防失用性肌萎缩、肌力减退等，活动踝关节、膝关节以免影响日后下地行走。嘱患者做扩胸、深呼吸，以增加肺活量，促进换气功能，预防肺部并发症。教会患者自行按摩腹部，以增加腹肌的张力，减少腹胀、尿潴留及便秘的发生。

3）术后第7d开始锻炼腰背部肌肉，其目的在于增强腰背肌肌力，使肌肉韧带的弹性恢复，保持腰椎生理前凸，以增强脊柱的稳定性。具体锻炼的方法为五点支撑法：仰卧位先屈肘伸肩；而后屈膝伸髋，同时收缩背伸肌，以双脚双肘及头部为支点，使腰离开床面，每日坚持锻炼数十次。1~2周后改为三点支撑法，即双肘屈曲贴胸，以双脚及头枕为三支点，使整个身体离开床面，坚持每日数十次，最少坚持4~6周。

（三）健康指导

出院前护士应叮嘱患者术后需要定期复查，如发现腰背部疼痛、下肢疼痛、麻木、感觉异常等及时与医师联系。另外，护士应明确患者和家属的需求，给予患者相关指导，主要为活动指导及日常生活中应注意的事项。

1. 活动指导　患者出院后的一切活动要严格遵照医师及护士的要求。术后第一个星期，患者可做短距离散步，可以坐车，但不可驾车。应避免举重物，不可爬楼梯，可自行淋浴，但不可参加运动。术后第2个星期，患者可坐、站、散步等，但如感觉疲倦，需稍作休息，这一时期患者仍不可参加运动。术后第3~8个星期，患者能从事一些轻松的工作，但应避免弯腰、举重物、腰部旋转等。术后第12个星期，可逐渐恢复以往的工作量，但仍需注意避免由高处搬重物。术后半年到一年，仍避免腰部的过度劳累，以防手术后肌肉未痊愈前，再受到损伤而造成疾病复发或脊椎的伤害。

2. 日常生活中应注意的事项

（1）采取正确的站立体位：膝关节微屈，缩紧腹部肌肉以缩拢臀部，尽量使下背部平直。需长时间站立时，可两腿交替活动以减少髋部及脊椎的负重。

（2）坐姿与坐具的选择：坐位时应尽量保持上身的平直，最好使用有靠背的椅子，这样使腰背部有所依靠，以减轻其负担。坐具应以高矮合适并有适当后倾角的靠背为佳，椅子的靠背以后倾100°左右，高为20~25cm为宜。椅子的高度以能使患者膝部屈曲90°~100°，两足能平放地面为宜。

（3）床的选择：睡床应保证患者在仰卧位时能保持腰椎生理前凸，侧卧位时不使脊柱侧弯为宜。硬板床最好，绷紧的床次之。软钢丝床由于在患者仰卧位时可使脊柱呈弧形，易使腰部肌肉、韧带、骨关节等疲劳，因而不宜使用。

（4）弯腰搬物体：弯腰搬物时，较为适宜的姿势是先将身体尽可能靠近物体，屈曲膝关节和髋关节，充分下蹲后，将物体拾起，然后挺直胸、腰部将物体搬运起来。错误的搬运姿势是：直腿站立，在不屈曲膝关节和髋关节的情况下弯腰搬取物体。

（5）加强劳动保护及防护：如若在寒冷潮湿的环境中工作后，应坚持洗热水澡以去寒除湿，消除疲劳。另外，勿穿拖鞋及高跟鞋，以使身体重心平衡。

（6）指导患者继续加强背肌锻炼：主要目的是加强患者腰背部肌肉的力量。

（谭小欣）

第三节　骨折的康复护理

一、概述

骨的连续性和完整性被破坏称为骨折（fracture），骨前后发生分离也属骨折。骨折的原因很多，可由直接暴力、间接暴力引起，也可由肌肉的牵力或骨骼本身的病变所致。骨折治疗的三大原则为复位、固定及功能锻炼。但因损伤时常伴有肌肉、肌腱、韧带、血管、神经、关节囊、滑膜囊滑膜、皮肤等软组织的损伤，又因关节周围及关节囊内的粘连、肌腱挛缩、骨化性肌炎、创伤性关节炎而遗留有肿胀等，故骨折是引起疼痛及功能障碍、肢体残疾的一个重要原因。早期康复在促进骨折愈合，减轻和消除并发症起着重要的作用。

（一）病因

从骨科创伤的原因来看，首要原因是交通事故，占 45.0%；其次为摔倒或滑倒，占 29.5%；其后为建筑物上跌下，占 7.1%。骨质疏松等疾病也常引起骨折。

（二）流行病学

骨折在日常生活、工作中较常发生。随着交通事故，工伤事故的增加，骨折的发生率有增高的趋势，预防骨折的发生极为重要。在交通伤所致骨折方面，以中青年男性为主，机动车是造成人员伤亡的主要原因。每年的 1 ~ 2 月和 7 ~ 10 月是交通伤发生的高峰阶段。但 70 岁以上老年人（以女性居多）骨科创伤主要是跌倒，主要危险因素是居住条件欠佳（室内灯光昏暗、楼梯狭窄）、老年人独居等。

（三）分类

1. 根据骨折稳定性　可分为稳定性骨折和不稳定性骨折。

2. 根据骨折断端是否与体外相通　可分为开放性骨折和闭合性骨折。

3. 根据导致骨折原因　可分为外伤性骨折和病理性骨折，例如骨肿瘤导致的骨折为病理性骨折。

二、临床表现

（一）局部疼痛、肿胀

骨折时骨组织或周围软组织血管破裂出血出现局部肿胀，有些还会出现瘀斑。

（二）畸形及功能障碍

骨折远端由于失去正常的骨连续性在重力和肌肉牵拉作用下，可出现旋转畸形和成角畸形，如两断端重叠移位可出现短缩。骨折后由于疼痛，肌肉痉挛，骨的连续性破坏失去应有的杠杆作用，特别是合并神经损伤时，会丧失运动功能。

（三）全身症状

严重骨折及骨折合并组织，器官损伤时会出现一些全身表现，如休克、急性呼吸衰竭等。

（四）骨折的愈合时间和标准

骨折的愈合时间和标准见表 20－1。

表 20－1　成人常见骨折临床愈合时间

上肢	时间	下肢	时间
锁骨骨折	1～2 个月	股骨颈骨折	3～6 个月
肱骨外髁颈骨折	1～1.5 个月	股骨粗隆间骨折	2～3 个月
肱骨干骨折	1～2 个月	股骨干骨折	3～3.5 个月
肱骨髁上骨折	1～1.5 个月	胫腓骨骨折	2.5～3 个月
尺桡骨骨折	1～3 个月	踝部骨折	1.5～2.5 个月
桡骨下端骨折	1～1.5 个月	距骨骨折	1～1.5 个月
掌指骨骨折	3～4 周		

三、主要功能障碍

（一）关节活动受限

骨折后关节发生粘连乃至僵硬的原因是多方面的，但其最主要的原因则是由于肢体制动，肌肉萎缩。大多数骨折，如处理或康复不当都会造成不同程度的功能障碍。

（二）日常生活活动能力受限

由于骨折部位的不同，造成关节的粘连、僵硬均能不同程度的影响日常生活能力，如头颅、颜面、上肢、手可影响进食、洗漱、沐浴、交流等。如下肢可影响步行、转移、如厕等功能。

（三）心理及社交受限

由于骨折的部位、严重的程度、骨折预后情况、经济状况等，可导致患者心理发生变化，产生焦虑、抑郁等，沉默寡言，性格孤僻。

四、康复评定

（一）X 线摄片

确诊骨折部位、形态、骨折程度、分类。

（二）心理评定

评估患者和家属的心理情况，有无焦虑、恐惧家庭经济及社会关系，对疾病知识的掌握程度以及对康复的期望值等。

（三）专科评定

观察患者局部情况，石膏固定末端皮肤颜色有无苍白、发绀，皮温有无降低，肢体有无疼痛、肿胀，表浅动脉（如足背动脉、桡动脉、指间动脉）能否扪及，肌肉有无萎缩。测量关节活动度、MMT，ADL 的评定。

五、康复治疗

骨折的康复治疗贯穿于骨折治疗的全过程，康复治疗的原则必须是：①运动治疗一定是在骨折复位及固定牢靠后进行。②具体措施应根据骨折愈合的过程来判别，并及时调整。③骨折的康复治疗要因人而异，并与手术医生密切合作，熟悉手术过程及内固定物的性质及应用。

骨折的愈合可分为6期：即撞击期，诱导期，炎症期，软骨痂期，硬骨痂期及重建期。根据骨折的过程，康复治疗可分为早期和后期两个阶段。

（一）早期——骨折固定期

骨折的治疗有：手法复位、手术复位、手术置内固定复位等。术后均需石膏、夹板固定。

1. 被动运动　当肢体不能随意活动时，可进行按摩和关节的被动活动。按摩损伤部位较远的肢体，以助消肿和缓解肌肉痉挛，为主动活动做准备。活动肢体要充分放松，置于舒适的自然体位，并固定近端关节以免产生替代动作。

2. 主动运动　一般在固定后3天开始，活动由患者自主完成，是功能训练的主要方式，既有增强和恢复肌力的作用，也可防止关节僵硬。

3. 患肢抬高　能有效消除水肿，减轻疼痛。

4. 物理因子治疗　直流电、超声波、低中频均能改善血液循环，消炎，消肿，减轻疼痛。

（二）后期——骨折愈合期

1. 恢复ROM　主动运动，助力和被动运动，关节松动术。

2. 恢复肌力　可采用水疗，助力运动（砂袋，哑铃），弹性训练带。

3. 物理治疗　蜡疗，中频电疗，超声波等。

4. 恢复ADL能力及工作能力　可采用作业疗法和职业训练。

（三）常见部位骨折的康复训练

1. 肱骨外科颈骨折　对无移位的骨折，一般采用三角巾将上肢悬吊胸前，当天即应做腕与手指的主动运动。第3~4天起，于站立位将上体前屈及稍向患侧侧屈，肩部放松，利用重力的作用使肩关节自然的前屈及外展，同时做肩部摆动练习；在悬吊带内做肘关节的主动屈伸及前臂旋转练习，做腕关节与手指的抗阻练习。第5~6天，增加站立位的肩关节内收/外展摆动练习，和肘关节的屈伸抗阻练习。有移位的骨折复位外固定或手术内固定，同样可以按上述康复方案进行肢体功能训练。3~4周后，肩关节可进行各个方向活动度和肌力的练习。但须注意，外展型骨折禁止过早地做肩部的外展练习，内收型骨折禁止过早地做肩部的内收练习。

2. 肘部骨折　经临床处理后，当天即开始手指的主动练习，如握拳、伸拳、对指对掌活动，第2~3天开始肩与腕的主动运动或助力运动，即腕屈伸及肩部前后左右摆动练习，外固定解除后，主动作肘关节屈伸练习，伸直型骨折主要练习屈肘位的肌肉等张收缩，屈曲型骨折主要练习伸肘位的肌肉等张收缩，禁止暴力被动屈伸活动，以免发生骨化性肌炎。

3. Colles 骨折　经复位固定后，尽量抬高患肢，尽早进行手部肌肉有节奏的收缩放松运动，促进静脉和淋巴回流，减轻肿胀。Colles 骨折多发生在中老年人，应鼓励患者进行患侧肩、肘关节活动范围训练，以避免继发肩关节周围炎。

4. 股骨颈骨折　在骨折后一个月以内，以下肢肌肉收缩训练为主。

（1）第一周即开始做趾与踝的主动练习，股四头肌和臀大肌的等长收缩，助力的髋关节内收、外展训练，仰卧位，屈髋，屈膝位的伸腿训练。

（2）第二周开始鼓励患者尽量独立练习，并给予适当的协助，在卧位和站立位，进行直腿抬高练习，如患者可持续负重，可进行重心转移训练。

（3）第三周可增加俯卧位的上肢支撑起上肢和双臂，主要增加躯干和髋部的力量，还可以做主动伸屈练习，不宜床上盘坐或坐位时低于 90°，以免髋关节外展外旋，造成骨折端移位。

（4）恢复期两个月增加髋关节各组肌群主动与抗阻练习，增加扶杆站立，做双下肢踏步运动或平行杠内步行，双腋拐做三点式步行练习，患肢稍负重，之后改健侧持单手拐，进一步提高下肢负重能力，直至弃拐。

5. 髌骨骨折　骨折处理后，2～3 天可鼓励患者进行股四头肌收缩练习，以减少股四头肌萎缩及深层组织粘连。同时开始髋、踝关节的主动练习；15 天左右增加屈膝肌等长收缩练习；用石膏托的患者可在一个月左右取下石膏托，做髌骨周围肌肉的被动运动或上下左右推动髌骨，2～3 次，患者主动屈伸膝关节，以后逐渐开始使用双腋拐，进行四点步行练习；五周时改用健侧单拐；六周改用手杖，直至徒步行走、上下楼梯、下蹲、单腿负重等练习。

6. 踝部骨折　取平卧或健侧卧位，垫软枕抬高患足，高过心脏。双踝骨折患者从固定第二周起，可加大主动活动范围，但应禁止做旋转及内外翻运动，三周后可让患者拄双拐负重活动；四到五周后解除固定，改为单拐，逐渐增加负重量。骨折临床愈合后，患者应进行患肢负重下各种功能活动，包括小腿关节的内外翻运动和旋转运动以尽快恢复小腿功能。对健侧肢体与躯干应尽可能地维持其正常活动，可能时，尽早下床。必须卧床者，尤其是老年体弱者，应每日做床上保健操，以改善全身情况，防止并发症的发生。

六、康复护理

（一）严密观察病情

测量生命体征，观察石膏固定肢体末端循环、皮肤颜色、温度、感觉等，局部疼痛与肿胀程度，表浅动脉能否扪及。

（二）疼痛与肿胀的护理

首先抬高患肢，有助于肿胀消退，患肢抬高必须远端高于近端，近端高于心脏，鼓励患者积极进行主动运动，即肌肉等长收缩（不产生关节活动，肌肉长度不变，而张力发生改变），目的在于促进局部血液循环，有助于静脉和淋巴回流。

（三）骨折功能训练指导

1. 指导要点

（1）骨折肢体运动一定要在骨折复位及固定牢靠后进行。

（2）遵循个性化原则，因人而异，选择合适的活动方式。在医生的指导下，全面掌握患者情况，避免盲目活动。

（3）功能锻炼要依据骨折愈合的过程来制订，并适时调整。

（4）关节内骨折，常遗留严重的关节功能障碍，为减轻障碍程度，在固定2～3周后，如病情允许应每日短时取下固定装置，在保护下进行关节不负重的主动运动。运动后继续位置固定。这样可以促进关节软骨的修复。

2. 康复辅助器具的使用和保养　骨折中期，部分患者仍须借助轮椅、拐杖、支具、压力用品等代偿功能完成ADL和消除各种并发症，康复护士应认真指导辅助器具的使用注意事项和保养方法。

（四）心理康复护理

由于骨折一般常常是突然发生，患者易出现紧张，焦虑，烦躁等心理反应，不良情绪对康复护理的实施和治疗效果有直接关系。特别是损伤较严重的患者情绪会低落，失去生活的信心，护理人员应多与患者交流，了解患者的心理状况和情绪变化及时进行心理疏导，鼓励患者积极治疗，使其树立信心，早日康复。

（五）日常生活能力（ADL）的训练

由于卧床休息和制动、关节活动受限及肌力下降，均使患者日常生活和工作受到影响。因此，患者在住院或康复治疗期间的不同阶段均要进行日常生活能力的指导和训练，如正确的患肢和体位的摆放，翻身、转移、步态、手的功能训练及穿衣、梳洗、如厕等。

（六）饮食指导

指导患者进食含钙量高的食物，补充维生素D。

七、社区家庭康复指导

（一）坚持患肢的自我功能训练

指导患者回归家庭后，要继续坚持患肢的自我功能训练，保持良好心态，循序渐进，避免患肢过度负重，防止继发性损伤。

（二）骨折的预防

在工作中，严格遵守规章制度，严禁违章操作，提高交通安全意识，防止交通事故。老年人要加强锻炼，特别是平衡功能的训练，防止跌倒而致骨折，特别是老年女性，应积极预防和治疗骨质疏松，以防骨质疏松引起骨折。

（三）发生骨折后的紧急处理

如果受伤部位出现畸形、不正常的活动或者骨擦音，极有可能发生骨折，要想办法固定骨折部位，可用木棍、夹板等质硬的物体进行临时固定，以防脊髓、血管、神经和软组织的继发损伤。脊柱骨折的患者可使用床板搬运，搬运过程中严禁脊柱弯曲及旋转活动，以防诱发脊髓损伤，应尽快送医院治疗。

（四）定期随访

定期回院拍片、复查。

（谭小欣）

第四节 骨科术后的康复护理

一、概述

骨科手术一般涉及全身各部位的创伤，常见的骨科手术有四肢骨折、脊柱骨折、手外伤、关节置换等，其基本治疗原则有三个：即复位、固定和功能锻炼。固定就是借助一些器材的加固和支撑作用，使骨折断端不再移位的方法，可分为两大类，即外固定和内固定。而内固定就是通过手术将固定物如钢针、钢丝、螺丝钉、接骨板等直接应用于骨折断端起到固定作用，其目的都是使患者最大范围地恢复功能。俗话说“伤筋动骨一百天”，骨科手术后功能的恢复需一段较长的时间。骨科手术后康复治疗、康复护理早期介入，对患者的术后恢复、功能重建有积极的意义。

二、康复评定

（一）一般情况评估

了解术前情况，手术部位、名称，患者文化程度，生命体征，精神状况，饮食，睡眠，过敏史等。

（二）心理评定

了解患者对疾病的认识程度及对康复的需求，患者的情绪、精神状况及对家属的心理需求。

（三）专科情况评估

首先了解受伤经过、手术部位和类型，伤口及引流情况，疼痛及功能障碍程度，末梢循环、温度及感觉，关节活动范围，肌力评定，这些评定贯穿于康复治疗的全过程。

三、康复治疗

（一）早期

1. 此期治疗重点　是止痛、止血，一般予以冰疗，抬高肢体，可减轻疼痛，减少炎性渗出，主动运动也是最有效、最可行的减轻肿胀的方法之一。

2. 预防感染　早期进行肌肉的等长收缩，未受累关节及健肢的完善运动，以促进血液循环、防止肌肉萎缩及关节粘连。

3. 运动疗法　要在手术医生的密切配合下，熟悉固定物的性质和应用。待患者骨折复位和固定，生命体征稳定，一般状态良好，即开始运动治疗。随着骨折固定的技术及稳定性的提高给早期康复提供了良好条件。在患肢无痛情况下进行骨折邻近关节肌肉等长收缩训练，如股骨骨折、胫骨骨折后股四头肌的等长收缩，持续收缩 6 秒，休息 20 秒，重复 20 次，每天一次；也可为持续收缩 10 秒，休息 10 秒，重复 10 次为一组，共十组；健肢维持主动运动，保持正常的肌肉与关节功能。关节置换术后参见关节置换术后康复治疗。

4. 物理因子治疗　包括蜡疗、超短波、水疗等。及时、合理地应用物理因子治疗可以改善血液循环、消炎、消肿、减轻疼痛、防止肌肉失用性萎缩及促进骨折愈合。电疗及热疗应于受伤后48小时，出血停止后开始。如蜡疗，可以止痛、减少粘连。在骨折部位没有石膏外固定及手术切口可以应用蜡疗，每日1~2次，20~30分钟。短波或超短波疗法：无热量或微热量，每次10~15分钟，每日一次。如身体有金属内固定物，禁用此方法。

（二）后期

1. 运动疗法　继续上述治疗，增加频度及强度，进行开链及闭链训练，闭链训练是指固定关节远端，活动关节近端。肌肉力量在3级以上，可进行等张抗组增强肌肉力量的训练。下肢骨折可以用功率自行车进行关节活动度及协调性训练。上肢骨折下地活动应无障碍，下肢骨折扶拐或使用行走架进行渐进性下地负重训练，从体重的10%~20%开始，每周增加5~10kg。

2. 日常生活能力训练　根据骨科手术部位，结合日常生活能力所需制订训练方案，达到生活完全自理，重返工作岗位。

四、康复护理

（一）术后早期

注意严密观察患者的生命体征，尤其是全麻患者，密切观察有无恶心、呕吐，头偏向一侧，有躁动者须加床栏，注意保暖。观察手术切口的渗出及引流情况，引流液的量、颜色及性质，发现异常及时报告医生。

（二）深静脉血栓形成的预防及康复护理

术后常见的并发症：坠积性肺炎、深静脉血栓形成、压疮、失用性肌萎缩、功能障碍等。

深静脉血栓形成（deep venous thrombosis，DVT）是骨科手术后常见并发症之一，骨科患者中由于患者长期卧床、疼痛、肢体肿胀、手术、长期输液等因素，以及止血剂与脱水剂的广泛应用，肢体发生深静脉血栓形成的几率很高。发病后不但增加了患者的痛苦，而且增加了治疗难度，一旦栓子脱落容易形成肺栓塞（PTE）导致死亡，其发生率为10%~63%。临床表现最主要为一侧肢体的突然肿胀，局部疼痛感。骨科手术后患者主诉下肢疼痛、肿胀，应高度怀疑DVT；最后行超声波检查或静脉造影确诊。治疗方法以非手术为主。

患者肢体出现肿胀的急性期，要严格卧床休息，平卧位，抬高患肢，禁止局部按摩，忌冷热湿敷，每天测量双下肢周径，以观察患肢肿胀消退情况及临床治疗效果。7~10天为一疗程。应用抗凝、溶栓药物时同时观察有无皮肤、黏膜出血现象。防止发生急性肺栓塞。麻醉苏醒后，鼓励并协助患者经常变换体位，协助患者排痰，叩背，指导患者有效咳嗽，尽早进行主动运动，进行手术邻近关节肌肉的等长收缩，可有效减轻肿胀，防止静脉血栓形成和肌萎缩。

1. 加强心理护理及康复指导　当患者术后又出现患肢肿胀、疼痛时，会进一步加重心理压力。护士应耐心地观察患者的心理情况，做好解释工作，让患者了解手术情况及术后注意事项，了解深静脉血栓形成的原因及后果，正确指导患者术后早期床上活动的重要性，同时取得其家属配合，使患者积极配合治疗和护理。

2. 病情观察　加强对患者观察，如发现患者有胸闷、胸痛、气紧、呼吸困难、咳嗽、咯血等症状，及时通知医生进行对症处置。在使用低分子量肝素及华法林等抗凝治疗的同时，应密切观察全身皮肤黏膜有无出血点、紫癜、血尿、血便及咯血等，同时检测血凝系列。

3. 患肢的观察　定期测量患肢周径的变化，同健侧肢体比较并做好记录。严密观察患肢末梢循环，如肢体远端血管搏动及皮肤颜色、温度、感觉等。如有异常，及时报告医生处理。对有石膏、夹板固定的患者搬动时，应避免移位而影响固定效果。

4. 静脉输液管理　尽量避免不必要的股静脉穿刺，减少股静脉处置管，发现异常，应及时拔除，防止血管内皮损伤。正确使用止血剂和脱水剂，用药时应加强巡视。保证液体量和药物的正常进入，避免形成血管的高凝状态。

5. 术后康复指导　对于术后绝对卧床患者，鼓励患者早期进行肢体主动活动，早期以肌肉收缩和关节活动为主，每天至少 3 ~ 4 次，每次 10 ~ 20 分钟，四肢被动向心性方向按摩，这样可以促进皮肤和皮下组织血液循环，保持静脉血液回流，减轻肢体肿胀。对于脊柱、骨盆、关节术后患者可使用间歇性充气加压泵治疗，每天至少 2 次，每次 40 ~ 60 分钟。促使下肢静脉回流加速，减少深静脉血栓形成的发生率。患侧肢体避免做剧烈活动或按摩，行踝关节的轻微背屈活动。禁止做使腹内压增高的活动。保持大便通畅。

6. 加强病房巡视　对高危患者如发现患者肢体肿胀、疼痛或颜色改变时，要及时查找原因，早诊断，早处理。

（三）指导合理饮食

术后患者应多食营养丰富易消化的粗纤维饮食，适量摄入水果、蔬菜有助于通便，多饮水，防止便秘。指导患者进食含钙量高的食物，补充维生素 D。

（四）体位护理

根据手术部位，采取舒适体位。锁骨骨折术后应采取仰卧位，去枕，肩胛骨间区垫枕以使两肩后伸，可使骨片保持良好的复位位置。股骨颈骨折术后，取平卧位，下肢稍外展，两腿间放一软枕，患肢不宜抬高。脊椎术后，须睡硬板床，平卧保持脊椎平直，指导患者正确的翻身法，保持手术部位的固定，不弯曲，不扭转，如胸腰椎手术患者翻身时，手扶患者肩部和髋部同时翻动，切不可上下分别翻转。侧卧时，背后要用枕头全背部顶住，避免上、下身的卧位不一致，造成脊柱扭转。上肢骨折尽量抬高肢体，并高于心脏水平。

（五）肌力的保持和恢复

创伤经常导致不同程度的肌肉失用，而防止肌萎缩的主要措施是保持肌肉的收缩活动。在手术后 24 小时内即开始做健肢和局部肌肉的等长收缩练习，上肢骨折术后 2 ~ 3 天肿胀开始消退疼痛减轻。可做手指握拳，腕屈伸 5 ~ 10 次，以后逐步增加至 15 ~ 25 次。在术后两周，此期除继续做伤肢的肌肉收缩锻炼外，可在医务人员或健肢的帮助下，逐渐恢复骨科手术部位近端，远端未固定的关节活动，并逐渐由被动转为主动。

（六）关节活动度的保持和恢复

肢体尽可能地缩短制动时间，缩小制动范围。肢体近端或远端未被制动的关节须作各方向的运动，上肢应注意肩外展、外旋与掌指关节屈曲，下肢应注意踝关节的背屈。对年老体弱、必须卧床的患者，护理人员应帮助患者进行关节的被动活动，如肩内收内旋，掌指关节的屈伸，足下垂，髋、膝关节的屈伸。还可每日做床上保健操，以改善全身状况，防止发生并发症。

（七）床上体操

指导患者在卧床期间做一定范围的体操运动，可预防术后并发症的发生。

1. 仰卧位下肢运动　屈伸踝关节：仰卧位，双手平放于身体两侧，集中注意力于双侧足踝部。用适度的力量向上屈踝关节，左、右轮流做，应尽量屈至最大的角度，再放松回到自然位，重复 5 ~ 10 次。接着做向下屈踝关节的动作，即向着床铺的方向，或者是说床板的方向运动踝关节，尽量屈至最大的运动范围度，重复 5 ~ 10 次。

屈伸膝关节：仰卧位同上，交替将下肢屈曲至膝关节，至不能再屈为止，此时膝关节约为 30°左右。如果感觉有困难，屈到 60°左右也行。此时髋关节也自然随同做屈曲运动。因此，“屈膝屈髋”是一个联合运动。重复 5 ~ 10 次。

抬举下肢：左右腿交替进行。先将左下肢于伸直位抬起到 45°左右，持续几秒钟，放下，再将右下肢抬起至 45°，然后放下。此动作运动量较大，因有下肢的重力作用在内。重复 5 ~ 10 次。肌力强者可将下肢伸直抬高到 60°左右，则锻炼强度较大。这一运动可锻炼腹肌及股四头肌。

2. 仰卧位上肢运动　握拳屈肘：患者仰卧位，两腿自然伸直，两足间距 20cm，两臂置于身体两侧。两手握拳，同时屈曲两肘 15 ~ 20 次。

（1）前屈肩关节：双手抱拳，缓慢上举，尽量达头部，再回原位。15 ~ 20 次。

（2）转体击拳：患者仰卧位，两手紧握拳，屈肘。躯干抬起，同时右转，左拳向右前方击去。还原成预备姿势，对侧动作相同，但方向相反出右拳。左、右各做 8 ~ 10 次。

（3）仰头挺胸：患者仰卧位，两手握拳，屈肘置于身体两侧。双下肢固定不动，挺胸，头后仰。还原成预备姿势。做 15 ~ 20 次。运动中应避免用力过猛，力量应均匀。

（八）心理康复护理

1. 骨折术后由于疼痛及功能障碍，加之对疾病的认识程度不足，担心对将来生活工作的影响，而出现焦虑、烦躁、抑郁等心理问题，护理人员应及时与患者沟通，耐心聆听，用理解和关怀的态度疏导患者，增强患者战胜疾病的信心。

2. 骨折多发生在老年人，老年患者反应较迟钝，生活能力低下，不能主动配合治疗，因此，需要细心观察患者的心理反应，及时指导宣教，关心和鼓励患者，帮助和解决患者的困难，尽力调动家庭及社会的支持和帮助。

五、社区家庭康复指导

（一）坚持术后的自我功能训练

坚持术后的自我功能训练，循序渐进，避免活动过度，防止继发性损伤。功能训练时应遵循以下原则：

1. 循序渐进，活动范围由小到大，时间由短到长，强度由弱到强。

2. 活动应以患者不感到疲劳，手术部位不感到疼痛为度。

3. 活动的恢复要以生理功能为中心，上肢应围绕手的功能进行活动，下肢围绕负重行走功能进行训练。

4. 功能训练不能做不利于术后愈合的活动。

（二）饮食指导

骨科术后给予高蛋白，高热量，高维生素，含钙质丰富食物。应多食蔬菜、水果等含粗纤维食物，以促进肠蠕动，防止便秘。

（三）保持良好心态

骨科术后恢复时间较长，指导患者保持良好心态，不急、不躁，有利于术后的恢复。

（四）固定期间的观察

术后出院如有石膏、夹板固定，要观察血运，抬高患肢，保持石膏整洁，翻身时需谨慎勿折断；及时调整布带松紧度，固定期间进行功能锻炼。被动活动应在无痛或微痛的范围内进行，若有明显的或持续的疼痛均表明有损伤，并可放射性引起肌肉痉挛，不利于功能训练。

（五）复查时间及指征

出院后 1 个月、3 个月、半年需复查，如行内固定术，半年至一年复查后取出内固定。如出现患肢肿痛、肢体畸形或功能障碍、出血、末梢血运差、麻木等，要及时就诊。

（谭小欣）

参考文献

[1] 张铁良，刘兴炎，李继云．创伤骨科学．上海：第二军医大学出版社，2009.

[2] 安晋宇，李大伟，崔旭，马远征．老年性脊柱结核的特点及保守治疗疗效观察．中国骨伤，2013，26（3）：210－213.

[3] 童安，吴颖．脊柱手术后切口感染的发病因素调查．吉林医学，2014，35（24）：5404－5405.

[4] 李明，陈誉．浅谈脊柱手术相关并发症．中国骨伤，2013，26（3）：179－181.

[5] 江华，邱勇，俞杨，等．Lenke 1 型特发性脊柱侧凸患者术后双肩平衡的影响因素分析．中华外科杂志，2013，51（4）：344－348.

[6] 王东伟．后路松解楔形截骨矫治先天性胸腰段半椎体并重度僵硬性脊柱侧后凸畸形疗效观察．现代中西医结合杂志，2013，22（7）：709－711.

[7] 李国强，邓家秀，方伟．DR、螺旋 CT 对强直性脊柱炎骶髂关节病变征象显示情况分析及应用价值探讨．吉林医学．2014. 33（16）：3459－3461.

[8] 戴胡明，方诗元．步态分析在脊柱疾病中的研究现状．安徽医学，2013，34（4）：514－517.

[9] 黄春丽．脊柱手术患者围术期护理分析．吉林医学，2014，35（11）：2467－2468.

[10] 陈首名，左斌，李光纪，等．MRI 在脊柱血管瘤临床诊断中的应用价值探讨．中国医药导刊，2013（9）：1460－1461.

[11] 刘静．骨水泥椎体成形在脊柱转移瘤治疗中的应用价值．吉林医学，2014，35（3）：497－497.

[12] 夏本杰．168 例急性脊柱脊髓损伤早期救治分析．吉林医学，2013，34（27）：5688－5688.

[13] 邬夏荣．经皮椎体成形术对老年骨质疏松脊柱骨折的临床疗效分析．吉林医学，2013，34（33）：6920.

[14] 郑智祥．前路椎体次全切钛网植骨钢板内固定术治疗 42 例颈椎病的临床疗效分析．吉林医学，2014，35（18）：3932－3933.

[15] 刘永皑，刘永恒，华诚峰．颈椎椎板成形侧块螺钉内固定术的并发症分析及防治．中国骨伤，2013，26（3）：201－204.

[16] 何平，陈智，李全，等．脊髓型颈椎病的早期诊断及客观评估．中华外科杂志，2013，51（4）：369－371.

[17] 董婉华，伍敏琦，蒋耀颖等．射频消融髓核成形术治疗颈椎病围手术期护理．吉林医学，2013，34（30）：6374－6375.

[18] 路远．微创小切口手术治疗老年人腰椎间盘突出症临床分析．吉林医学，2014，

35（24）：5440－5441.

[19] 潘兵，宋舟锋，张志敬等．经伤椎单侧椎弓根固定治疗胸腰椎骨折的初步临床研究．中华创伤骨科杂志，2013，15（3）：247－251.

[20] 夏本杰，董革辉，蔡小军．后路椎弓根螺钉加椎间或椎体内植骨治疗不稳定性胸腰椎骨折 21 例体会．贵州医药，2013，37（2）：144－146.

[21] 邢金明，彭文明，施初云，许雷，潘奇华．后路短节段内固定治疗胸腰椎骨折失败的原因分析和前路翻修．中国骨伤，2013，26（3）：186－189.

[22] 严振，李建华，胡炳麟，等．极外侧型腰椎间盘突出症误诊为腰三横突综合征 1 例分析．颈腰痛杂志，2013，34（4）：354－355.

[23] 黄艳勇，王志海，郑光亮．射频热凝治疗腰椎间盘突出症损伤神经 3 例报道．颈腰痛杂志，2013，34（4）：350－351.

[24] 刘昱彰，张世民，董福慧．腰椎后路内固定术后神经根损伤性肌肉麻痹的因素分析．中国骨伤，2013，26（3）：194－196.

[25] 王辉，谭家昌，杨有猛，等．单侧椎弓根螺钉联合对侧椎板关节突螺钉固定微创治疗腰椎退行性疾病．颈腰痛杂志，2013，34（4）：282－286.

[26] 陈军平，王国寿，方存迅．AF 内固定治疗胸腰椎骨折的疗效分析．吉林医学．2014. 33（16）：3484－3485.

[27] 刘金龙，毛广平，李洋，等．以关节突关节面及棘突为参照定位腰椎椎弓根的解剖学研究．颈腰痛杂志，2013，34（4）：277－281.

[28] 毛波．经后路单节段椎弓根置钉复位内固定术治疗无神经功能损伤胸腰椎骨折．吉林医学，2014，35（13）：2774－2775.

[29] 吴浩源．经皮椎体成形术与椎体后凸成形术治疗胸腰椎压缩性骨折的临床疗效比较．吉林医学，2014，35（10）：2106.

[30] 黄善武，欧阳永生．腰椎滑脱症外科手术治疗进展．吉林医学，2014，35（7）：1490－1493.

35 (24): 3440-3441.

[19] [illegible]. 2013, 15 (3): 247-251.

[20] [illegible]. 2013, 37 (2): 144-146.

[21] [illegible]. 中国骨伤, 2013, 26 (3): [illegible].

[22] [illegible]. 颈腰痛杂志, 2013, 34 (4): 354-355.

[23] [illegible]. 颈腰痛杂志, 2013, 34 (4): 350-351.

[24] [illegible]. 2013, 25 (11): 194-196.

[25] [illegible]. 颈腰痛杂志, 2013, 34 (4): 283-286.

[26] [illegible]. 吉林医学, 2014, 35 (16): 3484-3485.

[27] [illegible]. 颈腰痛杂志, 2013, 34 (4): [illegible].

[28] [illegible]. 吉林医学, 2014, 35 (13): [illegible].

[29] [illegible]. 2014, 35 (10): 2106.

[30] [illegible]. 吉林医学, 2014, 35 (7): [illegible].